流行病学进展

第13卷

主　审　李立明

主　编　叶冬青

编　委　李立明　詹思延　谭红专　陈　坤

人民卫生出版社

图书在版编目（CIP）数据

　　流行病学进展. 第13卷/叶冬青主编. —北京：
人民卫生出版社，2017
　　ISBN 978-7-117-25238-6

　　Ⅰ.①流…　Ⅱ.①叶…　Ⅲ.①流行病学-进展
Ⅳ.①R18

　　中国版本图书馆 CIP 数据核字（2017）第 240754 号

| 人卫智网 | www.ipmph.com | 医学教育、学术、考试、健康，购书智慧智能综合服务平台 |
| 人卫官网 | www.pmph.com | 人卫官方资讯发布平台 |

流行病学进展

第 13 卷

主　　编：叶冬青
出版发行：人民卫生出版社（中继线 010-59780011）
地　　址：北京市朝阳区潘家园南里 19 号
邮　　编：100021
E - mail：pmph @ pmph.com
购书热线：010-59787592　010-59787584　010-65264830
印　　刷：北京画中画印刷有限公司
经　　销：新华书店
开　　本：889×1194　1/16　印张：26
字　　数：805 千字
版　　次：2017 年 11 月第 1 版　2017 年 11 月第 1 版第 1 次印刷
标准书号：ISBN 978-7-117-25238-6/R·25239
定　　价：152.00 元

打击盗版举报电话：010-59787491　E-mail：WQ @ pmph.com
（凡属印装质量问题请与本社市场营销中心联系退换）

编 者

丁　凡（中国疾病预防控制中心）

丁　锐（安徽医科大学）

丁呈怡（北京大学）

王　彤（山西医科大学）

王　鸣（广州市疾病预防控制中心）

王　波（中国医学科学院）

王文玲（中国疾病预防控制中心）

王胜锋（北京大学）

方立群（军事医学科学院）

叶冬青（安徽医科大学）

冯子健（中国疾病预防控制中心）

兰礼吉（四川大学）

吕　筠（北京大学）

朱　猛（南京医科大学）

朱凤才（江苏省疾病预防控制中心）

刘　巧（江苏省疾病预防控制中心）

刘庆云（第三军医大学）

刘志民（北京大学）

刘爱忠（中南大学）

祁　贤（江苏省疾病预防控制中心）

许　可（江苏省疾病预防控制中心）

孙安立（浙江大学）

李　昱（中国疾病预防控制中心）

李　琰（四川大学）

李　群（中国疾病预防控制中心）

李　霓（中国医学科学院）

李立明（北京大学）

李兰娟（浙江大学）

李亚斐（第三军医大学）

李杏莉（中南大学）

李建东（中国疾病预防控制中心）

李德新（中国疾病预防控制中心）

秘　书　苏　虹（安徽医科大学）

杨　羽（北京大学）

杨仕贵（浙江大学）

杨祖耀（香港中文大学）

吴荣山（北京大学）

沈洪兵（南京医科大学）

张永红（苏州大学）

张英泽（河北医科大学）

张明月（安徽医科大学）

陆　伟（江苏省疾病预防控制中心）

陈　坤（浙江大学）

陈婉君（军事医学科学院）

林东昕（中国医学科学院）

金永堂（浙江大学）

周　航（中国疾病预防控制中心）

胡国清（中南大学）

施小明（中国疾病预防控制中心）

姚宏武（军事医学科学院）

袁　帅（第三军医大学）

徐建国（中国疾病预防控制中心）

高文静（北京大学）

唐金陵（香港中文大学）

黄　薇（北京大学）

曹务春（军事医学科学院）

景钦隆（广州市疾病预防控制中心）

谢薇佳（第三军医大学）

詹思延（北京大学）

鲍成臻（浙江大学）

谭文杰（中国疾病预防控制中心）

谭红专（中南大学）

缪小平（华中科技大学）

霍　翔（江苏省疾病预防控制中心）

穆生财（山西省疾病预防控制中心）

3

前　言

《流行病学进展》第13卷从策划选题、编写、审稿到定稿历时近两年，今天终于和读者见面了。从《流行病学进展》第1卷1981年出版至今已经历36年，对促进流行病学的繁荣与发展起到了重要作用。此时此刻我们特别怀念流行病学前辈也是该书的发起人和奠基人钱宇平教授、何尚浦教授、连志浩教授和吴系科教授，是他们的前瞻性使本书得以延续。我们这一代流行病学工作者亲眼目睹《流行病学进展》发展历程，为该书撰写文章的作者多达150多名流行病学专家和青年学者，促进了流行病学人才队伍的建设。

本卷共收录32章，在传染病方面，既有对目前关注的埃博拉病毒病、登革热、人感染禽流感、甲型H1N1流感、中东呼吸综合征、西尼罗病毒病、发热伴血小板减少综合征和结核菌/艾滋病病毒双重感染的流行病学综述，也展示了当前传染病研究新思路，如行为生态型传染病研究进展提出了传染病防控新方法，思路新颖，值得当代人深入思考。此外，面对越来越多的新蜱媒传染病的暴发疫情，中国新蜱媒传染病流行病学研究进展对20世纪80年代以来中国大陆报道的33种新蜱媒病原体感染的流行病学研究进展进行综述，为该类传染病疾病负担的评估、预防和应对策略的制定提供了科学依据。

在非传染病方面，除了对一些重要疾病，如心血管疾病、恶性肿瘤、骨折等进行系统总结，尤其侧重介绍慢性非传染性疾病干预的新思路，如慢性非传染性疾病的感染因素研究、空气污染与健康流行病学研究、大型前瞻性人群队列研究等。在流行病学方法学进展方面，汇集生物医学大数据的研究、有向无环图在病因学研究中混杂控制的应用、工具变量和孟德尔随机化在混杂因素控制中的应用和药品安全监测研究进展等，并提出了引人入胜的思考：大型随机对照试验——精准流行病学研究的典范与陷阱；此外，还介绍了分子病理流行病学、转化医学与转化流行病学、药物依赖性流行病学研究和传染病模型研究进展等。在本卷中，特别增加公共卫生伦理和文化流行病学，前者更加强调人际关系、公民意识和社区作用在公共卫生的重要价值，以便更好地指导人群关注健康问题和强调疾病与伤害的预防；后者作为流行病学一个新的分支，是在传统流行病学与人类学、医学人类学和社会科学等学科的跨学科合作过程中，从文化实践的角度诠释信仰、习俗和权势理论对流行病的检测、探源和实施干预所产生的影响。

本卷描述公共卫生、流行病学的发展动向和重要成果，诠释最新的流行病学现状与面貌。作者均为教学、科研和公共卫生领域的一线专家、学者，确保本卷知识的专业性和学术价值。《流行病学进展》第13卷编委会，建议选题必须能反映近年来流行病学的发展和面临的重要公共卫生问题，作者以从事一线公共卫生工作者为主，具有较高写作能力和学术影响力。近年来，流行病学研究和出版对外交流逐渐增加，因此增加中英文摘要并请香港中文大学唐金陵教授审定；聘请国内外公共卫生学者对稿件质量进行严格把关；主审北京大学公共卫生学院李立明教授认真细致审阅全书并提出许多建设性意见，使文稿增色不少。安徽医科大学流行病与卫生统计学系苏虹教授担任本卷秘书，负责全书统稿工作和琐事安排。在此，我衷心地感谢你们。

限于水平有限，本卷难免有不尽如人意之处，恳请各位读者提出宝贵意见。

叶冬青

2017年4月

目　录

第一章 行为生态型传染病研究进展

Research Progress in Behavioral and Ecological Infectious Diseases

摘要

近年来,传染病的发生原因、表现形式等发生重大改变,主要和社会行为、个人行为、生产方式、生活方式、环境、生态等有关,称之为行为生态型传染病。2003 年以来我国发生的或需要应对的重大新发突发传染病事件,有以下特点:①和经济动物的规模化养殖有关,如 SARS、人感染猪链球菌病、H5N1、H7N9 禽流感;②和个人饮食嗜好有关,如我国 O139 霍乱弧菌病;③和羊等带菌食品动物的规模化贸易有关,如布鲁菌病;④和蔬菜等的全球化销售和运输有关,如产志贺毒素大肠杆菌 O104:H4 感染;⑤和现代药品生产的销售方式及规模有关,如美国真菌性脑膜炎;⑥和蜱等携带病原体的媒介生物的密度增高有关,如嗜吞噬细胞无形体病、新型布尼亚病毒感染;⑦和野生动物有关,如 SARS。行为生态型传染病的疫情规模大,表现方式多样,社会影响大,应对难度高。通过改变行为、改善生态,实现对其的预防控制。

Abstract

Recently in China, the contributing factors and presentation status of infectious diseases have been dramatically changed, mainly associated with social behavior, personal behavior, production mode transformations, living style changes, environmental or ecological changes and so on. Therefore, we proposed the term of behavioral and ecological infectious diseases to emphasize the significance of changed contributing factors. As the development of economy and living condition of China have been proved rapidly, the frequency of emerging infectious diseases reported in China in the last 14 years, since SARS epidemic in 2003, was remarkably increased, with one or two per year, as compared with that of last twenty years before 2002, rather than decreased as assumed previously. The major factors contributed to the emerging of infectious diseases are as follows: ①Related to large scale of economic animals production system and practice, such as SARS, Streptococcus suis infection, H7N9, H5N1 influenza virus and avian influenza virus; ②Related to personal diet behavior, such as O139 cholera vibrio disease in our country; ③Related to large scale of infected food and animals trade like mutton, such as brucellosis; ④Related to the global sales and transportation like vegetables, such as Shiga toxin escherichia coli O104:H4; ⑤Related to the sales pattern and scale of modern medicine production, such as the American fungal meningitis; ⑥Related to the increased density of medium creatures that carry pathogens such as ticks; such as Anaplasma phagocytophilum disease, Sftsv infection; ⑦Related to wildlife, such as SARS. Behavioral and ecological infectious diseases outbreak of large scale, the ways of their expression are diverse, their social impact is large and it is difficult to deal with them. It should be recognized that the infectious diseases associated with social or personal behavior can be prevented or controlled by changing the personal behavior or improving the social environment.

2003 年严重急性呼吸综合征(severe acute respiratory syndrome, SARS)在我国出现,引发对新发传染病的重视。2013 年春天人感染 H7N9 禽流感在我国的出现,引发了对新发传染病的发生因素的思考。2015 年的埃博拉出血热,2016 年寨卡病毒感染和黄热病的输入病例,引发了对传染病传播全球性和长期性的认识。

在 1983—2002 年的 20 年间,我国发现了大约 10 种新发传染病,包括莱姆病、军团菌肺炎、小肠结肠耶尔森氏菌感染、大肠杆菌 O157:H7 感染、成人轮状病毒感染、肾综合征出血热、C 型肝炎、空肠弯曲菌感染、HIV 感染(或艾滋病)、O139 霍乱等。2003—2016 年间,我国发现了大约 13 种新发突发传染病,包括 SARS、人感染 H5N1 禽流感、人感染

H7N9 禽流感、H1N1 流感、人粒细胞无形体病、序列 7 型猪链球菌感染、C 群流脑、新型布尼亚病毒感染、中东呼吸综合征（middle east respiratory syndrome, MERS），手足口病，登革热、寨卡病毒感染、黄热病等。应对了埃博拉出血热、产生志贺毒素的大肠杆菌 O104∶H4 等的传入威胁。

上述仅仅是媒体广泛报道的新发、突发传染病。我国科学家还在专业学术杂志报道了许多新的细菌、病毒、寄生虫等，特别是新发传染病，但没有引起媒体、公众乃至学界的广泛关注。张永振研究员团队在湖北、浙江、新疆等地采集的节肢动物（如蚊、蝇、蟑螂、蜱、蜘蛛等）、啮齿类动物（如鼠类等）等标本中发现了 143 种新型病毒。曹务春研究员团队发现我国的优势蜱种携带 30 多种微生物，其中 20 多种对人有致病性。发现塔拉萨维奇立克次体（R. tarasevichiae）、瓦莱西亚莱姆病螺旋体（Borrelia valaisiana）、西伯利亚立克次体（Rickettsia sibirica）BJ-90 亚种、山羊无形体（Anaplasma capra）能够感染人类并致病。在我国发现劳氏立克次体（R. raoultii）、猎户巴贝西虫（Babesia venatoru）、绵羊无形体（Anaplasma ovis）的人间感染病例。徐建国院士实验室从喜马拉雅旱獭分离到喜马拉雅螺杆菌、旱獭埃希氏菌。从喜马拉雅旱獭粪便标本分离到多种对人致病的细菌，包括肠道致病性大肠杆菌、泌尿道致病性大肠杆菌等。

不难看出，我国新发突发传染病的发生频率不是在减少，而是在增加；受影响人群的规模不是在减小，而是在扩大；病原体的范围不是在缩小，而是在增加。每年都要应对一种或更多的新发突发传染病，每年发现的新的病原体有多种。

社会经济发展了，人们的生活条件、卫生状况、食品质量不断得到改善，为什么传染病非但没有像人们预期的那样逐步减少，乃至消灭，反而越来越多呢？

这是因为传染病的问题不仅仅是生物学问题，更是社会学问题。我们的生产方式、生产规模、生活方式、环境和行为等发生了巨大改变。传染病的发生原因、表现形式、社会影响等也已经发生了根本性改变。

第一节 行为生态型传染病的范例

认真翻阅历史，我们不难发现，传染病从来都是和社会行为、个人行为、生产方式、生活方式、环境、生态等密切相关的。只不过是我们关注了病原体的问题而忽略了行为和生态的问题。重新审视我国发生的重大传染病，会得到很多启发。

一、鼠疫

鼠疫是法定甲类传染病，病原体是鼠疫杆菌（Yersinia pestis），通过鼠蚤传播，是一种自然疫源性疾病。我国历史上因鼠疫而死亡的人数达千万以上。记录最完整的是 1910 年哈尔滨鼠疫，大约 6 万人死亡，是中国传染病近代史上的重大事件。我国应对新发突发传染病的思路、策略、技术、方法，基本上是从伍连德处理 1910 年哈尔滨鼠疫开始建立的。过去普遍认为 1910 年哈尔滨鼠疫是"天灾"。其实是"人祸"，是行为不当而引发的重大疫情。

1910 年，伍连德到达哈尔滨时就发现，"这场瘟疫的最初感染者，均是在满洲里一带草原猎捕旱獭的关内移民"。20 世纪初，在北满和西伯利亚一带活跃着捕捉旱獭的猎人。1910 年，每张旱獭皮的售价比 1907 年猛涨了 6 倍多。在巨额利润的吸引下，很多中俄商人纷纷招募华工捕杀旱獭。1910 年，仅从满洲里一地出口的旱獭皮就由 1907 年的 70 万张，增加到 250 万张。国际市场的需求，刺激了捕猎旱獭的热潮。当时，正逢山东、直隶两省连年遭灾，大批流民北上闯关东。满洲里草原上捕猎者曾达到 1 万多人，许多毫无捕猎经验的关内劳工也加入了猎獭队伍。《盛京时报》在追述疫情源头时曾这样描述："山东直隶两省无业游民相率猎满洲里山中，而山谷流血，原野厌肉，其狼藉实不堪形状。"有经验的猎人能分辨出染病的旱獭，不会轻易将这样的猎物捕获带回。在高额利润的刺激下，一些流浪的山东苦力，不加选择地捕猎。饿了烧煮旱獭肉。猎人们在简陋的客栈过夜，往往几十个人挤在一张大炕上。冬天为了保温，门窗紧闭，这种封闭式温暖、潮湿的环境极易造成鼠疫菌的传播。一旦有人感染，全客栈无人幸免。鼠疫在中东铁路沿线星火燎原般蔓延，哈尔滨首当其冲。在此之前，人们一直怀疑这场瘟疫是由老鼠传播的；可是在捕获的老鼠身上并没有发现鼠疫杆菌，也就是说并没有证据表明发生了鼠间鼠疫。伍连德证实 1910 年哈尔滨鼠疫是由旱獭引起的。显然，收购和猎捕旱獭的商业活动是引发了 1910 年哈尔滨鼠疫的直接原因。

新中国成立后,我国鼠疫防控取得了巨大成绩,年发病例数从 1949 年的 10 000 例左右,降低到近年来每年不足 10 例,甚至一些年份没有病例报告。仔细分析不难发现,近 50 年来,鼠疫病例主要集中在青藏高原喜马拉雅旱獭鼠疫自然疫源地相关省份。长时间以来,青海一直是我国鼠疫发病最多的一个省。青海的鼠疫基本上都是由于人类直接接触旱獭感染,捕猎旱獭是造成发病的第一位原因。如果人不主动接触旱獭,基本上没有感染鼠疫的机会。因此,针对青海鼠疫,可以采取不理会鼠疫动物病,只防止人类接触旱獭的措施。可见,预防和控制鼠疫,首先要控制人和旱獭的接触。

二、艾滋病

艾滋病病原体是人类免疫缺陷病毒(human immunodeficiency virus,HIV),主要存在于感染者的血液、精液、阴道分泌物和乳汁中,可通过性接触(包括异性、男男同性和双性性接触)、血液及血制品(包括共用针具静脉吸毒、输入污染血液、血制品及不洁介入性医疗操作等)和母婴传播(包括产前、产中和产后哺乳)3 种途径传播。世界不同国家和地区的 HIV 主要传播方式不尽相同,在发展中国家多为异性性传播,在发达国家多为同性性传播,在中等收入国家,尤其是亚洲则为吸毒和性传播并行。

我国艾滋病的发展,早期以静脉注射吸毒为主要传播方式,中期违规采供血活动造成了较多传播和感染。近来,性传播成为最主要的传播途径,其中上升最迅猛的是在男男同性性行为人群。性传播是艾滋病从高危人群向一般人群传播的主要方式。近年来,在每年新发现的艾滋病人和 HIV 感染者中,农民、工人、学生和干部的比率持续升高的事实充分说明,我国的艾滋病流行已进入从人数有限的特定高危人群向人数巨大的一般大众传播的阶段。所以,HIV 的传播和行为密切相关;预防和控制 HIV,首先应该从行为入手。特别是在疫苗发展受挫的情况下。

三、严重急性呼吸综合征

严重急性呼吸综合征(severe acute respiratory syndrome,SARS)是由 SARS 冠状病毒(SARS-CoV)引起,2002 年冬季出现于中国广东,并迅速扩散到世界多个国家。2003 年 5 月管轶研究员团队从广东深圳的野生动物市场销售的果子狸中分离到

SARS-CoV 样病毒,SARS 病毒的来源问题逐渐集中在野生动物身上。2003 年 12 月和 2004 年 1 月,广州市又发现了 4 例 SARS 轻症患者。从患者临床标本检测的 SARS-CoV 的 S 基因序列与从野生动物市场果子狸检测的 SARS-CoV 的序列一致。2004 年元月份在广州新源市场的果子狸,全部携带 SARS 病毒;而其他 14 个省市人工饲养的果子狸,不携带 SARS 病毒。2004 年报告的 4 例患者均有到一个提供果子狸的餐馆就过餐。从餐馆果子狸检测到 SARS 病毒的全基因组序列,和患者分离的病毒高度同源。

在广东省政府采取了从市场和餐馆等场所清除果子狸等野生动物的行动之前,我们采集了果子狸、貉以及家禽等多种动物的咽拭子和肛拭子标本,进行了 SARS 病毒的实时荧光 PCR 和套式 PCR 检测。P 基因和 N 基因同时为阳性的,确定为阳性标本。在市场内随机采集的 91 只果子狸标本中,84 只的咽拭子和肛拭子标本检测均为阳性(其他为单一标本阳性),15 只貉中有 12 只为双份标本均阳性。24 份市场环境标本(包括动物笼和墙壁等的涂抹标本)有 22 份为阳性。那么,新源市场果子狸携带的 SARS 病毒来自何方呢?根据在新源市场销售的果子狸来源的调查,自 2004 年 1 月在全国 14 个省的二十余个养殖场采集了 1400 余只果子狸的标本。SARS 病毒检测发现却均为阴性。这些结果显示,广州新源市场果子狸携带的 SARS-CoV 样病毒,不是由外省养殖场果子狸带进的,而可能是某种野生动物带入的。果子狸、貉等动物对 SARS 病毒非常敏感,可起到繁殖、扩增、传播 SARS 病毒的作用。新源野生动物市场就像是 SARS 病毒的"感染池",新进入的健康果子狸等动物可很快被传染。因此,外省市饲养的果子狸是没有 SARS 病毒的。但是,广州市野生动物市场高度污染。果子狸到达野生动物市场后,立即被 SARS 病毒感染。这些携带 SARS 病毒的果子狸,被出售到餐馆,感染了餐馆就餐的人以及餐馆从业人员从而引发了疫情。

四、大肠杆菌 O157：H7 感染

1999 年江苏、安徽发生了大肠杆菌 O157：H7 暴发。194 人以有腹泻病先驱症状、少尿、无尿入院,177 人突发肾衰和其他脏器衰竭死亡;估计 2 万余人感染。因为病因不明,疫情控制没有方向,一度引起当地社会和经济活动混乱。和常见的通过食品、蔬菜、饮料等传播的方式不同,江苏、安徽大肠杆菌

O157：H7疫情,证实了一种新的流行模式,是因为当地农村家庭饲养的鸡、牛、猪、羊等携带病原菌,通过粪便排泄,污染了环境,造成大面积流行。也是迄今为止世界范围内流行规模最大、死亡人数最多、持续时间最长、发病情况最复杂的一起大肠杆菌O157：H7感染暴发。研究发现,江苏、安徽暴发菌株和日美暴发菌株不同,属于一个独特的克隆(ST96),产生志贺毒素的能力显著增强,获得了一个可能是来源于沙门菌的37KB质粒。特别值得注意的是,江苏、安徽暴发菌株只在1999年出现,以后再也没有从患者或者家畜家禽分离到。结合上述发现,我们认为,江苏、安徽大肠杆菌O157：H7疫情是由1997—1998年在当地大规模推广波尔山羊引起的。地方政府期望通过引进优良品种,改善经济。可是,波尔山羊携带的病原菌,造成了重大灾难。

五、人感染猪链球菌

猪链球菌(Streptococcus suis)是一种重要的人畜共患传染性疾病的病原菌。过去,只有欧美各国相继报道重症链球菌感染人间病例。轻症病人表现为发热、寒战、头痛、食欲下降等一般细菌感染症状,重症病人表现为败血症和细菌性脑膜炎,严重者可发生中毒性休克并致死。兽医微生物学家研究较多,医学微生物专家很少从事猪链球菌的研究,主要是通过皮肤破损传播,从事猪的屠宰、销售猪肉人员、家庭主妇(处理生猪肉)是主要感染人群。

可是,2005年我国四川发生了世界上最大的一次人感染猪链球菌疫情,在215名患者中,有61人表现出链球菌中毒性休克样症状,38人死亡。发病快,病死率高,和以往报道的临床特点有显著差异。

我们的研究发现,现引起中国人感染猪链球菌的病原体是发生了变异的ST(序列)7型猪链球菌,从序列1型变异而来,毒力增强。我们根据临床表现、动物试验、基因组分析等数据,提出将猪链球菌分为中等致病型、高致病型和流行型的建议。中等致病型猪链球菌以ST25等为主,虽然能够引起猪的感染,但少有引起人的感染报道,没有引起人感染死亡的报道,主要分布在北美;高致病型猪链球菌主要包括ST1型,主要分布在欧洲和亚洲,能够引起猪的感染,有大量引起人感染和死亡的报道,但没有引起大规模人感染暴发,主要引起脑膜炎,偶有败血症的报道;流行型猪链球菌的唯一代表是ST7型猪链球菌,可引起链球菌中毒样休克和死亡。据此提出了猪链球菌感染的二阶段致病机制假说。第一阶段从序列7型猪链球菌进入血液4小时起,是链球菌中毒样休克症状的发生期;第二阶段是脑膜炎发生期。序列7型猪链球菌进入血液后4小时左右,就可刺激机体产生细胞因子风暴,可在发病后9～48小时左右引发休克和死亡。因此,猪链球菌感染早期治疗的重点是预防和控制休克,不仅仅是抗菌治疗。

最重要的问题是,迄今为止,序列7型猪链球菌只在中国发现。这可能和我们的饲养方式有关。

我们的研究提示,大规模出售携带病原菌崽猪到农户的行为,是大规模疫情暴发的起因:不健康的商业活动,把病原体送到千家农户。同时,感染者几乎都有和猪或病猪、病猪肉的接触史。可见,不健康的饲养方式,宰杀病猪和出售、处理病猪肉,是导致发病的直接原因:把病猪的病原体,通过皮肤破损等途径,传播到人,引发疾病。因此,四川2005年人感染猪链球菌疫情,竟然找不到一个"传染源"！因为生产模式改变了,发病模式也变了。

第二节　可引起新发突发传染病疫情的行为和生态因素

能够引发传染病暴发的行为、生态等因素很多。下面仅列出我们目前认识的几种。

一、经济动物的规模化养殖

猪、牛、羊等经济动物的规模化养殖,是社会的进步。可是,如果不注意病原体的问题,就可能会引起灾难。影响的强度,取决于饲养的规模。在我国发生的新发突发传染病中,不少和经济动物的规模化养殖关系密切:SARS和果子狸的规模化养殖。由

于果子狸的消费需求,全国一度有十余个省市人工饲养果子狸,在广州市形成一个全国最大最集中的果子狸市场。广东因此成为SARS的发生地。

二、可能和携带病原体的崽猪、崽羊等规模化供应有关

在2005年人感染猪链球菌疫情调查中,从全国患者分离的84株猪链球菌的染色体PFGE(Pulse Field Gel Electrophoresis)带型相同;从所有患者家庭

散养的病猪分离的菌株和患者菌株的 PFGE 带型相同,提示传染源相同。也就是说,向农民提供散养猪仔的种猪场可能是传染源。只有从贵州一患者分离的菌株呈现不同的带型。

三、和饮食习惯的变化有关

随着经济社会的发展,一些人的饮食习惯发生了变化。越来越多的人喜欢吃色拉(生蔬菜)、生猛海鲜、半熟或 70% 熟的肉类。这样一些改变,也带来了腹泻病种类的变化。我国绝大多数城市的腹泻病病原体的分离率已经发生了变化。在深圳、上海、杭州等地,副溶血弧菌已经超过志贺菌,成为分离率最高的病原体。

四、和贸易活动有关

中华人民共和国成立初期,我国布鲁菌病疫情非常严峻。经过数十年的努力,1992 年的报告新发病例降到 219 例,发病率降到 0.02/10 万,达国际水平。近年来,由于牛羊饲养规模的不断扩大,病羊、病牛的数目越来越多,发病人数和发病率一路飙升,2012 年新报告病例 40 994 例,发病率达 3.04/10 万。分别是 1992 年的 194 倍和 159 倍。由于养殖规模和区域的扩大,通过带菌动物的贸易,疫区扩大到几乎每一个养殖羊牛的省份,包括海南岛。

五、和食品的规模化生产、运输及销售有关

一个公司市场的某种食品、蔬菜或其他半成品食品,可供应一个城市、国家或数个国家的消费者。一旦污染,可使一个城市、国家或多个国家的消费人群同时暴露于某种病原体,发生大规模感染。如 2011 年欧洲发生的大肠杆菌 O104:H4 感染,通过污染的芽菜,涉及 16 个国家,4075 人发病,50 例死亡。在我国,某地养殖的甲鱼已经成为数省 O139 霍乱的传染源。

六、现代药品生产方式可扩大偶发污染的影响范围

非致病性微生物污染静脉或肌内注射药品或生物制剂,可造成重大公共卫生事件。美国 2012 年新英格兰一家医药公司生产的类固醇等药物,污染了在环境中广泛存在的嘴突脐孢菌,1.3 万人注射,700 余人发生真菌性脑膜炎,近 50 人死亡。1997 年在四川德阳某医院,星状奴卡氏菌通过污染溶解青霉素的注射用蒸馏水,使 100 余人发生臀部感染。

七、和不安全性行为有关

性病在中国蔓延。新中国建立后,经过十余年的努力,1964 年宣布中国大陆已基本消灭了性传播疾病。进入 20 世纪 80 年代,性病死灰复燃。近年来,淋病、梅毒、艾滋病等性传播疾病上升幅度很快。

八、和无保护接触蜱等携带病原体的媒介生物有关

农村居住环境近年来发生了很大变化,树木增多,蜱等媒介生物的密度增高,出现了一些新的传染病。如 2006 年在安徽发现的嗜吞噬细胞无形体病,和 2009 年在河南、湖北发现的新型布尼亚病毒感染。曹务春等的研究,发现我国的优势蜱种携带 30 余种微生物,其中 20 余种对人有致病性。值得关注的是他们在国际上首次发现塔拉萨维奇立克次体(Rickettsia tarasevichiae)、瓦莱西亚莱姆病螺旋体(Borrelia valaisiana)、西伯利亚立克次体(Rickettsia sibirica)BJ-90 亚种、山羊无形体(Anaplasma capra)能够感染人类并致病。在我国发现劳氏立克次体(R. raoultii)、猎户巴贝西虫(Babesia venatoru)、绵羊无形体(Anaplasma ovis)的人间感染病例,这是已知在欧洲感染人类以外的首次发现。这些发现极大地丰富了人们对蜱传染人类病原体的认识,具有重要的公共卫生意义,提示我们要高度重视媒介生物的问题。

九、和无保护接触野生动物有关

SARS 病毒、埃博拉病毒和蝙蝠有关。H5N1 禽流感和候鸟有关。最近发现,新型布尼亚病毒病例的分布和候鸟的活动范围相关。因此,新型布尼亚病毒(淮阳山出血热病毒)很可能是通过蜱-候鸟传播的。由于缺少对蜱等动物传播疾病的认识,缺乏必要的保护,因为旅游而感染莱姆病、无形体感染;因为接触宠物而感染巴尔通体的例子比比皆是。据文献报道,埃博拉出血热最初就是因为接触病死的猩猩而感染的。

十、交通工具和方式的规模化发展会带来传染病问题

国际交流或旅游,毫无疑问会带来新的问题。过去我国居民出境很少,这些问题不明显。随着经济快速发展,国外市场开拓,国外旅游增加,国外传

染病传入的风险自然增加。2016 年,我国居民到国外旅游感染,把寨卡病毒、黄热病病毒等带入国内,造成公共卫生问题。因为经济的发展,国外传染病的传入会成为常态。

第三节　行为生态型传染病的防控

一般认为,传染病主要依靠疫苗实现预防,依靠药物实现治疗,乃至控制或消除。可是,一些传染病是不能通过疫苗实现预防和控制的。我们大幅度减少了一些传染病的发病人数和病死率,但发挥主要作用的也不是疫苗,如鼠疫、霍乱、细菌性痢疾等。这些传染病基本上都和行为生态有关。因此,行为生态型传染病主要依靠改变行为、改善生态来实现预防和控制。和个人行为有关的传染病,主要通过改变个人行为来实现预防控制;和社会行为有关的传染病,需要通过政府的力量,改变社会行为来实现预防和控制,并且经济、快捷、安全、有效。

一、通过控制社会行为,预防和控制传染病

(一) 禁止规模化果子狸贸易,成功预防了 SARS 再度发生

2003 年管轶研究员的团队发现,果子狸是 SARS 病毒的主要动物宿主。2004 年春,SARS 病例在广东再次出现。2004 年元月份广州新源市场的果子狸,全部检出 SARS 病毒;而为新源市场供货的 14 个省市饲养场的果子狸,无一检出 SARS 病毒。我们的解释是,广州新源市场被 SARS 病毒严重污染,外省市的果子狸进入市场后,随即被感染。果子狸携带着 SARS 病毒进入餐馆,到出售果子狸餐馆就餐的顾客被感染了。继而通过某种不明的变异机制,引发区域或更大范围的流行。

为了有效预防再度发生大规模 SARS 疫情,钟南山院士、管轶教授等提出禁止果子狸交易的建议。广东省政府采纳了这个建议,在全省范围严禁果子狸交易。尽管存在一些争议,但广东省从此再也没有出现 SARS。因此,禁止果子狸规模化交易,预防了 SARS 再度发生。

SARS 的有效预防,是科学家和政治家共同的胜利。科学家提出了禁止果子狸交易的建议,政治家采纳了,付诸实施,改变了社会行为,预防了 SARS 的再度发生,为我们国家和民族做出了巨大的贡献。依靠疫苗和药物,无法实现这个目的。

(二) 关闭活禽市场,有效控制了 H7N9 禽流感疫情规模

在 H5N1 禽流感发生早期,大多数禽流感患者在发病前都有病、死禽的接触史,或者居住地发生过动物禽流感疫情。而 2006 年 2 月发病的广州市患者劳某,居住在广州市中心,居住地没有动物禽流感疫情,本人也没有病、死禽接触史。那么,他是如何被感染的呢? 传染源在哪里?

广州市疾病预防控制中心调查发现,患者在 2006 年 1 月 23 日—2 月 22 日期间曾经到 9 个菜市场进行调查工作,研究开展调味品生意的可行性。这些菜市场均位于广州市区,面积在 200 ~ 2500m² 之间,卫生条件良好,管理规范。和北方城市食品超市不同的是,每个市场约有 2 ~ 10 个销售活禽的摊位,主要经营活鸡和少量的鸭、鹅、鸽、鹌鹑等,现场宰杀。日销售活禽的数量为 100 ~ 1000 只不等。

在 9 个菜市场的 79 份动物笼拭子标本中,发现有一份标本禽流感病毒 H5N1 基因阳性,从中分离到病毒。在 9 个菜市场的 112 份市场从事禽类交易人员的血清标本中,发现有 1 份血清的禽流感病毒 H5N1 中和抗体阳性。研究认为,可能是一些进入菜市场的禽类携带着禽流感病毒,但不表现出明显症状,以非常低的几率感染顾客。建议在发生动物禽流感暴发和散发疫情、人感染禽流感病例的省、市、自治区,暂时禁止在菜市场、农贸市场等地点以零售、现场宰杀等方式销售活禽。

2013 年人感染 H7N9 禽流感病例发生后,我们随即提出出售活禽的农贸市场可能是发生感染的主要场所等。江苏省疾病预防控制中心很快从出售活禽的农贸市场的环境标本中,检测到 H7N9 禽流感病毒核酸。流行病学调查发现,携带病毒的禽类是传染源,出售活禽的农贸市场是人感染 H7N9 禽流感病毒的主要场所。

从理论上讲,H7N9 禽流感病毒的潜伏期是 7 天。如果措施有效,采取措施 7 天后,原则上不应有新的病例发生。上海市政府断然采取措施,4 月 6 日率先关闭了农贸市场。之后报告的 27 例患者,有 22 例是 4 月 6 日以前发病的。4 月 13 日后,没有新

的感染发生。上海疫情基本得到有效控制。杭州市政府4月15日关闭农贸市场。4月15日以后报告的23例患者,18例在4月15日以前就发病了。4月22日以后,没有新发感染。从关闭农贸市场的当日算起,到上海杭州所有新发病例的发病时间都没有超过7天。也就是说,活禽市场关闭7天后再没有新病例发生。因此,在流行地区流行期间关闭具有活禽的农贸市场,是预防人口密集大城市人感染H7N9禽流感病毒的有效措施。研究发现,关闭活禽市场可使城市居民的感染风险降低97%~99%。研究认为,关闭活禽市场是2013年春季控制人感染H7N9禽流感疫情效果最好、效率最高的措施。研究建议,短期内发生人感染H7N9禽流感病例或禽间疫情的地区,应迅速采取活禽市场关闭措施。从长远来看,应研究我国活禽市场定期休市、定期消毒、活禽集中宰杀、冰鲜上市的可行性。

控制人感染H7N9禽流感病毒疫情,必须做到3点:减少发病人数、降低病死率、防止疫情扩大。在流行地区流行期间关闭农贸市场,有效降低了发病人数。研究、发展和使用新的药物、设备、技术和策略,有效降低了病死率。可是,2013年没有采取严格的措施,禁止或限制携带病毒的活禽通过贸易扩散,疫区扩大了,为2014年疫情发展提供了条件。

从2013年10月开始,2014年度的人感染H7N9禽流感病例陆续出现。截至2014年3月17日,报告384例。和2013年疫情相比,发病时间提前(2013年的首例病例到3月30日才确诊公布的),发病省份最多,病例主要集中在江苏、浙江、广东等地。疫情呈上升态势。社会、媒体、政府和专业人士高度关注。当时,几乎所有的人都在思考,2014年度疫情来势凶猛,规模可能要远远大于2013年。特别是春节临近,人口流动密度和强度空前,对疫情发展的影响难以估量。国家相关部门领导先后多次做出重要批示。行政部门、科研单位、疾病预防控制部门讨论热烈。

消费活禽在我国基础深厚,不仅是一种习惯,也是一种文化。关闭活禽市场会造成一定的经济损失和社会风险。尽管关闭出售活禽的农贸市场对控制疫情的作用得到传染病预防控制部门的高度认同,可是考虑到对养禽业的影响,考虑到社会和经济风险,隶属于不同部门的人员具有不同的视角。

2014年1月26日,国家卫生计生委召开了视频会议。主要负责人要求,发生疫情的地方卫生计生部门,向地方政府建议,关闭农贸市场。春节过后,

人感染H7N9禽流感病例的发病人数没有出现预期或担心的高峰。根据2013年疫情数据,发病人数在3月份迅速上升,4月份达到高峰。如果没有采取措施,2014年度的疫情趋势和2013年相似。在疫情省份采取关闭活禽市场的措施后,发病人数迅速下降,没有出现3、4月份的发病高峰。因此,关闭活禽市场的措施,有效预防了2014年度的大规模人感染H7N9禽流感疫情。其他任何措施,无法达到这个目的。国家卫生计生委的断然决策是预防出现大规模疫情的主要的、决定性因素。因此,2014年的预防和控制人感染H7N9禽流感病毒工作,堪称卫生行政部门应对新发、突发、重大传染病决策的典范,值得进一步研究和探讨。

1. 发展健康、安全的家禽家畜规模化养殖模式,预防禽流感病毒、猪链球菌的人间大规模疫情。

2. 重视食品的微生物污染,特别是大规模食品生产供应环节的微生物问题,预防食源性传染病暴发。

3. 严格禁止人和旱獭的接触,我们就有可能较快地达到基本控制,乃至基本上消除鼠疫威胁的目标。

4. 加强海关检疫,严防国外传染病传入。

5. 加强旅游相关的疫苗接种管理,预防在外国感染病原体。

二、个人行为

1. 开展安全性行为教育,可能是预防和控制艾滋病等性传播疾病的最重要的措施。

2. 学习宠物知识,预防猫抓热等传染病。

3. 学习野生动物知识,预防动物源性传染病。

4. 学习媒介生物知识,预防蜱等媒介生物传播的传染病。

5. 出国前,严格执行疫苗接种建议,预防到国外感染传染病。

(徐建国 编,朱凤才 审)

参 考 文 献

1. Gao R, Cao B, Hu Y, et al. Human infection with a novel avian-origin influenza A (H7N9) virus. New England Journal of Medicine, 2013, 368(20): 1888-1897.

2. Zhang L, Liu Y, Ni D, et al. Nosocomial transmission of human granulocytic anaplasmosis in China. Jama the Journal of the American Medical Association, 2008, 300(19): 2263-2270.

3. Shao Z, Li W, Ren J, et al. Identification of a new Neisseria

meningitidis, serogroup C clone from Anhui province, China. Lancet, 2006, 367(9508):419-423.

4. Schmidt M A. Open-Source Genomic Analysis of Shiga-Toxin-Producing E. coli O104:H4 — NEJM. N Engl J Med, 2011, 365(8):718-724.

5. Shi M, Lin X D, Vasilakis N, et al. Divergent Viruses Discovered in Arthropods and Vertebrates Revise the Evolutionary History of the Flaviviridae and Related Viruses. Journal of Virology, 2015, 90(2):659.

6. Fang L Q, Liu K, Li X L, et al. Emerging tick-borne infections in mainland China: an increasing public health threat. Lancet Infectious Diseases, 2015, 15(12):1467-1479.

7. Jiang J F, Zheng Y C, Jiang R R, et al. Epidemiological, clinical, and laboratory characteristics of 48 cases of "Babesiavenatorum" infection in China: a descriptive study. Lancet Infectious Diseases, 2015, 15(2):196-203.

8. Liu S, Jin D, Lan R, et al. Escherichiamarmotae sp. nov. isolated from faeces of Marmota himalayana. International Journal of Systematic & Evolutionary Microbiology, 2015, 65(7):2130-2134.

9. Xu JG. Behavioral and ecological infectious diseases: from SARS to H7N9 avian influenza outbreak in China. Zhonghua Liu Xing Bing Xue Za Zhi, 2013, 34(5):417-418.

10. Lu L, Ren Z, Yue Y, et al. Niche modeling predictions of the potential distribution of Marmotahimalayana, the host animal of plague in Yushu County of Qinghai. BMC Public Health, 2016, 16(1):183.

11. Xu W, Zheng L, Yong L, et al. Sexual sensation seeking, sexual compulsivity, and high-risk sexual behaviours among gay/bisexual men in Southwest China. Aids Care, 2016, 28(9):1138.

12. Xiong Y, Wang P, Lan R, et al. A Novel Escherichia coli O157:H7 Clone Causing a Major Hemolytic Uremic Syndrome Outbreak in China. Plos One, 2012, 7(4):e36144.

13. Ye C, Zheng H, Zhang J, et al. Clinical, experimental, and genomic differences between intermediately pathogenic, highly pathogenic, and epidemic Streptococcus suis. Journal of Infectious Diseases, 2009, 199(1):97-107.

14. Gottschalk M, Segura M, Xu J. Streptococcus suis infections in humans: the Chinese experience and the situation in North America. Anim Health Res Rev, 2007, 8(1):29-45.

15. Yu H J, Chen Y X, Shu Y L, et al. The first confirmed human case of avian influenza A (H5N1) in mainland, China. Chinese Journal of Epidemiology, 2006, 367(9504):281.

16. Yu Z, Song Y, Zhou H, et al. Avian Influenza (H5N1) Virus in Waterfowl and Chickens, Central China. Emerging Infectious Diseases, 2007, 13(5):772-775.

17. Ma C, Wu S, Yang P, et al. Behavioural factors associated with diarrhea among adults over 18 years of age in Beijing, China. BMC Public Health, 2014, 14(1):451.

18. Chen J D, Ke C W, Deng X, et al. Brucellosis in Guangdong Province, People's Republic of China, 2005-2010. Emerging Infectious Diseases, 2013, 19(5):817-818.

19. Hou Q, Sun X, Zhang J, et al. Modeling the transmission dynamics of sheep brucellosis in Inner Mongolia Autonomous Region, China. Mathematical Biosciences, 2013, 242(1):51.

20. Rohde H, Qin J, Cui Y, Li D, Loman NJ, Hentschke M et al. Open-source genomic analysis of Shiga-toxin-producing E. coli O104:H4. New England Journal of Medicine, 2011, 365(8):718-724.

21. Tang XF, Liu LG, Ma HL, Zhu BP, Hao CX, Wu XY et al. Outbreak of cholera associated with consumption of soft-shelled turtles, Sichuan province, China, 2009. Zhonghua Liu Xing Bing Xue Za Zhi, 2010, 31(9):1050-1052.

22. Ma Q, Zeng S, Xia S, et al. Risky sexual networks and concentrated HIV epidemics among men who have sex with men in Wenzhou, China: a respondent-driven sampling study. BMC Public Health, 2015, 15(1):1246.

23. Huang S, Tang W, Zhu Z, et al. Higher Prevalence of Sexual Transmitted Diseases and Correlates of Genital Warts among Heterosexual Males Attending Sexually Transmitted Infection Clinics (MSCs) in Jiangmen, China: Implication for the Up-Taking of STD Related Service. Plos One, 2015, 10(3):e0121814.

24. Faye O, Boëlle P Y, Heleze E, et al. Chains of transmission and control of Ebola virus disease in Conakry, Guinea, in 2014: an observational study. Lancet Infectious Diseases, 2015, 15(3):320-326.

25. Deng Y Q, Zhao H, Li X F, et al. Isolation, identification and genomic characterization of the Asian lineageZika virus imported to China. Science China Life Sciences, 2016, 59(4):428-430.

26. Johnson B K, Gitau L G, Gichogo A, et al. Marburg and Ebola virus antibodies in Kenyan primates. Lancet, 1981, 1(8235):1420-1421.

27. Xu J, Lu S, Wang H, et al. Reducing exposure to avian influenza H7N9. Lancet, 2013, 381(9880):1815-1816.

第二章 中国新蜱媒传染病流行病学研究进展

Progress in Epidemiology of Emerging Tick-borne Infections in China

摘要

近 30 年来,全球范围内不断报道新蜱媒传染病的传播流行,蜱媒传染病已成为影响人类健康的一大威胁。蜱媒传染病由于具有发病早期症状非特异、高度散发、病种较多且难以鉴别诊断等特点,不仅其预防控制存在较大的困难,而且往往容易受到忽视。近年来,中国报道了越来越多的新蜱媒传染病,暴发疫情也时有发生,但对其病原体在蜱媒介、动物宿主和人群中的分布状况、患者的临床特征以及新蜱媒传染病传播流行的影响因素等的阐释尚不够系统。本章对 20 世纪 80 年代以来中国大陆报道的 33 种新蜱媒病原体感染的流行病学研究进展进行综述,以期较全面、系统地掌握中国新蜱媒传染病的流行特征及影响因素,为该类传染病疾病负担的评估、预防和应对策略的制定提供基础信息和科学依据。

Abstract

In the last three decades, outbreaks of new tick-borne diseases have been continuously reported world wide and they have become a major threat to human health. The non-specific symptoms in the early stage of the diseases, highly scattered distribution, and difficulties in differentiating the diagnosis among various infections lead to not only a major challenge in their prevention and control but also some outbreaks taking place unnoticed. In recent years, China has reported an increasing number of new tick-borne diseases, and outbreaks continue to occur from time to time. However, there is lack of clear understanding of the distribution of pathogens among tick vectors, animal hosts and populations, clinical features of patients, and influencing factors of epidemic transmission of new tick-borne disease host animals, etc. In this chapter, we reviewed the research progresses in the epidemiology of 33 emerging tick-borne infections reported in mainland China since 1980s in order to grasp the epidemiological characteristics and influencing factors of new tick-borne diseases in China comprehensively and systematically, and to provide basic information and scientific basis for the evaluation of the burden of infectious diseases and the formulation of prevention and response strategies.

蜱是最早被发现能够传播疾病的节肢动物,也是仅次于蚊子的第二大传播媒介生物。蜱媒传染病作为一类人畜共患传染病,其病原体主要在蜱和动物宿主中自然循环,人类仅仅作为蜱的偶然宿主,在病原体的自然循环中基本不起作用。各种蜱虫孳生于特定的生态环境中,自然地理景观往往决定了蜱虫种类及其所传播疾病的分布区域。近 30 年来,全球范围内不断报道新蜱媒传染病的传播流行,蜱媒传染病已成为影响人类健康的一大威胁。

中国作为全球最大的发展中国家,自 20 世纪 50 年代以来在传染病的预防和控制方面已取得了巨大的进步。然而,近年来新发传染病不断对中国提出新的挑战,如严重急性呼吸综合征(SARS)、高致病性 H5N1 禽流感、手足口病、甲型 H1N1 流感、人感染 H7N9 型禽流感、登革热等传染病的暴发流行,引起了广泛的关注。蜱媒传染病由于其发病早期症状非特异、高度散发、病种较多且难以鉴别诊断等特点,不仅其预防控制存在较大的困难,而且往往容易受忽视。近年来,中国报道了越来越多的新蜱媒传染病,暴发疫情也时有发生,但对其病原体在蜱媒介、动物宿主和人群中的分布状况、患者的临床特征以及新蜱媒传染病传播流行的影响因素等的阐释尚不够系统。本文针对 20 世纪 80 年代以来中国大陆发现的 33 种新蜱媒病原体的流行病学研究进展进行综述,以期较全面、系统地掌握中国新蜱媒传染病的流行特征及影响因素,为该类传染病疾病负担的评估、预防和应对策略的制定提供基础信息和科学依据。

第一节　新蜱媒传染病的发现与确认

自 1982 年至今,中国大陆共确认 33 种新发蜱媒病原体或亚种,包括 8 种斑点热群立克次体(spotted fever group rickettsiae, SFGR)、7 种无形体科(Anaplasmataceae)所属的病原体(3 种埃里克体、3 种无形体和 1 种米库尔新埃立克体)、6 种伯氏疏螺旋体(Borrelia burgdorferi sensu lato)基因型、11 种巴贝西虫(Babesia)和 1 种引起发热伴血小板减少综合征的病毒(severe fever with thrombocytopenia syndrome virus, SFTSV)。图 2-1 显示上述 33 种新蜱媒病原体被首次发现的地点和年份,其最先被发现的区域几乎遍布全国各区域,其中 8 种(24.2%)新发蜱媒病原体是 2010 年后被发现和报告。上述 33 种新发蜱媒病原体中有 19 种(57.6%)首先在蜱虫中被检测到,其余的 14 种病原体中,有 6 种首先在绵羊、山羊、水牛和狗等家畜中被检测到,2 种最先在野生动物(如中国白腹鼠和中国野兔)中检测出,6 种首先在人体中被检测到,相关信息见表 2-1。

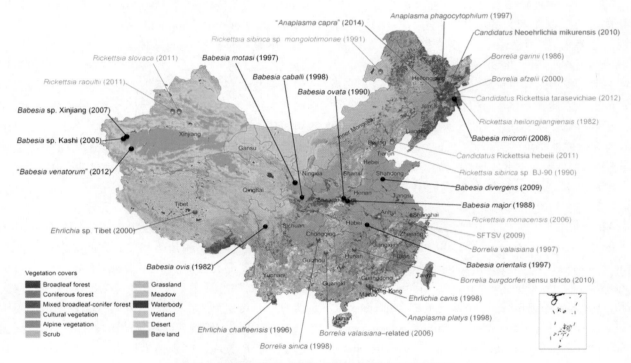

图 2-1　中国新蜱媒病原体发现和确认的时空分布图

表 2-1　中国 1982 年以来新蜱媒病原体的发现与确认相关信息

新发病原体种类	最先被检测到的宿主或媒介*	最先报告的地点(年份)†	参考文献(后续研究文献)
Spotted fever group rickettsiae			
R. heilongjiangiensis	森林革蜱	黑龙江(1982)	6(7,9,36,51-59,73)
R. sibirica sp. BJ-90	中华革蜱	北京(1990)	8(37)
R. sibirica sp. mongolotimonae	亚东璃眼蜱	内蒙古(1991)	8
R. monacensis	全沟硬蜱	河南,安徽,湖北(2006)	9(59,69)
R. raoultii	森林革蜱	新疆(2011)	10(38,60,61)

续表

新发病原体 种类	最先被检测到的 宿主或媒介*	最先报告的地点 （年份）†	参考文献 （后续研究文献）
R. slovaca	森林革蜱	新疆（2011）	10（61，62）
Candidatus R. hebeiii	长角血蜱	河北（2011）	11（63）
Candidatus R. tarasevichiae	人（全沟硬蜱）	黑龙江（2012）	12
Agents in the family Anaplasmataceae			
E. chaffeensis	龟形花蜱	云南（1996）	13（33，39，51，68，79-86）
E. canis	血红扇头蜱	广东（1997）	14（17，81，98）
E. sp. Tibet	微小扇头蜱	西藏（2000）	15
A. phagocytophilum	全沟硬蜱	黑龙江（1997）	16（39，51，62，68，79，86-95，99-101）
A. platys	狗	广东（1998）	17（98）
"A. capra"#	山羊	黑龙江（2014）	18
Candidatus Neoehrlichia mikurensis	人（全沟硬蜱）	黑龙江（2010）	19（96，97）
Borrelia burgdorferi sensu lato			
B. garinii	人（全沟硬蜱）	黑龙江（1986）	20（22，24，40，51，68，102-112，123，125）
B. valaisiana	粒形硬蜱（黑线姬鼠）	浙江（1997）	21（109，114）
B. sinica	社鼠	重庆（1997）	21
B. afzelii	人	黑龙江（2000）	22（40，51，102，104，106-108，123）
B. valaisiana-related	粒形硬蜱，长角血蜱 （黑线姬鼠）	贵州（2006）	23（40，106，109，111）
B. burgdorferi sensu stricto	华南兔	湖南（2010）	24（114）
Babesia			
Ba. ovis	绵羊	四川（1982）	25（136）
Ba. major	长角血蜱（牛）	河南（1988）	26（137）
Ba. ovata	牛	河南（1990）	27（138）
Ba. orientalis	水牛	湖北（1997）	28（139，140）
Ba. motasi	绵羊	甘肃（1997）	29（141，142）
Ba. caballi	森林革蜱，草原革蜱	甘肃（1998）	30（143-145）
Ba. sp. Kashi	小亚璃眼蜱	新疆（2005）	31（146）
Ba. sp. Xinjiang	血红扇头蜱，小亚璃 眼蜱	新疆（2007）	32（146）
Ba. microti	全沟硬蜱，嗜群血蜱	黑龙江（2007）	33（42，51，132-134，147）
Ba. divergens	全沟硬蜱，嗜群血蜱， 日本血蜱（黑线姬鼠）	黑龙江（2007）	33（41，51）
"Ba. venatorum"#	人	新疆（2012）	34（135）
SFTSV‡	人	河南（2009）	35（151-159）

　*括号内信息代表病原体同时在其他宿主或蜱种中被检测得到；
　†地点信息除了省份外，还包括自治区和直辖市；
　#"A. capra"和"Ba. venatorum"尚未正式在分类学论著中描述，故加上了引号；
　‡SFTSV代表发热伴血小板减少综合征病毒

在上述 33 种新发蜱媒病原体中已有 15 种被报道感染人类并导致疾病，包括 4 种斑点热群立克次体、1 种埃立克体、2 种无形体、1 种米库尔新埃立克体、3 种伯氏疏螺旋体、3 种巴贝西虫以及 1 种发热伴血小板减少综合征病毒（表 2-2）。上述感染人类的 15 种蜱媒病原体中有 6 种最先在发热病人中被发现和确认，包括 Candidatus Rickettsia tarasevichiae、Candidatus N mikurensis、Borrelia garinii、Borrelia afzelii、Babesia venatorum 和 SFTSV，随后才被发现与蜱虫相关（表 2-1）。另外 9 种感染人类的蜱媒病原体最先在蜱虫或动物中被发现和确认，随后被证实感染人类并导致疾病，包括 Rickettsia heilongjiangiensis、Rickettsia sibirica sp BJ-90、Rickettsia raoultii、Ehrlichia chaffeensis、Anaplasma phagocytophilum、Anaplasma capra、Borrelia valaisiana-related genospecies、Babesia microti 和 Babesia divergens。在这 15 种新蜱媒传染病中，发热伴血小板减少综合征最先在中国大陆被发现，随后在韩国和日本也有该病报道，美国也报道了一种与发热伴血小板减少综合征相类

似的疾病；人感染 R sibirica sp BJ-90、Candidatus R tarasevichiae、A capra 和 B valaisiana-related genospecies 的病例仅仅在中国大陆被发现和报道；人感染 Candidatus N mikurensis、Ba venatorum 以及 R raoultii 的病例除在中国被报道外，其最先在欧洲被发现和确认。在中国大陆的蜱虫和/或宿主动物中还发现了 5 种曾被国外报道感染人类的蜱媒病原体，目前尚未见这 5 种病原体在中国感染人群的报道，包括 Rickettsia monacensis、Rickettsia slovaca、Rickettsia sibirica sp mongolotimonae、B valaisiana 和 B burgdorferi sensu stricto。此外，在中国大陆的蜱虫或宿主动物中还检测到 1 种立克次体（Candidatus Rickettsia hebeiii）、2 种埃立克体（Ehrlichia canis 和 Ehrlichia sp Tibet）、1 种无形体（Anaplasma platys）、1 种伯氏疏螺旋体（Borrelia sinica）和 8 种巴贝西虫（Babesia ovis、Babesia ovata、Babesia orientalis、Babesia major、Babesia motasi、Babesia caballi、Babesia sp Kashi 和 Babesia sp Xinjiang），但这 13 种蜱媒病原体对人类的致病性尚不清楚。

表 2-2　中国自 1982 年以来报道的新发蜱媒传染病病例情况

新蜱媒传染病	病　原　体	报告病例数	诊断方法*（参考文献）
立克次体病	Rickettsia heilongjiangiensis	34	A&B（36），B&C（58），A&C（73）
立克次体病	R. sibirica sp. BJ-90	1	A&B（37）
立克次体病	R. raoultii	2	A&B（38）
立克次体病	Candidatus Rickettsia tarasevichiae	5	B（12）
立克次体病	Uncharacterised Rickettsia	37	C（64,75,76），B（77），A&C（74），E（78）
人单核细胞埃立克体病	Ehrlichia chaffeensis	12	B（39,79）
人粒细胞无形体病	Anaplasma phagocytophilum	104	B（39，79，100，101），A&B&C（99），A&B（87），E（94）
人感染无形体病	"A. capra"	28	A&B&C（18）
人感染新埃立克体病	Candidatus Neoehrlichia mikurensis	7	B（19）
莱姆病	Borrelia garinii	30	B（22,24,40,123,125）
莱姆病	B. afzelii	8	B（22,24,40,123），C（124）
莱姆病	B. valaisiana-related	1	B（40）
莱姆病	Uncharacterised B. burgdorferi sensu lato	2691	A（126,127,129-131），E（128）
人感染巴贝吸虫病	Babesia divergens	2	B（41）
人感染巴贝吸虫病	Ba. microti	11	B&D（42,147）
人感染巴贝吸虫病	"Ba. venatorum"	49	A&B&C（34），B&C&D（135）
人感染巴贝吸虫病	Uncharacterised Babesia	3	D（148,149）
发热伴血小板减少综合征	发热伴血小板减少综合征病毒	2543	A&B&C（35,158），A or B or C（154,159），A or B（155），B&C（156），B（157）

* 诊断方法：（A）急性期和恢复期血清特异性抗体滴度检查出现 4 倍或 4 倍以上升高或出现血清特异性抗体；（B）分子检测和序列测定；（C）从临床标本中分离得到病原体；（D）薄血涂片光学或电子显微镜镜检；（E）未具体说明检测方法

第二节 新蜱媒病原体的感染与分布状况

一、新斑点热群立克次体的感染与分布

1982 年以来，中国大陆报道发现和确认了 8 个斑点热群立克次体的新种（表 2-1），主要分布于我国北部地区（北纬 36°以北）。

（一）蜱虫和宿主动物感染情况

新发斑点热群立克次体 8 个新种以及未定种被报道在 16 种蜱中被检测到（图 2-2）。R heilongjiangiensis 被证实可以感染 11 种蜱、3 种啮齿动物和山羊（图 2-3）。在中国东北地区黑龙江省的 9 种蜱虫和 2 种啮齿动物中发现 R heilongjiangiensis，

在吉林省的血蜱中发现该病原体，同时在内蒙古的草原血蜱、银盾革蜱、亚东璃眼蜱、短小扇头蜱和草原革蜱中也检测到该病原体；在中国西北地区青海省的森林革蜱中检测到该病原体；在中国南部，在广东省的长角血蜱、云南省的山羊及海南省的白腹鼠中检测到该病原体；在中国中东部河南省的褐黄血蜱以及安徽省、湖北省、浙江省的长角血蜱中检测到该病原体。在北京郊区的中华革蜱中发现 R sibirica sp BJ-90。R raoultii 主要在革蜱中被检测到，包括中国西部地区的森林革蜱和边缘革蜱，同时也在内蒙古的草原血蜱、黑龙江省的森林革蜱、

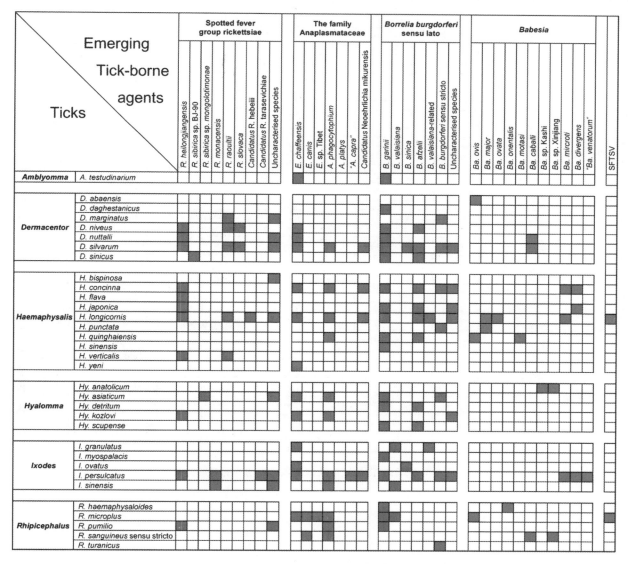

图 2-2 中国新发蜱媒病原体及其感染蜱种的对应关系

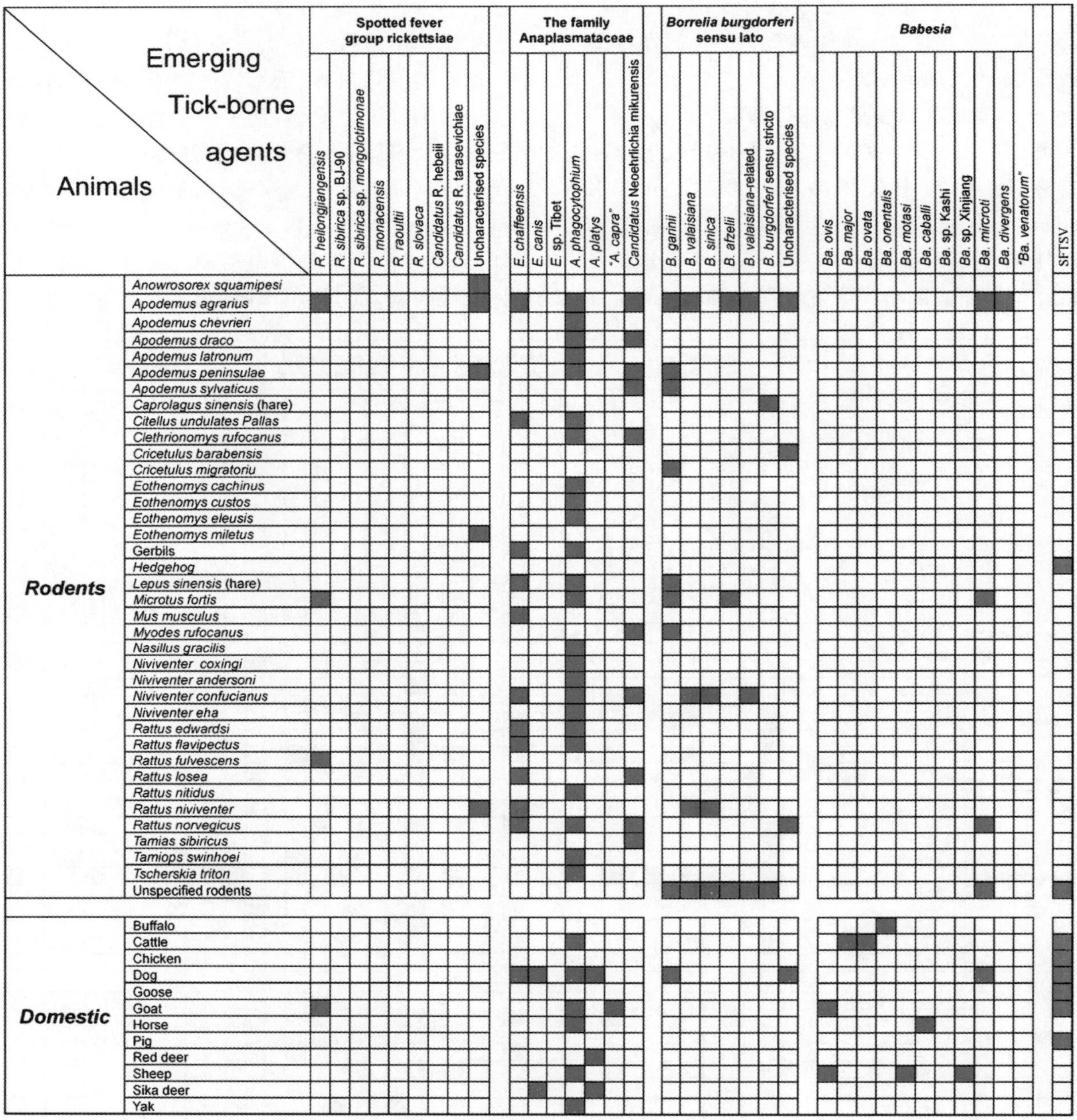

Emerging Tick-borne agents / Animals

Spotted fever group rickettsiae
- R. heilongjiangensis
- R. sibirica sp. BJ-90
- R. sibirica sp. mongolotimonae
- R. monacensis
- R. raoultii
- R. slovaca
- Candidatus R. hebeiii
- Candidatus R. tarasevichiae
- Uncharacterised species

The family Anaplasmataceae
- E. chaffeensis
- E. canis
- E. sp. Tibet
- A. phagocytophium
- A. platys
- "A. capra"
- Candidatus Neoehrlichia mikurensis

Borrelia burgdorferi sensu lato
- B. garinii
- B. valaisiana
- B. sinica
- B. afzelii
- B. valaisiana-related
- B. burgdorferi sensu stricto
- Uncharacterised species

Babesia
- Ba. ovis
- Ba. major
- Ba. ovata
- Ba. orentalis
- Ba. motasi
- Ba. caballi
- Ba. sp. Kashi
- Ba. sp. Xinjiang
- Ba. mircoti
- Ba. divergens
- "Ba. venatorum"

SFTSV

Rodents
- Anowrosorex squamipesi
- Apodemus agrarius
- Apodemus chevrieri
- Apodemus draco
- Apodemus latronum
- Apodemus peninsulae
- Apodemus sylvaticus
- Caprolagus sinensis (hare)
- Citellus undulates Pallas
- Clethrionomys rufocanus
- Cricetulus barabensis
- Cricetulus migratoriu
- Eothenomys cachinus
- Eothenomys custos
- Eothenomys eleusis
- Eothenomys miletus
- Gerbils
- Hedgehog
- Lepus sinensis (hare)
- Microtus fortis
- Mus musculus
- Myodes rufocanus
- Nasillus gracilis
- Niviventer coxingi
- Niviventer andersoni
- Niviventer confucianus
- Niviventer eha
- Rattus edwardsi
- Rattus flavipectus
- Rattus fulvescens
- Rattus losea
- Rattus nitidus
- Rattus niviventer
- Rattus norvegicus
- Tamias sibiricus
- Tamiops swinhoei
- Tscherskia triton
- Unspecified rodents

Domestic
- Buffalo
- Cattle
- Chicken
- Dog
- Goose
- Goat
- Horse
- Pig
- Red deer
- Sheep
- Sika deer
- Yak

图 2-3　中国新发蜱媒病原体及其感染动物的对应关系

辽宁省的长角血蜱中检测到该病原体。其余4种新发蜱媒病原体（R sibirica sp mongolotimonae、R monacensis、R slovac 和 Candidatus R hebeiii）尚未被

证实可以感染人类。上述8种新发斑点热群立克次体及其未定种感染蜱虫和动物宿主的地区分布见图2-4。

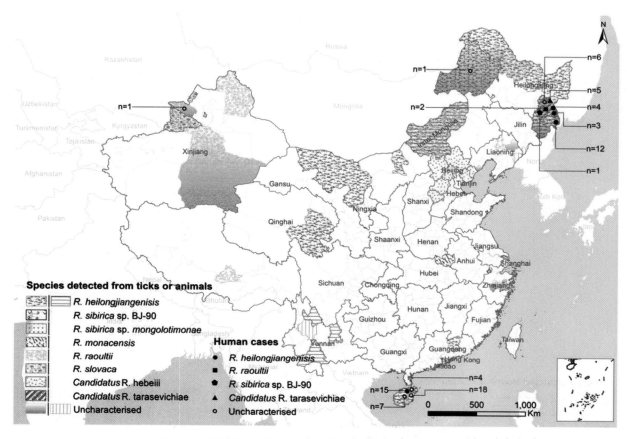

图 2-4 中国新发斑点热群立克次体的感染状况综合分布图

（二）人群感染情况

R heilongjiangiensis，Candidatus R tarasevichiae，R sibirica sp BJ-90，和 R raoultii 4种新发斑点热群立克次体被报道可以感染人类（表2-2，图2-4）。共报道34人感染 R heilongjiangiensis，其中20世纪90年代在东北林区报告了19名患者，2008年在海南省报道了15名患者。2012年一项在中国东北黑龙江省的牡丹江林业中心医院开展的蜱媒传染病主动监测中，发现并诊断了8名患者，其中5人感染 Candidatus R tarasevichiae，1人感染 R sibirica sp BJ-90，2人感染 R raoultii，并从患者血清样本中检测出抗 SFGR 的抗体。另外，共37人被报道感染 SFGR 的未定种，包括内蒙古1例、新疆1例，海南29例和黑龙江6例（图2-4）。SFGR 感染的临床表现主要包括发热、焦痂、头痛、精神不振、乏力、厌食、恶心和淋巴结肿大，少数患者出现皮疹、神经系统症状如昏迷、颈部强直、柯尼格征等。

二、新无形体科病原体感染

在中国大陆证实了7种无形体科病原体，包括 E chaffeensis、E canis、Ehrlichia sp Tibet、A phagocytophilum、A capra、A platys 和 Candidatus N mikurensis（表2-1）。

（一）蜱虫和宿主动物感染情况

上述7种无形体科病原体被报道在17种蜱虫中被检测到（图2-2）。1996年首次在云南省的龟形花蜱中检测到 E chaffeensis，后续的研究显示该病原体在中国大陆广泛分布，感染多种蜱虫（图2-5），并在山东省的狗、新疆的长尾地松鼠和沙鼠、黑龙江省的黑线姬鼠、以及福建省和浙江省的多种啮齿动物中被检测到（图2-3）。A phagocytophilum 于1997年首次在黑龙江省的全沟硬蜱中被检测到，是中国目前分布较广泛的蜱传病原体，已在中国多个地区的11种蜱虫中被检测到（图2-2）。此外，A phagocytophilum 感染多种家畜和野生动物,主要包括牛、绵羊、山羊、马、狗、野兔、牦牛及 24 种啮齿动物(图2-3)。A capra 最早从中国东北地区的山羊中被发现并命名,随后从黑龙江省的全沟硬蜱中被检测到。Candidatus N mikurensis 最初从全沟硬蜱和嗜群血蜱中检测到,后续研究显示中国大陆较多地区的森林

革蜱、长角血蜱和多种啮齿动物均携带该病原。其他的 3 种无形体科病原体,包括 E canis、Ehrlichia sp Tibet 和 A platys,到目前为止尚未被证实可以感染人类,蜱虫和动物的感染情况见图 2-2 和图 2-3,上述 7 种无形体科病原体感染蜱虫和动物宿主的地区分布见图 2-5。

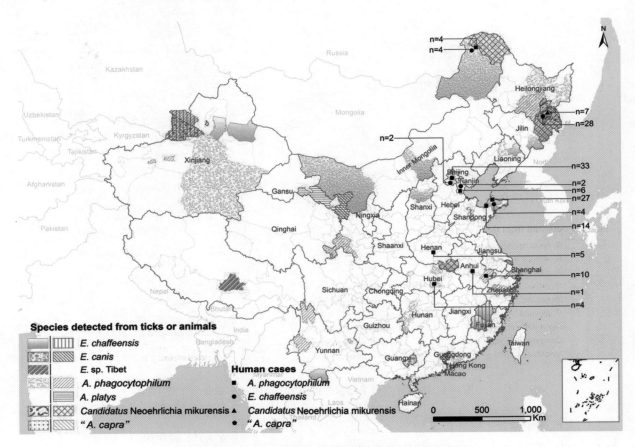

图2-5 中国新发无形体科病原体的感染状况综合分布图

(二) 人群感染情况

中国大陆报道 4 种无形体科的病原体感染人类,分别是 E chaffeensis、A phagocytophilum、A capra 和 Candidatus N mikurensis。1999 年内蒙古大兴安岭林区发现首例人单核细胞埃立克体病(monocytic ehrlichiosis)的病例。截至目前,共报告有 12 例感染 E chaffeensis 的患者,包括内蒙古 4 例、北京 2 例、天津 2 例和山东 4 例(图2-5)。2006 年安徽省报道一簇由医院内感染导致的 10 人感染人粒细胞无形体病,其他地区一共报道了 94 例人粒细胞无形体病病例,包括北京 33 例、天津 6 例、山东 41 例、安徽 1 例、河南 5 例、湖北 4 例和内蒙古 4 例(图2-5)。2015 年,在黑龙江省报道了 28 例感染 A capra 的病例,该地区在 2010 年从 622 名发热患者中检测到 7

人感染 Candidatus N mikurensis。无形体科病原体导致的感染临床表现不典型,主要包括发热、精神不振、肌痛、关节痛、胃肠道症状(腹泻、恶心、呕吐、厌食),实验室异常主要包括白细胞减少、血小板减少症、肝脏氨基转移酶和乳酸脱氢酶升高、血尿素氮的升高。

三、伯氏疏螺旋体感染

中国于 1986 年首次在黑龙江省的莱姆病病人和全沟硬蜱中分离到伯氏疏螺旋体。后续研究利用分子生物学技术将该分离株确认为 B garinii,并发现中国内地存在 5 个其他的基因型,分别是 B valaisiana、B sinica、B afzelii、B valaisiana-related genospecies 和 B burgdorferi sensu stricto(表2-1)。

（一）蜱虫和宿主动物感染情况

中国大陆 25 个省份的 26 种蜱虫被报道可携带伯氏疏螺旋体（图 2-2），其分布范围较广，菌种较为复杂，多地区的蜱虫或宿主动物中被检测到 2~3 种伯氏疏螺旋体（图 2-6）。B garinii 是中国最常见的基因型，已发现 19 种蜱虫可携带该基因型（图 2-2）。B garinii 已在较多疫源地的 8 种啮齿动物中被检测到，也在云南省的狗中检测得到（图 2-3）。B afzelii

是仅次于 B garinii 在中国较常见的基因型，其地理分布范围和 B garinii 类似，并在 10 种蜱和 3 种啮齿动物中被检测到。研究显示从贵州省的粒形硬蜱和长角血蜱中检测到 B valaisiana-related genospecies，并在贵州省和浙江省的啮齿动物中被检测到。B valaisiana、B sinica 和 B burgdorferi sensu stricto 3 种基因型尚未证实可以感染人类。上述 6 种伯氏疏螺旋体感染蜱虫和动物宿主的地区分布见图 2-6。

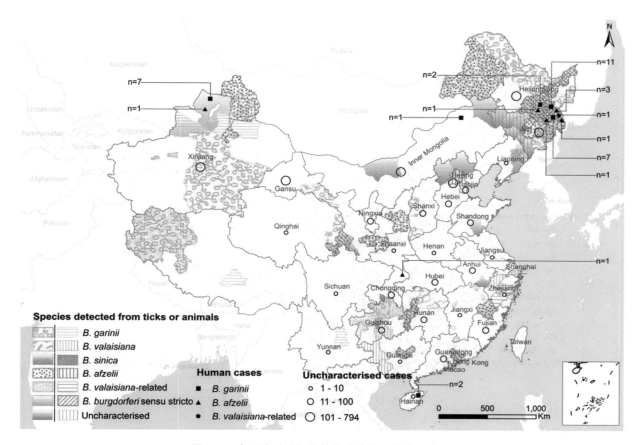

图 2-6　中国伯氏疏螺旋体的感染状况综合分布图

（二）人群感染情况

中国自 1986 年分离到伯氏疏螺旋体以来，大陆除西藏自治区和上海市外的所有省份均有莱姆病病例的报道，患者主要分布于中国的东北林区和西北地区（图 2-6），报道感染的伯氏疏螺旋体主要为 B garinii、B afzelii 和 B valaisiana-related genospecies 3 种基因型，而大部分患者未进行实验室分型（表 2-2）。人群感染不同的伯氏疏螺旋体基因型其临床表现存在一定差异，主要包括：慢性游走性红斑、关节炎、关节痛、发热、头痛、乏力等。总体上，中国大陆患者的临床症状较美国和欧洲病例要轻。

四、新巴贝西虫感染

自 1982 年以来，中国大陆发现 11 个巴贝西虫新种，包括 Ba ovis、Ba major、Ba ovata、Ba orientalis、Ba motasi、Ba caballi、Babesia sp Kashi、Babesia sp Xinjiang、Ba microti、Ba divergens 和 Ba venatorum（表 2-1）。

（一）蜱虫和宿主动物感染情况

中国新巴贝西虫的传播与 13 种蜱虫相关（图 2-2），在 11 个巴贝西虫新种中 Ba microti、Ba divergens 和 Ba venatorum 被证实可感染人类。调查研究显示黑龙江省林区的全沟硬蜱、嗜群血蜱以及黑线姬鼠、田鼠中被检测到 Ba microti,河南省的长角血蜱和狗也被检测到该病原体。此外,福建、浙江和河南省也有啮齿动物感染 Ba microti 的报道。Ba divergens 主要在黑龙江省的全沟硬蜱、嗜群血蜱和日本血蜱以及黑线姬鼠中被检测到。Ba venatorum 被报道在中国东北部林区的全沟硬蜱中被检

测到。其他的新巴贝西虫尚未被证实可以感染人类,包括 Ba ovis、Ba major、Ba ovata、Ba orientalis、Ba motasi、Ba caballi、Babesia sp Kashi、和 Babesia sp Xinjiang,其感染蜱虫和宿主动物的分布范围较广,主要集中于东北及西部地区(表 2-2、表 2-3和图 2-7)。

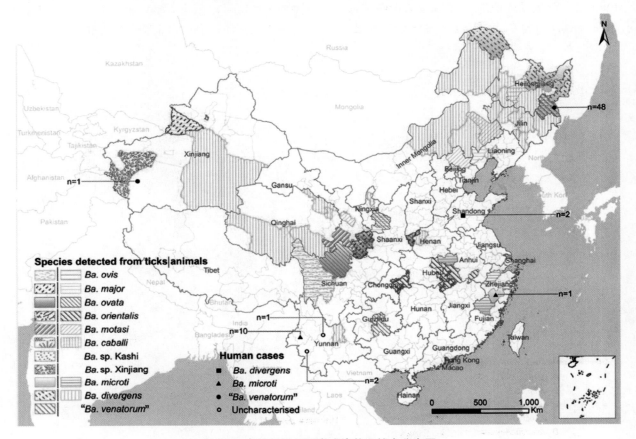

图 2-7　中国新巴贝西虫感染状况综合分布图

(二) 人群感染情况

中国大陆报道了人群感染 Ba microti、Ba divergens 和 Ba venatorum 三种基因型的病例(图 2-2)。2011 年,浙江省的 1 名发热患者通过外周血、骨髓涂片和 PCR 检测诊断为 Ba microti 感染,2012—2013 年间从云南省的 449 名疟疾样症状的发热病人中检测到 9 人感染 Ba microti,其中 1 名患者被发现复合感染间日疟疟原虫,另外 1 名患者复合感染恶性疟疟原虫。2009 年,山东省的 377 名贫血患者中检测出 2 人感染 Ba divergens。新疆维吾尔自治区首次报道 1 名儿童感染 Ba venatorum,中国东北林区哨点医院开展的蜱媒病主动监测研究中报道2011—2014 年间共发现 48 例感染 Ba venatorum 患者,其中 32 人为确诊病例,16 人为疑似病例。此外,云南省于 1982 年和 2008 年分别报道了 2 例和 1

例人感染巴贝西虫未定种患者(图 2-7)。感染巴贝西虫患者的临床症状主要为:发热、乏力、贫血、寒战、肝转移酶和 C 反应蛋白上升等。

五、发热伴血小板减少综合征

发热伴血小板减少综合征病毒(SFTSV)是一种新发现的布尼亚病毒科白蛉病毒属病毒,最先于2009 年在中国被发现和确认,2014 年 Liu Q 等对该病进行了系统的综述。SFTSV 被报道可以感染长角血蜱和微小扇头蜱,其在长角血蜱(4%～9%)中的感染率高于微小扇头蜱(0～6%)。该病毒也可感染多种动物,包括山羊、牛、狗、猪、啮齿动物、鸡、鹅和刺猬。在山东、江苏、湖北省的调查显示山羊和牛有最高的血清阳性率。而且,大型动物通常比小型动物有更高的血清阳性率。截至 2013 年底,中国共

报道 2543 例人感染发热伴血小板减少综合征病例，其中 154 例患者死亡，病死率约为 6.0%。中国中东部地区的河南、湖北、安徽和山东省以及中国东北的辽宁省发病率相对较高（图 2-8）。该病患者往往呈现非特异的临床表现，如 38～40℃的发热、头痛、乏力、肌痛、呼吸道症状、胃肠道症状（食欲减退、恶心、呕吐、腹泻）。该病患者可能出现多器官衰竭症状，表现为血清中谷丙转氨酶、谷草转移酶、肌酸激酶、乳酸脱氢酶的升高，蛋白尿和血尿，通常伴有血小板减少、白细胞减少、淋巴结肿大等。

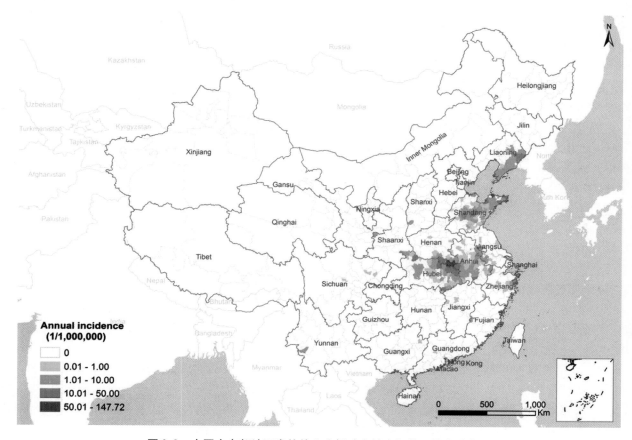

图 2-8　中国中东部地区发热伴血小板减少综合征状况综合分布图

第三节　新发蜱媒传染病疫情上升的因素

　　毫无疑问，分子生物学检测技术的发展与应用大大促进了新蜱媒病原体的发现，并有助于发现之前已经从蜱中检测到的蜱传病原体的人群感染病例。因此，在某种程度上来说，新发蜱媒传染病疫情的出现和上升与灵敏、可靠的检测方法的应用、新蜱媒病原体的发现有关，而各种促进蜱媒传染病传播和扩散的生物因素（如蜱虫、动物宿主的种群动态）可能是导致这类疾病疫情的出现和上升的最主要原因。

　　土地利用的变化可通过改变蜱虫、野生动物的种群密度以及蜱虫与野生动物、家畜家禽的相互作用、人群暴露于病原体的概率来影响蜱媒传染病的发生与流行。近些年美国东北部地区莱姆病疫情的上升就是土地利用变化导致蜱媒传染病发病率上升的一个典型案例。该地区 20 世纪的植树造林活动使得白尾鹿的数量显著增加，从而导致其寄生蜱——肩突硬蜱的数量显著增加，并扩大了其分布的范围，从而导致当地莱姆病发病率的显著上升。而加拿大东部地区和美国部分区域森林的片段化也可能导致莱姆病发病率的上升，成片的森林由于经济开发、基础建设等原因被片段化后往往导致区域内小型哺乳动物捕食者的栖息环境被破坏，小型哺乳动物的数量出现显著增长，致使其寄生蜱-肩突硬蜱幼虫的伯氏疏螺旋体感染率上升。最终导致进入该区域的人群面临更高的感染莱姆病的风险。

中国政府自 20 世纪 90 年代中期开始发起退耕还林还草的政策。退耕还林还草措施大大提高了植被覆被的面积，提高了蜱虫和宿主动物种群密度和多样性，从而促进了这些区域原有的蜱媒病原体自然循环系统的重建。一项发热伴血小板减少综合征严重流行区的调查研究提供了很好的证据，该研究显示发热伴血小板减少综合征的发病率与植被覆盖显著相关，灌木、森林、旱地农田覆盖率每增加 10%，发热伴血小板减少综合征发病率分别升高 51%、51% 和 90%。

另外，城市化过程也可能对蜱媒传染病的出现和发病率的上升产生影响。欧洲的研究表明城市化过程中开发林地和未开垦的区域以及对现有的绿地的保护，为蜱虫在城市环境特别是城郊结合区域的孳生创造了条件。宠物和家畜既可以充当蜱虫的宿主，又可能携带蜱媒病原体，促进蜱虫对人和动物蜱媒传染病的传播。过去的三十年，中国经历了有史以来最快的城市化过程，导致大量农村人口向城市迁移、促进了远距离的商贸、大量的短途购物、旅行，从而引发实实在在的健康问题，如由空气污染、职业危害、交通事故，以及日常饮食和行为的变化导致的健康风险。一些发达国家报道，上述的这些人类活动，加之人类和宠物及自然界的广泛接触，极可能增加人类暴露于蜱虫的机会，新发蜱媒传染病的传播流行和城市化的关系尚需更深入的研究进行评估。

气候因素对大多数媒介传播的人畜共患病（包括蜱媒传染病）的影响对于土地利用、动物宿主种群、人类生活环境和社会因素的变化而言，其作用相对较弱。尽管气候因素对传染病传播的影响往往呈非线性的特征，甚至在不同的地区可能表现为相反的作用，但是媒介蜱的季节性动态变化在很大程度上是由气候因素决定的，因此气候因素较大程度上影响了蜱媒传染病的季节性分布。冬季温度的升高可以引起蓖子硬蜱的分布区向北扩展并促进其孳生、繁殖，增加了蜱媒传染病流行区域向北散播的风险。气候对蜱媒传染病传播流行的影响仍存在较多不确定性和争议，需开展更深入的研究进行评估。

展　望

本章概述了中国大陆自 1982 年以来新发现的 6 大类 33 种新蜱媒病原体在人群、媒介蜱及宿主动物中的感染状况、患者的临床表现、空间分布及影响因素等流行病学研究进展。33 种新蜱媒病原体中，有

15 种病原体被报告可以引起人的感染，而且该类疾病在感染早期阶段往往表现为非特异临床特征，可能存在较多误诊情况，提示我国可能面临该类疾病较大的传播风险和疾病负担。现代分子生物学技术的发展和应用将有助于识别新蜱媒病原体，提高实验室诊断的能力，预期将从蜱虫、动物宿主和人群中发现更多的新蜱媒病原体。

蜱虫是仅次于蚊子的第二大传染病媒介生物。我国目前已发现超过 120 种蜱，包括 100 多种硬蜱和 19 种软蜱。大约有 30 余种蜱虫与人类疾病相关，蜱虫的地理分布和繁殖依靠适宜的生态环境，这就决定了蜱媒传染病的风险分布。除了近年来新发现的蜱媒传染病外，原有的、已发现的蜱媒传染病仍是人类健康的一大威胁，如我国东北地区流行的森林脑炎、西北地区存在的克里米亚-刚果出血热、北部地区存在的野兔热和北亚蜱传斑点热，以及全国范围内广泛分布的 Q 热等。

中国大陆 33 种新蜱媒病原体和其媒介蜱虫的分布较广，加之各地区蜱虫种类多样，提示目前报告的人感染蜱媒传染病病例和实际发病数相比可能仅仅是"冰山一角"。对于新发蜱媒传染病来说，迫切需要建立快速、方便、实用的蜱媒传染病实验室诊断方法。尽管中国大陆在蜱媒病原体检测、识别和诊断方面已经取得了很大的进步，但在较多的综合性医院仍未建立相关的检测技术方法。而且，由于缺乏实验室诊断和全面的监测，使得蜱媒传染病对人和动物的危害无法进行全面的评估和识别。

目前，在蜱虫或动物中发现的 18 种新蜱媒病原体对人类的致病性仍然未知，这些新蜱媒病原体包括 4 种立克次体、2 种埃立克体、1 种无形体、3 种伯氏疏螺旋体和 8 种巴贝虫（表 2-1）。尽管对上述病原体的地理分布已经有了了解，但对上述病原体的自然循环特征、其感染媒介蜱和宿主动物的自然史等问题仍有待深入研究。在蜱虫中发现致病病原体后，有时需要很多年后才能发现其可感染人类，在某种程度上，可能是由于其在人的血液中的细菌载量比在节肢动物中要低，如 R sibirica sp BJ-90 于 1990 年在中华革蜱中首次被发现，直到 22 年之后才被发现其可感染人类。相类似，A phagocytophilum 于 1997 年在我国被发现，直到 10 年之后才发现人粒细胞无形体病的医院内传播。因此，这 18 种蜱媒病原体均有可能在今后引发人间蜱媒传染病的发生，应引起足够重视。而且，蜱虫中潜在新病原体的调查研究仍是人间新发蜱媒传染病发现的重要

途径。

在中国大陆报道的携带新蜱媒病原体的6属33种主要蜱种中，除8种蜱虫（阿坝革蜱、达吉克斯坦革蜱、二棘血蜱、褐黄血蜱、中华血蜱、越原血蜱、豁鼠硬蜱和图兰扇头蜱）外，大多数蜱种均可携带两种或两种以上的病原体。而且，一些新蜱媒病原体如R heilongjiangensis、E chaff eensis、A phagocytophilum和B garinii也可感染多种蜱虫（图2-2）。蜱媒病原体也可以感染家畜，进而感染人类，如B divergens即为典型代表，该蜱媒病原体最早在欧洲被发现能导致牛巴贝西虫病的发生，之后才被确定也可感染人类。在中国大陆，多种新蜱媒病原体已被发现可以感染多种家畜，其感染人类的能力还需深入的调查。中国大陆新蜱媒传染病的不断出现，亟待深入评估其在中国及全球其他地区的疾病负担。

（方立群　陈婉君　曹务春　编，姜庆五　审）

参 考 文 献

1. Dantas-Torres F, Chomel B B, Otranto D. Corrigendum to 'Ticks and tick-borne diseases: a One Health perspective'. Trends in Parasitology, 2012, 28(10): 437-446.

2. Socolovschi C, Mediannikov O, Raoult D, et al. The relationship between spotted fever group Rickettsiae and Ixodid ticks. Veterinary Research, 2008, 40(2): 34.

3. Kilpatrick A M, Randolph S E. Drivers, dynamics, and control of emerging vector-borne zoonotic diseases. Lancet, 2012, 380(9857): 1946-1955.

4. Wang L, Wang Y, Jin S, et al. Emergence and control of infectious diseases in China. Lancet, 2008, 372(9649): 1598-1605.

5. Fang L Q, Liu K, Li X L, et al. Emerging tick-borne infections in mainland China: an increasing public health threat. Lancet Infectious Diseases, 2015, 15(12): 1467-1479.

6. Zhang L, Raoult D, Fournier P E, et al. 'Rickettsiahulinii' belongs to the Rickettsia heilongjiangensis species. Clinical Microbiology & Infection the Official Publication of the European Society of Clinical Microbiology & Infectious Diseases, 2009, 15(Supplement s2): 340-342.

7. Li W, Liu L, Jiang X, et al. Molecular identification of spotted fever group Rickettsiae in ticks collected in central China. Clinical Microbiology & Infection, 2009, 15(s2): 279-280.

8. Tian Z C, Liu G Y, Shen H, et al. First report on the occurrence of Rickettsia slovaca and Rickettsia raoultii in Dermacentor silvarum in China. Parasites & Vectors, 2012, 5(1): 19.

9. Zou Y, Wang Q, Fu Z, et al. Detection of spotted fever group Rickettsia in Haemaphysalis longicornis from Hebei Province, China. Journal of Parasitology, 2011, 97(5): 960-62.

10. Jia N, Zheng Y C, Jiang J F, et al. Human infection with Candidatus Rickettsia tarasevichiae. New England Journal of Medicine, 2013, 369(12): 1178-1180.

11. Li H, Zheng Y C, Ma L, et al. Human infection with a novel tick-borne Anaplasma species in China: a surveillance study. Lancet Infectious Diseases, 2015, 15(6): 663-670.

12. Li H, Jiang J F, Liu W, et al. Human Infection with Candidatus Neoehrlichiamikurensis, China. Emerging Infectious Diseases, 2012, 18(10): 1636-1639.

13. Chu C Y, Jiang B G, Liu W, et al. Presence of pathogenic Borrelia burgdorferi sensu lato in ticks and rodents in Zhejiang, south-east China. Journal of Medical Microbiology, 2008, 57(Pt 8): 980-985.

14. Gong P, Liang S, Carlton E J, et al. Urbanisation and health in China. Lancet, 2012, 379(9818): 843-852.

15. Altizer S, Ostfeld R S, Johnson P T, et al. Climate change and infectious diseases: from evidence to a predictive framework. Science, 2013, 341(6145): 514-519.

第三章 甲型H1N1流感流行病学研究进展

Progress in Epidemiology of Influenza-A H1N1

摘要

2009 年全球暴发的甲型 H1N1 流感（A/H1N1）是由变异后的新型甲型流感病毒 H1N1 引起的一种急性呼吸道传染病。流感疫情于 2009 年 3 月首发于墨西哥，之后通过人际间传播迅速席卷全球。2009 年 6 月 11 日，WHO 将流感大流行预警级别提升到最高级别 6 级，全球进入流感大流行阶段。甲型 H1N1 流感是人流感病毒、禽流感病毒和猪流感基因混合的重配株，人群因对这个新型病毒缺乏免疫力而普遍易感。甲型 H1N1 流感症状通常表现为流感样症状，但部分病例可迅速恶化发展成肺炎、ARDS 等。通过对病人进行病毒核酸检测，病毒分离，血清学检测确诊。抗病毒治疗药物为神经氨酸酶抑制剂，如奥司他韦和扎那米韦，在发病后 48 小时之内使用效果最佳。疫苗是流感大流行期间减少病患和死亡、减少住院费用最重要的医疗干预措施之一。我国科学家在全球率先研制成功新甲型 H1N1 流感疫苗，对阻止甲型流感蔓延起到重要作用。

Abstract

Pandemic influenza 2009 (H1N1) is an acute respiratory infectious disease, which is caused by the new strain of swine-origin H1N1. The first human outbreak of H1N1 occurred in Mexico in late March 2009, and then rapidly spread all over the world through human-to-human transmission. The World Health Organization raised the influenza pandemic alert to the highest level (level 6) on 11 June 2009, suggesting a global pandemic of the disease. Pandemic H1N1 virus is a triple-reassortant influenza virus, which contains genes from human, swine, and avian influenza-A viruses. The entire population is susceptible to the new virus because of lacking immunity to them. Symptoms of H1N1 are similar to those of other influenzas and of influenza-like illness in general, but some cases can deteriorate rapidly showing symptoms like pneumonia or acute respiratory distress syndrome (ARDS). Diagnosis can be confirmed by nucleic acid detection technology (RT-PCR), viral isolation, or serological detection. Antiviral drugs are neuraminidase inhibitorssuch as oseltamivir and zanamivir. Patients should be treated with them as soon as possible and ideally within 48 hours from the onset of symptoms. Vaccines are one of the most effective medical interventions to reduce hospitalization, mortality and costs of H1N1. Chinese scientists first succeeded in producing the new influenza-A H1N1 influenza vaccine, which played an important role in preventing the spread of the influenza-A.

2009 年全球暴发的甲型 H1N1 流感（A/H1N1）是由变异后的新型甲型流感病毒 H1N1 引起的一种急性呼吸道传染病。甲型 H1N1 流感在发病初期曾被称为"猪流感""人感染猪流感""新 H1N1 流感""墨西哥流感"等，后经研究证实，此次流感的病原体不是既往经典的猪流感病毒，而是一种新变种病毒，世界卫生组织（world health organization，WHO）将此次流感正式命名为"甲型 H1N1 流感"，病毒称为"人 A/H1N1 病毒"。

第一节　甲型 H1N1 流感病原学

一、甲型流感病毒结构与生物学特征

（一）甲型流感病毒结构

甲型 H1N1 流感病毒属正黏液病毒科、流感病毒属，病毒颗粒外观呈球形或丝状，直径 80～120nm，为单股负链 RNA 病毒，基因组约为 13.6kb。病毒由 3 层构成，内层为病毒核衣壳，呈螺旋状对称，直径为 10nm。含核蛋白（NP）、聚合酶蛋白和 RNA。其中 NP 是可溶性抗原，具有型特异性，抗原性稳定；聚合酶蛋白可能是 RNA 转录和复制所需的多聚酶；中层为病毒囊膜，由一层类脂体和一层基质蛋白（MP）构成，MP 抗原性稳定，也具有型特异性；外层为两种不同糖蛋白构成的辐射状突起，即血凝素（hemagglutinin，HA）和神经氨酸酶（neuraminidase，NA）。HA 和 NA 均有变异特性，故只有株特异的抗原性。HA 能引起红细胞凝集，是病毒吸附于宿主细胞表面的工具，NA 则能水解唾液酸蛋白，水解细胞表面受体特异性糖蛋白末端的 N-乙酰神经氨酸，是病毒复制完成后脱离细胞表面的工具。甲型 H1N1 流感病毒基因片段、表达蛋白及其功能详细信息见表 3-1。

表 3-1　甲型 H1N1 流感病毒基因片段、表达蛋白及其功能

基因	蛋白		基因长度（bp）	功　　能
PB2	碱性多聚酶 2		2341	RNA 转录酶：切宿主细胞 mRNA 的帽结构、戴帽、切病毒 mRNA' 末端的帽子结构
PB1	碱性多聚酶 1		2341	RNA 转录酶的主要成分；启动转录和 RNA 合成延伸
PA	酸性多聚酶		2233	RNA 转录酶成分
HA	血凝素		1778	识别并结合受体、融合宿主细胞膜、诱导产生中和抗体，病毒亚型分型依据
NP	核衣壳蛋白		1565	与 PB2，PB1 和 PA 形成转录酶复合物，是 RNA 转录酶的结构成分，防止 RNA 的降解，是病毒型划分依据
NA	神经氨酸酶		1458	裂解末端唾液酸残基，促进病毒从被感染细胞表面游离出来，病毒亚型分型依据
M	M1	基质蛋白	1027	调节子代病毒颗粒的装配，稳定病毒颗粒核心部分
	M2	离子通道		离子通道
NS	NS1	非结构蛋白 1	890	参与关闭宿主细胞蛋白合成、参与 mRNA 的合成
	NS2	非结构蛋白 2		

（二）流感病毒分类

根据 NP 抗原性，流感病毒分为甲（A）、乙（B）、丙（C）3 型。甲型流感病毒抗原变异性最强，可感染人类和其他动物，引起中、重度疾病，甲型流感病毒侵袭所有年龄组人群，数次全球性大流行均由其引起。乙型流感病毒变异性较弱，仅感染人类，一般引起轻微的疾病，乙型流感病毒主要侵袭儿童，可引起局部暴发。丙型流感病毒抗原性比较稳定，仅造成散发病例。甲型流感病毒还根据血凝素（HA）和神经氨酸酶（NA）抗原不同，又分为许多亚型，HA 有 18 个亚型（H1～H18），N 有 11 个亚型（N1～N11）。其中 H1N1、H2N2、H3N2 3 种亚型主要感染人类，其他许多亚型的自然宿主是禽类和其他动物。但是近年来，具有高致病性的 H5N1、H7N7、H9N2 等禽流感病毒发生了感染人的事件。此外，H17 和 H18 亚型是近年新发现的亚型，H17 于 2012 年从果蝠体内分离到，H18 于 2013 年从秘鲁蝠中被发现。图 3-1 是起源于流感病毒跨种传播的 5 种主要大流行流感病毒。

二、甲型 H1N1 流感病毒起源

2009 年 4 月开始在全球大流行的病毒株为猪源的甲型 H1N1 流感病毒，它不属于既往经典的猪流感病毒，而是一个流感病毒新变种。该病毒的核

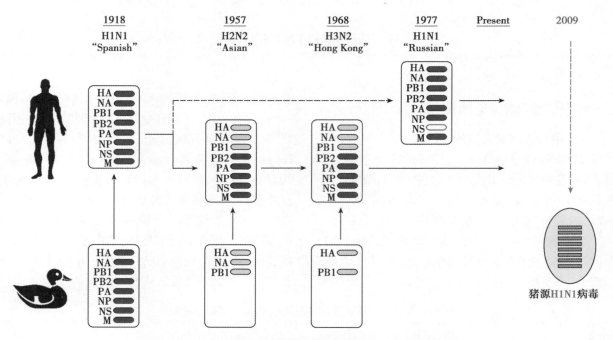

图 3-1 起源于流感病毒跨种传播的 5 种主要大流行流感病毒

蛋白为 A 型,2009 年来源于美国加利福尼亚标本中,分离的以人类为宿主的 H1N1 亚型流感病毒毒株,其序号为 04,因而,其准确名称为 A/California/04/2009(H1N1)。近来研究已对甲型 H1N1 流感病毒的遗传特征和抗原特征进行了系统的描述,新甲型 H1N1 流感病毒为不同来源的 8 个流感基因片段(PB2、PB1、PA、HA、NP、NA、M、NS)的重组,其中 6 个片段(PB2、PB1、PA、HA、NP、NS)来自禽、猪和人流感病毒三重重组的流感病毒,另 2 个片段(NA、M)起源于欧亚地区的猪流感病毒。图 3-2 为甲型 H1N1 流感重组示意图。

从本次流行的甲型 H1N1 流感病毒起源来看,甲型 H1N1 流感病毒株的 HA 基因核苷酸序列与早期从美国分离到的 H1N2 猪流感病毒株同源性达到 93% 以上,其中与印第安纳州 H1 亚型猪流感病毒[A/Swine/Indiana/P12439/00(H1N2)]具有 95% 同源性。提示本次 A/H1N1 流感病毒 HA 基因由北中美洲本地猪流感病毒变异而来。NA 基因没有发生核苷酸缺失,其序列具有欧亚株系猪流感病毒特征,NA 基因同源性在 90% 以上的病毒均来源于欧亚地区的 H1N1 猪流感病毒,其中与 A/Swine/England/195852/92 (H1N1),A/Swine/Spain/WVL6/1991(H1N1)毒株核苷酸同源性高达 94%。M 基因核苷酸序列也与欧亚株系猪流感病毒同源性最高,达 96%。提示 NA 和 M 基因来源于欧亚株系的猪流感病毒。PB1、PB2、NP、NS 基因核苷酸序列与美韩等

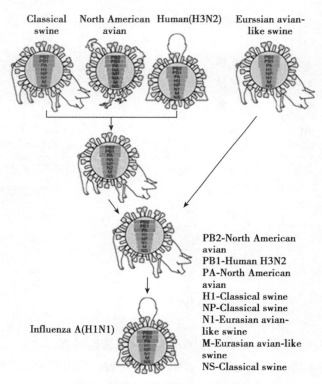

G Neumann et al.Nature 000,1-9(2009)
doi:10.1038/nature08157

图 3-2 甲型 H1N1 流感重组示意图

国分离到的猪流感病毒同源性最高,达 96%;PA 基因核苷酸序列与美国本土分离到的猪流感病毒同源性最高,达 96%。其中 PB2 和 PA 基因与 2007 年部分从南达科他州分离到的 H3N2 禽流感病毒同源性也有 96%。

这种具有典型猪流感病毒特征的重组病毒组合如何而来,如何传染到人体,为何仅在人与人之间传播而猪中却未发现,这一系列问题还未能完全解释。这种来自北中美和欧亚两种猪流感病毒的混合而成的一种新型流感病毒,以前从未发现在猪群中感染和流行,也从未在美国以及其他国家的猪流感和人流感病毒分离株中出现过,GenBank 中也未有类似基因组合的病毒序列报道。欧亚猪流感病毒通常仅在欧亚流行,也没有报道在人体内被发现过,人体对这种病毒普遍缺乏免疫力,这可能是此病毒能在人类快速传播的原因之一。

我国科学家首次成功解析了新病毒 NA 和 HA 晶体结构,从三维结构上解释了甲型 H1N1 流感病毒与 1918 年流感大流行病毒在抗原性上的相似性,并阐释了与季节性流感病毒共用的抗原决定簇。同时,针对国外关于甲型 H1N1 流感可能起源于中国的质疑,在疫情初期,对既往收集的上万份急性呼吸道感染样本进行甲型 H1N1 流感病毒筛查未发现阳性结果;同时又检测了我国疫情发生前各年龄组人群甲型 H1N1 流感病毒抗体水平,表明我国各年龄组人群对甲型 H1N1 流感普遍易感;对首例病例分离病毒的序列分析表明,该病毒同美国和墨西哥分离病毒高度同源。以上研究结果证实甲型 H1N1 流感不是起源于中国。

三、甲型 H1N1 流感病毒跨种传播与宿主范围

(一) 甲型 H1N1 流感病毒跨种传播

流感病毒的感染周期可以分成病毒对受体的吸附,病毒进入细胞,病毒基因和蛋白的复制和合成,病毒包装和释放这几个过程。在感染过程的各个环节中,病毒和宿主细胞的相互作用机制决定了病毒的复制效率,病毒的复制效率又决定了病毒的致病性和传播性,高致病性流感病毒与其快速复制能力紧密相关,所以,病毒感染过程中病毒宿主相互作用的分子基础是病毒跨种传播和致病性的关键。

病毒吸附到细胞受体上是形成感染的第一步,禽和人流感病毒分别识别不同类型的细胞表面受体。禽流感病毒是特异性结合到以 Siaα2,3Gal 方式连接到糖分子上的唾液酸受体上,而人流感病毒则是特异性结合到以 Siaα2,6Gal 方式连接到糖分子的唾液酸受体。禽流感和人流感病毒的 HA 的结构决定了这种受体特异性,禽和人的不同受体分布也形成了禽流感和人流感的宿主限制性。猪被认为是一种禽和人流感的"混和器",它的呼吸道既有禽

类的受体,也有人类的受体,所以两类病毒都可以感染猪,并可能在共同感染猪的过程中发生重组形成新病毒。虽然禽和人病毒因受体的特异性限制了跨种感染,但是,某些禽流感病毒已经能有限度地感染人,尽管它的受体特异性仍以禽类为主。2009 年甲型 H1N1 流感病毒曾被普遍认为是从猪传给人的,并能有效在人群中传播,但研究发现 2009 年甲型 H1N1 流感病毒具有双重的受体结合能力。因此,深入研究流感病毒在不同宿主的受体适应性对评估病毒感染人的可能性非常重要。此外,流感病毒有多种亚型,这些亚型的血凝素结合受体区在序列上各有其独特性,从结构上阐明不同亚型对受体结合区的结构要求,了解决定流感病毒受体特异性的结构基础可以帮助识别流感病毒在受体结合上的适应能力。

病毒和受体的结合对感染的形成很重要,但其本身还不能决定能否成功形成跨种传播。H9N2 亚型禽流感病毒自 1999 年起就发现可以感染人,病毒对受体的结合实验研究发现 H9N2 病毒具有结合人受体的能力,同时 H9N2 病毒又在禽(鸡)中广泛存在,但目前的数据显示,H9N2 病毒感染人还只是偶发,这些现象说明除受体特异性外,还有其他因素决定着跨种传播。病毒进入细胞后,其基因组在感染的细胞中进行复制、转录和合成病毒蛋白质,这些过程很大程度依赖于细胞的机制。研究发现,哺乳类动物细胞的某些因子对禽流感病毒有限制作用,这些细胞限制因素在流感病毒的复制机制上起作用,流感病毒的多聚酶复合体亚基 PB2 和病毒核蛋白质 NP 都已经被证明是细胞限制因素作用的靶点,这些和一些尚未发现的细胞与病毒间的相互作用是流感病毒跨种传播的障碍之一。所以,研究细胞限制因素在流感病毒复制、转录和蛋白质合成中的作用能有助于确定那些细胞限制因子的功能并为设计新型药物的病毒靶点提供科学依据。

病毒感染会诱发细胞的抗感染反应,流感病毒也不例外。感染与细胞抗感染的关系形成了流感病毒和感染细胞的另一种相互作用,这也是流感病毒跨种传播的障碍之一。哺乳动物进化过程中逐渐形成了完善的天然免疫力(innate immunity)以抵御病毒感染,但很多病毒也具备了逃避和对抗细胞这些天然免疫力的机制,已知流感病毒的非结构蛋白质 NS1 就起着对抗细胞免疫作用。流感病毒 NS1 参与了多种细胞抗病毒信号传导通道之间的作用,构成了感染与免疫系统之间互相拮抗的复杂网络。近年的研究发现,NS1 拮抗细胞天然免疫中 RIG-I、OAS

等上游的感染感受信号,同时又与 PKR、PI3K 和 NF90 等细胞抗病毒因子有直接的相互作用。NS1 同抗病毒的细胞限制因素和信号传导的拮抗机制是流感病毒跨种传播和宿主限制性的另一重要部分,也是抗病毒药物的潜在靶点。

病毒复制和包装后从宿主细胞释放是病毒完成感染周期的关键之一。流感病毒的表面蛋白质,NA 的功能是控制流感病毒释放的关键,目前几个主要的抗流感药物,包括达非(Tamiflu)、乐敏清(Relenza)都是以 NA 作为靶点的。流感病毒的吸附和释放是两个相反的过程,并由两个表面蛋白 HA 和 NA 分别控制,这两个蛋白质在病毒感染过程如何到达一种功能的平衡是流感病毒适应新宿主的另一重要环节,也是研究流感病毒跨种传播的一个关键部分。

(二) 甲型 H1N1 流感病毒的宿主范围及受体种类

甲型 H1N1 流感病毒是一类动物源性的病毒,它能通过表面蛋白的不同组合,形成多种血清学亚型。水禽是所有流感病毒的天然宿主,一些禽流感病毒通过跨种感染已经逐步适应并建立了包括人类在内的新宿主。自 1918 年发生的流感大流行以来,人类至今已经记录了 4 次大流行,其中,包括 2009 年甲型 H1N1 流感大流行,病毒基因的分子分析表明这 4 次流感大流行都是由动物源性流感病毒直接与当时流行的人流感病毒重组而产生的新亚型病毒引起的。

甲型 H1N1 流感病毒 HA 是宿主范围限制性的一个主要决定因素。HA 与宿主细胞上的受体结合是流感病毒感染宿主的关键一步。HA 识别的宿主受体分为 2 类:α-2,3 半乳糖苷唾液酸(SA2,3Gal)和 α-2,6 半乳糖苷唾液酸(SA2,6Gal)。禽和马源流感病毒对 SA2,3Gal 受体具有亲嗜性,而人和猪源流感病毒对 SA2,6Gal 受体的亲和性最高。人的呼吸道上皮细胞主要含 SA2,6Gal 受体,猪的呼吸道上皮细胞同时含有 SA2,3Gal 和 SA2,6Gal 两种受体。因此,禽和人源流感病毒都能感染猪,这就为两种或两种以上不同亚型流感毒株在猪体内发生基因重配提供了可能,猪被认为是禽、人流感病毒的中间宿主和基因混合器,见图 3-3。

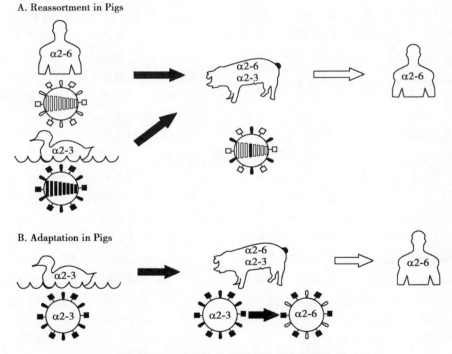

图 3-3 猪是禽、人流感病毒的中间宿主和基因混合器

四、甲型 H1N1 流感病毒致病力与药物敏感性

(一) 甲型 H1N1 流感病毒致病力

甲型 H1N1 流感病毒 HA 的糖基化,特别是头部 RBS 或抗原决定区附近的糖基化位点的增加或减少,对病毒的抗原性及其生物学特性均产生一定影响。受体结合位点的糖基化会影响病毒与受体的结合能力,裂解位点出现糖基化能直接影响 HA 蛋白的裂解,抗原决定位点的糖基化则影响机体产生

保护性的中和抗体。甲型 H1N1 流感病毒的 HA 基因中第 98、153、183、190、194、225 位的氨基酸分别为 Phe、Trp、His、Asp、Leu，与其他来源的流感病毒一样呈现高度保守，保证受体结合区结构稳定。甲型 H1N1 流感病毒 HA 蛋白序列上共有 8 个糖基化位点，其中 6 个位于 HA1 区第 13、14、26、90、279、290 位 N 上，2 个位于 HA2 区第 154、213 位 N 上。甲型 H1N1 流感病毒 HA 蛋白 158 位无额外糖基化位点，同时 NA 蛋白颈部无氨基酸缺失的，研究表明这一组合在 H5N1 亚型禽流感病毒中显示出很强的致病力。

甲型 H1N1 流感病毒 HA 的裂解位点序列为 PSIQSR↓GLFGAI，与典型 H1N1 亚型流感病毒的 HA 切割位点处氨基酸序列一致，这些特征仅可被存在于宿主呼吸道或消化道细胞的某些特定的蛋白酶和某些细菌酶识别并裂解，从而引起呼吸道或消化道的局部感染，尚未出现高致病性毒株的分子特征（RXR/KR↓GLF）。1918 年西班牙大流行的 H1N1 流感病毒株 HA 裂解位点序列也为 PSIQSR↓GLFGAI，没有插入多个碱性氨基酸，但致病性非常强，除其与本身的 NA 蛋白和 HA 裂解有关，其机制还不十分清楚。因此低致病性流感病毒不仅能通过 HA 突变增强毒力并且还能通过 NA 突变增强毒力。

病毒 PB2 蛋白的 627 位氨基酸是甲型流感病毒宿主范围以及病毒致病力的重要决定位点，当 627 位为 K 时毒株致病力强，更易于感染人类；而 627 位为 E 时毒株致病力较弱。甲型 H1N1 流感病毒 PB2 的 627 位仍然保留致病力较弱的 E。另外，甲型 H1N1 流感病毒是来自北美和欧亚两种猪流感病毒的混合体，人类从未感染过此类病毒，机体对该病毒缺乏免疫保护能力，从而显示出其较强的致病能力。但目前还没有看到甲型 H1N1 流感超级传播的现象发生，提示此次病毒的传播能力可能有限，可以获得有效防控。

（二）对药物敏感性的分析

目前针对甲型流感病毒抗病毒药物主要是神经氨酸酶抑制剂，临床报道的 NA 抑制剂抗性的产生，与使用的药物的不同而有所不同。使用达菲治疗以后，能够产生 R292K、E119V、D198N 和 H274Y 等突变。而使用扎那米韦治疗以后，只产生 R152K 的突变，不同位点突变的发生存在着型特异性。甲型 H1N1 流感病毒分析发现，其 274 位未发生由 H 到 Y 的突变，提示达菲等神经氨酸酶抑制剂类药物依然有效，这与临床的治疗效果相一致。

第二节　甲型 H1N1 流感流行病学

一、流行特征

（一）甲型 H1N1 流感的发现

甲型 H1N1 流感病毒最初在美国加利福尼亚州的一个 10 岁患者体内被发现，该患者在临床做常规流感病毒检测，结果提示为一种人类新型的病毒。两天后，美国疾病预防控制中心确认了第二个该病毒感染病例，这是一位 8 岁的加利福尼亚州患者，该患者居住地与第一位患者距离有 130 英里，两位患者之间没有什么已知的联系。美国疾病预防控制中心检测分析这两位患者体内的病毒十分相似，但与之前在人类和动物体内发现的任何一种病毒都不相同。实验表明这种病毒对金刚烷胺和金刚乙胺这两种抗病毒药物具有抗药性，但对奥司他韦和扎那米韦敏感。

自 2005 年 12 月至 2009 年 1 月期间，报告的人类感染猪流感病例共有 12 例，其中 5 例是患者直接与猪接触，6 例患者与猪有接近，1 例感染源不明。之前，人与人之间传播的猪流感很少有报道且也不曾预料会在人群中暴发。然而，2009 年 4 月中旬，两名没有流行病学关联的猪流感患者引发了一种担心，即猪源性流感病毒已进入了人群并已在人群中传播。

随着疫情的扩散，美国疾病预防控制中心与国际卫生界保持着密切的联系，2009 年 4 月 18 日，根据国际卫生条例，美国向 WHO 报告了新型甲型 H1N1 流感病例，同时，报告给了泛美卫生组织（PAHO）、加拿大和墨西哥。

为了寻找出该病毒的起源，香港大学研究人员对甲型 H1N1 流感病毒进行了一次进化分析。在 NIAID 病毒研究与监测中心的支持下，Gavin Smith 教授团队发现病毒的起源来自于一些已经被感染的猪，且首次传播早在几个月前就已经发生。此外，由于监测方面的不足，猪源病毒的进化重组可能早在该病毒发现于人类的数年前已经发生。

（二）流行概况

此次甲型 H1N1 流感疫情于 2009 年首发于墨

西哥,3月份流感样病例开始显著增加,4月份证实是一种新型 A(H1N1)流感病毒株,全球大多数人对此新病毒均没有免疫力。随后疫情很快扩散至欧洲、亚洲相关国家和地区,2009 年 5 月 11 日我国发现首例病例。自 2009 年 4 月始于北美洲暴发至 2009 年 6 月,在短短的两个月间,WHO 称总共有 74 个国家报告了实验室确诊病例,至 2009 年 12 月 4 日,WHO 报告死亡数超过 8768 例。我国卫生部通报仅于 2009 年 11 月 23 日~11 月 29 日一周内,我国 31 个省(直辖市、自治区)报告甲型 H1N1 流感确诊病例 12 500 例,住院治疗 3765 例,死亡 74 人。鉴于疫情的迅速蔓延,WHO 于 4 月 29 日将流感大流行警告级别宣布升高至五级,随着疫情的进一步扩散,2009 年 6 月 11 日,WHO 又进一步将流感大流行的警告级别宣布为最高级六级,即正式宣告新的流感大流行已经在全球开始。WHO 流感警告级别含义见表 3-2。

表 3-2　WHO 的流感警告级别

级别	含　义
一级	流感病毒在动物间传播,但未出现人感染的病例
二级	流感病毒在动物间传播,这类病毒曾造成人类感染,被视为流感流行的潜在威胁
三级	流感病毒在动物间或人与动物间传播,这类病毒已造成零星或者局部范围的人感染病例,但未出现人际间传播的情况
四级	流感病毒在人际间传播并引发持续性疫情。在这一级别下,流感蔓延风险较上一级别"显著增加"
五级	同一类型流感病毒在同一地区(比如北美洲)至少两个国家人际间传播,并造成持续性疫情
六级	在两个或者两个以上地区发生某种流感病毒的人际间传播,意味着全球性流感疫情的蔓延

(三) 流行特征

随着疫情的进一步发展,病毒的活动和毒力进一步减弱,甲型 H1N1 流感逐渐演变成为季节性流感的一种亚型。近年来,从全球的角度看,甲型 H1N1 流感疫情总体活动性较低,在南半球温带的冬季活动一直保持在较低水平,但在热带地区,特别是在南亚和东南亚、加勒比和西非等地,疫情依旧活跃。

澳大利亚和新西兰的流感样病例监测中,检出的甲型 H1N1 流感病毒只占小部分。2010 年 6 月下

旬,智利呼吸道样品检测流感阳性率不到 5%,大部分为甲型 H1N1 流感病毒,季节性流感 H3N2 型和 B 型病毒比例较少。阿根廷流感样病例总体水平也较低,且低于过去 3 个冬季流感流行季节水平。

在亚洲,除印度、马来西亚和新加坡等部分地区,流感活动总的来说不活跃。在印度,甲型 H1N1 流感病毒的传播相对活跃,但在南部的喀拉拉邦则较为平稳,自 2010 年 6 月中旬以来,每周报告的新发、重症及死亡病例有所上升,在印度的南部和西部地区也监测到甲型 H1N1 流感疫情小幅增加。在新加坡,急性呼吸道感染和甲型 H1N1 流感病毒的传播在 2010 年 5 月达到高峰,但在 2010 年 6 月开始疫情逐渐下降,2010 年 7 月的第一周,甲型 H1N1 流感病毒检测阳性比例在 16% 左右。在马来西亚,经过 2010 年 4 月中旬至 5 月中旬的高峰后,2010 年 6 月甲型 H1N1 流感新发病例数开始下降,此后,甲型 H1N1 流感疫情活动在持续减弱。而中国和韩国,在 2010 年 6 月后有非常少量的季节性 B 型流感病毒在继续流行。

2009 年大流行后,美洲的热带地区,除中美洲的部分地区,甲型 H1N1 流感和季节性流感活动均较低。中美洲一些地区检出有甲型 H1N1 流感病毒混合季节性 H3N2 流感病毒流行。在巴拿马,2010 年 6 月甲型流感病毒流行在大幅增加,但主要是 H3N2 型,有少数甲型 H1N1 型。在尼加拉瓜,季节性流感 H3N2 病毒在 2010 年 5 月下旬开始流行,并在 6 月中旬达到高峰,但随后很快减弱。

撒哈拉以南的非洲地区,甲型 H1N1 流感流行没有太大变化,在很多国家都可以监测到甲流和季节性流感的活动,西非的加纳,在 2010 年 4 月上旬达到流行高峰后甲型 H1N1 流感病毒流行持续活跃,而季节性 B 型流感病毒在中部和南部非洲部分地区继续流行,特别是在喀麦隆。在东部非洲,流感活动以少量季节性 H3N2 流感病毒为主。

总体上看,甲型 H1N1 流感大流行后期,在北半球(北美和欧洲)的温带地区,甲型 H1N1 流感和季节性流感疫情只是零星发现或仅维持在非常低的水平。

(四) 我国应对甲型 H1N1 流感大流行有效干预的疫情特征

我国在甲型 H1N1 流感早期,快速反应,紧急部署口岸检验检疫措施,严格落实口岸"外堵输入"的防控策略,实时筛检和监测甲流病毒流行趋势,筛检阳性率远高于其他采取口岸检疫查验措施的 WHO

成员国。同时,对口岸筛检和监测系统捕获到的所有确诊病例在定点医院隔离治疗,对与其密切接触者进行医学观察,有效延缓了疫情在我国的扩散速度和流行强度。监测结果表明,早期"围堵"措施使我国疫情在国际疫情发展较快的前 3 个月一直维持在较低水平,直至 2009 年 9 月份之后才进入甲流高峰,并未出现美国等国家发生的夏季流行高峰。形成比较明显的"中国平台"特征,未出现暴发疫情和社区水平的传播,为我国做好药品与疫苗的研发、生产及储备等相关准备工作、应对可能发生的更为严重的疫情争取了宝贵时间,争取了主动权。见图 3-4。

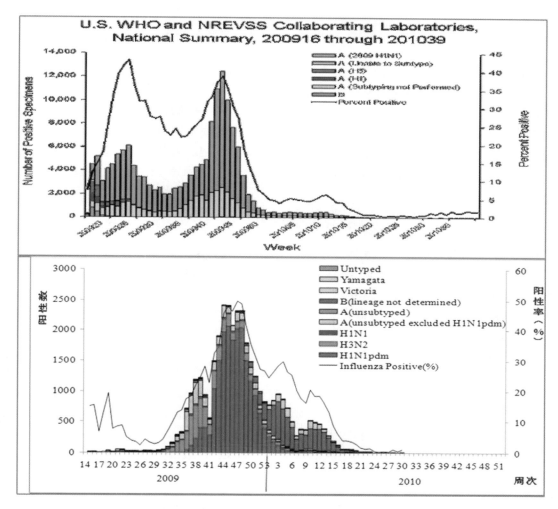

图3-4　中国和美国甲型 H1N1 流感的流行特征比较

二、流行相关参数

甲型 H1N1 流感传染源主要为患者和无症状感染者。传播途径与以往人流感类似,主要通过飞沫传播,可在人与人之间传播,也可由人传染猪,但尚无动物感染人类的证据。人群普遍易感,发病前 5 日传染性最强。甲型 H1N1 流感的传染期,排毒时间较以往季节性流感病毒长,可自出现症状前 1 天排出,直至病后 8 天。甲型 H1N1 流感确诊病例密切接触者的有症状感染率约为 2.4% ,无症状感染率为 17.2% 。

研究者分析加拿大安大略省报告的确诊病例数据,对潜伏期、症状持续时间及其分布进行评估,并采用竞争风险模型来估计入院病例病死率的风险。通过马尔科夫链蒙特卡罗模型模拟疾病传播发现,潜伏期中位数为 4 天,症状出现时间为 7 天,低于 18 岁的患者恢复比 18 岁以上患者要快(危险比 1.23,95% CI:1.06 ~ 1.44)。入院的风险为 4.5%(95% CI:3.8% ~ 5.2%),病死率为 0.3%(95% CI:0.1% ~ 0.5%),小于 1 岁及大于 65 岁的患者是入院的最高危人群。50 岁以上病例占病例总数的 7% 。从仿真模型中发现:平均基本再生数(R0,一个易感人群中单一的病例可创造出的新病例数)为 1.31(95% CI：1.25 ~ 1.38)，平均潜伏期为 2.62 天(95% CI：2.28 ~ 3.12)，感染持续时间为 3.38 天(95% CI：2.06 ~

4.69)，基于以上数据评估其传染期(从一个病例开始发病到另一个病人被该病例所传染上的平均时间)为 4 ~ 5 天。

第三节 甲型 H1N1 流感临床诊治进展

一、临床表现

（一）潜伏期
甲型 H1N1 流感潜伏期一般为 1 ~ 7 天，多为 1 ~ 3 天。

（二）临床表现
甲型 H1N1 流感症状与既往季节性流感相似。通常表现为流感样症状，包括：发热、咳嗽、喉咙痛、头痛、身体疼痛、发冷和疲劳等，有些还会出现呕吐和腹泻、肌肉痛或疲倦、眼睛发红等。少数病例仅有轻微上呼吸道症状，无发热。体征主要包括咽部充血、扁桃体肿大等。部分患者病情可迅速进展，突然高热，体温超过 39℃，甚至继发严重肺炎、急性呼吸窘迫综合征、肺出血、胸腔积液、肾功能衰竭、败血症、休克及 Reye 综合征、呼吸衰竭及多器官功能衰竭，病情严重者可以导致死亡。

（三）重症甲型 H1N1 流感高危因素
有研究报道孕妇特别是在怀孕前 3 个月的孕妇、年龄小于 2 岁的儿童以及具有慢性肺部疾患是甲型 H1N1 流感重症化的高危人群。另有研究发现甲型 H1N1 流感住院患者中，有 30% ~ 35% 为肥胖者(BMI≥30)或病态肥胖(BMI>40)，提示肥胖也是一个高危因素。此外，据报道在 179 例住院病例中有 117 例患有慢性疾病或应用免疫抑制剂等，提示患有慢性疾病或应用免疫抑制剂等发生重症化风险增高。原卫生部办公厅发布的《甲型 H1N1 流感诊疗方案(2009 年第 3 版)》中提出了 5 类人群出现流感样症状后，较易成为重症病例，即：①妊娠期妇女；②伴有以下疾病或状况者：慢性呼吸系统疾病、心血管系统疾病(高血压除外)、肾病、肝病、血液系统疾病、神经系统及神经肌肉疾病、代谢及内分泌系统疾病、免疫功能抑制(包括应用免疫抑制剂或 HIV 感染等致免疫功能低下)、19 岁以下长期服用阿司匹林者；③肥胖者(体重指数≥40 危险度高，体重指数在 30 ~ 39 可能是高危因素)；④年龄<5 岁的儿童(年龄<2 岁更易发生严重并发症)；⑤年龄≥65 岁的老年人。对于这 5 类人群一旦出现流感样症状

后，应当给予高度重视，尽早进行甲型 H1N1 流感病毒核酸检测及其他必要检查。

二、实验室检查

（一）外周血象
外周血白细胞总数一般不高或降低。重症患者多有白细胞总数及淋巴细胞减少，并伴有血小板降低。合并细菌感染时可出现白细胞或中性粒细胞升高。

（二）血生化检查
部分患者出现低钾血症，少数患者出现肌酸激酶、天门冬氨酸氨基转移酶、丙氨酸氨基转移酶、乳酸脱氢酶升高。

（三）病原学检查
病毒核酸检测：以 RT-PCR(最好采用 real-time RT-PCR)检测呼吸道标本(咽拭子、鼻拭子、鼻咽或气管抽取物、痰)中甲型 H1N1 流感病毒核酸，结果可呈阳性。病毒分离：呼吸道标本中可分离出甲型 H1N1 流感病毒。血清学检测：动态检测双份血清，甲型 H1N1 流感病毒特异性抗体水平呈 4 倍或 4 倍以上升高。

（四）胸部影像学检查
合并肺炎时肺部可见片状阴影。

三、诊断及分类

（一）诊断标准
诊断主要结合流行病学史、临床表现和病原学检查，早发现、早诊断是预防与有效治疗的关键。

1. 疑似病例 符合下列情况之一即可诊断为疑似病例：①发病前 7 天内与传染期甲型 H1N1 流感确诊病例有密切接触，并出现流感样临床表现。密切接触是指在未采取有效防护的情况下，诊治、照看传染期甲型 H1N1 流感患者；与患者共同生活；接触过患者的呼吸道分泌物、体液等。②发病前 7 天内曾到过甲型 H1N1 流感流行(出现甲型 H1N1 流感持续人间传播和基于社区水平的流行和暴发)的地区，出现流感样临床表现。③出现流感样临床表

现,甲型流感病毒检测阳性,尚未进一步检测病毒亚型。对上述 3 种情况,在条件允许的情况下,可进一步做甲型 H1N1 流感病原学检查。

2. **临床诊断病例**　同一起甲型 H1N1 流感暴发疫情中,未经实验室确诊的流感样症状病例,在排除其他致流感样症状疾病时,可诊断为临床诊断病例。甲型 H1N1 流感暴发是指一个地区或单位短时间出现异常增多的流感样病例,经实验室检测确认为甲型 H1N1 流感疫情。在条件允许的情况下,临床诊断病例可进一步做病原学检查。

3. **确诊病例**　出现流感样临床表现,同时有以下一种或几种实验室检测结果:①甲型 H1N1 流感病毒核酸检测阳性(可采用 real-time RT-PCR 和 RT-PCR 方法);②分离到甲型 H1N1 流感病毒;③双份血清甲型 H1N1 流感病毒的特异性抗体水平呈 4 倍或 4 倍以上升高。

（二）危重症甲型 H1N1 流感诊断

出现以下情况之一者为重症病例:①持续高热>3 天;②剧烈咳嗽,咳脓痰、血痰,或胸痛;③呼吸频率快,呼吸困难,口唇发绀;④神志改变:反应迟钝、嗜睡、躁动、惊厥等;⑤严重呕吐、腹泻,出现脱水表现;⑥影像学检查有肺炎征象;⑦肌酸激酶(CK)、肌酸激酶同工酶(CK-MB)等心肌酶水平迅速增高;⑧原有基础疾病明显加重。出现以下情况之一者为危重病例:①呼吸衰竭;②感染中毒性休克;③多脏器功能不全;④出现其他需进行监护治疗的严重临床情况。

四、并发症

部分患者病情可迅速进展,突然高热、体温超过 39℃,患者可继发严重肺炎、急性呼吸窘迫综合征、肺出血、胸腔积液、全血细胞减少、肾功能衰竭、败血症、休克及 Reye 综合征、呼吸衰竭及多器官损伤,导致死亡。

五、治疗

（一）隔离

对疑似和确诊病例应进行隔离治疗,强调早期治疗,防止病情恶化和疫情扩散。

（二）对症支持

注意休息,多饮水,加强营养,密切观察病情变化;对高热病例可给予退热治疗。发病 48 小时内是最佳治疗期,对临床症状明显者,应拍胸片,查血气。

（三）抗病毒治疗

研究显示,甲型 H1N1 流感病毒目前对神经氨酸酶抑制剂奥司他韦(oseltamivir)、扎那米韦(zanamivir)敏感,对金刚烷胺和金刚乙胺耐药。

对于临床表现较轻且无合并症、病情趋于自限的甲型 H1N1 流感病例,无需积极应用神经氨酸酶抑制剂。对于病情严重、发病后病情呈动态恶化的病例以及甲型 H1N1 流感的高危人群应及时给予神经氨酸酶抑制剂进行抗病毒治疗。抗病毒治疗应尽可能在发病 48 小时以内(以 36 小时内为最佳)开始使用。对于较易成为重症病例的高危人群,一旦出现流感样症状,不一定等待病毒核酸检测结果,即可开始抗病毒治疗。孕妇在出现流感样症状之后,宜尽早给予神经氨酸酶抑制剂治疗。

奥司他韦:成人用量为 75mg,一天两次,疗程为 5 天。对于重症或危重病例,奥司他韦剂量可酌情加至 150mg,一天两次。对于病情迁延病例,可适当延长用药时间。1 岁及以上年龄的儿童患者应根据体重给药:体重不足 15kg 者,给予 30mg,一天两次;体重 15～23kg 者,给予 45mg,一天两次;体重 23～40kg 者,给予 60mg,一天两次;体重大于 40kg 者,给予 75mg,一天两次。对于吞咽胶囊有困难的儿童,可选用奥司他韦混悬液。

扎那米韦:用于成人及 7 岁以上儿童。成人用量为 10mg 吸入,一天两次,疗程为 5 天。7 岁及以上儿童用法同成人。

我国通过建立国际上最大的含 4110 例甲型 H1N1 流感病例临床数据库,分析揭示抗病毒治疗可以显著降低甲型 H1N1 流感患者的病死率,抗病毒治疗对于男性、14～60 岁以及基线氧合指数<200 患者有更高的保护性作用,奥司他韦双倍剂量对于体重低于 78kg 的病例没有额外的保护作用。

（四）其他治疗

如出现低氧血症或呼吸衰竭,应及时给予相应的治疗措施,包括氧疗或机械通气等。合并休克时给予相应抗休克治疗。出现其他脏器功能损害时,给予相应支持治疗。合并细菌和(或)真菌感染时,给予相应抗菌和(或)抗真菌药物治疗。对恢复期病人血浆中的中和抗体滴度进行分析提示恢复期血浆对重症病人进行治疗的方案,有效降低了病死率,因此,对于重症和危重病例,也可以考虑使用甲型 H1N1 流感近期康复者恢复期血浆或疫苗接种者免疫血浆进行治疗,对发病 1 周内的重症和危重病例,在保证医疗安全的前提下,宜早期使用,一般成人100~200ml,儿童50ml(或者根据血浆特异性抗体滴度调整用量),静脉输入,必要时可重复使用,使用过程中,注意过敏反应。

（五）中医辨证治疗。

1. 轻症辨证治疗方案

（1）风热犯卫:常用中成药疏风清热类中成药如疏风解毒胶囊、香菊胶囊、银翘解毒类、桑菊感冒类、双黄连类口服制剂;藿香正气、葛根芩连类制剂等。

（2）热毒袭肺:常用中成药清肺解毒类中成药如连花清瘟胶囊、银黄类制剂、莲花清热类制剂等。

2. 重症与危重症辨证治疗方案

（1）热毒壅肺者:应清热泻肺,解毒散瘀。常用中成药:喜炎平、痰热清、清开灵注射液。

（2）气营两燔者:应清气凉营。常用中成药:安宫牛黄丸、血必净、醒脑静注射液等。

我国科学家在研究中医药治疗甲型 H1N1 流感取得重大突破,明确了甲型 H1N1 流感"风热疫毒犯肺"核心病机与临床症候特征,形成了四版中医药防治方案,并在全国范围内广泛使用。体外研究证实:疏风解毒胶囊、双黄连等对甲型 H1N1 流感有明显的预防作用,金花清感方、喜炎平注射液等对甲型 H1N1 流感具有良好的治疗效果。首次以严格的循证医学研究方法证实麻杏石甘汤加银翘散组方可显著缩短轻症甲型 H1N1 流感发热时间,为甲型 H1N1 流感治疗提供了有效而价廉的药物,该研究结果的发表标志着中医药治疗流感的科学价值获国际认同。

（六）出院标准

体温正常 3 天,其他流感样症状基本消失,临床情况稳定,可以出院。因基础疾病或合并症较重,需较长时间住院治疗的甲型 H1N1 流感病例,在咽拭子检测甲型 H1N1 流感病毒核酸转为阴性后,可从隔离病房转至相应病房做进一步治疗。

第四节 甲型 H1N1 流感疫苗进展

一、甲型 H1N1 流感病毒株与季节性流感疫苗株比较

甲型 H1N1 流感是一种全新的流感病毒,属于北中美和欧亚株系猪流感病毒的混合体,历史上人类极少发现感染这两个株系的猪流感病毒,因此人体内对该甲型 H1N1 流感病毒缺乏保护性免疫。而当时针对季节性流感的疫苗都是在已知流感病毒株中筛选组成,但由于人类季节性流感疫苗和猪流感病毒在抗原性和基因上存在较大差异,因此,当时的流感疫苗不能有效预防甲型 H1N1 流感疫情。通过比较疫苗候选病毒株和甲型 H1N1 流感病毒株的 HA 抗原决定簇氨基酸序列同源性并评价其交叉保护性发现,普通 H1 亚型流感病毒 HA 蛋白球状头部具有 5 个抗原位点,分别为 Cb、Sa、Sb、Ca1 和 Ca2,A/Solomon Islands/3/2006。WHO 推荐为 2008—2009 年流感疫苗 H1N1 亚型候选病毒株,通过与甲型 H1N1 流感病毒 HA 抗原位点的氨基酸序列的相似性比较,发现两者在 5 个抗原位点的氨基酸序列上均存在较大差异,表明当时的常规流感疫苗株对新型甲型 H1N1 流感保护力有限。

二、我国甲型 H1N1 流感疫苗的研究进展

甲型 H1N1 流感暴发以来,全球范围内确诊病例增长迅速。为有效应对甲型 H1N1 流感疫情,我国科学家在最短时间内,在全球率先研制成功新甲型 H1N1 流感疫苗,成为全球第一个批准上市国家,并首先向世界宣布:甲型 H1N1 流感疫苗 1 剂次 15μg 疫苗接种 2 周后就有显著的回忆性免疫保护反应,可有效预防甲型 H1N1 流感,为全球甲型 H1N1 流感疫苗生产和使用提供了重要的基础性科学依据,并证实新疫苗的保护效果达到 87%。在研究过程中,我国科学家率先建立了甲型 H1N1 流感雪貂动物模型,并用于甲型 H1N1 流感疫苗临床前研究。从获得疫苗株起,迅速完成了疫苗株 3 级种子库建立与检定、病毒传代扩增条件优化与确定、病毒纯化与裂解工艺建立、疫苗质量检定体系建立、动物学实验等疫苗研制工作等流程,成功研制了符合国际标准的甲型 H1N1 流感病毒裂解疫苗。并在现场对新型甲型 H1N1 流感疫苗株进行大规模的临床试验,组织实施了全球规模最大（12 691 人）、时间最早（2009 年 7 月 22 日）、品种最多（不同剂量、有

佐剂和无佐剂、裂解和全病毒 7 个品种)的双盲、随机、对照的临床试验,研究结果最终证实了一剂次裂解无佐剂 15μg 甲型 H1N1 流感疫苗的安全性和有效性,为全球疫苗生产和使用提供了重要的科学依据,大大提高了疫苗供应及可及性,使接种更多的人成为可能。同时,创造了在不到 3 个月(87 天),实现大流行流感疫苗从无到有的超越之路,得到了 WHO 和国内外相关机构的高度评价,甲型 H1N1 流感疫苗生产也促进我国流感疫苗产能得到快速提高,由原产 1.26 亿剂次增加到 2.85 亿剂次,提高了应对流感大流行的疫苗生产能力。

在全球甲型 H1N1 流感流行期间,我国卫生部门使用我国自主研发的甲型 H1N1 流感疫苗,在全国实施接种 1.05 亿人,建立了全球规模最大的、包括 7000 万接种者的疫苗安全监测系统,证明新疫苗是安全的,提出吉兰-巴雷综合征与接种甲型 H1N1 流感疫苗无关,为全球大规模疫苗接种的安全性提供了科学依据,同时也使我国通过 WHO 疫苗监管认证。

三、美国和欧盟批准的甲型 H1N1 流感疫苗情况

美国食品药品监督管理局(Food and Drug Administration,FDA)于 2009 年 9 月 15 日批准了 4 个甲型 H1N1 流感单价疫苗,2009 年 11 月 10 日又批准了一个单价疫苗,注册程序均采用已上市的季节性流感疫苗更换毒株的程序,剂量和接种程序也依据流感单价疫苗的临床试验。欧盟分别于 2009 年 9 月 25 日和 10 月 6 日批准了 Focetria、Pandemrix、Celvapan3 个甲型 H1N1 大流行流感疫苗,注册程序均采用 H5N1 流感疫苗更换毒株的程序,剂量和接种程序依据各 H5N1 流感疫苗已有的临床试验数据和初步未完成的甲型 H1N1 大流行流感疫苗的临床试验。由于 H5N1 流感疫苗批准时推荐的程序为两针,所以相应的甲型 H1N1 疫苗产品的推荐程序也为两针,随着临床试验数据的不断补充,欧盟实施一针的免疫程序(表 3-3)。

表 3-3　甲型 H1N1 大流行流感疫苗种类

厂家	包装形式	剂量（毒株）	是否含硫柳汞（汞含量）	适用人群	接种程序，剂量	接种方式
CSL	0.5ml 预充注射器单人份	15μg/0.5ml	否	>18 岁	一针,0.5ml/针	肌内注射
CSL	5ml 西林瓶 10 人份	15μg/0.5ml	是(防腐剂)24.5mg/0.5ml	>18 岁	一针,0.5ml/针	肌内注射
诺华	0.5ml 预充注射器单人份	7.5μg/0.5ml	是(赋形剂)0.05mg/0.5ml	>6 个月的人群,包括儿童、成人、孕妇	10 ~ 60 岁,一针,0.5ml/针	上臂肌内注射
诺华	0.5ml 预充注射器单人份	15μg/0.5ml	是(工艺过程残留物）≤ 1mg/0.5ml	4 ~ 9 岁	两针,一个月间隔	肌内注射
诺华	5ml 西林瓶 10 人份	7.5μg/0.5ml	是(防腐剂)	>6 个月的人群,包括儿童、成人、孕妇	>60 岁,0.6 月 ~9 岁,0.5ml/针,两针,间隔 3 周	上臂肌内注射
诺华	5ml 西林瓶 10 人份	15μg/0.5ml	是(防腐剂)25mg/0.5ml	≥10 岁	一针	肌内注射
巴斯德	0.25ml 预充注射器单人份	15μg/0.5ml	否	6 ~ 35 个月	两针,一个月间隔	肌内注射
巴斯德	0.5ml 预充注射器单人份	15μg/0.5ml	否	36 个月 ~9 岁	两针,一个月间隔	肌内注射
巴斯德	0.5ml 西林瓶单人份	15μg/0.5ml	否	≥10 岁	一针	肌内注射
巴斯德	5ml 西林瓶 10 人份	15μg/0.5ml	是(防腐剂)25mg/0.5ml	≥10 岁	一针	肌内注射

续表

厂家	包装形式	剂量（毒株）	是否含硫柳汞（汞含量）	适用人群	接种程序，剂量	接种方式
Medimmune	预充喷鼻器	10FFU/0.2ml	否	2～9 岁	两针，一个月间隔	鼻腔接种
Medimmune	预充喷鼻器	10FFU/0.2ml	否	10～49 岁	一针	鼻腔接种
ID Biomedical Corporation of Quebec	5ml 西林瓶 10 人份	无相关信息	是（防腐剂）25mg/0.5ml	≥18 岁	一针	肌内注射
百特	5ml 西林瓶 10 人份	7.5μg/0.5ml A/California/7/2009（H1N1）v-likevirus	否	>6 个月的人群，包括儿童、成人、孕妇	两针，间隔 3 周，0.5ml/针	上臂肌内注射
葛兰素史克	疫苗与佐剂为分开包装，现场混匀，2.5ml 疫苗，西林瓶，2.5ml 佐剂，西林瓶，混匀后为 10 人份	3.75μg/0.5ml A/California/7/2009（H1N1）v-likevirus（XX-179A）	是（赋形剂）0.005mg/0.5ml	>6 个月的人群，包括儿童、成人、孕妇	10～60 岁，>60 岁，两针，0.5ml/针，间隔3周	上臂肌内注射
葛兰素史克	疫苗与佐剂为分开包装，现场混匀，2.5ml 疫苗，西林瓶，2.5ml 佐剂，西林瓶，混匀后为 10 人份	3.75μg/0.5ml A/California/7/2009（H1N1）v-likevirus（XX-179A）	是（赋形剂）0.005mg/0.5ml	>6 个月的人群，包括儿童、成人、孕妇	0.6个月～9 岁，两针，0.25ml/针，两针，间隔3周	上臂肌内注射

（李兰娟　杨仕贵 编，李群 审）

参 考 文 献

1. Li Q, Qi J, Zhang W, et al. The 2009 pandemic H1N1 neuraminidase N1 lacks the 150-cavity in its active site. Nature Structural & Molecular Biology, 2010, 17(10): 1266-1268.

2. Chao Q, Di T, Wan Y, et al. Early Adaptive Humoral Immune Responses and Virus Clearance in Humans Recently Infected with Pandemic 2009 H1N1 Influenza Virus. Plos One, 2011, 6(8): e22603.

3. Childs R A, Palma A S, Wharton S, et al. Receptor-binding specificity of pandemic influenza A (H1N1) 2009 virus determined by carbohydrate microarray. Nature Biotechnology, 2009, 27(9): 797-799.

4. König R, Stertz S, Zhou Y, et al. Human host factors required for influenza virus replication. Nature, 2010, 463(7282): 813-817.

5. Garten R J, Davis C T, Russell C A, et al. Antigenic and genetic characteristics of swine-origin 2009 A(H1N1) influenza viruses circulating in humans. Science, 2009, 325(5937): 197-201.

6. Smith G J D. Origins and evolutionary genomics of the 2009 swine-origin H1N1 influenza A epidemic. Nature, 2009, 459(7250): 1122-1125.

7. Munster V J, De W E, Jm V D B, et al. Pathogenesis and transmission of swine-origin 2009 A(H1N1) influenza virus in ferrets. Science, 2009, 325(5939): 481-483.

8. Yu H, Liao Q, Yuan Y, et al. Effectiveness ofoseltamivir on disease progression and viral RNA shedding in patients with mild pandemic 2009 influenza A H1N1: opportunistic retrospective study of medical charts in China. Bmj British Medical Journal, 2010, 341(7775): 714.

9. Han K, Zhu X, He F, et al. Lack of Airborne Transmission during Outbreak of Pandemic (H1N1) 2009 among Tour Group Members, China, June 2009. Emerging Infectious Diseases, 2009, 15(10): 1578-1581.

10. Pang X, Yang P, Li S, et al. Pandemic (H1N1) 2009 among Quarantined Close Contacts, Beijing, People's Republic of China. Emerging Infectious Diseases, 2011, 17(10): 1824-1830.

11. Tuite A R, Greer A L, Whelan M, et al. Estimated epidemiologic parameters and morbidity associated with pandemic H1N1 influenza. Cmaj Canadian Medical Association Journal, 2010, 182(2): 131-136.

12. Yang SG, Cao B, Liang LR, et al. National Influenza A Pan-

demic（H1N1）2009 Clinical Investigation Group of China. Antiviral therapy and outcomes of patients with pneumonia caused by influenza A pandemic（H1N1）virus. PLoS One, 2012,7（1）:e29652.

13. Wang C,Cao B,Liu Q Q,et al. Oseltamivir compared with the Chinese traditional therapy maxingshigan-yinqiaosan in the treatment of H1N1 influenza:a randomized trial. Annals of Internal Medicine,2011,155（4）:217-253.

14. Sun F,Zhang Y,Tian D,et al. Responses after one dose of a monovalent influenza A（H1N1）2009 inactivated vaccine in Chinese population—A practical observation. Vaccine,

2011,29（38）:6527-6531.

15. Kelley N S,Osterholm M T,Belongia E A. Safety and effectiveness of a 2009 H1N1 vaccine in Beijing. New England Journal of Medicine,2010,363（25）:2416-2423.

16. Liang X F,Li L,Liu D W,et al. Safety of Influenza A（H1N1）Vaccine in Postmarketing Surveillance in China. N Engl J Med,2011,364（7）:638-647.

17. Sun F,Zhang Y,Tian D,et al. Responses after one dose of a monovalent influenza A（H1N1）2009 inactivated vaccine in Chinese population—A practical observation. Vaccine, 2011,29（38）:6527-6531.

第四章 人感染禽流感流行病学研究进展

Progress in Epidemiology of Human Infection with Avian Influenza

摘要

人感染禽流感是由禽流感病毒感染人类导致的急性传染病。本文阐述了全球人感染禽流感的流行病学研究进展情况。分为概述(病原学、临床表现、流行的3个环节、潜伏期和传染期)、流行概况(全球和我国),危险因素(感染和死亡)、分子流行病学、血清流行病学、治疗和预防控制措施6个部分。讲述了禽流感病毒的起源进化,分子生物学特征,致病性,不同亚型在人类中感染所致的散发病例和聚集性疫情流行特征,以及人感染禽流感病毒和重症死亡的危险因素,并细述了该疾病现有的预防控制方法,尤其是相应的疫苗研究进展。本文以人感染H5N1 和 H7N9 亚型为代表重点阐述,其余亚型概述。

Abstract

Human infections with avian influenza are acute infectious diseases caused by avian influenza virus. This chapter describes global research progress in the epidemiology of human infection with avian influenza, and includes the following six parts: overview(etiology, clinical manifestation, three links, incubation period and infectious period), epidemic situation(global and domestic), risk factors(infection and death), molecular epidemiology, serum epidemiology, treatment and prevention measures. In particular, we will address issues on the origin and evolution, molecular biological characteristics, pathogenicity and the epidemiological characteristics of sporadic cases and clustered human infections caused by different subtypes of avian influenza viruses, as well as risk factors of human infections and fatal outcomes, and details of existing prevention methods, especially vaccine research. We will focus on H5N1 and H7N9 subtypes, with brief discussion on other avian influenza subtypes.

人感染禽流感是由禽流感病毒感染人类导致的急性传染病。禽流感病毒的天然宿主是野生水禽,病毒可感染家禽和其他动物,但是一般不感染人类。1878 年首次从意大利的瘟鸡中分离到该病毒,1955 年认定其为甲型流感病毒,1959 年分离到H5N1 禽流感病毒。虽然存在种属屏障,但禽流感病毒偶然可感染人类。1981 年美国即有 H7N7 感染人类引起结膜炎的报道;1997 年 H5N1 禽流感病毒首先在中国香港导致人类感染疫情,此后持续在亚洲、非洲等国家和地区导致散发的人类感染;2013 年中国华东地区首次发现更容易导致人类感染的新型重组 H7N9 禽流感病毒,该病毒短时间内在中国大陆地区导致的人类感染病例远超 H5N1 禽流感。

禽流感病毒可通过抗原转换、抗原漂移等方式形成能够在人间有效传播、人类普遍缺乏免疫力的新型流感病毒,导致人类的流感大流行。研究认为,1957 年始于我国贵州的 H2N2 亚型、1968 年始于我国香港特区的 H3N2 亚型人流感,均为当时人群中流行的流感毒株与禽流感病毒通过基因重配而来。2013 年发现于中国华东地区的 H7N9 禽流感病毒,通过基因重配,获得了相对于其他禽流感病毒更加适应人体的生物学特征和导致人类感染、致病的能力,再次敲响了流感大流行的警钟。

因此,对人感染禽流感病原体和流行病学特征的研究有助于我们了解该病的致病特点、传播特征和发展演化,对于疾病的科学防控和预警预测具有非常重要的科学和公共卫生意义。

第一节　概　述

禽流感病毒属于甲型流感病毒,根据禽流感病毒对鸡和火鸡致病性的不同,分为高致病性和低/非致病性。由于禽流感病毒的血凝素结构等特点,一般不感染人,当病毒在复制过程中发生基因重配或突变,致使结构发生改变,获得感染人的能力,才可能造成人感染禽流感疾病的发生。至今发现能直接感染人的禽流感病毒亚型有:H5N1、H7N1、H7N2、H7N3、H7N7、H9N2、H7N9、H5N6 和 H10N8 亚型等。其中,高致病性 H5N1 亚型和2013 年3月在人体上首次发现的新禽流感 H7N9 亚型尤为引人关注,不仅造成了人类的病死,同时重创了家禽养殖业。

一、病原学

禽流感病毒分类上属于正粘病毒科甲型流感病毒属,甲型流感病毒主要特点是血清型复杂、宿主范围广和变异频繁。作为甲型流感病毒的主要自然储存宿主,野生水禽中已经发现了 16 种 HA 亚型和 9 种 NA 亚型。2012 年以来,Tong 等在拉丁美洲的蝙蝠体内发现了 2 种新的流感病毒亚型,分别命名为 H17N10 和 H18N11,这些工作不仅拓展了人们对甲型流感病毒自然宿主的认识,也对研究流感病毒的起源提供了新的思路。目前报道能感染人并引起重大公共卫生事件的主要是 H5 和 H7 亚型禽流感病毒。

（一）理化特性

禽流感病毒在 pH 为 6.5~7.9 间较稳定,对酸有一定耐受性,但对碱耐受性差。该病毒不耐热,56℃ 30 分钟或 100℃ 数分钟即可灭活。对紫外线敏感,30 分钟以上可以灭活。对乙醚、氯仿、丙酮、乙醇等有机溶剂敏感,可作为病毒消毒剂。

（二）检测方法

呼吸道标本(包括鼻咽分泌物、鼻咽拭子、鼻拭子或咽拭子)是实验室诊断的常见标本。资料显示,下呼吸道标本(如气管抽提物)的病毒载量比咽和鼻拭子高,因此在可能情况下,采集下呼吸道标本,对禽流感病毒感染的实验室诊断更有意义。目前常见的实验室诊断方法包括病毒分离、抗原检测、核酸检测以及抗体检测。

1. 病毒分离　常用 SPF 鸡胚或犬肾细胞(MD-CK)分离病毒。病毒分离是诊断的"金标准",对于进一步的抗原和基因特性分析也很必要。病毒分离一般需要 3~7 天,所有操作要在生物安全 3 级(BSL-3)实验室中进行。

2. 抗原检测　临床上常用直接免疫荧光和酶免试验(EIA)对人季节性流感病毒进行抗原检测,主要针对病毒的保守抗原(核衣壳蛋白 NP 或基质蛋白 M1)。但抗原检测不能用于病毒分型。此外,该方法特异性虽好,但敏感性较差,有资料显示其敏感性比病毒分离弱 1000 倍。

3. 核酸检测　目前建立的核酸检测方法有 RT-PCR 技术和等温扩增技术。应用最为广泛的是 RT-PCR 技术,特别是实时荧光 RT-PCR 技术。需要注意的是,由于禽流感病毒变异快,需要根据病毒流行情况适时对引物探针进行修正,避免由于基因突变而漏检。

4. 抗体检测　H5N1 特异性血清抗体检测可用于血清流行病学调查,也可以用于回顾性诊断(需要采集急性期和恢复期双份血清)。常用血凝抑制试验(HI)对流感抗体进行检测,但对于禽流感病毒(包括 H5、H7 和 H9),HI 试验敏感性较差,一般采用马血细胞进行试验。资料显示,中和抗体比 HI 抗体敏感,但中和试验需要在 BSL-3 实验室内开展,且工作繁杂。

（三）实验室生物安全指南

涉及到 H5N1 病毒培养的实验室行为(包括病毒培养、中和试验、病毒灭活以及病毒反向遗传拯救等)均需在 BSL-3 实验室内进行,实验室人员按照相关要求进行个人防护。临床标本核酸提取可以在 BSL-2 级实验室完成,但个人防护需要 BSL-3。血清标本需要在 56℃ 灭活 30 分钟。详细规则可以参考 WHO 相关文件。

（四）禽流感病毒结构简介

与所有甲型流感病毒一样,禽流感病毒的基因组是 8 个 RNA 节段,按照长度大小依次为 PB2、PB1、PA、HA、NP、NA、M 和 NS,至少可以编码 11 种蛋白,这些蛋白既是病毒粒子的结构成分,也在病毒完成生命复制、跨种传播、致病性和免疫性方面起着重要作用。HA 和 NA 节段是甲型流感病毒血清分型的分子基础,这两个膜蛋白和 M2 蛋白共同位于病毒的囊膜,主要在病毒感染的过程中起作用。

二、临床表现

(一) H5N1 的临床表现

人感染高致病性 H5N1 禽流感病毒的早期临床表现主要以发热为主,体温多高于 38℃,部分可达 40℃以上,伴有咳嗽咳痰,少部分患者出现痰中带血或脓血痰,可能与合并细菌感染有关。部分病例早期有胃肠道症状包括水样泻、呕吐、腹痛。病例呼吸道临床症状进展迅速,多数病例在一周内出现呼吸困难,呼吸衰竭是最主要的并发症,许多病例快速进展到急性呼吸窘迫综合征(acute respiratory distress syndrome,ARDS)和多器官衰竭(multiple organ dysfunction syndrome,MODS)。

J. S. Tam 曾把人禽流感病例的临床过程分为 3 个期:第Ⅰ期,无症状或仅有轻微的呼吸道症状和发热症状;第Ⅱ期,下呼吸道感染,出现重症肺炎、伴血液、肝脏和肾脏其他多系统、多器官损伤;第Ⅲ期,危重症期,表现为 ARDS 和 MODS。

1. 各项检查特点

(1) 体格检查:患者有呼吸困难、呼吸急促、心跳加速、低氧血症、双侧肺湿啰音。可发现受累肺叶段实变体征。在病程初期常集中于单一肺野,但随着病情进一步恶化,可在多个肺野甚至双肺闻及细小湿啰音。

(2) 影像学检查:病例往往出现临床表现的时候就可以发现肺部的影像学改变,一开始是多点状实变病灶,随着疾病的进展,出现间质渗出,表现为支气管周围及肺间质的浸润,病变多位于两肺,上下肺野均有病变,成人患者以双下肺首发更多见;重症患者,病变多表现为两肺弥漫性分布,无明显以段或叶划分的特征。病例大多在发病 4 ~ 8 天进行胸片检查,肺部病灶表现为肺实质渗出,斑片状或大叶性,快速进展至双侧毛玻璃样改变,1 ~ 2 天内范围扩大,密度加深呈肺实变密度,边缘模糊,病变内可见“空气支气管征”,相当部分病例演变为“白肺”样改变,同时伴随着 ARDS 的出现。

(3) 实验室检查

1) 血常规:大部分感染 H5N1 禽流感患者的白细胞水平均低于正常值,其中,淋巴细胞水平不高或降低,尤其是在疾病进展期,低淋巴细胞计数与疾病的严重程度相关。

2) 尿常规:发病早期阶段 50% 左右患者出现尿蛋白和血尿。个别患者出现管形尿,可能是多器官受累的表现。

3) 血生化:绝大部分禽流感患者在感染早期即可出现不同程度的肝功能酶学异常,一般呈轻度异常,少数升高明显(>1000U/L),同时直接胆红素和间接胆红素也有一定增高。所有禽流感患者的乳酸脱氢酶,肌酸激酶及其同工酶均明显上升。多数病例有天门冬氨酸氨基转移酶、丙氨酸氨基转移酶升高,C 反应蛋白升高,肌红蛋白可升高。

4) 其他:包括凝血时间延长、电解质紊乱、部分病例出现血糖升高,低水平的外周血 T 细胞计数,高趋化因子和细胞因子。

2. 临床经过疾病进程快速,从出现临床表现至住院的平均时间是 4 天,死亡病例中从发病到死亡的平均天数为 9 天(1 ~ 30 天)。泰国和越南对住院病例的研究显示 63% 的病例需要支持治疗,其中 68% 的病例会出现 MODS(肾损伤、心力衰竭、心律不齐),54% 出现 ARDS,其中 90% 死亡。就诊时间和抗病毒治疗的时间影响预后。

3. 并发症

(1) 呼吸系统:包括呼吸衰竭、急性呼吸窘迫综合征、气胸、胸腔积液等,以及恢复期的肺纤维化形成。

(2) 循环系统:心肌炎,心力衰竭和低血压症。

(二) H7N9 的临床表现

人感染 H7N9 禽流感的临床表现与感染 H5N1 禽流感相似,初期均表现为流感样症状,多数表现为重症肺炎,进展迅速,需要住院甚至收治 ICU,轻症病例的比例较少。具体临床症状、体征、影像学改变、实验室检查、并发症等参见 H5N1。

以重症肺炎病例居多,但与 H5N1 相比,轻症病例的比例略高,尤其是小年龄组人群。截至 2014 年 8 月 31 日,中国内地共报告 24 例儿童病例,约占当时总病例数的 5%,主要分布在 9 个省份,广东省报告最多 11 例,其余分布在上海、北京等地。儿童感染后引起的疾病谱与成人不同,症状相对轻甚至表现为无症状感染,发病初期主要表现为流感样症状,24 例中仅有 6 例出现肺炎,无重症和死亡病例。从全人群来看,2013 年 3 ~ 5 月全国报告的 131 例确诊病例中 123 例需住院治疗,8 例轻症病例;住院病例中 108 例有详细的资料,其中 83 例(76.9%)需要收治重症监护室(ICU),病死率 40% 左右。

（三）其他亚型的临床表现

2013 年之前报道的 H7N7、H7N2、H7N3、H10N7 和 H9N2 等亚型禽流感病毒感染人的事件，其中 H7N7 是高致病性，H7N3 有高致病性和低致病性两种病毒，H10N7、H7N2 和 H9N2 都属于低致病性病毒。这些病毒感染人一般症状较轻，包括普通流感样症状、结膜炎或关节炎（H7 亚型），很少引起重症和死亡。2003 年初，高致病性 H7N7 在荷兰某鸡场暴发，并致 86 人感染，其中 78 人患结膜炎，5 人兼有结膜炎和呼吸道症状，2 人仅表现呼吸道症状，1 人死亡。2013 年 6 月中国台湾地区发生 1 例人低致病性 H6N1 感染 20 岁女性病例，表现为轻度肺炎治愈。2013 年以后中国发生 9 例人感染高致病性 H5N6 禽流感，表现为重症肺炎，其中 5 例死亡；13 例 H9N2 病例，多表现为呼吸道感染，其中 1 人死亡；江西省发现了 3 例 H10N8，表现为重症肺炎，其中 2 例死亡。

三、传染源、传播途径和易感人群

禽类是人感染禽流感最主要的传染源，人通过与感染禽流感病毒的禽类直接接触，或间接暴露在禽类污染的环境而感染。人与人之间的传播多局限在家庭有血缘关系的亲属，可能通过密切接触含有病毒的分泌物被感染。不同亚型的禽流感易感人群的特点不同，H5N1 病毒主要感染年轻人和儿童，而 H7N9 病毒则以有基础性疾病的老年男性感染为主，其他亚型病例数较少，不足以推断主要易感人群。

（一）H5N1

1. 传染源　被 H5N1 亚型禽流感病毒感染的宿主，均可成为潜在的传染源使人感染高致病性禽流感。至今已分离到 H5N1 亚型禽流感病毒的宿主动物为禽类和哺乳动物，其中禽类包括鸭（野鸭）、鸡、火鸡、鹅、鸽、黑头雁、斑头雁、鱼鹰、黑头鸥、麻雀等；哺乳动物包括虎、豹、猫、猪、狐、狗和人等。目前，最主要的传染源为感染 H5N1 禽流感病毒的病禽和健康带毒的禽类，特别是家禽。水禽和野禽是包括 H5N1 在内的甲型流感病毒所有亚型的自然储存宿主，感染 H5N1 禽类的呼吸道分泌物、唾液和粪便中可以排泄出大量的病毒，而且该病毒可以在低温的水中存活数天至数周。

2. 传播途径　目前多数证据表明人感染禽流感的途径为禽—人传播、环境—人传播和母婴垂直传播，人与人之间不能有效持续传播。

（1）禽—人传播：人感染 H5N1 的主要途径是密切接触感染 H5N1 的禽类，多数为病死禽，危险行为包括宰杀、拔毛、加工被感染禽类。2003 年底以来报告的大多数病例都有与家禽的直接接触史，抓捕、宰杀、拔毛和加工处理病死禽，进食生的或未煮熟的家禽及禽制品等行为方式均与人禽流感的发生相关。泰国报道给动物园的猫科动物老虎和豹喂食了感染 H5N1 的活禽后感染病死。Qin 等分析了 720 例 H5N1 禽流感的禽类接触史，其中 94.4% 的病例均有可追溯的禽类暴露史，89.7% 的病例暴露于病死禽。目前认为禽类传染给人类可能是禽类从呼吸道或消化道排出病毒，人类直接或间接接触感染所致。

（2）环境—人传播：禽流感病毒对外界环境的抵抗力较强，在低温的粪便或水中能存活近 1 个月。目前认为接触病死禽的分泌物、排泄物或尸体污染的环境（物品、水、土等）、人禽流感病例分泌物或排泄物污染的环境为 H5N1 禽流感病毒由环境到人传播的危险因素。

（3）人—人传播：截至 2014 年 10 月，包括印度尼西亚、泰国、土耳其、越南、中国在内的 11 个国家发生了有流行病学关联的聚集性人 H5N1 禽流感疫情，H5N1 禽流感病例中 29.4% 有病例接触史，90% 以上的聚集性病例发生在具有血缘关系的家庭成员当中。

3. 易感人群　一般人群对 H5N1 普遍缺乏抗体、无抵抗力，任何年龄均可感染患病，且无性别差异。病例多数为年轻人和儿童，年龄中位数 18（0.3～86）岁，53.1% 的病例年龄小于 20 岁，性别差异不明显。相比较季节性流感重症病例和 H7N9 禽流感病毒来说，感染 H5N1 病毒的人群偏向 15～29 岁人群。

（二）H7N9

1. 传染源　2013 年以来在中国首次发现的人感染 H7N9 禽流感病毒是一种新型的重配病毒。流行病学调查结果和病毒序列分析证明，从病例临床标本分离到的病毒与病例所暴露的禽类及禽类相关环境检测到的 H7N9 病毒序列高度同源。从卫生部和农业部公布的检测数据看，已从鸡、鸽子、鸭等采集的标本（粪便、肛拭子）中分离到该病毒。江苏省在 2013 年 4 月病例所暴露的鸽子、鸭子的粪便、鸡笼涂抹样等环境标本中均检测到 H7N9 病毒核酸阳性,在鸭子粪便、鸡笼涂抹样分离到该病毒;上海地区在鸽子和麻雀中首先检测到 H7N9 病毒。且实验室已证明新型 H7N9 禽流感病毒已在家禽中携带,Pant-in. Jackwood 等,将 A/Anhui/1/2013 株病毒 106/EID 铀(半数致死量)量接种于 7 种家禽(鸡、日本鹌鹑、鸽子、北京鸭、绿头野鸭、疣鼻栖鸭及爱姆登鹅)鼻腔中,结果发现该病毒在鹌鹑与鸡体内复制最好,在其他家禽品种很少复制。实验中又发现鹌鹑更容易传播该病毒,但未能证明该病毒在鸽子及北京鸭中传播。全部接种禽类均无症状出现,从禽类口咽部样本检出的病毒滴度高于泄殖腔所取样本。此实验研究结果提示,鹌鹑与鸡可能是人感染新型 H7N9 禽流感病毒的主要来源。

病人作为传染源的意义有限,从病人的咽拭子和深部呼吸道标本中均能分离到病毒,病人呼吸道分泌物也可通过飞沫或接触污染环境形成传染源,理论上存在人作为传染源的可能;且我国已有 7 个省份先后报道了 14 起家庭聚集性疫情,且从聚集发病的病人中分离到的病毒序列高度同源,故不排除人作为传染源的可能。但从目前全国已确诊的人感染 H7N9 病例的上千名密切接触者观察结果表明该病毒不具备持续的人间传播能力。

2. 传播途径

(1)主要传播途径:人主要通过直接接触感染的家禽或被病毒污染的环境而感染。2013 年至 2014 年 4 月全国病例调查资料显示,80% 以上的病例在发病前有活禽相关暴露史,70% 以上有活禽市场暴露史;目前该病毒的最主要的传播途径为:活禽的销售市场到人。不排除亲缘关系间有限的人与人密切接触传播,从家庭聚集性疫情来看,继发病例有曾经接触首发病例的分泌物等密切接触行为,所以接触病人呼吸道分泌物也可能是该病的传播途径之一。

(2)空气传播尚未证实:甲型流感必须是实现空气传播(飞沫传播或气溶胶传播)途径才能在人群中发生大流行。众多动物模型研究证实,人类季节性流感病毒可以在哺乳动物(雪貂)中通过空气传播,传播效率高,但禽来源的 H5N1、H9N2,以往的 H7 亚型禽流感不能在哺乳动物中实现空气传播。科学家们采用 2013 年的未经过任何改造的 H7N9 对雪貂开展了相关实验,证明这种新型 H7N9 可以在哺乳动物之间实现空气传播,但传播效率低于季

节性流感和大流行流感。尚未观察到豚鼠与雪貂之间跨种动物间的空气传播。

3. 易感人群 从目前全国病例的人群特征分析发现,男性占到病例总数的 2/3,60 岁以上人群占到病例总数的一半。病例对照研究多因素分析得出禽类暴露、肺部基础疾患、免疫基础疾患是发病的危险因素。由此推断,老年男性、有基础疾患的人群和禽类相关职业人群是本病的易感人群。

从该病毒目前的序列分析和体外实验来看,H7N9 相对于其他型别的禽流感病毒似乎更容易感染人类。科学家们通过序列分析显示 H7N9 A/shanghai/1/13 的 HA 含有 138-Ser,该位点在猪 H5N1 病毒有增强结合 α-2,6 位点的作用,A/anhui/1/13 和 A/shanghai/2/13 的 HA 具有 226-Leu,186-Val 位点被证明在 H7 亚型的流感病毒能够增强与 α-2,6 的结合能力;同时体外实验证明 H7N9 禽流感病毒能够与人类上下呼吸道细胞的 α-2,6 受体结合,同时累及肺泡 I 型和 II 型上皮细胞;中国香港研究者利用体外培植的人类呼吸道组织进行研究,认为 H7N9 病毒比其他禽流感病毒更易感染人体呼吸道。

四、潜伏期和传染期

人感染 H5N1 高致病性禽流感的潜伏期长于季节性流感。目前数据显示其潜伏期为 2~8 天,最长可达 17 天。Benjamin J. Cowling 等在 2013 年报道其潜伏期中位数为 3.3 天,较之前 2005—2008 年期间报道的 4~5 天短。人传人的疫情中再发病例潜伏期为 3~5 天,个别病例长达 8~9 天。

携带 H5N1 禽流感病毒的水禽能够长期排毒。人感染 H5N1 禽流感病毒后能够在呼吸道分泌物中检测到病毒的可长达数月。患者的体液甚至粪便中可能存在该病毒。

中国疾病预防控制中心根据 2013 年报告的 32 例有明确暴露史的 H7N9 病例暴露时间获得 H7N9 的潜伏期为 3.1 天(95% CI:2.6~3.6),根据活禽市场关闭对疫情的控制模型推算得到的潜伏期为 3.3 天(95% CI:1.4~5.7),流行性学调查显示部分病例可长达 10 天。江苏省对 10 例有明确的单次暴露史的患者计算潜伏期中位数为 6 天(95% CI:2~10),长于国家报道的病例以及 H5N1 的潜伏期(3.3 天,95% CI:2.7~3.9)。

而对于 H7N9 的传染期,Shen 等对 2013 年的 18 例常规使用神经氨酸酶抑制剂治疗的 H7N9 病例进行呼吸道病毒载量变化研究,发病 40 天内出院的 12 例病例,在发病后 10 天内咽部 H7N9 病毒核酸载量迅速下降,仅有 2 例 10 天后仍能检测到;而预后不良的 6 例中仍有 3 例在发病后 10 天检测到,经测序证明持续阳性可能部分与病毒的耐药位点 Arg292Lys 突变有关。该文献同时报道在 6/14 的病例血液中也检测到病毒核酸。Li 等对 41 例使用抗病毒治疗的患者研究其病毒载量变化,从发病和从使用抗病毒药到病毒载量低于检测阈值的时间分别为 11 天(IQR:9～16)和 6 天(IQR:4～7)。

第二节 流 行 概 况

20 世纪 70 年代美国首先报道了人感染 H7N7 病例的存在,随后世界各地开始陆续发现人感染禽流感病例,截至 2015 年 7 月,全球报道的人感染禽流感病毒的亚型至少包括了 H7N7(高致病性和低致病性)、H7N3(高致病性和低致病性)、H7N2、H10N7、H9N2、H5N1、H7N9、H5N6、H10N8 等,个别报道有 H4N8、H5N2、H6N1 感染人类的存在。其中病例数最多的是 H5N1,其次是 H7N9,但从年发病率来说,H7N9 明显高于 H5N1,本节主要阐述这两种亚型禽流感病毒在全球人类中的流行情况。

一、全球流行情况

(一) H5N1

1997 年中国香港首次报告了人感染高致病性禽流感 H5N1 的病例,随着 H5N1 在禽类中的感染扩散,香港当年累计发病 18 例,死亡 6 例。在迅速扑杀病死禽之后,人禽流感疫情也随之平息。2003 年 2 月,香港又有一对父子从福建省旅游归来发病,两人被确诊为人感染高致病性 H5N1 禽流感,其中 1 人死亡,另有第三个家庭成员病例在内地死亡,因未采集到标本而没有得到确诊。2003 年中期高致病性禽流感病毒 H5N1 开始在东南亚地区的禽间广泛传播,数月内疫情就波及了该地区的 8 个国家。2006 年中国回顾性诊断了 1 例 2003 年 11 月的人感染 H5N1 禽流感病例(当年被归为 SARS 病例),2003 年 12 月韩国首次报告了禽间的 H5N1 疫情,这次疫情持续至 2004 年 9 月。2003 年 12 月至 2014 年 1 月,泰国报道了动物园的老虎和豹子在食用生禽肉之后感染 H5N1 禽流感病毒死亡,这是全球首次报道大型猫科动物可以感染 H5N1 禽流感病毒的事实。2004 年 1 月越南、日本、柬埔寨、老挝均报道了禽类感染 H5N1 疫情,同年 1 月越南首次报告了人感染 H5N1 高致病性禽流感病例,至当年 3 月中旬有多例散发病例报告。紧接着中国香港在一只死亡的野鸟中检测到 H5N1 禽流感病毒,这是全球首次报道野生鸟类感染 H5N1。几乎同时,泰国 H5N1 禽流感疫情在全国蔓延开来,从北到南波及 32 个省多种禽类,此时人感染 H5N1 禽流感病例也陆续出现直至当年 3 月。2004 年 1 月泰国也出现了人感染 H5N1 的聚集性疫情,并认为人传人可能性大。2004 年 5 月至 12 月,越南、泰国陆续报道人感染 H5N1 禽流感病例。2005 年 4 月,H5N1 禽流感病毒造成中国青海湖 6 千多只不同种类的野生鸟类死亡,这是首次报道大量野生鸟类感染 H5N1 禽流感病毒疫情,后经研究认为此次疫情中检测到的 H5N1 毒株有较大的变异,该毒株更容易感染野生鸟类并在实验室可感染鼠类动物模型。当年 6 月在新疆地区也出现禽类感染疫情,至 2006 年 2 月,中国多个省份报道了相关疫情。2005 年 7 月印度尼西亚首次确诊了 1 例人感染 H5N1 禽流感病例,接着报道了 2 起家庭聚集性病例。俄罗斯、哈萨克斯坦、乌克兰、巴基斯坦、土耳其、蒙古、罗马尼亚、克罗地亚、英国、科威特在 2005 年均报道了禽类或野生鸟类感染 H5N1 的疫情。2006 年 1 月土耳其和伊拉克均报道了首例人感染 H5N1 禽流感病毒。2005 年 11 月中国首次确诊了 2 例人感染 H5N1 禽流感病例。之后中国陆续有散发病例报道。2005 年中期之后,人间和禽间的疫情逐步从中亚扩展到欧洲、非洲和中东。2006 年伊拉克、阿塞拜疆、埃及、吉布提均报道了首例人感染 H5N1 禽流感病例。截至 2015 年 7 月,共有阿塞拜疆、柬埔寨、孟加拉国、加拿大、中国、吉布提、埃及、印度尼西亚、伊拉克、老挝、缅甸、尼日利亚、巴基斯坦、泰国、土耳其、越南 16 个国家报告了 844 例人感染 H5N1 禽流感病例,其中 449 例死亡。

1. 地区分布　见表 4-1。

表 4-1 全球 2003—2015 年人感染 H5N1 禽流感发病和死亡地区分布

国家	2003—2009 年		2010 年		2011 年		2012 年		2013 年		2014 年		2015 年		合计	
	发病数	死亡数	发病数	死亡数	发病数	死亡数	发病数	死亡数	发病数	死亡数	发病数	死亡数	发病数	死亡数	发病数	死亡数
阿塞拜疆	8	5	0	0	0	0	0	0	0	0	0	0	0	0	8	5
孟加拉国	1	0	0	0	2	0	3	0	1	1	0	0	0	0	7	1
柬埔寨	9	7	1	1	8	8	3	3	26	14	9	4	0	0	56	37
加拿大	0	0	0	0	0	0	0	0	1	0	0	0	0	0	1	1
中国	38	25	2	1	1	1	2	1	2	2	2	0	5	1	52	31
吉布提	1	0	0	0	0	0	0	0	0	0	0	0	0	0	1	0
埃及	90	27	29	13	39	15	11	5	4	3	37	14	136	39	346	116
印度尼西亚	162	134	9	7	12	10	9	9	3	3	2	2	2	2	199	167
伊拉克	3	2	0	0	0	0	0	0	0	0	0	0	0	0	3	2
老挝	2	2	0	0	0	0	0	0	0	0	0	0	0	0	2	2
缅甸	1	0	0	0	0	0	0	0	0	0	0	0	0	0	1	0
尼日利亚	1	1	0	0	0	0	0	0	0	0	0	0	0	0	1	1
巴基斯坦	3	1	0	0	0	0	0	0	0	0	0	0	0	0	3	1
泰国	25	17	0	0	0	0	0	0	0	0	0	0	0	0	25	17
土耳其	12	4	0	0	0	0	0	0	0	0	0	0	0	0	12	4
越南	112	57	7	2	0	0	4	2	2	1	2	2	0	0	127	64
合计	468	282	48	24	62	34	32	20	39	25	52	22	143	42	844	449

2. 时间分布　绝大多数的人感染 H5N1 禽流感病例在冬季发病,截至 2014 年 11 月的病例数据显示 77% 的 H5N1 患者在 11 月至 2 月发病(图 4-1)。

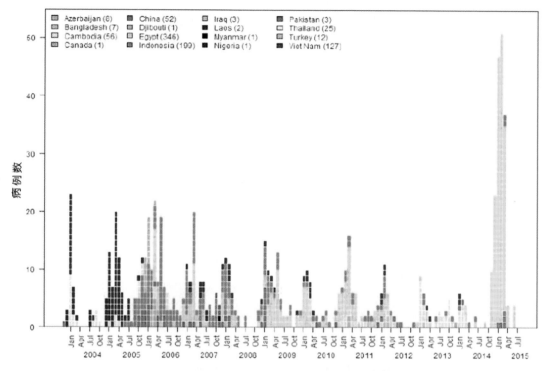

图 4-1　全球 2004 年至 2015 年人感染 H5N1 禽流感病例发病时间分布图

3. 人群分布　人感染 H5N1 禽流感病例多数为年轻人和儿童,这点与季节性流感和 H7N9 流感有明显的区别。Qin 等总结了 2014 年 11 月之前的 720 例病例的人口学特点,年龄中位数为 18(0.3～86)岁,女性占 53.1%。但不同国家人感染 H5N1 禽流感病例的年龄和性别分布存在差异。禽流感病例年龄中位数最低的国家是埃及 10(1～75)岁,其次是泰国 18(1～68)岁。女性病例占比最低的国家是泰国,仅占 36%,占比最高的国家是埃及 64%。

表 4-2　人感染 H5N1 禽流感病例年龄组分布

年龄组(岁)	全球病例数(构成比)
0～9	232(33.4%)
10～19	138(19.9%)
20～29	150(21.6%)
30～39	110(15.8%)
40～49	34(4.9%)
50～59	20(2.9%)
≥60	11(1.6%)
不详	25

（二）其他亚型

欧美地区在 20 世纪七八十年代就开始报道人感染 H7N7、H7N3、H7N2,特别是在本世纪初报道病例较为集中,还发现了人感染 H10N7 病例;而在亚洲地区 20 世纪 90 年代末开始报道人感染 H9N2 病例,至今陆续都有病例不断出现;2013 年中国发现了人感染 H7N9 病例,病例集中在沿海东南地区且病例出现明显流行高峰,后又陆续发现了 H5N6、H10N8 亚型感染人类的病例,中国台湾地区还报道了人感染 H6N1 病例。关于人感染 H7N9 病例的流行情况在我国流行状况中阐述,其他型别详见表 4-3。

二、我国流行情况

我国一直被认为是禽流感病毒活跃地区,从 20 世纪 90 年代广东发现 H9N2,香港发现 H5N1 后,截至目前几乎各省市地区都有人感染禽流感病例的报道,尤其是 2013 年人感染 H7N9 禽流感在我国华东地区的出现以及向南向内地蔓延的过程,使得我国东南部地区的冬春季节出现了明显的人感染禽流感发病高峰。除此之外,江西省报道了 3 例 H10N8,广东、四川、云南等地报道了人感染 H5N6 疫情,说明我国人感染禽流感病毒型别多样且流行地区广泛。

表 4-3 其他亚型人感染禽流感病毒

病毒亚型	病毒来源	时间/国家或地区	病例数/临床表现/方法
H7N7	鸥	1980 之前/美国	3/结膜炎/鸡胚培养
H6N1 /H4N8 /H10N7	实验室感染	1991/美国	2/3/6/呼吸道感染或无症状/鸡胚培养
H7N7(LP*)	鸭	1996/英国	1/结膜炎/恒河猴肾细胞培养
H9N2	鸡	1998/中国(广东)	5/ILI、肺炎/鸡胚培养,HI*
H9N2	禽类	1999/中国(香港)	2/ILI/WHO 标准方法培养
H9N2	禽类	1999/中国(广东)	1/支气管炎/MDCK 培养和 HI
H7N7	禽类	2003/荷兰	89/结膜炎、ILI、肺炎;1 名死亡/前 25 例用细胞培养确诊,其余用 RT-PCR 筛查
H9N2	不明	2003/中国(香港)	1/ILI/鸡胚培养和 HI
H7N3(HP 和 LP)	禽类	2004/加拿大	2/结膜炎、ILI/鸡胚培养和 HI/基因测序
H10N7	禽类	2004/埃及	2/无临床症状/病毒分离
H7N3(LP)	禽类	2006/英国(威尔士)	1/结膜炎、ILI
H7N2(LP)	禽类	2007/英国	4/结膜炎,ILI/A 型流感确诊实验
H9N2	不明	2007/中国(香港)	1/ILI/不清
H9N2	无	2008,2009/中国(深圳、香港)	2/ILI,呕吐,呼吸困难/MDCK 培养
H10N7	疫区的鸟	2010/悉尼	7/上呼吸道感染症状、结膜炎/PCR,部分测序
H9N2	禽类	2011/孟加拉国	1/上呼吸道感染/部分测序
H7N3(HP)	禽类	2012/墨西哥	2/结膜炎/鸡胚培养
H6N1	禽类	2013/中国(台湾)	1/轻症肺炎
H10N8	禽类	2013-2014/中国(江西)	3/肺炎、死亡 2 例
H9N2	禽类	2013、2014/中国(香港、湖南)	2/ILI,肺炎/未说明
H5N6	禽类	2014-2015 中国(广东、四川、云南)	3/肺炎、死亡 2 例

* LP:低致病性;HP:高致病性;HI:血凝抑制实验

(一) H5N1

1997 年我国香港首先报告了 18 例人感染 H5N1 禽流感病例,2003 年 2 月再次报告一起家庭聚集性疫情,2005 年 10 月,湖南省发现人感染 H5N1 高致病性禽流感病例。2005 年全年我国共报告了 8 例 H5N1 禽流感病例,2006 年报告 13 例,截至 2015 年 7 月,我国共确诊了 51 例人禽流感病例(北京报告的 2003 年的回顾性诊断病例除外),病例分布呈高度分散。病例分布:湖南 7 例,安徽、广东、广西各 5 例,四川、福建、贵州各 4 例,江苏、云南 3 例,湖北、新疆各 2 例,江西、辽宁、上海、浙江、北京、广东及香港各 1 例。病例多数集中在东南部地区,其中死亡 31 例。

1. 时间分布 中国的 51 例禽流感病例中 42 例发病时间集中在冬春季(10 月至次年 3 月),见图 4-2。但 2009 年后我国报告的人感染 H5N1 禽流感病例数相对较少,时间分布趋势不明显。

2. 人群分布 截至 2015 年 3 月我国 51 例 H5N1 禽流感病例的年龄中位数为 27(2~75)岁,较全球的年龄略大,15~29 岁组病例数最多,可能与该年龄组具有较高的禽类暴露危险有关。我国病例的男女性别基本均衡。对病例地区、职业的分布、基

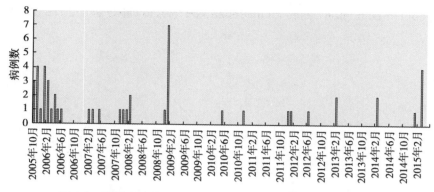

图 4-2 我国人感染 H5N1 高致病性禽流感病例发病时间分布

础疾病史仅有截至 2014 年的 43 例病例的数据,其中 53% 居住在农村,9% 的病例是禽类从业人员,城市病例中的职业有商贩、司机、工人、无业人员等,12% 的病例有基础疾病。

表 4-4 我国人感染 H5N1 高致病性禽流感病例人群分布

年龄组（岁）	男（人）	女（人）	合计人（构成比%）
0~5	1	2	3(5.88)
6~14	3	3	6(11.76)
15~29	9	11	20(39.22)
30~49	10	8	18(33.33)
50~64	2	1	3(5.88)
>65	1	0	1(1.96)
合计	26	25	51

（二）H7N9

1. 时间分布 呈现明显的秋冬春模式,从秋季(10~11 月)开始流行,冬季进入高峰,一直延续到次年 3~4 月,见图 4-3。

2. 地区分布 从我国华东地区江浙沪皖开始流行,逐渐往华南和华北地区蔓延,直至 2014 年华东地区仍然持续流行,华南广东地区出现疫情高发,福建、湖南等省相继出现流行(图 4-4);北京、山东、河南、河北等地偶有病例报告,近期东北地区吉林也发现首例病例。截至 2014 年 6 月,我国共有 14 个省、市报告了人感染 H7N9 禽流感病例,分布在 194 个县区 343 个乡镇。从病例的现住址分析,绝大多数病例均来自城市,或城市附近的县区,仅有少数病例来自农村,但随着疫情的进一步蔓延,农村病例或有增多的趋势。除家庭聚集性疫情以外,病例总体呈高度集中有相对散发。

3. 人群分布 病例的男女性别比为 2.2~2.4 之间,年龄中位数在 57~61 岁浮动,最小 1 岁,最大 91 岁,15 岁以下儿童病例占到 6% 左右。从国家统计的 252 例病例的基础疾病情况看,有 55% 伴有基础疾病,主要为高血压和糖尿病,其次冠心病、慢性支气管炎、慢阻肺等。涉禽职业暴露人群所占构成约 5%。

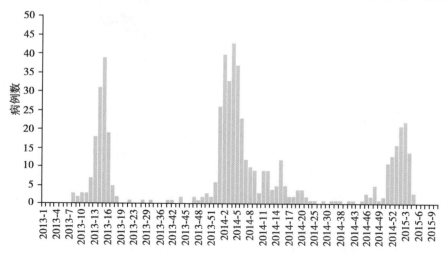

图 4-3 我国确诊病例的时间分布（来源于 WHO 网站 H7N9 最新风险评估报告）

Areas reporting confirmed human cases for influenza A(H7N9) to WHO until 2013-05-31 *

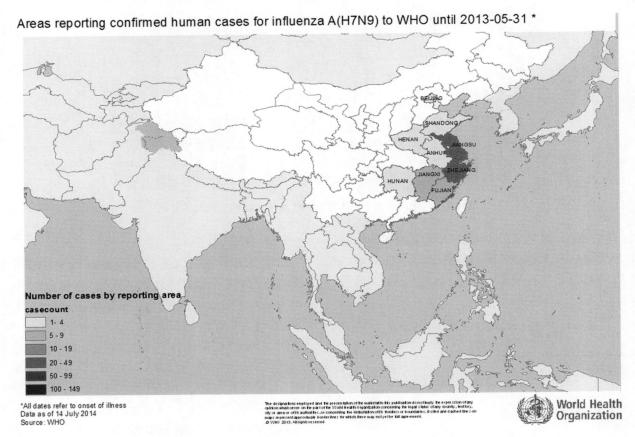

Areas reporting confirmed human cases for influenza A(H7N9) to WHO from 2013-06-01 *

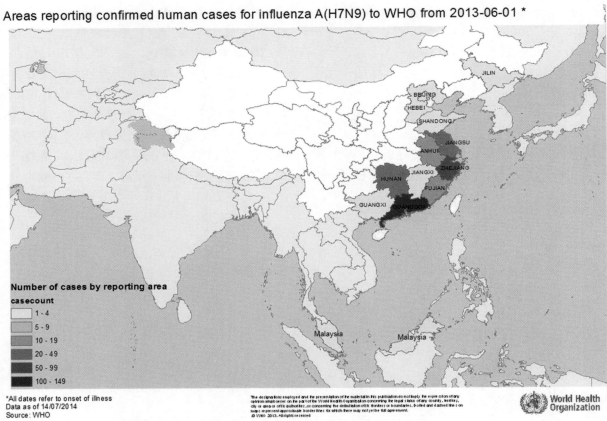

图4-4　2013年3月至2013年5月31日(上);2013年6月1日至2014年6月14日(下)我国禽流感病例地区分布

（三）其他亚型

在临床表现部分简述。

三、聚集性病例

从 1997 年至 2014 年 11 月，全球报告的人感染 H5N1 禽流感病毒 720 例病例，其中 688 例为实验室诊断病例，27 例可能病例，5 例疑似病例。其中 55 起 144 例是聚集性病例，占所有病例的 20%（144/720），见表 4-5。聚集性病例的发病高峰出现在北半球的冬天，跟散发病例相同，其中 2010 和 2013 年没有聚集性病例。聚集性病例报告国家有 11 个，占全部报告国家的 69%（11/16）。散发病例和聚集性病例中的首发病例年龄与再发病例的年龄无统计学差异。H5N1 的就诊 ICU 收治信息不详，但住院率和病死率在散发或首发病例和再发病例之间无统计学差异。

表 4-5　全球报告聚集性人感染 H5N1 禽流感疫情

国家或地区	病例数	聚集性疫情起数	聚集性疫情病例占总病例 n/N（%）
阿塞拜疆	9	2	9/9（100）
孟加拉国	7	0	0/7（0）
柬埔寨	58	3	7/58（12）
加拿大	1	0	0/1（0）
中国（大陆）	47	3	6/47（13）
中国（香港）	23	2	5/23（22）
吉布提	1	0	0/1（0）
埃及	178	4	9/178（5）
印度尼西亚	208	20	52/208（25）
伊拉克	3	1	2/3（67）
老挝	2	0	0/2（0）
缅甸	1	0	0/1（0）
尼日利亚	2	1	2/2（100）
巴基斯坦	4	1	4/4（100）
泰国	28	3	8/28（29）
土耳其	12	3	8/28（29）
越南	136	12	32/136（24）
合计	720	55	144/720（20）

从 2013 年至 2014 年 11 月，全球共报告人感染 H7N9 禽流感实验室诊断病例 457 例和疑似病例 3

例，其中 16 起 36 例聚集性病例占全部病例的 7.87%（36/457），见表 4-6。报告省份有 6 个，占全部报告省份的 35%（6/17）。H7N9 的散发病例和聚集性病例的首发病例年龄中位数为 59 岁，显著高于再发病例年龄（中位数 31 岁）。散发和首发病例的死亡风险为 40%，高于再发病例的死亡风险 25%，但两者没有统计学差异。病例的住院率虽没有统计学差异，但散发和首发病例的重症比例 92% 高于再发病例的 55%（P<0.001），71% 的散发和首发病例需要收治 ICU 相比再发病例 33% 要高得多。

表 4-6　人感染 H7N9 禽流感聚集性病例疫情

国家或地区	病例数	聚集性疫情起数	聚集性疫情病例占总病例比例 n/N（%）
中国大陆			
安徽	18	0	0/18（0）
北京	5	0	0/5（0）
福建	22	0	0/22（0）
广东	110	4	7/110（6）
广西	2	0	1/2（50）
河北	1	0	0/1（0）
河南	4	0	0/4（0）
湖南	24	2	4/24（17）
吉林	2	0	0/2（0）
江苏	57	1	2/57（4）
江西	8	0	0/8（0）
山东	5	2	4/5（80）
上海	42	2	5/42（12）
新疆	4	0	0/4（0）
浙江	141	5	13/141（9）
中国香港	10	0	0/10（0）
中国台湾	4	0	0/4（0）
马来西亚	1	0	0/1（0）
合计	460	16	36/460（8）

感染 H5N1 的聚集性疫情平均病例数为（2.62±1.21）例，感染 H7N9 禽流感的聚集性疫情平均病例数为（2.25±0.58）例。在 H5N1 聚集性疫情中"血液接触"相对危险度 RR 为 8.96（95% CI：1.3 ~ 61.86），而在 H7N9 聚集性疫情中该因素没有统计学意义。假设每个人的易感性相同，在 H5N1 聚集

性疫情中发病的病例占可能感染病例数的 15.6%（95% CI:14.4% ~ 16.8%），而在 H7N9 聚集性疫情中仅占 7.6%（95% CI:6.3% ~ 10.5%）。数据虽然显示 H5N1 聚集性疫情的比例较 H7N9 要高，且在疫情中的病例数较多，但这并不意味着人类对 H5N1 病毒更易感。从全球目前这两种病毒感染的病例数和发病率可以清楚地看到人感染 H7N9 的发病率高于 H5N1，人类对 H7N9 易感性似乎强于 H5N1。

第三节　危险因素

随着禽流感病毒感染人类的疫情不断发生，人们开始思考哪些人群是禽流感病毒的易感者，或哪些因素容易导致人类的感染或发病，又有哪些因素会导致感染或发病的人重症或死亡。针对这些问题，研究者们设立了诸多病例对照研究，开展了不同亚型禽流感病毒的感染或死亡的危险因素研究，普遍认为近距离接触感染病毒的禽类是感染的危险因素，除此之外个体感染时的年龄、遗传和免疫因素、基础健康状况等可能对发病和临床结局有所影响。这些研究多集中在人感染 H5N1 和 H7N9 禽流感病例，未能查阅到其他亚型的相关报道。

一、感染的危险因素

2008 年我国对 28 例人感染 H5N1 禽流感病例进行发病的危险因素研究。配对病例对照研究显示：基础疾病、职业禽类暴露、饲养禽类、室内放置禽笼、饲养水禽、禽类疫苗接种率低于 80%、直接接触或 1m 内暴露于病死、频繁暴露于活禽市场（2 周内大于 5 次）或近距离暴露于活禽宰杀环境可能是发病的危险因素；多因素分析显示直接接触或间接暴露于病死禽，暴露于活禽宰杀市场是人感染 H5N1 病毒发病的独立危险因素。对人感染 H7N9 禽流感病例的研究同样显示暴露于禽类和禽类相关的活禽市场是感染的危险因素。

1997 年香港发现人感染禽流感疫情的时间，Bridge 等对疫区禽类职业人群和负责捕杀可能感染病毒的禽类的政府人员开展血清学检测，将其中 82 例 H5N1 血清中和抗体大于 80 的作为病例，其余 1231 例作为对照，发现感染 H5N1 的危险因素包括零售活禽、养殖的禽类病死率大于 10%、宰杀活禽是感染的危险因素，RR 在 1.7 ~ 2.7 之间。对医护人员进行感染的危险因素分析发现给病人沐浴和换洗床品是危险因素。2008 年陆等对广东地区禽类职业人群进行血清学检测，将 H5N1 HI 滴度大于 80 定义为感染，结果显示在有 H5N1 禽流感病毒暴发的疫区职业饲养、销售、宰杀鸡和鸭是感染的危险因素。

柬埔寨 2006 年和 2007 年的研究显示，在受污染的水中游泳或洗澡是感染 H5N1 的危险因素，另外还包括驱赶活禽和清除禽粪也是感染的危险因素。Dinh PN 等对越南人感染 H5N1 禽流感感染危险因素研究显示宰杀、接触、饲养病死禽、缺乏清洁水源等因素是感染的危险因素。

二、重症和死亡的危险因素

病例发病后是否及时就诊、是否能够被及时确诊和使用有效的抗流感病毒药物治疗、病例个体的已有体液免疫水平和感染病毒后细胞免疫反应强度、感染者自身遗传基因特征、感染的病毒载量、毒株毒力强度等因素都有可能与病例的预后相关。

泰国和土耳其等国家对人感染 H5N1 死亡和存活病例的治疗时间进行比较，发现未及时使用抗病毒药是病例死亡的危险因素。病例血清中高水平的巨噬细胞和中性趋化因子，炎性细胞因子（IL-6、IL-10、IFN-γ）可能预示着不良结局。发病时低淋巴细胞计数和高乳酸脱氢酶患者预后不良。感染病毒量的多少，病毒在体内载量的高低，病毒感染侵犯的组织部位、病毒的毒力位点、受体结合位点等均影响感染者的预后。

对于 H7N9 禽流感病毒来说，年龄和基础性疾病是区别于 H5N1 的危险因素。Yu 等对我国 2013 年 3 ~ 5 月份的 131 例病例临床情况研究显示，年龄 ≥60 岁（P = 0.0019）是重症和死亡的危险因素。Ji 等对 2013 年 3 ~ 4 月份确诊的 28 例病例进行预后影响因素分析，发现年龄大于等于 60 岁（OR = 30.0，95% CI:2.85 ~ 315.62）、有基础肺部疾患（OR = 14.40，95% CI:1.30 ~ 159.52）、高血压（OR = 6.67，95% CI:1.09 ~ 40.43）是死亡的危险因素。Li 等对我国 2013 年确诊的 111 例病例的临床特征多因素进行分析，结果显示仅伴有基础疾病是患者发生 ARDS 的危险因素（OR = 3.42，95% CI:1.21 ~ 9.70）。

关于体液免疫因素，Shen 等对 2013 年当地住院的 18 例确诊病例进行血清抗体产生时间与疾病预后关系的分析,显示动态中和抗体的产生与预后相关,存活病例产生中和抗体滴度达到 1∶40 和 1∶640 的平均时间显著短于死亡病例。浙江 Yang 等对 45 例 H7N9 禽流感病例的血凝抑制抗体进行检测,发现存活病例组的抗体滴度显著高于死亡病例组。

另外,细胞免疫方面,2013 年的早期病例证实了 H7N9 病毒感染重症患者的发病机制与细胞因子介导的严重炎性反应有关。Chi 等应用多重微珠免疫试验检测了 H7N9 禽流感患者血清样本细胞因子及趋化因子,结果显示 IP10、IL-6、IL-17 及 IL-2 均增加,尤其 IL-6 与 IP-10 危重患者比非危重患者增加更为显著,研究认为 IP-10 是 CXC 型趋化因子,其水平高低与禽流感病毒性肺炎严重程度的相关性意义更大。Shen 等对 18 例病例的宿主细胞因子的单因素分析显示淋巴细胞减少症和细胞因子风暴与病例死亡的关系,淋巴细胞计数低于 $0.59×10^9$ cells/L,血清 IL-6 > 97pg/ml,IL-8 > 40pg/ml,C-反应蛋白 > 90mg/L 与不良结局相关。

感染者的遗传基因也是一个相当有意义的因素,家庭聚集病例提示了一些科学研究方向,家庭成员之间更容易发生密切的接触,但在家庭成员之间有血缘关系的人员之间发生传播率远高于夫妻关系,提示易感性与遗传基因之间存在一定的关联。2012 年 Nature 杂志发表的一篇研究提示人类干扰素诱导的跨膜蛋白 3(IFITM3)基因的单核苷酸位点 rs12252 的 CC 基因型会降低人类对甲型流感的抑制或局限作用。IFITM3 可以通过阻止内化病毒进入胞浆起到抑制病毒复制的作用,但临床上发现 IFITM3 基因单碱基突变(rs12252-c/c)个体,感染 H7N9 病毒后更容易引起重症。上海 Wang 等的研究结果表明 IFITM3 基因 rs12252-C/C 基因型较 rs12252-T/T or rs12252-T/C 基因型感染者更易发展为重症和死亡。另有研究发现,不同族群人的 HLAI 抗原对这些表位的递呈能力存在差异,其中北美阿拉斯加和澳洲土著人群的 HLAI 相关的免疫应答能力弱,感染 H7N9 病毒更易发生严重疾病。

第四节　分子流行病学

一、来源和进化情况

(一) H5 亚型禽流感病毒的起源与进化

野生水禽和海岸鸟是流感病毒的主要自然贮存宿主(1-18HA 和 1-9NA 亚型),一般认为,高致病性禽流感病毒都是由在野生水禽中循环的低致病性病毒突变而来的。1996 年 HPAI H5N1 病毒首先在中国广东的一只病鹅体内分离得到,命名为 A/Goose/Guangdong/1/96(Gs/96)。由于之前中国禽流感病毒监测资料的缺乏,HPAI H5N1 病毒的详实起源并不清楚,有限的研究表明 Gs/96 类病毒可能是东亚禽流感病毒的基因重配的产物。Gs/96 病毒成为之后 H5 亚型高致病性禽流感的共同祖先病毒。

H5N1 出现后,在免疫压力、家禽养殖模式、东亚特有的活禽市场消费模式等作用下,快速进化,遗传变异异常活跃。病毒的进化方式主要包括基因突变(点突变和核苷酸缺失)和基因重配。H5 病毒的进化可以分为 2 个重要阶段。

1. H5N1 亚型病毒 HA 的点突变和内部基因的重配　针对 H5N1 病毒的快速进化,2007 年由一些国际组织(WHO、OIE 和 FAO)和相关研究单位共同成立了 WHO/OIE/FAO H5 进化工作组,采用基因进化树分析,专门对自 1996 年以来 H5 亚型病毒 HA 基因进化进行命名跟踪。H5 亚型 HA 基因进化树的构建以 Gs/96 病毒为根,核苷酸差异大于 1.5% 分为构成不同的组,命名为 1 个独立的进化枝(clade),同一 clade 内 HA 核苷酸差异小于 1.5%。目前在国际上流行的有 clade 2,clade 7 和 clade 1,其中 clade 2 是优势流行病毒,根据进化情况又分为不同的亚 clade(2.1,2.2,2.3 等)。

研究表明,引起 1997 年香港禽流感事件的是一种新的基因重配病毒(H5N1/97),其中 HA 基因来源于 Gs/96 病毒,其他 7 个基因来源于家养鹌鹑中 H9N2 和 H6N1 病毒。香港市场和农场中百万只家禽被扑杀后,H5N1/97 类病毒随之消失。自 2000 年开始,陆续从内地的鸭、鸡等家禽中分离出一系列基因重配的 H5N1 病毒,这些病毒的一个共同特点是 HA 和 NA 基因来源于 Gs/96 病毒,内部基因来源于不同的禽流感病毒。随着点突变积累,HA 不断进化,形成了不同的系(Clade);而内部基因来源更为丰富,形成了不同的基因型,包括 A~E、V、W、X、Y 和 Z 等。2003—2006 年间,Z 基因型成为中国南方地区的优势流行基因型。从 2003 年冬季开始,H5N1 病毒传播到日本、韩国和东南亚国家并引起多起暴发流行。与中国和东南亚相比,日本和韩国流行的是基因型 V。2005 年 5 月,中国青海湖陆续有约 6000 只候鸟死于 H5N1 病毒感染,随后的一年时间,蒙古、中东、非洲和欧洲都出现了 H5N1 病毒暴发。与青海湖病毒一样,这些病毒的 HA 基因都属于 2.2 系,提示候鸟在病毒的跨国跨洲扩散中起着重要作用。

2. H5Nx 病毒的出现和快速进化 综上所述,长期以来,H5N1 病毒的进化主要是 HA 基因点突变的积累和抗原性的改变以及内部基因的频繁重配,均没有涉及 NA 亚型的改变。

2014 年初,韩国在家禽中暴发了高致病性 H5N8 禽流感疫情,几个月后在欧洲出现疫情,年底传播到了北美地区。同年,老挝报道了高致病性 H5N4 禽流感疫情,中国也报道了 1 例人感染 H5N6 病毒致死病例。上述事件表明 H5 亚型病毒的进化发生重大改变,出现了 H5N6、H5N8、H5N2 以及 H5N5 等新亚型,H5 亚型 HA 基因与不同亚型的 NA 基因重配能力增强。同 H5N1 病毒一样,这些 H5Nx 病毒的内部基因同样也重配频繁,进化快速。研究表明,最早检测到 H5Nx 病毒是 2008 年(H5N5),之后相继出现 H5N2、H5N6 和 H5N8 亚型病毒。目前所有出现的 H5Nx 病毒的 HA 基因都属于 clade 2.3.4.4,都起源于中国,通过候鸟迁徙和禽类贸易扩大地理感染范围。

目前多种亚型的禽流感病毒(包括 H5、H3、H6、H7 和 H9)在东亚地区的禽类中流行,且基因型复杂,为 H5 亚型流感病毒的进化提供了庞大的基因库。这些地区的家禽饲养过程中普遍使用禽流感疫苗,在免疫压力的作用下,病毒的变异异常活跃,应密切监测病毒的进化。

(二)H7N9 亚型禽流感病毒的起源与进化

有限的禽流感病毒主动监测数据和基因进化分析,大体揭示了 2013 年新出现的 H7N9 病毒的基因起源。与所有甲型流感病毒一样,H7N9 病毒的基因组是 8 个 RNA 节段,H7N9 病毒的 HA 和 NA 起源于禽流感病毒欧亚系;其中 H7-HA 基因与分离自 2010—2013 年间华东地区家鸭体内的 H7N3 病毒的 HA 基因遗传关系最近,N9-NA 基因则与 2010—2011 年间从香港候鸟中分离的 H11N9 和 H2N9 的 NA 基因遗传关系最近。编码定位于囊膜内蛋白的 6 个基因节段(PB2、PB1、PA、NP、M 和 NS)全部来源于多年来流行于中国家禽中 H9N2 病毒。由于对东

亚地区禽类(特别是野鸟和候鸟)中流感病毒进化和生态分布的监测很不完善,从时间和空间看,H7N9 病毒 HA 和 NA 基因的精确起源和进化历程存在许多盲点。但 H7N9 病毒的进化轮廓基本上是清晰的,即 HA 和 NA 基因的最初起源于东亚候鸟中 H7 和 N9 亚型流感病毒,这些祖代病毒由候鸟通过迁徙活动传播给家养水禽(主要是鸭子),在鸭子体内完成几次基因交换后,进一步扩散传播到陆生家禽(鸡、鹌鹑、鸽子等),其中活禽市场在基因进化中扮演了重要角色。据推算,H7N9 病毒的上述起源进化过程可能在 2008—2012 年已经完成。

二、各片段分子特征

(一)H5N1 编码蛋白的分子特征

H5N1 亚型禽流感分类上属于正粘病毒科甲型流感病毒属。2012 年以来,Tong 等在拉丁美洲的蝙蝠体内发现了 2 种新的流感病毒亚型,分别命名为 H17N10 和 H18N11,这些工作不仅拓展了人们对甲型流感病毒自然宿主的认识,也对研究流感病毒的起源提供了新的思路。

HA 蛋白是病毒的一个重要表面糖蛋白,具有细胞受体结合位点和中和抗体作用位点。根据对鸡的致病性,禽流感病毒分为高致病性和低致病性。低致病性禽流感病毒的 HA 裂解位点一般只有 1 个 Arg 氨基酸,只能被呼吸道或禽类肠道中的细胞外胰酶类蛋白裂解,因此只能引起局部感染;而高致病性禽流感的 HA 蛋白裂解位点具有多个碱性氨基酸,可以被广泛存在的细胞内蛋白酶裂解,造成多系统感染。H5 亚型病毒的 HA 裂解位点含有多个碱性氨基酸,属于典型的高致病性禽流感病毒。

与 HA 蛋白结合的细胞受体有两类:α2-3 半乳糖苷唾液酸(SAα2-3Gal)和 α2-6 半乳糖苷唾液酸(SAα2-6Gal)。禽类消化道主要表达 SAα2-3Gal 受体,与之适应,禽流感病毒主要结合 SAα2-3Gal 受体;而人呼吸道上皮细胞主要表达 SAα2-6Gal 受体,下呼吸道主要表达 SAα2-3Gal 受体。大多数 H5 病毒只对 SAα2-3Gal 受体有亲和活性。一般认为,禽流感病毒跨物种感染人的首要前提是 HA 蛋白受体结合特性的转变,即由 SAα2-3Gal 受体亲嗜性向 SAα2-6Gal 受体亲嗜性转变。研究发现 H5 病毒 HA 蛋白受体结合区的一些关键氨基酸位点(Q196R、Q226L 和 G228S)在受体亲嗜性转变中起着关键作用,这些位点发生突变,会增强对 SAα2-6Gal 受体的结合能力,这可能也是 H5 病毒能够感染人并在人

际间传播的一个重要分子基础。

NA 蛋白是另外一个重要的表面糖蛋白，发挥唾液酸功能，将 HA 蛋白与受体解离，有利于子代病毒的扩散。1997 年以来，H5N1 病毒的 NA 蛋白柄区出现约 19 个氨基酸的缺失，认为这是病毒适应陆生家禽（鸡、鹌鹑等）的结果。大多数病毒对 NA 抑制剂（如奥司他韦和扎那米韦）敏感，但 NA 蛋白 274 位氨基酸突变（His-Tyr）能够产生耐药性。

PB2 蛋白在病毒宿主适应中起着重要作用。人流感病毒通常在温度约 33℃ 的上呼吸道复制，而禽流感病毒在温度约 41℃ 的消化道复制，因此禽流感病毒感染人需要一个冷适应过程。研究发现，PB2 蛋白 627 位氨基酸的突变（E-K）对聚合酶活性的冷适应起关键作用，是 H5 禽流感病毒适应人和哺乳动物一个重要分子机制。这一现象在 H7N9 禽流感病毒中也有体现。

PB1-F2 蛋白是病毒的一个毒力蛋白，可以诱导线粒体途径的细胞凋亡，也能增加二次细菌性肺炎的发生。H5N1 病毒 PB1-F2 蛋白位点 N66S 的突变，可以减弱细胞干扰素的产生，使病毒对小鼠的致病性显著增强。

NS1 蛋白是非结构蛋白对病毒的毒力有重要贡献。H5 病毒 NS1 蛋白位点 D92E 突变能够拮抗干扰素，增强对小鼠的致病性。一些 H5N1 病毒 NS1 蛋白 C 末端的 PDZ 连接序列（EPEV 或 ESEV）也是病毒重要的毒力因子。

（二）H7N9 病毒的分子特征

H7N9 病毒的 HA 裂解位点只含有一个碱基，分子特性上属于低致病性禽流感病毒。与禽和环境分离的毒株相比，绝大多数 H7N9 人分离株的 HA 蛋白受体结合区的 Q226L 和 G186V 位点发生突变，理论上增强了对 SAα2-6Gal 受体的结合能力，这可能也是 H7N9 能够感染人的一个分子基础。

所有的 H7N9 毒株，NA 蛋白 69-73 位氨基酸缺失，这是禽流感病毒适应陆生家禽的一个分子特征，也从一个侧面反映了鸡作为主要的陆生家禽在 H7N9 病毒进化中的重要地位。病毒 NS1 蛋白 C 末端 PDZ 结合区氨基酸缺失，这一现象在人和猪流感病毒比较常见，跟病毒的致病性和哺乳动物宿主适应都有一定关系。

三、病毒的致病性和传播力

（一）H5N1 病毒的致病力和传播力

通过静脉接种指数（intravenous virus pathogenic-

ity index）试验或者 HA 裂解位点特征，H5N1 对鸡是高致病性，属于高致病性禽流感病毒。但病毒对不同动物（鸭、猪、小鼠、雪貂等）的致病性并不一致，而且对于同一种动物，不同毒株的致病力也不一样。病毒蛋白的一些特性对致病性都有贡献，包括 HA 裂解位点和受体位点、PB2 627 位点、NS1 蛋白和 PB1-F2 蛋白。

病毒急性感染会激发机体天然免疫应答，如果免疫应答过度，如细胞因子和趋化因子失调，产生所谓的"细胞因子风暴"，就会对机体产生严重免疫损伤，造成病情危重。与健康人群相比，H5N1 感染患者的急性期血清中，LP-10、MIG、MIP-1β、MCP-1、IL-6、IL-8 和 IFN-α 等因子的表达明显上升，这种高细胞因子血症是病毒感染引起重症的一个重要原因。与甲型流感病毒致病力相关的一些毒力位点在 H5N1 亚型中发现，在分子水平上似乎能够解释其高致病性特点。

与人季节性流感病毒相比，H5N1 病毒更容易结合 SAα2-3Gal 受体，结合人上呼吸上皮细胞能力有限，这可能是病毒不能通过空气传播的主要原因。雪貂是评价人流感病毒致病性和传播力的经典动物模型，但有研究表明，单纯改变 H5N1 病毒受体结合特性并不能使病毒通过气溶胶在雪貂间传播。

点突变和基因重配都可能增强 H5N1 病毒对人体的适应和传播能力，从而可能产生引起人类新的流感大流行毒株。理论上，H5N1 病毒可以通过基因点突变适应人体，这一过程可能也需要一个中间宿主过渡，比如猪。近百年来，不同来源的流感病毒基因重配是产生人类流感大流行毒株的主要方式。除了 1918 年西班牙流感（H1N1）外，1957 年亚洲流感（H2N2）、1968 年香港流感（H3N2）和 2009 甲型流感（H1N1）都是由基因重配病毒引发。这些大流行重配病毒有一共同特点是都含有之前人群中流行的流感病毒基因，因此，应高度关注 H5N1 病毒与人季节性流感病毒的基因重配现象。这种基因重配的发生可能需要一个中间宿主，首选家猪，因为禽流感和人流感病毒都能感染猪；此外，火鸡作为可能的中间宿主似乎也不能忽略，因为火鸡也会感染人和禽流感病毒。需要注意的是，人本身也可以作为病毒基因重配的"混合器"。

（二）H7N9 病毒的致病力和传播力

与甲型流感病毒致病力相关的一些毒力位点在低致病性 H7N9 禽病毒中并不普遍。

H7N9 病毒在人群中传播能力常常引发人们对

其可能造成流感大流行的担忧。临床上已经发现了几起 H7N9 病毒有限的人传人事件，但一般认为，目前病毒还没有发生重大宿主适应性变异，还不具备持续的人传人能力。人呼吸道上皮细胞主要表达 SAα2-6Gal 受体，肺泡细胞 SAα2-6Gal 和 SAα2-3Gal 两种受体都表达。体内试验表明，H7N9 病毒与两种受体都能很好的结合，但与人季节性流感病毒相比，H7N9 病毒更容易结合 SAα2-3Gal 受体，结合人上呼吸上皮细胞能力有限，这可能是病毒不能通过空气传播的主要原因。同时，H7N9 病毒对 SAα2-3Gal 结合特性，也解释病毒易于在人深部呼吸道增殖的现象。在 H7N9 病毒 HA 蛋白 Q226L 位点突变的基础上，如果 228 也发生突变，病毒对 SAα2-6Gal 受体的结合力会显著增强，病毒在人际间传播的风险也会相应增加。雪貂是评价人流感病毒致病性和传播力

的经典动物模型，研究表明，H7N9 病毒可以在雪貂的上下呼吸道复制，能够通过直接接触传播，但通过气溶胶传播能力有限，这一结果与人群中流行的情况基本相似，表明病毒目前还不具备持续的人际间传播能力。

四、耐药性

目前抗流感病毒药物有两类，分别针对病毒的 M2 和 NA 蛋白。目前发现的 H5 和 H7N9 病毒离子通道蛋白 M2 的 S31N 位点发生突变，表明病毒天然对金刚烷胺类药物有抗性。但 H5 和 H7N9 绝大多数毒株 NA 没有发生 R274K 位点突变，对 NA 抑制剂没有产生耐药性。但临床上发现，病毒存在时间较长的一些危重病人，治疗过程中病毒会在相关位点发生突变而产生耐药性。

第五节 血 清 学

一、H5N1

中国香港在 1997 年的调查中发现与禽流感病例密切接触的医务人员、家属、社会人群的血清抗体阳性率分别为 3.7%、12% 和 4%；禽类职业人群、扑杀病死禽者的抗体阳性率分别为 10% 和 1%。但在 2003 年以后越南泰国等地开展的相关研究并未发现密切接触者中 H5N1 抗体阳性的情况，中国内地近年开展的禽流感职业人群血清学监测也得到类似结果。Wang 等对 2012 年之前公开发表的 19 篇按照 WHO 标准方法检测人群 H5N1 禽流感病毒抗体水平的报道进行了综合分析，共检测了 7304 例，各篇报道的阳性率从 0 ~ 5.3%（除去香港报道的 11.7%），Meta 分析得到人群的阳性率为 1.9%（95% CI: 0.5% ~ 3.4%），这些研究对象中禽类职业人群有 2729 例，阳性率为 1.4%，如果除去香港 1997 年的暴发疫情中 3.2% 的职业人群阳性率，则职业人群的阳性率仅为 0.5%。Eric S. Toner 等对 2013 年之前的 29 篇报道人群 H5N1 血清学研究的文章进行综合分析，发现仅 4 篇报道了阳性结果。

血清学检测揭示了 H5N1 感染可能存在一定比例的轻症病例或隐性感染，这些感染者对计算 H5N1 感染后的病死率影响较大，目前的数据还不足以确定暴露人群 H5N1 的感染率，但根据目前的数据，感染者的病死率可能会低于 50%。

二、H7N9

Bai 等对 2012 年 1 ~ 11 月在上海、浙江、江苏、安徽 4 省采集的禽类职业暴露人群血清血凝抑制实验结果显示 H7N9 抗体均为阴性，说明在疫情发生前即使高危人群都没有相应的免疫力。

江苏省对 2013 年 4 ~ 6 月疫情发生时采集的职业人群和一般人群共 591 份血清标本用血凝抑制试验检测 H7N9 病毒抗体均为阴性。Yang 等对浙江省 2013 年 5 月采集的 396 份禽类相关职业血清血凝抑制试验检测到 6.3% 的人群抗体滴度大于等于 1：80，但文章未交代确认实验结果。广东省 zhou 等在兽医中检测 H7N9 抗体，未发现阳性感染者。但深圳对禽类职业人群的研究显示 2013 年流行季节有超过 5% 的被调查者 H7N9 血凝抑制抗体滴度 ≥160。有超过 50% 的职业人群在第二个流行高峰相比第一个流行季出现了 ≥4 倍的抗体滴度增长，但该研究也未做确认实验。目前 H7N9 在人类的免疫还不十分清楚，是否存在与其他之前 H7 亚型（如 H7N2，H7N3，H7N7）抗体的部分交叉保护，尚不得而知。

三、H9N2

1997—1998 年郭元吉等在我国广东地区开展人群 H9N2 血清抗体调查，首先检测到 H9N2 阳性

感染者的存在,紧接着1998年在中国香港发现感染病例,至今已在中国和孟加拉国发现H9N2人感染病例,在亚洲、中东、非洲、部分北美地区已发现有人类感染的血清学依据。

Salah Uddin Khan等对2014年之前公开发表的符合WHO检测标准的25篇H9N2血清学调查文献(来自10个国家)进行Meta分析,结果显示HI方法的人群血清H9N2阳性率中位数为9%(不同文献阳性率范围:1%~43%),用MN实验的阳性率中位数为2.7%(0.6%~9%)。

四、其他亚型

H5N2禽流感病毒目前尚未在人群中发现病例,但在拉丁美洲和日本、中国台湾等地的禽类中均有过暴发,日本学者Yoshinao Yamazaki等对疫情暴发地区的居民和职业人群与其他地区的居民进行H5N2抗体的血清学检测,疫区两组人群的H5N2几何平均滴度(GMT)(中和抗体实验)高于其他地区的居民两组人群;以≥1:40为阳性判断疫区职业人群的阳性率高于其他地区居民,且50岁以上人群的滴度高于小年龄人群。中国台湾对2012年的670名职业人群(活禽销售和养殖人员各335人)和577名一般人群采用血凝抑制实验进行血清抗体检测,结果显示活禽销售人员的抗体阳性率为2.99%,养殖人员的阳性率为1.9%,一般人群为0.35%。上述结果显示人群存在隐性感染H5N2禽流感病毒的可能。

同时中国台湾还对人群H7N3和H6N1抗体进行了检测,结果显示活禽销售人员的H7N3抗体阳性率为0.6%,养殖人员的阳性率为1.19%,一般人群的阳性率为0.17%。而人群中H6N1抗体仅在禽类养殖人员中检测到1例HI滴度为1:40,其余均未超过1:10。但在2013年台湾在1例ILI年轻女性病例检测到H6N1的感染。

关于H10N8和H5N6亚型的禽流感病毒人群血清学研究尚未有报道。

第六节　预防控制措施

禽流感作为一种动物源性传染病,主要在禽类中循环传播,偶然情况下可通过接触禽类或禽类污染的环境等方式跨种属感染人类。人类病例发病呈散在分布,人人传播效率低,具有一定的家庭聚集性。因此,人感染禽流感的预防应从禽类健康、个人健康行为、社会环境和人用禽流感疫苗等多个方面采取综合措施。

一、家禽免疫接种

禽流感病毒主要在禽类中传播,并可通过突变和重组等方式产生新的亚型。因此,给家禽进行免疫接种,一方面能够预防家禽感染,防止患病家禽将病毒传播给人类;另一方面,也能够降低禽流感病毒在家禽中重组产生新病毒的可能。

我国采取免疫接种策略控制家禽中禽流感的感染。我国已自行研制出H5N2灭活疫苗、H5N1基因重组灭活疫苗、H5亚型禽流感重组禽痘病毒活载体疫苗等,可分别用于鸡、水禽、肉禽的疫苗免疫接种,满足不同禽类的免疫需要。相对于病禽扑杀造成的经济损失,采取家禽疫苗接种措施更加经济有效,且低致病性禽流感感染的禽类很难从外表识别,更加凸显疫苗接种的重要意义。中国政府还出台政策资助疫苗生产,为因病扑杀的家禽提供经济补偿等。虽然家禽免疫策略已经生效,显著降低了家禽H5N1的感染率和人类感染病例的发病数,但是目前仍无法根除H5N1在家禽中的传播。家禽免疫接种可能导致的禽类无症状带毒,使通过家禽免疫策略降低人感染机会的效能,仍存在较大争议。

二、高危人群与公众预防

养鸡、售鸡、宰杀等职业涉禽人员是禽流感感染的高危人群,慢性病患者和访问活禽市场是感染H7N9禽流感病毒的危险因素。加强对公众禽流感防控知识的宣传有助于降低禽流感感染的风险,如H7N9流行期间,公众光顾活禽市场的比例大幅下降,从第一次调查的53.8%大幅下降到第二次调查的27.7%。

梅树江等调查发现禽类从业人员知晓人感染禽流感病毒途径的仅43.1%。卫生知识的缺乏和过度自信会导致禽流感感染风险的增加。应重点加强涉禽人员的防护知识宣传,切断禽流感的传播途径。与高致病性禽流感H5N1不同,H7N9仅导致禽类发生轻微的疾病。因此,必须反复强调,即使与外表健康的禽类接触也要采取个人卫生措施。

三、改善社会环境

农村水禽、旱禽、家畜的混养，以及活禽批发/零售市场模式，可能为禽流感病毒之间，以及禽流感和猪、马等流感病毒之间的基因重组创造良好的混合环境，促进新型流感病毒的产生，一旦病毒变异适应人体，可造成人类的流感大流行。实行集中养殖、集中屠宰、集中运输，以及生鲜禽销售模式，将能最大程度的降低禽流感重组和感染人类的风险。

中国采取了一系列的措施控制 H7N9 禽流感的暴发。如关闭活禽市场，使发病数降低了 97% ~ 99%。虽然关闭活禽市场暂时控制了疫情，但是鉴于中国禽类养殖和销售系统现状，关闭活禽市场难以持续。其他同样有效但是更具持续性的活禽市场管理措施，如，定期休市、活禽不过夜、涉水和非涉水禽类分隔销售等，可考虑作为优先采取的防控措施。

四、感染控制

（一）院内感染控制

H7N9 禽流感病毒因具有双受体（α-2，3 和 α-2，6）结合特性，比 H5N1 更容易感染人体。因此，医院内需要采取严格的感染控制措施。H7N9 病例发病2 周后仍会有病毒排出，抗病毒治疗可能并不能降低病毒滴度，尤其是病毒出现耐药性突变时。因此，感染控制措施应持续直至病毒不再检出。除了预防呼吸道传播，还要预防接触传播，因为可能高达67% 的病例存在粪便排毒。

相对而言，H5N1 禽流感病毒感染人体的效率较低，院内感染风险也较低。即使没有采取合适的隔离措施，院内被感染的危险也并不高。如越南是人禽流感疫情重灾区，但是 WHO 国际禽流感调查组对越南河内和胡志明市参与人感染禽流感救治的医疗卫生工作人员进行流行病学和血清学调查，均未发现被 H5N1 感染的证据。但是，有研究报道了可能的 H5N1 有限人传人的案例，因此，医务人员仍要注意加强个人保护意识，进行有效防护，严格实行各项隔离治疗措施。

（二）密切接触者管理

长时间、无防护地密切接触禽流感病例，如同居、床边护理等，存在被感染的风险。Liao Q 等对中国 2005—2008 年 H5N1 病例的密切接触者的血清学研究发现，2.3% 的未采取任何个人防护措施的密切接触者，血清中检出了 H5N1 特异性抗体。虽然目前为止仍没有禽流感病毒能够持续人传人的证据，但是 H5N1 和 H7N9 有限人传人的案例均屡有报道。因此，对禽流感病例的密切接触者，应采取足够长时间的医学观察（一般为 7 天），一旦出现异常症状应立即采取医学处置措施。

五、人禽流感疫苗

当前的人用季节性流感疫苗（预防 H1N12009、H3N2 和 B 型流感）不能诱导产生针对禽流感病毒（H5N1、H7N9 等）的交叉抗体。由于禽流感对人类健康的威胁和导致流感大流行的潜力，人禽流感疫苗的研制和储备十分重要。WHO 推荐各国不断增强流感疫苗研制和生产的能力，缩短新型流感病毒出现到疫苗上市的时间间隔，以应对包括禽流感在内的新型流感病毒的大流行威胁。世界许多国家，包括中国、美国、日本、瑞士、英国等，均对人用禽流感疫苗进行了战略储备。

人用禽流感疫苗研究众多，剂型多样。传统制作工艺的有灭活疫苗、减毒活疫苗等。灭活疫苗安全性好，佐剂的选择和使用对其十分重要，能够起到减少抗原用量和增强免疫效果的作用；减毒活疫苗通常通过鼻内滴注或喷雾使用，便宜易生产、使用方便，但存在反毒和病毒重组的风险。新兴制造工艺有以蛋白为基础的重组疫苗、类病毒颗粒等，如使用杆状病毒感染昆虫细胞大量表达所需的病毒目的蛋白，刺激机体产生免疫力。也有学者以腺病毒为载体生产人用禽流感疫苗的尝试。DNA 疫苗则从基因水平拓展了人用禽流感疫苗的生产方式。为应对流感毒株的不断变异，很多学者致力于通用流感疫苗的研究，选择流感病毒更为保守的 M2e、核蛋白、基质蛋白、HA 茎部等区域制作对不同型别流感病毒均具有免疫作用的疫苗。

（一）灭活疫苗

包括包含和不包含佐剂的灭活裂解病毒、亚单位和全病毒疫苗。疫苗的种子病毒通常由反向遗传技术生成，出于安全原因对 HA 基因进行修饰，移除多元裂解位点，内部蛋白基因通常来自 A/Puerto Rico/8/34（PR8，H1N1）。HA 和 NA 基因则来自于 H5N1 等目标病毒。

1. 不含佐剂的灭活裂解病毒和亚单位疫苗

2006 年，Treanor 等对最早研制的不含佐剂的灭活亚病毒粒子 H5N1 疫苗之一，进行了安全性和免疫原性评价，使用的原型株为 A/Vietnam/1203/2004（H5N1），为属于分支 1 的人类分离株。多中心、随机、双盲、安慰剂对照临床试验包含 451 名健康成人

（18～64岁），分别接受2个剂量的肌内注射（90、45、15或7.5μg的HA抗原或安慰剂）。结果显示，疫苗安全性良好，但是在接受两针最高剂量（90μg）的受试者中仅有58%的人中和抗体应答达到保护性水平。由于疫苗剂量过大，难以生产足够的量以满足全球的需求。但是，该疫苗被美国FDA批准用于一线工作人员和H5N1感染的高危人群。该疫苗也是美国批准的第一个禽流感疫苗。

疫苗接种者的抗体水平在第二针接种后的6个月显著降低，因此，研究者在接种第二针的6个月后对337名受试者接种了第三针。发现抗体水平被激发，接种90μg和45μg剂量的受试者中，分别有78%和67%的人抗体达到保护性水平。虽然第三针后中和抗体在高水平持续了5个月，但是接种针次和剂量过多使得该疫苗在时间和经济成本上都不能作为大流行应对的最优选择。因此，使用佐剂降低剂量引发了广泛的兴趣。

2. 含佐剂的灭活裂解病毒和亚单位疫苗

（1）矾/铝：在美国矾（铝氢氧化物或磷酸盐）是唯一批准的可用于人类疫苗的佐剂。但是，以矾为佐剂的灭活流感疫苗的效果差异很大，从中等效果到无效的报道都有。一个在300名受试者（18～40岁）中开展的随机、非盲、I期临床试验，评价了接种两针次的，6种剂量（7.5μg，15μg和30μg的HA）和佐剂（包含或不包含矾）配伍的灭活裂解H5N1流感疫苗（A/Vietnam/1194/2004，NIBRG-14）。所有配伍的疫苗均有良好的耐受性，但是仅仅含佐剂的最高剂量组（30μg）中得到了67%的血清阳转率，但是并没有达到统计学显著性。Bernstein等在394名成人（18～64岁）中再次测试了这个疫苗，添加的氢氧化铝也没有在任何剂量组（15μg，30μg和45μg）改善抗体应答。

在两个随机、多剂量、平行设计的多中心临床试验中（I期和II期），分别有400名18～64岁的健康成人，接受两针次的7.5或15μg HA（包含或不包含矾）的疫苗（A/Vietnam/1194/2004）（I期），和两针次的30μg或45μg HA（含铝佐剂）的疫苗（II期）。I期试验结果表明，疫苗配伍的免疫原性差，免疫应答水平在接种6个月后降低到了免疫前水平，接种第三针后抗体滴度才恢复到接种第二针后的水平。但是在II期试验中，免疫应答在初次免疫后持续了长达6个月。抗体的持续在大流行时对于降低疾病第二波和第三波的影响十分重要。值得注意的是，这些疫苗配伍还能够对抗原有差异的分支2的

H5N1病毒产生交叉保护的中和抗体。

该疫苗在婴儿和儿童（6个月～9岁）中也得到了好的结果。30μg和45μg的HA激发了强烈的免疫应答，98%以上受试者的微量中和抗体（MN）滴度高于1∶20，95%以上受试者的血凝抑制滴度高于1∶32，85%的儿童接种后MN抗体滴度维持在1∶20以上长达6个月。此外，同样对2.1分支的病毒产生了稳健的交叉反应的血凝抑制抗体。类似的，一项在180名儿童（6个月～17岁）进行的II期临床试验中，接种两针30μg剂量的氢氧化铝佐剂的H5N1流感疫苗（NIBRG-14）后，79%的受试者出现血清应答。虽然疫苗的剂量高，但证明了铝盐在婴儿和儿童中的安全性，这些数据十分重要，因为儿童必须要纳入流感免疫接种计划。

尽管在老鼠、雪貂和猕猴的实验中铝佐剂具有显著的抗原节约效果，临床试验却表明，虽然安全，但是铝佐剂不能明显或持续改善人体对裂解病毒流感疫苗的免疫应答。原因尚不清楚，可能与某些因素有关，包括HA对佐剂的吸附力度，抗原与佐剂的比例，佐剂制备与间液的交互作用等。

（2）水包油佐剂MF-59：和铝盐不同，水包油乳化液在人体中能够对灭活H5N1疫苗产生显著的佐剂效应。Stephenson等评价了一种使用MF59作为佐剂的低致病性H5N3病毒（A/duck/Singapore/1997）疫苗的免疫原性。18～40岁的健康受试者接受两针次的含有7.5、15或30μg HA的疫苗（含或不含佐剂）。虽然耐受性好，但所有不含佐剂的疫苗的免疫原性均差。而使用MF59作为佐剂的疫苗则符合了人用药品委员会（CHMP）对免疫原性的3项标准。随访16个月后，抗体滴度降低到保护水平之下，但是经过一个剂量（7.5～30μg）的含MF59佐剂的疫苗加强后，抗体应答即重新达到保护性水平。研究者同时还检测了受试者的血清对1997年之后其他分支中抗原性有差异的H5N1流感病毒的免疫反应，结果检测到了对A/Hong Kong/213/03，A/Thailand/16/04和A/Vietnam/1203/04的交叉反应的中和抗体。这种诱导的交叉反应在大流行的早期应对中至关重要，因为我们无法预测哪个毒株会导致大流行。Stephenson等还评价了在使用H5N3疫苗之后，用H5N1疫苗加强免疫的效果。他们对6年前接种过H5N3（A/duck/Singapore/1997）疫苗的受试者，再接种两针7.5μg剂量的含MF59佐剂的灭活H5N1疫苗（NIBRG-14，分支1）。结果曾接种过含MF59佐剂的H5N3疫苗者被诱导出的免疫应

答在早期反应和交叉反应抗体持续（6 个月）上均显著优于曾接种无佐剂 H5N3 疫苗者以及从未接种过 H5N3 疫苗者。表明既产生了针对 H5N3，又产生了针对不同 H5N1 分支的禽流感病毒的高低度的中和抗体。作者推测这可能是因为加强免疫诱导了免疫记忆 B 细胞池，使之更加快速和有效的扩张。这种"初步免疫—加强免疫"的模式可诱导长期的免疫记忆，使得一个剂量的加强免疫就能刺激机体再次达到保护水平。这很可能是未来流感大流行时保护人群的一个有效的方法。

MF-59 佐剂的疫苗在其他年龄的人群中也得到了相似的验证。如在 18～60 岁的成人和 60 岁以上的老人，临床试验也均表明，灭活的 MF59 佐剂的 H5N1 分支 1 亚单位疫苗能够产生满意的血清保护率。6 个月后加强同样能够再次激发免疫应答达到血清保护水平，并且同样能够诱导对 H5 其他分支的交叉免疫。当使用不同分支的（2.2）H5N1 疫苗作为加强免疫时，3 周后对两种禽流感病毒的血清阳转率均达到保护性水平。说明在这两个年龄组人群中，同样使用"初步免疫和加强免疫"策略。在 6 个月至 17 岁的儿童中，其安全性和免疫原性也同样得到了证明。

一项在美国进行的多中心、随机、双盲 Ⅱ 期临床试验，评价了一种灭活 H7N9 疫苗的不同剂量和佐剂（MF59）配伍的安全性和免疫原性。发现无佐剂疫苗的免疫原性差，添加 MF59 佐剂的疫苗（3.75μg 剂量）使 59% 的受试者发生血凝抗体血清阳转，82% 的受试者出现中和抗体阳转。加大接种剂量并不能刺激更强的免疫反应。

AS03：灭活裂解病毒 H5N1 分支 1 疫苗，在 400 名成人（18～60 岁）的临床试验中，在任何 HA 剂量上（3.8μg、7.5μg、15μg 或 30μg）添加 AS03 佐剂，其免疫原性均显著优于不添加佐剂，且安全性良好。其中，3.8μg HA+AS03 佐剂的 H5N1 疫苗诱导产生的抗体滴度最高，并能够产生针对其他分支 H5N1 病毒的交叉抗体。该疫苗由 GlaxoSmithKline 生产，在欧洲、中东、非洲、马来西亚和中国香港注册。该疫苗还被欧盟批准用于 18～60 岁成人对 H5N1 禽流感的主动免疫。

临床和临床前研究都表明，添加 AS03 佐剂的裂解病毒流感疫苗在人体中具有良好的安全性和免疫原性。只需要 3.8μg 的 HA 剂量，就能够诱导产生针对疫苗株的中和抗体和针对其他分支 H5N1 病毒的交叉反应抗体，激发人体的记忆 B 细胞和 CD4T

细胞。

Jackson 等在美国进行了一项 980 名受试者（19～64 岁）参与的 Ⅱ 期临床试验，评价一种灭活 H7N9 疫苗的安全性和免疫原性。结果发现，接种添加 AS03 佐剂 H7N9 疫苗的受试者，84% 的人血凝抑制抗体滴度达到 40 或以上，高于接种添加 MF59 佐剂的受试者（57%），而接种不含佐剂疫苗的受试者，抗体滴度达到 40 或以上的人只有 2%。

（3）ISCOMATRIX：ISCOMATRIX 是一种微粒佐剂，包含一个笼状结构，由胆固醇、磷脂和皂素构成。它能够将疫苗抗原运送至淋巴结，通过诱导 Th1 和 Th2 的应答，以及将抗原交叉递呈给 CD8 细胞，来激活免疫反应。

以 ISCOMATRIX 为佐剂的疫苗，已经被证实能够在多种动物模型和人体内，诱导产生针对病毒、细菌、寄生虫或肿瘤等多种抗原的强烈的抗原特异性细胞或体液免疫。许多以 ISCOMATRIX 为佐剂的疫苗已经完成了人体临床试验评价。

3. 鸡胚培养的全病毒疫苗

全病毒疫苗的灭活，通常使用福尔马林或者 β 丙内脂。第一个鸡胚培养的全病毒疫苗（H5N1 分支 1，NIBRG-14）的临床试验表明，该疫苗耐受性好，达到了 CHMP 关于每年季节性流感批准的 3 个条件。一年后的随访研究表明，使用 6μg HA+氢氧化铝佐剂的 H5N1 全病毒疫苗进行加强，安全有效，且抗体水平达到了欧洲药委会（EMEA）的标准。该疫苗在 60 岁以上老年人群和儿童中也被证明安全有效。且该疫苗还能够诱导产生对分支 2 H5N1 病毒的交叉免疫。在老年人中还诱导产生了对季节性 H1N1（A/SolomonIslands/13/2006-like）的交叉免疫，提示了早先接种季节性流感疫苗的重要意义。该全病毒疫苗（含 6ugHA 和铝佐剂）于 2007 年 6 月被匈牙利批准使用。

4. 细胞培养的全病毒疫苗

Ehrlich 等研究了 Vero 细胞培养的 H5N1 分支 1 全病毒疫苗不同剂量和是否加入矾佐剂配伍的安全性和免疫原性，发现 7.5μg 非佐剂的配伍效果最佳，诱导产生了特异性中和抗体，以及对分支 0 和分支 2.1 的交叉免疫抗体。初次免疫后的抗体持续同样不久，但是加强免疫同样能够很好地刺激机体快速再次产生保护性免疫。细胞免疫方面，该疫苗激活了同源的 CD4+T 细胞免疫，且持续了 6 个月，跨分支和跨亚型（H1N1）的细胞免疫应答也被激活。研究表明，该疫苗在成人和老年人中安全、耐受性好，能够诱导产生对同源和异源病毒的体液和细胞免疫。

Bart 等报道在健康成人中进行的 I 期临床试验，评价了 4 种 H7N9 疫苗配伍的安全性和免疫原性。疫苗由细胞培养结合病毒种子合成技术制造，生产工艺快于传统的疫苗生产方式。研究发现，添加 MF59 佐剂的疫苗的安全性和免疫原性良好。

（二）减毒活疫苗

减毒活流感疫苗（LAIV）的优点是能够模拟自然感染时，病毒在上呼吸道的复制，诱导黏膜 IgA、血清 IgG 和细胞免疫等多重免疫应答。相对灭活亚单位或裂解疫苗，减毒活疫苗便宜、易生产。且通过鼻内滴注或喷雾使用，非常方便。缺点是，可能存在病毒反毒和与流行病毒重组的风险。减毒活流感疫苗目前在美国、俄罗斯等国家批准用于特定人群。生产过程中通过内部基因的修饰，使其冷适应（ca）、温度敏感（ts）和减毒。从而仅能在温度较低的上呼吸道复制，而不能适应下呼吸道较高的体温，保证安全性。

H5N1 减毒活疫苗的研制充满挑战。H5N1 分支 1（A/Vietnam/1203/2004）减毒活疫苗在老鼠试验中表现出了良好免疫原性和交叉保护性，在雪貂中产生了中度的免疫保护，但是该疫苗在人体的复制却受到了限制，仅能产生低滴度的抗体应答。

俄罗斯批准使用了一种 H5N2 减毒活疫苗（A/Leningrad/134/17/57ca/ts）。II 期临床试验表明，该疫苗安全耐受性好，47%～55% 的受试者对同源病毒产生了 4 倍以上的抗体增长，29%～31% 的受试者对 H5N1 产生了交叉免疫反应。受试者的鼻腔分泌物中也产生了显著高的抗体滴度。受试者外周血中流感特异的 CD4+ 和 CD8+ 记忆/效应 T 细胞水平也出现了增长。

Rudenko 等报道了一项随机、双盲、安慰剂对照 I 期临床试验，评价一种冷适应和温度敏感的 H7N3 减毒活疫苗的安全性、耐受性和免疫原性。结果表明，该疫苗安全、耐受性好。50%～60% 的减毒活疫苗接种者的鼻拭子中检测到了病毒 RNA，而安慰剂对照者中则没有检测到。没有发现因接种疫苗导致的病毒的人人传播。86.2% 的疫苗接种者诱导产生了血清和（或）局部免疫抗体，以及 CD4+ 和 CD8+ 记忆 T 细胞，且产生的抗体能够与 H7N9 禽流感病毒产生保护性免疫反应。

（三）蛋白为基础的重组疫苗

杆状病毒以宿主范围狭窄为特点，能够导致特定的昆虫的死亡，但是不能在哺乳动物细胞中复制。杆状病毒能够转换一系列的哺乳动物细胞，使用重组杆状病毒在昆虫细胞中表达蛋白是一种方便快捷的生产大量 HA 蛋白的方式，以用于流感疫苗的生产。可作为目前以鸡胚生产灭活流感疫苗的替代方法。

杆状病毒表达的重组季节性 HA 疫苗的安全性和免疫原性已经得到临床试验的证明。杆状病毒表达的重组 H5 疫苗（clade 0，A/Hong Kong/156/1997）也被临床试验证明耐受性好，但是只有 52% 的受试者产生了中和抗体。随访研究发现，8 年后使用灭活亚病毒粒子的 H5N1 分支 1 疫苗进行加强免疫后，产生了对 H5N1 分支 0、1 和 2 病毒的血清抗体。

（四）类病毒颗粒

类病毒颗粒（VLP）是一种高度组织化的颗粒，由自装配的病毒结构蛋白产生。这种病毒结构蛋白因为缺少病毒基因组和完整的病毒蛋白而不具有感染性。类病毒颗粒能够模拟活病毒诱导产生稳健的体液和细胞免疫应答，可使用杆状病毒表达系统和昆虫细胞大批量生产。将表达 3 种（HA，NA and M1）或 4 种（HA，NA，M1 and M2）流感结构蛋白的重组杆状病毒感染昆虫细胞，可以生产出重组流感类病毒颗粒。

Khurana 等在 I/IIa 期随机、安慰剂对照临床试验中评价了一种 H5N1（A/Indonesia/05/2005）类病毒颗粒疫苗的安全性和免疫原性。结果表明，该疫苗耐受性好，能够产生特异性免疫和对其他分支 H5N1 病毒的交叉免疫，但是免疫原性还需得到进一步的提高。

Fries LF 等 2013 年报告，已完成一种重组 H7N9 类病毒颗粒疫苗的 I 期人体试验。该疫苗使用重组杆状病毒在昆虫细胞中生产 A/Anhui/1/13（H7N9）的类病毒颗粒。该疫苗整合了 A/Anhui/1/13 病毒的 HA 和 NA，以及 A/Indonesia/5/05 病毒的 M1 蛋白。包含 284 名成人的随机、单盲（观察者盲）、安慰剂对照的临床试验结果表明，该疫苗具有良好的安全性。接受 15μg 和 45μg HA 剂量的无佐剂类病毒颗粒疫苗的受试者中，仅有 5.7% 和 15.6% 的人发生了血清阳转，而接受 5μg HA 剂量以 ISCOMATRIX 为佐剂的类病毒颗粒疫苗的受试者，血清阳转率则达到 80.6%。

植物造类病毒颗粒是 D'Aoust 等报道了一种植物生产技术，可在 1 个月内生产出疫苗。该方法已经用于多个流感病毒 HA 类病毒颗粒疫苗的生产。该方法将 HA 基因克隆进一个载体，在 Nicotina benthamiana 植物里进行短暂的表达，然后使用生化技术释放出类病毒颗粒，并进行纯化。

这种类病毒颗粒疫苗的免疫原性已经在老鼠和雪貂中进行了评价。在老鼠中诱导产生了较强的抗体应答，使接受致死剂量病毒感染的老鼠受到免疫保护。在雪貂中加入矾佐剂的 H5 类病毒颗粒也诱导产生了较强的对同源性病毒的抗体应答和对异源 H5N1 病毒的交叉反应。能够降低病毒滴度和预防病毒感染所致的病理改变。Ⅰ期临床试验也表明，一种矾佐剂的 H5（A/Indonesia/05/2005）类病毒颗粒疫苗耐受性好，血凝抑制和微量中和实验均在 91.7% 的受试者中检测到了免疫应答。

（五）DNA 疫苗

质粒 DNA 疫苗是传统疫苗生产方法的另一种替代。其优势在于，非感染性和不可复制性，没有活病毒的安全性忧虑。质粒 DNA 疫苗非常稳定，可用大肠杆菌发酵工艺进行大量生产。将编码抗原的质粒 DNA 注射进肌肉或真皮后，被转染的细胞会表达相应的蛋白，然后被免疫系统处理和递呈，激活抗原特异的 CD8+ 和 CD4+T 细胞。同时 DNA 疫苗也能诱导长期免疫记忆。

DNA 疫苗在动物实验（老鼠、雪貂和非人灵长类）和季节性流感、大流感的临床试验中均取得了好的研究结果。但是，该疫苗同样需要佐剂加强免疫反应，然而蛋白基础类疫苗适用的佐剂却并不适合于质粒 DNA 疫苗。一种第二代阳离子脂质基础的悬液，VaxfectinR，被证明既适用于蛋白基础的疫苗，也适用于质粒 DNA 疫苗。

Smith 等在双盲、安慰剂对照的 Ⅰ 期临床试验中，对使用该佐剂的质粒 DNAH5（A/Vietnam/1203/04）疫苗进行了评价。其中一种疫苗仅包含 HA 一种成分，另一种疫苗则包含 HA、核蛋白（NP）和 M23 种成分，以拓展抗体应答谱。两种疫苗均具有良好的耐受性。

仅含有 HA 一种成分的疫苗，在 47% 的受试者中诱导产生了血凝抑制抗体（高于 1:40），部分受试者还产生了对 0 分支和 2.2 分支的 H5N1 病毒的交叉免疫。75%~100% 的受试者在免疫 182 天后产生了分泌干扰素 γ 的 H5 特异 T 细胞。含有 3 种成分的疫苗，诱导的血凝抑制抗体应答率较低（≤20%），但是在 56 天时确实产生了对多个抗原成分的抗体和/或 T 细胞免疫应答。

此外，使用质粒 DNA 疫苗进行初步免疫，再使用其他传统疫苗进行加强免疫，同样能够产生良好的加强免疫效果。

DNA 疫苗表明，基因方法不仅能够制造与传统方法类似效果的疫苗，还为针对流感病毒更加保守的部位，如 HA 的茎部，制造疫苗提供了技术可能。

（六）腺病毒载体疫苗

腺病毒有许多适合作为疫苗载体的特点。特定的腺病毒没有传染性，但能够感染分化和未分化细胞，在真核细胞内高水平表达目标基因，并且不会整合到宿主基因组中去。腺病毒稳定，能够在合适的细胞系内高浓度生长。

已经有一系列的研究证明了基于腺病毒载体的鼻用疫苗的有效性，疫苗涵盖了许多流感病毒亚型，其中也包括 H5N1。

Alexander 等生产并评价了一种重组复制腺病毒 4 为载体的 H5HA 疫苗（A/Vietnam/1194/2004）。这种疫苗在存在腺病毒 4 特异中和抗体的小鼠体内，诱导产生了 H5 特异的血凝抑制抗体和细胞免疫应答。双盲、安慰剂对照的 Ⅰ 期临床试验结果表明，该疫苗安全，在家庭密切接触者间传播效率低，能够诱导细胞免疫反应，但是产生的抗体应答很弱。使用传统的灭活裂解病毒疫苗进行一针加强免疫后，70% 以上的受试者血凝抗体滴度达到 1:40 以上。

（七）通用疫苗

流感病毒的抗原性多变，新病毒的出现会导致原有流感疫苗的失效，如果能够针对流感病毒保守区域的蛋白设计流感疫苗，则可以用一种疫苗预防大多数的流感病毒。M2 蛋白的胞外部分（M2e）就是这样的靶标之一。M2 蛋白是一个跨膜离子通道，在合适的结构和特定模式下，针对 M2e 区域的抗体可具有保护性。如，在老鼠当中，针对 M2e 的免疫能够对许多流感病毒产生保护性，但是在其他动物模型中则不行。而且，人体自然感染之后并不产生 M2e 抗体。尽管如此，还是有一些学者进行了 M2e 疫苗的临床试验。其他通用疫苗设计的靶标还包括，核蛋白、HA 上更为保守的区域和多聚酶蛋白，这些可以提供 T 细胞介导的免疫保护。

有研究者设计了一种新型改良的安卡拉痘苗病毒（MVA）作为载体，表达在所有流感病毒亚型中保守的核蛋白和基质蛋白，用这种疫苗刺激 T 细胞的交叉免疫。Ⅰ 期临床试验表明，该疫苗能够抑制病毒排出和预防流感疾病。此后的一项小样本的 Ⅱa

期试验表明,接种一针后,疫苗就诱导产生了显著增高的对核蛋白和M1蛋白的T细胞应答水平。但是该疫苗仍需在更大样本的人群中(包括老人和儿童)进行安全性和免疫原性的评价。

单克隆抗体研究发现,在HA的茎部有一个区域,在许多HA亚型之间保守。一些研究者针对该表位作为免疫原设计疫苗。在众多的人类抗体中,CR6261和F10研究的最多,它们识别HA上相同的保守区域,能够中和第一类HA,包括H1、H2、H5和H9亚型,在老鼠模型中的保护性好。类似的人类抗体CR8020,对第二类HA有广泛的活性,在体外能够中和H3、H7、H10病毒,在老鼠模型中能够提供对H3和H7病毒的保护。S139/1是第一个报道的能够同时中和第一类和第二类病毒的抗体,它与HA1结合,感染病毒的附着有关。从血浆细胞中分离到的中和抗体F16,能够识别所有16种亚型的HA,第一类和第二类流感病毒均能中和,在老鼠和雪貂模型中具有保护性。这些数据表明,如果能够设计免疫原产生类似的抗体,将能够提供比现有疫苗范围更广的免疫保护。

由于人感染禽流感目前仍处于高度散发状态,对一般公众来说,预防的重点仍应放在养成良好的健康行为习惯,如不要接触病死禽、野禽及其污染的物品,尽量少接触家禽及其污染的物品,如必须要接触时,做好接触防护和呼吸道防护,如戴手套、口罩等。勤洗手、勤消毒,一旦接触禽类后出现异常症状要及时就医,并主动告知医生禽类接触史。

政府应着力营造禽类养殖和销售的良好模式,保证生物安全,避免家禽、家畜散养、混养、混合销售等,不给禽流感病毒之间,以及禽流感与其他种属流感病毒之间的重组创造适宜的环境,防止新型流感病毒甚至是大流行流感病毒的产生。

目前,人禽流感疫苗尚不推荐进行普遍接种,但是人禽流感疫苗研究的不断进展,将为今后快速制造应对禽流感流行甚至是流感大流行的疫苗提供十分重要的技术支持和实践经验。

(霍翔 祁贤 许可 朱凤才 编,余宏杰 审)

参 考 文 献

1. Tong S, Zhu X, Li Y, et al. New world bats harbor diverse influenza A viruses. Plos Pathogens, 2013, 9(10): 1078-1084.

2. Qin Y, Horby P W, Tsang T K, et al. Differences in the Epidemiology of Human Cases of Avian Influenza A(H7N9) and A(H5N1) Viruses Infection[J]. Clinical Infectious Diseases, 2015, 61(4): 563-571.

3. Bao C J, Cui L B, Zhou M H, et al. Live-animal markets and influenza A(H7N9) virus infection. New England Journal of Medicine, 2013, 368(24): 2337-2339.

4. Abolnik C. A current review of avian influenza in pigeons and doves (Columbidae). Veterinary Microbiology, 2014, 170(3-4): 181-196.

5. Belser J A, Gustin K M, Pearce M B, et al. Pathogenesis and transmission of avian influenza A(H7N9) virus in ferrets and mice. Nature, 2013, 501(7468): 556-559.

6. Richard M, Schrauwen E J, de Graaf M, et al. Limited airborne transmission of H7N9 influenza A virus between ferrets. Nature, 2013, 501(7468): 560-563.

7. Zhu H, Wang D, Kelvin D J, et al. Infectivity, transmission, and pathology of human-isolated H7N9 influenza virus in ferrets and pigs. Science, 2013, 341(6142): 183-186.

8. Chan M C, Chan R W, Chan L L, et al. Tropism and innate Host responses of a novel avian influenza A H7N9 virus: analysis of ex-vivo and in-vitro cultures of the human respiratory tract. Lancet Respir Med. 2013, 1(7): 534-542.

9. Cowling B J, Jin L, Lau E H, et al. Comparative epidemiology of human infections with avian influenza A H7N9 and H5N1 viruses in China: a population-based study of laboratory-confirmed cases. Lancet, 2013, 382(9887): 129-137.

10. Yu H, Wu J T, Cowling B J, et al. Effect of closure of live poultry markets on poultry-to-person transmission of avian influenza A H7N9 virus: an ecological study. Lancet, 2014, 383(9916): 541-548.

11. World Health Organization. H5N1 highly pathogenic avian influenza: Timeline of major events. (accessed 20 September 2015). Available at: http://www.who.int/influenza/human_animal_interface/H5N1_avian_influenza_update

12. World Health Organization. Cumulative number of confirmed human cases of avian influenza A(H5N1) reported to WHO, 2003-2015. (accessed 17 July 2015). Available at: http://www.who.int/influenza/human_animal_interface/H5N1_cumulative_table_archives/en/index.html.

13. Riel D V, Munster V J, Wit E D, et al. H5N1 Virus Attachment to Lower Respiratory Tract. Science, 2006, 312(5772): 399-399.

14. Le Q M, Kiso M, Someya K, et al. Avian flu: isolation of drug-resistant H5N1 virus. Nature, 2005, 437(7062): 1108.

15. Hu Y, Lu S, Song Z, et al. Association between adverse clinical outcome in human disease caused by novel influenza A H7N9 virus and sustained viral shedding and emergence of antiviral resistance. Lancet, 2013, 381(9885): 2273-2279.

16. Russell R J, Haire L F, Stevens D J, et al. The structure of H5N1 avian influenza neuraminidase suggests new opportu-

nities for drug design. China Prescription Drug, 2006, 443 (7107):45-49.

17. Iwata K, Doi A, Ohji G, et al. Effect of neutrophil elastase inhibitor (sivelestat sodium) in the treatment of acute lung injury (ALI) and acute respiratory distress syndrome (ARDS): a systematic review and meta-analysis. Internal Medicine, 2010, 49(22):2423-2432.

18. Zhang Q, Shi J, Deng G, et al. H7N9 influenza viruses are transmissible in ferrets by respiratory droplet. Science, 2013, 341(6144):410-414.

19. Xu J, Lu S, Wang H, et al. Reducing exposure to avian influenza H7N9. Lancet, 2013, 381(9880):1815-1816.

20. Wu D, Zou S, Tian B, et al. Poultry farms as a source of avian influenza A (H7N9) virus reassortment and human infection. Scientific Reports, 2015, 5:7630.

21. Butler D. Urgent search for flu source. Nature, 2013, 496 (7444):145-146.

22. Zhou J, Wang D, Gao R, et al. Biological features of novel avian influenza A (H7N9) virus. Nature, 2013, 499(7459): 500-503.

23. Jennings L C, Monto A S, Chan P K, et al. Stockpiling prepandemic influenza vaccines: a new cornerstone of pandemic preparedness plans. Lancet Infectious Diseases, 2008, 8(10):650-658.

24. Ledgerwood J E, Wei C J, Hu Z, et al. DNA priming and influenza vaccine immunogenicity: two phase 1 open label randomised clinical trials. Lancet Infectious Diseases, 2011, 11 (12):916-924.

25. Lillie P J, Berthoud T K, Powell T J, et al. Preliminary Assessment of the Efficacy of a T-Cell-Based Influenza Vaccine, MVA-NP+M1, in Humans. Clinical Infectious Diseases, 2012, 55(1):19-25.

26. Ekiert D C, Bhabha G, Elsliger M A, et al. Antibody Recognition of a Highly Conserved Influenza Virus Epitope. Science, 2009, 324(5924):246-251.

27. Yoshida R, Igarashi M, Ozaki H, et al. Cross-protective potential of a novel monoclonal antibody directed against antigenic site B of the hemagglutinin of influenza A viruses. Plos Pathogens, 2009, 5(3):e1000350.

第五章 埃博拉病毒病流行病学研究进展

Progress in Epidemiology of Ebola Virus Disease

摘要

2014 年西非地区暴发了自 1976 年发现埃博拉病毒病以来最大规模的疫情，由于该病传播快、症状重、病死率高，目前尚无安全有效的疫苗和特效治疗药物上市，已成为全球重要的公共卫生问题，引起国内外媒体和公众的广泛关注。此次暴发疫情发病人数多、影响范围广，涉及西非 6 国以及英美等 10 个从未报道人类埃博拉病毒病疫情的国家。中国与非洲国家在劳务、商务、教育、旅游等领域合作紧密，人员往来密切，而且援外医疗队常驻非洲国家，并多批次派出专家和医务人员参与西非埃博拉疫情的防控，加之埃博拉病毒的强传染性和最长可达 3 周的潜伏期，使我国也面临输入埃博拉病毒病的潜在风险。本章综述了埃博拉病毒病的病原学与流行病学特征、临床表现与诊断治疗要点、预防与控制措施，以期能系统、科学地认识埃博拉病毒病，为该病的预防和控制提供基础信息和科学依据。

Abstract

Since its discovery in 1976, the largest outbreak of Ebola virus disease（EVD）took place in West Africa in 2014. The EVD epidemic has become a global public health problem and caused extensive global concern because of its rapid transmission, severe symptoms, high fatality rate, and lack of safe and effective vaccines and effective medicines. This outbreak resulted in a large number of patients and affected a large area including 10 countries, where no human EVD cases were reported before, including Liberia, Guinea, Sierra Leone, Nigeria, Mali, Senegal, the United States and the United Kingdom. China is also at a risk of importing EVD due to the frequent personnel exchanges resulting from cooperation in labor service, business, education, and tourism between China and African countries. Additional risk of importing EVD is via Chinese medical aid for the prevention and control of infectious diseases in effected regions and batches of experts and medical personnel sent to participate in the prevention and control of Ebola outbreak in West Africa. The risk is heightened by the high infectivity and 3-week long incubation period of the disease. This chapter reviewed the pathogenic and epidemiological characteristics as well as clinical manifestations of Ebola virus disease, key points of its diagnosis and treatment, prevention and control measures, so as to systemically and scientifically understand the Ebola virus disease and provide basic information and scientific basis for the prevention and control of the disease.

埃博拉病毒病（Ebola virus disease，EVD）以往称埃博拉出血热（Ebola hemorrhagic fever），是由埃博拉病毒（Ebola virus，EBV）引起的一种急性出血性疾病，主要通过接触病人或感染动物的体液、排泄物以及分泌物等进行传播。EVD 的流行区主要分布于非洲地区，果蝠被认为可能是 EBV 的自然储存宿主。2013 年末，西非地区暴发了自 1976 年发现该病以来规模最大的一次疫情，发病数和死亡数在短短数月内均超历史最高水平，鉴于本次疫情扩散迅速、发病人数上升快、病死率高，流行期间尚无有效的疫苗和治疗药物，WHO 于 2014 年 8 月 8 日宣布此次疫情为"国际公共卫生紧急事件"。国际社会针对西非的暴发疫情采取了一系列援助措施，引起全球媒体和公众的广泛关注。此次疫情波及几内亚、利比里亚、塞拉利昂、尼日利亚、塞内加尔、美国、西班牙、马里、英国和意大利 10 个国家，上述国家除英国在 1976 年报告了 1 例由于污染针头引起的实验室感染外，其他 9 国之前从未报道过人类 EVD 疫情。截至 2016 年 3 月 27 日，此次疫情累计报告发病人数达 28 646 人，其中 11 323 人死亡，是历史上发病和死亡人数最多、影响范围最广、持续时间最长的一次 EVD 暴发疫情。

由于 EVD 的强传染性和最长可达 3 周的潜伏

期,使得该病易于跨境、跨区域传播,给出入境口岸检疫造成困难;随着全球化进程的加快,中国与非洲国家在贸易、劳务、医疗、教育、旅游等领域的合作紧密,人员往来密切,而且多批次派出专家和医务人员抵达 EVD 疫区参与疫情的防控,中国面临输入 EVD 的潜在风险。本文对近年来 EVD 的流行病学研究进展进行综述,以期能较全面、系统地认识 EVD 的流行状况、传播过程和流行特征,为该病的预防和应对策略的制定提供基础信息和科学依据。

第一节　病原学特征

一、埃博拉病毒的发现

1976 年,非洲中部的苏丹和扎伊尔[现在的刚果民主共和国,简称刚果(金)]先后出现一种不明原因的严重出血性传染病疫情,病人主要表现为高热、出血和腹泻等症状,病死率高达 50% 以上;同年 10 月,美国亚特兰大疾病预防控制中心的弗雷德里克·莫非博士从病人体内分离到病毒,并根据扎伊尔暴发地附近的一条埃博拉小河将其命名为"埃博拉病毒"。该病毒属于单股负链 RNA 病毒目(Mononegavirales),丝状病毒科(Filoviridae),与同科的马尔堡病毒同属,均具有高致死率和强传染性的特点。在后续宿主动物的调查研究中,研究人员从 3 种非洲果蝠(锤头果蝠、富氏前肩头果蝠和小领果蝠)的体内检出 EBV 的 RNA 和抗体,提示果蝠很可能是 EBV 的自然储存宿主。从 1976 年发现该病毒至 2014 年西非疫情暴发前,EVD 在非洲地区断断续续发生了 20 余起疫情。除俄罗斯、英国在 2014 年之前有报道过实验室人员被感染的案例外,2014 年的西非疫情首次将 EVD 蔓延到欧美地区的西班牙、美国、英国和意大利 4 个国家。

二、埃博拉病毒的分类

目前已发现五种 EBV 病毒亚型,根据发现地点的不同分别命名,扎伊尔型埃博拉病毒(Zaire ebolavirus,EBOV)于 1976 年在扎伊尔北部城镇被发现,苏丹型埃博拉病毒(Sudan ebolavirus,SUDV)于 1976 年在苏丹南部被发现,莱斯顿型埃博拉病毒(Reston ebolavirus,RESTV)于 1989 年在美国维吉尼亚州莱斯顿的食蟹猴中被发现,塔伊森林型埃博拉病毒(Tai Forest ebolavirus,TAFV)于 1994 年在科特迪瓦的森林中被发现,本迪布焦型埃博拉病毒(Bundibugyoebolavirus,BDBV)于 2007 年的乌干达西部被发现,同一亚型的 EBV 全基因序列差异在 30% 以内。目前,除了 RESTV 对人类只造成隐性感染但不致病外,其他四个病毒亚型对人类都具有致病性,且毒力各不相同:BDBV 感染的致死率约为 40%,SUDV 感染的致死率约为 50%,而 EBOV 感染的致死率最高,大约 70% ~ 90%,TAFV 感染的致死率目前尚不清楚,历史上仅有 1 例报告,而 RESTV 仅在非人类灵长类动物中引发疾病和死亡。

三、埃博拉病毒的生物学特征

EBV 的外形为丝状或杆状,可呈直线型、U 形、6 字形、环形、卷曲形、分支形等多种形态,结构为长管状,直径均一,毒粒长度平均为 1000nm,直径 70 ~ 90nm。EBV 的基因组是线性的、单股负链非分节段的 RNA,全长约为 18.9kb,共编码 7 个结构蛋白和 1 个非结构蛋白,基因排列顺序为:3′-NP-VP35-VP40-GP/sGP-VP30-VP24-L-5′,因缺乏 RNA 聚合酶,基因组本身并无感染性。NP 蛋白可以非特异性地结合 RNA,保护病毒 RNA 在转录和复制中免受核酸酶的攻击;VP35 蛋白是 RNA 聚合酶辅酶,对病毒 RNA 合成起关键作用;VP40 蛋白是 EBV 组装和出芽所必需的蛋白,GP 蛋白是表面糖蛋白,构成囊膜突起,与配体结合并诱导膜融合;VP30 蛋白可结合 RNA,也可与 NP 蛋白的 C 端结合;VP24 蛋白参与构建病毒基质层,并可与病毒囊膜结合,在病毒组装和出芽过程中发挥作用;L 蛋白分子量最大,是 RNA 依赖性 RNA 聚合酶。病毒核衣壳由 NP、VP35、VP30 和 L 蛋白等组成,直径约为 50nm,核衣壳外包被糖蛋白脂双层,囊膜上有病毒 GP 蛋白形成的间隔 10nm 整齐排列的刺突。病毒感染细胞后,在包浆中装配,形成包涵体。病毒装配完成后,通过宿主细胞膜以芽生的形式释放。

EBV 对化学药品敏感,乙醚、去氧胆酸钠、β-丙内酯、福尔马林、次氯酸钠等消毒剂可以完全灭活病毒感染性,足量钴 60 射线、紫外线及 γ 射线也能完全灭活;EBV 在常温下比较稳定,在 60℃ 30 分钟能破坏其感染性。EBV 在血液或病尸中可以存活数周,在4℃条件下存放5周其感染性仍保持不变,在-70℃条件下可长期保存。

四、埃博拉病毒的分子进化特征

研究人员直到2005年才找到EBV感染蝙蝠的直接证据,研究者从非洲锤头果蝠、富氏饰肩果蝠和小领果蝠体内检测到了EBOV核酸序列,并发现其与从病人分离的EBOV毒株位于同一进化分支,以此来推断蝙蝠中流行的EBV比人群中流行的EBV更为原始。2014年前,研究人员从非人类灵长类动物中获取的EBV核酸序列较少,根据仅有的一些序列进行了分子钟遗传进化分析,发现几种亚型在数千年前就开始分化。有研究者对2013年前的97株丝状病毒的基因组进行了共同祖先分析,发现RE-STV和EBOV的共同祖先可能出现在50年前,马尔堡病毒和SUDV的共同祖先则出现在700～850年前。

随着新一代测序等技术的发展,2014年西非疫情暴发后,中国、美国、英国、法国、荷兰等国的传染病防控人员不仅积极协助西非防控EVD疫情,而且也为EBV的科学研究做出了重要的贡献,共测出了近千条EBV的全基因组序列,为EBV的分子进化特征研究、疫苗和治疗药物的研制等方面做了很好铺垫。通过对这近千条序列分析,发现这次流行的EBOV毒株与之前流行的EBOV毒株序列差别较大,提示可能在10年前EBV就已经从中非传入了西非,随后在西非地区缓慢循环进化。分子钟分析发现此次疫情波及范围广、影响人群大,导致疫情发生初期的基因多态性不断增加,积累的突变位点也较多,但它们在传播过程中逐渐消除了有害突变位点,其整体分子进化速率跟以往相比还是相对一致。

第二节 流行病学特征

一、传染源和宿主

现有研究表明,人和其他灵长类动物均可成为EVD的传染源。人间首发病例和续发病例均可作为传染源而造成暴发流行,已发生的多起人类疫情的源头均指向首发病例或非洲热带雨林中死亡的大猩猩、黑猩猩、猴子等野生动物,也有的将感染源头指向果蝠。EVD一直被认为是动物源性传疾病,但在这些非人类灵长类物种中,感染EBOV后的高病死率,使得它们可能成为EBOV的终末宿主,而非自然储存宿主。起初一些科学家认为啮齿动物、节肢动物可能是其自然宿主,但这种假定很快便遭到了否定。在1976—1998年间,研究人员通过对流行区的哺乳动物、鸟类、爬行动物、两栖动物和节肢动物进行了调查,在采集的大约30 000份标本中,仅在中非地区的6只老鼠和1只鼩的样本中检测到EB-OV。2001—2003年加蓬EVD暴发期间,在大猩猩、黑猩猩和小羚羊的尸体内检测到EBOV。目前研究显示,果蝠是EBOV自然宿主的可能性最大,研究人员曾于2002—2003年间检测了加蓬和刚果共和国[刚果(布)]的1030只蝙蝠和鸟类等野生动物,在3种果蝠体内检测到埃博拉病毒RNA,并在它们体内检测到EBOV抗体,而且果蝠未显示明显的发病症状。此外,流行病学调查也支持该假设,EVD的发生区域与上述3种果蝠的分布地域基本一致;2007年刚果(金)EVD暴发疫情的流行病学调查也显示指示病例因暴露于果蝠而感染发病。现有证据支持果蝠很可能是EVD的自然储存宿主,但至今我们对EBV在自然界中的循环方式和感染机制、跨种传播机制还了解甚少。

目前,支持EBV的生态学假说有:EBOV主要在果蝠间自然循环传播,人类通过接触带毒的蝙蝠、黑猩猩、大猩猩、森林羚羊和豪猪等动物而感染发病,然后人与人之间的密切接触导致该病的暴发流行。也有假说提出猪在EVD的传播流行中也起到重要作用,已有研究发现菲律宾本地猪可感染莱斯顿型病毒,并造成暴露人群的隐性感染,2011年,中国曾在猪中检测到莱斯顿型病毒RNA。

二、传播途径

EBV传染性强,主要通过直接或间接接触感染病人或动物的血液、体液、排泄物、呕吐物、尸体等传播,目前证据已表明EBV可在动物之间、人与动物之间、人与人之间进行传播。既往疫情提示人们可通过捕猎、宰杀、食用已感染的猩猩、果蝠等动物而感染EBV,当EVD在人群中暴发时,续发病例主要通过密切接触病人或其尸体,直接暴露于病人或尸体的体液或排泄物而感染;医院内医护人员防护不当、病人间共用消毒不严的注射器往往是造成医院内暴发流行的主要因素。此外，研究显示少数 EVD 恢复期患者的精液中仍可检测到 EBOV，并在利比里亚发现了疑似性传播的个案，流行病学调查和分子流行病学研究结果提示 EBV 确实可以通过性传播。在患者的恢复期乳汁中也检测到 EBV，提示 EVD 患者恢复期哺乳存在母婴传播的风险。动物实验研究表明 EBV 可通过气溶胶传播，但尚无人与人之间经过飞沫或空气传播的证据。研究显示不同传播途径可能对疾病的潜伏期、病死率和病程具有影响，针头污染感染者较直接接触病人或尸体的感染者的潜伏期短，病死率高。针对 2014 年暴发的西非疫情，研究人员对利比里亚的调查数据进行了建模分析，探讨了不同场所对 EBV 传播的贡献度，认为 38.3%（95% CI：17.4% ～76.4%）的病例来源于医院传播，30.7%（95% CI：14.1% ～46.1%）的病例源于家庭内部传播，8.6%（95% CI：3.2% ～11.8%）的病例由于葬礼传播。

三、易感人群

人群对 EBV 普遍易感，患者以成年人居多，女性略多于男性，但尚无资料表明其性别间发病存在统计学差异。在职业方面，由于职业暴露，医务人员发病率较高。

四、分布特征

（一）患者地区分布

2014 年前，人类 EVD 疫情主要发生于非洲中部的 5 个国家，患者主要来自相对封闭的偏远农村地区，在非洲西部的科特迪瓦和南部的南非也出现过散发病例。2014 年以来，暴发疫情主要分布于西非的几内亚、利比里亚、塞拉利昂、尼日利亚 4 个国家，患者主要来自人口密集的大城市，如科纳克里、蒙罗维亚、弗里敦、拉各斯（图 5-1）。2014 年下半年，西非疫情扩散到尼日利亚、塞内加尔、美国、西班牙、马里、英国、意大利 7 个国家。此外，刚果（金）2014 年也发生了另一起疫情。自 1976 年发现 EVD 至 2016 年 3 月 27 日，非洲地区共报告 31073 例患者，死亡 12 945 例，其中大部分患者来自 2014 年西非地区的暴发疫情（图 5-2，表 5-1）。另外，此次疫情美国报告 4 例患者（其中 1 例死亡），西班牙报告 1 例，英国报告 1 例，意大利报告 1 例。

自发现该病以来，刚果（金）于 1976 年 6 月 1 日至 2016 年 3 月 27 日，共发生 7 次疫情，其中散发疫情 1 次，累计发病 1035 例，死亡 799 例；刚果（布）共发生疫情 4 次，累计发病 247 例，死亡 210 例；苏丹共发生疫情 3 次，累计发病 335 例，死亡 180 例；乌干达共发生疫情 4 次，其中散发 1 次，累计发病 606

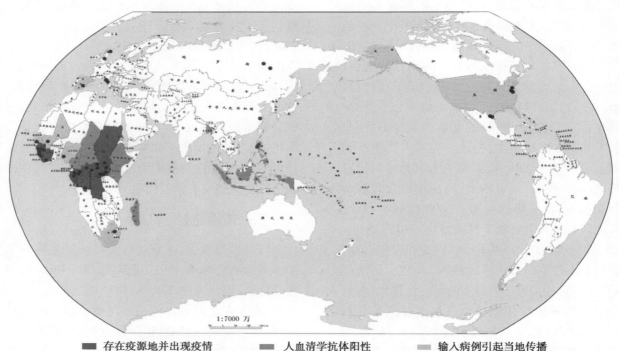

存在疫源地并出现疫情　　人血清学抗体阳性　　输入病例引起当地传播
出现人间疫情　实验室感染　本地动物发生莱斯顿型疫情　引入猴子发生莱斯顿型疫情

图 5-1　全球人和动物中埃博拉病毒病地理分布图

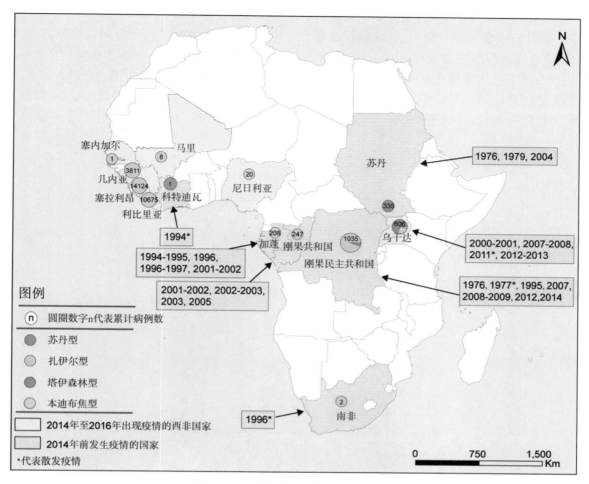

图 5-2　非洲埃博拉病毒病疫情分布图

例,死亡 283 例;加蓬发生疫情 4 次,累计发病 208 例,死亡 150 例;科特迪瓦散发 1 次,1 例发病痊愈;南非出现散发疫情 1 次,累计发病 2 例,死亡 1 例;几内亚发生 1 次疫情,累计发病 3811 例,死亡 2543 例;利比里亚发生 1 次疫情,累计发病 10 675 例,死亡 4809 例;塞拉利昂发生 1 次疫情,累计发病 14 124 例,死亡 3956 例;尼日利亚发生 1 次疫情,累计发病 20 例,死亡 8 例;美国发生 1 次疫情,累计发病 4 例,死亡 1 例;马里发生 1 次疫情,累计发病 8 例,死亡 6 例;塞内加尔、英国、西班牙和意大利分别发生 1 次疫情,各累计发病 1 例。

此外,英国和俄罗斯曾报道实验室工作人员感染发病,美国、意大利和菲律宾也曾报道过在猕猴中出现 EVD 疫情,其中美国和意大利的感染猕猴均来自菲律宾;菲律宾于 2008 年首次从猪中分离到该病毒,中国也于 2011 年从猪中检测到该病毒;美国和菲律宾曾在接触过猕猴和猪的人群血清中检出 EBV 抗体,但均未出现 EVD 临床症状。除实验室感染外,尚未在非洲以外地区发现 EVD 的本地感染病

例,但在非洲一些未发生 EVD 疫情的地区居民中可检测出 EBV 抗体。

(二) 病毒亚型分布

EBOV 亚型主要分布于加蓬、刚果(布)、刚果(金)、乌干达和 2014 年出现暴发疫情的利比里亚、几内亚、塞拉利昂和尼日利亚;SUDV 亚型主要分布于苏丹南部地区和乌干达地区;BDBV 亚型则分布于乌干达和刚果(金)地区;TAFV 亚型仅从科特迪瓦的 1 例患者体内分离到。每次 EVD 疫情的发生都有其特定的病毒亚型(图 5-2),而且以 EBOV 亚型引起的暴发疫情最为频繁,除乌干达、刚果(金)曾发生不同病毒亚型的疫情外,非洲其他国家和地区均只发生了一种病毒亚型的暴发疫情。乌干达虽先后出现了 EBOV、BDBV 和 SUDV 3 种亚型的疫情,刚果(金)虽先后出现了 EBOV 和 BDBV 2 种亚型的疫情,但这两个国家发生的暴发疫情仍以 EBOV 亚型为主。

(三) 时间分布

至 2016 年 3 月 27 日,EVD 疫情未显示特定的季节性特征,暴发年份间暂未发现显著的相关性,仅

在 20 世纪 90 年代后每 5 ~ 7 年出现一个流行高峰（图 5-3）。非洲地区全年各月均有 EVD 疫情的报道，其中苏丹的 3 次疫情主要发生于 4 ~ 11 月，如 1976 年苏丹的暴发疫情出现在 6 ~ 11 月；加蓬的 4 次疫情主要发生于 1 月份前后，如 1996 年加蓬的暴发疫情发生于 1 ~ 4 月，加蓬和刚果（布）交界地区的暴发疫情发生于 2001 年 10 月—2002 年 3 月；乌干达的 3 次疫情主要发生于 10 月份前后，而刚果（布）的 4 次疫情和刚果（金）的 5 次疫情则全年各月份均有分布。2014 年西非几内亚、利比里亚、塞拉利昂的暴发疫情始于 3 月份，到目前为止，人群的发病主要发生于 5 ~ 12 月。

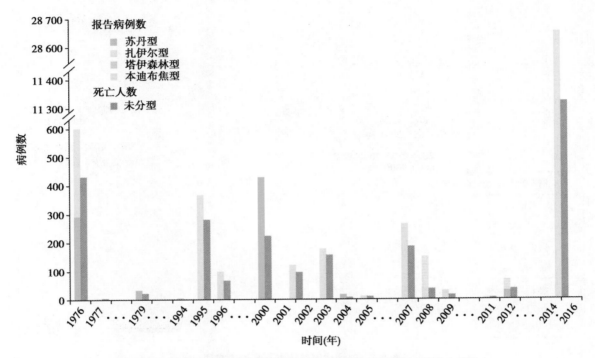

图 5-3　全球埃博拉病毒病疫情时间分布图（1976. 6. 01—2016. 3. 27）

（四）人群分布

人群对 EBV 普遍易感，3 日龄至 70 岁以上人群均有发病，患者以成年人居多。医护人员和患者家属感染发病的风险较大，考虑与人群暴露因素有关，如 1995 年发生于刚果（金）的暴发疫情，患者中护士占 25%，学生或儿童占 7.5%。另外，流行区人群中存在 EBV 隐性感染的情况。大多数暴发疫情的原发病例（指示病例）均是深入林区作业的猎人、淘金者、砍伐工等人群，继发感染人群则是与之有密切接触的患者家属或医务人员，且暴发疫情基本上以指示病例的家庭和所住医院为中心进行传播扩散。

五、流行过程

截至 2016 年 3 月 27 日，非洲地区共发生 25 次人类 EVD 疫情（包括 2014 年从西非输入美国、西班牙、英国和意大利的病例），其中暴发 21 次，散发 4 次；另外，在非洲以外地区，共发生实验室感染疫情 3 次；在动物间发生 7 次疫情，其中 5 次发生在猕猴中，2 次发生在猪中，3 次在与动物疫情相关的人群中检测出 EBV 抗体。全球历年报道的 EBV 感染、发病和死亡情况见表 5-1。

表 5-1　全球 EBV 感染、发病和死亡情况（1976. 6. 01—2016. 3. 27）

时间（年·月）	国家	发病数	死亡数	病死率（%）	病毒亚型
1976.6—1976.11	苏丹	284	151	53.2	苏丹型
1976.9—1976.11	刚果（金）	318	280	88.1	扎伊尔型
1976	英国	1[a]	0	—	苏丹型

续表

时间（年. 月）	国家	发病数	死亡数	病死率（%）	病毒亚型
1977. 6	刚果（金）	1	1	—	扎伊尔型
1979. 8—1979. 10	苏丹	34	22	64. 7	苏丹型
1989	美国	0[b]	0	—	莱斯顿型
1990	美国	4[b]	0	—	莱斯顿型
1989—1990	菲律宾	3[b]	0	—	莱斯顿型
1992	意大利	0[b]	0	—	莱斯顿型
1994. 12—1995. 2	加蓬	52	31	59. 6	扎伊尔型
1994. 11	科特迪瓦	1	0	—	塔伊森林型
1995. 1—1995. 7	刚果（金）	315	254	80. 6	扎伊尔型
1996. 1—1996. 4	加蓬	31	21	67. 7	扎伊尔型
1996. 7—1997. 1	加蓬	60	45	—	扎伊尔型
1996. 10—1996. 11	南非	2[c]	1	—	扎伊尔型
1996	美国	0[b]	0	—	莱斯顿型
1996	俄罗斯	1[a]	0	—	扎伊尔型
2000. 8—2001. 1	乌干达	425	224	52. 7	苏丹型
2001. 11—2002. 3	加蓬	65	53	81. 5	扎伊尔型
2001. 11—2002. 3	刚果（布）	57	43	75. 4	扎伊尔型
2002. 12—2003. 4	刚果（布）	143	128	89. 5	扎伊尔型
2003. 11—2003. 12	刚果（布）	35	29	82. 9	扎伊尔型
2004. 4—2004. 6	苏丹	17	7	41. 2	苏丹型
2004. 5	俄罗斯	1[a]	1	—	扎伊尔型
2005. 4—2005. 5	刚果（布）	12	10	83. 3	扎伊尔型
2007. 5—2007. 8	刚果（金）	264	187	70. 8	扎伊尔型
2007. 12—2008. 1	乌干达	149	37	24. 8	本迪布焦型
2008. 11	菲律宾	6[d]	0	—	莱斯顿型
2008. 12—2009. 2	刚果（金）	32	15	46. 9	扎伊尔型
2011. 5	乌干达	1	1	—	扎伊尔型
2011	中国	0[d]	0	—	莱斯顿型
2012. 9—2012. 11	刚果（金）	36[e]	13[d]	36. 1	本迪布焦型
2012. 7—2013. 1	乌干达	31[e]	21[d]	67. 7	苏丹型
2014. 3—2016. 3	几内亚	3811	2543	66. 7	扎伊尔型
2014. 3—2016. 3	利比里亚	10 675	4809	45. 0	扎伊尔型
2014. 5—2016. 3	塞拉利昂	14 124	3956	28. 0	扎伊尔型
2014. 7—2014. 9	尼日利亚	20[c]	8	40. 0	扎伊尔型
2014. 8	塞内加尔	1[c]	0	—	扎伊尔型

续表

时间(年.月)	国家	发病数	死亡数	病死率(%)	病毒亚型
2014.9—2014.10	美国	4ᶜ	1	—	扎伊尔型
2014.10	西班牙	1ᶜ	0	—	扎伊尔型
2014.10—2014.11	马里	8ᶜ	6	75.0	扎伊尔型
2014.12	英国	1ᶜ	0	—	扎伊尔型
2015.5	意大利	1ᶜ	0	—	扎伊尔型
2014.7—2014.10	刚果(金)	69	49	71.0	扎伊尔型

一:表示病例数少或无,不足以计算病死率
a:实验室感染
b:在猕猴中发生疫情,数字表示在相关人群中检测到的血清抗体阳性人数
c:输入病例或由输入病例引起的本地传播
d:在猪中发生疫情,数字表示在相关人群中检测到的血清抗体阳性人数
e:代表实验室确诊病例数

以下对 25 次人类 EVD 疫情流行特征进行简要描述(数据源自美国疾病预防控制中心网站,结合文献做了调整)。

第 1 次:1976 年 6—11 月,苏丹

1976 年 6 月 27 日,苏丹 Nzara 地区报告 EVD 首发病例,该病例导致当地 EVD 暴发,随后蔓延至苏丹 Maridi、Tembura 和 Juba 地区。首发病例为 Nzara 的一名棉花加工厂工人(YuG),并于 7 月 6 日在 Nzara 医院死亡。几天后,该患者的同事(BZ)也感染发病,并于 7 月 14 日死亡。BZ 的妻子以及 YuG 和 BZ 的另一名同事(PG)也相继感染发病和死亡,随后 Nzara 和 Maridi 医院出现 EVD 暴发疫情。WHO 经流行病学调查,追溯了 6 代人传人事件,确定 PG 是 Nzara、Maridi 和 Tembura 地区 EVD 疫情暴发的源头,此次疫情传播的主要方式是病人与医务人员的近距离接触,医务人员因职业暴露而感染,并导致疫情迅速在医院内传播。此次暴发是 EVD 的首次暴发流行,共发病 284 例,死亡 151 例,病死率为 53.2%。Nzara、Maridi、Tembura 和 Juba 4 个地区分别报告 67、213、3 和 1 例患者,病毒亚型是 SUDV。

第 2 次:1976 年 9—11 月,扎伊尔[现刚果(金)]

EBOV 亚型引起的 EVD 疫情首次在扎伊尔被发现,指示病例是 1 名 44 岁的教会男老师,于 1976 年 9 月 1 日被确诊,5 天前曾出现发热等症状后到 Yambuku 医院就诊,误诊为疟疾,接受了氯喹注射治疗。由于当时该医院未使用一次性针头或消毒针头,导致大多数在这家医院同期接受注射治疗的患者以及患者的密切接触者被感染而发病,并迅速扩

散到周边村庄。该起暴发疫情导致 17 名教会医务人员中 11 名患上 EVD,医院也于 1976 年 9 月 30 日关闭,该疫情的最后一名患者于 1976 年 11 月 5 日死亡。在此期间,疫情传播的主要方式为医院患者共用针头或注射器。此次暴发疫情共有 318 人发病,死亡 280 例,病死率为 88.1%,患者以 15~29 岁的女性居多。

第 3 次:1977 年 6 月,扎伊尔[现刚果(金)]

1977 年 6 月,扎伊尔一名 9 岁的女孩因为连续 3 天发热、腹痛和呕血被送往 Tandala 地区的中心医院。入院之前,她及家人住在一个名为 Bonduni 的小村庄,距离医院 20 公里。患者进入医院 28 小时后死亡。其家人未检测到 EBV 抗体。此次疫情其他人未被感染,未引起 EVD 传播扩散,病毒亚型是 EBOV。

第 4 次:1979 年 8—10 月,苏丹

1979 年 8 月 2 日,苏丹一名 45 岁的男子由于持续 3 天发热、腹泻和呕吐到 Nzara 医院就诊。住院期间,患者胃肠道开始出血,并于 8 月 5 日死亡。数天后,曾照顾该男子的 3 名亲属也因发热而突然死于家中,医院意识到可能发生了传染病疫情。8 月下旬,第二个家庭也出现了集体发热患病而住院,证实为 EVD 的暴发疫情,并于 9 月初对发病区域实施了隔离和监测措施。本次暴发疫情从家庭内开始,29 人因与患者直接接触而被感染,共造成 34 人发病,其中 22 名患者死亡,病死率为 64.7%,病毒亚型是 SUDV。

第 5 次:1994 年 12 月—1995 年 2 月,加蓬

1994 年 12 月初,加蓬的 3 个淘金营地发生

EVD 疫情,共报告 350 例患者。其中 32 例出现发热症状,通过航运到 100 公里外的 Mekouka 总医院就诊,起初被误诊为黄热病,次月确诊为 EVD。1995 年 1 月底,Mekouka 附近的一个 Mayela 小村庄也开始出现 EVD 病例,在 3 个月内共 52 人发病,死亡 31 例,病死率为 59.6%,病毒亚型是 EBOV。

第 6 次:1994 年 11 月,科特迪瓦

1994 年 11 月 16 日,一名在科特迪瓦塔伊森林工作的 34 岁瑞士女科学家因对一只死亡的黑猩猩进行尸检而感染 EBV,她戴着家用乳胶手套进行尸检,而且并未意识到手套创伤或穿孔。EBV 的传播可能是由于她与猩猩血液有了直接接触,未发生传播扩散。病毒亚型是 TAFV。

第 7 次:1995 年 1—7 月,扎伊尔［现刚果(金)］

1995 年 1 月 6 日,扎伊尔 1 名 42 岁的男性伐木工人因患病被送到 Kikwit 总医院就诊,患病前,他未接触过猴子或其他疑似 EVD 患者,工作地点位于林区。在 9 周内,他直接传染了至少 3 名家庭成员和 10 名远亲,传播范围涵盖 Kikwit 地区及其周边的 3 个村庄。这次疫情还波及了一些患者家属的护理人员和参加患者葬礼的人员。此次疫情患者的平均年龄为 37.4 岁(2 个月至 71 岁);报告病例中 165 例为女性,150 例为男性;已知职业的 286 名患者中,护士 80 例,学生或儿童 22 例。这次暴发疫情的最后报告病例于 1995 年 6 月 24 发病,7 月 16 日在家中死亡,至 1995 年 8 月 26 日,两个最长潜伏期(42 天)后未出现新的报告病例,此次疫情宣告终止。这次暴发疫情共 315 人发病,死亡 254 人,病死率为 80.6%,病毒亚型是 EBOV。

第 8 次:1996 年 1—4 月,加蓬

1996 年 1 月 24 日,两名成年男性屠宰了一只在森林中死亡的黑猩猩,此事被认为是本次暴发疫情的原因。2 月 5 日和 6 日,有 19 名参与屠宰的人因为发热、腹泻、眼红肿被送往 Mekouka 省立医院就诊,19 名患者的平均年龄为 18 岁。当地对患者的快速诊断和恰当的防控措施使得该疫情被很好地控制,防止了进一步的扩散。此次疫情的最后一例患者于 3 月 12 日死亡,4 月 23 日宣布疫情终止。本次疫情共 31 人发病(14 名女性,17 名男性),死亡 21 例,病死率为 67.7%,所有患者的平均年龄为 27.6 岁(7 个月至 70 岁),病毒亚型是 EBOV。

第 9 次:1996 年 7 月—1997 年 1 月,加蓬

1996 年 7 月 23 日,加蓬的 Booue 地区出现了 EVD 疫情,在发生疫情的初期,森林中一只死亡黑猩猩被检测出 EBV 阳性。指示病例是一名在 Booue 林区野营的 39 岁猎人,于 8 月 7 日死亡。第二个病例是指示病例的好友,患病后也于 8 月份死亡。第三、四个病例则是一名医生和他的助手。10 月 18 日,又有 4 名儿童感染 EBV,其中 3 人曾与之前的患者有过密切接触。此次疫情在 11 月 13 日得到控制,最后报告病例于 1997 年 1 月 18 日死亡,WHO 于 1997 年 3 月 2 日宣布疫情终止。该疫情共 60 人发病,死亡 45 人,病死率为 75.0%,病毒亚型是 EBOV。

第 10 次:1996 年 10—11 月,南非

1996 年 10 月 27 日,1 名之前曾在加蓬诊疗过发热患者的医生返回南非 Johanneshurg 地区感染 EBV 住院,1 名护理人员因照料该医生而染病死亡。此次疫情是输入病例引起的南非本地感染事件,共 2 人发病,死亡 1 例,病毒亚型是 EBOV。

第 11 次:2000 年 8 月—2001 年 1 月,乌干达

2000 年 10 月 8 日,乌干达一家地方医院发生聚集性危重传染病疫情。此次疫情的初期患者大多数都来自 Gulu 地区的 Rwot-Obillo 村庄,他们之前都出席过某人的葬礼,最早的疑似病例可追溯到 8 月底,第 1 例病例于 10 月 8 日确诊。此次暴发疫情发病 425 例(其中女性 269 例,男性 156 例),393 例来自 Gulu 地区,27 例来自 Masindi 地区,5 例来自 Mbarara 地区。本次疫情共造成 224 例患者死亡,病死率为 52.7%;患者平均年龄为 27 岁(3 个月至 81 岁),其中 14.6% 的病例年龄小于 5 岁;31 例患者为医护人员,其中有 17 人死亡;患者从出现症状到痊愈的平均时间为 12 天(2~35 天)。这次暴发疫情的病毒亚型是 SUDV。

第 12、13 次:2001 年 11 月—2002 年 3 月,加蓬和刚果(布)

2001 年 11 月 17 日,加蓬 La Zadié 地区的卫生部门接到辖区内发生 5 例聚集性死亡病例的报告,该地区与刚果(布)接壤。5 名死亡病例来自同一家庭,且都出现了明显的腹泻症状。同期在该地区的热带雨林中发现大量动物死亡,主要是非人类的灵长类动物(黑猩猩、大猩猩和猴子)。WHO 立即组织专家前往刚果(布)进行取样调查。2001 年 12 月 8 日 WHO 公布实验室检测结果,12 月 11 日宣布刚果(布)西北部与加蓬接壤的地区暴发 EVD。这次暴发疫情加蓬共有 65 人发病,死亡 53 例,病死率为 81.5%;刚果(布)共 57 人发病,死亡 43 例,病死率为 75.4%,病毒亚型是 EBOV。

第 14 次：2002 年 12 月—2003 年 4 月，刚果（布）

2002 年 12 月至 2003 年 4 月刚果（布）发生一起 EVD 疫情，共报告 143 例患者，其中 128 例患者死亡。此次疫情有 13 例患者经实验室确诊，其他 130 例患者经流行病学调查确认。回顾性调查显示，疫情始于 2002 年 12 月 25 日，起源于 3 名感染发病的猎人，他们发病前都接触过死亡的非人类的灵长类动物（大猩猩）和其他哺乳动物（羚羊）。疫情发展过程中，3 名被感染的医护人员在医院传播中扮演了重要角色，最后报告病例是 1 名 4 月 22 日发病的 Ndjoukou 村庄的患者。该次疫情 53% 的患者为男性，年龄范围为 5 日龄至 80 岁，主要的传播方式是与患者密切接触，尤其是家庭间的传播。导致该疫情的病毒亚型是 EBOV。

第 15 次：2003 年 11—12 月，刚果（布）

2003 年 11 月 7 日，刚果（布）的 Mbomo 地区报道了 12 名疑似 EVD 病例，其中 9 例患者死亡。12 月 24 日刚果（布）卫生部共报告 35 例患者，其中 29 例死亡，病死率为 82.9%。Mbomo 地区发现 31 例患者，其中 25 例死亡；Mbandza 地区发现 4 例患者，均死亡。12 月 3 日报告最后 1 例死亡病例。这次疫情病死率 82.86%，导致该起疫情的病毒亚型是 EBOV。

第 16 次：2004 年 4—6 月，苏丹

2004 年 4 月 15 日发现这次疫情的首例 EVD 患者，2004 年 6 月 26 日报告了该疫情的最后 1 例死亡病例。此次暴发疫情共 17 人发病，其中女性 7 例，男性 10 例，患者年龄 6 个月至 60 岁（年龄中位数是 33 岁），共 7 人死亡，病死率为 41.2%。这次疫情患者在出现症状后到死亡平均时间为 10 天（时间中位数是 9 天）。导致该疫情的病毒亚型是 SUDV。

第 17 次：2005 年 4—5 月，刚果（布）

2005 年刚果（布）发生的 EVD 疫情始于 4 月 18 日，经调查，2 名指示病例因捕食小动物而感染。此次疫情主要通过人与人的密切接触传播，而且与当地墓葬习俗有关。疫情共造成 12 人发病，其中女性 2 例，男性 10 例，患者年龄为 16~57 岁，包括 7 名猎人和 5 名搬运工，死亡 10 人，病死率为 83.3%。导致该疫情的病毒亚型是 EBOV。

第 18 次：2007 年 5—8 月，刚果（金）

2007 年 5~7 月，刚果（金）的 Kasai 省暴发 EVD 疫情。疫情发生的中心区是位于 Kwilu 河、连接 Luebo 和 Mweka 南北路上的 10 个村庄，研究表明疫情来源与人员暴露于果蝠有关。此次暴发疫情共造成 264 人发病，死亡 187 人，病死率为 70.8%，导致该疫情的病毒亚型是 EBOV。

第 19 次：2007 年 12 月—2008 年 1 月，乌干达

2007 年 8 月 20 日，乌干达的 Bundibugyo 地区发现疑似 EVD 患者，其是否为该地区 12 月份 EVD 暴发疫情的指示病例未能得到证实。9 月 14 号，实验室确诊首例病例，但当时发病人数相对较少。12 月初，该地区出现暴发疫情，发病数开始增加，这次流行与 11 月 16 日住院的 1 名患者密切相关，27 名与该患者接触（病死前接触或参加他的葬礼）的人员都感染 EBV 而发病，其中 11 例死亡。此外，该次暴发疫情共导致 14 名医务人员感染 EBV，其中 4 人死亡。此次暴发疫情共导致 149 人发病，37 人死亡，病死率为 24.8%。导致该疫情的病毒亚型是 BDBV。

第 20 次：2008 年 12 月—2009 年 2 月，刚果（金）

2008 年 12 月 25 日，刚果（金）Kasai 省的 Mweka 地区暴发 EVD 疫情。此次暴发疫情共导致 32 人发病，15 人死亡，病死率为 46.9%。导致该疫情的病毒亚型是 EBOV。

第 21 次：2011 年 5 月，乌干达

2011 年 5 月 6 日，1 名 EVD 患者在乌干达的 Luwero 地区死亡，未出现其他患者，病毒亚型是 EBOV。

第 22 次：2012 年 9—11 月，刚果（金）

2012 年 9 月 14 日，一项回顾性流行病学调查证实，刚果（金）发生 EVD 疫情。两天前 Orientale 省的 Haut-Uele 地区共报道了 41 例患者，其中 9 例经实验室诊断确诊，32 例为疑似患者，疑似患者中有 18 人为医护人员。在 Isiro 和 Viadana 地区的回顾性流行病学调查发现 27 例患者，其中 1 例经实验室确诊，26 例为疑似患者。此次暴发疫情实验室确诊患者 36 例，死亡 13 例，病死率为 36.1%。导致该疫情的病毒亚型是 BDBV。

第 23 次：2012 年 7 月—2013 年 1 月，乌干达

2012 年 7 月 28 日，乌干达卫生部证实在 Kibaale 地区发生 EVD 疫情。乌干达和美国的疾病预防控制部门从一开始就通过实验室检测来发现和确认 EVD 患者，追踪确诊病例或疑似病例的密切接触者，并提供相应的防控援助。不久，乌干达 Luwero 地区也发生 EVD 疫情。此次暴发疫情共报告实验室确诊病例 31 例，死亡 21 例，病死率为 67.7%，导

致该疫情的病毒亚型是 SUDV。

第 24 次：2014 年 3 月 1 日—2016 年 3 月 27 日，几内亚、利比里亚、塞拉利昂、尼日利亚、塞内加尔、美国、西班牙、马里、英国、意大利

2014 年 3 月，EVD 疫情首先在西非几内亚的南部被确认，最早可追溯到 2013 年 12 月。随后短短几个月内，周边 3 个国家（利比里亚、塞拉利昂、尼日利亚）也出现不同程度的暴发疫情。3 月 30 日，利比里亚的 Foya 地区开始出现 EVD 患者；塞拉利昂于 5 月 24 号报道了首例确诊病例，尼日利亚于 7 月底开始出现 EVD 患者；8 月 30 日，塞内加尔报道了首例感染病例；9 月 30 日，美国的 Texas 出现首例本地医护人员感染病例；10 月 6 日，西班牙的 Madrid 也出现首例医护人员感染；10 月 23 日，马里 Kaye 地区出现了从几内亚旅行返回的首例病例；12 月 29 日，英国苏格兰的 Glasgow 地区确诊了首例病例，该病例是一名刚从塞拉利昂返回的医护人员；2015 年 5 月 12 日，意大利的 Sardinia 确诊了首例病例，该病例也是 1 名刚从塞拉利昂返回的医护志愿者。根据 WHO 的记录，截至 2016 年 3 月 27 日，该次疫情的疑似、临床诊断和实验室确诊病例共计 28 635 例，死亡 11 314 例，病死率为 39.5%。各国病例数分布如下：几内亚 3811 例（确诊 3355 例，可疑 456 例，疑似 0 例），死亡 2543 例；利比里亚 10 675 例（确诊 3160 例，可疑 1879 例，疑似 5636 例），死亡 4809 例；塞拉利昂 14 124 例（确诊 8706 例，可疑 287 例，疑似 5131 例），死亡 3956 例；尼日利亚 20 例，死亡 8 例；塞内加尔：确诊 1 例；美国：确诊 4 例，死亡 1 例；西班牙：确诊 1 例；马里：确诊 8 例，死亡 6 例；英国：确诊 1 例；意大利：确诊 1 例。此次疫情暴发的病毒亚型是 EBOV。

第 25 次：2014 年 7—10 月，刚果（金）

2014 年 7 月至 10 月，刚果（金）暴发了第 7 次 EVD 疫情。流行病学调查显示此次疫情与西非的暴发疫情无直接关联，其指示病例为 1 名已发病死亡的孕妇，她发病前曾宰杀 1 只已死亡的猴子，该患者于 7 月 26 日发病，8 月 11 日死亡。由于传统习俗，在她下葬前，1 名医生和 3 名护理卫生员对她进行了剖腹手术，随后他们也都相继发病和死亡，并造成了后续的暴发流行，最后一例确诊患者于 10 月 4 日被隔离。截至 2014 年 10 月 7 日，此次疫情共造成 69 人发病（确诊患者 38 例，临床诊断患者 28 例，疑似患者 3 例），49 人死亡（包括 8 名医护卫生员）。

其他地区疫情：

（1）实验室感染：目前共发生 3 起 EBV 实验室感染事件：一起发生于 1976 年英国的 Porton Down 微生物研究所，1 名工作人员在实验室内转移 EBV 感染的豚鼠肝匀浆时针头刺入大拇指而感染；1996 年，1 名俄罗斯医护人员在加蓬治疗 EBV 感染病例过程中，因实验室暴露而感染；另一次为 2004 年 5 月俄罗斯维克托实验室，1 名女性科学家被病毒污染的注射器针头意外扎破手指而感染发病，最终死亡。

（2）RESTV 亚型的 EVD 疫情：主要在非人类的灵长类动物（如猕猴）和猪中出现 RESTV 亚型的 EVD 疫情。1989 年，来自菲律宾的猕猴在美国弗吉尼亚州和宾夕法尼亚州入境检疫时发病；1989—1990 年，菲律宾一处将运往美国的储存灵长类动物设施内大量猕猴发病死亡，从 3 名工作人员血清中检测出了 RESTV 抗体；1990 年，来自菲律宾的猕猴在美国入境检疫时发病，从 4 名检疫工作人员血清中检测出 RESTV 抗体，但均未出现发病症状；1992 年，从菲律宾输入的猕猴在意大利发病，这些猕猴与美国的发病猕猴来自菲律宾同一地区。1996 年，来自菲律宾的猕猴在美国得克萨斯州入境处检疫时发病，但未从相关工作人员血清中检测到 RESTV 抗体。2008 年，菲律宾的猪暴发 RESTV 亚型的 EVD 疫情，首次从猪中分离到了 RESTV，并从 6 名饲养和屠宰工人血清中检测到 RESTV 抗体，但这些工人均未出现发病症状；2011 年，中国上海市的猪脾脏样本中也检测到 RESTV，通过提取 RNA 并测序，发现与之前菲律宾猪中分离到的 RESTV 菌株高度同源。

六、影响因素

（一）环境因素

EBV 从宿主动物传播给人的机制目前尚不明确，但现有的研究表明，流行区的森林、矿井属于该病疫源的高风险场所。流行病学调查显示非洲地区多起暴发疫情都与当地居民在森林或矿井的作业活动有关，如 1994 年加蓬地区某矿井淘金作业人群中的暴发疫情，1995 年扎伊尔[现刚果（金）]暴发疫情的首例患者是林区的伐木工人。一项研究对加蓬地区农村居民进行了血清学调查，随机选择了 4349 名成人和 362 名儿童，针对研究人群 EBOV 血清抗体和居住类型等因素进行了相关性研究，logistic 回归分析发现林区附近人群血清中 IgG 抗体阳性率（32.4%）较一般人群高（15.3%）。

当指示病例出现后，由于 EVD 为强传染性疾病，指示病例就诊的医院、居住区（如家庭）和葬礼现场均为该病传播流行的高风险场所，大多数疫情基本都以医院、居住区域或葬礼现场为中心进行扩散。某研究基于 1995 年刚果（金）和 2000 年乌干达暴发疫情进行建模分析，估算出 1995 年扎伊尔［现刚果（金）］EVD 传播的基本再生数 R_0 为 2.7（95% CI:1.9 ~ 2.8），其中区域传播、医院传播、葬礼传播分别为 0.5（95% CI:0.4 ~ 1.9）、0.4（95% CI:0.0 ~ 2.2）、1.8（95% CI:0.0 ~ 2.3），考虑干预参数后，R_0 降为 0.4（95% CI:0.3 ~ 0.6）;2000 年乌干达疫情传播的基本再生数 R_0 为 2.7（95% CI:2.5 ~ 4.1），其中区域传播、医院传播、葬礼传播分别为 2.6（95% CI:0.3 ~ 2.8）、0.01（95% CI:0.0 ~ 3.5）和 0.1（95% CI:0.0 ~ 3.2），考虑干预参数后，R_0 降为 0.3（95% CI:0.2 ~ 0.4）。另外，也有研究比较"以小区域为中心"和"以医院为中心"这两种类型的疫情，发现当疫情在一个小村庄传播时，由于地域和患者活动范围的限制，疫情最终会自行结束，如 1976 年扎伊尔［现刚果（金）］的 Yambuku 地区 55 个村庄和 1995 年在 Kikwit 地区 25 个村庄发生的扎伊尔型 EVD 疫情，每个村庄的病例数基本都少于 10 例，类似的情况也出现于 2001 年加蓬 Ekata 地区发生的暴发疫情。但当疫情出现于某个医院时，由于卫生条件和医疗设备落后以及医护人员防护意识匮乏，疫情很容易在医护人员中传播，并造成较高的病死率，如 1995 年在扎伊尔［现刚果（金）］的 Kikwit 医院的暴发疫情，造成了较多医护人员的死亡;截至 2016 年 3 月 27 日，西非暴发疫情累计报告的 28 646 病例中包括 881 名医护人员。

另外，非洲中部地区位于赤道附近，全年分为 2 个干季和 2 个湿季，有研究认为该区域多次暴发疫情均起始于湿季末或向干季过渡的季节，研究者认为在湿季末，突如其来的干燥生态环境可能是出现疫情的一个触发点。如 1995 年扎伊尔［现刚果（金）］暴发的疫情起始于 1 月份，1994 年科特迪瓦女科学家的感染发病时间为 11 月份，而 2014 年几内亚的暴发疫情可能缘于过度的森林砍伐:连续几年大部分时间处于旱季，干燥的生态环境可能是导致几内亚出现暴发疫情的原因之一。通过研究每次疫情暴发的地点与对应的生态环境，生态位模型分析结果显示埃博拉疫情暴发可能与海拔、温度、湿度等因素相关。

（二）行为因素

EVD 作为一种动物源性传染病，其自然宿主还未完全明确，目前证实感染 EBV 的动物有大猩猩、黑猩猩、猴子、森林羚羊、豪猪等动物，但是越来越多的研究认为果蝠（包括锤头果蝠、富氏前肩头果蝠与小领果蝠）是其自然宿主的可能性更大，果蝠的分布区域覆盖了非洲大部分地区和亚洲的部分地区，基本涵盖了目前 EVD 的分布区域。非洲中部地区典型的热带雨林气候造就了葱郁茂密的森林和广阔的草原，使得该地区动植物具有良好的天然生长地。现有资料认为 EVD 的暴发与人群的森林作业活动息息相关，深入森林、砍伐树木、开垦农地、狩猎贩卖、挖掘金矿等活动大大增加了人类与携带病毒的动物宿主或染病动物接触和感染的机会。非洲居民有捕猎动物、贩卖动物活动和生食动物的习惯，如蝙蝠、猴子，经常能直接或间接接触到野生动物，增加了其暴露于 EBV 的机会;此外，他们还有一些世代相传的风俗习惯，如将猴血注射给人体治疗疾病，葬礼前要移走死者的衣物和首饰，这些行为都有可能引起疾病在当地的传播和流行。研究表明，大多数疫情指示病例的感染都源于直接接触捕猎或死亡动物（尤其非人类的灵长类动物）、食用动物或森林作业时可能暴露于 EVD 的自然宿主，如在 1994 年 1 名生态学家在科特迪瓦接触了死亡大猩猩而染病;2001 ~ 2003 年加蓬和刚果（布）的疫情则与当地大量的黑猩猩和大猩猩死亡密切相关;在喀麦隆进行的一次血清学研究也显示，食用蝙蝠会增加感染的风险。

其次，出现指示病例后，EBV 感染的主要风险是与患者的接触行为，目前尚无人与人经飞沫或空气传播的报道。EVD 暴发疫情的"人-人"之间的传播途径主要有 3 种:①家庭成员的密切接触;②参加死亡病例的葬礼时，直接接触死者身体;③在医院与患者有直接或间接接触或共用医疗器械（如接触血液、共用针头等）。目前的研究均表明，患者在发病期间具有强传染性，而且随病程进展其传染性会增强，现有证据不支持处于潜伏期的病例具有传染性的观点，但痊愈后的病例在一定时间内（如 3 个月内）精液和眼液中仍检测到病毒，提示部分康复患者仍具有一定的传染性。针对 2000 年乌干达苏丹型 EVD 暴发疫情的相关危险因素研究结果显示，该地区的 83 名接触者中有 20 人发病，通过对这 83 名接触者进行流行病学调查和单因素分析发现，直接接触患者比间接接触患者更具危险性。在直接传播途径中，感染发病与接触患者体液具有强关联性，直接接触患者的患病比例比（prevalence proportion ratios, PPR）达 3.53（95% CI:0.52 ~ 24.11），直接接触死者的 PPR 为 1.95(95% *CI*:0.91~4.17),直接接触患者体液的 PPR 则高达 5.30(95% *CI*:2.14~13.14)。在间接传播途径中,间接接触患者(如共用食物、共睡一屋)的 *PPR* 为 1.68~2.78,通过接触患者的污染物传播的可能性也存在。进一步对直接接触患者的时间和接触类型的分析结果显示,照顾患者直到患者在家里死亡的风险最高,*PPR* 为 13.33(95% *CI*:3.20~55.59),其次为照顾患者直到患者在医院死亡,然后是仅在患者发病早期照顾;且接触途径越多,被感染的风险越大。

(三) 社会经济因素

研究表明,当地居民对 EVD 的科学认识、当地的医疗卫生条件和技术手段、当地政府的防控措施对疫情的传播与防治有很大影响。较大规模的暴发疫情往往持续数月,这与当地医疗卫生条件和技术手段落后密切相关,由于没有很好的诊断技术,他们在初期通常将疫情误诊为其他热带病的感染,误判了疾病的传播和危险性,导致疫情的传播扩散,如 1994 年加蓬暴发的扎伊尔型 EVD 在初期被认为是黄热病。非洲部分地区人群的预防意识匮乏和传统风俗习惯促进了 EVD 的传播,如对 EVD 缺少科学的认识,认为其是邪恶或魔鬼带来的疾病,误解、害怕和排斥与之相关的社会和公共健康问题,如在塞拉利昂的 Sadialu 村民仍选择与患者居住在一起,拒绝去医院就诊,认为医院是死亡宣判地,有些甚至躲避当地的卫生保健机构。

此外,多数人认为 EVD 的暴发地区主要邻近于流行区的森林区域,暴发地点随机,没有规律可循,但研究表明这些暴发区域大都具有共同的特征,即这些地区由于遭受了多年的民间冲突和失败政策的影响,长期处于经济落后和公共卫生系统不完善的状态。研究表明社会经济和政治因素对 EVD 的传播流行具有决定性的影响,这主要因为:①有些 EVD 疫源地即使与当地人群居住区域相距遥远,但贫困迫使人们为了生存而不断扩展捕猎、砍伐、采矿等活动范围,进入森林深处和矿井获取所需的猎物、木材和煤矿,这都极大增加了他们与 EVD 动物宿主接触的概率。②当某个感染 EBV 患者进入贫困和卫生系统不完善的地区并在当地医院就诊时,医院不健全的系统和医护人员防护意识的匮乏,如医用手套、一次性注射针头的缺乏等,这些都可能使得当地医院的其他患者和医护人员成为高危人群,且当某个已经感染但处于潜伏期的患者回家后,就有可能将病毒传播至更广的范围,如 2014 年几内亚的暴发疫情就是这种典型模式,医护人员在医院感染后迅速将病毒传播至其他地方。③当地政府对疫情防控的低效率和资源匮缺也是造成疫情得不到有效控制、甚至加重 EVD 传播扩散的重要原因。2014 年西非疫情最严重的 3 个国家中,利比里亚和塞拉利昂已经饱受内战的摧残,而几内亚则是非常贫困的国家,这些社会经济和政治原因,极大地降低了政府部门对疫情防控的效能。

第三节　临床特征与治疗诊断要点

一、临床表现

EVD 潜伏期为 2~21 天,一般为 5~12 天,病毒载量越多,潜伏期越短,病情越严重,临床表现多为非特异性发热、萎靡、畏寒、头痛、肌痛、厌食、恶心、呕吐、胸痛、气短、流涕、腹泻、咽喉炎、吞咽困难、皮疹、结膜充血以及水肿等。患者典型的外貌特征是眼窝深陷、面无表情以及极度嗜睡,病后 5~7 天可在面、颈、躯干和手臂等部位出现弥漫性红斑样斑丘疹,这是区别于其他类似疾病的症状。50% 以上的患者出现严重的出血,病后第 10 天为出血高峰时间,重症病人皮肤黏膜和内脏均可出血,以呼吸道和肠道出血最为严重,并可因出血、肝肾功能衰竭及致死性并发症而死亡。组织病理学特征是肝、脾、肺、淋巴结和睾丸的急性坏死及弥散性血管内凝血、电解质和酸碱平衡失调等,也有发生肝炎、眼葡萄膜炎的病例。死亡病例一般在病程早期即出现严重症状,常在 6~16 天因多器官衰竭和感染性休克等并发症而死亡。存活病例一般发热数天后,在 6~11 天开始好转,但可能经历较长康复期,并出现脊髓炎、复发性肝炎、精神病及葡萄膜炎等后遗症,孕妇还有流产风险。EVD 患者临床血常规和生化检测可出现白细胞、淋巴细胞和血小板计数降低,随病程进展,中性粒细胞数增加并出现核左移,在胰腺感染的情况下,淀粉酶可升高。

西非疫情暴发期间,WHO 应急防控小组通过疫情前几个月的调查研究发现,绝大多数病例都有发热、乏力、食欲减退、呕吐、腹泻、头痛等症状(表 5-

2)。所有患者中,95%患者潜伏期在21天内,平均潜伏期为11.4天,出现症状到住院时间平均为(5.0 ±4.7)天,平均住院时间为6.4天,出现症状到死亡时间为(4.2±6.4)天。

表5-2 几内亚、利比里亚和塞拉利昂已知预后结果的EVD患者人口学特征和临床特征[a](引自文献)

研究指标	病人数/总病人数(百分比,%)			
	所有病例	死亡病例	康复病例	OR值(95% CI)[b]
人口学特征				
男	685/1415(48.4)	515/1056(48.8)	170/359(47.4)	0.93(0.73~1.19)
年龄组				
<15岁	190/1378(13.8)	145/1021(14.2)	45/357(12.6)	1.18(0.83~1.71)
15~44岁	838/1378(60.8)	577/1021(56.5)	261/357(73.1)	0.48(0.36~0.62)
≥45岁	350/1378(25.4)	299/1021(29.3)	51/357(14.3)	2.47(1.79~3.46)
医护工作者	158/1429(11.1)	112/1067(10.5)	46/362(12.7)	0.86(0.60~1.27)
体征与症状				
一般症状				
发热[c]	1002/1151(87.1)	746/846(88.2)	256/305(83.9)	1.34(0.92~1.95)
乏力	866/1133(76.4)	633/829(76.4)	233/304(76.6)	0.94(0.68~1.28)
食欲减退	681/1055(64.5)	498/778(64.0)	183/277(66.1)	0.92(0.69~1.23)
呕吐	753/1114(67.6)	566/816(69.4)	187/298(62.8)	1.19(0.89~1.59)
腹泻	721/1099(65.6)	555/813(68.3)	166/286(58.0)	1.42(1.06~1.89)
头痛	553/1035(53.4)	407/757(53.8)	146/278(52.5)	1.03(0.78~1.36)
腹痛	439/992(44.3)	311/715(43.5)	128/277(46.2)	0.85(0.64~1.13)
肌肉酸痛	385/990(38.9)	293/728(40.2)	92/262(35.1)	1.24(0.92~1.67)
关节痛	374/950(39.4)	283/695(40.7)	91/255(35.7)	1.32(0.98~1.80)
胸痛	254/686(37.0)	196/488(40.2)	58/198(29.3)	1.53(1.07~2.20)
咳嗽	194/655(29.6)	150/462(32.5)	44/193(22.8)	1.74(1.18~2.61)
呼吸困难	155/665(23.3)	123/472(26.1)	32/193(16.6)	1.68(1.10~2.63)
吞咽困难	169/514(32.9)	138/375(36.8)	31/139(22.3)	2.22(1.41~3.59)
结膜炎	137/658(20.8)	109/465(23.4)	28/193(14.5)	2.03(1.29~3.29)
咽喉痛	102/467(21.8)	82/339(24.2)	20/128(15.6)	1.94(1.13~3.46)
精神错乱	84/631(13.3)	68/446(15.2)	16/185(8.6)	2.00(1.14~3.71)
呃逆	108/947(11.4)	91/699(13.0)	17/248(6.9)	2.15(1.27~3.82)
黄疸	65/627(10.4)	52/443(11.7)	13/184(7.1)	1.83(0.99~3.63)
眼痛	48/622(7.7)	39/438(8.9)	9/184(4.9)	1.95(0.95~4.40)
皮疹	37/642(5.8)	30/453(6.6)	7/189(3.7)	1.90(0.86~4.83)
昏迷或无意识	37/627(5.9)	34/445(7.6)	3/182(1.6)	4.59(1.61~19.34)
不明原因出血	168/932(18.0)	140/693(20.2)	28/239(11.7)	1.83(1.20~2.90)
呕血	26/670(3.9)	20/503(4.0)	6/167(3.6)	1.07(0.44~3.01)
大便出血	48/843(5.7)	35/614(5.7)	13/229(5.7)	0.98(0.52~1.96)

续表

研究指标	病人数/总病人数（百分比，%）			
	所有病例	死亡病例	康复病例	OR 值（95% CI）[b]
牙龈出血	19/837(2.3)	18/608(3.0)	1/229(0.4)	6.69(1.35～121.32)
鼻出血	16/836(1.9)	15/610(2.5)	1/226(0.4)	8.02(1.54～148.62)
咯血	20/831(2.4)	16/605(2.6)	4/226(1.8)	1.63(0.58～5.82)
其他部位出血	8/657(1.2)	5/493(1.0)	3/164(1.8)	0.45(0.11～2.23)
穿刺部位出血	20/833(2.4)	19/605(3.1)	1/228(0.4)	6.51(1.32～118.04)
阴道出血[d]	14/431(3.2)	13/290(4.5)	1/126(0.4)	6.0(1.11～112.4)
血尿	10/827(1.2)	9/601(1.5)	1/2260.4)	5.14(0.90～98.73)
皮下出血	5/827(0.6)	5/604(0.8)	0/223(0.0)	NA

[a] 数据截至 2014 年 9 月 14 日，包括发病日期在 8 月 17 日的所有病人；
[b] Odds Ratio（OR）值已根据不同国家进行了调整，CI 表示置信区间；
[c] 发热的定义为体温超过 38℃；
[d] 只包括女性病例

二、鉴别诊断

EVD 早期诊断比较困难，缺乏特异性临床指标，仅以临床表现和一般实验室检验难以确诊，而且该病的症状和体征容易与疟疾、伤寒、黄热病等常见传染病混淆。EVD 病例的诊断基于病例的流行病学史、暴露风险等级、临床表现和实验室检测结果等方面进行综合考虑。病例的临床表现需考虑是否出现非特异性发热，伴剧烈头痛、肌肉痛、呕吐、腹泻、腹痛、不明原因出血或突然死亡等症状；调查病例的流行病学史时需考虑病人在前 21 天内是否到过疫区、是否接触过疫区发热者或患者和感染动物的血液、体液、分泌物或尸体等；实验室检测主要包括病毒核酸检测、病毒抗原检测和病毒 IgM、IgG 抗体检测以及免疫组织化学染色检测等，针对 EBV 的实验室检测必须严格按照实验室生物安全相关规定执行，在符合《人间传播的病原微生物名录》规定的生物安全实验室中开展相关的工作，病毒的分离培养须在生物安全四级实验室中进行，对未经培养的感染材料在生物安全三级实验室中进行，如采用 ELISA 等方法检测血清中的病毒抗原，采用 RT-PCR 等核酸扩增方法检测临床标本中病毒的核酸，并通过测序确认。

基于 EBV 生物标记物出现的时间，在病程不同阶段可采用不同的实验室诊断方法。发病初期数天内，可采集血标本检测病毒核酸、抗原或 IgM 抗体，也可进行病毒分离。病程后期或患者痊愈后，可优先考虑检测 IgG 抗体；若发病在半年内，也可尝试检测 IgM 抗体。IgM 抗体阳性、IgG 抗体阳转，或恢复期较急性期抗体滴度 4 倍升高，则提示新发感染，单份血清 IgG 抗体阳性则提示既往感染。免疫组化、Real-time RT-PCR、病毒分离等方法均可对死亡个体做回顾性诊断。需特别注意的是，若病后 3 天内采集的血标本检测阴性，则不能完全排除感染，需后续采样继续检测。

三、治疗要点

目前针对 EVD 尚无特效治疗措施，也无批准上市的特效药物，一些抗病毒药物虽在动物实验中获得了良好治疗效果，但在临床试验中的安全性和有效性仍需科学研究证实。目前治疗以对症和支持治疗为主，尽量减少病毒复制和减缓疾病进程，为通过天然和获得性免疫消除感染赢得时间。主要的措施包括一般治疗、抗病毒治疗、单克隆抗体治疗、针对细胞因子风暴和多器官功能衰竭等的对症治疗。一般治疗主要是隔离患者、进行营养补给、补液、控制体温、维持电解质平衡和胃肠道功能等。目前根据药物作用机制的不同，抗埃博拉病毒药物主要分为中和抗体、干扰病毒复制周期药物以及一些机制尚不明确的小分子药物等几大类。

西非疫情暴发以来，美国紧急批准了 ZMapp 和 TKMEbola 两种药物进入临床试验，ZMapp 还在 2 名美国患者和 1 名西班牙患者中使用，其中 2 名美国患者病情有所改善。中国军事医学科学院已研制开发出针对埃博拉病毒 RNA 聚合酶的小分子抑制剂"jk-05"，将在今后 EVD 疫情的应急防控中发挥作用。

第四节 预防与控制

EVD 是动物源性传染病,自该病出现以来,其高病死率和强传染性的特点一直受到国际社会的高度重视,目前仍没有有效的治疗手段,所以控制 EVD 的传播,只有控制传染源、切断传播途径和保护易感人群的相关措施。当埃博拉疫情发生后,早期发现和确诊病例;对病人和感染者实施严格的隔离措施;封锁疫区,严格控制疫区人口流动;密切观察接触者,及时跟踪调查处置;进行必要的思想沟通和宣传工作,加强高风险暴露人群的有效个人防护,尤其是医院和实验室等工作人员的自我防护;禁止举行传统葬礼等聚集性活动,加强有效的医院和社区感染控制等举措,对控制 EVD 疫情的传播都能起到重要作用。既往疫情提示,为防止 EVD 疫情向境外蔓延,建立有效地国际检疫和监测体制,阻断疫源地传染源的输出也至关重要。针对疫源地或高暴露风险的人群,以及可能发生的生物恐怖事件,疫苗接种是最高效而经济的防护措施,但目前仍没有批准上市的有效疫苗。研制有效 EVD 疫苗是科研的重点工作,明确 EBV 的结构和特性对 EBV 疫苗的研究具有指导性作用,GP、NP 和 VP40 基因常用于制备 EBV 疫苗,也曾先后有过灭活疫苗、复制子疫苗、DNA 疫苗、重组腺病毒载体疫苗、病毒样颗粒疫苗、复制缺陷型病毒疫苗等。美国研究者研制的 rVSV-ZEBOV 重组水泡性口炎病毒载体疫苗已经在几内亚疫区开展临床试验,疫苗的有效率高达 100%($95\% CI:74.7 \sim 100;P = 0.0036$)。中国军事医学科学院与康希诺公司联合研制的重组埃博拉病毒病疫苗也启动了在塞拉利昂的 II 期临床试验。

进入 21 世纪以来,非洲地区 EVD 疫情越发频繁,涉及地域也越来越广,全球预防和控制 EVD 跨区域传播的工作刻不容缓,不仅要研制适宜、有效的抗埃药物和疫苗,还要开展 EVD 相关的生态学和流行病学研究,挖掘 EVD 传播流行的危险因素,构建 EVD 传播风险预测模型和危害评估模型,为今后 EVD 疫情防控起到预测、预警作用;EVD 的快速实验室诊断也是疫情防控的重点,寻找最优诊断策略,能及时预防 EVD 疫情的进一步恶化。此外,西非 EVD 疫情的快速传播和扩散给全球的疾病防控工作提出警示,应加强国际间、国家和地区的合作,健全及时、有效的防控体制,从而为更好地预防、控制 EVD 疫情奠定基础。

(姚宏武 方立群 曹务春 编,张建中 审)

参 考 文 献

1. 李兰娟. 埃博拉病毒病. 浙江:浙江大学出版社,2015.
2. 李立明,曹务春,段广才等. 流行病学. 北京:人民卫生出版社,2015.
3. 李昱,任翔,刘翟,等. 埃博拉病毒病:流行病学、生态学、诊断、治疗及控制. 科技导报,2014,32(24):15-24.
4. 刘阳,马志永,史子学,等. 埃博拉出血热. 中国人兽共患病学报,2011,27(11):1028-1030.
5. World Health Organization. Statement on the Meeting of the International Health Regulations Emergency Committee Regarding the 2014 Ebola Outbreak in West Africa. Media Centre,2014.
6. World Health Organization. Ebola haemorrhagic fever. Lancet,2011,377(9768):849-62.
7. Towner J S,Amman B R,Sealy T K,et al. Isolation of Genetically Diverse Marburg Viruses from Egyptian Fruit Bats. Plos Pathogens,2009,5(7):e1000536.
8. Pourrut X,Délicat A,Rollin P E,et al. Spatial and Temporal Patterns of Zaire ebolavirus Antibody Prevalence in the Possible Reservoir Bat Species. Journal of Infectious Diseases,2007,196 Suppl 2(10):S176.
9. Del R C,Mehta A K,Rd L G,et al. Ebola hemorrhagic Fever in 2014:the tale of an evolving epidemic. Annals of Internal Medicine,2014,161(10):746-8.
10. Ascenzi P,Bocedi A,Heptonstall J,et al. Ebolavirus and Marburgvirus:insight the Filoviridae family. Molecular Aspects of Medicine,2008,29(3):151.
11. Carroll SA;Towner JS;Sealy TK;McMullan LK;KhristovaML;Burt FJ;Swanepoel R;Rollin PE;Nichol ST. Molecular evolution of viruses of the family Filoviridae based on 97 whole-genome sequences. Journal of Virology,2013,87(5):2608.
12. Baize S,Pannetier D,Oestereich L. et al. Emergence of Zaire Ebola virus disease in Guinea. N Engl J Med. 2014,371(15):1418-1425.
13. Tong Y G,Shi W F,Liu D. et al. Genetic diversity and evolutionary dynamics of Ebola virus in Sierra Leone. Nature. 2015,524(7563):93-96.
14. Gire S K,Goba A,Andersen K G. et al. Genomic surveillance elucidates Ebola virus origin and transmission during

the 2014 outbreak. Science. 2014,345(6202):1369-1372.

15. Park D J,Dudas G,Wohl S. et al. Ebola virus epidemiology, transmission, and evolution during seven months in Sierra Leone. Cell. 2015,161(7):1516-1526.

16. Leroy E M,Epelboin A,Mondonge V,et al. Human Ebola outbreak resulting from direct exposure to fruit bats in Luebo,Democratic Republic of Congo,2007. Vector Borne Zoonotic Dis. 2009,9(6):723-728.

17. Groseth A,Feldmann H. Strong J E. The ecology of Ebola virus. Trends Microbiol. 2007,15(9):408-416.

18. Barrette R W,Metwally S A,Rowland J M,et al. Discovery of swine as a host for the Reston ebolavirus. Science. 2009, 325(5937):204-206.

19. Bogoch II,Creatore M I,Cetron M S,et al. Assessment of the potential for international dissemination of Ebola virus via commercial air travel during the 2014 west African outbreak. Lancet. 2015,385(9962):29-35.

20. Henao-Restrepo AM,Lonini IM,Egger M,et al. Efficacy and effectiveness of an rVSV-vectored vaccine expressing Ebola surface glycoprotein: interim results from the Guinea ring vaccination cluster-randomised trial. Lancet. 2015, 386 (9996):857-866.

第六章 中东呼吸综合征流行病学研究进展

Progress in Epidemiology of Middle East Respiratory Syndrome

摘要

中东呼吸综合征冠状病毒（Middle East respiratory syndrome coronavirus，MERS-CoV）发现于2012年，能引起人的严重急性呼吸道感染，病死率高达35%，给全球公共卫生造成了极大的威胁。截至2016年9月21日WHO报告的实验室确诊MERS病例有1806例，其中死亡病例643例。MERS-CoV存在人—人传播。所有的MERS原发病例均来源于中东地区，中东地区的单峰骆驼可能是MERS-CoV的动物宿主，人与MERS-CoV感染的骆驼或患者接触会感染MERS-CoV。研制有效的骆驼疫苗能阻断骆驼—人传播途径，及时采取MERS感染控制措施并及时追踪接触者，防止医疗机构出现院内感染，这些措施将有助于成功控制MERS在人间的流行。本文对MERS-CoV的流行病学特点、病原学特点、致病机制、检测方法、预防措施进行了阐述，同时对MERS与严重急性呼吸综合征冠状病毒的流行病学、病原学等特点进行比较。

Abstract

Middle East respiratory syndrome coronavirus (MERS-CoV) can cause severe acute respiratory tract infection in humans, with a high mortality of 35% and it has posed a serious global threat to public health since it was first discovered in 2012. As of September 21, 2016, the WHO was notified of 1806 laboratory-confirmed cases of infection with MERS-CoV, including 643 death cases. MERS-CoV can spread from person to person. All primary MERS cases originated from the Middle East, and dromedary camels in the Middle East are suspected to be the animal host of MERS-CoV. Human infections may occur by contacting with dromedaries or patients, which are infected with MERS-CoV. Effective measures of controlling MERS-CoV infections in humans include development of dromedary vaccines, infection control practices, fast-tracing of contacts, and control of nosocomial infections. In this review, we will highlight the knowledge on MERS-CoV in terms of epidemic characteristic, etiologic characteristic, pathogenic mechanism, detection methods, precautionary measures, and also compare the epidemic and etiologic characteristic of MERS-CoV with severe acute respiratory coronavirus (SARS-CoV).

人在集贸市场中与动物的频繁接触、人人侵动物的自然栖息地均促进了新病毒的出现。在特殊地理环境中产生的病毒包括：在中国出现的严重急性呼吸综合征冠状病毒（severe acute respiratory syndrome coronavirus，SARS-CoV）和甲型禽流感病毒H7N9和H5N1、马来西亚和孟加拉国出现的尼帕病毒（Nipah virus）、非洲出现的埃博拉病毒（Ebola virus）和马尔堡病毒（Marburg virus）。21世纪头10年见证了SARS-CoV引起的SARS的大规模暴发。刚进入第二个10年就被另一种新的冠状病毒——中东呼吸综合征冠状病毒（Middle East respiratory syndrome coronavirus，MERS-CoV）突袭。

中东地区包含西亚的大部分国家和非洲国家埃及，这18个国家均由多种宗教信仰组成。中东地区是世界上最繁忙和复杂的政治和经济中心之一，宗教和文化习俗比较独特，每年的麦加朝圣就是该地区特有的宗教活动，中东地区的骆驼不仅是食物来源，还是旅游以及商贸活动中城乡间的交通工具。这种典型的地域特征有利于产生变异迅速的病毒。2012年9月24日WHO报道，从中东地区一名急性呼吸道疾病病人中发现了新的SARS样冠状病毒，病人的临床表现为急性呼吸道感染和肾功能衰竭。病毒分离、基因测序及系统发生分析发现，该病毒为一种新的人冠状病毒，并将其命名为HCoV-EMC。2013年5月15日国际病毒分类委员会依据该病毒的流行病学特点，将其正式命名为中东呼吸综合征冠状病毒（Middle East respiratory syndrome coronavirus，MERS-CoV）。MERS-CoV感染病例绝大多数发生在中东国家,但目前欧洲、非洲、亚洲和北美洲共27个国家也出现了由中东地区输入的 MERS 病例。截至2016年9月21日,实验室确诊 MERS-CoV 感染病例共1806人,其中死亡643人,病死率为35.6%。我国邻国韩国在2015年5月末出现了 MERS 的流行,其中感染病例186例,死亡病例36例。同一时期,韩国1名 MERS 病例的密接者经过我国香港进入广东,经实验确证这名密接者 MERS-CoV 阳性,这是我国出现的首例输入性 MERS 病例,经过严密的诊治该病例于同年6月底康复出院。

MERS-CoV 和 SARS-CoV 相似,它们可能都起源于动物宿主(如单峰骆驼),在跨越种属屏障后感染人类。MERS 曾被称为 SARS 样疾病,MERS 和 SARS 这两种疾病都由人冠状病毒感染引起,临床特征都是严重的下呼吸道感染伴随肺外组织的感染,病死率高。MERS-CoV 能由人传人,而有效的治疗方法非常有限,因而世界各卫生团体认为同 SARS-CoV 一样,MERS-CoV 是可能引起大流行的传染病。不同的是,在确定了 SARS 的中间宿主后,关闭华南地区的野生动物市场,隔断人与野生动物接触后 SARS 的流行迅速终止,而 MERS 流行已经4年之久,但目前并无消除迹象。对 MERS 和 SARS 的流行病学、病毒学和临床特点进行全面比较后发现这两种疾病之间有相似的地方,但也有明显的区别。对 MERS-CoV 的特性进行鉴识有助于解释 MERS 流行的进展,确定研究工作的重点,为防控 MERS 提供实验和理论依据。

2013年 SARS 暴发后,科学家们开展了寻找新型冠状病毒的工作,先后发现了2种新型人冠状病毒(HCoV-NL63,HCoV-HKU1)和40多种动物冠状病毒,其中进化分析上与 MERS-CoV 密切相关的包括βCoVC 亚群代表株扁颅蝠属蝙蝠冠状病毒 HKU4(Ty-BatCoV-HKU4)和伏翼属蝙蝠冠状病毒 HKU5(Pi-BatCoV-HKU5)。从2012年出现以来,MERS-CoV 已感染1000多名患者,病死率高达35%。MERS 原发病例在流行病学上都源于中东地区。一些患者有骆驼接触史,所接触骆驼曾检出相关病毒和(或)血清学呈阳性反应。多数二代病例与医疗机构相关。有基础性疾病的老年患者感染 MERS-CoV 的症状尤其严重。临床上 MERS 的严重程度可能与 MERS-CoV 感染多种表达 DPP4 的细胞有关,导致细胞因子调节异常,使病毒能够逃逸宿主的免疫反应。以呼吸系统和(或)肺外标本进行 MERS-CoV 逆转录-聚合酶链式反应(Reverse transcription-polymerase chain reaction,RT-PCR)能快速明确诊断。器官衰竭的病人常需要体外膜式氧合和透析支持治疗。体外实验中抗病毒的有效措施包括中和性单抗、抗体多肽、干扰素、麦考酚酸和洛匹那韦。研发用于骆驼的 MERS-CoV 疫苗和对骆驼采取适当的防护措施可能会控制 MERS 的持续流行。

第一节　MERS-CoV 的分类、命名和一般病毒学特征

MERS-CoV 是一种新型高致病性冠状病毒,2012年首次从沙特一名发热入院的患者呼吸道样本中分离。按照国际病毒分类委员会(International Committee on Taxonomy of Viruses,ICTV)冠状病毒的鉴定标准,将 MERS-CoV 归于巢式病毒目冠状病毒科 βCoV C 亚群。发现 MERS-CoV 以前,该亚群仅有两个蝙蝠冠状病毒,即2006年在香港扁颅蝠和伏翼蝠中发现的扁颅蝠属蝙蝠冠状病毒 HKU4(Ty-BatCoV-HKU4)和伏翼属蝙蝠冠状病毒 HKU5(Pi-BatCoV-HKU5),这两种冠状病毒在系统发生上与 MERS-CoV 相关。MERS-CoV 是 C 亚群第一个能感染人的冠状病毒,也是第六个感染人的冠状病毒。对 MERS-CoV 的7个复制酶结构域进行配对进化距离计算,结果显示 MERS-CoV 与其他所有已知冠状病毒的氨基酸序列一致性低于90%。MERS-CoV 是有包膜的单股正链 RNA 病毒,基因组长约30kb,G/C 含量41%,RNA 中包含5′甲基化帽子、poly-A 尾和多顺反子。基因组排列顺序为5′-复制酶-结构蛋白(刺突蛋白 S-包膜蛋白 E-膜蛋白 M-核蛋白 N)-poly(A)-3′,即5′-ORF1a/b-S-E-M-N-poly(A)-3′(图6-1),这与其他冠状病毒的基因组结构相似,但又与βCoV A 亚群病毒有明显区别,A 亚群病毒普遍含有特征性的血凝素-酯酶基因(hemagglutinin-esterase,HE)。MERS-CoV 基因组含10个完整的有功能的开放读码框(open reading frames,ORFs),由7个呈巢式排列的基因组 mRNAs 进行表达,这7个 mRNA 包含了由67个核苷酸组成的共有前导序列、8个转录调节序列和2个末端非翻译区。占病毒基因组5′

端2/3区域的是部分序列重叠的ORF1a/b,这两个ORF编码大的复制酶多蛋白(polyproteins)pp1a和pp1b,推测这两个多蛋白经酶切后可以产生16个非结构蛋白(nonstructural proteins,nsps),包括两个半胱氨酸蛋白酶;nsp3(木瓜蛋白酶样蛋白酶)和nsp5(糜蛋白酶样蛋白酶,chymotrypsin-like,3C-like),nsp12(RNA依赖的RNA聚合酶,RNA-dependent RNA polymerase,RdRp)和nsp13(解旋酶),其他一些非结构蛋白可能参与病毒转录和复制。锚定在膜

上的S蛋白,以三聚体形式存在,是病毒吸附和进入宿主细胞的主要蛋白,具有决定病毒的毒力、保护性免疫、组织嗜性和宿主范围的作用。其他典型结构蛋白包括分别由ORF6、ORF7和ORF8编码的E、M和N蛋白参与病毒的组装。M蛋白、nsp3、辅助蛋白4a、4b和5在体外具有拮抗干扰素的活性,在体内可能具有调节病毒复制效力和发病机制。MERS-CoV的多个基因及所编码蛋白可作为靶抗原用于疾病诊断、治疗和疫苗研发。

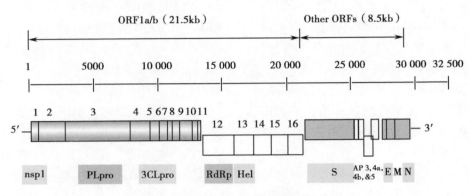

图6-1 MERS-CoV基因组结构

2012年以来,MERS-CoV已在全球多个国家和地区流行,但从不同地区、不同流行季节、不同人群中分离的流行毒株均属于同一种病毒。2014年全球MERS疫情快速扩散,但并没有证据表明MERS-CoV的基因有明显改变,病毒的传播力与致死率也无明显改变。

第二节　致病机制

MERS-CoV是一种新型高致病性冠状病毒,感染人的潜伏期为2~15天,目前认为传播力较低。患者常见症状为急性严重呼吸道疾病,伴有发热、咳嗽、气短、呼吸困难和肌肉疼痛等,感染者病情会在短期内快速进展为呼吸衰竭,这比SARS至少早5天。多数患者有肺炎,1/4的患者同时表现出胃肠道症状(如腹泻和呕吐),有些病人会出现肾脏衰竭。MERS-CoV感染免疫功能缺陷者可能引起非典型表现。MERS-CoV感染的病死率约36%。临床资料表明:老年、男性患者及有其他基础性疾病的患者更易死于MERS。2013年在MERS患者的陪护人员及家庭成员中发现了一些症状轻微或无症状的MERS病例,这一发现表明,MERS的重症病例可能只是所有MERS感染病例的冰山一角,MERS感染病例的临床表现不尽相同,目前急需对症状轻微或

者无症状患者进行病例定义。

人是MERS-CoV的宿主,研究表明,MERS-CoV通过S蛋白的受体结合区(receptor biding domain,RBD)与细胞表面受体二肽基肽酶-4(dipeptyl peptidase 4,DPP4,也称为CD26)相互作用,介导病毒吸附细胞,进而膜融合进入到细胞内,启动病毒感染,但其具体的致病机制尚不清楚。作为一种新发传染病,MERS的流行病学特征还有待逐渐鉴识,它的来源还不清楚,虽然分子生物学证据表明单峰骆驼很可能是MERS-CoV的主要来源,但具体传播途径有待明确。

在能感染人的6种冠状病毒中,只有MERS-CoV和SARS-CoV能引起严重呼吸道疾病,这两种冠状病毒有许多相似的特点,但又具有各自的特征,MERS与SARS的比较见表6-1。

表 6-1 MERS 与 SARS 的比较

特　　性	MERS	SARS
流行病学		
第一例确诊病例出现年份	2012 年	2003 年
地理分布	中东,欧洲、非洲、亚洲和北美洲有输入性病例	中国华南地区,加拿大和亚洲有输入病例引起的大暴发
自然宿主	蝙蝠(?)	中华菊头蝠
放大或中间宿主	单峰驼(中东地区和非洲)	野生哺乳动物(华南地区的麝猫和狸猫)
暴发流行中心或感染场所	骆驼农场(?)、有 MERS 患者的医院或家庭	野生动物市场、餐馆、医院、实验室、无有效排水系统的居民区、宾馆和飞机
季节性	可能与骆驼的繁殖季节有关	冬天
主要传播形式	动物—人,人—人	人—人,动物—人
飞行中的传播	尚未见记载	少量记载病例,与源头病人的身体接近有关
传播方式	飞沫、接触、空气(?)	飞沫、接触、空气
控制感染措施	标准的接触和飞沫预防措施、预防气溶胶产生的空气预防措施	标准的接触和飞沫预防措施、预防气溶胶产生的空气预防措施
潜伏期	2~15 天	2~14 天,偶有病例长至 21 天
基本再生数(R_0)	2~3(吉达 3.5~6.7,利雅得 2~2.8)	0.3~4.1
临床特征		
临床症状	有多种合并症的年老患者出现急性社区感染或院内感染性肺炎;在儿童和免疫功能正常的患者中出现上呼吸道感染、流感样疾病或无症状感染	在免疫功能正常和免疫功能受损个体中引起急性社区感染或院内感染性肺炎
常见的肺外表现	急性肾衰竭、腹泻	腹泻
放射学改变	从局灶性到弥漫性间质性毛玻璃样改变和/或肺实变	从局灶性到弥漫性间质性毛玻璃样改变和/或肺纵隔实变
常见血化验改变	白细胞减少、淋巴细胞减少、血小板减少、肝功能受损;随着疾病进展出现肾脏功能障碍、白细胞增多和中性粒细胞增多	白细胞减少、淋巴细胞减少、血小板减少、丙氨酸和天冬氨酸氨基转移酶水平升高
严重并发症	ARDS 和急性肾衰竭	ARDS
病死率	>35%	~10%
呼吸道分泌物中病毒载量峰值出现时间	不清楚	约在临床症状出现后 10 天
中和抗体出现时间	出现症状后 12 天内	症状出现后 5~10 天内
病毒 RNA 阳性或培养阳性用于进行诊断的样本	下呼吸道:痰、气管内抽吸物和(或)支气管肺泡冲洗液;上呼吸道:鼻咽抽吸物或鼻咽拭子、鼻和(或)喉拭子;肺外:尿、便和(或)血样;组织:活检和(或)尸检样本(至今未见报道)	下呼吸道:痰、气管内抽吸物和(或)支气管肺泡冲洗液;上呼吸道:鼻咽抽吸物或鼻咽拭子、鼻和(或)喉拭子;肺外:尿、便、血、眼泪、唾液、汗水和(或)脑脊液;组织:活检和(或)尸检样本
RT-PCR 实验阳性标准	遵照 WHO 标准	遵照 WHO 标准

续表

特 性	MERS	SARS
抗体检测阳性标准	没有国际标准	血清(采样至少间隔 14 天)抗 SARS-CoV 中和抗体 4 倍升高(如果没有 BSL3 实验室的话,则为抗固定的全 SARS-CoV 的免疫荧光抗体有 4 倍升高)
关键治疗措施	辅助呼吸和特级护理(ECMO 和血液透析)	辅助呼吸和特级护理
人体非随机实验中使用的抗病毒制剂	利巴韦林和 α 干扰素-2b	干扰素(infacon1,β 干扰素、白细胞干扰素),联合应用蛋白酶抑制剂和利巴韦林
主动免疫	含 S1 蛋白的 RBD 区的疫苗(小鼠)	重组 S 蛋白片段(小鼠)
被动免疫	小鼠中过继转移含抗 MERS-CoV 的 S 抗体的血清能加速病毒的清除	在人体应用恢复期血清进行治疗
抗病毒实验和疫苗用动物模型	普通绒猴、全身表达人 DPP4 的转基因小鼠	应用多种哺乳动物的代表模型,包括灵长类和小动物模型

第三节 流行病学特性

在早期实验室确诊的 699 例 MERS 病例中,63.5%的患者为男性,年龄中位数为 47 岁(9 月龄至 94 岁)。MERS 的持续流行可能与下列因素有关:至少有一种动物宿主与社区居民频繁接触,反复引起动物-人之间的传播,经过非持续性的人-人传播扩大,引起多次医疗机构暴发和有限的家庭聚集。人接触 MERS-CoV 感染的单峰驼或人后会感染 MERS-CoV,但有许多患者并没有接触过受感染骆驼或人,因而可能还存在其他感染途径。所有的 MERS 原发病例在流行病学上都与中东地区相关,中东地区以外的其他国家出现的所有二代病例都与中东输入的原发病例相关。MERS 的潜伏期平均为 5.2 天(2~15 天),95%的患者会在 12.4 天前出现症状。代间距(表示的是从患者症状发作到接触者的症状发作之间的间隔时间)为 7.6 天(2.5~23.1 天),95%的病例短于 19.4 天。MERS 患者引起家庭接触者二次传播的比例为 4%。

一、发生重症病例的危险因素

WHO 报道的实验室早期确诊的 536 例 MERS 病例中,62%为重症病例,需要住院进行治疗。这些重症病例普遍为原发病例,主要为有基础性疾病的老年患者。二代病例多发生于无基础性疾病的年轻人和医护人员。但也有因防护不当,患者之间共用了受污染的设备而引起重症感染的报道。沙特阿拉伯进行的一项临床队列研究中,47 名需住院的重症患者中位数年龄为 56 岁,病例以男性为主,男女比例为 3.3:1。大约 96%的患者有基础性疾病,最常见的有糖尿病(68%)、慢性肾脏疾病(49%)、高血压(34%)、慢性心脏病(28%)和慢性肺部疾病(26%)。据报道,有 23%的患者吸烟,17%的患者属于肥胖者。重症病例以有基础性疾病的老年男性为主,这种现象在其他报道中也出现过,但出现比例不一,这取决于研究中所包含的病例数量和所采用的设计方案。总体而言,MERS 高病死率与患者年龄大于 50 岁、男性及有多种基础性疾病相关。但有些高危因素在中东地区的居民中普遍存在,如沙特阿拉伯 50 岁以上人中约 63%的人有糖尿病,这就需要开展大规模的病例对照研究,对这些人发展为重症 MERS 病例的相对风险进行评估。患者如果出现并发症,如急性呼吸困难综合征需要住院治疗和(或)特级护理,也可能致命。

二、血清流行病学

MERS 流行初期 WHO 就制定了 MERS 病例临时性诊断标准,但该标准过高估计了 MERS 的临床严重性。采用分组策略对 MERS 患者的接触者进行强化监测,越来越多的无症状和轻症病例得到确认,这也支持了上述观点。MERS-CoV 普遍存在于普通人群中,但仅在年老和免疫功能不全的个体中引发重症疾病,研究结果提示 MERS-CoV 流行病学特征可能与 HCoV-HKU1 更相似,而不像 SARS-CoV。但到目前为止血清流行病学研究结果并不支持上述理论,仅有少量的证据能证明中东地区的普通居民曾感染过 MERS-CoV。对沙特 2400 例住院或门诊患者进行了抗体检测,在这些样本中未检测到抗 MERS-CoV 抗体,提示在之前至少两年时间里 MERS-CoV 没有在普通人群中传播。与此相似,2010 年 5 月至 2013 年 12 月期间,沙特的 158 名因下呼吸道感染而住院的儿童和 110 名成年男性献血者的血清中也未检测到抗 MERS-CoV 中和抗体。牲畜可能是 MERS-CoV 的动物源头,但在 2012 年 10 月对 226 名屠宰场工人的血清样品进行检测,同样也未检测到抗 MERS-CoV 中和抗体。对更早期收集的大量血清样品进行大范围的血清流行病学研究有可能确定疫区居民中 MERS 的实际流行情况和临床严重程度。

三、动物监测

鉴于 MERS-CoV 突然出现,且没有明确的血清学证据提示普通人群有感染史,因而推测该病毒可能存在跨种属传播。早期就认识到 MERS-CoV 与冠状病毒 C 亚群毒株 Ty-BatCoV-HKU4 和 Pi-BatCoV-HKU5 系统发生关系较近,提示 MERS-CoV 可能为动物源性病毒,MERS-CoV 的动物宿主就成为大家寻找的目标。假病毒研究结果显示 Ty-BatCoV-HKU4 也利用 DPP4 受体进入细胞。目前认为蝙蝠可能是 α CoV 和包括 SARS-CoV 在内的 β CoV 的基因源头。近来的报道指出蝙蝠 DPP4 编码基因非同义替换(dN):同义替换(dS)比值较高。蝙蝠 DPP4 中存在的这种适应性进化提示蝙蝠与 MERS-CoV 相关病毒长期相互作用。此外,除了在我国香港和华南地区的蝙蝠中发现了 Ty-BatCoV-HKU4 和 Pi-Bat-CoVHKU5,MERS 流行后在中东地区、非洲、欧洲和中美洲的不同蝙蝠种类中检测到了与 MERS-CoV 密切相关的其他 C 亚群冠状病毒。从沙特阿拉伯比沙堡(与实验室确诊的一例 MERS 患者的家靠近)捕获的埃及墓蝠的粪便中检测到了 βCoV,其 RdRp 基因序列与 MERS-CoV 的核苷酸完全一致,这是系统发生上与 MERS-CoV 最紧密相关的一种病毒。但该研究受限于所分析的基因片段长度短(182 个核苷酸),另外同一地点捕获的埃及墓蝠仅有 29 只(3.4%)的蝙蝠中检测到该基因片段,但任何蝙蝠中都没有分离到活病毒。后来的研究从南非的苗氏棕蝠粪便中鉴定了一株与 MERS-CoV 紧密相关的病毒 NeoCoV,它与感染人和单峰驼的 MERS-CoVs 的全基因组有 85.6% 的一致性。根据对 MERS-CoV 进化速率的计算,NeoCoV 和人 MERS-CoV 毒株的最新的共同祖先可能在蝙蝠中已经存在了 44 年。

SARS-CoV 除了可能从蝙蝠直接跨种属传播至人,据推测中间放大动物宿主如麝猫和狸猫,可能在 SARS 的传播中起着重要作用。骆驼作为 MERS-CoV 从动物传播至人的主要来源,对骆驼释放病毒模式以及骆驼与实验室确诊病例的相互关系进行进一步的病毒学研究,方能明确骆驼在 MERS 流行中的重要性。

四、分子流行病学

对人和动物 MERS-CoV 基因组的分子进化和时空分布进行详细分析,有助于检测病毒在动物-人和人-人之间传播过程中的适应现象,从而鉴识动物源性和其他来源引起的人感染,并可用于评价病毒引起流行的可能性。对 2012 年 6 月至 2013 年 9 月流行早期所鉴识的 65 个全长或几近全长的基因组进行比较分析,计算出病毒基因组编码区每年每个位点的进化速率为 1.12×10^{-3}($95\% CI: 8.76 \times 10^{-4} \sim 1.37 \times 10^{-3}$)。MERS-CoV 的最近共同祖先出现的时间(time to the most recent common ancestor,TMRCA)推算为 2012 年 3 月($95\% CI$ 为 2011 年 12 月—2012 年 6 月)。与最早的分离到的 MERS-CoV 的基因组相比,2012 年 10 月到 2013 年 6 月之间发现的 MERS 患者的基因组后 1/3 出现了多个核苷酸改变,表示在辅助蛋白以及编码 S 蛋白的 21 000 至 25 500 位可能会有氨基酸的改变。更为特别的是,不同地域来源的 MERS-CoV 毒株 S 基因 HR1 基团的 1020 位密码子存在阵发式选择,该位点为组氨酸或精氨酸。尽管推测这种氨基酸的更换不会改变该区域的 α 螺旋结构,但组氨酸和精氨酸分别提供了溶酶体质子化残基位点和可能的溶酶体蛋白酶切割位点,这可能影响 S 蛋白的膜融合活性。S 基因的 N 末端 158 位密码子和 RBD 区的 509 位密码子同样受到弱的阳性选择压力。由于冠状病毒 S 蛋白 RBD 区的突变与病毒的跨种属和种属内变异相关,但必须明确 RBD 区突变引起的病毒表型的改变。

基因组分析结果同样支持 MERS-CoV 从动物到人以及人-人传播的假说。散发的人 MERS 病例基因组中存在多个不同的进化分枝和基因型,这表示存在多种 MERS-CoV 从动物感染人的实例。事实上,在沙特阿拉伯至少存在 4 个 MERS-CoV 进化枝,其中有 3 枝在 2013 年 5 月至 9 月未再出现大范围循环。对 Al-Hasa 医疗机构 MERS 暴发中的 13 名患者的 MERS-CoV 进行基因组分析,至少有 8 名患者的基因组分析结果支持 MERS 存在人-人传播的论点。2012 年 10 月在沙特利雅得出现的家庭聚集性病例中,检测到两种系统进化不同的 MERS-CoV 毒株,表明在此期间利雅得有两个不同分枝的 MERS-CoV 毒株在循环,人群中流行的 MERS-CoV 包含始于多个源头的多个分枝。同一地区来源的患者中 MERS-CoV 基因组呈现多样性,中东地区 MERS-CoV 分枝的地理分布都表明有多个活动的源头存在,如流行区的动物宿主、受污染的动物产品和/或患者。这与 MERS-CoV 感染单峰驼这一证据相符,在中东地区骆驼是运送商品和旅客的重要交通工具,同时可作为食物食用。在单峰驼样本中检测到单样本来源 MERS-CoV 准种,但将样本接种人或者 Vero 细胞后却未分离到相应病毒株。这可能需要利用高通量测序来证实病毒准种的存在,鉴识那些能通过瓶颈选择,实现病毒从骆驼到人跨种属传播的 MERS-CoV 特异基因型,这将有助于解释 MERS-CoV 在中东地区和北非地区长期广泛流行,但人的病例却相对稀少的现象。

第四节　实验室检测监测

尚未找到较特异的临床、生化或放射学特征能将 MERS 与其他病因引起的肺炎明确区分。在 MERS 流行初期即建立的核酸扩增法是目前应用最广泛的检测方法,该方法检测周期短、检测标准统一。WHO 关于实验室确诊病例的标准就包括:MERS-CoV 基因组至少两个特异序列 RT-PCR 检测结果阳性,或者 MERS-CoV 基因组一个特异序列 RT-PCR 检测结果阳性,同时 MERS-CoV 其他基因序列的 RT-PCR 产物测序结果与已知序列一致(表6-2)。从呼吸道标本或血、尿和大便标本中分离到感染性 MERS-CoV 也能明确诊断,但分离病毒需要较长时间,同时需要专业人员对病毒引起的细胞病变效应(cytopathic effect,CPE)进行判定,还需要利用 RT-PCR 或免疫染色对病毒感染进行确认。利用成对血清检测抗 MERS-CoV 特异中和抗体的血清学方法同样可以提供感染的证据,需要对急性期和恢复期(感染后 14～21 天)的血清进行检测,但到目前为止血清学检测方法尚未得到全面验证或者比较。此外,病毒培养和中和抗体检测要用到活病毒,需要在生物安全 3 级(biosafety level 3,BSL-3)实验室进行操作,但普通临床微生物学实验室很少配备 BSL-3 实验室。

一、核酸扩增检测

伴随 MERS-CoV 的成功分离和对全基因组进行测序,已设计并验证了临床检测用的 MERS-CoV 特异引物和标准实验室操作规程(表 6-2)。针对 MERS-CoV 靶基因的实时荧光定量(real time)RT-PCR 可用于 MERS-CoV 感染的筛查和验证。最常用的方法是以 upE real-time RT-PCR 进行筛查,然后以 ORF1a 或 ORF1b real-time RT-PCR 进行确证。如果 upE 检测结果阳性,但 ORF1a 或 ORF1b 检测结果阴性或可疑,仍需对其他特异基因进行检测,包括 N、RdRp 和(或)S 基因,然后需要对 RT-PCR 扩增产物进行测序。如果没有进一步的检测,但病人有相符的流行病学史和临床病史,可将该病例认定为 MERS 的疑似病例。有结果表明含量丰富的 N 基因较其他靶基因的检测更为灵敏。但 MERS-CoV 不同毒株 N 基因会出现变异,如出现 6 个核苷酸缺失的现象,因而检测 N 基因时可能会因为突变而出现假阴性结果。MERS-CoV 检测阳性的病例,需进行二次采样重复检测以排除扩增子延滞引起的假阳性结果。其他周期短、灵敏性高、特异针对 MERS-CoV 的新型诊断方法包括:逆转录环介导等温扩增(reverse transcription loop-mediated isothermal amplification,RTL-MIA)和逆转录等温重组酶聚合酶扩增实验(reverse transcription isothermal recombinase polymerase amplification,RTIRPA),对于那些没有配备 RT-PCR 和测序设备的实验室来讲,这些方法就很有用。但需要应用更多的临床样本来对这些方法的现场应用加以验证。

表 6-2　MERS 实验室诊断核酸检测实验的特点

诊断方法（靶基因）	临床样本	推荐用途	技术检测限	备注
UpE 检测	呼吸道拭子、痰液和气管抽吸物	筛查	1.6～3.4 RNA 拷贝/反应	全球应用最广泛的检测方法
ORF1a 检测（ORF1a 基因）	支气管肺泡灌洗液、鼻咽抽吸物	对 upE 阳性标本进行验证	4.1 RNA 拷贝/反应	同 UpE 检测方法一样灵敏
Realstar MERS-CoV RT-PCR 试剂盒 1.0	PBS 冲洗吸管液、支气管肺泡灌洗液、口腔分泌物、鼻腔分泌物、便、尿液以及 PBS 冲洗中心静脉导管液	筛查	UpE 检测：5.3 RNA 拷贝/反应 ORF1a 检测：9.3 RNA 拷贝/反应	同 UpE 和 ORF1a 单项检测方法一样灵敏，较单项检测方法迅速、需要较少劳力
ORF1b 检测（ORF1b 基因）	呼吸道拭子、痰液和气管抽吸物	对 upE 阳性标本进行验证	64 RNA 拷贝/反应	灵敏性低于 UpE 和 ORF1a 检测方法，与已知的泛冠状病毒检测方法没有交叉反应
RdRpSeq 检测（RdRp 基因和测序）	支气管肺泡灌洗液、鼻咽抽吸物	筛查（泛冠状病毒 RT-PCR）和验证（测序）	0.3～3.0PFU/ml	RdRp 基因高度保守，因而可能与其他 βCoV 有交叉反应
NSeq 检测（N 基因和测序）	支气管肺泡灌洗液、鼻咽抽吸物	筛查（RT-PCR）和验证（测序）	0.03～0.3PFU/ml	高度灵敏、特异针对 MERS-CoV 的检测方法；所扩增基因片段可能会有基因缺失和突变
N2 检测（N 基因）	上呼吸道样本、下呼吸道样本、血清、粪便	为增强实验灵敏性和特异性，同 upE 检测一起应用进行筛查	5～10 RNA 拷贝/反应	同 UpE 检测方法一样灵敏
N3 检测（N 基因）	上呼吸道样本、下呼吸道样本、血清、粪便	对 upE 或 N2 阳性标本进行验证	5～10 RNA 拷贝/反应	同 UpE 检测方法一样灵敏
RT-RPA 检测（N 基因）	非临床样本；培养上清	野外应用（即时检测）	10 RNA 拷贝/反应	同 RT-PCR 一样灵敏，周期短（≤30 分钟），可移动
RT-LAMP	混杂 MERS-CoV 的健康成人咽拭子培养基	野外应用	3.4 RNA 拷贝/反应	同 upE 和 ORF1a 检测方法一样灵敏，周期短（≤30 分钟）

二、抗体检测

有许多检测中和抗体和非中和抗体的方法，但同属冠状病毒抗体之间一般会存在交叉反应，因而需要对这些方法进行验证。事实上，交叉反应中和抗体不仅能在免疫荧光实验中检测到，就连特异性最强的病毒中和实验中也能检测到。欧洲疾病预防控制中心（European Centre for Disease Prevention and Control，ECDC）反对仅进行免疫荧光抗体检测，除非恢复期血清检测到抗体滴度 4 倍升高，否则单一的免疫荧光抗体检测很可能为假阳性结果。如果未对病例进行 PCR 检测或未进行测序，但血清学检测结果阳性，该病例只要符合 MERS 病例定义的标准，就可认定为疑似病例。

抗体检测在回顾性诊断中具有重要的意义，可对分子检测结果阴性的可疑病例，特别是那些仅检测过上呼吸道样品的病例进行明确诊断。抗体检测还可用于人和动物血清流行病学研究，对 MERS 流行情况进行监测，以及在暴发调查中追踪接触者。还需要研发一些高通量、不需要全病毒的监测方法，如不需要 BSL-3 防护设施的酶联免疫吸附和假病毒中和实验,这些方法在中东国家的农村和其他不发达地区有可能获得广泛应用。

三、抗原检测

MERS-CoV 的抗原检测主要用于对受感染动物的组织和 CPE 阳性的细胞进行组织病理学确证。近年来建立的免疫层析法,利用选择性单抗检测 MERS-CoV N 蛋白,用于快速检测单峰驼鼻拭子中的 MERS-CoV 抗原。与 upE RT-PCR 法相比,该检测方法的灵敏性为 93.9%,特异性为 99.6%。SARS 的实验室诊断曾采用相似的灵敏度高和特异性强的方法,对患者血清和鼻咽样品进行检测。该检测方法的优点在于简便快速,不需要耗费过多人力,不需要 BSL-3 防护设施。要获得人和骆驼不同时间血清中和抗体和病毒分泌动力学模式的更多信息,还需要对抗原检测方法进行优化。

四、病毒培养

MERS-CoV 能在多种人源和动物来源的细胞系中迅速生长,这与其他能感染人但体外难以培养的冠状病毒不同。在建立 MERS-CoV 特异的核酸扩增检测方法之前,首次对 MERS-CoV 的进行鉴定就是将患者的痰样本接种猴肾细胞系,包括 LLC-MK2 和 Vero 细胞系检测 CPE。在 MERS-CoV 的首次分离实验中,先将样本接种细胞,5 天后进行传代,传代接种 1 天后就观察到 MERS-CoV 感染细胞形成环形折射状,产生局灶性 CPE,这种改变随后蔓延至整个细胞单层,致使感染细胞在 24～48 小时内变圆脱落。在 LLC-MK2、Calu-3、Caco-2 和 Huh-7 细胞系,以及表达 TMPRSS2 的 Vero 细胞中可以观察到合胞体的形成,这是 MERS-CoV S 蛋白在中性 pH 条件下的融合活性而导致的。通过透射电子显微镜观察 MERS-CoV 感染细胞,可以观察到 CoV 诱发的膜结构支持 RNA 的合成,细胞核周围区域细胞膜卷曲,环绕着内核致密的 150～320nm 的双膜囊泡,这是冠状病毒感染后的典型的细胞改变。尽管受到 BSL-3 设备的制约,很难在大多数医院进行 MERS-CoV 的培养,但 MERS-CoV 易于在细胞上生长的特性,有利于进行发病机制和抗病毒制剂研究。

第五节　监测及预防控制策略原则

一、主动免疫

由于缺乏人群群体免疫和有效的抗病毒治疗措施,对高危人群和骆驼进行主动免疫是控制 MERS 的主要措施。目前已对含全长和部分 S 抗原,如 S1 或 RBD 的疫苗进行了研发,并取得一定的效果,但尚无人体应用的实例。

二、被动免疫

利用中和抗体滴度较高的恢复期血浆或超免疫球蛋白救治 MERS 患者临床上尚未有报道。但恢复期病人血清能抑制 MERS-CoV S 诱导的 Caco-2 转化。将表达人 DPP4 的腺病毒载体转导 BALB/c 小鼠后,被动免疫抗 MERS-CoV S 抗体能阻止病毒吸附和促进病毒清除。随着越来越多的 MERS 患者恢复,在获得商品化的单抗之前,通过进行国际合作制备恢复期血浆样品,将会促进被动免疫措施的应用。

SARS 暴发早期公共卫生状况杂乱无序,与此相反,全球的卫生组织机构在应对 MERS 流行时显示了高效、合作的精神。应对 SARS 所获得的临床经验,以及 SARS 发生后所积累的其他人和动物冠状病毒的基因组资料,有助于迅速研发 MERS 诊断试剂、抗病毒制剂和疫苗,合理使用感染控制措施和鉴别 MERS-CoV 的动物宿主。MERS 的流行极大地加深了我们对冠状病毒的认识,为应对未来可能出现的冠状病毒流行提供了丰富的经验。现在普遍认为骆驼是 βCoV A 和 C 亚群病毒及其他病毒的重要动物宿主。对蝙蝠和与人频繁接触的哺乳动物来源的新型冠状病毒进行连续监测,将促进我们做好准备,应对将来出现的因跨种属传播导致的新型冠状病毒疫情。对 MERS-CoV 的功能受体 DPP4 的鉴定,加深了我们对冠状病毒感染致病机制的认识。对那些缺少特异治疗手段的冠状病毒而言,MERS 的药物再利用项目所研发的抗病毒制剂,也可以作为候选药物来进行应用。研制有效的骆驼疫苗阻断骆驼-人传播途径,及时采取 MERS 感染控制措施并及时追踪接触者,防止医疗机构出现院内感染,这些措施将有助于成功控制 MERS 在人间的流行。成功地控制 MERS 流行有赖于研发有效的骆驼疫苗,以终止不断出现的骆驼-人间传播,而 MERS 诊疗中要获得最佳临床转归结果的关键在于从尸检标本以及患者连续采样标本中发现并深入了解 MERS 的致病机制,在更多有代表性的小动物模型中对候选抗病毒制剂以及疫苗进行试验,以及进行随机对照临床实验对现有的治疗措施进行评价。对 MERS-CoV 分子进化进行监测,将有助于早期识别病毒可能出现的引发的高效人-人传播的突变。

（王文玲　李德新　谭文杰 编,方益荣 审）

参 考 文 献

1. Chan J F W, Chan K H, Kao R Y T, et al. Broad-spectrum antivirals for the emerging Middle East respiratory syndrome coronavirus. Journal of Infection,2013,67(6):606.

2. Cheng V C C, Lau S K P, Woo P C Y, et al. Severe Acute Respiratory Syndrome Coronavirus as an Agent of Emerging and Reemerging Infection. Clinical Microbiology Reviews, 2007, 20(4):660-694.

3. To K K, Chan J F, Chen H, et al. The emergence of influenza A H7N9 in human beings 16 years after influenza A H5N1:a tale of two cities. Lancet Infectious Diseases,2013,13(9): 809-821.

4. Macneil A, Rollin P E. Ebola and Marburg Hemorrhagic Fevers:Neglected Tropical Diseases? Plos Neglected Tropical Diseases,2012,6(6):e1546.

5. Marsh G A, Wang L F. Hendra and Nipah viruses:why are they so deadly? Current Opinion in Virology, 2012, 2(3): 242.

6. To K K, Ng K H, Que T L, et al. Avian influenza A H5N1 virus:a continuous threat to humans. Emerging Microbes & Infections,2012,1(9):e25.

7. Woo P C Y, Wang M, Lau S K P, et al. Comparative Analysis of Twelve Genomes of Three Novel Group 2c and Group 2d Coronaviruses Reveals Unique Group and Subgroup Features. Journal of Virology,2007,81(4):1574.

8. Woo P C, Lau S K, Huang Y, et al. Coronavirus diversity, phylogeny and interspecies jumping. Experimental Biology and Medicine,2009,234(10):1117-1127.

9. Groot R J D, Baker S C, Baric R S, et al. Middle East Respiratory Syndrome Coronavirus (MERS-CoV):Announcement of the Coronavirus Study Group. Journal of Virology, 2013, 87 (14):7790-7792.

10. A'lvarez E, Donadocampos J, Morilla F. New coronavirus outbreak. Lessons learned from the severe acute respiratory syndrome epidemic. Epidemiology & Infection, 2015, 143 (13):2882.

11. Cunha C B, Opal S M. Middle East respiratory syndrome (MERS):A new zoonotic viral pneumonia. Virulence, 2014,5(6):650.

12. Frey K G, Redden C L, Bishop-Lilly K A, et al. Full-Genome Sequence of Human Betacoronavirus 2c Jordan-N3/2012 after Serial Passage in Mammalian Cells. Genome Announcements,2014,2(3):e00324-14-e00324-14.

13. Qian Z, Dominguez S R, Holmes K V. Role of the Spike Glycoprotein of Human Middle East Respiratory Syndrome Coronavirus (MERS-CoV) in Virus Entry and Syncytia Formation. Plos One,2013,8(10):e76469.

14. Yang Y, Zhang L, Geng H, et al. The structural and accessory proteins M, ORF 4a, ORF 4b, and ORF 5 of Middle East respiratory syndrome coronavirus (MERS-CoV) are potent interferon antagonists. Protein & Cell,2013,4(12):951.

15. Raj V S, Mou H, Smits S L, et al. Dipeptidyl peptidase 4 is a functional receptor for the emerging human coronavirus-EMC. Nature,2013,495(7440):251.

16. Banik G R, Khandaker G, Rashid H. Middle East respiratory syndrome coronavirus "MERS-CoV": current knowledge gaps. Paediatr Respir Rev. 2015,16(3):197-202.

17. Chan JF, Lau SK, To KK, Cheng VC, Woo PC, Yuen KY. Middle East respiratory syndrome coronavirus:another zoonotic betacoronavirus causing SARS-like disease. Clin Microbiol Rev. 2015,28(2):465-522.

18. Assiri A, Mcgeer A, Perl T M, et al. Hospital Outbreak of Middle East Respiratory Syndrome Coronavirus. New England Journal of Medicine,2013,369(5):407-416.

19. Memish Z A, Cotten M, Watson S J, et al. Community Case Clusters of Middle East Respiratory Syndrome Coronavirus in Hafr Al-Batin, Kingdom of Saudi Arabia:A Descriptive Genomic study. International Journal of Infectious Diseases, 2014,23(3):63-68.

20. Pebody R G, Chand M A, Thomas H L, et al. The United Kingdom public health response to an imported laboratory confirmed case of a novel coronavirus in September 2012. Euro surveillance:bulletin Européen sur les maladies transmissibles = European communicable disease bulletin, 2012, 17(40):20292.

21. Assiri A, Al-Tawfiq J A, Al-Rabeeah A A, et al. Epidemiological, demographic, and clinical characteristics of 47 cases of Middle East respiratory syndrome coronavirus disease from Saudi Arabia:a descriptive study. Lancet Infectious Diseases,2013,13(9):752-761.

22. Arabi Y M, Arifi A A, Balkhy H H, et al. Clinical course and outcomes of critically ill patients with Middle East respiratory syndrome coronavirus infection. Annals of Internal Medicine,2014,160(6):389-397.

23. Alghamdi I G, Hussain I I, Almalki S S, et al. The pattern of Middle East respiratory syndrome coronavirus in Saudi Ara-

bia：a descriptive epidemiological analysis of data from the Saudi Ministry of Health. International Journal of General Medicine,2014,7(default):417.

24. Breban R,Riou J,Fontanet A. Interhuman transmissibility of Middle East respiratory syndrome coronavirus：estimation of pandemic risk. Lancet,2013,382(9893):694.

25. Alqurashi K A,Aljabri K S,Bokhari S A. Prevalence of diabetes mellitus in a Saudi community. Annals of Saudi Medicine,2011,21(5):438.

26. Cotten M,Watson S J,Kellam P,et al. Transmission and evolution of the Middle East respiratory syndrome coronavirus in Saudi Arabia：a descriptive genomic study. Lancet,2013,382 (9909):1993-2002.

27. Haagmans B L,Al Dhahiry S H,Reusken C B,et al. Middle East respiratory syndrome coronavirus in dromedary camels：an outbreak investigation. Lancet Infectious Diseases,2014, 14(2):140.

第七章 登革热流行病学研究进展

Progress in Epidemiology of Dengue Fever

摘要

登革热是当前传播速度最快的蚊媒病毒性传染病,近年来又呈现出新的流行特征,以 2007 年马来西亚沙捞越州登革病毒 5 型最受关注;我国河南省、日本和法国本地暴发显示出疫情向高纬度地区扩散的趋势;我国南方地区输入病例引发本地疫情呈现本地化倾向。近年来研究提示,人类感染登革热的预后与病毒因素、免疫因素和遗传因素密切相关。此外,疫苗研发取得新进展,黄热-登革病毒四价嵌合疫苗成功上市。在监测方面,NS1 检测因操作简捷,且与疾病严重性有关,是登革热早期诊断领域的重要进展。蚊媒控制进展反映在生物技术上的新突破,主要以沃尔巴克氏体感染伊蚊和基因修饰伊蚊为代表,两者均通过种群替换与压制阻断登革病毒传播,展示出良好的应用前景。尽管当前在登革热防控方面取得了诸多进展,但蚊媒耐药性、登革热输入在局部地区形成本地化等问题,仍有待深入研究。

Abstract

Dengue fever is prevalent throughout many areas of the world and isthe fastest-spreading mosquito-borne viral infectious disease. In recent years, some new epidemiological features of the disease have emerged. For example, most attention were paid to a new serotype (dengue virus serotype 5) identified in the 2007 outbreak in Sarawak, Malaysia; Outbreaks in China, Japan and France showed a trend of further spreading to high latitude regions and outbreaks caused by imported cases in southern China showed a tendency of becoming localization. In recent years, studies have shown that the prognosis of dengue infection in humans is closely related to viral, immunological and genetic factors. Vaccine research has made new progress too, yellow fever and dengue virus quadrivalent chimeric vaccines have completed phase III trials. The vaccine has entered the market and post-market evaluations are under way via disease surveillance. An important advancementin the early diagnosis of dengue fever is the dengue NS1 antigen. The test is easy to be carried out and can give rapid and early prediction of the severity of the disease and has a great potential value for wide application in primary care settings. In mosquito control, new breakthroughs in biotechnologynotably include Wolbachia-infected *Aedes* and genetically-modified *Aedes*. Both methods were used to block the transmission of dengue virus by suppressing mosquito populations, or by replacing the population of infected mosquitoes, and both have shown promising results. Despite the recent advances in prevention and control of dengue fever, a number of fundamental issues, such as mosquito-borne resistance and localization of dengue fever from imported cases, remain to be further studied.

登革热(dengue fever, DF)是通过白纹伊蚊或埃及伊蚊叮咬传播登革病毒(dengue virus, DENV)的急性传染病,是《中华人民共和国传染病防治法》规定的乙类传染病。该病以发热、皮疹、肌肉及骨关节疼痛为主要临床表现,登革热是当前世界范围内传播速度最快的蚊媒病毒性传染病,其具有突发性、传播迅速、发病率高等特点,重症病例可因出血或休克死亡,迄今尚无上市疫苗和特效的治疗药物。极易发生大规模暴发流行而演变为严重的突发公共卫生事件。

第一节　登革热流行病学研究中的基本概念

一、本地感染病例与输入病例

在登革热疫情流行病学调查过程中,本地感染病例为发病前15天内(最长内潜伏期)未离开过本地区(通常以区县为单位),或未到过登革热疫情报告的地区,其感染地点属于本地,表示在患者家、工作或活动地点附近已有带毒成蚊存在。输入性病例为发病前15天内到过有登革热流行的国家或地区(如东南亚、南美等),有蚊虫叮咬史的登革热病例。"输入"是一个相对的概念,在外地感染或发病后来到某地,对于该地也属输入病例。

二、感染谱及临床表现

DENV疾病谱包括无症状感染、登革热、登革出血热(dengue haemorrhagic fever,DHF)和登革休克综合征(dengue shock syndrome,DSS),其中登革出血热和登革休克综合征的病死率可高达20%,如果经过积极的对症支持治疗,病死率可降低至1%。感染者大多数以隐性感染为主,不出现典型的登革热症状。显性感染者常经过3~15天潜伏期急性起病,历经3个病程阶段:急性发热期、极期和恢复期。极期约开始于退热时,该阶段毛细血管渗透性增加伴血细胞比容升高,严重者可导致低血容量性休克、器官衰竭、代谢性酸中毒、弥散性血管内凝血和严重出血。重症患者可出现肝炎、神经系统疾病、心肌炎、无血浆渗漏的严重出血或休克。如果未经治疗,患者病死率高达20%;而通过静脉补液与恰当的病人护理,可使病死率降至1%。57%成年登革热患者在病愈后2年仍出现持续的症状如关节痛或疲劳,该现象值得进一步深入研究。DENV感染谱见图7-1。

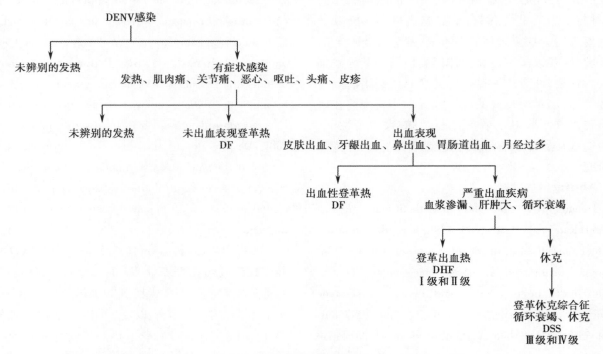

图 7-1　DENV 感染谱

登革热的临床表现复杂多样,具有传播迅速、人群普遍易感、发病率高及严重类型(DHF、DSS)病死率高等特点,加上登革热常为输入病例具有突发性、误诊、漏诊现象较为普遍,导致不能早期识别、报告病例和及时调查处理,容易造成疫情扩散,甚至暴发流行。在登革热流行期,易感人群的罹患率可为40%~50%,甚至高达80%~90%。

三、诊断方法

1997年WHO诊断指南将登革热分为典型登革热、登革出血热/登革休克综合征,且将后者分为1、2、3和4级。该指南诊断DHF须同时满足4种表现:发热持续2~7天、出血倾向(基于束臂试验或者自发出血)、血小板计数减少(小于100×10⁹/L)和血浆渗漏(基于血细胞比容增加和胸膜渗出液)。然而在临床实践中,很多重症病例难以有效归类。于是2009年WHO重新修订登革热诊断分类,分为普通登革热和重症登革热两类。患者具有如下表现则归入重症登革热:血浆渗漏导致休克,浆液积聚致呼吸窘迫,严重出血,严重器官损伤。目前,针对登革热诊断分类的持续评估和改进仍在进行中,研究表明2009年诊断分类标准能够提高早期重症病例识别的敏感性。然而,也有研究认为应降低血浆渗漏综合征的标准,增加国际通用有效的重症评分系统,增加流行国家和地区资源匮乏导致医疗负担以及病例数增加的指标。登革热诊断过程要与基孔肯雅热、肾综合征出血热、发热伴血小板减少综合征、麻疹、风疹、肠道病毒感染、腺病毒感染、流感、恙虫病、疟疾、钩端螺旋体病、病毒性肝炎、立克次体病和细菌性败血症等作鉴别诊断。

第二节 登革热流行特征及疾病负担

一、流行特征及趋势

(一) 地区分布

登革热广泛流行于全球热带和亚热带的非洲、美洲、东南亚和西太平洋地区的100多个国家和地区,见图7-2,是当前世界范围内传播速度最快的蚊媒病毒性传染病。据WHO估计,全球约25亿人处于感染风险地区,每年新感染0.5亿~1亿人,导致2.5万人死亡。在过去的50年,登革热发病率快速升高,升幅超过30倍,且至今地理持续扩散趋势明显,未呈现减弱迹象。牛津大学等机构新近研究表明全球登革热流行强度比WHO的估计至少高3倍。泛美卫生组织2014年报告指出,美洲在过去10年报告的登革热增长了5倍。

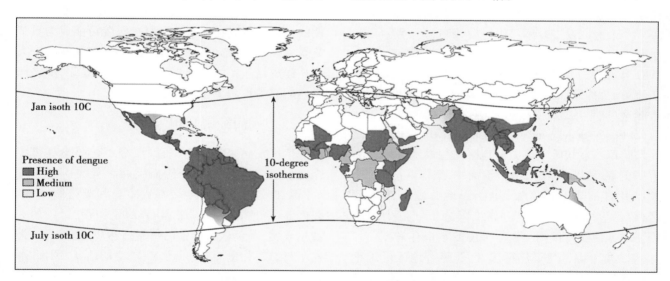

图7-2 全球处于登革热风险区的国家和地区

我国南方地区亦连年遭受登革热疫情困扰,且波及范围不断扩大,发病人数和危重症病例数急剧上升,防控形势趋严峻。20世纪40年代,我国沿海多个省份和中国台湾流行登革热,并扩散至南昌、汉口等内陆地区。此后经过30多年静息期,我国登革热进入了新一轮流行期。1978年在广东省佛山市暴发登革热疫情后,省内多地陆续发生登革热流行,海南、广西、福建、浙江等省、自治区及香港、澳门、中国台湾也先后出现本地传播引起的暴发疫情,其他多个省份也报告输入病例。1990—2006年,全国共报告登革病例1万多例,死亡3例,并先后出现过1至4型登革病毒引起的疫情。1985—1986年海南还曾发生过登革出血热暴发。广东作为中国内地登革热主要流行区,其发病人数占全国的90%左右,近年来呈现流行范围越来越大。其中2014年因广州市、佛山市等地的暴发疫情,广东省经历了高强度本地流行,报告病例数达4.5万例,单是广州市就报告了3.8万例,分别占广东省和全国报告病例数的

84%（4.5 万）和 81%（4.7 万），超过广州市自 1978 年首次暴发至 2013 年总报告病例数之和（1.6 万）的 2.4 倍，导致 1.4 万例病例住院，308 例重症病例和 5 例死亡病例。

近年来对中国内地登革热的来源存在学术争议，但至今尚未发现登革热成为本地疫源性疾病的确切证据，仍然是输入性散发或输入引起的本地传播的模式，尚未证实已成为地方性流行病。由于华南地区紧邻东南亚地区，登革病毒容易传入并引起流行，有学者提出华南地区存在形成地方性流行的条件，病毒存在本地循环的可能，迄今为止，连续多年的监测并未能在我国广东地区蚊媒中分离出登革病毒。

（二）时间分布特征

1. 周期性 登革热具有周期性流行的特点，在不同地区有不同的流行周期。东南亚地区 3～5 年出现一次流行高峰，巴西地区 4～5 年出现一次流行高峰。我国广州市在 2010 年之前亦表现 3～5 年暴发周期。但 2010 年之后，广州市已经逐渐演变为局部地区的暴发特征，且历经 2011 年、2012 年和 2013 年局部地区暴发后，2014 年发生创历史规模水平的全市性暴发，2015 年局部仍有小范围暴发疫情。

一个地区发生登革热流行后，随后 3～5 年有发生登革出血热的危险。如古巴 1977 年登革热流行，1981 年暴发登革出血热；我国海南 1980 年发生登革热流行后，1985 年出现登革出血热较大规模暴发。推测这可能与二次感染登革病毒引发的免疫增强反应（antibody-dependent enhancement，ADE）有关。

登革热在缺乏免疫力的地区往往发生来源无法查明的暴发流行，如 2013 年河南省登革热暴发、2014 年日本登革热暴发，由于当地非登革热流行区，缺乏系统监测的资料，故难以分析其发生的原因。地方性流行区则与流行强度的累积有关。

2. 季节性 登革热在热带、亚热带地区可常年流行，但主要流行季节与气温、雨季及蚊媒密度高峰相一致。自然条件不同的地区流行高峰时间不同，输入性传播发病高峰随着输入时间不同而不同。发病高峰中，泰国和缅甸为 5～10 月，马来西亚和越南 6 月份开始增多，次年 1 月最低。中南美洲常年流行，主要流行季节为雨季，如巴西近 20 年的主要流行季节为 2～5 月，而波多黎各则为 7 月至次年 1 月。

我国广东省流行季为 6～11 月，高峰期 8～10 月。海南省流行季节为 3～11 月，高峰期为 4～6 月。云南、广西、福建和浙江等省、自治区暴发也主要发生在 7～10 月。

（三）人群分布特征

任何年龄均可感染 DENV 发病。但地方性流行区和输入性流行区有区别。输入流行区，所有年龄组均可发病，以青壮年为主；在地方性流行区，发病多为儿童，如泰国登革出血热多发生于 14 岁以下儿童，约占总病例数的 85%，其中 8～9 岁为多。登革出血热已成为泰国儿童住院和死亡的主要原因。当前主流的观点认为，我国仍属于输入性流行区，发病年龄分布在各个年龄段，但以青壮年和退休、家务待业人群发病率高，与东南亚等地方性流行区主要发生在儿童的分布模式明显不同。性别、职业分布则无明显区别。

人群感染主要与被伊蚊叮咬的机会多少有关。其中医护人员感染发病值得高度重视，登革热暴发期间，如果医院蚊媒防控不到位，医院可能成为登革热暴发点，通过感染伊蚊叮咬探视者、病人和医护人员从而成倍地扩大登革热流行规模。因此，加强医院内的蚊媒控制工作十分必要。

二、疾病经济负担

依据发病率和死亡率计算，登革热是全球继疟疾之后第二严重的媒介传播疾病。美洲 5 个国家（巴西、萨尔瓦多、危地马拉、巴拿马和委内瑞拉）和东南亚 3 个国家（柬埔寨、马来西亚和泰国）的研究数据表明，登革热医疗费用每年高达 20 亿美元。针对不丹、文莱、柬埔寨、东帝汶、印度尼西亚、缅甸、菲律宾、新加坡、越南和我国台湾省等 12 个地区的研究表明，年经济负担高达 9.5 亿美元，伤残调整寿命年达 214 000 人年。

第三节 登革热流行环节与因素

一、传染源

人是登革病毒的主要扩增宿主。患者是主要传染源，患者在发病前 1 天和病后 5 天内病毒血症期，有可能被伊蚊叮咬而造成传播。此外，人被感染后不一定发病，约有 90% 以上成为亚临床患者或隐性感染者。广东省中山市针对 2013 年暴发研究表明流行期间隐性感染者和显性感染的比例为 2.2：1，显示无症状的登革病毒感染者在传播中具有十分重要的流行病学意义。非人灵长类动物(如黑猩猩、长臂猿、猕猴等)是登革病毒的自然宿主,在东南亚存在丛林型自然疫源地,非灵长类动物甚至可以成为传染源。亦有报道称猴子、蝙蝠、猪、鸡等在登革病毒保存和扩散中起一定作用。在丛林型循环中,主要是通过栖息于树冠的伊蚊与灵长类之间传播、保存病毒,人接触蚊媒后可将病毒扩散到乡村和城市,或通过现代交通工具传播到全球的任何地区;在乡村型和城市型循环中,如在我国广东、海南、广西、福建、浙江等省、区,常见的传播模式以"伊蚊→人→伊蚊"形式为主。

二、传播途径

能传播登革病毒的伊蚊有 13 种,世界范围内埃及伊蚊是最主要的传播媒介,在我国埃及伊蚊和白纹伊蚊并存。针对广泛分布于我国长江以南地区的致倦库蚊传播登革病毒可能性的研究亦在深入开展。最新研究显示,登革热亦可经血液制品和器官移植等途径传播,尤其在登革热高发区,例如新加坡其经血液制品和器官移植途径的感染率甚至高达1.6‰~6‰。其他人传人的模式虽亦有报道但均不常见。

埃及伊蚊在我国主要分布在北纬22°以南地区,包括中国台湾、海南沿海、广东西部和广西北部湾沿海。近年来,云南省瑞丽市口岸附近亦发现埃及伊蚊,占当地捕蚊总数的49.56%,该现象说明埃及伊蚊已扩散到北纬25°左右地区。白纹伊蚊在中国分布相当广泛。分布线走向大致为,自沈阳向西南斜向河北宣化,经山西、陕西的韩城、铜川、陇县、宝鸡和阳平关,四川的雅安、九龙、盐边,折向西,达西藏南部的察隅、墨脱,直至不丹、尼泊尔。在该分界线以南的地区均有白纹伊蚊分布,其中北纬30°以南地区该蚊密度更高,即海南、中国台湾、广东、广西、福建、浙江、江西、湖南、贵州、重庆和云南等省、自治区。广州市作为我国最重要的登革热疫情现场,未发现埃及伊蚊,但白纹伊蚊分布则相当广泛。

三、易感人群及易感机制

在新流行区,人群对 1~4 型 DENV 普遍易感,但发病以成人为主。在地方性流行区,当地成年居民的血清中几乎都可检出 DENV 的特异性抗体,故发病以儿童为主。人被 DENV 感染后,可对同型DENV 感染产生免疫力,并可维持数年甚至终身,对异型 DENV 仅有 2 个月至 2 年的免疫力。值得重视的是,二次感染不同型别的登革热具有更高的风险发生 DHF 和 DSS。从母体获得抗体的婴儿比母体登革病毒抗体阴性的婴儿感染登革病毒后更容易发生 DHF 和 DSS。

在多因素生物学分析中,登革病毒易感性和致病结局与病毒因素、免疫因素和人类遗传因素及三者间的交互作用相关。在人类遗传因素方面,目前研究认为种族、血型和人类白细胞抗原与易感性密切相关。1981 年古巴白人、黑人、混血人发生 DHF/DSS 的危险比为 5.5:1:1.8,亚洲两项研究表明,华人较马来西亚人有较高的 DHF 发病风险。血型中,AB 型相对于 O、A、B 型更容易发生 DHF。

关于人类白细胞抗原(human leukocyte antigen,HLA)和 DENV 易感性相互关系一个假设是,自然免疫和通过 MHC-Ⅰ类途径递呈的 DENV 抗原产生的放大免疫反应是 DENV 免疫病理的重要原因。例如,HLA 等位基因多态性可能与多样 T 细胞外形导致的不同抗病毒反应有关。至今在 DF、DHF、和一些 DSS 病例与 HLA/DENV 的研究中,HLA 等位基因频率与年龄匹配的同地区同种族健康个体对照相比较,等位基因的频率与对照人群的频率明显不同,提示在 HLA 基因型和 DENV 致病之间有正或者负关联。某些 HLA 等位基因仅与特定血清型的 DENV 引起的 DF 或 DHF 明显相关(例如,DENV-1 和 DENV-2 分别与 HLA ∗0207 和 B ∗52)。

四、病原学及检测方法

登革病毒属于黄病毒科黄病毒属,为二十面体包膜病毒。分为 4 个血清型:DENV-1、DENV-2、DENV-3 和 DENV-4。DENV 基因组为单股正链RNA,长约 11kb,病毒 RNA 具有感染性。cDNA 序列分析表明,病毒 RNA 仅含有一个开放读码框架,包含约 96% 的核苷酸,编码全部病毒蛋白。基因组分为两个区段:5'端 1/4 编码病毒 3 个结构蛋白,3'端 3/4 编码 7 个非结构蛋白。5'端和 3'端均有一段非编码区,图 7-3。2013 年 10 月人类正式确认新血清型 DENV-5,2007 年马来西亚沙捞越州暴发登革热,后经几番周折从一名 37 的农民患者体内分离登革病毒,经鉴定为 DENV-5,并在 2013 年《Science》杂志发表确认,并认为该血清型在森林灵长类已经存在,这给当前疫苗研发和登革热控制带来新的困扰。

蚊媒黄病毒系统发生学研究揭示病毒谱系分化

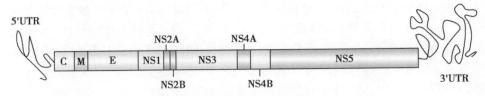

图 7-3　登革病毒基因组结构图

注：基因组编码顺序为：5'-Ⅰ型帽子结构-非编码序列-AUG-C 蛋白（核衣壳蛋白）基因-M 蛋白（膜蛋白）基因-E 蛋白（包膜蛋白）基因-NS1 基因-NS2a 基因-NS2b 基因-NS3 基因-NS4a 基因-NS4b 基因-NS5 基因-非编码序列

已有很长的时期，通过谱系消失方式"修剪"发生树后，呈现高度多样化的"繁荣与萧条"现象。DENV4 个血清型是最好的例子，系统发生经历一段快速辐射时期，第二次世界大战开始出现基因型变种加快现象。根据不同文献构建 DENV 基因系统发生树分析，DENV4 个血清型之间核苷酸序列差异最大，其差异在 35% 左右，而型内之间的差异较小，且分为不同的基因型。

登革病毒的检测包括病毒本身及其成分（基因组和抗原）以及血清学检测。检测方法的选择主要依据样本采集时间和检测目的（图 7-4）。患者病毒血症期为发病前 1 天至发病后 5 天，与发热期密切相关。在登革病毒初次感染时，IgG 转换相对缓慢，在发热后 8 ~ 10 天呈现低滴度 IgG 水平，而 IgM 发病 4 天后即可检测，且持续 2 ~ 3 个月。在二次感染过程中，IgG 在发热后很快升高，但 IgM 呈现短暂一过性甚至很难检测到。在患者发热期间，逆转录 PCR（RT-PCR）方法检测病毒核酸或者 ELISA 法检测病毒分泌的可溶性抗原 NS1 被认为是实验室确诊的良好方法。侧向层析法检测 NS1 也有研究认为是确诊诊断方法，然而该方法在实践过程中存在一定

比例的假阳性。在初次感染患者中，NS1 检测敏感性超过 90%，且可检测时间最长可达发病后 9 天。在二次感染患者中，NS1 检测敏感性仅为 60% ~ 80%，提示可能是因为初次感染或者其他黄病毒感染后的记忆性血清学反应。血清学检测过程中，双份血 IgM 或 IgG 阳转、急性期和恢复期 IgG 滴度 4 倍升高均可以作为确诊依据。单份血 IgM 阳性结合临床表现可作为临床诊断病例。血清 IgM 和 IgG 检测与新近感染或预防接种（黄热病、日本脑炎）存在交叉反应。在血清、唾液、尿液中检测 IgA、IgE 可以作为诊断备选方法。在流行病学监测和疫情调查过程中，由于基层医疗机构 RT-PCR 检测法可及性不足，IgM 或 NS1 检测方法通常是优先使用的初筛检测手段。

血清是登革病毒检测的首选样本，另外，血浆、全血、组织标本（肝脏、脾脏、淋巴结、肺组织、脑组织）也有重要的检测价值。病毒分离是登革热诊断的金标准。目前病毒分离细胞系主要采用 C6/36，血清型分型采用免疫荧光法或 RT-PCR 方法。RT-PCR 以及先进的实时 RT-PCR 常常用来检测病毒核酸，核酸可以从血清、血浆、全血、组织标本和唾液中提取。目前，也有应用 RT-PCR 方法或者实时 RT-PCR 方法同时检测多种虫媒病毒和出血热病毒的方法。血凝抑制试验、IgG ELISA 检测、中和实验是判定既往感染的实验室检测方法。中和实验检测登革病毒抗体度量的最特异性方法。空斑减少中和试验（plaque reduction neutralisation test，PRNT）在血清流行病学调查和疫苗研究中广泛应用，然而重复性欠佳。其他备选方法包括微量中和试验、免疫斑点和流式细胞中和试验。实验室检测方法最近发展方向包括微球免疫试验、纳米诊断和免疫传感器、微阵列技术同时筛查多种病毒、生物传感器技术快速甄别生物成分等。

疾病早期阶段重症病例识别的诊断和预后试验中，病毒血症滴度和 NS1 水平的升高与疾病严重性

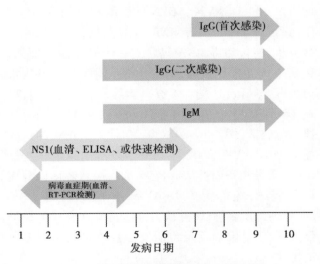

图 7-4　登革热患者实验室方法的选择

相关。超声检查、患者基因微阵列分析也可用于疾病严重性判断。最新的研究表明，HMGB1（high mobility group box 1 protein）是早期诊断的辅助指标，MCP-1（monocyte chemotactic protein 1）在具有预警指征的病例中增加明显。在严重病例血浆中常存在富含亮氨酸糖蛋白1、维生素D结合蛋白、铁蛋白的过量表达。

五、传染过程

登革病毒可以在人和伊蚊中持续循环传播，当雌性伊蚊叮咬感染者的血液后，病毒随血液进入蚊子体内，经过8~10天（称为外潜伏期）的增殖后获得感染力，当它再次叮咬人时，即将病毒传给另一个人（图7-5）。另外，蚊子也可偶尔通过机械性传播感染人，即当正在吸血的蚊子受到干扰时，它可立刻吸食附近易感者的血，从而实行病毒的传播。研究表明，感染的雌性伊蚊也可通过经卵垂直传播将病毒传给子代，但这种传播并不普遍。当登革热疫情发生时，要控制登革热的蔓延，必须在疑似病例出现后立即进行预防控制工作，如错失时机或预防控制工作不到位导致二代病例发生，感染人数则可呈现几何级增加，疫情迅速蔓延（图7-6）。

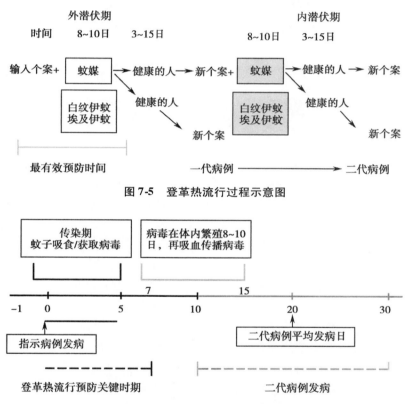

图7-5　登革热流行过程示意图

图7-6　登革热传染过程示意图

六、影响流行过程的因素

登革热流行的影响因素包括自然因素和社会因素两个方面。除蚊媒因素外，气候变化和地理因素是最重要的两个自然因素。当前，已经加大了危险因素的范围、深度以及效应等方面的研究。除了蚊媒因素外，还对气候变化、人口转变、城市结构、人口密度、水供应以及社会经济因素、输入性病例、地理及生态环境等危险因素展开了研究。澳大利亚2002—2005年研究表明，月平均降雨量增加1mm和月最高气温升高1℃，本地感染登革热病例将增加6%。我国台湾省的研究表明，月平均气温每升高1℃，人群登革热流行风险将增加1.95倍。

社会因素则包括人口学改变、人口和居住密度、人口迁移和流动、贸易全球化、卫生条件、水供应、人类行为（储水容器、建筑工地、公园积水、城市空置房）、诊断报告系统（标准变化，NS1筛查）、卫生知识缺乏、应急防控措施等。随着全球交通运输的发展、国际商贸和旅游、人口膨胀等因素，随之带来的输入性登革热被认为是近几十年全球热带、亚热带地区登革热分布范围不断扩大、发病率大幅上升的一个主要原因。此外，沿海或缺水地区家庭户储水容器多,经济条件较好地区户内绿化水培植物多,容易形成伊蚊孳生地。基建较多的城市,建筑工地积水以及市政设施(如下水道、垃圾桶、假山喷泉等)防积水不到位,是城市型登革热流行的危险因素。人口密度大亦增加病毒传播的机会。因登革热临床表现多样容易误诊或漏诊,传染源未得到有效管理,加上报告不及时,疫情早期防控措施未能迅速落实等原因,疫情极易快速扩散。

登革热的暴发与伊蚊分布及其密度高度相关,布雷图指数为9.5被认为是登革热暴发的预警值。

在综合各项因素方面,广州市针对2002—2013年的研究表明,在布雷图指数、输入病例、气象因子与登革热本地流行的关系研究中,输入病例数和布雷图指数是决定登革热本地疫情发生与否的两个最重要的因素,输入病例≥3.5例时本地流行发生风险最大($RR=3.00$),输入病例<3.5例且布雷图指数≥8.59时RR值为2.40;布雷图指数、平均气温则是本地流行严重程度最重要的两个因素,布雷图指数≥5.29且平均气温<27.04℃时风险最大($RR=5.11$),平均气温≥27.04℃且布雷图指数≥9.16时RR值为3.20。

第四节 流行控制与预防

一、预防控制策略

登革热防控总目标为:及时发现疫情,预防控制续发病例,避免出现较大暴发或流行,减轻危害。目前,疫苗已开始在巴西、菲律宾、墨西哥等少数国家应用,但评估认为预防登革热的最有效措施仍然是控制蚊媒,切断传播途径。其中控制蚊媒最关键是治理环境,清除蚊媒孳生地。登革热是一种环境病、社区病,亦为行为生态型传染病,其预防控制责任并非某一个人、单位或某一局部或系统所能单独承担,需要多部门共同参与。而且,各个国家和地区普遍认为,单一手段不足以有效控制登革热。1995年WHO提出预防控制登革热/登革出血热的全球战略。此后,WHO在2012—2020年全球防控策略中,提出至2020年死亡率下降50%和发病率下降25%的具体目标。并认为最有前途的防控手段包括先进的虫媒控制技术、先进的诊断技术、先进的分诊系统、基于证据的临床干预和候选疫苗的发展。

我国的登革热预防控制策略为:以监测为重点,控制蚊媒密度,严防输入传播,提高诊治水平,加强部门协作,动员社会参与。

二、监测策略及体系

(一) 疫情监测

目前,疫情监测包括病例监测和症状监测。其中病例监测包括病例发现与报告、暴发监测,我国还规定登革热突发公共卫生事件相关信息监测。病例发现和报告依托各级各类医疗机构、疾病预防控制机构和卫生检疫机构,发现疑似、临床诊断和实验室确诊登革热,应在24小时内填写报告卡进行网络直报。暴发定义为一个最长潜伏期(15天)内,在人口相对集中的地点(例如一个社区、居委会、学校、村庄等),发生3例及以上登革热病例。突发公共卫生事件相关信息定义为1周内一个县(市、区)发生5例及以上登革热病例,或年度内发现首例病例。症状监测包括日常症状监测和应急症状监测,日常症状监测以发热伴血小板减少、发热伴出疹症状监测为主,为了提高监测的敏感性通常以哨点医院监测为重要补充。疫情应急监测则以尽可能发现所有病例为目标,疫点范围内入户调查和医疗机构发热病例筛查,以期病例早发现、早报告和早处理。

(二) 媒介监测

媒介监测是通过抽样方法,连续、系统收集伊蚊种类、密度、地理分布和季节变化资料,调查监测区域内蚊虫的相对密度水平,为评估传播危险性和控制效果评价提供依据。媒介监测针对幼虫(或蛹)和成蚊阶段,目前常用监测幼虫或蛹的指标包括布雷图指数(BI)、房屋指数(HI)、容器指数(CI)、路径指数(RI)、采样勺指数(DI)、标准间指数(SSI)等;成蚊密度监测指标包括刺叮指数和帐诱指数,方法包括人工诱捕法、双层叠帐法、栖息蚊虫捕捉法以及诱蚊灯法。诱蚊诱卵器法在监测产卵指数中效果良好。

因为幼虫调查样本量大小与调查精确度、蚊虫密度、居民区大小、家庭户数量和调查资源有关,快速评估社区蚊虫密度室内指标一般需要调查100户。各个指标的流行病学意义主要借鉴于黄热病研究,比如BI大于5是流行警戒值。这些指数在实践运用过程中常常因为地面下积水、屋顶水沟等归类问题而显现较大的变异。国内幼虫监测主要是定性调查方法,即检查每种积水容器内是否有蚊幼虫或蛹的孳生,如有则定为阳性容器,否则为阴性。至于每种容器的大小或不同类型容器内孳生蚊虫的数量没有统计,所有积水容器在是否适宜蚊虫孳生方面被视为一样,没有差别。然而由于不同积水容器内体积、水质等不同生态因素的差异,每种容器内孳生的蚊虫数量也存在差异,从而对蚊虫种群的数量就有着不同的影响。因此,近年来国外不少学者就每种积水容器孳生蚊虫数量进行定量调查,从而确定孳生蚊虫数量较多的重要容器类型。

成蚊监测是媒介监测的关键内容,其中雌蚊数量可以直接测量登革热风险。传统的成蚊监测方法主要包括人饵诱捕法、栖息蚊虫捕捉法、诱蚊灯诱捕法、帐诱法、灭蚊磁场法和诱蚊诱卵器法。其中诱蚊诱卵器监测登革热媒介白纹伊蚊时可获得成蚊、卵、成虫等各个形态数据,能较好的呈现白纹伊蚊季节消长变化,这些对于登革热媒介的监测尤其是自然带毒率检验的样本采集具有重要意义,它不仅能避免样本采集者被感染的危险,而且能够在高密度环境下采集到吸血的样本,满足登革热自然带毒样本采集技术的要求。新型发展的监测方法包括吸引器、Bg Trap、孕蚊诱捕器。BG Trap 是一种简单的抽吸捕蚊器,主要通过向上的气流和视觉引诱作用去吸引蚊虫,因捕获伊蚊雌蚊效率高而获得高度关注。孕蚊诱捕法主要是根据伊蚊产卵在容器内壁上的习性,在产卵容器内壁上涂以粘胶,当蚊虫产卵时,接触粘胶被黏附,通过计数容器内黏附的雌蚊数量,对伊蚊的种群数量进行监测。当在实践中多采用入户调查和固定诱捕器监测的方法,入户调查常常产生操作者偏移,但其可以在单位时间内覆盖更多的家庭户,而固定诱捕器方法可以良好地测量短期时间变异。

(三) 预警预测与 3S 技术

登革热流行与人群分布、生活工作环境和媒介生态学密切相关,存在时间和空间尺度的异质性,描述这些异质性与疾病流行和媒介生态的关系,必须借助于以 GIS 为核心的 3S 技术平台的分析工具。3S 技术包括地理信息系统(GIS)、全球定位系统(GPS)以及遥感技术(RS)。在研究伊蚊为媒介的登革热与环境风险因子的关系中,可以通过 GPS 精确获取地理坐标数据,通过 RS 获得各种地理景观数据,包括土地利用、地形、植被、水文、气象等图像,进一步整合至 GIS 平台,解决传染源、媒介与易感人群、相关环境影响因素之间的关联。易彬橙等利用

协同克里格法探讨了广东省登革热空间自相关性、空间分布特征以及用卫星遥感图像的标化植被指数来预测登革热媒介伊蚊密度的可行性,还对 1995—2001 年利用克里格法对广东省登革热及媒介的空间分布予以分析研究,识别出珠江三角和韩江三角为两个高发区。李森等基于 RS-GIS、相关性分析和主成分分析进行空间分布的模型研究,得出人口密度及"人蚊交互地带"的覆盖率是空间分布的主要影响因子。还基于遥感与地理信息技术对于登革热环境风险因子进行识别,认为开放水域,以沼泽和湿地为主的湿草场,以水稻为主的农田以及开发用地被标识为与登革热病例存在与否最为相关的地类因子。2014 年 1 月份刘春晓等针对 2001—2006 年广东省空间分析的文章,认为广州是省内最重要的疫情聚集区。

三、预防控制措施

(一) 媒介控制

当前,对于登革热蚊媒控制重点在于幼虫和成蚊控制。幼虫的控制手段包括清除孳生地、化学或生物方法处理积水容器、社区动员和环境综合治理。积水容器处理方法包括在难以处理的积水中投放缓蚀剂(双硫磷、倍硫磷)、水体投放食蚊鱼和桡足虫以及蜻蜓幼虫。社区动员包括教育行动、清除孳生地行动,环境综合治理包括垃圾和卫生清洁工作。成蚊控制包括空间化学药物喷雾、室内滞留喷洒和个人防护方法。化学药物喷雾则以超低容量喷雾和重点部位滞留喷洒相结合的方式。现有的蚊媒控制方法及正在研发的方法见图 7-7。

现有蚊媒控制措施方法较多,学者建议选择和使用时应因地制宜,结合实际情况采用。登革热地方性流行区的研究表明,持续蚊媒管理是有效降低伊蚊密度的关键,包括化学控制、孳生容器幼虫处理、社会动员、环境综合治理和立法执法等内容。澳大利亚北部 Tennant Greek(2004—2006 年)和 GrooteEylandt(2006—2008 年)开展了 2 次较为成功的埃及伊蚊清除计划,其核心是室内喷雾和周围喷洒方式。美洲清除埃及伊蚊计划的主要做法是灶周喷雾和清除孳生地。其中开曼群岛通过增加杀幼虫剂和往家内外喷洒获得成功控制。室内滞留喷洒在很多地区并未受重视,而当前研究认为室内滞留喷洒不但可以减低雌性成蚊密度,而且可以显著降低登革热传播风险。秘鲁伊基托斯现场试验表明在登革热流行期早期使用室内超低容量喷雾可以显著降低

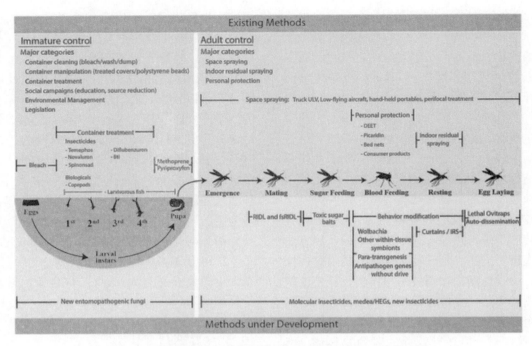

图 7-7　现有和正在研发的蚊媒控制方法及标的伊蚊生长阶段

登革热发病数。流行期使用室内滞留喷洒也可有效控制登革热。另外,流行期间加强个人防护使用避蚊胺(DEET),使用杀虫剂处理的蚊帐和纱窗、储水罐盖可有效减低媒介种群数量。应特别注意空置地点、家居住所、学校和办公地点等病毒传播的重要地点。尽管超低容量喷雾在疫情控制中被广泛使用,但尚无关于其有效性的对照试验结果。在埃及伊蚊导致的地方性登革热流行区,不建议日常用车载沿着街道或飞机低空喷洒的方法灭蚊,这两种方式对于降低蚊种群数量和密度的效果有限。一般认为,一些地区登革热媒介控制策略不断失败的原因还与地方社区主动参与缺位密切相关。灭蚊人员的操作技能、持续足够的经费投入也是影响持续管理的重要影响因素。

此外,新的蚊媒控制手段亦处于不断的研究中。其中感染共生沃尔巴克氏体的伊蚊控制登革热是近年来重要的研究发现。沃尔巴克氏体(Wolbachia)是无脊椎动物胞内专性寄生的、可经卵传递的革兰阴性共生菌。应用其进行虫媒及虫媒病控制主要是基于其所诱导的胞质不相容(Cytoplasmic incompatibility,CI)和对病原体的抗性。CI 是沃尔巴克氏体影响昆虫生殖的一种表型,感染沃尔巴克氏体的雌蚊与雄蚊交配(包括已感染和未感染沃尔巴克氏体的雄蚊),子代全部感染沃尔巴克氏体,未感染沃尔巴克氏体的雌蚊与感染沃尔巴克氏体的雄蚊交配后所产的卵不能孵化,所以理论上,在自然种群中释放

一定量的携带沃尔巴克氏体的种群,在经历过足够的传代后,目标蚊媒种群最终会全部携带该沃尔巴克氏体。由于沃尔巴克氏体可以引起伊蚊对登革病毒的抗性,将携带沃尔巴克氏体且对病原体有抗性的蚊虫释放到自然界的蚊虫种群中,从而替换自然界中可传播病原体的蚊虫,以达到阻断蚊媒在人群中传播蚊媒病的作用。澳大利亚是最早开展基于沃尔巴克氏体的蚊媒种群替换现场试验且获得成功的国家,澳大利亚消除登革热项目组于 2011 年在东北部沿海城市 Kairns 进行携带沃尔巴克氏体(wMel)的埃及伊蚊释放,共持续 10 周,每周 1 次释放定量的携带 wMel 的试验种群,连续监测 5 周,发现沃尔巴克氏体感染率维持在较高水平(>90%)。释放试验 1 年之后,wMel 感染的埃及伊蚊在自然界能稳定存在,且仍对登革热病毒具有良好的抗性。越南于 2013 年 4 月开始现场释放携带 wMelPop 的埃及伊蚊,同年 8 月底的监测结果表明,wMelPop 的感染率为 80%,但是 2014 年 2 月的监测结果显示 wMelPop 的感染率已经下降到 20% 以内,最终种群替换失败。这是因为 wMelPop 的过度增殖严重影响宿主生活力,从而降低了其与野生种群生存竞争的能力。印度尼西亚于 2014 年 1 月开始现场释放携带 wMel 的埃及伊蚊,5 月底完成 2 个试验点的释放后,监测结果表明沃尔巴克氏体感染率已高达 66% 和 78%。建立沃尔巴克氏体感染蚊株的方法是采用显微注射,伊蚊种群中沃尔巴克氏菌入侵适应性和固定的

程度是这种干预方法成功的关键。尚没有证据表明携带沃尔巴克氏体的昆虫对人或脊椎动物有害。

基因修饰伊蚊的研究也值得关注。其中之一为注入显性致死基因（RIDL）繁殖雄性伊蚊，与雌蚊交配后产生绝育效应。通过在幼虫饲料添加四环素可以大幅提高生产数量。当转基因雄性蚊子进入野生种群，并与雌蚊正常交配，几乎100%的子代在幼虫后期发育阶段死亡。小规模的现场试验显示，转基因蚊可以抑制野生种群的生长，但起效时间在数月之后，且需要持续不断的投放转基因蚊。因此，该方法只适用于蚊媒密度低且处理区域相对小的条件。此外，新近开发另一转基因蚊埃及伊蚊品系（OX36404C），OX36404C品系在幼虫饲料去除四环素后，可导致仅仅雌蚊死亡（fsRIDL）。室内大型现场试验结果较好，然而野外现场试验的结果不甚理想。野外试验不理想主要原因在于竞争交配率低下。近年来，新的基因转移和基因组编辑技术的出现，特别CRISPR/Cas9 DNA双链切断和修复技术，使得转基因蚊的发展前景巨大。CRISPR/Cas9方法可用来建立自身永久存在和性别偏移的伊蚊品系，造成伊蚊种群较大的遗传负荷而导致密度下降，乃至局部消除。

能够引起行为改变的化学物质和产品（比如空间驱避剂），能够阻止吸血蚊虫攻击人类从而降低病原体传播。目前，此类研究亦受到高度关注。和传统的杀虫剂不同，此类活性物质挥发至局限的空间范围，阻止蚊子进入或者导致感知错乱，引起停落行为的改变，从而不会探测和定位人类宿主。澳大利亚的试验表明，甲氧苄氟菊酯可以快速降低叮咬率，一些案例中亦可以直接杀灭成蚊。越南的现场试验也表明，在放置了甲氧苄氟菊酯塑料格子条带家庭的埃及伊蚊成蚊的密度比未放置家庭明显降低，且持效6周左右。利用四氟苯菊酯或甲氧苄氟菊酯处理的蚊香开展的随机整群对照试验表明，其可以降低哨点家庭的蚊虫密度和叮咬率，从而有效保护人类免受疟疾感染。有关空间驱避剂降低叮咬率免遭登革热感染的试验也很快投入评估。

生物防治手段中，高杀虫活性精油的效果值得研究，苏云金芽孢杆菌和细叶金午时花合成的纳米银粒子具有快速而安全的杀虫效果。针对伊蚊的表型特异性转录组学和蛋白组学对于分子水平解密基因组结构和设计新的蚊媒控制策略意义重大。

目前蚊媒控制登革热所面临的主要挑战是形成一个准则体系，在不同生态学和流行病学背景下应当采取何种措施？如何应用这些措施？如何对其进行评估和监控。总体来讲，没有任何一种方法适用于所有地点或环境。"一方难治百病"，但在病媒控制领域，这个道理并没有得到良好的实施。改进的做法应该将登革热防控工作扭转常见的一刀切的做法，将制订策略交给地方公共卫生人员，由他们决定在特定的情形下什么策略最可行、最有效。

（二）传染源管理

传染源管理主要包括病例救治和隔离，其中隔离是减低疫情强度的重要措施，旨在将传染期患者安置在具有防蚊隔离设施的地点，避免其被伊蚊叮咬而续发传播。隔离的主要方式为住院隔离和居家隔离。当前在登革热疫情的控制过程中，传染期患者住院隔离尚未引起足够的重视。处于传染期的登革热感染者在空间范围内流动是传播流行中极为重要的因素，可造成包括在新区域出现暴发疫情或者使原有本地疫情加重。传染期登革热患者采取住院隔离措施可以降低报告发病率和平均街镇报告率，即降低新病例的发生速度和地理扩散速度，尤其在降低新病例的发生速度方面具有重要作用。居家隔离在疫情控制中的效果尚未有明确的评价资料。

（三）健康教育

健康教育与健康促进是登革热综合防控的重要内容。健康教育的目标主要是向公众普及登革热防治科学知识；帮助公众和重点人群建立对登革热防控的正确观念和健康心态；指导公众采取正确的预防和保护行为，提高个人和群体的预防保护能力。采取口头传播、文字传播、电子媒介传播、综合传播（如行政立法、卫生宣传日）等方式。应遵循有效、针对性强、快速、准确、经济等原则，因人因地因时选择合适的健康教育方式。

健康教育效果的评估可以采取入户调查、电话调查等方式，调查公众在知识、态度和行为方面的改观情况。

（四）易感人群保护

当前世界各国历经千辛万苦的媒介控制只在一定程度上减低登革热传播，下一步安全和有效的疫苗就成为登革热控制的关键希望和方向。登革热疫苗研发已经历50余年，然而路途并不平坦，至今尚无上市疫苗可以应用。理想的登革热疫苗同时针对4个血清型病毒；对儿童和成人均安全；避免ADE效应或接种引起的发病；只需1~2个剂量；反应原性与免疫原性平衡；遗传稳定；刺激中和抗体和Th1细胞介导的免疫；引发持久的免疫力和保护；便于储存和运输,性价比高。

长期以来,困扰登革热疫苗发展的一个主要因素是缺乏合适的动物模型。虽然登革病毒能够感染小鼠、猴子等动物,但这些动物感染后不出现或仅出现轻微的发热症状,而不出现登革出血热和登革休克综合征等典型症状。另一个主要的原因是抗体依赖增强(ADE)效应,机体感染一种血清型病毒后可以产生对该种亚型病毒的终生免疫能力,出现异型的二次感染可能会引起更为严重的登革热,甚至出现 DHF 和 DSS。

至今研究的登革疫苗的种类包括传统疫苗(减毒活疫苗、灭活疫苗、亚单位疫苗)和新型疫苗(嵌合型病毒疫苗、DNA 疫苗、病毒样颗粒疫苗)。因 ADE 现象,导致开发减毒活疫苗和灭活疫苗存在巨大风险,亚单位疫苗存在激发天然免疫不完全的缺点,因此传统疫苗途径不适用于开发登革病毒疫苗。截至 2015 年,有 6 种候选疫苗进入了人类临床试验,其中 1 种完成了 2 次 III 期临床试验,2 种进行了 II 期临床试验,3 种进行了 I 期临床试验。只有一种疫苗即赛诺菲巴斯德公司的四价嵌合黄热病登革疫苗进入双盲安慰剂对照的 III 期临床试验,其能有效抵御 DENV-1、DENV-2 和 DENV-4 的感染,但对 DENV-2 保护性稍低。2015 年,该疫苗在菲律宾、墨西哥和巴西 3 个国家上市。

四、登革热防控的现实困境

登革热传播媒介埃及伊蚊栖息于人类居住房屋内及其附近区域,白纹伊蚊除室内栖息地外,室外栖息地也较为常见。两类蚊种飞行活动距离相对较短,一般在在孳生地周围半径 100m 范围之内,这是当前媒介控制策略的理论基础。因此,各个国家和地区一度将预防和控制登革热的策略寄希望于蚊媒控制行动,措施包括环境治理、清除蚊媒孳生地和灭蚊行动,因而不断投入了巨额的经费、庞大的人力和物力。然而,在世界范围内代价昂贵的蚊媒控制行动并未能有效控制登革热疫情,反而以更高的发病强度和更快的扩散速度蔓延,即使在发达国家也不例外。而同为蚊传疾病,全球疟疾防控则成绩斐然,登革热防控也借鉴了疟疾的经验,然而杀虫剂处理蚊帐在控制登革热方面作用并不理想。新加坡实施很多年的强有力的室内媒介控制计划和 GIS 驱动的杀虫剂喷洒计划后,疫情在短暂的缓解之后死灰复燃,而且暴发疫情更为严重,导致新加坡政府和全球学界一片哗然。研究表明,这是疟疾媒介按蚊和登革热媒介伊蚊的生活习性不同所致。按蚊夜间叮咬人类且栖息地避开城市生态系统,在城市中传播风险较小;而伊蚊主要在城市人口密度大的人口聚集区分布且叮咬人类行为主要发生在白昼。由此可见,全球登革热防控还有很多问题,包括流行规律及危险因素、病毒扩散、流行动力学和人类行为的关系等,需要更深入、全面、多学科、多地区的合作研究,才有可能阐明其中的科学问题;该病控制策略亟须从新的角度审视扩散的驱动因素,进一步提升和完善当前的防控策略。

第五节　相关研究争论与进展

一、海南登革热暴发与静息

1991 年之前海南省是我国最重要的登革热疫情流行区。其中 1979—1982 年和 1985—1988 年发生两次高强度大流行。首次由 DENV-3 引起,1979 年 10 月在儋州洋浦港沿岸出现散发病例,1980 年 3 月疫情发展迅速,8 月发展为全岛大流行,全年报告病例 437 469 例(发病率 8096.8/10 万),死亡 64 例。1981 年疫情有效控制,至 1982 年 9 月疫情终止。第二次流行由 DENV-2 引起,与首次流行相隔 3 年,1985 年 9 月从首次流行的同一地区开始,疫情来势迅猛,1986 年 9 月形成全岛流行,并出现登革出血热暴发,全年报告 113 589 例(发病率 1975.6/

10 万),死亡 289 例,疫情至 1988 年终止,经历 40 个月。1992 年后海南省未再出现本地感染登革热病例。海南省登革热暴发地区的主要媒介为埃及伊蚊,白纹伊蚊仅在个别疫点引起零星病例。2007 年监测结果显示,原登革热流行区抗体阳性率仅为 0.40%,非流行区均为阴性,说明免疫屏障已经消失。埃及伊蚊是全球登革热传播的最主要媒介,我国海南省地理气候条件与东南亚国家相似,以旅游和商贸为主的人口流动和货物流动频繁,至今未再发生登革热本地流行,什么原因?很值得探索。

二、广州 2014 年登革热暴发

2014 年广州市登革热暴发规模为历史之最,全

年累计报告 37 340 例,是 1978—2013 年累计报告病例数总和的 2.4 倍,发病率达 290.83/10 万,死亡 5例。疫情持续 193 天,涉及全市 12 个区(县级市)和94.6% 的街镇(159/168)。与往年相比较,2014 年本地疫情出现时间早,流行时间明显延长;暴发疫点多,分布面广;疫情由人员密集的中心城区逐渐向城区边缘扩散。2014 年广州市登革热暴发最终仍判定为输入病例引发的本地暴发流行,新基因型(DENV-1 基因Ⅲ型)入侵极有可能是当年大暴发的最重要因素。

三、广州地区登革热本地化争论

广州地区是我国最重要的登革热疫情现场。"中国登革热看广东,广东登革热看广州",频发和程度不断增强的登革热疫情给该地区造成了巨大的疾病负担。与此同时,政府官员、学者和公众对登革热防控模式展开了激烈的争论,争论焦点是广州登革热流行是否已经本地化。登革热在广州地区出现并引起流行已 38 年,经历了由输入性疫情到多型别(1~4 型)同时存在的阶段,且肆虐区域不断扩大,同东南亚和南美地区等登革热本地化形成过程类似。罗雷等前期研究广州地区登革热尚属输入引发本地流行模式,但因近年来疫情形势趋紧,不排除若干年后本地化。然而,该地区缺乏针对登革热流行本地化判定的系统研究。这方面的研究内容包括疫情流行病学特征、人群血清学情况、自然界伊蚊分布及带毒情况,以及是否存在宿主动物等。

四、杀虫剂抗药性管理和新型杀虫剂研发

杀虫剂仍将是控制蚊媒传染病的重要措施。然而由于对环境和健康的不利影响,缺乏内在活性和抗药性的出现,对当前杀虫剂依赖的灭蚊策略造成了很大的挑战。杀虫剂研发以高效、长效和对健康、环境无有害影响为原则。目前拟除虫菊酯的抗药性以及幼虫对于缓释剂双硫磷的抗药性令人担忧。白纹伊蚊室内选育研究显示,溴氰菊酯对白纹伊蚊选育 9 代后抗性达 65 倍,高效氯氰菊酯抗性发展速度则更快,经过 13 代选育,抗药性达 258 倍。抗药性管理依赖于抗药性监测和良好的分类指导应用。治理对策包括在现有化学制剂基础上,有针对性选择药剂,以及运用增效剂、轮用和混用杀虫剂、镶嵌式防治和换用无交互抗性的杀虫剂等。此外,研发新型杀虫剂和用于针对特定组织的纳米工程"分子杀虫剂"亦是解决该问题的两个重要途径。

五、白纹伊蚊基因组研究进展

我国南方医科大学联合华大基因和美国加州大学尔湾分校对白纹伊蚊佛山株全基因组成功测序,结果发现基因组高达 1967Mb,是迄今为止发现的最大蚊基因组,为白纹伊蚊作为扩散性强的物种提供了遗传可塑性基础。基因组中 DNA 序列重复序列丰富,包含大量的杀虫剂抗药性基因、滞育基因、性别决定基因、免疫相关基因和嗅觉基因。更为重要的是,其中发现较多登革病毒基因的插入序列,可能为白纹伊蚊传播病毒的重要遗传学基础。

展　望

过去 20 年时间里,全球科学家通过基础研究对登革热的认知已取得了长足进展。综合、多元的控制策略是控制登革热的共识,核心为蚊媒控制和疫苗预防接种,两者相互补充且相互增强。然而,若要遏制登革热的全球大流行,仍需要投入更多的努力。未来应用纳米技术和组学有望加深对病毒-宿主以及病毒-蚊媒间相互作用的认识,从而加速诊断技术、治疗方法、预后标志物、新型杀虫剂和疫苗的研发。数学建模有助于理解病毒传播动力学、蚊媒生物行为、部分起效疫苗的作用、登革热疾病负担及防控疾病策略成本效益。病毒和蚊媒的系统发生生物地理学研究,将有利于了解两者在时间、空间方面与疾病传播的相关性。除此之外,防控登革热的关键之处还在于:提高对该病自然免疫/疫苗诱导免疫的认识;识别发挥机体保护作用的各因素之间的关系;对于具有病毒感染表现和没有临床表现者的疫苗临床试验,需合理解释疫苗对这两者各自的免疫效能,以及针对疫苗效能建模和考虑制定接种策略。在研究方法方面,大型前瞻性队列研究、基于互联网的大数据技术分析支持和新型决策支持系统的开发和应用亦是未来研究的重要方向。

(景钦隆　王鸣 编,余新炳 审)

参 考 文 献

1. 肖东楼.登革热防治手册.北京:人民卫生出版社,2008.
2. 曲江文,聂少发.登革热预警指标的探讨.疾病控制杂志,2007,11(2):196-199.
3. 罗雷,杨智聪,王玉林,刘于飞.广州市 1978 至 2006 年登革热流行病学特征分析.中华传染病杂志,2008,26(8):490-493.

4. 罗会明. 中国的登革热预防控制任重道远. 华南预防医学, 2007,(33):1-3.

5. Dengu 张顺先, 王英, 闫磊, 等. 我国 2005～2012 年登革热流行特征分析. 中国医药指南, 2013(16):401-402.

6. 罗雷, 杨智聪, 王玉林, 等. 广州市 1978 至 2006 年登革热流行病学特征分析. 中华传染病杂志, 2008(26):490-493.

7. Halstead S B. Dengue vaccine development: a 75% solution? Lancet, 2012, 380(9853):1535-1536.

8. Sabchareon A, Wallace D, Sirivichayakul C, et al. Protective efficacy of the recombinant, live-attenuated, CYD tetravalent dengue vaccine in Thai schoolchildren: a randomised, controlled phase 2b trial. Lancet, 2012, 380(9853):1559.

9. World Health Organization. Dengue: Guidelines for Diagnosis, Treatment, Prevention and Control: New Edition. Geneva World Health Organization, 2009, 6(12):990.

10. Simmons C P, Farrar J J, Vv N, et al. Dengue. New England Journal of Medicine, 2012, 366(15):1423.

11. Gan, V C, Lye DC, Thein T L, etc. Implications of discordance in world health organization 1997 and 2009 dengue classifications in adult dengue. PloS one, 2013, 8(4):e60946.

12. Tsai C Y, Lee I K, Lee C H, et al. Comparisons of dengue illness classified based on the 1997 and 2009 World Health Organization dengue classification schemes. J Microbiol Immunol Infect, 2013, 46(4):271-281.

13. Narvaez F, Gutierrez G, Pérez M A, et al. Evaluation of the traditional and revised WHO classifications of Dengue disease severity. PlosNegl Trop Dis, 2011, 5(11):e1397.

14. Thomas L, Cabié A, Teyssou R. Dengue Shock Syndrome or Dehydration? The Importance of Considering Clinical Severity When Classifying Patients With Dengue. Clinical Infectious Diseases, 2014, 58(7):1038.

15. Guzman M G, Harris E. Dengue. Lancet, 2015, 385(9966):453-465.

16. Harrington J, Kroeger A, Rungeranzinger S, et al. Detecting and Responding to a Dengue Outbreak: Evaluation of Existing Strategies in Country Outbreak Response Planning[J]. Journal of Tropical Medicine, 2013, 2013(5):756832.

17. Bhatt S, Gething P W, Brady O J, et al. The global distribution and burden of dengue. Nature, 2013, 496(7446):504-507.

18. Dejnirattisai W, Jumnainsong A, Onsirisakul N, et al. Cross-reacting antibodies enhance dengue virus infection in humans. Science, 2010, 328(5979):745-748.

19. Huang X Y, Ma H X, Wang H F, et al. Outbreak of dengue Fever in central china, 2013. Biomedical and environmental sciences, 2014, 27(11):894-897.

20. Kutsuna S, Kato Y, Moi M L, et al. Autochthonous dengue fever, Tokyo, Japan, 2014. Emerging Infectious Diseases, 2015, 21(3):517.

21. Shepard D S, Halasa Y A, Undurraga E A, et al. Economic and disease burden of dengue. Plos Neglected Tropical Diseases, 2014, 7(2):e2055.

22. Gould E A, Solomon T. Pathogenicflaviviruses. Lancet, 2008, 371(9611):500.

第八章 西尼罗病毒病流行病学研究进展

Progressin Epidemiology of West Nile Virus Disease

摘要

西尼罗病毒病是由西尼罗病毒引起的一种急性虫媒传染病。目前,除南极洲以外的全球各大洲都已发现该病。我国除新疆南疆地区曾报道 WNV 暴发外,尚未有其他地区发现该病的证据。全球已发现至少 8 种型别 WNV,Ⅰ、Ⅱ型、Ⅴ型 WNV 可引起人感染西尼罗河病毒病暴发和流行。其中,Ⅰ型分布最广。约 80% 的人感染 WNV 后无临床症状;仅 20% 呈现西尼罗热、西尼罗脑膜炎、西尼罗脑炎、西尼罗脊髓灰质炎等症状,重症西尼罗脑炎病例病死率为 3% ~ 19%。鸟类被认为是 WNV 生活周期最重要的宿主及传染源,主要传播媒介是库蚊属;此外,WNV 也可通过器官移植、输血和哺乳传播,还可垂直传播、经实验室感染。西尼罗病毒病主要的防控策略包括疾病监测、实验室检测、风险评估、防蚊灭蚊等环境控制措施,以及健康教育、进行多部门合作、基础及应用研究及应急准备等。

Abstract

West Nile virus (WNV) disease isan acute insect-borne infectious disease caused by West Nile virus. WNV disease has now been identified in every continent except Antarctica and has become a global public health concern. So far, WNV disease has not been documented in China, except in southern Xinjiang. There are at least eight sero-types of WNV, of which, type Ⅰ, Ⅱ and Ⅴ can cause outbreaks and epidemics of West Nile infection among human beings. Type Ⅰ has spread mostwidely. Approximately 80% of infected people show no clinical symptoms, while the remaining present with different clinical manifestations. Symptoms mainly include fever, meningitis, encephalitis, poliomyelitis and the fatality rate of severe West Nile encephalitis is between 3% and 19%. It is considered that birds play an important role in the transmission and circulation of WNV and are the most important parasitifer and source of infection in the life cycle of WNV. The main vector is the *Culex* mosquito. In addition, WNV can also be transmitted through solid organ transplantation, blood transfusion, breast-feeding, vertical transmission, and laboratory infection. Measures that can be taken to prevent and control West Nile virus disease include disease surveillance, laboratory testing, risk assessment, environmental protection measures like mosquito control, as well as health education, cross-sector collaboration, strengthening basic and applied research, and emergency preparedness.

第一节 概 述

西尼罗病毒病是由西尼罗病毒(west nile virus,WNV)引起的一种急性虫媒传染病。1937 年,WNV 首次分离于乌干达西尼罗地区 Omogo 镇一位发热病人血液,并因此而得名。WNV 主要感染鸟类、人类和马、牛等哺乳动物。人类感染 WNV 后约 80% 表现为无症状的隐性感染,近 20% 的感染者表现为轻症或神经系统感染,极少数病例死亡。发现至今,WNV 病疫区呈不断扩大趋势,尤其是 20 世纪 90 年代以后,WNV 在东半球,尤其是北非、中东、欧洲等地区持续传播、蔓延。1996—1999 年,WNV 在罗马尼亚南部、俄罗斯伏尔加地区和美国东部地区发生 3 次较大规模的流行,并于 1999 年首次传播到美国纽约地区,迅速扩散到整个美洲。目前,WNV 已扩散到全球六大洲,是全球分布最为广泛的引起神经系统疾病的虫媒病毒。WHO 及各国高度重视西尼罗病毒病的预防控制。

第二节 西尼罗病毒谱系及分布

西尼罗病毒属于黄病毒科、黄病毒属、乙脑病毒血清组。该组病毒还包括乙脑病毒、圣路易斯脑炎病毒等。WNV 地域分布广泛，具有种系多样性。基于系统发生分析，目前全球已经发现至少 8 种型别 WNV，不同型别毒株的毒力及神经侵袭力有所差异。其中，Ⅰ、Ⅱ型、Ⅴ型 WNV 可感染人类引起 WNV 病的暴发及流行。

一、Ⅰ型西尼罗病毒地理分布

Ⅰ型 WNV 是分布最为广泛的西尼罗病毒，主要分布于非洲、欧洲、亚洲、澳洲和美洲。在欧洲，Ⅰ型 WNV 主要在西欧及地中海国家检出，如葡萄牙、西班牙、法国、以色列、突尼斯、摩洛哥和意大利等，主要引起人及马匹散发病例及零星暴发疫情，但 1996 年、1998 年、1999 年分别在罗马尼亚、俄罗斯、美国发生的 WNV 病大暴发均由Ⅰ型 WNV 引起。

Ⅰ型 WNV 共包括 3 个分化枝，即 1a、1b 和 1c。其中，1a 系主要分布于非洲、欧洲、中东、亚洲和美洲地区。种系地理学分析显示，1a 系起源于撒哈拉以南及北非地区，在 20 世纪初被发现，1970 至 1980 年代向北扩散，并随着鸟类迁徙的线路，向俄罗斯、中欧地区、北非和以色列等地区播散；1990 年代，1a 系 WNV 在摩洛哥和西欧地区出现，并引起小范围的零星暴发；1999 年，1a 系很可能是从中东地区传播到美洲，在北美地区扩散并进一步播散到南美地区。

其中，1a 系病毒又进一步分为 A 和 B 亚型，大多数从西欧地区分离的毒株以及部分分离于东欧的毒株属于 A 亚型；其他分离于东欧地区的毒株属于 B 亚型。

1b 系以在澳大利亚发现的昆津病毒株（Kunjin virus，KUNV）为代表，1960 年首次分离于澳大利亚，人类感染症状相对较轻，西尼罗病毒神经性疾病（WNND）病例少见，也无死亡病例报道。2011 年澳大利亚东南部暴发一起 KUNV 引起的马脑炎暴发疫情，则是由昆津病毒变异株（WNVnsw2011）所引起，毒力较以前明显增强，此次暴发中无人感染病例报道。此外，印度分离出的Ⅰ型病毒多为 1C 亚型，偶有 1A 亚型报道。

二、Ⅱ型西尼罗病毒地理分布

研究显示，Ⅱ型 WNV 可能起源于非洲。2004 年以前主要局限于非洲撒哈拉以南及马达加斯加地区，并在南非引起零星的动物暴发疫情。随后，Ⅱ型 WNV 传入欧洲，并在欧洲尤其是东欧国家呈地方性流行态势。2004—2005 年Ⅱ型 WNV 首先出现于匈牙利，随后从匈牙利向奥地利东部及南欧国家播散，逐渐传播到奥地利、意大利、俄罗斯、希腊、塞尔维亚、克罗地亚等地，在欧洲南部和东部引起鸟类和人类暴发疫情。

Ⅱ型 WNV 一般不引起 WNND 病例，直到 1957 年以色列才报道 WNV 可导致人发生脑膜脑炎。2000 年以后，其传播范围在不断扩大且毒力有所增强。第一次由Ⅱ型病毒引起的人感染神经系统疾病暴发于 2000 年，发生在希腊、罗马尼亚和俄罗斯，其病死率与Ⅰ型 WNV 引起疾病的病死率相似。2007—2009 年，南非也报道了马和人类由于感染Ⅱ型 WNV 引起的 WNND。此外，2004 年在印度尼西亚的临床标本中也检测到Ⅱ型 WNV 的基因序列。

值得一提的是，在意大利，除Ⅱ型病毒外，还有Ⅰ型病毒的流行，甚至在同一地区同时存在着Ⅰ型和Ⅱ型病毒的循环、传播。

三、其他型别西尼罗病毒地理分布

Ⅲ～Ⅷ型 WNV 的流行病学意义尚未十分明确。Ⅲ型 WNV 于 1997 年、1999 年分离于与奥地利拉本斯堡接壤的捷克共和国边境的尖音库蚊（Cx. pipiens），实验结果显示Ⅲ型 WNV 只能感染蚊子和蚊子细胞。

Ⅳ型 WNV 分离于俄罗斯，自 1988 年来主要在俄罗斯传播，包括从高加索西南部边缘革蜱（dermacentormarginatus）中分离的病毒和伏尔加河地区的蚊子和爬虫类动物分离的毒株。

Ⅴ型 WNV 以前被认为是Ⅰ型 WNV 的 1c 分枝系，从 1955 年到现在主要在印度地区被分离出来。

随着分子生物学的发展，更多型别的 WNV 不断被检测发现。如在马来西亚沙捞越分离的 KUNV 明显不同于其他 Kunjin 病毒，被重新分类为Ⅵ型

WNV;非洲 Koutango(KOUV)型别则被认定为Ⅶ型WNV;2006 年夏季在西班牙南部尖音库蚊中检出的

WNV 病毒为Ⅷ型 WNV;其他尚有塞内加尔分离的毒株等。

第三节　临床表现

一、西尼罗病毒病临床表现及分型

约 80% 的人感染 WNV 后无临床症状,仅 20% 呈现不同的临床表现,称为西尼罗病(west nile disease,WND),从流感样表现到严重的神经系统疾病不等,其中绝大部分为急性自限性发热疾病(西尼罗热,west nile fever,WNF),主要症状为发热,伴随有肌痛、关节酸痛、头痛、疲劳、胃肠道疾病、斑丘疹、淋巴结病变等症状;仅少于 1% 的感染者表现为严重的神经系统侵袭性疾病(west nile neuroinvasive disease,WNND),主要发生在老年人以及免疫抑制患者,表现为无菌性脑膜炎(西尼罗脑膜炎,west nile meningitis,WNM)、脑炎(西尼罗脑炎,west nile encephalitis,WNE)、以及急性脊髓灰质炎样综合征(西尼罗脊髓灰质炎,west nile poliomyelitis,WNP)等,其中约 50% ~71% 的患者为西尼罗脑炎,15% ~35% 患者表现为脑膜炎,3% ~19% 的患者则表现为急性弛缓性麻痹。重症脑炎病例病死率为 3% ~19%。

血清流行病学调查表明,约 20% ~25% 的 WNV 感染者发展为轻症病例,0.67%(1/150)患者表现为 WNND。Busch 等利用无症状感染者数据进行血液筛检并结合病例报告,发现约 1/353 ~1/244 的感染者发展为 WNND,提示在 WND 疫区对健康人如献血人员进行筛检可以发现更多的无症状感染者。2010 年,希腊开展的对Ⅱ型病毒感染的血清调查则估计约 18% 的感染者出现临床症状,1/141 ~1/124 感染者发展为 WNND。

资料表明,在 WND 发现初期,主要在亚撒哈拉非洲及中东地区呈地方性流行时,病例症状较轻,一般表现为自限性发热性疾病,后遗症很少。从 1990 年代开始,神经系统疾病才越来越多。北美地区持续的暴发疫情促进了对 WNV 感染疾病谱的进一步了解,一些症状不断被发现、报道。如文献报道,孕期妇女感染 WNV 对母亲或婴儿并无不利影响;在 WND 流行区,发热病人 WNV 感染可能发生急性眼部炎症。一项研究发现 52 例眼部炎症病人中约 71% 经实验室证实感染 WNV,典型的临床表现包括眼动脉炎、静脉炎、视网膜炎等,许多病人视觉受到

较长时间影响。亦有文献报道 WNV 感染后可继发重症肌无力,但机制尚不明确。

二、西尼罗热临床表现

西尼罗热在大多数感染者中是最主要的临床表现,各年龄段人群普遍易感,但在年轻患者中占的比例较大。大约 2 ~14 天的潜伏期后,感染者多呈现突然发热、头痛、疲劳、乏力、肌肉疼痛等临床表现,恶心、呕吐等胃肠道症状也时常发生,并可能导致脱水。

西尼罗热有时候伴有皮疹,无瘙痒,呈麻疹样、斑丘疹样,遍及躯干及四肢,脚手掌少见。持续时间短,一些患者持续不到 24 小时。相比于西尼罗脑膜炎及脑炎患者,皮疹更易发生在西尼罗热患者,也更容易发生在年轻人。

尽管大龄西尼罗热患者病死率高于年轻患者,但一般都能完全康复。有的健康人可能连续数天呈现持续疲劳、头痛、注意力不集中等。尤其是极度疲劳可能会持续数月,影响工作及学习。因西尼罗热死亡的患者主要发生于老年人、免疫力低下人群,主要死因是心肺并发症。

三、西尼罗神经系统侵袭性疾病

(一)西尼罗脑膜炎

西尼罗脑膜炎与其他病毒性脑膜炎的临床表现难以区分。主要临床表现包括突然发热、头痛、脑膜炎表现(包括颈项强直、凯尔尼格征或/巴宾斯基征阳性、畏光或恐声等。头痛可能非常剧烈而需要住院治疗。出现的胃肠道症状包括恶心、呕吐可导致患者脱水,加重头痛及全身症状。尽管与西尼罗热患者一样,一些患者可呈现长期头痛、疲乏和肌肉疼痛,但西尼罗脑膜炎预后较好。脑脊液检查可发现白细胞增多(主要是淋巴细胞,一般少于 500 个细胞/mm^3)。刚出现症状后采集的脑脊液也可呈示中性粒细胞为主的表现。有文献报告血浆中检测出细胞可作为发生 WNV 感染的指征,但尚需进一步证实。

（二）西尼罗脑炎

西尼罗脑炎的严重程度不同,可表现为从轻微、自限性意识模糊到严重脑病、昏迷和死亡。西尼罗脑炎常见于老年人尤其是55岁以上人群及免疫力低下人群。有报道在西尼罗脑炎患者中发现神经系统综合征表现,主要是锥体外束障碍。西尼罗脑炎病例常出现双肢尤其是双上肢震颤,此外,也可发生肌震颤,尤其是上肢和面部肌肉震颤,睡眠中也可发生。帕金森病的表现,包括表情缺失、运动迟缓、姿态不稳等也有报道。此外,也有小脑共济失调、步态不稳,出现跌倒的报道。这些表现常伴随于精神状态的变化。这些表现常可随着时间变化而消失,严重的西尼罗脑炎患者的震颤和帕金森病可长期存在。

WND康复患者有神经系统后遗症表现报道,包括萎靡不振、焦虑、冷淡等。病死率为10%～30%,老年人及免疫力低下人群病死率更高。但最初的严重的脑炎表现难以有效预测预后,曾有个别严重的西尼罗脑炎患者完全康复的报道。

（三）西尼罗脊髓灰质炎以及其他急性迟缓性麻痹表现

西尼罗感染患者可出现急性和突然肢体瘫软。大多数病例中,这种肢体麻痹或瘫痪(完全丧失肌肉力量)不对称深部腱反射迟缓或消失,肌神经呈现脱髓鞘样改变、面神经麻痹、严重的肌无力(双侧或单侧上肢肌无力呈渐进性发展,下肢无力甚至瘫痪)等。

（四）影响因素

发生严重西尼罗神经系统疾病的主要影响因素包括大年龄组人群、免疫抑制者、癌症史、慢性病患者以及高血压、糖尿病、慢性肾衰(病)、酒精成瘾等。在低年龄组感染神经系统的人群中,以无菌性脑膜炎症状多见;在老年人和免疫抑制人群感染者中,WNE较常见;WNP是由于WNV感染脊髓前角细胞,造成严重的迟缓性肢体损害。

WNND患者的身体及精神损害大约在1年内消退,但一些原先存在的疾病则可能需要更久时间才能康复。但也有研究表明,在大约一半的WNND病例中,其身体症状及认知障碍则往往超过1年。持续超过6个月的WNV感染临床表现常见于WNND、高血压及糖尿病患者。

四、其他临床表现

WNV感染还可导致出血性疾病、肝炎、胰腺炎以及心肌炎。报道发现,WNND是发生慢性肾脏损害的危险因素。慢性肾脏损害很可能是重要的被忽视了的WNV感染并发症,且肾脏损害的发生率与神经系统病变史有很大关系,需要引起重视。此外,美国报告1例由西尼罗病毒引起的壁丛神经损伤病例,以及1例圣路易脑炎与WND混合感染病例。

五、动物感染临床特点

多种动物(包括鸟类以及马、牛等哺乳动物)感染WNV后导致脑炎、心肌炎、流产以及死亡等。1960年初期埃及及法国报道WNV可引起马患病。马属动物感染WNV后很少出现临床症状,但有10%的病例发展为严重的神经性疾病,死亡率高达40%。病马精神抑郁、食欲废绝、共济失调、肌肉震颤、后肢麻痹、视物不清、转圈、无法吞咽、兴奋、瘫痪甚至死亡。

第四节　西尼罗病毒病的实验室检测

Baylor等于2010年的研究发现在急性期病人康复后1.6～6.7年间采集的尿液标本中,约20%检出WNV RNA,美国CDC随后的研究未能进一步证实。意大利最近开展的研究,利用实时定量PCR(quantitative real-time PCR,Q-PCR)方法检测急性期WNV感染病例的尿液标本,发现44%检出WNV RNA,说明急性期尿液可以检出病毒RNA。但关于尿液中检出西尼罗病毒RNA的意义仍有争议。WNV抗体检测依然是WND诊断的重要诊断方法,比PCR方法更为敏感。IgM抗体是急性期感染的重要表现,尤其是在脑脊液中检出IgM抗体更是发生神经系统侵袭性疾病的可靠证据。IgM抗体平均维持时间为5个月左右,但有大约17%的患者体内IgM抗体可持续约1年时间。而美国休斯敦市最近的一项研究中发现,约42%的患者体内IgM抗体可以持续1年时间,34%可持续6年,28%在感染8年后仍有检出。该试验尚待进一步验证,如果进一步证实该结果的可靠性高,则利用IgM抗体来判断是否为急性期感染就需要更加认真的研判解释。一般认为,IgG抗体包括中和抗体在感染后可以持续存在,并起到免疫保护作用。

迄今为止,尚未发现 WND 患者再次感染的报道。最近一项研究发现在一组输血者感染 5 年后,所有 18 名患者 100% 均可以检出 WNV 抗体,而且其 IgG 抗体(ELISA)和中和抗体水平仅有轻微变化,而在休斯敦开展的研究则发现 ELISA 检测的 IgG 抗体在感染 8 年后降低到 46%。

第五节 流 行 因 素

一、宿主及传染源

(一)宿主

WNV 在自然界中主要是在鸟类和蚊子之间维持地方性传播循环,形成自然疫源地,并可以感染偶然进入疫源地的人类及马等脊椎动物引起严重疾病和死亡。

1. 鸟类 鸟类感染 WNV 病毒后,通常不出现临床症状,而有一个持续时间长、高滴度的病毒血症期,若此时被蚊子叮咬,则可以使大批蚊子感染,蚊子则通过叮咬其他动物把病毒传染给叮咬对象。因此鸟在 WNV 的传播、循环中起着重要作用,被认为是 WNV 生活周期最为重要的宿主。

研究发现,包括脑组织、眼睛、肾脏、心脏、脾脏、肝脏、肺脏、肠、生殖腺、食管、皮肤在内,所有的鸟组织器官都能感染西尼罗病毒,其中,美洲乌鸦(American Crows)和冠蓝鸦(Blue Jays)的病毒滴度高于鱼鸦(Fish Crows)和黑嘴喜鹊(Black-billed Magpies),其携带病毒时间可超过 13 天。

Nicholas 等应用带毒蚊子叮咬 25 种鸟类,观察鸟类的病毒血症滴度、临床表现、病毒排出途径、血清抗体阳转、组织内病毒持续时间以及经口和接触传播的易感性等内容,结果表明:雀形目(尤其是冠蓝鸦、拟八哥(Common Grackle)、家朱雀(House Finch)、美洲乌鸦、家麻雀(House Sparrow)及鸽形目鸟类较其他鸟类更易成为 WNV 宿主动物。8 种鸟类可发生死亡,17~24 种鸟类可经泄殖腔排出病毒,12~14 种鸟类可经口腔排出病毒。4 种鸟可经接触传播病毒,5 种可经口传播,16 种存活鸟类可持续携带病毒。

一些雀形目鸟类能够通过泄殖腔大量排出病毒,病毒血症数天内可检出其中鱼鸦排病毒时间超过 9 天,检出病毒滴度最高的鸟类是美国乌鸦和冠蓝鸦,但因为染病后很快死亡,排毒时间持续一般不超过 4 天。经口腔排毒的鸟类中排毒滴度最高的为大雕鸮(Great Horned Owl)、美洲乌鸦、美洲茶隼(American Kestrel)。排毒时间最长则是美洲茶隼(超过 10 天)。

一些鸟类,如雀形目鸟类(尤其是鸦科)环嘴鸥(Ring-billed Gull)感染 WNV 后可出现明显的临床症状,如昏睡、羽毛皱乱、姿势异常(冠蓝鸦)、头部低垂(环嘴鸥)以及共济失调表现(环嘴鸥),多数病鸟在出现症状后 24 天内死亡。一些死亡的鸟类如美洲乌鸦可以观察到口腔、泄殖腔出血。

1998 年以色列报道家鹅及白鹳死于 WNV 感染,以前自然界中尚无鸟类死于 WNV 感染情况。该病毒株与 1999 年美国纽约导致数千只鸟类死亡的病毒株为同一型别毒株。

有学者开展鸟类感染 WNV 试验发现,25 种实验鸟类中有 8 种病死率较高(包括鸦科、家麻雀、拟八哥、2 种雀形目鸟类、环嘴鸥),提示这些鸟类可以用于开展鸟类死亡率监测;17 种鸟类未发现临床症状及死亡,提示其较低的病死率,但在自然界中均发现有死亡情况。甚至于即便是对 WNV 有抵抗力,因感染该病毒而导致的死亡依然是重要的死亡因素。俄罗斯的一项研究发现黑尾鸥(Black-tailed Gulls)也可以感染 WNV 而死亡,以色列则在自然界观察到白眼鸥(White-eyed Gulls)被感染情况。埃及、南非、美国的研究皆证明岩鸽(Rock Doves)难以成为储存宿主,但其他种类的鸽子有微弱的储存宿主能力。在特定地区,通过试验研究评估作为储存宿主的能力必须要结合现场观察数据,且应当开展大样本研究以获得更精确的结果。

2. 其他动物 除鸟类外,至少有 30 多种其他脊椎动物,包括爬行类、两栖类和哺乳类对 WNV 易感。然而只有少数非鸟类脊椎动物,如狐猴、青蛙、仓鼠、黑松鼠、灰松鼠、东部棉尾兔、花栗鼠等感染 WNV 后均能够产生足够高滴度的病毒血症使病毒维持在自然界的循环。马等感染 WNV 后会发生严重疾病甚至导致死亡,且感染后病毒血症较短暂且病毒滴度低,不足以感染蚊子,被认为只是 WNV 的偶然宿主或终末宿主。

总而言之,WNV 可感染鸟类(其中乌鸦最易感)、蚊类(库蚊、伊蚊和曼蚊)、夜猴、马、狗、猫、猪、骆驼、鸡、鸭、鹅、鸽子、蝉、臭鼬、牛、蝙蝠、鹰、花栗鼠、浣熊、松鼠、家兔、鳄鱼、海龟、湖蛙、白头秃鹜以及密西西比沙丘鹤等动物。

3. 人类　人类感染 WNV 后会发生严重疾病甚至导致死亡,感染后病毒血症较短暂且病毒滴度低,不足以感染蚊子,被认为是 WNV 的偶然宿主或终末宿主。

(二) 传染源

WNV 的传染源主要是处于病毒血症期的带毒动物和该病毒的自然贮存宿主,主要为鸟类。其中鸦科类鸟,如美洲乌鸦、冠蓝鸦感染 WNV 后常常得病或死亡;而白头翁、家麻雀等鸟类感染 WNV 后常会产生高病毒血症,病死率很低,是重要的储存宿主及传染源。美洲知更鸟和家朱雀、艾草臻鸡在美国不同地区都被认为是 WNV 重要的扩散宿主。

埃及的一项实验研究表明,家麻雀、冠小嘴乌鸦(Hooded Crows)感染 WNV 后能够产生高滴度病毒血症但非雀形目的鸟类(包括鸽子、白鹭、猎鹰等)感染能力较差,成年鸡和鸽子缺乏传播能力。与此类似,南非一项研究证明,给 14 种鸟类接种 WNV,只有两种鸟类呈现较强的感染能力,即黑额织布鸟(Masked Weaver)和红寡妇鸟(Red Bishop),而雁形目作为储存宿主的能力较弱,与美国的研究一致。家猫也已证实可发生 WNV 的自然感染。实验室感染结果表明马是终末宿主,猫和狗在 WNV 传播中的意义不大。

二、传播媒介及传播方式

(一) 传播媒介

1. 种类　蚊子是 WNV 的主要传播媒介,主要包括库蚊、伊蚊、曼蚊等。蚊子叮咬被 WNV 感染的宿主如鸟类,吸取含有 WNV 的血液后,病毒在蚊肠和唾液腺中大量增殖,并再次叮咬经唾液把病毒传播给易感宿主如人和动物,发生鸟-蚊-鸟的传播循环,人和马等偶然进入疫源地被感染,但难以传出病毒,属于偶然宿主。

与其他虫媒病毒如登革病毒、黄热病毒相比,WNV 能够通过多种蚊群传播。据报道,已从 58 种蚊属和 284 种鸟类中分离出 WNV,主要传播媒介是库蚊属。实验室感染蚊类,经 1 ~ 3 周潜伏期后,发现蚊类即有传播病毒的能力。但不是所有的携带 WNV 的蚊属都能够传播 WNV,也不是所有实验室感染 WNV 蚊属都能在疾病自然传播过程中起作用。

2. 地理分布　在美国,库蚊属是 WNV 最主要的传播媒介。其中,尖音库蚊主要存在于东北部、北中部以及东岸地区,致倦库蚊存在于南部和西南部,环跗库蚊存在于西部;在欧洲,尖音库蚊、凶小库蚊是重要的媒介物种;环纹库蚊是澳大利亚昆津病毒株的重要传播媒介;尖音库蚊、单纹库蚊在南非地区 WNV 的传播中起重要作用。

3. 影响因素　雨水多、洪水、灌溉、高温、潮湿、池塘等能引起蚊虫密度增高的因素都会导致 WNV 发病率增高,因此 WND 主要发生在晚夏或早秋,南方温暖地区一年四季均可发生。研究发现携带 WNV 的蚊虫能越冬和经卵巢传播,这也是该病毒持续存在的原因之一。

(二) 传播方式

1. 蚊媒叮咬　蚊子叮咬是 WNV 传播的最主要方式。WNV 通过鸟-蚊-鸟传播,鸟和蚊子之间形成循环链,偶尔感染人和马等其他畜禽,当蚊子吸取一定病毒滴度鸟类的血液时,就会被感染,10 ~ 14 天后,病毒会通过蚊子叮咬的方式传给鸟、人或其他的动物。

人感染 WNV 病例主要是通过携带病毒的蚊子叮咬而感染。

2. 其他传播方式　虽然宿主之间通过蚊子叮咬传播被认为是最为常见的传播途径,但有证据表明,易感的宿主食用感染动物或蚊子也可以被感染,如猫头鹰食用感染老鼠可以产生病毒血症及抗体阳性。美国乌鸦食用感染 WNV 的家麻雀发生感染;而黑嘴喜鹊和鱼鸦在食用感染的家麻雀后并不发生感染。美国乌鸦及家麻雀、鹩哥等在饮用病毒污染的水时可发生感染。

一些易感鸟类接触高病毒血症的鸟类泄殖腔或口腔分泌物也可以导致感染如大雕鸮、美洲乌鸦、拟八哥、家朱雀、家麻雀等。

此外,试验表明,环嘴鸥、冠蓝鸦、黑嘴喜鹊和美洲乌鸦可以经接触传播。WNV 的传播方式还包括:器官移植和输血传播、哺乳传播、垂直传播、实验室感染等。偶可见 WNV 某病毒株经口腔感染成鼠的报道,目前尚无人传染人、人传染鸟、动物传染人的证据。亦有文献报道,WNV 可能存在性传播。

美国自 2003 年开始对捐赠血液用核酸检测法筛检 WNV,但至 2012 年期间,仍发生 13 例经输血传播 WND 病例。

三、易感人群

(一) 人群普遍易感

在 WND 非流行地区,人群对 WNV 普遍易感。

基因 OAS1（HGNC8086）可调节机体对外来 RNA 病毒的反应，此基因缺陷者与此基因正常者相比，体内可检测出更高浓度的抗 WNV 抗体，表明免疫反应功能是暴露 WNV 后是否发病的一个重要因素。

（二）高年龄组人群发生 WNND 风险高

各个年龄段人群对 WNV 普遍易感，但低年龄段人群感染后的表现症状主要为 WNF，高年龄段人群发生神经系统病变的风险更高，65 岁以上人群发生 WNND 的风险是 16～24 岁人群的 16 倍。

（三）基础性疾病会增加 WNND 风险

此外，有基础性疾病史，如肿瘤、糖尿病、高血压、肾脏疾病等，趋化因子受体 CCR5 缺陷者，有过度饮酒等不良行为以及男性都会增加发生神经系统疾病的风险。

四、WNV 传播的影响因素

（一）WNV 传播维持及循环影响因素

WNV 传播循环的建立和维持受到很多因素的影响：包括存在易感染的鸟类宿主、体内病毒血症达到一定水平的受感染鸟类、可以扩散病毒的当地鸟类；足够数量的蚊虫媒介来维持 WNV 的鸟-蚊循环；易感人群和马等动物；还有能够维持蚊虫生命的温度、相对湿度、降水、土壤利用等重要的环境因素；行为因素如饲养方式，社会经济因素，医疗卫生条件等。其中，环境因素主要通过影响蚊媒的生长繁殖来影响 WNV 的传播。环境因素中，温度和植被厚度是预测蚊媒数量的两个重要因素。温度可在 WNV 传播过程的多个方面起作用，包括蚊虫繁殖、叮咬和病毒复制等。

（二）全球传播影响因素

WNV 很可能是通过候鸟迁徙输入到一个新的地区，再由当地与人类居住联系密切的鸟类继续向更大范围内传播病毒，使其在一定地区建立和维持它的传播循环，形成疫源地。WNV 如何传播到美国仍然是未知数，较为公认的解释是通过从非洲或中东地区迁徙或进口的受感染的鸟类而引起。患有病毒血症的候鸟迁徙促成了 WNV 东西半球的大范围传播。其理由是温、热带地区的西尼罗热暴发发生在夏末秋初，正是大量候鸟由寒带抵达的时间，两者之间存在着相互联系；暴发通常发生于生活在湿地或附近的人群中，这里通常也汇集了大量的野生鸟类和蚊子，并从优势蚊种和相关的鸟标本中分离出了 WNV，且鸟感染 WNV 后出现足以感染蚊子的病毒血症；在欧亚大陆许多候鸟的血标本中存在着 WNV 抗体等。但由受感染的鸟类来播散病毒，和通过受感染的蚊子来播散病毒，哪种途径更重要，目前尚不十分明了。此外，国际交流贸易、出入境旅游等也是使得 WNV 感染成为全球性公共卫生问题的重要因素。

（三）风险评估及危险因素

有学者对 WNV 的传播风险进行了输入风险评估研究，其中 Roberts 等人对 WNV 通过马匹和家禽输入英国的风险进行了评估分析，该定性研究认为马匹和家禽仅有短期的病毒血症且滴度较低，难以起到传播病毒的作用。而另外两项风险评估研究则认为 WNV 可以经候鸟和蚊子传到英国和巴巴多斯，在这些研究中，没有考虑伴生动物的作用。

美国及加拿大学者在 WNV 地方性流行地区及重复流行地区筛选了人感染危险因素，其中有 3 项危险因素分析研究确定了 WNV 发生及活动的季节性的决定因素，采用 GIS 软件并绘制了动态地图。影响 WND 发病的危险因素主要包括环境、气候、媒介相关数据，鸟类及人类感染状态数据等。

第六节　西尼罗病毒病的流行特征

一、西尼罗病毒病全球流行情况

自首次分离出 WNV，西尼罗病毒主要在非洲及中东国家呈地方性传播，直到 20 世纪 90 年代，西尼罗病毒病较少出现暴发流行。至 90 年代中期以后，WNV 感染的暴发范围和流行强度明显增强、病毒致病力也有所增强，在北非、中东、欧洲和北美等地区呈现快速传播和流行，并不断引起人感染暴发疫情。1999 年传播到美国纽约州后，短短几年内即迅速扩散到美国全境，并蔓延到北、南美洲。目前，除大西洋洲以外，全球六大洲均有 WNV 传播。我国除了新疆等少数地区发现 WNV 暴发外，尚未见 WNV 大规模流行证据。即使如此，WND 已然成为一个亟须应对的全球性公共卫生问题。

（一）非洲及中东地区流行情况

WNV 于 1937 年首次分离于从乌干达一名发热妇女的血液。随后，各个国家尤其是非洲国家开展了大量的血清学调查及病原学检测工作，证实在 20

世纪 40～50 年代,尽管多数地方尚无临床病例报告,但 WNV 已经呈现广泛分布。如在 1939—1940 年血清学调查发现,乌干达、苏丹、民主刚果共和国、肯尼亚等国家人血清中普遍抗体有 WNV 病毒抗体,个别地区抗体阳性率甚至超过 50%;1951 年及 1955 年采集的尼日利亚西部的标本也发现 WNV 抗体;1954 年在南非采集的猴子、本地动物、幼鸟以及从未有旅行史的人标本中也发现 WNV 抗体,埃及开罗开展的血清流行病学发现,超过 70% 年龄在 4 岁及以上的调查对象中携带 WNV 中和抗体和补体结合抗体,超过 50% 的婴儿携带有母体抗体。

20 世纪 50 年代到 80 年代,WNV 在以色列、埃及、印度、法国和南非等地引起人暴发疫情,但普遍症状轻微,主要以发热为临床表现。1957 年,第一次在以色列老年人中发生西尼罗病毒神经性疾病(WNND)暴发疫情,并首次出现死亡病例。此后,中东地区不断报告成人和儿童 WNND 病例暴发疫情。期间,发生规模最大的 WND 暴发是 1974 年发生在南非开普省的暴发疫情,大约出现了 3000 名病例。

20 世纪 80 年代后,中东地区 WND 暴发疫情报告较少,直至 2000 年以色列才又发生 WND 暴发疫情,此次疫情共报告 417 例确诊病例,其中 35 例死亡病例。与美国相似,2000 年以后,以色列几乎每年都出现不同规模的 WND 夏季暴发高峰;伊朗 1970 年代即发现 WNV 抗体阳性,2008—2009 年在发热病人中证实存在 WNV 感染,并在马匹中证实存在 WNV 感染,个别地区阳性率高达 88%;土耳其于 1970 年代及 2000 年代中期在人群检测出 WNV 抗体,2010—2011 年发生 WND 的暴发,共发生 47 例病例(其中 40 例 WNND),死亡 10 例。2014 年 8 月,土耳其首次从病人脑组织中分离出 WNV,并在马中检测出 WNV 的 IgM 和 IgG 抗体。截至目前,赞比亚、约旦及黎巴嫩尚没有人 WND 病例报告,但均已发现 WNV 抗体阳性证据。

概括而言,1990 年代末期至今,WNV 仍持续在非洲北部及亚撒哈拉非洲地区循环,并不断扩散,不断在阿尔及利亚、摩洛哥、突尼斯、民主刚果共和国、南非引起暴发疫情。其中,2010 年在摩洛哥、2012 年在突尼斯发生了较大规模的暴发疫情;而在埃及和阿尔及利亚则连年持续引起散在传播。

此外,其他亚撒哈拉非洲地区,也一直存在着 WNV 的持续传播,如 2006 年几内亚发生 WND 暴发、加蓬 2009 年报道 1 例 WNND 死亡病例、2009 年塞内加尔在鸡中发现 WNV 感染、2010—2011 年在吉布提发现人类感染、2010—2012 年肯尼亚蜱中发现 WNV 阳性等。

(二) 欧洲流行情况

1. 疫情起源及扩散　欧洲国家最早于 1958 年在阿尔巴尼的人血清中检出 WNV 中和抗体。已证实最早的 WNND 暴发疫情是 1962—1963 年发生于法国南部,人及马匹均发生了 WNND 病例,此次疫情过后直至 1985 年,该地区尽管有 WNV 传播,但始终未再报告人 WNND 病例。期间,从葡萄牙及捷克的蚊子、斯洛文尼亚和西乌克兰的迁徙鸟类以及匈牙利和摩尔达维亚地区的蜱中均分离到了 WNV,在欧洲南部、东部及地中海盆地地区开展的血清学调查中在人、迁徙鸟类、家养动物中也均检测出有 WNV,但由于没有报告 WNND 病例,WNV 传播并没有被认为是公共卫生问题。

20 世纪 80 年代以后,欧洲的 WNV 传播情况发生了明显变化,一些欧洲国家发生多起 WND 暴发疫情,西乌克兰在 1985 年第一次报告发生人 WNND 病例。之后经历一段时间相对静止期后,从 1990 年中期开始,WNV 在欧洲国家引起暴发的频度、严重性不断增加,波及的地域范围不断扩大。1996 年、1999 年罗马尼亚(393 例病例)和俄罗斯(超过 800 例病例)等国家相继发生 WND 暴发疫情。

2000—2009 年,欧洲发生的值得关注的 WND 暴发主要包括 2000 年以色列(417 例病例)、2003 年法国马匹 WND 暴发疫情、2008—2009 年意大利马匹和人 WNND 暴发疫情以及 2008 年匈牙利马匹和人 WNND 疫情。2010—2013 年,欧洲国家的暴发疫情越来越频繁,欧洲国家时常报道发生 WND 病例。迄今为止,欧洲国家中,除英国、德国及瑞士外,均报告发生人 WND 病例或报道存在 WNV 感染,其中报道发生 WND 病例的欧洲国家包括奥地利、波黑、克罗地亚、希腊、匈牙利、意大利、科索沃、马其顿、黑山、俄罗斯、塞尔维亚、西班牙、乌克兰、波多黎各、摩洛哥、突尼斯、葡萄牙等国家。2016 年,斯洛文尼亚利用 RT-PCR 方法在鸟中检出 WNV。

2. 重点国家疫情情况　葡萄牙于 1966—1967 年家畜间发现 WNV 传播,1969 年首次从五斑按蚊(Anopheles maculipennis)中分离出 WNV,但直到 2004 年才首次报告人感染病例。2004—2010 年间,葡萄牙尽管很少有人感染病例报告,但期间开展的马和鸟血清学调查显示几乎每年都能从鸟、马中检测到 WNV,提示仍然存在着人感染 WNV 的风险。2004 年夏季,两名从葡萄牙阿尔维加地区回国的爱尔兰人被诊断为 WNV 感染。

1996—1997 年罗马尼亚布加勒斯特及其附近暴发的 WND 既有症状相对较轻的西尼罗河热,也有临床症状较重的西尼罗脑膜炎和西尼罗脑炎,该起疫情共有 835 例神经系统临床表现的患者住院救治,343 例经实验室确诊为 WND 病例。其中 17 例死亡病例全部为 50 岁以上病人,平均病死率为 4.3%,且病死率随年龄的增大而呈增加趋势,70 岁以上老人年病死率高达 15%。

1999 年,俄罗斯 WNV 感染情况更严峻,826 例患者中 183 例血清学确诊为阳性病例,40 例病例死于急性无菌性脑膜脑炎,其后几乎每年夏天均有零星的暴发疫情发生,如 2007 年、2010 年、2012 年分别在阿斯特拉罕、罗斯托夫省、伏尔加格勒省发生暴发,近年来 WNV 传播范围明显扩大,报告病例的地区从最初的南部地区进一步向北部及东部扩大,并包括西伯利亚南部。2000 年,以色列报道了自 1980 年以来的第一次大暴发,包括 417 例血清确诊病例和 35 例死亡病例。

法国最早于 1962 年夏季发生了人、马匹的 WNV 感染暴发疫情,该起疫情发生在卡马格(Carmague)地区,该地区属湿地、沼泽,有大量候鸟、留鸟和蚊子。当地在发生暴发疫情后,不断有零星病例发生,但 1965—1999 年间无人、马病例报告。但在 2000 年,当地报告 76 匹马发病,对超过 5000 匹马进行 WNV IgG 抗体检测,阳性率达 8.3%,其中 42% 同时呈现 IgM 抗体阳性。提示该地区并非每年均由暴发流行,而是存在着长期的静止期后发生零星暴发疫情情形。两名猎场守护人也被发现血清学阳性。随后在 2003 年 8 月下旬,毗邻卡马格的瓦尔河地区确诊了 7 例人感染病例,其中 3 例病例呈现脑炎表现,4 例病例有发热表现,同时,还发现了 5 匹马感染病例(4 匹呈现脑炎表现、1 匹隐性感染);在 2004 年,报告 37 例马感染疑似病例(14/18 检测呈现 WNV 阳性、WNV IgM 阳性或 RT-PCR 检测阳性),但当年无人感染病例报告。

3. 疫情低发或无疫情国家　尚未发现人感染 WNV 的国家主要有英国、德国和瑞士。英国在一项血清学调查中在野鸟中检出 WNV 抗体,但在随后的研究中未能发现 WNV 在鸟中传播循环的证据,而在德国和波兰,鸟中的西尼罗病毒抗体相对较低。

4. 疫情流行特征　值得注意的是,欧洲 WND 的流行呈现复杂的流行病学特点,意大利即是典型代表。在意大利不同地区,WND 呈现不同的发病特点,既有散发病例、聚集性病例的发生,也存在着小型暴发疫情;希腊和俄罗斯 2010—2013 年期间每年均有 WND 疫情。

(三) 美洲流行情况

1. 疫情起源及扩散　1999 年以前,WNV 感染只出现在东半球,包括非洲、亚洲、中东、欧洲以及澳洲。1999 年夏天,美国纽约市区首次报告了西尼罗脑炎聚集性病例,共发病 62 例,死亡 7 例,病死率为 11.3%。标志着 WNV 已跨过大西洋扩散到西半球,10 月美国在纽约州长岛的病马中分离到 WNV,这是在美洲动物体中首次发现 WNV。接下来的 3 年中,该病毒几乎播散到美国的大多数州以及邻近的加拿大和墨西哥,造成美国和加拿大历史上虫媒病毒感染的大流行。其中,2000 年在美国 3 个州发生,发病 21 例,年龄在 36~87 岁之间,19 例有神经系统症状,住院死亡 2 例;2001 年则扩大到 10 个州,发病 66 例,64 例有中枢神经感染症状,死亡 9 例;2002 年 WND 病例发展到 37 个州,报告 3389 病例,平均年龄为 55 岁(1 个月至 99 岁),其中 2354 例(69%)为 WNM,704 例(21%)为 WNF,共死亡 201 例;2003 年,美国经历了规模最大的 WND 流行,共报告 9862 例病例,其中 2866 例西尼罗神经系统侵袭性疾病,264 例死亡;至 2004 年,美国的 48 个州全部检测到 WNV,WND 被认为是美国的地方病,现在美国已连续 14 年发生 WND 暴发疫情。随后几年,每年发病率有所减少,2011 年仅报告 712 例病例(486 例神经系统侵袭性病例,43 例死亡);2012 年报告病例数又有反弹,成为报告病例数第二高的年份(报告 5674 例病例、2973 例神经系统侵袭性病例、286 例死亡);2013 年,尽管报告病例数低于上年,但仍达到 2318 例(其中 1171 例神经系统侵袭性病例、105 例死亡)。自 1999 年 8 月 WNV 在纽约被发现至今,美国共报告超过 41 000 例病例,包括 1700 例死亡病例,平均每年死亡 106 例。最近几年,大多数病例发生于美国中部,其中科罗拉多州、得克萨斯州、加利福尼亚州和内布拉斯加州报告病例数居前几位。美国的 WND 疫情发生之突然,感染患者之多,散播速度之快,波及范围之广,持续时间之长和疾病之严重程度前所未有,WNV 感染已成为美国一项重大公共卫生问题。

加拿大于 2001 年在安大略湖地区首次在 128 只死鸟和 9 只蚊子中检测到 WNV;2002 年首次报告

人间病例,其中安大略省发生 394 例、魁北克省报告 20 例病例;至 2003 年,WNV 向西扩散到马尼托巴湖、萨斯喀彻温省、阿尔伯塔省等地,但直到 2009 年才传播到不列颠哥伦比亚省。2002 年至今,加拿大每年夏季均发生规模不等的 WND 暴发疫情,其中 2003 年发生的暴发疫情规模最大,共报告 1481 例病例,2007 年全国报告 2215 例病例,2012 年报告 428 例病例。

2001 年底,加勒比海地区的开曼群岛首次报告一例西尼罗脑炎病例,其后数年内,加勒比海地区大多在鸟类和马匹中检测到 WNV 抗体。2002 年,在牙买加和多米尼加共和国的留鸟以及瓜得罗普岛的马匹中检测到 WNV,多米尼加东部地区留鸟中的 WNV 抗体阳性率达 15%(5/33);2003 年,在多米尼加西北部的留鸟也检出 WNV 抗体。在瓜得罗普岛对 360 份健康马匹开展的血清学调查发现,其 WNV 抗体阳性率从 2002 年 6 月份的 8.8% 增加到 2003 年 1 月份的 50%,提示该段时间内该地区马匹中发生 WNV 感染。

2003 年 7 月,加勒比海地区的巴哈马也报告一例西尼罗脑炎病例。2004 年 10 月,特立尼达开展的一项血清学调查,从马匹和鸟类中检出 WNV 抗体,阳性率分别为 3% 和 5%。2003 年及 2004 年,古巴证实人、马匹及鸟类中存在 WNV 感染;波多黎各也于 2004 年从鸟类、马匹中检出 WNV 抗体,并于 2007 年分离出该病毒。2004 年,在海地开展的发热病人监测中,也发现存在人感染病例。

2. 南美洲　毗邻美国的墨西哥 2002 年在不同地区即发现马匹发生脑炎样病例,并在与美国得克萨斯州相邻的科阿韦拉州、塔毛利帕斯州、奇瓦瓦州发生马脑炎的暴发疫情。墨西哥于 2004 年报告首例人 WND 病例,2009 年报告一例死亡病例。监测研究表明墨西哥的 WNV 传播及疾病的发生处于较低水平,2003 年在墨西哥分离的毒株对人、鼠类、乌鸦、麻雀的致病力较低。

萨尔瓦多 2003 年一起暴发疫情的调查显示 25%(18/73)的马标本 WNV 抗体阳性(经 PRNT 证实);同年的 10 月份,伯利兹也发现马匹检出 WNV;2003—2004 年在危地马拉多个地区开展的血清学调查检出 9 匹马感染 WNV。哥斯达黎加也报告马匹中发现 WNV 抗体。2006 年尼加拉瓜报告 1 例人感染 WND 病例。

此外,监测发现,中美洲及南美洲也报告了少数 WND 病例,WNV 已由北美向中美洲、南美洲播散,并提示中南美洲有发生人类 WND 暴发疫情的可能性。在 2004 年秋季,在哥伦比亚的加勒比海地区的科尔多瓦和苏克雷对没有注射 WNV 疫苗或从未离开该地区的马匹开展流行病学调查时,第一次在南美洲检出 WNV。随后,2005 年初,在阿根廷的查科、科尔多瓦、土库曼等省份的留鸟中检出 WNV 抗体;2006 年 2 月,阿根廷在 3 匹死于脑炎的马匹的脑组织中分离到 WNV;2006 年 12 月,阿根廷的 Chaco、C'ordoba 省分别报告了人感染 WNV 病例,其中科尔多瓦省的病例为 1 名 58 岁成年男性,最近几年从未到过其他国家旅行,提示该病例为本地感染病例。

2006 年,委内瑞拉开展的血清流行病学调查发现鸟类和马匹存在 WNV 感染。巴西则于 2009 年从中西部地区的马匹中利用 ELISA 及 PRNT 检出 WNV 抗体,其后巴西从西北部等地区的马匹、鸡中也检出 WNV 抗体,但直至目前,巴西尚未报告 WNV 引起的人及马匹的临床病例。一项研究采集来自 2000—2007 年玻利维亚、巴拉圭、厄瓜多尔、秘鲁等急性期发热病人标本数超过 20880 份,用微量中和试验确定至少 1 份 WNV 抗体阳性。然而,目前尚未分离到病毒。2011 年,玻利维亚发现马匹中存在西尼罗病毒中和抗体,提示当地已经存在 WNV 的自然循环。

值得提及的是,2008 年哥伦比亚分离的 WNV 毒株序列分析表明,其更接近于美国路易斯安那州 2001 年分离的 NY99 病毒亚型序列,而非目前已在美国取代 NY99 株成为优势毒株的 WN02 亚型病毒,提示 WN02 亚型病毒并没有进一步向南扩散。

(四) 亚洲西尼罗病毒病流行情况

一些亚洲国家也存在 WNV 感染情况,早在 20 世纪 50 年代和 60 年代,在印度和缅甸即已经证实普遍存在 WNV 血清学阳性证据;伊拉克有 11.6% WNV 抗体阳性率(IFA 及 NT 试验)。马来西亚、柬埔寨、尼泊尔(2009—2010 年采集临床标本)均报告分离出 WNV,缅甸、泰国、菲律宾报告发现 WNV 抗体阳性。

印度 WNV 感染情况较其他亚洲国家严重,20 世纪 70 年代至 2000 年,印度经常发生散在的 WNV 病病例。印度 1981 年报道第一例死于 WNND 的儿童病例,其后,印度经常报道在 WND 暴发时出现儿童 WNND 病例,明显不同于北美和欧洲 WND 暴发疫情中较少发生儿童 WNND 病例的情况。巴基斯坦也报告发生 WND 病例,其人群 WNV 血清阳性率为 12% ~54%。

2004 年在印度尼西亚采集的一例发热病例标本中检测出 2 型 WNV 基因序列。2009—2010 年在尼泊尔采集的临床标本中也分离到 WNV,基因序列分析显示与 1 型病毒同源,但其中 1 个基因片段更近似于 Ⅱ 型病毒。

韩国在 2009 年的一项研究中显示,1531 份鸟标本中有 5 份抗 WNV 抗体阳性,但留鸟中尚未发现血清阳性者;2016 年,韩国首次利用 ELISA 和 RT-PCR 方法在家鸽中发现 WNV。

(五) 中国 WNV 流行情况

1988 年,我国云南省第一次在鸟中检测到 WNV 血清学阳性。2009—2010 年,上海地区猫和狗的 WNV 血清学调查显示,猫、狗的西尼罗病毒抗体阳性率分别为 14.9%、4.9%,无人感染病例报道;2014 年,上海市对马匹、鸭、动物园珍禽进行 WNV 血清学调查显示,所调查的 3 种动物均存在不同程度的 WNV 的抗体,马、珍禽、鸭中的抗体阳性率分别达到 67.5%、17.9% 和 23.3%。

2004 年 8 月 5 日至 9 月 3 日,新疆喀什地区伽师县发生一起群体性不明原因发热和病毒性脑膜脑炎流行,病例高度散发于该县 10 个村镇(10/12),共报告 80 例住院病例,死亡 10 例。病例主要集中于 50 ~60 岁以上老年人,占全部病例 63% (50/80)。该起疫情当初被判断可能为乙脑或类似黄病毒急性感染,但在 2013 年经回顾性血清学诊断证实,2004 年发生在新疆喀什的"群体性发热和病毒性脑炎/脑膜炎流行"是由于 WNV 感染所引起的暴发疫情。

2007 年,我国学者对采自新疆伊犁地区草原放养、未接种 WNV 疫苗的 189 例马脑组织进行 WNV 包膜蛋白(E)基因片段检测,结果被检马脑组织标本中未发现 WNVE 基因片段。天津市、北京市、广东省的广州、佛山、东莞、茂名市分别对 2012 年、2013 年、2014 年分别采集蚊子采用 RT-PCR 进行检测,均未检出 WNV。有学者 2014 年 7 ~9 月在新疆开展蚊子种类调查,结果在南北疆捕获的 4 属 7 种 3550 只蚊子中均以尖音库蚊为优势蚊种,其次为里海伊蚊,均未检测到 WNV。

2011 年夏季,研究者在我国新疆喀什地区采集蚊虫标本,从当地采集的尖音库蚊标本中获得 5 株可引起 BHK 和 VERO 细胞病变效应(cytopathic effect,CPE)的病毒分离株。病毒 E 基因核苷酸序列测定显示,5 株病毒均为 WNV。对其中 1 株病毒(XJ11129 株)进行全基因组核苷酸序列测定与分析,结果显示该病毒与 1999 年在美国纽约和 2006 年在俄罗斯分离的 WNV 处于同一进化分支,进一步的分子遗传进化分析显示该病毒株与国际流行的引起神经系统感染的病毒株亲缘关系最近。这是我国首次分离到 WNV。同时在当地 1 例病毒性脑炎患者急性期与恢复期血清中检测到具有 4 倍以上差异的 WNV 中和抗体,提示 WNV 在当地仍有流行。

二、病例的人群分布特征

西尼罗脑炎在各年龄组中临床表现不同,1999—2007 年美国疾病预防控制中心报告,儿童病例中 30% 为西尼罗脑炎,68% 为 WNF,2% 未知临床表现。儿童和青少年西尼罗脑炎的流行趋势与成年人大致相同,但儿童和青少年脑炎病例主要以脑膜炎症状为主,而成年人主要表现为脑炎或脑膜脑炎。在病死率方面,儿童和青少年低于老年人。

年龄是发生神经侵袭性疾病尤其脑炎的最主要的危险因素。免疫力低下人群发生严重疾病及死亡的危险也高于常人。接受受感染的器官移植者发生严重病例的危险也有所增加,其发生感染的风险约为 50% ~70%。有报道在受感染的肝肾等器官中,在脂肪、肌肉、肌腱、骨髓中均检出了 WNV 的 RNA。此外,免疫力低下人群的临床表现并不典型。文献报道,2002 年美国 CDC 接报的 4000 多例 WND 病例中,有 150 例是 19 岁及以上青年;其中,死亡病例中,年龄最小者为 19 岁,平均年龄为 78 岁。2003 年的暴发疫情中,在儿童及青少年病例中,至少有 31 例西尼罗脑炎病例和 79 例西尼罗脑膜炎病例,但并没有死亡病例报告。

三、季节分布

WND 的流行与蚊子季节消长关系十分密切,常呈季节性高发。

不同国家的 WND 的流行特点有所不同,因此其时间分布也呈现不同特点。统计表明,在美国,WND 的流行特点呈现类似日本脑炎流行特点的周期性高发。而在地方性流行区,WND 呈零星发生,则无明确的季节性分布特点。而输血、器官移植等方式传播的 WND 病例,发病时间无明确的季节性特点。

第七节 疫苗与药物

一、疫苗研究

目前,尚无人用 WNV 疫苗批准上市。但已有几种兽用疫苗上市使用。目前,已有 3 种兽用 WNV 疫苗上市,包括福尔马林灭活疫苗(K-WN)、金丝雀痘病毒载体疫苗(CPWN)和黄热病毒嵌合疫苗(WN-FV)。

正在进行临床试验的疫苗主要有灭活疫苗、减毒疫苗、重组亚单位疫苗、DNA 疫苗。灭活疫苗和减毒疫苗各有其优缺点,目前灭活疫苗仅用于畜牧业。重组亚单位疫苗应用重组 E、prM 和 NS1 蛋白纯化后有良好的免疫原性,产生高水平的中和抗体和免疫应答,如 NS1 单克隆抗体仅能识别细胞表面 NS1 相关的 Fcγ 受体Ⅰ和/或Ⅳ介导的吞噬,清除感染 WNV 的细胞。这一发现表明,可用该单克隆抗体治疗 WNF 或抵抗黄病毒攻击,因此 NS1 蛋白疫苗有开发前景。DNA 疫苗仅用于马的免疫。此外,用反向遗传学技术研究新型疫苗也有较大进展,如 The chemeriVaxWN02 疫苗是新型减毒活疫苗,即用 NY99 株的 prM 和 E 蛋白整合入黄热 17D 疫苗中,已进入临床Ⅱ期试验,具有较好的获得性免疫和安全性。

此外,还有很多种疫苗正在老鼠、仓鼠、鸟、马和除人以外的灵长类动物中进行试验。

几种人用候选疫苗的评估已经进行到临床Ⅱ期试验,没有继续进行的一个主要原因是,之前分析显示 WNV 疫苗全球覆盖的成本效益低,因为人是终末宿主,人用疫苗项目并不能影响 WNV 在自然界的播散。目前还没有针对特定人群,如老年人群的疫苗成本效益分析。

二、药物及治疗

WNV 感染至今尚无特异性药物,主要进行对症治疗和支持治疗。几种试验中的药物包括丙种免疫球蛋白、特异性的中和单克隆抗体、皮质类固醇、利巴韦林、干扰素 α-2b 和反义寡聚物。但这些药物的有效性尚待证实。

迄今为止,尚未有经过证实的行之有效的 WNV 感染的治疗方法。目前的研究正探索针对病毒复制的小分子抑制(small molecule inhibitors)。其中,最有前途的治疗方法可能是已知对其他包括登革热在内的黄病毒属病毒及丙肝等有效的药物。

第八节 监测预警

一、监测系统建立

(一)监测系统设计及内容

美国、欧洲等根据各自国家的 WNV 感染、发病情况,分别选择不同的监测策略,建立了各自的 WNV 监测系统。但总体而言,根据血清学调查结果、病例报告情况等证实境内尚未有 WND 的人间疫情的国家,开展监测的目的主要是进行媒介监测,了解本国的媒介种类、检测媒介中包括西尼罗病毒在内的虫媒病毒感染情况。已经发现有人间或动物病例的国家,则多数选择开展包括动物、病例、媒介监测在内的综合监测,更多的目的是早期发现病毒感染,进行早期预警,为早期干预、防控提供支持。

(二)不同国家监测系统构成

WHO 推荐在病毒分布地区建立动物疫情监测系统,包括鸟类、马类、蚊虫的监测,及时报告鸟类和马匹的发病情况;同时开展病例的监测;对病例的检测可使用核酸检测或病毒分离(组织脏器、血液、脑脊液等)和抗体检测(血清、脑脊液等),但 ELISA 检测 IgG、IgM 时会存在与其他黄病毒感染的交叉反应。

美国西尼罗监测系统的监测内容主要包括生态学监测和病例监测,生态学监测又包括对鸟类、马和蚊虫的监测。

西班牙 2007 年开始 WNV 监测,监测内容包括对鸟、马匹、蚊子监测。其监测又分为不同层次的监测,最基本监测内容为检测鸟类的 WNV 抗体阳性情况或者是检测蚊子携带 WNV 情况,当鸟中 WNV 抗体阳转或蚊子数量明显增加时,则启动马匹血清抗体检测并早期发现马发病情况。

意大利2001年开始建立了针对鸟、家禽、马、蚊子、人的综合WNV监测,以早期发现、监视WNV的活动及传播,监测内容主要包括马匹、鸡、家禽等哨点的血清学筛检,马神经系统感染病例发现、鸟类(包括死鸟)监测以及蚊媒监测,每年根据上年监测情况适当调整监测地点。

希腊于2010年开始实施WNV监测,主要监测内容包括马匹、哨点鸡、鸽子检测,以及蚊媒监测。其中蚊媒监测包括蚊种调查及WNV检测。

瑞士、英国、德国尚未在蚊子中检出WNV,其监测系统有别于其他欧洲国家,其中德国、瑞士分别于2007年、2010年启动了发现可能传入的包括WNV在内的虫媒病毒为目的蚊媒监测;英国于2005年启动了包括主动监测和被动监测的蚊媒监测系统,其中被动监测是鼓励环境及公共部门呈交蚊子标本以进行分类、病原学检测,主动性监测则是在英国的海港和空港采集外来蚊子分类、检测。

此外,葡萄牙于2008年起在全国7个地区及主要的海空港口建立了蚊媒监测项目,目的是监测蚊子的季节消长、地理分布、本地蚊子数量,早期发现输入蚊种,及时发现蚊子种类及数量变化;发现、确定具有公共卫生影响的病原体;以及监测蚊子携带WNV及其他虫媒病毒情况。以便及时采取控制措施降低可能的公共卫生影响。

二、监测内容及监测方法

病鸟和带毒鸟是WNV主要传染源和储存宿主,而蚊子是最主要的传播媒介,因此鸟、蚊监测意义重大。病例监测和其他动物如马的感染和发病情况监测将为鸟、蚊监测提供必要补充。

(一)鸟类监测

1999年纽约WNV暴发调查证实,在人类发病之前,当地出现大量野生鸟类感染死亡事件,提示鸟类的监测资料在预测人类感染WNV是一个敏感的指标。通过持续的鸟类监测,可更好的预测在不同时点不同地区WNV的传播流行风险,进而采取有效的针对性措施。

鸟类监测的主要内容包括定期报告和分析病鸟或死鸟的情况以及有选择地对鸟类进行是否感染西尼罗病毒的检测;不同地区视当地情况,选择合适的禽鸟类如鸡、鸽子等家养、易于捕捉的家禽及鸟群定期检测血清中WNV抗体水平判断WNV的传播情况。

美国兽医实验室采集了2001—2004年采集的87种1295只死鸟标本,其中所检测的1250只死鸟的组织标本均未检出WNV。

(二)马类监测

WNV在马群中的流行状况是判断其在动物间流行情况的重要依据。根据目前的经验和数据,马类的监测数据尚不能作为判断WNV在人类中传播状况的敏感指标。在2002年美国出现西尼罗热病例的589个市县中,有95个是首先通过病马的出现获悉本地WNV已经开始流行的。监测内容和指标包括马血清和脑脊液中的抗体水平;死马尸检开展病理学、PT-PCR、病毒分离和免疫化学检测。

(三)蚊子监测

蚊子是WNV的最主要的传播媒介。意大利、西班牙等欧洲国家的监测资料分析显示,意大利每年3~8月份在不同的地点采集蚊子检测WNV(主要采用RT-PCR方法)。意大利监测显示携带WNV蚊子主要捕捉于7~9月份,发生在人、马感染病例出现之前数周,提示蚊媒监测可作为有WNV感染早期预警指标之一。

蚊虫监测可以根据蚊子种群大小和感染率来定量评估人类所受疾病威胁的程度,评价不同地区发生WND暴发疫情的危险程度,以制定相应的干预计划。还可以观察干预和控制措施的效果并改善干预措施,有助于理解病毒在传染源、传播媒介和感染对象之间的传播机制。蚊子监测的主要内容和指标包括蚊子的季节消长、密度变化,蚊子病毒的检测情况以及带毒蚊密度指数等。

(四)病例监测

主要是监测WNV在人群间传播和扩散的情况,其目的是及时治疗重症患者、制定相应的防治策略。尽管西尼罗病毒性脑炎患者仅占西尼罗热患者的1/20,但由于可能导致患者死亡,所以及时发现、报告西尼罗病毒性脑炎患者是病例监测最重要的工作。病例监测除早发现、早治疗重症患者外,还可用以评估西尼罗病毒对民众健康的影响,鉴别判断危险因素和高危人群以便开展及时开展干预措施。

病例监测主要包括被动监测和主动监测两种方式。对于尚未有WND疫情的地区主要采用被动监测方式,监测对象为住院人群中原因不明性脑炎、脑膜炎的患者和对西尼罗病毒和圣路易斯脑炎病毒(SLE)抗体呈阳性反应者。在WND疫区常采用主动监测方式,特定的医生和医院感染控制人员定期检查潜在的虫媒病毒感染者或组织以实验室检查为基础的针对脑脊液标本的检查。

监测中,一旦发现 WNV 感染病例,应及时报告和处理,以阻止疾病的流行播散。特别要留意那些年龄超过 50 岁,临床表现为脑炎、脑膜炎症状,尚未找出致病原因的患者。

英国及威尔士的人感染 WNV 病例监测主要包括两部分内容:其一为回顾性监测。通过临床病毒网络对未知原因的脑炎、脑膜炎病例的脑脊液进行检测,迄今共对来自英国即威尔士大部分地区的 123 例 50 岁以上人群的脑脊液标本进行了 WNV 检测,结果均为阴性;其二为前瞻性监测。英国要求临床医生提高意识,特别是对于 50 岁以上人群无法解释的神经系统表现加强检测,考虑西尼罗感染的可能性。该监测始于每年的 6 月 1 日,至 10 月底结束。

(五) 目前西尼罗病毒监测存在的问题

各个国家所建立的 WNV 监测系统尚需关注的问题主要包括:进一步加强方法学探讨、合作,尤其是捕捉蚊媒的策略(捕蚊方法、地点、频次等)、蚊种鉴定、病毒检测等方面的沟通、协调。

第九节 措 施 建 议

(一) 制订综合防控策略及措施、行动计划

2004 年,英国卫生部出版了《西尼罗病毒:应急计划以保护公民健康》。该计划强调加强监测、提高临床医生发现及报告意识、控制蚊子数量等。主要包括以下内容:通过开展人群、鸟类、蚊子和马匹监测评估风险;诊断、病例管理以及医护人员防护;合作伙伴的公共卫生行动:描述在地区、区域及国家级卫生、兽医、环境部门的合作关系;环境控制,包括蚊子控制建议;行动计划,一旦在英国发现 WNV,则开展包括实验室诊断、公共卫生行动、监测及环境控制等措施。

(二) 严防输入性病例

WND 在世界范围内流行,加之国际往来频繁,使得 WND 病例输入我国的风险大大增加。所以除了在国内开展疾病监测以外,还应加强入境检验检疫工作。对来自西尼罗热疫区国家的人员、进口鸟类及马、犬等动物进行严格检疫,尤其加强对可疑病例的检疫;加强对来自疫区的交通工具、集装箱、货物的检疫,发现蚊类,实施灭蚊卫生处理。

(三) 灭蚊防蚊,开展健康教育,加强个人防护

蚊子是 WNV 播散最主要的媒介,WNV 流行与蚊子活动密切相关。因此灭蚊、控蚊,加强公共卫生宣传和个人防护,避免被蚊子叮咬是最佳、最简便的预防措施。利用化学、生物学方法消灭蚊媒的滋生环境,降低蚊媒密度。在人群中开展健康教育,宣传灭蚊、防蚊叮咬的重要性及措施技巧,减少暴露,保护易感人群和高危人群。美国疾病预防控制中心于 2000 年发布了 WND 监测、预防和控制技术指南,强调蚊媒控制是预防人类及其他动物感染的最有效方式,其中,在流行季节前消灭幼虫是最为经济、有效的手段;开展公共健康教育,加强个人防护也是主要的防护手段之一。其次,加强监测、开展不同地方及部门合作、加强基础及应用研究也是防控策略的重要组成部分。

(四) 防止经其他途径传播

经输血和器官移植等途径传播 WNV 的发现,给预防 WNV 感染提出了新挑战。尤其在高流行地区,WNV 经输血传播的风险很大。呼吁有关部门加强对血制品及生物制品的检测,提高血制品及生物制品的安全性,减少 WNV 的传播。此外,实验室感染 WNV 不容忽视,加强实验室安全,确保操作规范,可阻断 WNV 的实验室传播。

(五) 提高 WNV 的实验室检测能力

为建立更加敏感、特异的实验室检测技术,研制和提供检测试剂,加强新分离 WNV 在生物学、基因组特性等方面的相关研究。做好 WNV 的实验室检测技术准备和检测试剂的储备,逐步提高对该病的实验室检测能力。

(六) 普及 WND 的防治知识

利用各种传播媒介如电视、报纸、广播、互联网等,适时宣传和普及 WND,特别是西尼罗脑炎的基本防治知识,使群众意识到其危害性,自觉地采取自我保护措施。

(七) 积极开展爱国卫生运动

日常要积极开展爱国卫生运动,搞好公共环境卫生,如清除死水或积水等蚊虫产卵滋生的场所;清除户外澡盆、废弃轮胎、花盆、桶、罐等内的积水;去除泳池、嬉水池池盖上积水,并确保水泵运转正常;保持屋檐、屋顶水管通畅,要经常检查屋顶是否有积水;除去密集的灌木等蚊虫喜爱产卵滋生的场所;保证紧闭纱门纱窗,并及时修补漏洞。

(八) 旅行卫生知识宣传或提示

向前往国外流行地区及流行季节前往境内已证

实存在 WNV 地区的旅游者,普及西尼罗脑炎的基本防治知识,使其提高防范意识。一旦出现可疑症状,应主动就诊并将旅游史告知医生。

(九) 及时动态开展风险评估

根据监测数据、疫情形势,综合考虑发生输入病例以及本地暴发疫情的风险,并提出风险管理建议。

(十) 加强应急准备,有效应对暴发疫情

为测试地方多部门西尼罗暴发应对能力,英国卫生部联合环境、食品及农村事务部于 2005 年 3 月举行了演练,了解在实际应对中不同部门间的协调、配合情况。该演练设定了不同特定场景,并从最初的马感染暴发疫情到人感染病例确诊、再到疑似局部社区暴发。演练从通知阶段、调查及病例搜索、媒体应对以及环境控制等各个环节测试了不同机构间的联动。通过演练,总结出需要加强的内容包括地方部门间合作、在事件应对处置队伍中明确不同机构的角色及职责、资源调用、沟通等。

(冯子健 编,曹广文 审)

参 考 文 献

1. Zehender G,Ebranati E,Bernini F,et al. Phylogeography and epidemiological history of West Nile virus genotype 1a in Europe and the Mediterranean basin. Infection Genetics & Evolution,2011,11(3):646-653.

2. Prow N A. The changing epidemiology of Kunjin virus in Australia. Int J Environ Res Public Health,2013,10(12):6255-6272.

3. Ciccozzi M,Peletto S,Cella E,et al. Epidemiological history and phylogeography of West Nile virus lineage 2. Infection Genetics & Evolution Journal of Molecular Epidemiology & Evolutionary Genetics in Infectious Diseases,2013,17(3):46.

4. Platonov A E,Karan′L S,Shopenskaia T A,et al. Genotyping of West Nile fever virus strains circulating in southern Russia as an epidemiological investigation method:principles and results. Zhurnal Mikrobiologii Epidemiologii I Immunobiologii,2011,(2):29.

5. Papa A,Papadopoulou E,Gavana E,et al. Detection of West Nile virus lineage 2 in Culex mosquitoes,Greece,2012. Vector Borne & Zoonotic Diseases,2013,13(9):682-684.

6. Sambri V,Capobianchi M,Charrel R,et al. West Nile virus in Europe:emergence,epidemiology,diagnosis,treatment,and prevention. Clin Microbiol Infect,2013,19(8):699-704.

7. Kurolt I C,Krajinović V,Topić A,et al. First molecular analysis of West Nile virus during the 2013 outbreak in Croatia. Virus Research,2014,189(15):63-66.

8. Petrović T,Blazquez A B,Lupulović D,et al. Monitoring West Nile virus(WNV)infection in wild birds in Serbia during 2012:first isolation and characterisation of WNV strains from Serbia. Euro surveillance:bulletin European communicable disease bulletin,2013,18(44):7-14.

9. Savini G,Capelli G,Monaco F,et al. Evidence of West Nile virus lineage 2 circulation in Northern Italy. Veterinary Microbiology,2012,158(3-4):267.

10. Rizzo C,Salcuni P,Nicoletti L,et al. Epidemiological surveillance of West Nile neuroinvasive diseases in Italy,2008 to 2011. Euro Surveill,2012,17(20):7-13.

11. Barros S C,Ramos F,Fagulha T,et al. Serological evidence of West Nile virus circulation in Portugal. Veterinary Microbiology,2011,152(3-4):407-410.

12. Raleigh P J,Sammin D J,Connell J,et al. Surveillance for antibodies to West Nile virus in Ireland. Veterinary Record,2012,170(7):180.

第九章 发热伴血小板减少综合征流行病学研究进展

Progresse in Epidemiology of Fever Associated with Thrombocytopenia Syndrome

摘要

发热伴血小板减少综合征是由发热伴血小板减少综合征病毒感染引起的急性病毒性传染病。病例多急性起病,主要表现为发热,伴血小板减少,全身乏力、酸痛,头痛及纳差、恶心、呕吐等症状。少数重症患者可因多脏器损害致死。在湖北、河南、山东和安徽等山地、丘陵地区该病病例相对较为集中。发病时间多见于春、夏季,发病年龄多集中在中高年龄组。病例以农民为主,多从事农业和林木业生产。目前,蜱叮咬被认为是感染病毒的主要途径,在对传播媒介的研究中,各个发育阶段的蜱均已检测到病毒核酸。直接接触病例血液或其他体液等也可能造成感染。本病尚无特异性治疗手段,主要为对症支持治疗。

Abstract

Severe Fever with Thrombocytopenia Syndrome (SFTS) is an acute viral infectious disease caused by Severe Fever with Thrombocytopenia Syndrome virus (SFTSV). The onset of the disease is often sudden and acute, with main manifestations including fever with thrombocytopenia, malaise, soreness, headache, poor appetite, nausea, vomiting, etc. A small number of severe patients will also die as a result of multiple organ damage. The disease is relatively concentrated in mountainous and hilly areas of Hubei, Henan, Shandong and Anhui provinces. The disease occurs mainly in spring and summer, and primarily attacks middle-aged groups. Most patients are farmers or those engaged in agricultural and forest work. At present, tick-bites are considered as the main route of infection. Vector studies show that viral nucleic acid can be detected at each developmental stage of ticks. Direct contact with cases' blood or other body fluids may also transmit infection. There is no specific effective treatment of the disease, except symptomatic and supportive treatment.

发热伴血小板减少综合征(severe fever with thrombocytopenia syndrome,SFTS),是由一种新型布尼亚病毒——发热伴血小板减少综合征病毒(severe fever with thrombocytopenia syndrome virus,SFTSV)感染引起的急性病毒性传染病,该病于2009年在湖北随州、黄冈等地被发现。其临床表现为起病急,病情进展快,以发热、血小板减少、白细胞降低,及胃肠消化道症状为主要特征,可见多脏器功能损害。重症患者可因多脏器功能衰竭而死亡,病死率约为10%。该病在中国多发于山地、丘陵地区。除中国外,韩国和日本均已出现确诊病例,美国也有类似病例的报告。

第一节 病 原 学

2009年,该病引起过社会关注,被公众媒体称为"蜱虫病",后经实验室诊断排除人粒细胞无形体、钩端螺旋体病、肾综合征出血热、新疆出血热等疾病,原卫生部命名为"发热伴血小板减少综合征"。随后,中国疾病预防控制中心多个研究团队联合国际专家共同对该疾病的致病病因进行探索,不断取得突破性进展。2010年,中国疾病预防控制中心组织专家在患者急性期血液标本中成功分离到病毒,完成全基因组序列分析,结合病毒形态学特征,确定该病毒属于布尼亚病毒科白岭病毒属,命名为发热伴血小板减少综合征病毒(severe fever with thrombocytopenia syndrome virus,SFTSV),并明确为该病病因。2014年,国际病毒分类命名委员会(ICTV)确认该病毒属于新种,命名为SFTS病毒(SFTS virus)。SFTS 病毒为分节段的单股负链 RNA 病毒，属布尼亚病毒科白蛉病毒属。与人类疾病相关的白蛉病毒还有阿伦卡病毒（Alenquer virus）、坎地如病毒（Candiru virus）、查格雷斯病毒（Chagres virus）、西西里病毒（Sicilian virus）、那不勒斯热病毒（Naples virus）、蓬托罗病毒（PuntaToro virus）、立夫特谷热病毒（Rift Valley fever virus，RVFV）和托斯卡纳病毒（Toscana virus，TOSV）。

一、病毒形态与结构

负染电镜检测，SFTS 病毒呈球形或多形性（图9-1），直径约为 80～120nm，病毒颗粒表面为 5～7nm 厚脂质双层包膜，糖蛋白部分包埋于脂质双层膜内，部分向外突出，呈现为刺突状。刺突主要为 2 种病毒糖蛋白组成的异源二聚体。布尼亚病毒科不同属病毒糖蛋白构成表面形态学单位具有显著差异。超薄切片观察病毒颗粒内部，呈丝状或串珠状，可能为病毒核壳体（ribonucleocapsid）。单个布尼亚病毒颗粒 X 线断层照片重构显示，病毒颗粒内部呈现平行的线状或棒状结构，可能为核糖核蛋白复合体（ribonucleoprotein，RNP），部分 RNP 与包膜非常接近，提示 RNP 与糖蛋白胞浆尾的相互作用。

病毒基因组为单股负链 RNA，由 3 个片段组成，分别为大（L）、中（M）、小（S）片段，基因组片段 3′和 5′端含有相同的互补核苷酸序列，末端序列在同一病毒属内高度保守。末端序列通过碱基配对可形成稳定的锅柄结构和非共价连接的闭合环状 RNA。电镜下可在从病毒颗粒中提取的 RNA 中观察到 3 个大小不同的环状 RNA。病毒核蛋白包含一个紧密的 C-端核心结构域和一个介导核蛋白多聚化的 N-端延伸臂，形成六聚体环状结构，与基因组 RNA 结合，分别形成 L、M 和 S 核衣壳，通常认为这些核衣壳呈螺旋对称结构，但通过对 RVFV 核衣壳的分析显示，RVFV 核衣壳为绳状外形而不是螺旋对称结构。经非离子型去污剂处理病毒颗粒，提取核衣壳，在电镜下观察呈圆形结构，提示病毒基因组 RNA 在与蛋白质结合的情况下仍可实现碱基配对。为保证感染性，每个病毒颗粒至少应包装一个拷贝 L、M 和 S 核衣壳，但成熟的病毒颗粒内并不一定包装等摩尔比的核衣壳，研究证实病毒颗粒内可包装摩尔比或非等摩尔比 L、M 和 SRNA。病毒颗粒内不同量的核糖核蛋白可能与电镜下病毒颗粒大小有关。RVFV 颗粒内则包装了 3 个基因组片段的互补 RNA（cRNA），并且至少有一个片段的 cRNA 在病毒复制早期阶段发挥作用。S 片段采用双义编码策略，编码 NSs 的 mRNA 是基因组复制后从 cRNA 复

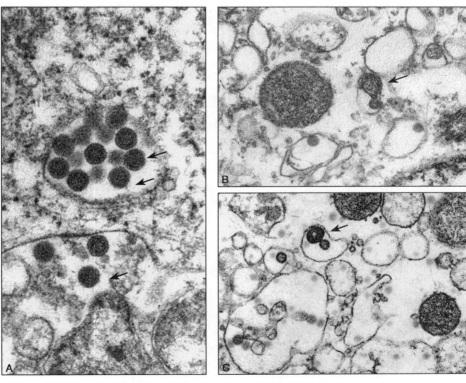

图 9-1　透射电镜观察 SFTS 病毒形态（×97 000）
图中箭头所示，病毒可呈球形（A）或呈多型性（B、C）

制而来,因此病毒感染后,NSs 蛋白出现的时间晚于 N。如果病毒颗粒中包含 cRNA,则病毒感染后,NSs 蛋白可与 N 同时出现。

二、抵抗力

SFTS 病毒在 4℃ 能保持相对稳定,一周内病毒滴度无明显下降,37℃ 保存,感染性下降较快,对热敏感,60℃ 下 30 分钟可灭活。对强酸、碱、紫外线、有机溶剂和常用含氯消毒剂等敏感。在 pH 3.0 条件下对病毒活力有损害,但不能完全灭活病毒。

三、传播力与致病力

SFTS 病毒的传播力与致病力尚不清楚。疾病严重程度与患者免疫状态、年龄及既往是否有慢性基础性疾病等多种因素有关。当人感染 SFTS 病毒后,潜伏期一般为 5 ~ 15 天,然后呈现发热、乏力及胃肠道症状。实验用啮齿类动物,如小白鼠、仓鼠,通过肌肉、皮下、腹腔和颅内注射等途径均可感染 SFTS 病毒,可产生病毒血症及较强的体液免疫反应。对病毒的易感程度与所用动物的品系有关,感染 C57/BL6 小鼠还可引起血小板降低、血清谷草转氨酶和谷丙转氨酶升高以及脾、肝和肾等脏器病理性改变,但并不能引起动物死亡。感染非人灵长类动物恒河猴,只引起轻度体温升高,无明显的胃肠消化道症状、出血或中枢神经症状等。

第二节 流行病学

一、流行特征

(一) 地理分布

目前,有文献记载或相关报道过 SFTS 病例的国家有中国、日本和韩国。日本于 2013 年确认了 4 例该病的死亡病例;韩国于 2013 年 5 月首次确诊国内首例 SFTS 病例,并于同年 7 月再次确诊 18 例,其中 9 人死亡;美国在 2012 年曾报道过 2 例类似病例,病原体为和 SFTS 病毒非常接近的 "Heartland virus"。

SFTS 在我国分布较为广泛,病例多分布在山区和丘陵地带,疫情以散发为主。2010 年,各级医疗机构被要求发现符合该病病例定义的疑似或确诊病例时,参照乙类传染病的报告要求于 24 小时内通过传染病报告管理信息系统进行网络直报。2011—2014 年,全国累计 23 省曾报告过 5300 多例病例。其中,16 个省报告实验室诊断病例 2750 例,占报告病例总数的 51.74%。实验室诊断病例及死亡病例均主要分布在河南、山东、湖北、安徽、辽宁、浙江、江苏等 7 省(表 9-1)。

表 9-1 2011—2014 年全国报告发热伴血小板减少综合征发病和病死情况

省份	实验室诊断病例		临床诊断病例		疑似病例		总计(例)
	发病数(例)	病死率(%)	发病数(例)	病死率(%)	发病数(例)	病死率(%)	
河南	1133	2.7	12	0	1268	0.8	2413
山东	761	12.5	271	10.3	42	16.7	1074
湖北	307	13.7	182	6.6	502	5.4	991
安徽	179	8.4	252	4	27	0	458
辽宁	168	8.9	11	0	4	0	183
浙江	122	14.8	0	–	0	–	122
江苏	62	3.2	2	0	0	–	64
福建	4	0	0	–	2	0	6
四川	2	0	3	33.3	1	0	6
江西	3	0	1	0	0	–	4
云南	2	0	0	–	2	0	4

续表

省份	实验室诊断病例		临床诊断病例		疑似病例		总计（例）
	发病数（例）	病死率（%）	发病数（例）	病死率（%）	发病数（例）	病死率（%）	
北京	1	0	1	0	1	0	3
吉林	1	0	1	0	1	0	3
陕西	2	0	1	0	0	-	3
重庆	0	-	0	-	3	0	3
广西	0	-	1	0	2	0	3
广东	0	-	2	0	0	-	2
贵州	0	-	0	-	2	0	2
湖南	2	0	0	-	0	-	2
山西	0	-	2	0	0	-	2
新疆	0	-	1	0	1	0	2
甘肃	0	-	0	-	1	0	1
黑龙江	1	0	0	-	0	-	1
总计	2750	7.9	743	6.9	1859	2.4	5352

备注："-"代表分母为0，无法计算病死率

（二）发病时间

本病多发于春夏季，不同地区略有差异。每年3月下旬或4月初出现病例，发病数4月逐渐增多，5~7月达到高峰，之后呈现下降趋势，但9~10月会再次出现小高峰，11月后快速下降，12月至次年2月仅有少数病例报告。见图9-2。

（三）人群分布

2011—2014年，全国累计共报告病例5352例，死亡313人。其中，男性病例占45.7%，女性占54.3%。男女性别比1∶1.19，但不同省份存在差异：如7个多发省份中，除河南和浙江外，山东、湖北、安徽、辽宁和江苏男性病例多于女性。病例职业以农民为主，多为从事农业和林木业生产，其次为家务及待业。年龄从1岁到90岁均有，主要集中在50~74岁中高年龄组，约占病例总数的67.6%。死亡病例分布在38~86岁不等，病死率随年龄增长相应增高。2011—2014年间全国SFTS实验室诊断病例年龄性别分布见图9-3。

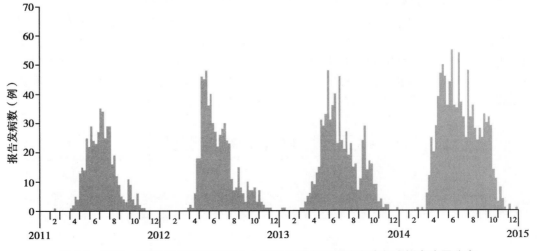

图9-2　2011—2014年全国发热伴血小板减少综合征实验室诊断病例发病周分布

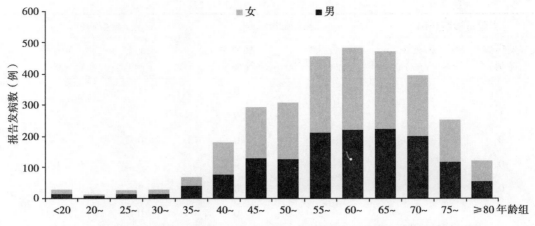

图9-3　2011—2014年全国发热伴血小板减少综合征实验室诊断病例年龄性别分布

二、宿主动物与传播媒介

本病的宿主动物与传播媒介尚不明确。相关研究结果认为SFTSV可感染恒河猴等非人灵长类动物、牛、羊、狗、鼠等脊椎动物,以及蜱虫等节肢动物。其中,该病毒不会导致恒河猴等动物致死或严重症状,但会致使其出现发热、血小板减少、白细胞减少、转氨酶和心肌酶升高等症状。牛、羊、狗等动物血清中病毒抗体检出率较高,山东烟台地区羊、牛、狗、猪、鸡的病毒抗体阳性率分别为70%、60%、38%、3%、47%;江苏省报告羊、牛、狗、猪的病毒抗体阳性率分别为57.12%、31.82%、5.33%、0.98%,各地虽然报告的动物感染率有差异,但均证实牛、羊、狗等动物可感染SFTS病毒,体内可产生抗体,提示可能为中间宿主。

目前,蜱叮咬被认为是感染SFTS病毒的主要途径,在对SFTS传播媒介的研究中,各个发育阶段的蜱均已检测到病毒核酸。据文献记载,我国至今已知蜱类有120余种,分别隶属于2科11属。于学杰等报道从6个省份抽样的家养动物体表寄生的186只长角血蜱(H longicornis)中检测到10只SFTS病毒RNA阳性,并分离到病毒。王庆奎等从江苏省东海县等地采集的60只毒棘厉螨(Laelapse chidninus)和100只小盾纤恙螨(Leptotrombidium scutellare)检测到SFTS病毒核酸,提示这两种螨均可携带SFTS病毒。

三、传播途径

该病主要通过蜱叮咬传播,也可通过直接接触感染者体液而发生人—人传播。

(一)经蜱叮咬

相关研究提示长角血蜱很可能是主要传播媒介,已从病例发现地区的长角血蜱中分离到SFTS病毒,与病例体液分离到的病毒高度同源。且近一半以上病例自述发病前两周内有蜱咬史,或发病前有明确的皮肤损伤。

(二)接触血液或体液

江苏、安徽、山东、河南、湖北等地均报告了SFTS可通过人—人传播,但至今为止,该病的人传人机制尚不清楚。根据既往疫情特征分析,很可能为直接接触病例血液或其他体液等造成的感染。

(三)易感人群

人群普遍对该病易感,在山区、丘陵及林地等区域从事生产生活的人群,以及赴该类地区旅游、户外活动的人群感染该病的风险较高。血清流行病学调查显示,江苏省调查6个区县的健康人群共922人,SFTS病毒总抗体阳性率0.94%;山东沂源县调查健康人群237人,SFTS病毒抗体阳性率0.8%;安徽省六安市高发地区调查健康人群2126人,SFTS病毒抗体阳性率4.7%。

第三节　临床特征与诊疗

一、发病机制

SFTS的发病机制目前尚不明确。其感染过程可能为:病毒经蜱叮咬进入人体后,经淋巴系统进入局部淋巴结进行复制,并可溢出进入血液,并扩散到其他器官。在淋巴结、肝、脾等器官复制的病毒,再次进入血液,引起高水平病毒血症。在急性期,病毒可通过直接致细胞病变效应致病,后期可通过免疫病理损伤而致病。SFTS 患者的 T 细胞数量明显低于正常人,而 NK 细胞的比例升高,尤其是在重症 SFTS 病毒感染的急性期。NK 细胞通过产生干扰素 γ、肿瘤坏死因子(TNF)α、IL-10 和粒细胞集落刺激因子(G-CSF)等细胞因子来发挥免疫调节功能。病毒感染可诱导靶细胞释放过量的细胞因子,形成炎症因子“风暴”,可导致病理性损伤,在发病机制中发挥重要作用。

SFTS 病毒可黏附至血小板上,这可被脾巨噬细胞识别并吞噬,导致血小板减少,病毒可在巨噬细胞内复制,在小鼠模型中巨噬细胞可抑制病毒生长并最终清除,但存在免疫抑制的患者中病毒可有效增殖并导致多器官功能障碍或死亡。

病毒受体位于细胞表面,参与病毒黏附、感染过程,是病毒感染的第一步,也是病毒致病的决定性因素。致病性和非致病性的汉坦病毒分别以 β3 和 β1 整合素为受体进入内皮细胞,病毒和整合素受体之间的相互作用干扰了细胞-细胞间的黏附能力,从而导致血管通透性的改变,引发特征性疾病。白蛉病毒在媒介生物中复制常导致膜蛋白高度糖基化,为高甘露糖型糖蛋白,树突细胞表面特异性 C 型凝集素-细胞间黏附分子 3 结合非整合素分子(dendritic cell-specific intercellular adhesion molecule-3-grabbing non-integrin,DC-SIGN)含有碳水化合物识别结构域(carbohydrate recognition domain,CRD),能够以高亲和力结合高甘露糖,在多种白蛉病毒进入细胞中发挥重要作用,可能充当病毒受体作用。但不表达 DC-SIGN 分子的细胞也能够被病毒感染,阻断 DC-SIGN 仅能降低感染水平而不能阻止病毒进入细胞,显示 DC-SIGN 不是病毒进入细胞的必要条件。

二、病理特征

关于 SFTS 患者的病理研究较少,仅有的一例急性期死亡的 SFTS 病例尸检结果显示,肝脏细胞的轻度脂肪性变,门脉周围轻度炎症反应,肾脏可见皮质下出血。主要的病理改变出现在淋巴结,表现为淋巴细胞耗竭,组织细胞浸润及吞噬血细胞现象增强,脾脏可见吞噬血细胞现象增强。这种周围淋巴器官单核吞噬细胞浸润和吞噬细胞功能异常增强现象也可在动物感染模型中发现。实验室感染 C57/BL6 小鼠和恒河猴,可引起血小板减少、白细胞减少及病毒血症。在脾脏、肝脏和肾脏中可发现病毒核酸及组织病理学改变,但仅在脾脏中发现病毒复制。病毒感染后,小鼠脾、肝、肾脏器出现病理改变,感染后第一天即可出现脾淋巴细胞明显下降,第 3 天可见巨噬细胞和血小板数目增加,第 14 天肝细胞出现退行性变和坏死,肾小球细胞增多、边缘增厚、充血且缺少炎症反应。免疫组化分析发现病毒定位于脾巨噬细胞,免疫荧光共定位研究显示 SFTS 病毒与血小板共定位于脾巨噬细胞胞浆中,提示巨噬细胞吞噬病毒和血小板,也可能为 SFTS 病毒感染复制的靶细胞。

体外研究发现,SFTS 病毒可以黏附于人血小板并引发人巨噬细胞对血小板的吞噬,但病毒感染对巨噬细胞吞噬血小板的能力无明显影响,提示脾巨噬细胞清除病毒黏附血小板可能在 SFTS 病毒感染导致的血小板减少中发挥重要作用。

三、症状和体征

本病多急性起病,主要表现为发热,体温多在 38℃左右,重症者持续高热,可达 40℃以上,部分重症病例热程可达 10 天以上。伴乏力、全身酸痛、头痛及纳差、恶心、呕吐等消化道症状。约半数以上患者出现单侧浅表淋巴结肿大伴压痛。少数病例病情危重,出现消化道出血、肺出血、意识障碍等,可因休克、弥漫性血管内凝血(DIC)及多脏器功能衰竭死亡。各地病例主要为中老年,死亡病例中也以老年人居多,部分合并有基础性疾病。

临床上可将本病分为初期、极期及恢复期 3 期:初期一般为发病后 1~5 天。主要临床表现为发热(38℃左右)、乏力、全身酸痛,可有消化道症状。部分患者单侧浅表淋巴结肿大伴触痛。此期可见血小板下降、白细胞下降,可出现 LDH、CK、ALT 和 AST 增高,SFTS 病毒核酸检测阳性。极期一般为发病后 5~14 天,此期为临床转归关键期,表现为持续高热,体温可达 39℃以上,消化道症状加重,精神萎靡,嗜睡,严重者可出现抽搐及意识障碍;部分病例可见皮肤黏膜和腔道出血,严重者可出现 DIC,少数病例可见间质性肺炎。此期可出现多脏器功能衰竭导致患者死亡。实验室检测可见血小板和白细胞明显降低,LDH、CK、ALT、AST 等血清酶活性明显增高,病毒核酸检测阳性。SFTS 病毒 IgM 抗体和(或)IgG 抗体阳性。恢复期一般为发病两周后患者体温正常,临床各项指标正常或趋于正常,SFTS 病毒抗体阳转或抗体滴度 4 倍及以上增高。

四、实验室检查

(一)一般检查

血常规检查,外周血血小板降低,多为(30~60)×10⁹/L,重症者可低于 30×10⁹/L;白细胞计数减少,多为(1.0~3.0)×10⁹/L,重症可降至 1.0×10⁹/L 以下;嗜中性粒细胞比例、淋巴细胞比例多正常。尿常规检查,半数以上病例出现蛋白尿(+~+++),少数病例出现尿潜血或血尿。生化检查,可出现不同程度血清酶升高,尤其是 LDH、CK、ALT、AST 等升高。

(二) 特异性检查

患者标本中检出病毒核酸、抗原或分离到病毒可确诊,一般适用于急性期标本,检测阴性不能排除 SFTS 病毒感染。血清学特异性抗体检测,单份标本检测不能用于早期诊断,双份血清抗体阳转或恢复期滴度较急性期 4 倍及以上增高者,可确诊。人感染 SFTS 病毒,一般发病 2~3 天后可检出 IgM 抗体,IgM 抗体在患者血清中持续时间较长,部分患者可达一年以上。多数患者发病 7~10 天后,可检出 IgG 抗体,可维持很长时间;少数重症患者,从发病到死亡在血清中都不能检出特异性抗体。

五、诊断与鉴别诊断

原卫生部于 2010 年发布的《发热伴血小板减少综合征防治指南(2010 版)》对该病的诊断做了明确要求:

(一) 诊断标准

本病可依据流行病学史(流行季节在丘陵、林区、山地等地工作、生活或旅游史等或发病前 2 周内有被蜱叮咬史)、临床表现和实验室检测结果进行诊断。一般情况下分为如下两类:

1. 疑似病例具有上述流行病学史、发热等临床表现且外周血血小板和白细胞降低者。

2. 确诊病例疑似病例具备下列之一者:①病例标本新型布尼亚病毒核酸检测阳性;②病例标本检测新型布尼亚病毒 IgG 抗体阳转或恢复期滴度较急性期 4 倍以上增高者;③病例标本分离到新型布尼亚病毒。

(二) 鉴别诊断

应注意与肾综合征出血热、登革热、败血症、伤寒、血小板减少性紫癜等疾病相鉴别。

六、治疗

本病尚无特异性治疗手段,主要为对症支持治疗。

患者应卧床休息,流食或半流食,多饮水。密切监测生命体征及尿量等。不能进食或病情较重患者,应及时补充热量,保证水、电解质和酸碱平衡,尤其注意对低钠血症患者补充。高热者物理降温,必要时使用药物退热。有明显出血或血小板明显降低(如低于 $30×10^9/L$)者,可输血浆、血小板。中性粒细胞严重低下患者(低于 $1×10^9/L$),建议使用粒细胞集落刺激因子。

体外实验结果提示利巴韦林对该病毒有抑制作用。继发细菌、真菌感染者,应选敏感抗生素治疗。同时注意基础疾病的治疗。尚无证据证明糖皮质激素的治疗效果,应慎重使用。国内相关文献有痰热清、血必净等药物结合常规措施进行治疗的报道,但由于临床试验样本量小,药理作用机制不明确,治疗效果有待进一步研究。

中医认为本病属于"瘟疫"范畴,初起邪犯肺卫,卫气同病,毒邪壅盛,毒损脉络,重症可表现为气营(血)两燔,若热势鸱张,败坏形体,可导致正衰邪陷,中医药应早期介入,根据本病的不同阶段辨证施治。

七、预后

本病为自限性疾病,大部分患者预后良好,但有下列情况之一者提示病情危重,预后不佳:既往有基础性疾病;出现抽搐和意识障碍;腔道出血;出现一个以上脏器功能衰竭;实验室检测表现为病毒载量持续增高,血小板和白细胞显著降低,LDH、CK、ALT 及 AST 酶活性持续增高。

第四节　预防与控制

一、病例管理

一般情况下无需对患者实施隔离。对患者的血液、分泌物、排泄物及被其污染的环境和物品,可采取高温、高压、含氯消毒剂等方式进行消毒处理。在抢救或护理危重患者时,尤其是患者有咯血、呕血等出血现象时,医务人员及陪护人员应加强个人防护,避免与患者血液直接接触。

二、提高专业机构处置能力

各地应开展对医务人员和疾控人员的培训工作,提高医务人员发现、识别、报告和治疗能力。各级疾控机构也应提高本机构人员对该病的流行病学调查和疫情处置能力。发现疑似病例时,应及时采集标本开展实验室检测。各省级疾病预防控制中心应尽快建立对该病的实验室检测能力。已发生或可能发生疫情的地、市级和县、区级疾病预防控制中心和医疗机构也应逐步建立该病的实验室诊断能力。

政府相关部门也应通过开展爱国卫生运动、进行环境清理，必要时采取灭杀蜱等措施，降低生产、生活环境中蜱等传播媒介的密度。

积极、广泛地宣传疾病防治和蜱等媒介昆虫的防制知识，使广大群众掌握最基本的预防常识从而有意识地去保护自己，及时有效地采取预防手段，使公众正确对待疾病的发生，避免疫情发生后引起不必要的社会恐慌。

（李群　丁凡　李建东　李德新　李昱
周航 编，李德新 审）

参 考 文 献

1. 丁淑军，林艺，张晓梅，等. 发热伴血小板减少综合征流行病学研究进展. 中国人兽共患病学报，2014，30（5）：531-534.

2. 张文帅，曾晓燕，周明浩，等. 江苏省发热伴血小板减少综合征布尼亚病毒血清流行病学调查. 疾病监测，2011，26（9）：676-678.

3. 刘洋，黄学勇，杜燕华，等. 河南发热伴血小板减少综合征流行区蜱类分布及媒介携带新布尼亚病毒状况调查. 中华预防医学杂志，2012，46（6）：500-504.

4. 王庆奎，葛恒明，李志锋，等. 从革螨和恙螨中检测到发热伴血小板减少综合征病毒核酸. 中国媒介生物学及控制杂志，2012，23（5）：452-454.

5. 中华人民共和国卫生部. 发热伴血小板减少综合征防治指南（2010 版）. 中华临床感染病杂志，2011，04（4）：193-194.

6. 王元敏，李春姬，姚兰兰. 痰热清联合利巴韦林治疗发热伴血小板减少综合征. 中国实用医刊，2015，42（17）.

7. Ding F，Guan X H，Kang K，et al. Risk Factors for Bunyavirus-Associated Severe Fever with Thrombocytopenia Syndrome，China. Plos Neglected Tropical Diseases，2014，8（10）：e3267.

8. Yu X J，Liang M F，Zhang S Y，et al. Fever with thrombocytopenia associated with a novel bunyavirus in China. New England Journal of Medicine，2011，364（16）：1523-1532.

9. Wang S，Li J，Niu G，et al. SFTS Virus in Ticks in an Endemic Area of China. American Journal of Tropical Medicine & Hygiene，2015，92（4）：684.

10. Niu G，Li J，Liang M，et al. Severe fever with thrombocytopenia syndrome virus among domesticated animals，China. Emerging Infectious Diseases，2013，19（5）：756-763.

11. Jin C，Liang M，Ning J，et al. Pathogenesis of emerging severe fever with thrombocytopenia syndrome virus in C57/BL6 mouse model. Proceedings of the National Academy of Sciences of the United States of America，2012，109（25）：10053.

12. Bao C J，Wang H. A family cluster of infections by a newly recognized bunyavirus in eastern China，2007：further evidence of person-to-person transmission. Clinical Infectious Diseases，2011，53（12）：1208.

13. Jin C，Jiang H，Liang M，et al. SFTS virus infection in nonhuman primates. Journal of Infectious Diseases，2015，211（6）：915-925.

14. Seok-Min Y，Wook-Gyo L，Jungsang R，et al. Severe fever with thrombocytopenia syndrome virus in ticks collected from humans，South Korea，2013. Emerging Infectious Diseases，2014，20（8）：1358-1361.

15. Jin C，Jiang H，Liang M，et al. SFTS virus infection in nonhuman primates. Journal of Infectious Diseases，2015，211（6）：915-925.

16. Wen HL，Zhao L，Zhai S，et al. Severe fever with thrombocytopenia syndrome，Shandong Province，China，2011. Emerging Infectious Diseases，2014，20（1）：1-5.

17. Cui F，Cao H X，Wang L，et al. Clinical and Epidemiological Study on Severe Fever with Thrombocytopenia Syndrome in Yiyuan County，Shandong Province，China. American Journal of Tropical Medicine & Hygiene，2013，88（3）：510-512.

18. Takahashi T，Maeda K，Suzuki T，et al. The First Identification and Retrospective Study of Severe Fever With Thrombocytopenia Syndrome in Japan. Journal of Infectious Diseases，2014，209（6）：816-827.

19. Ding F，Zhang W，Wang L，et al. Epidemiologic Features of Severe Fever With Thrombocytopenia Syndrome in China，2011-2012. Clinical Infectious Diseases，2013，56（11）：1682-1683.

20. Schneider-Schaulies J. Cellular receptors for viruses：links to tropism and pathogenesis. Journal of General Virology，2000，81（6）：1413.

21. LozachPY，Kühbacher A，Meier R，et al. DC-SIGN as a Receptor for Phleboviruses. Cell Host & Microbe，2011，10（1）：75-88.

22. Hofmann H，Li X，Zhang X，et al. Severe Fever with Thrombocytopenia Virus Glycoproteins Are Targeted by Neutralizing Antibodies and Can Use DC-SIGN as a Receptor for pH-Dependent Entry into Human and Animal Cell Lines. Journal of Virology，2013，87（8）：4384-4394.

第十章 结核菌/艾滋病病毒双重感染的流行病学研究进展

Progress in Epidemiology of HIV/TB Co-infection

摘要

结核菌和人类免疫缺陷病毒(human immunodeficiency virus,HIV)双重感染已成为全球紧迫的公共卫生问题,HIV感染人群发生活动性结核(新发感染或潜伏性结核感染复发)的概率较免疫功能正常人群高26~31倍。艾滋病病人并发结核病是最常见的机会性感染,一般约占艾滋病病人的20%~30%。结核病是HIV感染者的主要致死原因,占HIV感染者全部死因的1/3。结核病加重了HIV感染者的病程发展,而艾滋病的流行也加重了结核病的传播。WHO《全球结核病报告》估计,2016年全球共有117万新发HIV/TB患者,西太区有34 000患者,其中中国有TB/HIV病人15 000例(12 000~19 000),占全球患者的1.28%。我国为结核病高发国家,合并结核感染严重威胁了我国HIV感染者的预后和生命质量。近年来,我国逐渐建立和完善了HIV/TB双重感染防治工作机制,加大了患者的发现、治疗和管理力度,但仍有诸多问题有待解决。

Abstract

Human immunodeficiency virus(HIV) and tuberculosis(TB) co-infection is an emergence public health problem globally. HIV infection raises the risk of TB infection by 26 to 31 times,and is the strongest risk factor to onset of active TB among latent TB-infected persons. The foremost cause of death due to HIV in developing countries is TB,responsible for about 20-30%, and perhaps a third of all deaths. TB infection worsened the development of HIV. In turn,HIV has also emerged as the strongest known risk factor for the development of TB and transmission of TB. In 2016,WHO estimated there were 1.17 million new TB/HIV co-infected cases globally, 34 thousands in Asia-Pacific region,among them 15 thousands(12,000-19,000) in China,which accounting for 1.28% of globally cases. China is one of high TB burden countries,and HIV/TB co-infection is a serious threat to the prognosis and quality of life of HIV infected persons. We established and perfected the collaborative of HIV/TB co-infection gradually in recent years. We strengthened case finding,treatment and management of co-infection patients,however there are still many problems need to be solved.

第一节 概　　述

艾滋病(acquired immune deficiency syndrome,AIDS)即获得性免疫缺陷综合征,是HIV所导致的慢性传染病。HIV属于逆转录病毒科慢病毒属,通过性、血液及母婴途径传播,主要侵犯和破坏人类辅助性T淋巴细胞,导致机体细胞免疫功能缺陷。自1981年报告首例艾滋病患者以来,艾滋病在全球迅速蔓延。据WHO统计数字显示,截至2015年底全球HIV感染者总数约为3670万,每年新发HIV感染者约为210万,因为HIV致死的人数约为110万。截至2014年6月,我国报告现存活HIV感染者约48万,死亡约15万例,其中现存活HIV感染者约29万例,AIDS病人约19万例。目前我国艾滋病疫情呈上升趋势,流行波及范围广,低流行与局部地区和特定人群的高流行并存,疫情从高危人群向一般人群扩散。

结核病(tuberculosis,TB)是一种由结核分枝杆菌(mycobacterium tuberculosis,MTB)引起的慢性传染病,可累及全身多种组织器官,其中以肺结核最为常见。全球约有 17 亿近 1/3 人口感染结核分枝杆菌,结核病是仅次于艾滋病的由单一传染源引起的"全球杀手"。2015 年全球结核病新发患者数 1040 万人,180 万人死于结核,其中 40 万为 HIV 阳性患者。中国是全球 22 个结核病高负担国家之一,结核发病率居 22 个高负担国家的第 21 位,发病数居全球第 3 位。2015 年 WHO 估算我国结核病发病人数为 91.8 万,占全球发病人数的 8.8%,占高负担国家的 10.1%,占西太区的 57.7%。2010 年全国第五次结核病流行病学抽样调查估算,全国 15 岁以上活动性肺结核患者约 499 万人,其中菌阳肺结核患者约 129 万人。全国传染病网络报告系统统计,肺结核病发病和死亡数始终位居各种传染病的首位,结核病在我国已经成为因病致贫、因病返贫、制约农村及贫困地区经济和社会发展的重大疾病之一。

第二节　结核病与艾滋病的关系

人类对 HIV 和 MTB 两种病原体普遍易感,可以先后或同时感染,造成 HIV 与 MTB 合并感染。HIV 与 MTB 双重感染并不是单纯的两种病症的叠加,而是相互影响、相互促进的过程。

一、HIV 感染对 MTB 感染的影响

流行病学研究表明,HIV 感染是 MTB 感染并最终导致结核病,包括潜伏性结核感染发病的最重要的危险因素之一,这主要是由于 HIV 感染损伤机体细胞免疫功能。HIV 感染改变了结核病的临床表现,出现了越来越多的涂片阴性肺结核患者和肺外结核患者。在结核病高疫情地区,一方面,HIV 感染加快了结核菌感染者发展为活动性结核病人的进程;另一方面,HIV 感染破坏了患者机体免疫系统,增加了机体对结核菌的易感性,也加大了结核病复发和结核菌再次感染的风险。由于患者自身免疫功能下降,抗结核治疗变得更加复杂,削弱了抗结核药物治疗的效果。MTB 存在于感染宿主器官肉芽肿巨噬细胞中,其所引起的保护性免疫反应是依赖于细胞介导的免疫,CD4+T 淋巴细胞和 CD8+ T 淋巴细胞是抗 MTB 细胞免疫的主要效应细胞和调节细胞,因此需要 T 淋巴细胞效应器机制来控制或清除 MTB。HIV 感染并破坏 CD4+T 淋巴细胞,使其数量和功能下降,破坏机体细胞免疫功能,从而使 MTB 得以大量繁殖而进展为结核病。另一方面结核分枝杆菌的易感性是与 T 淋巴细胞的细胞因子有关的。T1 淋巴细胞可以释放干扰素(INF),是细菌的防御中心;T2 淋巴细胞可以释放白细胞介素-4(IL-4)和白细胞介素-10(IL-10)。HIV 阳性的患者暴露于结核分枝杆菌后,干扰素产生减少,表明 HIV 阳性的患者 T1 淋巴细胞的反应力下降是导致结核分枝杆菌易感的主要原因。

T 淋巴细胞-1(Helper T Lymphocte-1,Th1)和 Th2 型细胞因子在抗 MTB 免疫过程中发挥相反的作用,前者主要发挥抗 MTB 感染作用,而后者可以抑制前者发挥作用。因此 Th1/Th2 的动态平衡是机体有效控制 MTB 感染的重要保证。而 HIV 感染可以引起 Th1/Th2 比例失衡,从而削弱机体对 MTB 的控制。

二、MTB 感染对 HIV 感染的影响

结核病是 HIV/AIDS 患者最常见的相关感染性疾病,也是 HIV/AIDS 患者最常见的死亡原因。结核感染可以促进 HIV 侵入,加快 HIV 病毒复制,缩短从无症状感染期到 AIDS 期和死亡的时间。与没有合并结核的 AIDS 患者相比,合并结核的 AIDS 患者发生其他机会性感染和死亡的危险性都高出数倍。MTB 感染可以在 HIV 侵入靶细胞、前病毒转录、潜伏以及传播这几个关键阶段起促进作用,从而加剧 HIV 的复制和感染进程,缩短潜伏期。其机制主要表现在以下几个方面:HIV 阳性患者感染 MTB 后,体内炎性细胞因子的分泌水平降低,无法阻挡 HIV 侵入靶细胞;体内的 T 淋巴细胞被激活,其所释放的细胞因子可以使 HIV 前病毒的转录量明显提高,加速病毒复制,促进病情恶化;同时还可以诱导 Th2 细胞的产生,抑制机体抗细胞内感染的能力,不利于机体清除潜伏在细胞内的 HIV。MTB 的感染还刺激树突状细胞表面的 CXC 趋化因子受体 4(CXC chemokine receptor 4,CXCR4)受体数量增加,从而促进了 HIV 对树突状细胞的感染过程。

此外 MTB 可以在树突状细胞内潜伏下来,下调

炎症因子的分泌和影响其抗原提呈功能,同时上调抑制炎症因子分泌。而 HIV 感染不仅使树突状细胞介导的 T 细胞活化受损,而且使感染的树突状细胞移位,促进病原体的传播。另外,两者可以通过不同的机制与树突状细胞特异性细胞内非整合连接分子连接而逃避机体免疫。

第三节 临床特征

1. 艾滋病合并结核病。最常见的症状为发热、乏力、纳差、咳嗽、消瘦,50% 以上的患者会出现上述症状。与 HIV 阴性结核病相比较,艾滋病合并结核病患者的全身中毒症状更常见,并且 1/3 以上的患者出现浅表淋巴结肿大。HIV 感染早期,结核病患者临床表现与 HIV 阴性结核病患者相似,具有午后低热、乏力、盗汗、消瘦、咳嗽咳痰等症状。然而进入艾滋病期,艾滋病与结核病两类疾病的症状和体征相互叠加,则结核病的症状体征失去了原有的特征和诊断意义。有研究显示,综合临床症状诊断结核病敏感性达 79%,但特异性仅为 50%。据国内相关文献报道 HIV 阴性结核病患者最常见的症状为咳嗽,占 81%;而 HIV 阳性结核病患者最常见的症状为发热、乏力、纳差、咳嗽及消瘦,分别占 85.6%、68.4%、65.6%、52.6% 和 50.2%。HIV 阴性结核病患者出现盗汗、咳嗽、咯血及胸痛症状明显多于 HIV 阳性结核病患者;而 HIV 阳性结核病患者出现发热、消瘦、乏力、纳差、浅表淋巴结肿大及其他症状(包括腹痛、腹泻、头痛等)明显多于 HIV 阴性结核病患者。

2. 艾滋病合并肺结核。此时肺结核的 X 线表现不典型,与单纯结核病患者相比,HIV/TB 双重感染患者肺外结核及播散性结核增多。肺部空洞出现少,浸润型结核病灶多,且较均匀一致的片状、絮状、云雾状阴影,缺乏一般结核的渗出、增生、钙化同时存在的"多形态"特征性表现,常合并胸腔积液,病灶进展快,还有少数不典型病灶改变,如肿块形。HIV 感染早期,机体的免疫水平尚未受到明显抑制,其肺结核病变与 HIV 阴性肺结核患者相似,病变多位于肺上叶的尖后段及下叶背,可有空洞形成;HIV 感染的存在加速了肺结核病的发展,当机体免疫功能受损时,减少了炎性反应和肺部损伤的空洞形成,故肺部空洞少见。由于 HIV 感染可导致细胞免疫功能缺陷,免疫反应平衡被打破,导致 MTB 再活化或大量繁殖,经血液循环向全身播散,易导致多系统结核病变。

3. 肺外结核多见,大多无肺部表现。与 HIV 阴性结核病相比,HIV 阳性结核病的肺结核比例显著降低,而肺外结核及粟粒性结核的比例显著增多,Korzeniewska-Kosela 等在 1992 年报道肺外结核的发生率为 58%。HIV 阳性结核病的病变可累计全身多个系统及器官,最常见的肺外结核类型为淋巴结结核,包括浅表淋巴结结核(颈部淋巴结、腋窝淋巴结、腹股沟淋巴结结核及深部淋巴结结核(纵隔淋巴结、肺门淋巴结、腹膜后淋巴结);其次为结核性胸膜炎。另外,HIV 阳性的结核病类型与 CD4+T 淋巴细胞具有一定的相关性,相关研究结果显示肺外结核的 CD4+T 淋巴细胞计数较高,而粟粒性结核的 CD4+T 淋巴细胞计数最低,提示 CD4+T 淋巴细胞计数越低,越容易发生播散性结核。艾滋病并肺结核患者免疫功能低下,淋巴细胞特别是 CD4+淋巴细胞明显下降,肺巨噬细胞功能减退,对结核菌的杀伤作用显著下降,结核菌大量繁殖,易破坏肺静脉和淋巴导管,导致结核病灶不易局限而发生肺内和全身的播散,故淋巴结结核、播散性结核、肺外结核多见。

4. 合并多种其他机会性感染。艾滋病患者机体免疫力下降,常合并各种机会性感染,如结核、弓形虫、病毒(巨细胞病毒、肝炎病毒)等,而且易呈两种以上病原体混合感染。随着疾病的进展,免疫功能的进一步降低,弓形虫、结核菌感染可播散累及多个器官,更可导致弓形虫性脑病、结核性脑炎等严重感染,最后导致无法控制。感染结核分枝杆菌后体征复杂多样,相互重叠,使肺结核的症状、体征失去固有的特征和诊断意义。对于 HIV 感染者,若出现了以下情况,应高度警惕肺结核的可能:不能用其他原因解释的长期发热、盗汗、纳差、倦怠或原因不明的头痛、嗜睡等;肺部病变短期内变化不大,或对正规抗生素治疗无效;既往有结核病史,新出现呼吸道症状、淋巴结肿大或肺部出现"非典型"异常阴影时。反之,对血型播散型肺结核和肺外结核以及胸部 X 线不典型的结核应常规检测人免疫缺陷病毒抗体。

5. PPD 试验阳性率低。结核菌素试验(PPD)是诊断结核菌感染的常用参考指标,但是由于免疫抑制,大多数 HIV/AIDS 混合感染结核分枝杆菌时

PPD 阳性率仅在 15% ~40% 。Rodwell 等研究显示，HIV/TB 患者 PPD 阳性率是非 HIV/TB 患者阳性率的一半。艾滋病并肺结核患者 PPD 阳性率显著低于单纯肺结核患者，原因在于 PPD 必须是既往有结核分枝杆菌抗原致敏的 T 细胞聚集于注射局部，经繁殖并产生淋巴因子，堆积者为 CD4+ 淋巴细胞，而人免疫缺陷病毒感染者由于免疫缺陷，PPD 试验假阴性率高于一般 HIV 阴性者，所以 PPD 阴性不能排除肺结核病的诊断。有相关文献报道当 CD4+ 淋巴细胞小于 $100×10^6/L$ 时，PPD 对 HIV 合并 TB 诊断意义不大。

6. 抗结核治疗效果差，病死率高，容易并发多种机会性感染包括多脏器结核，最终导致死亡。对于身体虚弱的患者，同时进行多种治疗，加剧了不良反应和死亡事件的发生。可能的原因有：①HIV 感染使机体抗 MTB 免疫应答失败，导致疾病迅速进展；②AIDS 患者结核病表现不典型，痰涂片阳性低，从而延误诊断和治疗；③抗病毒治疗启动延迟或缺乏。

第四节　流 行 概 况

一、地区分布

（一）HIV/TB 双重感染流行概况

WHO《全球结核病报告》估计，2016 年全球共有 117 万新发 HIV/TB 患者，西太区有 34 000 患者，其中中国有 TB/HIV 病人 15 000 例（12 000 ~ 19 000），占全球患者的 1.28% 。2015 年，12% 的新发结核病人和 25% 的结核死亡与 HIV 感染相关；非洲地区 HIV/TB 的感染比例最高，占全世界 HIV/TB 病人的 71.3% ；在南非部分地区，50% 以上的结核患者都同时合并有 HIV 感染（表 10-1、图 10-1）。相关 Meta 研究显示，全球 HIV/TB 合并感染率从 2.93% ~72.34% 不等，在非洲地区感染率为 31.25%（95% *CI*:19.30 ~ 43.17），亚洲国家为 17.21%（95% *CI*:9.97 ~ 24.46），欧洲国家为 20.11%（95% *CI*:13.82 ~ 26.39），拉美国家为 25.06%（95% *CI*:19.28 ~30.84），美国为 14.84%（95% *CI*:10.44 ~19.24）。相关调查显示，2014 年越南 HIV/TB 合并感染率为 5.2% ，柬埔寨为 3% ，印度为 4% 。在亚洲一些结核高负担国家，如印度尼西亚 HIV/TB 双重感染率为 16% ，泰国为 13% ，缅甸为 11% 。

表 10-1　2013 年非洲和亚太地区 HIV/TB 双重感染流行情况

国家	HIV 感染率% （15~49 岁）	结核发病率% （每 10 万人）	新发 TB 患者中 HIV 感染率%
HIV 感染率>10%			
斯威士兰	27.4	1382	74
津巴布韦	15	552	72
南非	19.1	860	61
莫桑比克	10.8	552	57
HIV 感染率1% ~9%			
乌干达	7.4	166	52
肯尼亚	6	268	41
坦桑尼亚	5	164	37
泰国	1.1	119	15
HIV 感染率<1%			
巴布亚新几内亚	0.7	347	14
缅甸	0.6	373	8.8
越南	0.4	144	7.2
印度	0.3	171	5.7
柬埔寨	0.7	400	3.9
印度尼西亚	0.5	183	3.2

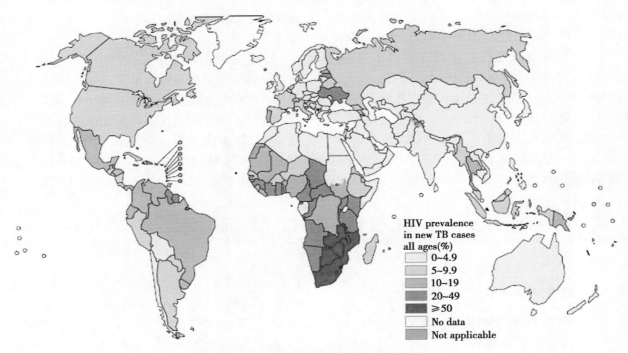

图 10-1　2015 年全球新发结核中 HIV 感染情况

联合国艾滋病规划署（UNAIDS）估计，2015 年全球有 HIV/AIDS 患者 3670 万，新增 HIV 感染者 210 万，因 AIDS 死亡人数 110 万。截至 2014 年底，我国报告现存活 HIV/AIDS 患者共 500 679 例，其中艾滋病人 204 683 例，累计死亡 158 743 例。WHO 估计，2015 年全球共有 1300 万现患活动性结核病人，1040 万新发活动性结核病人，180 万病人死于结核（表 10-2）。

表 10-2　2015 年 WHO 估算全球结核病负担（千人）

	人口数	HIV 阴性结核患者死亡数		HIV 阳性结核患者死亡数		结核发病数		HIV 阳性结核发病人数	
		估算数	可信区间	估算数	可信区间	估算数	可信区间	估算数	可信区间
安哥拉	25 000	11	6.6 ~ 17	7.2	1.6 ~ 17	93	60 ~ 132	28	17 ~ 41
孟加拉国	161 000	73	43 ~ 110	0.23	0.19 ~ 0.29	362	234 ~ 517	0.63	0.39 ~ 0.94
巴西	208 000	5.5	5.2 ~ 5.9	2.2	1.2 ~ 3.6	84	72 ~ 97	13	11 ~ 15
柬埔寨	15 600	8.6	6.1 ~ 12	0.44	0.19 ~ 0.79	59	38 ~ 85	1.4	0.92 ~ 2.1
中非共和国	4900	2.2	1.3 ~ 3.4	2.7	1.0 ~ 5.3	19	12 ~ 27	8.6	5.3 ~ 13
中国	1 380 000	35	34 ~ 37	2.6	1.2 ~ 4.5	918	788 ~ 1060	15	12 ~ 19
刚果	4620	2.3	1.3 ~ 3.5	2.4	2.0 ~ 2.9	18	11 ~ 25	6.4	3.9 ~ 9.5
朝鲜	25 200	15	11 ~ 22	0.04	0.02 ~ 0.06	141	109 ~ 178	0.45	0.32 ~ 0.60
刚果民主共和国	77 300	51	30 ~ 77	16	13 ~ 20	250	162 ~ 357	39	23 ~ 57
埃塞俄比亚	99 400	25	15 ~ 38	3.9	1.6 ~ 7.3	191	141 ~ 249	16	10 ~ 23
印度	1 310 000	480	380 ~ 590	37	21 ~ 57	2840	1470 ~ 4650	113	58 ~ 186
印度尼西亚	258 000	100	67 ~ 150	26	20 ~ 34	1020	658 ~ 1450	78	46 ~ 116
肯尼亚	46 100	9	6.1 ~ 12	7.2	0.71 ~ 21	107	87 ~ 129	36	29 ~ 43
莱索托	2140	1.2	0.63 ~ 1.9	4.8	3.0 ~ 7.0	17	11 ~ 24	12	7.7 ~ 18

续表

	人口数	HIV 阴性结核患者死亡数		HIV 阳性结核患者死亡数		结核发病数		HIV 阳性结核发病人数	
		估算数	可信区间	估算数	可信区间	估算数	可信区间	估算数	可信区间
利比里亚	4500	3.2	1.9~4.8	0.84	0.70~1.0	14	9.0~20	1.8	1.1~2.6
莫桑比克	28 000	21	12~32	34	21~50	154	100~220	79	50~115
缅甸	53 900	27	16~40	4.8	3.5~6.5	197	144~258	17	11~25
纳米比亚	2460	0.78	0.51~1.1	0.88	0.06~2.8	12	9.3~15	4.9	3.8~6.2
尼日利亚	182 000	180	96~290	57	43~74	586	345~890	100	56~155
巴基斯坦	189 000	44	9.3~110	1.6	1.1~2.1	510	330~729	8.8	5.4~13
巴布亚新几内亚	7620	3.1	1.8~4.6	0.67	0.40~1.0	33	27~40	4.9	3.0~7.3
菲律宾	101 000	14	8.8~19	0.44	0.24~0.70	324	279~373	4.3	3.3~5.4
俄罗斯	143 000	15	15~16	1.5	<0.01~7.4	115	98~132	11	9.3~13
塞拉利昂	6450	3.3	1.9~4.9	0.82	0.40~1.4	20	13~28	2.6	1.7~3.8
南非	54 500	25	21~29	73	27~140	454	294~649	258	165~370
泰国	68 000	8.4	6.9~10	5.4	3.3~8.1	117	69~176	15	8.0~25
坦桑尼亚	53 500	30	13~53	25	16~35	164	78~281	57	27~100
越南	93 400	16	11~22	1.1	0.20~2.7	128	103~155	5.5	3.5~7.9
赞比亚	16 200	5	2.9~7.7	12	6.9~20	63	41~91	38	24~55
津巴布韦	15 600	1.7	0.99~2.5	6.3	2.2~13	38	28~49	26	17~37
高负担国家	4 630 000	1200	1100~1400	340	280~410	9050	7410~10 800	1000	859~1160
非洲区	989 000	450	350~560	300	230~360	2720	2360~3110	834	710~969
美洲区	991 000	19	17~20	5.9	4.2~7.9	268	250~287	32	29~35
地中海区	648 000	80	38~140	3	2.5~3.5	749	561~965	13	9.5~17
欧洲区	910 000	32	31~33	4.9	1.5~10	323	299~349	27	23~31
东南亚区	1 930 000	710	600~830	74	56~95	4740	3230~6540	227	159~307
西太平洋区	1 860 000	89	81~98	5.7	3.8~8.1	1590	1440~1740	34	29~40
全球	7 320 000	1400	1200~1600	390	320~460	10 400	8740~12 200	1170	1020~1320

估算数后面是其95%可信区间,人数单位(千人)

WHO 估计约 11% 的艾滋病患者最终死于结核病。结核病是发展中国家艾滋病病人最常见的机会性感染,在发展中国家 HIV/AIDS 人群 25%~65% 合并有结核病,在发达国家混合感染率则较低。在 HIV 感染者中结核分枝杆菌的双重感染非常普遍且病程进展迅速,与普通结核分枝杆菌感染人群每1~2 年约 5% 人的发生结核发病的可能相比,HIV 感染者中结核分枝杆菌 60 天内可使 50% HIV 感染者发病。Aliyu 等报道艾滋病患者中有 1/3 死于合并结核分枝杆菌感染。几内亚 1991—1992 年 HIV 阳性合并结核分枝杆菌混合感染占 HIV 感染人群的

20.27%。赵红心等也曾报道越南 1206 例新发艾滋病例中合并 MTB 感染的占 31.6%。泰国从 1989 年开始对所有结核病人均做 HIV 抗体筛查,到 1994 年 HIV 病毒和结核分枝杆菌双重感染已占所有新登记结核病人的 10%。Babajide 等有报道在撒哈拉以南地区新发结核病病例中的 31% 合并感染 HIV。

(二) 我国 HIV/TB 双重感染流行概况

HIV 阳性的人群患结核病的风险是 HIV 阴性人群的 26 倍,结核病成为艾滋病患者的首要死因。国内研究表明,HIV/AIDS 患者中结核病检出率较高,而结核病人 HIV 阳性检出率低,HIV/AIDS 阳性结

核病人的抗结核治疗效果低于普通 HIV 阴性结核病人。Lei Gao 等对 29 篇 TB/HIV 双向筛查的文献进行 Meta 分析显示,大陆结核病人中 HIV 感染率为 0.9%(0.6%~1.4%);HIV/AIDS 患者的结核病患病率 7.2%(4.2%~12.3%);单纯艾滋病病人的结核病患病率 22.8%,男性患病率较高。HIV 严重的地区 1032 患者的数据显示 TB 患者中 HIV 合并感染率在 3.3%。一项广西 2300 名肺结核患者中的研究调查显示 HIV 合并感染率为 0.5%(12/2300)。2006—2007 年卫生部 TB/HIV 防治试点期间发现 144 例艾滋病合并结核病患者,87.5% 来自于艾滋病防治机构在 HIV/AIDS 患者中筛查结核病,12.5% 来自于结核病防治机构在结核病人中开展 HIV 筛查。

我国台湾省 1994—1999 年发现 HIV 感染者 309 例,其中合并结核病者 77 例,双重感染占全部 HIV 感染者的 24.9%。我国香港 1984—2000 年,发现 HIV 感染者 1542 例,并发结核病者 109 例,占 HIV 感染者比例为 21.8%。

二、人群分布

2015 年,WHO 报告 HIV/TB 双感染死亡患者中,除非洲地区男女比例近 1:1 之外,其他地区男性死亡数为女性的 2.1~3.5 倍。一篇 HIV/TB 双重感染情况的 Meta 报告显示,双重感染患者中男性患者多于女性,男女性别比为 1.35:1。2002—2009 年德国关于 HIV/TB 双重感染的流行病学研究显示,双重感染患者中男女性别比为 2.1:1,平均年龄为 36 岁,其中女性平均年龄为 31 岁,男性平均年龄为 39 岁。印度南部的一项双重感染的研究显示,8.6% 肺结核患者合并 HIV 感染,其中 87.5% 是男性,年龄大都集中在 33~48 岁。

HIV/TB 双重感染的患者人群分布与 HIV/AIDS 患者和 TB 患者的人群分布密切相关。相关文献报道,HIV/AIDS 患者母亲所生婴儿感染结核的概率是正常人的 3.6 倍,2009 年以来,在孕妇中实施抗病毒治疗后减少了超过 90 万 HIV 感染儿童。2015 年底,全世界共有 3670 万人感染 HIV,有 24 万儿童新发感染 HIV,比 2002 年 58 万儿童下降了 58%。全球大约 0.8% 的成年人(15~49 岁)感染 HIV,在撒哈拉以南非洲地区 15% 年龄在 15~24 岁的女性感染 HIV,女性至少比男性早 5~7 年感染 HIV。全球约有 320 万 15 岁以下的儿童感染 HIV,400 万 15~24 岁年轻人感染 HIV,其中 29% 是 15~

19 岁的青少年;160 万 15 岁以上的女性感染 HIV,其中 80% 集中在撒哈拉以南的非洲地区。全世界每年有 42 万年龄在 50 岁以上的人感染 HIV,其中有 10 万中老年感染者的发生在低收入和中等收入国家。

在美国和欧洲部分国家,HIV/AIDS 人群主要是男男同性恋者和吸毒者。在大洋洲,澳大利亚 90% 以上的 HIV/AIDS 主要是男男同性恋者,吸毒者和异性性行为者感染较少。而在非洲处于性活跃期的男女青壮年是主要感染人群。在亚洲地区则呈现几种不同的模式,在泰国、柬埔寨、印度主要感染人群是性活跃期的青壮年男女;在缅甸、越南、马来西亚、印度尼西亚等国家,主要感染者是吸毒人群,但近两年,性活跃期的青壮年男女比例在增加。

结核感染的患病率随年龄而增长,发达国家的发病人口多为老年人,但发展中国家的感染和发病人口以青壮年为多。结核病患者和结核死亡者中 60% 都是男性,结核病高发年龄为 15~49 岁人群,男女性别比为 2:1。我国 15 岁以下男女性结核病患病率接近,15 岁以上男女之间差异随年龄的增长逐渐扩大,在 35 岁出现一个汇合点,男性 45 岁之后,结核患病率上升加快,至 75 岁组达最高峰,而女性到 80 岁时达最高峰。中国大陆结核病人中 HIV 合并感染率为 0.9%,其中男性 1.1%,女性 0.6%;艾滋病人中结核合并感染率为 7.2%,其中男性 4.9%,女性 3.1%。一项广西的 HIV/TB 双重感染研究显示,肺结核患者中 12 名 HIV 阳性者绝大部分患者集中在 <50 岁的年龄组(11/12),其中 11 名男性和 1 名女性,职业分类中农民占绝大多数。

在中国,艾滋病流行早期主要感染者是吸毒人群,目前主要感染人群包括吸毒者、性活跃期的青年男女和男男性行为者。2012 年新发现 50 岁以上 HIV/AIDS 病例 19 709 例,占当年新发病例数的 23.9%,较 2011 年新发病例数 16670 例及所占比例 22.4% 均有增长,以男性居多,男女性别比 2.9:1,传播途径以异性性传播为主。2006—2014 年新发艾滋病传播途径中性传播所占比例最高,其中同性性行为传播逐年增加,毒品注射途径传播所占比例逐年减少(图 10-2)。2014 年,新发现病例中性传播构成比达到 92.2%,其中异性传播病例占 66.4%,男性同性性传播占 25.8%。2014 年,中国 15~24 岁青年病例比去年同期增加 20.0%,其中青年学生病例较去年同期增长 58.8%。青年学生病例中,以男男同性性行为感染者为主,男男同性性行为感染

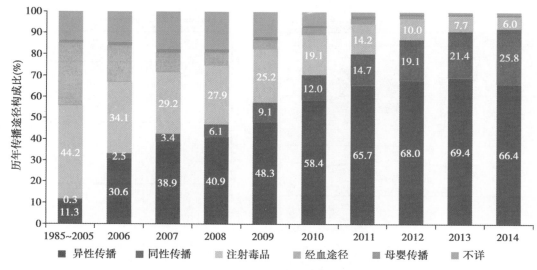

图 10-2　历年 HIV 传播途径构成比

占 81.6%。

三、时间趋势

近年来，全球 TB 合并 HIV/AIDS 病例正在急剧增加，1990 年 HIV/TB 双重感染患者数量占所有 TB 患者数量的 4.2%，1995 年上升到 8.9%，2000 年上升到 13.8%，每年增幅近 10%。2006 年，全球 920 万新发 TB 病例中，有 70 万（8.0%）是 HIV 阳性；而在 2007 年 927 万 TB 新发病例中，有 137 万（14.8%）是 HIV 阳性；2015 年 1040 万新发结核病例中，117 万（11.2%）为 HIV 阳性患者，HIV/TB 双重感染总体呈现先上升后缓慢减少的趋势。Leonar 等在佐治亚州一家医院进行了一项调查研究显示，1991—2000 年该医院 HIV/TB 患者数量呈总体下降趋势。Kee，Meekyung 等对韩国公共卫生中心疑似结核病例中 HIV/TB 双重感染研究显示，2001—2013 年双重感染率呈现先上升后下降的趋势。全球至少有 1/3 的 HIV 阳性病人感染 TB，所以 HIV/TB 双重感染流行趋势与 HIV 和 TB 的流行有密切的关系。

艾滋病的全球流行给结核病控制工作带来了新的挑战。1990—2005 年间撒哈拉南部非洲国家结核病登记报告率急剧上升，尤其在成人 HIV 感染率 >5% 的国家，结核病发病率以每年 7% 的速度上升。在艾滋病高疫情地区，HIV 感染率上升 1% 导致结核病登记率上升 13/10 万。在津巴布韦，20 世纪 80 年代末期艾滋病开始扩散，结核病发病率从当时的每年 60/10 万左右上升到 2004 年的 400/10 万，结核病疫情上升比艾滋病疫情上升滞后 4～5 年。在

美国和英国，艾滋病的流行也导致了 20 世纪 80 年代末和 90 年代初的结核病疫情回升。

2001—2011 年，39 个中低等收入国家艾滋病新发感染率下降到 25% 以上，其中 23 个国家位于撒哈拉以南的非洲地区。在中东和北非地区，HIV 每年新发感染数从 2001 年的 27 000 人增加到 2011 年的 37 000 人，增长了 35%。在东欧和中亚地区，HIV 每年新发感染率自 21 世纪初增长放缓，其中北美、西欧、中欧 3 个发达国家居多的地区，自 1996 年广泛应用抗病毒药物治疗以来，AIDS 死亡数控制在相对较低的水平。

据 WHO 统计，2007 年全球共有 45.6 万患者死于 HIV/TB 合并感染，占了当年新发 HIV/TB 患者的 33%；2015 年 39 万患者死于 HIV/TB 合并感染，占当年新发 HIV/TB 合并感染的 33.3%。2004—2012 年，全世界 HIV 感染者结核病相关死亡人数下降了 36%。2000—2015 年，全球结核病死亡率下降了 34%，其中 2014—2015 年年递减率为 2.7%。2000—2015 年，结核发病率呈缓慢下降态势，2000—2014 年年递减率为 1.4%，2014—2015 年年递减率为 1.5%（图 10-3）。

2009—2013 年中国 HIV/TB 合并感染人数由 15 000 人下降到 4500 人，2007—2014 年双向筛查 HIV/TB 感染率也呈现总体下降的趋势。2009—2012 年，山东胸科医院 HIV/TB 感染率为 0.28%，并且 4 年之间感染率变化都不大。在中国，艾滋病的流行可分为 3 个阶段：1985—1988 年散发期。以 HIV 感染者和 AIDS 病人高度分散为特征，全国共报告 HIV 感染者和 AIDS 病人 19 例，大多集中在沿海

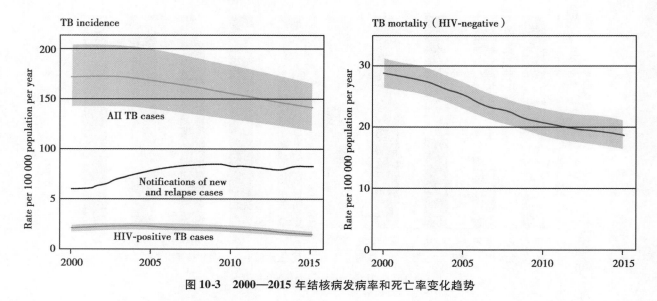

图 10-3 2000—2015 年结核病发病率和死亡率变化趋势

地区。1989—1994 扩散期。1989 年 10 月,在云南省西南部的瑞丽市吸毒人群中检出 146 名 HIV 感染者,标志着我国 AIDS 开始呈聚集性流行。随后在沿海及一些大城市中开始出现经性途径传播的 HIV 感染者和 AIDS 病人。同时伴有输血或单献血浆造成的 HIV 感染。1995 年至今广泛流行期。HIV 已在云南、广西、新疆、四川等多地区静脉注射吸毒人群中出现,并快速发展到大部分省;中部某些省份非法采供血人群中检出大量 HIV 感染者;部分沿海和中心城市的性乱人群中 HIV 感染率也越来越高,经

性传播已渐成为我国 AIDS 流行的重要特征之一。

根据 2010 年我国第五次结核病流行病学现场调查结果,与 2000 年相比,传染性肺结核患病率由 2000 年的 169/10 万下降到 2010 年的 66/10 万,年递降率约为 9%,但 15 岁及以上人群肺结核患病率下降缓慢,由 2000 年的 466/10 万降至 2010 年的 459/10 万。2013 年全国疾病监测点报告的肺结核死亡率为 2.54/10 万,与 2010 年死亡率 3.16/10 万比较,下降了 19.6%,年递降率为 7.02%。

第五节 影 响 因 素

一、病因因素

HIV 基因型、病毒表现、HIV 毒株类别、不同的亚型、病毒株的性质、毒株变异、感染剂量、感染阶段、与其他病原体混合感染等均是影响传播的因素。

二、宿主因素

任何影响机体免疫状态的因素都会影响对 HIV 的易感性。例如长期或新近使用免疫抑制剂或感染影响机体免疫水平的各种疾病如结核、丙肝、梅毒等均可影响 HIV 感染。遗传因素可影响 HIV 的易感性,此外协同受体出现变异可影响对 HIV 感染。结核病的发生与发展也受多种细胞因子基因多态性的影响。目前证实,Toll 样受体、白

细胞介素-6、白细胞介素-10、白细胞介素-12、白细胞介素-18、维生素 D 受体等基因多态性在结核抗感染中起重要作用。

三、社会因素

艾滋病的发生、发展和传播既与感染者自身社会人口特征有关,也与医学诊疗水平、经济收入、社会发展状况等有关。流动人口已成为艾滋病传播的一个重要因素,人口的流动无形中加速了 HIV 在城市与乡村之间的传播,艾滋病疫情正由高危人群向普通人群扩散。社会对 HIV 感染者和患者的歧视,影响了艾滋病防治工作的顺利开展。

男男同性恋人群规模较大,危险性行为较普遍,安全套使用率低都是感染艾滋病的危险因素。在美国,首先在男男性接触者中出现艾滋病流行,

至今男男性接触仍是发达国家艾滋病传播的主要途径之一。云南省的西部和西南部与缅甸接壤，南与老挝、越南毗邻，许多流进中国内地的毒品首先要经过云南，因而滋生了云南边境地区的吸毒群体。共用针具比例较大也是一个不可忽视的因素。有关结核病在一般人群中发生的危险因素的研究已经有很多报道，基本确定了年龄、性别、民族、营养状况、职业、贫穷、饮食、吸烟、饮酒、吸毒、居住地、卡介苗、HIV/AIDS 等是一般人群的影响因素。而艾滋病和结核病两者都与营养不良、无业、酗酒、滥用毒品、贫穷和无家可归等有关，从某种程度上具有相同的特征。

第六节　预防与控制措施

一、国际 HIV/TB 双重感染控制策略

针对严峻的 HIV/TB 双重感染形势，2004 年 WHO 出台了《结核病与艾滋病防治机构联合行动暂行政策》，提出了 3 个方面的应对措施：一是结核病防治机构与艾滋病防治机构之间建立密切的合作机制，包括各级成立有效运转的协调机构、共同制定 HIV/TB 双重感染控制计划、在结核病患者中建立 HIV 的监测系统、共同开展监督评价工作等行动；二是降低 HIV/AIDS 患者的结核病负担，包括在 HIV/AIDS 患者中开展主动结核病筛查、向排除活动性结核病的 HIV/AIDS 患者提供异烟肼预防性治疗（isoniazid preventive therapy，IPT）、在 HIV/AIDS 患者出入的医疗卫生机构等场所实施结核感染控制措施等行动；三是降低结核病患者的艾滋病负担，包括在结核病人 HIV 感染率>5% 的地区向所有结核病人提供艾滋病咨询检测、向 HIV 阳性结核病人提供复方新诺明预防性治疗（CPT）和抗病毒治疗。

减少 HIV/TB 感染的第一步是在结核患者和 HIV 感染者之间开展双向筛查。2015 年，全球 55% 的结核患者检测了 HIV 感染情况，在非洲地区，81% 的结核患者检测了 HIV 感染情况，2011-2015 年遏制结核计划中 2015 年 HIV 检测比例要达到 100%，但是目前这个比例上升的很缓慢。2012 年，全球艾滋病感染者中筛查结核病的比例为 66%，虽然这个比例也是逐年增加，但是离目标还是很远。减少 HIV/TB 双重感染死亡率最重要的干预措施是实施抗病毒治疗。2015 年，78% HIV 阳性的结核患者开展了抗病毒治疗，但离 100% 的目标还有一段距离。除了抗病毒治疗外，预防 HIV/TB 双重感染最主要的干预措施就是 IPT。2015 年，全球只有 57 个国家和 30%（9/30）HIV/TB 高负担国家报道了 IPT 的使用情况。

针对全球广泛蔓延的 HIV/TB 双重感染疫情，2015 年 WHO 推荐的 HIV/TB 防治联合行动内容包括以下几个方面：

A. 建立和加强合作机制，提供整合的结核病和艾滋病防治服务

A1 各级成立结核病与艾滋病的协调小组，建立例会制度

A2 监测结核病患者的 HIV 感染率和 AIDS 患者的结核病患病率

A3 实施联合行动，提供整合的结核病和艾滋病防治服务

A4 监控评价 TB/HIV 防治联合行动

B. 降低 AIDS 患者的结核病负担并及早启动抗病毒治疗（3 个"I"政策）

B1 加大结核病人发现力度，提供高质量的抗结核治疗

B2 开展异烟肼预防性治疗预防结核病，及早启动抗病毒治疗

B3 在医疗卫生机构和其他人群聚集的场所采取结核感染控制措施

C. 降低疑似和确诊结核病患者的艾滋病负担

C1 向疑似和确诊结核病患者提供艾滋病的咨询和检测

C2 向疑似和确诊结核病患者推荐艾滋病的预防措施

C3 向 HIV 阳性结核病患者提供复方新诺明预防性治疗

C4 确保 HIV 阳性结核病患者获得艾滋病预防、治疗和关怀

C5 向 HIV 阳性结核病患者提供抗病毒治疗

二、我国 HIV/TB 双重感染控制策略

我国政府也在积极探索符合我国国情的预防和控制 HIV/TB 双重感染的策略措施。2005 年原卫生

部下发《关于在艾滋病病毒感染者和艾滋病病人中筛查结核病的通知》,制定了《在艾滋病病毒感染者和艾滋病病人中筛查结核病的方案(试行)》,要求对已登记的和在日常工作中发现的 HIV/AIDS 患者进行 TB 筛查,将 TB 筛查列入 HIV 筛查工作中,开展相关的实施性研究,建立全国 HIV/TB 双重感染的防治工作机制,开展 HIV/TB 双重感染者筛查、诊治、管理和随访等。

2010 年原卫生部下发了《全国结核菌/艾滋病病毒双重感染防治工作实施方案(试行)》,要求加强领导,建立结核病和艾滋病防治机构合作机制,实行双向筛查策略,即:为所有新登记和随访中的 HIV/AIDS 提供结核病问卷和检查服务,为 HIV/AIDS 高、中流行地区的结核病人提供 HIV 抗体检测服务,动员 HIV/AIDS 低流行区有艾滋病高危行为的结核病人接受 HIV 抗体检测,为确诊的 TB/HIV 双重感染患者提供相应的治疗和随访管理服务。《全国结核病防治规划(2011—2015)》的工作指标要求:卫生部规定的艾滋病流行重点县(市)结核患者 HIV 的筛查率达到 70%。《中国遏制与防治艾滋病"十二五"行动计划》的工作指标要求:90% 以上的 HIV 感染者和病人每年至少接受一次结核病相关检查,符合治疗条件的双重感染者接受抗结核菌和抗病毒治疗比例达到 80% 以上。我国基本建立和完善了 HIV/TB 双重感染防治工作机制,明确了 HIV/TB 双重感染防控工作目标,继续加大患者的发现、治疗和管理力度,以控制 HIV/TB 双重感染的进一步传播,保护人民群众的健康。

艾滋病和结核之间预防控制的机制越来越完善,很多地区已经开展了双向筛查。中国在 50 个哨点监测结核病人中艾滋病感染情况,2013 年 HIV/AIDS 感染人群中 X 线或者痰涂片检查的比例已经达到 84.9%,294 个重点县结核患者中 AIDS 检测比例达到了 88.8%。双重感染人群接受抗结核和艾滋治疗的比例从 2011 年的 35.6% 上升到 2013 年的 57.2%。《中国遏制与防治艾滋病"十二五"行动计划》提出要求 90% 以上的 HIV 感染者和病人每年至少接受一次结核病相关检查,符合治疗条件的双重感染者接受抗结核菌和抗艾滋病病毒治疗比例达到 80% 以上;符合标准的病人服用预防机会性感染药物的比例达到 80% 以上。

成诗明等认为因地制宜建立 TB 和 AIDS 防治的合作模式,是 HIV/TB 双重感染防治的首要策略。由于各县(市)医疗卫生机构的形式不一,TB 和 AIDS 双重感染防治合作模式不一,包括机构内各部门间合作和各机构间合作。机构间合作模式患者的转诊、检查和信息交流难度大,机构内各部门间合作能取得更好的患者发现效果。开展 HIV 感染者和 AIDS 患者中 TB 的检查是结 HIV/TB 双重感染患者发现的主要来源。刘明团等研究证实,不规则治疗和管理是造成患者丢失、中断治疗,治愈(病程好转)率下降、死亡率增高的主要原因,也是易发生耐药的主要原因,需要建立健全 HIV/TB 双重感染诊疗预防的实施指南和多部门合作。杨宇等认为 AIDS 防治机构与结核病防治机构设在同一单位便于工作,对提高检测率、减少患者丢失非常关键。在同一机构提供结核病和艾滋病的服务:这种模式以患者为中心,由同一个经过培训的医务人员提供"一站式"服务。这种模式尤其适合于大多数结核病患者为 HIV 阳性的艾滋病高流行地区,以及人力资源有限的地区,它避免了转诊,为患者更好地安排治疗关怀服务。刘刚等探索出"四个一"HIV/TB 双重感染防治工作协调机制,即一个协调小组、一个技术指导组、一个协调会和一个工作例会,体现了行政领导重视及结防、AIDS 防治等部门协作,确保了工作的顺利实施。

第七节　存在问题及挑战

HIV/TB 双重感染已成为当前艾滋病和结核病防治工作中的突出问题。尽管近几年来 HIV/TB 的诊断和治疗等方面有了一定的进步,但仍有诸多问题有待解决。HIV 筛查覆盖范围及抗病毒治疗覆盖率不高;结核病的早期诊断有待加强,由于 HIV/TB 患者症状不典型,加上非结核分枝杆菌病的逐年增加,给 HIV/TB 的诊断及鉴别诊断带来了很大的困难;结核病和艾滋病防治工作仍相对独立,一些地区结核病防治机构与艾滋病防治机构未建立合作机制;抗结核药物与抗病毒药物之间相互作用,副作用较多且影响治疗效果;HIV/AIDS 患者中 TB 患者的预防性服药治疗不足;在 HIV/TB 防治工作中,结核感染控制依然是突出的问题;缺乏针对 HIV/TB 双重感染防治的专项经费,尤其是 HIV/AIDS 患者每年开展一次结核病检查的费用。

艾滋病与结核病的流行已陷入相互助长的恶性循环,HIV/AIDS 中 TB 患者的大量增加,给 TB 控制工作带来新的困难,同时 TB 是 AIDS 最常见的机会性感染疾病,是 AIDS 死亡的主要原因。如何做好 HIV/TB 双重感染的预防、发现、治疗和管理,已经成为当前艾滋病和结核病防治中非常严峻的问题。因此,HIV/TB 双重感染的防治工作非常重要,结核病防治机构与艾滋病防治机构必须加强合作,开展双向筛查,两机构共同参与 HIV/TB 双重感染患者的诊断、治疗、管理,加强两机构联合工作督导、信息沟通与交流,加强疫情信息监测工作,仍然是今后的工作重点。

（刘巧 陆伟 编,徐飚 审）

参 考 文 献

1. 中国疾病预防控制中心性病艾滋病预防控制中心性病控制中心. 2014 年第 2 季度全国艾滋病性病疫情及主要防治工作进展. 中国艾滋病性病,2014,(8):749-749.

2. 全国第五次结核病流行病学抽样调查技术指导组. 2010 年全国第五次结核病流行病学抽样调查报告. 中国防痨杂志,2012,34,(8):485-508.

3. 沈佳胤,卢洪洲. 艾滋病合并结核病的防治研究进展. 中国艾滋病性病,2015(6):543-546.

4. World Health Organization. WHO Policy on Collaborative TB/HIV Activities:Guidelines for National Programmes and Other Stakeholders. Geneva World Health Organization,2012,160(September):1-6.

5. Harries A D,Hargreaves N J,Kemp J,et al. Deaths from tuberculosis in sub-Saharan African countries with a high prevalence of HIV-1. Lancet,2001,357(9267):1519-1523.

6. Meintjes G. Why are people still dying of HIV in Africa? International Journal of Infectious Diseases,2014,21:12-13.

7. World Health Organization. Global tuberculosis report 2016. World Health Organization,2016.

8. UNAIDS. UNAIDS Report:Global AIDS Update:2016. Geneva Switzerland Unaids,2016:1-16.

9. Getahun H,Harrington M,O'Brien R,et al. Diagnosis of smear-negative pulmonary tuberculosis in people with HIV infection or AIDS in resource-constrained settings:informing urgent policy changes. Lancet,2007,369(9578):2042.

10. Apers L,Wijarajah C,Mutsvangwa J,et al. Accuracy of routine diagnosis of pulmonary tuberculosis in an area of high HIV prevalence. International Journal of Tuberculosis & Lung Disease the Official Journal of the International Union Against Tuberculosis & Lung Disease,2004,8(8):945-951.

11. Kwan C K,Ernst J D. HIV and tuberculosis:a deadly human syndemic. Clinical Microbiology Reviews,2011,24(2):351-376.

12. Moir S,Chun T W,Fauci A S. Pathogenic mechanisms of HIV disease. Annual Review of Pathology Mechanisms of Disease,2011,6(6):223.

13. Toossi Z,Hirsch CS,Wu M,et al. Distinct cytokine and regulatory T cell profile at pleural sites of dual HIV/tuberculosis infection compared to that in the systemic circulation. Clinical & Experimental Immunology,2011,163(3):333-338.

14. Toossi Z,Funderburg NT,Sirdeshmuk S,et al. Systemic immune activation and microbial translocation in dual HIV/tuberculosis-infected subjects. Journal of Infectious Diseases,2013,207(12):1841.

15. Sullivan Z A,Wong E B,Ndung'U T,et al. Latent and Active Tuberculosis Infection Increase Immune Activation in Individuals Co-Infected with HIV. Ebiomedicine,2015,7(4):334-340.

16. Pawlowski A,Jansson M,Skold M,Rottenberg ME,Kallenius G. Tuberculosis and HIV co-infection. PLoS pathogens,2012,8(2):e1002464.

17. Getahun H,Kittikraisak W,Heilig C M,et al. Development of a standardized screening rule for tuberculosis in people living with HIV in resource-constrained settings:individual participant data meta-analysis of observational studies. Plos Medicine,2011,8(1):e1000391.

18. World Health Organization. UNAIDS report on the global AIDS epidemic. 2013.

第十一章 大型前瞻性人群队列研究进展

Research Progress in Large Prospective Cohort Studies

摘要

队列研究是流行病学最基本的观察性研究设计之一，在病因学研究中具有不可替代的地位和作用。随着人们对复杂性疾病病因研究的不断深入，以及科学研究投入的增加和现代信息化管理技术的发展，全球大型前瞻性人群队列也越来越多。本章简要介绍了欧美发达国家陆续建立起来的一些特色的人群队列及其研究应用，如随访长达20年以上的人群队列，规模达到50万的欧美前瞻性人群队列，利用国家或地区各种管理系统形成的百万级人群队列，旨在实现终生观察的出生队列，整合人群队列多组学数据的系统流行病学研究内容，现代科技发展对人群研究信息收集的支持等。本章同时介绍了我国大型队列的研究现状，并简要介绍了中国慢性病前瞻性研究项目的基本情况。该项目是迄今全球少有的几项建立有生物样本库的大型前瞻性队列研究之一。

Abstract

Cohort studyis one of the most basic observational studies in epidemiology and plays an irreplaceable role inetiology research of disease. With the deepening of research on the etiology of complex diseases, increased investment in scientific research and development of modern information technology, an increasing number of large population-based prospective cohorts have been established around the world. This chapter reviews large cohort studies and their applications, in particular those in Europe and the United States. For example, cohorts that are reviewed here include those with more than 20 years of follow-up, those with participants ofsome half a million or more, those with millions of participants that were established on the basis of a national or regional census and include health information system, birth cohorts aiming to achieve life-long follow-up and systemic epidemiology studies with integration of multiple omics data. Support for information collection for such population studies, from modern science and technology, is also discussed. At the same time, we will review the current situation of large cohorts in China and introduce the basic situation of prospective cohort studies of chronic disease in China briefly, which is one of the few large prospective cohorts worldwide with a biological sample bank.

队列研究是流行病学最基本的观察性研究设计之一，在病因学研究中具有不可替代的地位和作用。随着人们对复杂性疾病病因研究的不断深入，以及科学研究投入的增加和现代信息化管理技术的发展，全球大型前瞻性人群队列也越来越多。本章简要介绍了欧美发达国家陆续建立起来的一些特色的人群队列及其研究应用，如随访长达20年以上的人群队列，规模达到50万的欧美前瞻性人群队列，利用国家或地区各种管理系统形成的百万级人群队列，旨在实现终生观察的出生队列，整合人群队列多组学数据的系统流行病学研究内容，现代科技发展对人群研究信息收集的支持等。本章同时介绍了我国大型队列的研究现状，并简要介绍了中国慢性病前瞻性研究项目的基本情况。该项目是迄今全球少有的几项建立有生物样本库的大型前瞻性队列研究之一。

第一节　大型队列研究的设计

队列研究是流行病学最基本的观察性研究设计之一。当以检验病因假说为目的时,队列研究可以探讨有害暴露的致病作用,基于人群构建的队列(population-based cohort)可以用来研究多种暴露因素和多种健康结局的关系,研究结果外推性好,这些都是优于随机临床试验的特点。队列研究中先因后果的时间顺序相对明确,受一些偏倚的影响小,证据强度高,这些又显著优于其他观察性研究设计。队列研究尤其适用于某些暴露和疾病结局的研究,如亚临床疾病期长、发病时死亡风险高或病程短的疾病,致病潜隐期较长的暴露因素,会因个体疾病状态、治疗或生活方式改变而变化的暴露因素,容易发生回忆偏倚的暴露因素等。队列研究也特别适合研究具有共同暴露因素的多种疾病结局。总之,队列研究在病因学研究中具有不可替代的地位和作用。

一、样本量

在传统的流行病学教科书中,队列研究的局限性之一就是不适于发病率很低的疾病的病因研究,因为需要很大数量的研究对象,开展难度很大。然而,近年来,随着人们对复杂性疾病病因研究的不断深入,从单纯的检验环境因素或遗传因素的病因假说,发展到关注基因-基因、基因-环境的复杂交互作用,即使不是罕见病,研究者对样本量的需求也是越来越高。

功效(power,又称把握度)是研究拒绝无效假说的能力。Manolio 等学者对探讨基因、环境及其交互作用的前瞻性队列研究所需样本量进行了估算。如图 11-1 所示,如果研究环境暴露效应,疾病的年发

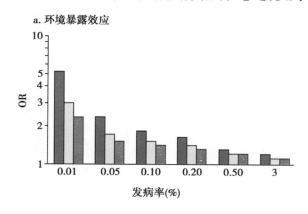

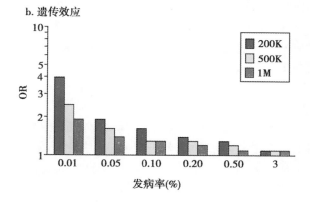

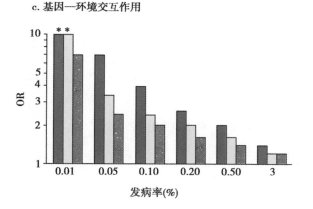

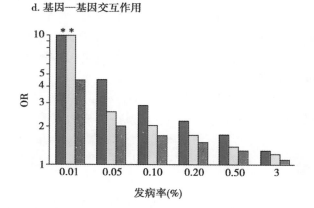

图 11-1　前瞻性队列研究所需样本量估算

注:图中显示了对不同规模的人群队列随访 5 年、不同的疾病发病率情况下可检验的最小 OR 值。假定:显性危险等位基因的频率为 10%,环境暴露因素的频率为 10%,研究开始时队列人群中没有病例,年失访率 3%,功效 80%,Ⅰ类误差 0.0001。可检验的最小 OR 分以下 4 种情况展示:(a)环境暴露效应;(b)遗传效应(显性变异);(c)基因-环境交互作用,假定遗传和环境的边际效应为 1.5;(d)基因-基因交互作用,假定遗传和环境的边际效应为 1.5。星号表示可检验的最小 OR 超过 10。队列的样本量:200K-20 万,500K-50 万,1M-100 万

病率≥0.05%（如结肠直肠癌）时，具备足够的功效（80%）检验出一个比值比（odds ratio，OR）≥1.5的效应需要100万人；而20万人的队列只能检验出OR≥2.3的效应。如果研究基因-环境的交互作用，疾病的年发病率≥0.5%时，检验出一个OR≥1.4的效应需要100万人；而20万人的队列，只有当疾病的年发病率≥3%时才能检验出同样大小的交互作用。

对于一些常见的复杂疾病来说，很多尚未发现或尚待确证的危险因素的效应大小通常不会很显著（OR值在1.5左右）。这样的话，一个20万人的人群队列随访5年，只能研究一些发生频率比较高的常见病，如白内障、高血压。要研究心肌梗死、糖尿病、肿瘤等频率更低的疾病且具有足够的研究功效，可能至少需要50万人的队列。而一些更罕见的疾病，如帕金森病、精神分裂症等，即使是100万人的队列随访5年，也很难检验出基因-环境的交互作用。

鉴于队列研究在病因学研究中不可替代的地位，且随着各国政府、各种基金组织对科学研究的重视与投入的增加，以及现代信息化管理技术的发展，如今20万以上规模的人群队列研究已不罕见。

二、长期随访

大型前瞻性人群队列在完成研究对象的招募及基线调查之后，即进入对研究对象的长期随访阶段。随访是了解研究对象结局影响因素的长期变化趋势、确定研究结局状态的重要手段，是大型人群队列研究中极为重要和艰巨的工作，是研究能否最终取得成功的关键所在。对研究对象进行随访主要涉及3部分内容：①确定结局影响因素的长期变化趋势；②确定研究结局（如发病或死亡）的发生；③确定研究对象的迁移失访状况。

随访的方法主要有3种。第一种是定期对队列成员开展重复的横断面调查。根据队列的规模、现有的资源和人力、期望的随访方法（如邮寄问卷或面访调查）等，可以对全部队列成员进行重复调查，也可以随机抽取部分队列成员进行重复调查。随机抽取队列成员时，可采用简单随机抽样方法，也可以根据地域、年龄、性别等因素进行分层随机抽样，保证对不同特征人群的代表性。不同时间点的重复调查，可以独立抽取队列成员，即每次调查重新进行抽样，抽到的个体不完全相同；也可以对固定子集的队列成员进行重复调查。通过重复调查可以了解队列

成员中结局影响因素的动态变化情况。随访间隔与次数视关注因素的变化速度、研究资源和人力等条件而定。调查方法应与基线调查保持一致，以保证信息收集的一致性。调查内容可与基线调查完全相同，或受时间、资源、人力等限制只保留重点关注内容，或再增加一些新的测量内容以获得更多的信息。如果全部队列成员都接受重复调查，也可以通过个体自报的方式确定队列成员在既往一段时间内的结局发生情况。

第二种随访方法是利用当前运行的各类监测系统或常规工作中形成的资料或数据库获取全部队列成员的结局（如发病和死亡事件等）信息，也可称为常规监测。国内常见的各类监测或数据系统包括：疾病预防控制系统的全死因监测系统和部分疾病的发病监测系统、医院的病案信息系统、医保管理系统、妇幼保健信息系统、公安户籍管理系统、民政（殡葬）管理系统等。这个过程需要利用个体的身份识别信息（如姓名、性别、地域和身份证号码等）进行不同数据库的关联。相比上述重复调查中通过个体自报的方式获取结局信息，这种方法更有利于信息的质量控制。例如，必要时研究者可查询医学档案核查疾病诊断的真实性。但是，这种方法也存在一定程度的漏报。

第三种随访方法是将队列成员的名单提供给研究社区街道、居委会或乡镇、村的相关工作人员，定期联系队列成员，主要用来确定迁移失访状况以及常规监测的漏报情况，也可以用来获取结局信息，也可称为社区定向监测。这种方法是对常规监测渠道极为重要的补充；特别是在常规监测不规范、漏报及错报率高，或尚未建立行之有效的人群发病监测网络的情况下，定向监测渠道显得尤为重要。

上述3种随访方法可以单独使用；但是在大型人群队列研究中，更理想的是整合3种方法，互为补充。

三、失访与因果倒置

失访（loss to follow-up）是可能影响队列研究结果真实性的主要偏倚之一；尤其是慢性病病因研究，需要较长时间的随访，失访难以避免。失访问题对于那些依靠主动联系队列成员来获取结局信息的队列研究尤为重要。然而，近几十年来，随着一些国家或地区的各类监测系统的发展和完善，越来越多的人群队列依靠链接这些系统获取队列成员的结局信息。这种随访方法不仅可以大大提高结局信息获取

的效率,降低研究成本,改善可获取结局的数量和质量;除非队列成员搬离监测系统覆盖的国家或地区,否则,因迁移或拒绝配合所导致的失访问题会大大减少。

理论上,队列研究中暴露因素的收集在前,结局评价在后,因果时序合理,对因果关系的论证强度更强。尽管如此,由因果倒置(reverse causation)引发的偏倚依然有可能存在,尤其是在以死亡为研究结局的研究中。例如,在体质指数(body mass index, BMI)与死亡的关联研究中,一些患有重大疾病的个体会因病消瘦,或者得知患病后刻意进行减重,而这些疾病又会增加个体的死亡风险;研究人群中,体重在正常范围下限的个体中就会既包括体重控制得

好、身体健康的个体,也包括那些患有严重疾病的个体。如果在分析时不加以控制,会观察到这组个体死亡风险增加;以这组个体作为参照组,则会低估超重、肥胖对个体死亡风险带来的不良影响。在以吸烟、饮食、体力活动等生活方式为暴露因素的研究中,同样存在类似的问题;即罹患较为严重的疾病会导致个体改变生活方式。为了一定程度上控制上述的因果倒置可能带来的偏倚,目前常见的方法有:剔除基线调查时已经罹患有相关疾病的个体,剔除基线调查前不久研究的暴露因素发生明显变化者(如减重、戒烟),剔除随访后一段时间内(如两年)发生研究结局者(即分子)或此期所有的随访人年和发生的结局(即分子和分母)。

第二节　国内外大型前瞻性人群队列研究进展

一、国外大型队列研究现状

国外早期最经典的前瞻性人群队列研究当属1948年开始的美国弗明汉心血管病研究(Framingham heart study,FHS),历经三代人群队列(1948—、1971—和2002—),确定了心脏病、脑卒中和其他疾病的重要危险因素,带来预防医学的革命,改变了医学界和公众对疾病起源的认识。

自20世纪七八十年代起,一些欧美发达国家陆续开始建立长期随访的人群队列。早期队列的规模相对不大,多数队列中仅采集了少部分队列成员的生物样本。表11-1中展示了其中几项10万以上规模、目前仍在继续随访的人群队列的基本情况。截至目前这些人群队列多已随访20年以上,为帮助人们理解各种暴露因素(尤其是生活方式和环境暴露)与主要慢性病的长期发生风险间的关联产出了大量有影响力的研究证据。一些人群队列每隔若干年会对队列成员邮寄问卷进行随访;如著名的美国护士健康研究(Nurses' Health Study,NHS)及NHS Ⅱ,每隔两年随访一次,每轮调查的应答率都在90%

左右,就理解各种暴露因素的长期变化对远期慢性病风险的影响有不可替代的作用。另外,随着随访时间的延长,很多人群队列的成员已经陆续步入老年。因此,研究内容上也逐渐从早年的肿瘤、心血管疾病、2型糖尿病等主要慢性病拓展为老年期的神经退行性疾病及衰老问题。

自20世纪90年代以来,队列研究在病因学研究中的作用越来越受到重视。各国基于各种研究目的建立的人群队列有如雨后春笋。仅国际流行病学杂志自2005年起连续刊载的全球不同类型的人群队列简介(cohort profile)就有200余项。新建立的人群队列的规模越来越大;表11-1中展示了规模在10万以上、且已经完成募集的人群队列。其中,达到50万左右规模的人群队列有4项,即欧洲10国的EPIC、美国的NIH-AARP、英国的MWS和UKB。除此之外,如法国的Nutrinet-Santé Study、瑞典的LifeGene等仍在队列成员募集期,目标规模也是50万人。而美国在2015年初宣布启动的"精准医学行动"(Precision Medicine Initiative)中计划建立一个100万以上规模的美国人群研究队列。

表 11-1　国外主要的前瞻性人群队列

队列名称	国家	基线募集时间	入选对象基本特征	现有样本量	现有生物样本的个体数量
Nurses' Health Study (NHS)	美国	1976	女性,30~55岁	12.2万	血液:3.3万 颊部细胞:3.3万
NHS Ⅱ	美国	1989	女性,25~42岁	11.7万	血液和尿液:3.0万

续表

队列名称	国家	基线募集时间	入选对象基本特征	现有样本量	现有生物样本的个体数量
NHS Ⅲ	美国	2010	女性,20～46 岁	目标:10.0 万	不详
Netherlands Cohort Study（NLCS）	荷兰	1986	55～69 岁	12.1 万	DNA:2.3 万 趾甲:9.0 万
Norwegian Women and Cancer Study postgenome cohort（NOWAC）	挪威	1991—2006	女性,30～70 岁	17.2 万	血液:6.1 万
Cancer Prevention Study-Ⅱ Nutrition Cohort（CPS-Ⅱ Nutrition）	美国	1992—1993	50～74 岁	18.4 万	血液:4.0 万 颊部细胞:7.0 万
CPS-3	美国	2007—2013	30～65 岁	30.4 万	血液:30.4 万
European Prospective Investigation into Cancer and Nutrition（EPIC）	欧洲 10 国	1992—1999	30～70 岁	52.1 万	血液:38.8 万
Multiethnic Cohort Study（MEC）	美国	1993—1996	45～75 岁	21.5 万	血液和尿液:7.0 万
Health Survey for England（HSE）cohort	英国	1994—2009	≥16 岁	15.9 万	血液:2.5 万
Cohort of Norway（CONOR）	挪威	1994—2011	≥20 岁	18.5 万	血液:18.5 万
NIH-AARP Diet and Health Study（NIH-AARP）	美国	1995—1996	50～71 岁	56.6 万	唾液:3.0 万
California Teachers Study（CTS）	美国	1995—1996	女性,≥21 岁	13.3 万	血液:0.5 万 唾液:0.8 万
Million Women Study（MWS）	英国	1996—2001	女性,50～64 岁	130.0 万	血液:4.0 万
Danish National Birth Cohort（DNBC）	丹麦	1996—2002	妊娠早期的孕妇之后生产的婴儿	10.1 万 9.7 万	血液:妊娠早期 8.6 万 妊娠早期和中期:6.7 万 妊娠早期、中期及脐带血:4.6 万
Mexico City Prospective Study	墨西哥	1998—2004	≥35 岁	16.0 万	血液:15.5 万
Norwegian Mother and Child Cohort Study（MoBa）	挪威	1999—2008	孕妇及其孩子、丈夫	7.2 万个家庭 27.0 万人 10.7 万次妊娠	血液:34.0 万
Prospective Urban Rural Epidemiology study（PURE）	17 个低、中、高收入国家	2003—2009	35～70 岁	15.4 万	血液和尿液:不详
Breakthrough Generations Study	英国	2003—2011	女性,≥16 岁	11.3 万	血液:11.3 万
45 and Up Study	澳大利亚	2006—2008	≥45 岁	26.0 万	计划视经费情况采集
Malaysian Cohort（TMC）study	马来西亚	2006—2012		10.7 万	血液和尿液:10.7 万
LifeLines Cohort Study & Biobank（LifeLines）	荷兰	2006—2013	25～50 岁受邀者及其配偶、子女、自己和配偶的父母	16.8 万	血液和尿液:16.8 万
UK Biobank（UKB）	英国	2006—2010	40～69 岁	49.8 万	血液和尿液:49.8 万
Kaiser Permanente Research Program on Genes, Environment and Health（RPGEH）	美国	2007—2015	≥18 岁	43.0 万	血液或唾液 19.0 万

除了表 11-1 列出的这些人群队列外,还有一些是利用国家或地区的人口普查资料、征兵系统、死亡监测系统、医院信息、医疗保险数据等匹配并获取更大数量居民的基本人口社会学信息和健康结局信息,但是缺乏个体生活方式和环境暴露等信息;例如 Swiss National Cohort(680 万)、Scottish Health and Ethnicity Linkage Study(465 万)、1991 Canadian Census Cohort(273 万)、Kaiser Permanente Southern California(KPSC)Children's Health Study(92 万)、Danish Conscription Database(DCD,72.8 万)等。

另外,自 20 世纪 90 年代初期以来,"成人疾病胎源说"越来越受到关注,也伴随着越来越多的出生队列的建立。其中值得一提的是,英国伦敦大学的纵向研究中心(Centre for Longitudinal Studies,CLS)正在维持着 4 个不同年代的英国人群的出生队列:1958 Birth Cohort Study(1.7 万出生于 1958 年者)、1970 British Cohort Study(BCS70,1.7 万出生于 1970 年者)、Longitudinal Study of Young People in England(LSYPE,1.6 万出生于 1989—1990 年者)、Millennium Cohort Study(MCS,1.9 万出生于 2000—2001 年者)。而目前规模比较大的是丹麦的 DNBC 和挪威的 MoBa 两个 10 万规模的出生队列(表 11-1)。英国一组学者近期又提出一项更为艰巨的计划,要随访 8 万名婴儿,实现"从摇篮到坟墓"的终生观察,特别要收集母亲妊娠期和婴儿出生第一年内的详细信息,储存各种组织样本,如尿、血液、粪便、胎盘组织等。

随着生命科学与现代信息学技术的迅猛发展,近十余年来建立的人群队列都注意采集和长期保存队列成员的生物样本。到目前为止,国外人群队列中生物样本库规模较大的是英国的 UKB 和欧洲 10 国的 EPIC,其次是挪威的 MoBa 和美国的 CPS-3(表 11-2)。今后,这些人群队列通过整合基因组学、表观组学、蛋白组学、代谢组学等多个水平上的生物标志物,结合传统流行病学宏观研究的暴露组学,可以更好地理解疾病发生、发展的生物学机制。这就是传统流行病学与现代高通量组学技术结合后的学科发展方向,也是所谓系统流行病学(systems epidemiology)的主要内容。

在宏观暴露组学的评价上,传统的人群研究受技术和成本的限制,多依靠调查对象自报,能够获得的暴露信息粗略不精准。近年来,智能手机、移动互联网、可穿戴健康设备的快速发展,为医学研究中个体信息的收集提供了前所未有的契机,可以帮助收集个体运动、睡眠、生理指标、社交活动、环境暴露等更为详尽、精确的数据。相比传统的流行病学调查研究,这些数据的获取与整合极大地丰富了可研究的暴露和结局内容,降低了数据采集成本,提高了研究效率。英国的 UKB 已经开始利用健身腕带对队列成员的每日体力活动、静坐行为和睡眠进行监测,目前已经采集到 800 万小时的行为数据,数据采集仍在进行中。美国国立卫生研究院(national institutes of health,NIH)近年来开始支持针对移动终端、可穿戴健康设备的研发、评价和应用研究,并计划在即将启动的美国百万人群队列研究中应用这些设备和配套的应用程序采集队列成员的行为和健康信息。

当然,更大规模的人群队列建立时间不久,仍需要一段时间的抚育期。为了满足短期研究的需要,近年来,国外学者利用规模虽然较小,但是已经随访了较长时间的人群队列组建研究协作组(consortium),将不同人群队列的数据汇集,增加统计学效力,加强研究结果的外部真实性。

二、国内大型队列研究现状

我国的前瞻性人群队列研究起步较晚,数量不多,研究分散,规模多数较小,且缺乏长期、稳定支持,随访时间短。二十世纪八九十年代起陆续开展了一些前瞻性队列研究,其中具有一定规模的人群队列有:①重点关注肿瘤:上海纺织女工乳腺癌自检试验队列、林县一般人群试验(Linxian General Population Trial)队列、浙江省饮水与结肠直肠癌研究队列等;②重点关注心脑血管疾病:第三次全国高血压调查随访研究队列(China National Hypertension Survey Epidemiology Follow-up Study,CHEFS)、中国多省市心血管病前瞻性队列研究、江西农村中老年人群脑血管疾病队列等;③重点关注特殊职业暴露:苯暴露与肿瘤研究队列;④重点关注出生缺陷、儿童早期生长发育:基于"中美预防出生缺陷和残疾合作项目"的三省围保健监测系统建立的出生队列。目前,上述队列多数基本已经停止随访。

近十余年来,我国学者又陆续建立起若干前瞻性人群队列,规模更大、研究内容更为广泛。表 11-2 中参考公开的文献资料列举了部分目前正在维持和建立的前瞻性人群队列。尽管如此,总的来说,我国基于人群开展的前瞻性研究仍然较少,现阶段随访时间仍然较短,可产出的高质量人群病因学证据仍然有限;更大多数的国人相关的病因学证据仍然停留在病例对照研究、病例系列研究和横断面研究等因果证据强度较低的设计。近年来,在国际有影响力的学术期刊上发表的人群流行病学研究论文多数是基于前瞻性人群队列;而我国相当一部分研究工作和科研经费的投入仍然处于低水平重复,这直接限制了我国的学科发展和研究成果的国际影响力。

表 11-2　近十余年来国内建立的主要的前瞻性人群队列

队列名称	覆盖地区	基线募集时间	样本量	入选对象基本特征	项目负责单位	主要负责人
重点关注主要慢性病						
上海女性健康研究(Shanghai Women's Health Study,SWHS)	上海市	1996—2000	74 942	女性,40~70岁	上海肿瘤研究所、Vanderbilt University Medical Center、U. S. National Cancer Institute	郑苇
上海男性健康研究(Shanghai Men's Health Study,SMHS)	上海市	2002—2006	61 480	男性,40~74岁	上海肿瘤研究所、Vanderbilt University Medical Center、U. S. National Cancer Institute	袁剑敏/舒晓鸥/杨工
广州生物银行研究(Guangzhou Biobank Cohort Study,GBCS)	广州市	2003—2007	28 595	≥50岁,广州市尊老康乐协会会员	广州市第十二人民医院/香港大学公共卫生学院/University of Birmingham	江朝强/林大庆/郑家强
中国慢性病前瞻性研究(China Kadoorie Biobank,CKB)	全国10个省市地区	2004—2008	512 891	30~79岁	中国医学科学院/University of Oxford	李立明/Richard Peto/陈铮鸣
泰州纵向研究(Taizhou Longitudinal Study,TZL)	江苏省泰州市	2007—	200 000	30~80岁	复旦大学/泰州(复旦)健康科学研究院	金力
东风同济退休工人队列研究(Dongfeng-Tongji cohort study,DFTJ)	十堰市东风汽车集团	2008—2010	27 009	≥50岁以上退休职工	华中科技大学公共卫生学院、东风汽车集团总医院	邬堂春
上海长风研究(Shanghai Changfeng Study)	上海市	2009—	15 000	≥40岁	复旦大学附属中山医院	高鑫
中国2型糖尿病患者肿瘤发生风险的流行病学研究(Risk Evaluation of Cancers in Chinese diabeTic Individuals:a lONgitudinalstudy, REACTION)	全国25个社区	2011—2012	259 657	≥40岁	上海瑞金医院	宁光
重点关注老龄化相关问题						
中国健康与养老追踪调查(China Health and Retirement Longitudinal Study,CHARLS)	全国150个县级单位	2011	17 708	≥45岁	北京大学国家发展学院、北京大学中国社会科学调查中心	赵耀辉
重点关注生命早期环境暴露与出生缺陷、儿童发育和疾病						
中国安徽出生队列研究(China-Anhui Birth Cohort Study,C-ABCS)	安徽省	2008—2010	13 454	孕妇及其新生儿	安徽医科大学公共卫生学院	陶芳标

队列名称	覆盖地区	基线募集时间	样本量	入选对象基本特征	项目负责单位	主要负责人
广州市出生队列研究（Born in Guangzhou Cohort Study）	广州市	2010—	6085（100 000）*	孕妇及其新生儿	广州市妇女儿童医疗中心	夏慧敏
湖北同济出生队列研究（Hubei-Tongji birth cohort, HTBC）	湖北省	2012—	23 500	孕妇及其新生儿	华中科技大学公共卫生学院	徐顺清

* 括号中为目标样本量，括号外为截至 2013 年底募集人数

第三节 中国慢性病前瞻性研究

2004 年，中国疾病预防控制中心（项目 Ⅱ 期改为中国医学科学院）与英国牛津大学合作启动了一项大型的中国慢性病前瞻性研究项目（China Kadoorie Biobank，CKB；又称 Kadoorie Study of Chronic Disease in China，KSCDC）。中方项目负责人为李立明教授，英方负责人为 Richard Peto 爵士和陈铮鸣教授。该项目是迄今全球少有的几项建立有生物样本库的超大型前瞻性队列研究之一。项目目标为调查主要慢性病及相关危险因素状况，并保存个体生物样本，然后长期随访至少 20 年，观察主要慢性病的发病和死亡，探讨环境、个体生活方式、体格和生化指标、遗传等众多因素对复杂慢性病或性状的发生、发展的影响。

一、研究对象募集与基线调查

（一）项目现场与研究对象

项目地区的选择综合考虑了各地的经济发展水平、人群的相对稳定性、主要慢性病的流行水平和主要危险因素的暴露情况、现有死亡报告系统的质量、发病数据的可得性和质量、互联网的连通性、生物样本快递服务的便利性、当地参与项目的意愿和专业队伍的能力。经多方调研，最终选定 10 个项目地区，其中包括 5 个城市地区：山东省青岛市李沧区、黑龙江省哈尔滨市南岗区、海南省海口市美兰区、江苏省苏州市吴中区、广西壮族自治区柳州市；5 个农村地区：四川省彭州市、甘肃省天水市麦积区、河南省辉县市、浙江省桐乡市、湖南省浏阳市。

调查对象入选标准为：①年龄 35 ~ 74 岁（即1930—1970 年间出生）；②户口为选定点内的常住居民；③无严重的肢体残疾，并能进行正常交流；④自愿参加项目并签署知情同意书；⑤个体的疾病发病及死亡登记报告归属当地卫生部门管理。排除标准为：①流动人口或暂住居民；②驻扎在项目地区的部队及所属机关的工作人员（包括离退休者）。为了保护参与者的积极性及人群依从性，实际调查中还接受了极少数年龄略超出预设范围但自愿参加项目的对象。

每个项目地区以街道或乡镇行政区划为调查单位，以居委会或行政村为调查点设立临时的调查诊室，并进行多方位的社会组织动员。根据当地社区底册或户籍登记确定调查点内所有符合入选要求的居民，上门发送邀请信及项目背景介绍，并对志愿参加者预约就诊时间。对所有参加调查的对象，要求携带身份证或户口本，在指定的时间到达临时现场调查诊室（常设立在居委会/行政村、学校等）接受调查。每个项目地区平均每天完成 70 ~ 80 人的调查。调查对象的募集工作除要求满足既定样本量（即每个项目地区 50 000 人）外，还要尽量保证各年龄组及性别的均衡性；但不对样本的人群代表性及整体应答率做刻意要求。

（二）基线调查

基线调查包括问卷调查、体格检查、血液样本采集和现场指标检测等内容。问卷调查内容包括：①一般人口学信息；②社会经济状况：教育、职业、婚姻、家庭构成、收入、医疗保险、家庭财产及消费情况；③健康相关行为：饮茶、饮酒、吸烟、饮食、营养补剂、体力活动；④被动暴露情况：严重食物短缺、被动吸烟、室内空气污染；⑤个人及家庭健康状况：自评健康状况、疾病史和服药情况、输血史、直系亲属疾病史；⑥女性生育史：首次月经和绝经情况、怀孕史、

哺乳史、避孕药服用情况、子宫、卵巢和乳房手术史；⑦精神睡眠及情绪状况：自评生活满意度、生活重大事件的发生、睡眠情况、慢性疼痛、焦虑恐惧发作、抑郁症问卷量表（CIDI-A）和焦虑症问卷量表（CIDI-B）。体格检查指标包括：①身高、坐高；②腰围、臀围；③体重、体电阻抗力、体脂肪百分比；④血压、心率；⑤第一秒用力肺活量、最大肺活量；⑥肺一氧化碳含量、肺一氧化碳血红蛋白比。

现场对每位调查对象采集 10ml 任意时点血液样本，不要求调查对象在采血前禁食或空腹。采血后，取用微量血样现场测量血糖和乙肝表面抗原。对任意时点血糖水平异常者（7.8～11.0mmol/L），则要求第二天重测空腹血糖。采血后，采血管放置在 4℃ 的专用储藏箱内，分批用项目专用车辆运回实验室离心，并分装到 4 个带同一条形码的冷冻管中，其中 3 个管储存血浆，1 个管储存含有 DNA 的白细胞层。分装后的 4 个冷冻管保存在项目地区疾控中心 -40℃ 低温冰箱，每 3～6 个月，所有冷冻管在干冰状态下快递运输到北京中心标本库，储存在 -80℃ 冰箱中。每位调查对象的 2 个含血浆的冷冻管在干冰状态下从北京运输到英国牛津大学，长期保存于液氮罐中。

2004 年 6 月至 2008 年 7 月间，共有 515 681 人参加了基线调查；最终，具有知情同意书和完整基线调查数据、且年龄在 30～79 岁的调查对象共 512 891 人。农村地区调查人数占 55.9%。研究对象平均年龄为（51.5 ±10.7）岁，男性占 41.0%。

二、随访

CKB 项目的长期随访分为两部分。一是针对暴露因素的随访。项目计划每隔 4～5 年从仍然留存在队列的成员中随机抽取 5% 的个体进行重复调查。二是针对全部队列成员的健康结局开展随访监测。

（一）重复调查

到目前为止，项目已经完成两次重复调查。第一次重复调查于 2008 年基线调查结束后立即启动。在全队列人群的基础上，以调查点（即居委会或行政村）为抽样单位（除外完成基线调查后不足 12 个月的调查点），每个项目地区通过整群随机抽样设计抽取一定数量的调查点，并邀请抽取点内的所有队列成员参加重复调查，除外死亡者。重复调查的内容与基线调查基本一致，在此基础上增加了一些与疾病入院治疗有关的问题。最终完成调查近 2.0 万人。

第二次重复调查于 2014 年完成。第一次重复

调查的调查点全部入选第二次重复调查，同时每个地区再增加 2～3 个调查点。最终完成调查近 2.5 万人。相比基线和第一次重复调查，本次调查进一步增加了与膳食模式、职业暴露、慢性阻塞性肺疾病相关的问卷调查，手握力、心电图、下肢血压、骨密度、脉搏波传导速度、颈动脉超声等体格和影像检查，以及血脂和尿液指标的现场快速检测。

（二）结局随访监测

长期结局随访监测工作在队列成员参加基线调查后 6 个月开始。监测方法涉及常规监测和定向监测。前者主要建立在各地卫生部门现有的常规疾病死亡和发病报告体系的基础上，与当地公安、民政（殡葬）、社会保障以及各级医院和社区医疗服务中心等机构密切联系。后者指的是向社区委托人（如城市社区中的居委会工作人员、农村社区中的村医）提供随访对象名单，通过定期接触以获取相关随访事件的线索。两种方法互为补充，对队列成员的人口学概况、全死因死亡、重要慢性病的发病、迁移和失访情况进行动态追踪随访。

监测内容包括：①死亡监测：即各类疾病（包括伤害）所致的全死因死亡。10 个项目地区均属于中国疾病监测点（Disease Surveillance Points, DSP）系统。各调查点定期将研究对象的名单与公安部门户籍系统以及提交到当地疾控中心的居民死亡医学证明书进行交叉比对。发现有研究对象死亡，项目工作人员对其根本死因进行 ICD-10 编码，并将所有相关信息录入项目随访系统。如果必要，进一步查询研究对象既往的医疗记录补充信息。如果研究对象死于家中或其他非医疗卫生机构场所，或其他经非常规渠道确定的死亡事件，项目人员将查阅医院病案记录或入户调查进行死因推断（verbal autopsy）。②常规发病监测：主要针对缺血性心脏病、脑血管病、慢性呼吸系统疾病、糖尿病和全部恶性肿瘤 5 大类疾病开展。研究对象的发病信息通过关联项目地区建立的全人群慢性病发病监测系统获取。③迁移失访监测：通过比对公安部门户籍系统常住居民搬迁记录及开展定向监测获取。对搬迁后仍在原住址相同行政区内的研究对象，不作为失访，在更新联系方式后仍进行随访。永久性失访指的是队列成员的户口已迁出调查区域，且经查找仍无法得知去向，或虽有明确下落，但无法进行长期随访监测（如户口搬迁到外地等）。

另外，CKB 项目于 2011 年开始利用队列成员的个体身份证号码与各地区的全民医疗保险数据库进

行关联链接。2014年,城市和农村项目地区均成功地匹配到了97%以上的队列成员。通过与医保数据库链接,项目对匹配上的队列成员定期进行住院信息的收集,可系统的了解特定随访期间内发生的所有住院事件;通过医保系统提供的相关住院信息(如医院名称、住院日期和住院号等),对在当地医院诊治的新发主要慢性病的队列成员可进一步查询医院原始病案资料,以收集相关的更为完整的临床特征及诊断依据等信息。医保系统信息收集已经成为补充常规发病、死亡监测的重要且有效的途径。

(三) 病例复核

为了解各个系统上报的主要慢性病发病事件的真实性、准确性以及不同地区、不同医院间诊断准确性的差异,加强项目监测工作的质量管理和控制,CKB项目于2011年启动了队列成员主要发病事件诊断准确性调查及各主要病种的病例复核工作。病例复核的重点在于判断报告准确性和诊断准确性,从而了解病例的真实性,并收集相关资料。目前,已陆续开展了4类主要疾病(肿瘤、卒中、冠心病、呼吸系统疾病)的病例复核工作。复核的依据主要是病历资料,复核的重点是疾病的诊断和亚型。病例复核目前已经成为项目的一项重点与常规工作,日后还会有更多种类的疾病被纳入研究范畴。

三、生物样本库

作为世界上生物样本存储规模居于领先地位的CKB项目样本库存储着项目51万余人的基线调查和两次重复调查的全部样本。目前库存包括生物样本1.7万余盒、DNA样本约0.45万余盒和异地存储样本约1.1万余盒,总生物样本存储规模达到3.3万余盒。

项目样本库质量安全管理体系日益完善。建库以来,样本库严格按照样本储存空间、温度、电源、网络、报警、监控等各项标准进行基础部署,实时对每台样本存储设备的温度变化进行记录和监控,建立突发情况应急处理预案,保证样本存储安全始终处于合理可控范围,从而实现样本安全存储和质量管控。项目实现了样本存储管理的全程电子化,通过样本采集、分装、转运跟踪、接收、定位、储存等一系列电子化程序和软件系统对项目所有样本实施全方位监管,从而最大限度减少人工操作产生错误的可能。

四、小结

CKB项目建立的中国自然人群队列具有以下多项优势:50余万人的超大规模;建立有存储量世界领先的生物样本库;覆盖我国东北、西北、华东、华南和西南具有不同经济发展水平、社会文化背景以及暴露谱和疾病谱的城市和农村地区;引入国际先进的管理理念和技术手段,采用自动化的信息采集系统和生物储存管理系统,坚持标准化操作规范;与当地疾病和死亡监测系统有机整合,极大地提高了疾病监测能力。CKB项目为我国转型期社会人群健康状况的发展和变化、疾病谱的改变及影响因素研究提供了宝贵的人群现场;随着随访时间的延续,必将成为我国人群复杂疾病机制及防治研究不可或缺的重要的基础性资源,为制定重大慢性病防治策略和疾病指南提供本土高质量的病因学证据。

(吕筠　李立明 编,陈坤 审)

参 考 文 献

1. 李立明. 大型人群队列随访监测适宜技术. 北京:中国协和医科大学出版社,2015.
2. 李立明,吕筠,郭彧,等. 中国慢性病前瞻性研究:研究方法和调查对象的基线特征. 中华流行病学杂志,2012,33(3):249-255.
3. Chen Z,Lee L,Chen J,et al. Cohort profile:theKadoorie Study of Chronic Disease in China (KSCDC). International Journal of Epidemiology,2005,34(6):1243-1249.
4. Chen Z,Chen J,Collins R,et al. China Kadoorie Biobank of 0.5 million people:survey methods, baseline characteristics and long-term follow-up. International Journal of Epidemiology,2011,40(6):1652-1666.

第十二章 恶性肿瘤的流行病学研究进展

Progress in Epidemiology of Malignant Tumor

摘要

随着人口的老龄化及生活方式和环境的改变，全球常见恶性肿瘤的总体发病情况呈上升趋势，成为我国以及全球面临的主要的公共健康问题。目前普遍认为，绝大多数恶性肿瘤是环境因素与遗传因素相互作用所致，环境因素是肿瘤发生的始动因素，但个体的遗传特质，在肿瘤的发生和发展过程中也具有重要作用。为了控制恶性肿瘤，必须贯彻预防为主的方针，防治结合，才能有效地降低恶性肿瘤发病率和死亡率。恶性肿瘤的三级预防包括：一级预防是指癌症的病因学预防；二级预防着重于早发现、早诊断和早治疗；三级预防目的在于改善癌症病人的生命质量和预后。

Abstract

With the aging of population and the change of life style and environment, the incidence and mortality of malignant tumor have been steadily increasing and cancer is now one of the major public health problems worldwide, including in China. It is generally believed that the majority of malignant tumor are caused by the interaction of environmental factors and genetic factors. The environmental factor is the initiating factor of a cancer, but the genetic characteristics of the individual also plays an important role in the occurrence and development of a cancer. In order to control malignant tumor, we must carry out the policy of putting prevention first. Only by combining prevention with control can we effectively reduce the incidence and mortality of malignant tumor. The three levels of prevention of malignant tumor include: primary prevention which refers to the etiology of cancer prevention; secondary prevention which focuses on early detection, early diagnosis and early treatment; tertiary prevention which aims to improve the quality of life and prognosis of cancer patients.

肿瘤（tumor）是机体在各种致瘤因素作用下，局部组织的细胞失去对其生长的正常调控导致异常增生与分化而形成的新生物（neoplasm）。肿瘤可分为良性肿瘤和恶性肿瘤。良性肿瘤虽然可挤压周围组织，但并不侵入邻近的正常组织内，周围常形成包膜，因此与正常组织分界明显，手术切除后预后良好。恶性肿瘤统称为癌症（cancer），呈浸润性生长，并常伴有远处转移，破坏受侵袭的器官组织，造成人体消瘦、无力、贫血、食欲不振、发热以及严重的脏器功能受损等，最终导致患者死亡。

恶性肿瘤目前已成为威胁人类健康的严重疾病之一，也是我国以及全球面临的主要的公共健康问题。随着人口的增长、人口结构变化以及生活方式和生活环境的改变，全球常见恶性肿瘤的总体发病情况呈上升趋势。恶性肿瘤现已成为心血管疾病之后的第二大致死性疾病，给社会经济造成了严重负担。国际癌症研究中心（International Agency for Research on Cancer, IARC）的数据表明：2012年全球恶性肿瘤新发病例约1410万，死亡病例约820万。其中男性中发病率排名前5位的恶性肿瘤分别是肺癌、前列腺癌、结直肠癌、胃癌和肝癌；前5位主要死因分别是肺癌、肝癌、胃癌、结直肠癌和前列腺癌。女性中发病率排名前5位的恶性肿瘤分别是乳腺癌、结直肠癌、肺癌、子宫癌和胃癌；前5位主要死因分别是乳腺癌、肺癌、结直肠癌、子宫癌以及胃癌。发达国家恶性肿瘤发病率约为欠发达国家恶性肿瘤发病率的2倍，而恶性肿瘤死亡率约为欠发达国家恶性肿瘤死亡率的108%～115%。发达国家和欠发达国家之间恶性肿瘤发病率和死亡率的差异是多种因素共同影响的结果，包括危险因素分布的不同，检出率和检出时限的差异，以及治疗效果的差异等。因此，早预防、早诊断、早治疗对于恶性肿瘤的防治至关重要。根据预测，2020年全世界恶性肿瘤发病人数将达到1714万，死亡人数将达1005万。21世纪恶性肿瘤仍将是危害人类健康的主要疾病之一，应引起社会普遍的关注和医学相关领域的高度重视。

在我国,恶性肿瘤发病率和死亡率从 20 世纪 70 年代以来一直呈上升趋势。据国家癌症中心统计,2011 年我国恶性肿瘤发病率为 250.28/10 万,累积发病率(0~74 岁)高达 21.20%。肿瘤死亡占全部死因的 1/4。2011 年全国恶性肿瘤死亡率为 156.83/10 万,累积死亡率(0~74 岁)为 12.69%。肺癌、胃癌、肝癌、结直肠癌、食管癌以及女性乳腺癌是我国常见的恶性肿瘤和主要的死亡病因。恶性肿瘤严重影响患者的生存质量和期望寿命,我国恶性肿瘤患者 5 年生存率较低,仅为 30.9%;2010 年,我国因恶性肿瘤造成的潜在减寿年(potential years of life lost,PYLL)为每千人 13.48 年,因恶性肿瘤造成的每千人伤残调整寿命年(disability adjusted life year,DALY)为 18.10 年。

恶性肿瘤流行病学主要以人群为研究对象,以描述、分析、实验和分子流行病学等多种方法为手段,描述恶性肿瘤的流行病学分布特征,寻找其影响因素,探明恶性肿瘤病因,并与临床医学相结合,制定相应的防治措施并对措施加以评价,为恶性肿瘤防治策略的制定提供重要的线索和依据。恶性肿瘤是严重威胁人类健康和阻碍社会发展的重大疾病,给个人、家庭和社会都造成了极大的负担。另一方面,恶性肿瘤的发生和发展过程复杂,影响因素多样,揭示恶性肿瘤致病机制必然是一项长期的研究。因此,恶性肿瘤流行病学研究不仅十分重要,而且任务艰巨。

第一节　流行特征

一、时间趋势

1. 世界范围内肿瘤流行的时间趋势　从世界范围看,1990—2013 年大部分国家和地区的恶性肿瘤发病率都呈上升趋势,尤其在欠发达国家和地区,恶性肿瘤发病率增长更为明显。虽然部分恶性肿瘤如肺癌、胃癌、食管癌和女性宫颈癌的发病率略有下降,但随着人口增长及人口结构的老龄化,几乎所有恶性肿瘤(霍奇金淋巴瘤除外)的新发病例数仍在逐年增长。由于医疗条件的改善,全球大部分国家和地区的恶性肿瘤死亡率有所下降,但部分欠发达地区恶性肿瘤死亡率仍在不断上升。恶性肿瘤致死在所有死亡原因中所占的比率从 1990 年的 12% 上升到 2013 年的 15%。2013 年,全球因恶性肿瘤造成的伤残调整寿命年高达 19 630 万,相比于 1990 年增加了 29%,其中发达国家增加了 10%,发展中国家则增加了 40%。

在各类常见恶性肿瘤中,肺癌仍是全球最主要的癌症。近年来,肺癌全球发病率有所下降,相比于 1990 年,2013 年全球肺癌年龄标化发病率降低了

6%。其中男性发病率自 20 世纪 90 年代中期以来逐年下降,而女性肺癌发病率则缓慢上升。由于饮食结构的改善和对肿瘤危险因素的行为干预,胃癌、食管癌的年龄标化发病率在全世界范围内下降明显。而对宫颈癌早期筛检的普及和 HPV 疫苗的广泛应用使得女性宫颈癌年龄标化发病率下降了近一半。然而,部分肿瘤的发病情况不容乐观。在女性中,乳腺癌是最主要的恶性肿瘤之一,也是女性的常见死因之一。从全球范围来看,自 2000 年以来,乳腺癌的发病率持续上升。虽然发展中国家的乳腺癌发病率要低于发达国家,但近年来其乳腺癌发病率上升更为迅速,使得发达国家和发展中国家乳腺癌发病率的差距逐渐缩小。相比于 1990 年,2013 年全球乳腺癌年龄标化发病率升高了 17%,其中发展中国家上升了 46%,发达国家上升了 8%。在男性中,前列腺癌是所有肿瘤中发病率上升最快的恶性肿瘤:2013 年全球前列腺癌年龄标化发病率相比于 1990 年增加了 69%,其中,发展中国家增加了 135%,而发达国家也增加了 63%(表 12-1)。

表 12-1　1990 年与 2013 年全世界主要恶性肿瘤发病情况比较

恶性肿瘤	发病例数		发病率变化(%)		
	1990 年	2013 年	人口增长	人口结构	发病率改变
所有	8 510 588	14 942 583	35	35.6	5
肺癌	1 113 162	1 798 179	35	39.1	−12.5

续表

恶性肿瘤	发病例数		发病率变化（%）		
	1990 年	2013 年	人口增长	人口结构	发病率改变
乳腺癌	906 618	1 804 209	35	38	26
结直肠癌	818 440	1 571 590	35	41.5	15.7
胃癌	800 136	984 206	35	40.3	−52.2
肝癌	465 014	792 293	35	37.2	−1.8
食管癌	303 510	441 767	35	39.9	−29.3
前列腺癌	454 412	1 442 460	35	41.5	140.9
宫颈癌	447 344	485 297	35	32.2	−58.7
非霍奇金淋巴瘤	226 661	465 488	35	29.8	40.6
胰腺癌	183 076	350 361	35	41.7	14.7
白血病	297 404	414 443	35	12.3	−7.9
膀胱癌	263 307	401 174	35	42.1	−24.7
恶性黑色素瘤	151 601	272 481	35	33.1	11.7
胆管癌	136 503	186 253	35	42.5	−41
肾癌	142 463	294 501	35	34.7	37.1
卵巢癌	137 417	226 204	35	35.8	−6.1

（全球疾病负担癌症协作组，2014）

2. 我国恶性肿瘤流行的时间趋势 全国肿瘤防治研究办公室对我国 1989—2008 年恶性肿瘤登记数据的研究表明（图 12-1），我国恶性肿瘤发病率从 1989 年的 184.81/10 万上升到 2008 年的 286.69/10 万。近 20 年来，城乡地区和不同性别的恶性肿瘤发病率均呈显著上升趋势。常见恶性肿瘤的发病率持续升高，其中胃癌、肝癌和食管癌缓慢上升，而肺癌、乳腺癌和结直肠癌发病率上升明显。中国恶性肿瘤死亡率从 1989 年的 156.93/10 万上升到 2008 年的 184.67/10 万。恶性肿瘤死亡率男性

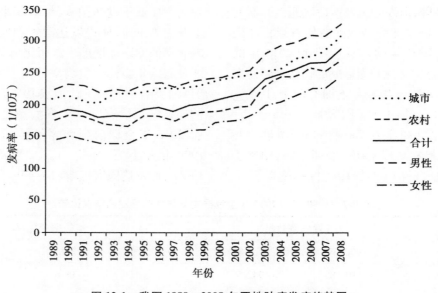

图 12-1 我国 1989—2008 年恶性肿瘤发病趋势图
（陈万青等，2015）

高于女性,农村高于城市。近 20 年来,恶性肿瘤粗死亡率每年以 1.0% 速度递增,经年龄标化后,恶性肿瘤死亡率每年以 1.2% 的速度递减,说明人口老龄化是引起我国恶性肿瘤死亡率升高的主要原因。

恶性肿瘤发病率和死亡率随时间的动态变化反映的是相应的影响因素的变化。社会经济的发展、生活方式的转变、生存环境的改变以及医疗水平的提升等因素对恶性肿瘤在人群中的流行均发挥着重要作用。在今后很长一段时间内,人口老龄化进程加快将不断加重包括恶性肿瘤在内的多种疾病负担。

二、地区分布

(一) 恶性肿瘤在世界范围内的分布

世界不同国家、不同地区恶性肿瘤的发病率和死亡率存在极大的差别(表 12-2)。总体来说,发达国家和地区的恶性肿瘤发病率高于欠发达国家和地区,西欧地区恶性肿瘤标化发病率是东非地区恶性肿瘤发病率的 2 倍以上,而北美地区恶性肿瘤标化发病率更达到西非地区恶性肿瘤发病率的 3 倍以上。尽管如此,东非地区恶性肿瘤标化死亡率却略高于西欧地区,北美地区恶性肿瘤死亡率约为西非地区恶性肿瘤死亡率的 1.5 倍。全球范围内,57% 的恶性肿瘤患者和 65% 的恶性肿瘤死亡来自于欠发达国家。不同肿瘤在不同国家和地区的发病率和死亡率差别也很大。大部分恶性肿瘤在高发地区和低发地区发病率的差别可达 10 倍以上,例如男性结直肠癌标化发病率在澳大利亚和新西兰高达 44.8/10 万,在西非地区仅为 4.5/10 万;男性肺癌标化发病率在中欧和东欧高达 53.5/10 万,在西非仅为 1.7/10 万。欧美国家是乳腺癌、结直肠癌、前列腺癌的高发地区,而中国所在的东亚地区是胃癌、肝癌和食管癌的高发地区。

表 12-2　2012 年全球不同地区恶性肿瘤发病率和死亡率估计

	发病率($1/10^5$)			死亡率($1/10^5$)		
	男性	女性	总体	男性	女性	总体
东非	120.7	154.7	137.8	103.8	110.5	106.5
中非	91.8	110.7	100.8	82.3	82.3	81.2
北非	133.5	127.7	129.7	99.9	75.7	86.8
南非	210.3	161.1	177.5	136.5	98.7	112.5
西非	78.7	112.4	95.3	68.5	75.7	71.6
东亚	225.4	151.9	186.0	159.3	80.2	117.7
中南亚	98.4	103.3	100.1	74.8	64.7	69.3
东南亚	147.6	132.6	138.2	114.1	79.5	94.8
西亚	192.8	150.2	168.2	129.3	81.3	103.0
加勒比海	207.7	168.0	185.4	119.8	87.7	102.0
中美	125.8	141.9	133.6	76.6	72.1	73.7
北美	344.2	295.4	315.6	123.2	91.7	105.5
南美	206.7	180.6	190.6	118.0	88.4	101.2
中欧和东欧	260.0	193.5	216.1	173.4	91.6	123.4
北欧	298.4	263.9	277.4	126.2	94.4	108.2
南欧	297.6	220.4	253.6	137.9	78.9	105.2
西欧	343.7	263.7	298.7	131.3	83.6	105.0
澳大利亚/新西兰	365.3	277.9	318.5	115.3	82.6	97.6

(IARC:Global Cancer 2012)

(二) 恶性肿瘤在我国不同地区的分布

我国幅员辽阔,地大物博,多元的民族文化和多变的地理环境形成了不同地区人群生活方式的不同和生活环境的差异。因此,各类肿瘤在我国具有明显的地区性分布特点,常有明显的高发区和低发区。食管癌具有明显的地理聚集现象,尤其在我国有着明显的地方性高发特点:高发区主要分布在河南、河北和山西三省交界的太行山区,鄂皖交界的大别山区,发病率和死亡率以华中地区为中心呈现出不规则同心圆的地理分布,其中高发地之一的河北省邯郸市食管癌年死亡率高达303.37/10万。我国肝癌的地理分布具有沿海高于内地,东南和东北部高于西北、华北、西南部,沿海岛屿和江河湖口又高于沿海其他地区的特点。同时肝癌死亡率随着经度和纬度的增加而升高。云南省的肺癌发病率是全国平均水平的两倍,其中宣威县是我国最早发现的肺癌高发地区之一。宣威地区烟煤储量丰富,该地区肺癌的高发与燃煤引起的室内空气污染关系密切。鼻咽癌在我国的分布也呈明显的地区差异:在北方省份,鼻咽癌发病率在1/10万左右,属罕见恶性肿瘤,而南方省份如福建、江西、广东、广西鼻咽癌发病率较高。在广东省和香港特别行政区,鼻咽癌发病率已达到10/10万以上。而在广东省,鼻咽癌发病也有明显的地区聚集性,主要分布在珠江三角洲和西江流域,包括广州市、深圳市、中山市、东莞市、佛山市、肇庆市和江门市等,形成一个鼻咽癌高发带。

(三) 恶性肿瘤在我国的城乡分布

我国城乡经济水平、生活条件和卫生资源存在较大差异,因此恶性肿瘤的分布特征在城乡之间也具有显著差异。2011年,我国城市地区恶性肿瘤发病率为261.38/10万,农村地区恶性肿瘤发病率为238.60/10万(表12-3)。所有的恶性肿瘤新发病例中,53.54%来自于城市,46.46%来自于农村。城市地区恶性肿瘤发病率高于农村地区,但恶性肿瘤死亡率却略低于农村。据统计,2011年我国城市恶性肿瘤死亡率为154.37/10万,农村恶性肿瘤死亡率为159.42/10万。城乡地区流行的恶性肿瘤的种类也有差别。城市地区表现为发达国家的癌谱特征,肺癌、结直肠癌、乳腺癌等恶性肿瘤发病率高于农村地区,而农村地区上消化道恶性肿瘤发病率高于城市地区。城市地区恶性肿瘤发病率最高的前5位分别为:肺癌(49.44/10万)、乳腺癌(46.74/10万)、结直肠癌(28.25/10万)、胃癌(27.93/10万)和肝癌(23.82/10万)。农村地区恶性肿瘤发病率最高的前5位分别为:肺癌(49.14/10万)、胃癌(34.66/10万)、食管癌(30.19/10万)、肝癌(29.10/10万)和乳腺癌(28.43/10万)。虽然不同恶性肿瘤发病率在城市和农村差异很大,但城市和农村排在前3位死因顺位的恶性肿瘤相同,由高到低均依次为肺癌、肝癌和胃癌。除肺癌以外,其余各种常见恶性肿瘤的死亡率均表现为农村高于城市。

表12-3 2011年我国城市和农村地区恶性肿瘤发病和死亡情况

区域	性别	发病*		死亡#	
		发病率	累积发病率	死亡率	累积死亡率
全国	总体	250.28	21.20	156.83	12.69
	男性	277.77	25.02	194.88	16.72
	女性	221.37	17.43	116.81	8.67
城市	总体	261.38	21.28	154.37	11.79
	男性	281.81	24.52	190.31	15.53
	女性	240.09	18.22	116.90	8.15
农村	总体	238.60	21.08	159.42	13.65
	男性	273.57	25.55	199.64	17.98
	女性	201.49	16.51	116.71	9.22

注:* 发病率单位为1/10万,累积发病率为0岁~74岁累积发病频率(%)
死亡率单位为1/10万,累积死亡率为0岁~74岁因恶性肿瘤累积死亡频率(%)
(国家癌症中心,2015中国肿瘤登记年报)

三、人群分布

1. 性别 2011年,我国男性恶性肿瘤发病率和死亡率分别为277.77/10万和194.88/10万,女性恶性肿瘤发病率和死亡率分别为221.37/10万和116.81/10万。现阶段无论是发病率还是死亡率男性均高于女性,且农村地区的性别差异大于城市地区。近 20 年来,我国恶性肿瘤发病的男女性别差异逐渐缩小,由 1989 年的 1.56 下降至 2008 年的 1.35。除了男性特有肿瘤如前列腺癌和女性肿瘤如乳腺癌、卵巢癌和宫颈癌外,大多数常见恶性肿瘤的发病率和死亡率均表现出男性高于女性的特点。女性中甲状腺癌发病率明显高于男性,可能与男女体内激素水平的差异有关。此外,男性的恶性肿瘤平均发病年龄略高于女性:2008 年男性恶性肿瘤平均发病年龄为 64.87 岁,而女性平均发病年龄为 61.81 岁。

2. 年龄　恶性肿瘤可发生在任何年龄。一般情况下,40 岁以前恶性肿瘤发病率处于相对较低水平,40 岁以后恶性肿瘤发病率随着年龄的增长快速增加,并于 80~85 岁达到高峰。因此老年人发生癌症的危险性最高。然而,各年龄段都有其相应的高发恶性肿瘤:儿童期白血病、脑瘤和恶性淋巴瘤的发病率和死亡率最高;肝癌和白血病是青壮年时期最常见的恶性肿瘤;中老年时期则以胃癌、食管癌、肺癌等恶性肿瘤为主。乳腺癌还呈现青春期和更年期两个发病高峰。2011 年我国恶性肿瘤年龄别死亡率见表 12-4。

表 12-4　2011 年我国恶性肿瘤年龄别死亡率

年龄组	全国范围($1/10^5$)			城市($1/10^5$)			农村($1/10^5$)		
	总体	男性	女性	总体	男性	女性	总体	男性	女性
0 ~	5.36	5.72	4.94	7.70	8.65	6.63	3.36	3.27	3.46
1 ~	4.22	4.41	4.00	4.05	4.62	3.40	4.37	4.23	4.54
5 ~	2.98	3.43	2.44	2.65	3.06	2.18	3.26	3.75	2.68
10 ~	3.38	3.79	2.88	3.14	3.18	3.10	3.58	4.31	2.69
15 ~	4.73	5.42	3.94	4.52	5.69	3.19	4.90	5.21	4.53
20 ~	5.80	6.93	4.57	5.32	5.92	4.65	6.14	7.65	4.51
25 ~	8.13	8.93	7.31	7.35	7.45	7.24	8.99	10.48	7.39
30 ~	14.29	15.15	13.61	13.08	13.06	13.09	16.27	18.12	14.37
35 ~	27.41	31.01	23.71	25.41	28.05	22.73	29.99	34.79	24.99
40 ~	55.44	63.29	47.25	49.63	54.89	44.09	62.38	73.50	50.98
45 ~	104.66	129.01	79.15	96.42	116.58	74.76	114.62	144.50	84.31
50 ~	167.78	215.71	117.14	163.69	210.16	113.87	173.17	223.12	121.38
55 ~	284.74	376.54	190.70	254.70	339.20	168.11	317.93	417.80	215.66
60 ~	418.09	556.42	277.45	369.86	496.47	242.31	467.26	617.00	313.62
65 ~	582.04	782.21	382.74	536.73	723.82	355.37	626.93	838.54	410.59
70 ~	854.42	1142.01	576.02	821.71	1092.32	570.98	889.67	1193.15	581.70
75 ~	1158.24	1558.89	805.25	1164.16	1529.76	842.07	1151.71	1590.99	764.70
80 ~	1422.24	1935.95	1017.27	1546.62	2048.74	1125.63	1288.36	1805.49	907.04
85+	1457.47	2089.38	1089.26	1690.19	2348.33	1279.74	1204.58	1781.29	892.89
整体	156.83	194.88	116.81	154.37	190.31	116.90	159.42	199.64	116.71

(国家癌症中心,2015 中国肿瘤登记年报)

3. 种族　不同种族的恶性肿瘤发病率和死亡率存在较大差别。鼻咽癌是种族差异非常明显的恶性肿瘤,我国广东人群的鼻咽癌发病率居全球首位。皮肤癌与皮肤色素沉着有关,不同肤色的人种对皮肤癌的易感性也不同,其中白种人易患皮肤癌,美国白人的恶性黑色素瘤发病率比黑人高几十倍。此外,印度人口腔癌高发,哈萨克人食管癌较为常见。

恶性肿瘤的种族分布差异不仅反映肿瘤遗传易感性的差异,同时与不同种族的生活方式、生活环境具有密切关联。

4. 婚育状况　女性婚育状况与乳腺癌、宫颈癌等女性特有肿瘤相关。与有生育史、哺乳史的女性相比,无生育史和哺乳史的女性中乳腺癌的发病率更高。另一方面,早婚、早育和多产的女性宫颈癌多发。

5. 职业 恶性肿瘤的职业分布通常与职业性致癌因素有关。在工作环境中长期接触致癌因素，经过较长的潜伏期而患某种特定的肿瘤，称为职业性肿瘤。职业性皮肤癌是最早发现的职业肿瘤，多见于煤焦油和石油产品行业。职业性呼吸道肿瘤是我国常见的职业性肿瘤，具有致呼吸道肿瘤作用的物质有砷、石棉、氯甲醚类等。职业性膀胱癌主要的致癌物质为芳香胺类。此外，接触高浓度苯可引起白血病，接触氯乙烯可引起肝血管肉瘤，大剂量X线照射可引起白血病和皮肤癌。

四、我国主要的恶性肿瘤流行特征

1. 肺癌 肺癌是危害我国公众的主要恶性肿瘤之一。现阶段，我国肺癌的发病率和死亡率均居全部恶性肿瘤之首。随着社会经济的飞速发展，居民生活方式的急剧转变，人口老龄化进程的不断加快，以及人群吸烟率的居高不下，近年来我国肺癌的危害呈不断加剧趋势。据全国肿瘤防治研究办公室提供的数据，我国城市男性肺癌发病率已从1989—1993年的61.6/10万上升到2004—2008年的70.7/10万，女性肺癌发病率也从1989—1993年的29.7/10万快速上升至2004—2008年的36.5/10万。全国三次死因调查结果显示，21世纪初我国肺癌死亡率已达到30.84/10万，较20世纪70年代第一次死因调查的5.60/10万和90年代第二次死因调查的15.19/10万均明显升高。肺癌在所有恶性肿瘤中的死因构成由第一次死因调查的7.35%和第二次死因调查的16.20%提高至22.70%。癌症死亡顺位也由第5位和第3位跃居至第1位。2008年，我国肺癌新发病例数约为52.2万，死亡病例数约为45.3万。据专家预测，2030年我国肺癌新发病例数将超过95万，肺癌死亡病例数将达85万以上。

无论在城市还是农村，肺癌发病率和死亡率均居所有恶性肿瘤之首。然而，由于我国城乡经济发展的程度不同、生活方式和生存环境差异，以及医疗条件和健康相关知识知晓水平的不同，肺癌的发病也存在明显城乡差异。1989—2008年期间，我国城市地区的肺癌年龄标化发病率均高于农村地区，且城市男性和女性的发病率也均明显高于农村地区的男性和女性。值得注意的是，肺癌的城乡差异有逐步缩小的趋势。肺癌发病率的城乡比从1989年的2.07下降到2008年的1.14，其中男性肺癌发病率的城乡比从1989年的1.99下降到2008年的1.07，

女性肺癌发病率的城乡比从1989年的2.25下降到2008年的1.32。

肺癌的发病率和死亡率随年龄增加而上升。肺癌发病率和死亡率在45岁之前缓慢上升，45岁以后则快速增长。在任何年龄段，男性肺癌发病率均高于女性，随着年龄增加，两者的差别越来越大。此外，近年来我国肺癌的平均发病年龄呈明显增高趋势，男性由1989年的65.32岁提高到2008年的67.87岁，女性由1989年的65.14岁提高到2008年的68.05岁。肺癌平均发病年龄的增高与人口老龄化，期望寿命增加有关。

2. 胃癌 胃癌曾是我国首位恶性肿瘤死因，近年来死亡率已呈下降趋势，从癌症死因的首位移至肺癌和肝癌之后的第3位。即便如此，我国胃癌发病率和死亡率仍居全球较高水平。据IARC公布的统计数据显示，2012年全球胃癌新发病例95.2万，中国胃癌新发病例40.5万，占全球胃癌发病的42.6%；2012年全球范围内胃癌死亡病例72.3万，死亡率为10.2/10万，我国胃癌死亡病例32.5万，死亡率为21.9/10万，约为全球平均死亡率的2倍。据估计，2030年我国胃癌新发病例人数将达到86万，胃癌死亡人数将达到67.9万。

我国胃癌的城乡分布差异明显，农村的胃癌发病率和死亡率明显高于城市。全国肿瘤登记中心的数据显示，2003—2007年农村男性和女性胃癌世标发病率分别是城市男性和女性的2.88倍和2.52倍；农村男、女性胃癌在新发癌症病例中分别占26.10%和18.76%，城市则分别占11.74%和6.95%。农村男性胃癌世标死亡率是城市男性的3.04倍，农村女性是城市女性的2.85倍。我国胃癌高发地区主要集中在东北三省（辽宁、吉林、黑龙江），西北三省（青海、宁夏、甘肃）及华东三省（福建、江苏、山东），胃癌死亡率以东部、西北部为最高。而广东、广西等华南地区以及云南、贵州所在的云贵高原为胃癌低发区。

胃癌多见于男性，2011年我国男性胃癌发病率为42.77/10万，女性胃癌发病率为18.18/10万，男女比例约为2.35∶1；男性胃癌死亡率为29.72/10万，女性胃癌死亡率为13.68/10万，男女比例约为2.17∶1。胃癌发病率和死亡率均随年龄增长而增加。35岁以前男性和女性的胃癌发病率均低于10/10万，从40岁起，胃癌年龄别发病率均随年龄增长而迅速增高，并在80～85岁达最高（204.58/10万），85岁以后下降至167.05/10万。胃癌年龄别

死亡率随年龄的变化与发病率的变化相一致，也是在 80~85 岁达到高峰(219.73/10 万)，85 岁以后下降至 205.82/10 万。随着年龄的增加，男性发病率和死亡率与女性的差距也越来越大。人口的老龄化是造成癌症死亡率上升的主要原因，也是老年人胃癌死亡率上升的主要原因之一。

3. 肝癌　我国是肝癌高发区，近年来肝癌发病率具有缓慢上升趋势。据全国肿瘤防治研究办公室提供的数据，我国城市男性肝癌发病率已从 1989 年的 31.13/10 万上升到 2008 年的 37.81/10 万，女性肝癌发病率也从 1989 年的 12.19/10 万上升至 2008 年的 13.71/10 万。全国三次死因调查结果显示肝癌死亡率呈明显上升趋势，由 20 世纪 70 年代的 10.75/10 万上升到 90 年代的 20.37/10 万，幅度增加近一倍。到 21 世纪初，我国肝癌死亡率上升至 26.26/10 万。肝癌死亡占所有恶性肿瘤死亡的死因构成由 70 年代的 14.48% 上升至 90 年代的 18.82%，再上升至 21 世纪初的 19.33%。死因顺位由 70 年代的第 3 位上升到 90 年代乃至 21 世纪初的第 2 位，已成为我国主要的肿瘤死因之一。2008 年，我国肝癌新发病例人数约为 40.2 万，占所有恶性肿瘤发病例数的 14.3%，死亡病例数约为 37.2 万，占所有恶性肿瘤死亡例数的 19.0%，据预测，2030 年我国肝癌发病人数和死亡人数都将接近 65 万。

我国肝癌的分布具有地区聚集性，主要特点为沿海高于内地，东南和东北部高于西北、华北、西南部，沿海岛屿和江河湖口又高于沿海其他地区。江苏、广西、福建和黑龙江等为肝癌死亡较高的省份，而云南、贵州、北京、天津等省(直辖市)肝癌水平相对较低。肝癌的发病和死亡情况也具有一定的城乡差异。《2012 年中国肿瘤登记年报》结果显示，中国城市居民肝癌发病率和死亡率分别为 26.63/10 万和 24.15/10 万，农村肝癌发病率和死亡率分别为 32.98/10 万和 29.91/10 万，农村肝癌发病率和死亡率均比城市高 1.23 倍。近年来，这种城乡差异有逐步缩小的趋势，肝癌发病率的城乡比已从 1989 年的 0.51 上升到 2008 年的 0.61。此外，城市和农村人群肝癌平均发病年龄也不同。城市男性平均发病年龄比农村男性高 9 岁，城市女性比农村女性高 10 岁。

肝癌的发病和死亡有较大的性别差异，男、女发病率和死亡率性别比分别为 2.78∶1 和 2.74∶1。与肺癌相似，近年来我国肝癌的平均发病年龄呈增高趋势，男性由 1989 年的 57.14 岁提高到 2008 年的 60.34 岁，女性由 1989 年的 61.69 岁提高到 2008 年的 66.47 岁。肝癌发病率和死亡率均随年龄增长而增加，尤其是 40 岁以后，肝癌发病率和死亡率的增长速度明显加快。无论男性还是女性，其发病率和死亡率非常接近，发病率略高于死亡率，但 70 岁以后，死亡率高于发病率，提示肝癌病死率高，预后很差，因此亟须在肝癌的预防和治疗方面做大量工作。2011 年我国主要恶性肿瘤死亡情况见表 12-5。

表 12-5　2011 年我国主要恶性肿瘤死亡情况

排名	男性			女性		
	恶性肿瘤	死亡率(1/10⁵)	百分比(%)	恶性肿瘤	死亡率(1/10⁵)	百分比(%)
1	肺癌	52.76	27.08	肺癌	25.08	21.47
2	肝癌	34.64	17.77	胃癌	13.83	11.84
3	胃癌	29.93	15.36	肝癌	12.67	10.85
4	食管癌	22.38	11.48	食管癌	9.80	8.39
5	结直肠癌	12.51	6.42	结直肠癌	9.64	8.25
6	胰腺癌	5.88	3.01	乳腺癌	9.21	7.88
7	脑癌	4.13	2.12	胰腺癌	4.89	4.19
8	白血病	4.04	2.07	子宫颈癌	3.56	3.05
9	淋巴瘤	3.63	1.86	脑癌	3.39	2.90
10	膀胱癌	3.03	1.56	白血病	3.00	2.57

(国家癌症中心,2015 中国肿瘤登记年报)

第二节 危 险 因 素

恶性肿瘤的发病是多因素、多效应、多阶段的复杂过程。目前普遍认为,绝大多数恶性肿瘤是环境因素与遗传因素相互作用所致。恶性肿瘤分布的地理性差异现象、移民流行病学、动物致癌实验以及人类细胞体外恶性转化实验等都支持环境因素是大多数恶性肿瘤病因这一观点。虽然环境因素是肿瘤发生的始动因素,但个体的自身因素,如遗传特质、年龄、性别、免疫和营养状况等,在肿瘤的发生和发展过程中也具有重要作用。同样暴露于特定的致癌环境,有的人发生肿瘤,而另一些人不发生肿瘤,这表明恶性肿瘤是环境因素和遗传因素共同作用的结果。目前认为因遗传背景改变所致的肿瘤发病约占5% ~ 10%,环境因素导致的肿瘤发病占90% ~ 95%,其中饮食约占30% ~ 35%,感染约占15% ~ 20%,肥胖占10% ~ 20%,其他占10% ~ 15%。中国人群肿瘤死亡的29.7%由感染所致。这不但科学地概括了大多数肿瘤发生的原因,而且提供了一个重要信息,即大多数肿瘤的病因是外源性的而不是先天的或遗传的,因此是可以预防的。

一、环境因素

(一) 化学因素

大部分人类恶性肿瘤与环境因素有关,而其中最主要的是环境中的化学因素。目前已证实可对动物致癌的化学物有100多种,通过流行病学研究证实对人类有致癌作用的达30多种。更重要的是,各种不健康的生活方式也会作用于机体,使机体内产生致癌化学物质如氧自由基等从而影响肿瘤的发生。因此,环境中的化学致癌因素除了来自于烟草、食品、药物、饮用水以及工业、交通等污染物等的有害化学物以外,还有影响体内化学环境的长期不良生活方式和生活状态,如不良的饮食习惯、缺乏锻炼、肥胖等。

1. 吸烟 香烟燃烧过程中可产生40多种致癌物质,包括尼古丁生物碱、多环芳烃类化合物、焦油、丙烯、亚硝基化合物、一氧化碳、重金属元素等。这些致癌因素通过不同机制导致癌症发生。吸烟是一个重要的环境致癌因素,15% ~ 30%的癌症可归因于吸烟,每年全球因吸烟导致的癌症死亡更高达150万以上。吸烟引起的主要的恶性肿瘤是肺癌,据估计,80%的肺癌可归因于吸烟,且吸烟量、吸烟年限与肺癌发病存在显著的剂量反应关系。此外,吸烟与口腔癌、咽癌、喉癌、食管癌、胰腺癌以及女性乳腺癌、卵巢癌、子宫癌的发生都有密切关联。吸烟不仅危害吸烟者本人的健康,还会对周围的非吸烟者产生严重危害,吸二手烟也可增加癌症发生和死亡风险。相反,控烟可降低肺癌死亡率,相比于1991 年,美国2003 年肺癌死亡人数下降的40%受益于20 世纪50 年代以来吸烟率的下降。

2. 饮酒 饮酒与肝癌、上消化道恶性肿瘤、结直肠癌及女性乳腺癌相关。WHO 和美国癌症学会已经确认酒精可增加口腔、咽和食管等部位恶性肿瘤的危险性。肝脏是酒精主要的代谢器官,长期饮酒可增加肝脏负荷,损坏肝功能,严重时形成肝硬化甚至导致肝癌的发生。

3. 肥胖 根据WHO 的定义,BMI 在25 ~ 30kg/m² 时为超重,超过30kg/m² 时为肥胖。现代生活中超重和肥胖已经是亟待解决的公共卫生问题。超重和肥胖能够增加某些恶性肿瘤的患病风险,包括结直肠癌、肾癌、食管癌、胰腺癌以及女性乳腺癌(绝经后)等。研究表明,高 BMI($>40kg/m^2$)人群患各种癌症的危险性升高,其中男性提高52%,女性提高了62%。关于肥胖增加癌症发病的机制,一般认为身体脂肪会影响体内激素水平,过多的脂肪导致体内激素水平失衡,进而导致肿瘤发生。有研究表明人体脂肪细胞会释放包括雌激素在内的某些激素,从而增加肥胖人群患乳腺癌的风险。

4. 饮食 据专家估计,饮食因素所致的恶性肿瘤约占全部肿瘤的30% ~ 35%。在食品生产、加工以及食用过程中的方方面面都可能会影响肿瘤易感性。其一,食物若生产或储存不当可产生各种化学致癌物质,如谷物在贮存过程中可能被黄曲霉素污染,腌制食品中可能会含有亚硝酸盐,食品煎炸不当产生杂环胺;其二,不良的进食习惯促进肿瘤发生,如长期进食温度过高导致食管损伤而易患食管癌;其三,不同的饮食结构影响肿瘤易感性,如碳水化合物和食盐摄入过高易导致胃癌,高脂饮食易触发结直肠癌、胰腺癌、乳腺癌等多种恶性肿瘤,红肉及加工过的肉类能增加消化道肿瘤的发病风险,相反,多摄入水果与蔬菜可降低食管癌及胃癌的风险。

（二）物理因素

人类对某些物理因素致癌认识已有近百年的历史。目前为止，已经肯定的物理因素主要有电离辐射、紫外线辐射和一些矿物纤维。一般认为，物理致癌因素主要与某些职业性癌症关系密切，对于人类肿瘤的总负荷而言，其重要性可能远小于与生活方式有关的致癌因素。

1. 电离辐射　电离辐射是指能量大到足以驱逐靶原子或靶分子中的一个或多个轨道电子的辐射。这种辐射的重要特征是可在局部释放大量能量，导致具有重要生物学作用的化学键断裂。与电离辐射有关的人类恶性肿瘤主要有皮肤、肺、乳腺、骨和甲状腺肿瘤以及白血病。辐射致癌的机制还不十分清楚，目前普遍认为辐射导致的持续的氧化应激在肿瘤的发生发展中起重要作用，而辐射诱发的基因组不稳定，如癌基因的激活和抑癌基因失活可能是各种致癌因素作用的共同途径。

2. 紫外线辐射　流行病学资料表明，长期暴露于紫外线辐射主要引起皮肤的基底细胞癌和鳞状细胞癌，而另一种死亡率较高的恶性黑色素瘤与紫外线辐射的关系尚不十分明确。皮肤中的黑色素对紫外线辐射具有屏障作用，因此不同肤色的人种对紫外线辐射诱发的皮肤癌敏感性不同。白色人种的皮肤癌发病率很高，是亚洲人发病率的40倍。研究发现，阳光中的紫外线辐射可诱发特异的DNA损伤，如果这些DNA损伤不被有效地修复即可引发癌症。

3. 矿物纤维　石棉是一类天然纤维状的水合硅酸盐矿物的商业名称。20世纪50年代发现石棉矿工的肺癌和恶性间皮瘤与石棉有关；60年代发现接触石棉的工人的肺癌和恶性间皮瘤发生率增加。石棉与肺癌和恶性间皮瘤的病因学关系已经确定，我国政府已于1986年将暴露于石棉而致的恶性间皮瘤和肺癌定为职业性肿瘤。对于致癌性而言，纤维的物理形态可能比化学成分更加重要。但总体来说，纤维致癌的机制尚未完全阐明。

（三）生物因素

生物因素是人类肿瘤的主要病因之一，目前至少有8种病毒已被证实与人类恶性肿瘤有关。除了病毒，其他生物致癌因素还包括细菌和寄生虫等。

1. 肝炎病毒与肝细胞癌　20世纪70年代发现，肝癌发病率分布与慢性乙型肝炎病毒（hepatitis B virus，HBV）感染分布相一致。HBV是一种嗜肝性DNA病毒。研究表明，HBV表面抗原（HBsAg）阳性者肝细胞癌发病率比HBsAg阴性者高近100倍。慢性HBV感染是亚洲和非洲一些地区原发性肝细胞癌的重要病因。在肝炎病毒中，丙型肝炎病毒（hepatitis C virus，HCV）也与肝癌有密切关系。HCV是一种RNA病毒，感染易发展为慢性肝炎。已有文献报道HCV肝炎患者患肝癌的相对风险比正常人高近20倍。据估计，全球范围内约有25%的肝癌与HCV感染有关，尤其是在HBV感染率较低的国家，大部分肝癌患者存在慢性HCV感染。

2. 人乳头瘤病毒与肿瘤　已知的人乳头瘤病毒（human papilloma virus，HPV）有100多种，其中大约30种可感染生殖道。根据是否诱发恶性肿瘤，将HPV分为高危险型（如HPV-16、HPV-18等）和低危险型（如HPV-6、HPV-11等）。Harald zurHause于20世纪70年代首先提出生殖道肿瘤与乳头瘤病毒有关，并因这一发现于2008年获诺贝尔生理医学奖。随后大量的分子流行病学研究一致表明，HPV感染显著增加宫颈癌患病风险，相对风险高达20～100倍。除此之外，大约80%的肛门癌和30%的外阴、阴道、阴茎和口咽癌可归因于HPV感染。

3. Epstein-Barr病毒与肿瘤　Epstein-Barr病毒（EBV）是Epstein、Achong和Barr于1964年在培养的Burkitt淋巴瘤细胞中发现的，已被列为I类致癌因子。EBV属疱疹病毒家族，在人群中感染十分普遍，发展中国家的人群往往在儿童期即被感染，而发达国家的感染一般推迟到青少年时期。原发感染后EBV可终生潜伏，并可引起多种急性和慢性疾病。其中，原发性感染引起的疾病主要是急性传染性单核细胞增多症，潜伏感染所致慢性疾病主要是各类肿瘤，如Burkitt淋巴瘤、鼻咽癌、Hodgkin淋巴瘤、非Hodgkin淋巴瘤、T细胞恶性肿瘤、口咽鳞状细胞癌和胃腺癌等。

4. 幽门螺杆菌与胃癌　1983年澳大利亚科学家Warren和Marshall首先从胃内分离出一种"未知的弯曲状杆菌"，1989年被正式命名为幽门螺杆菌（helicobacter pylori，Hp）。幽门螺杆菌感染是胃炎和胃溃疡的主要原因，该发现于2007年获诺贝尔生理医学奖。Hp感染十分普遍，世界上至少有一半的人胃中存在幽门螺杆菌。发展中国家人群感染率高于发达国家，而中国是Hp感染高发国家，Hp阳性率约占人群60%以上。Hp感染通常起始于儿童时期，若不进行治疗可持续终生。Hp可引起慢性浅表性胃炎，而这是胃癌特别是肠型胃癌发生过程中的起始事件，其已被列为"有充分证据的人类致癌物"，主要引起胃癌。流行病学研究表明Hp感染增加胃癌风险:病例对照研究显示 Hp 血清学阳性者胃癌患病风险比血清学阴性者高 2~16 倍;前瞻性队列研究发现 Hp 感染使发生胃癌的风险增加 6 倍。更重要的是,感染时间越长胃癌发病风险也越高。

二、遗传因素

肿瘤的发生和发展是致癌因素引起细胞遗传学改变不断积累的结果,这个过程异常复杂并且受许多体内外因素的影响。正是这些影响因素的存在使得同样暴露于特定致癌物的人群有部分人发生肿瘤,而另一部分人不发生肿瘤。个人的遗传特质在肿瘤的发生发展过程中起着重要作用,因此也是决定肿瘤易感性的重要因素。目前认为,与肿瘤易感性有关的遗传因素主要包括一些高外显度的"癌变通路"关键基因的种系突变和影响个体对环境致癌因素作用的遗传多态性或遗传变异。

1. 高外显度的种系突变与肿瘤易感性 单个关键基因或少数关键基因簇发生突变就足以引发恶性肿瘤,这些关键基因即具有高外显度。由于此类基因种系突变在人群中十分罕见,因此引起的肿瘤多为家族性肿瘤,只占人类肿瘤的一小部分。虽然这些基因种系突变引起的肿瘤对人类健康总负荷来说影响不大,但对携带此种基因的个体和家族的肿瘤风险来说则非常重要。这些关键基因主要包括癌基因、肿瘤抑制基因和 DNA 修复基因等。

在肿瘤发生过程中,原癌基因的功能激活突变是常见的遗传学改变,但对于肿瘤易感性来说,这种功能性激活突变的作用则十分罕见。迄今为止,仅有的例子是家族性甲状腺髓样癌和多发性内分泌腺瘤Ⅱ型,这两种遗传综合征与原癌基因 RET 种系突变有关。

因肿瘤抑制基因种系突变而易患肿瘤的经典例子是成视网膜细胞瘤(retinoblastoma)和 Li-Fraumeni 综合征,其原因分别是 RB 基因和 P53 基因种系突变。RB 基因突变与成视网膜细胞瘤之间的关系符合孟德尔显性遗传定律,即双侧成视网膜细胞瘤患者的子女中有 50% 也患该肿瘤。1971 年,Knudson 提出著名的"两次打击"假说来解释遗传性和非遗传性成视网膜细胞瘤的发生:遗传性成视网膜细胞瘤患者的子女之所以易感,是因为这些个体携带一种系突变的 RB 基因,在此种情况下,只要另一 RB 等位基因发生体细胞突变则可能产生肿瘤;而正常非易感个体需要两次体细胞突变才有可能发生肿瘤。P53 是另一个经典的肿瘤易感基因,该基因种系突变是导致 Li-Fraumeni 综合征的遗传基础。携带杂合型 P53 种系突变的个体患癌风险很高,年龄特异性外显率在 45 岁时为 50%,65 岁时上升到 90%,涉及的恶性肿瘤包括各种肉瘤、乳腺癌、脑癌、白血病等。

另一类肿瘤遗传易感因素是 DNA 修复缺陷及由此引起的基因组不稳定性。遗传性非息肉病结肠癌(hereditary nonpolyposis colon cancer, HNPCC)是一组常染色体显性遗传综合征,约占全部结肠癌的 4%~13%。患者在 50 岁前发生结肠癌、子宫内膜癌及其他胃肠道和泌尿生殖道恶性肿瘤的风险非常高。据计算,DNA 错配修复基因 hMSH2 和 hMLH1 种系突变所致的 HNPCC 约占 90%。BRCA1 和 BRCA2 种系突变是家族性乳腺癌的遗传易感因素,其中 BRCA1 种系突变携带者还易患卵巢癌,而 BRCA2 种系突变还与胰腺癌和男性乳腺癌有关。据估计,BRCA1 和 BRCA2 种系突变的个体到 75 岁时乳腺癌的发病率为 80%,卵巢癌的发病率为 60%,而胰腺癌和结肠癌的风险增高 3~4 倍。

2. 基因-环境交互作用与肿瘤易感性 尽管已经鉴定出多个家族性恶性肿瘤的相关基因,但大多数癌症并不是家族遗传,而是散发的。如前所述,至少 80% 以上的人类癌症由环境因素引起。但是,肿瘤在人群中的分布具有不均一性,即便同样暴露于特定致癌物,有些人发病而另一些人不发病。这些事实提示大多数常见恶性肿瘤归因于基因-环境交互作用。单核苷酸多态性(single nucleotide polymorphisms,SNPs)是基因组中最丰富的遗传变异,其定义为在人群中频率大于 1% 的单个碱基变异。SNPs 与癌症发生发展的关系是近 20 年来肿瘤病因学研究领域最受关注的科学问题之一。随着人类基因组计划(Human Genome Project)和国际单体型图谱计划(International HapMap Project)的不断进展,这个领域的研究取得了丰硕成果。

(1) 基于候选策略的研究:由于技术上的限制,2005 年以前研究多采用传统的候选基因策略,即根据基因功能选择某个或少数几个基因的单个或多个变异进行关联研究。这些研究表明,代谢酶基因、癌基因、抑癌基因以及 DNA 修复基因多态性与常见肿瘤的遗传易感性均存在关联。代谢酶基因多态性与癌症相关性研究由来已久。例如,超基因酶家族细胞色素 P450(cytochrome P450s,CYPs)催化多环芳烃类、亚硝胺和芳香胺类等的氧化代谢,使之形成可与靶细胞 DNA 共价亲和的亲电子代谢产物。

致癌物-DNA 加合物形成已被公认为是化学致癌的起始事件，因此参与上述致癌物代谢的特定 CYP 基因变异可通过影响致癌物-DNA 加合物形成这一致癌过程的各个环节影响肿瘤易感性。其中比较重要的基因包括 CYP1A1、CYP2A6 和 CYP2A13 等。DNA 修复能力差异是决定癌症遗传易感性的另一个重要因素。人类细胞具有一系列 DNA 修复系统以防御体内外各种因素引起的不同类型的 DNA 损伤。这些系统包括碱基切除修复（base-excision repair，BER）、核苷酸切除修复（nucleotide-excision repair，NER）、同源重组（homologous recombination）、错配修复（mismatch repair）等。现已发现，多种 DNA 修复基因的遗传变异与肿瘤相关。例如，碱基切除修复系统中重要蛋白质 XRCC1 基因变异被证明与人类肺癌易感性相关；XPD 作为核苷酸切除修复的蛋白之一，其基因突变可导致着色性干皮病、Cokayne 综合征和毛发营养不良综合征，其中着色性干皮病对日光诱发的皮肤癌易感性比正常人高 1000 倍，其他内脏肿瘤的易感性也明显增加。此外，抑癌基因 P53 上的若干 SNPs 与癌症易感性的关联也得到证实，包括肺癌、膀胱癌、子宫颈癌等。

（2）GWAS：恶性肿瘤是多个变异基因共同作用的复杂型疾病，而候选策略只关注少数几个基因变异对肿瘤易感性的影响，无法观察整个基因组变异与特定肿瘤的关系。为了全面了解与肿瘤易感性相关的遗传变异，在无关人群中从全基因组水平对与疾病关联的单核苷酸多态性进行筛选和识别的 GWAS 应运而生。GWAS 运用大样本量，从全基因组范围筛选相关变异位点，并进行独立样本的验证，结果重复性高，对各种常见复杂疾病易感基因的发现起到了巨大的推动作用。短短几年间，世界各地完成了 2000 多项疾病的 GWAS，发现了一万多个与恶性肿瘤、糖尿病等复杂疾病相关的 SNPs。其中，8q24、TERT-CLPTM1L 等区域发现多个变异与多种肿瘤易感性存在关联，提示不同类型的肿瘤在致癌机制上存在着交集，某些重要的信号通路可能在不同肿瘤的形成中均发挥着关键作用。在肿瘤的 GWAS 领域，我国的科研工作者独立开展了许多具有开创性的工作，也取得了丰硕的原创性成果。到目前为止，中国人群恶性肿瘤的 GWAS 研究已达 20 余项。食管癌、肝癌、胃癌、胰腺癌等消化系统肿瘤是我国 GWAS 研究较多的恶性肿瘤，其他常见恶性肿瘤如肺癌、鼻咽癌、前列腺癌等也已有相关研究和报道。这些研究结果显示，除了少部分恶性肿瘤易感区域和位点已在其他人群中发现以外，大部分经 GWAS 发现的易感位点为中国人群特有，提示不同种族人群的肿瘤遗传病因既具有相似性，也具有差异性。

第三节　恶性肿瘤预防

恶性肿瘤是一类死亡率较高的疾病，除了大量的医疗花费外，恶性肿瘤给个人和家庭也带来了巨大的痛苦，同时现阶段恶性肿瘤发病率节节升高，一些恶性肿瘤还有明显年轻化的趋势，给社会带来的疾病负担也十分沉重。据估计，2020 年全世界恶性肿瘤发病人数将达到 1714 万，死亡人数将达 1005 万，恶性肿瘤将成为人类第一杀手。目前普遍认为恶性肿瘤是一类难以治愈的疾病，单纯的临床治疗不可能最终解决恶性肿瘤问题，但是恶性肿瘤也是一类可以预防的疾病。WHO 在 20 世纪 80 年代就已提出了恶性肿瘤的战略认识：1/3 的人类恶性肿瘤是可以预防的，1/3 的人类恶性肿瘤是可以通过早发现、早诊断、早治疗而治愈的，另有 1/3 的人类恶性肿瘤是可以减轻患者痛苦、提高生存质量和生存时间的。为了控制恶性肿瘤病情，降低其对人类的伤害，必须贯彻预防为主的方针，防治结合，才能有效地降低恶性肿瘤发病率和死亡率。

目前，我国已建立全国癌症防治网，在部分城乡地区特别是高发区开展了癌症发病和死亡登记。通过 20 世纪 70 年代以来的 3 次全国恶性肿瘤死因调查，基本查清了主要恶性肿瘤的流行病学分布特征，为恶性肿瘤的防治提供了一些基础资料。20 世纪 80 年代以来，针对某些恶性肿瘤的预防手段已初见成效。通过全国大范围的女性宫颈癌早期筛查使得子宫颈癌标化死亡率在 30 年来下降了 83%，而针对宫颈癌的 HPV 疫苗现已进入临床试验阶段。针对肝癌开展的"改水、防霉、补硒"等综合防控措施及肝炎疫苗的使用使肝癌发病率在局部地区已开始出现下降趋势。在美国，通过控烟、调整饮食结构等综合措施的实施，1990—1999 年间其 10 种主要恶性肿瘤的发病率和死亡率均以年均 0.8% 的比例下降。这些实践证明恶性肿瘤确实是可以预防的。

一、预防策略

恶性肿瘤预防是以人群为对象、以降低恶性肿瘤发病率和死亡率为目的肿瘤学分支,是人类抗癌活动的重要组成部分。恶性肿瘤预防所涵盖的范围十分广泛,包括针对性的人群预防、人群筛查、健康教育、恶性肿瘤患者的康复治疗、姑息治疗等,同时为了控制可能的恶性肿瘤易感因素,恶性肿瘤预防应该还包括危险因素评估、人群监测、恶性肿瘤发病和死亡登记等众多恶性肿瘤控制相关的方方面面。我国恶性肿瘤防治策略是建立在国际发展趋势和我国国情基础之上的。目前认为,我国肿瘤防治策略总体分为全人群策略和高危人群策略。全人群策略是在全民中展开的各种健康教育和一般性的肿瘤防治措施,而高危人群策略是通过肿瘤自然史和分子标记物的识别早期发现高危人群,并针对高危人群实施积极的危险因素干预研究,以降低或推迟发病。

1. 准确鉴定恶性肿瘤的危险因素 恶性肿瘤是多种环境因素和遗传因素共同作用的结果。准确识别恶性肿瘤的危险因素能够帮助阐明恶性肿瘤发生发展的规律,从而制定针对这些危险因素的有效预防措施。

2. 减少危险因素的暴露和早期干预 肿瘤的一级预防旨在病因预防,因此应根据目前对恶性肿瘤病因学和疾病自然史的认识,结合机体的调节功能和代偿状态采取一系列措施,提高机体抗癌能力,防患于未然。

3. 早期监测及预警 建立健全恶性肿瘤监测系统,有步骤、有计划地开展恶性肿瘤监测和登记,动态了解恶性肿瘤发病及死亡变化趋势。应用生物学标记物发现癌前病变和癌变早期个体,及早采取干预和治疗措施,从而降低肿瘤高危人群的发病率和死亡率。

4. 重点保护恶性肿瘤的易感人群 因种族、性别、年龄和遗传背景等差异,以及免疫和营养缺陷产生的肿瘤易感人群,应作为预防重点。

二、恶性肿瘤的三级预防

恶性肿瘤的预防分为三级:一级预防是指恶性肿瘤的病因学预防;二级预防着重于早发现、早诊断和早治疗;三级预防目的在于改善恶性肿瘤患者的生命质量和预后。

1. 一级预防 恶性肿瘤的发生是环境致癌因素与机体长期作用的结果,针对消除这些致癌因素所采取的措施均属于一级预防。

(1) 改变不良的生活方式:日常生活中,吸烟、酗酒、不良的饮食习惯和生活习惯、肥胖、缺乏锻炼等均与多种恶性肿瘤发病密切相关。改变不良的生活方式和行为干预对恶性肿瘤的预防至关重要。其中禁烟、运动、饮食、营养都是重要的防癌措施。吸烟与肺癌的因果关联已被流行病学研究所证实。控制吸烟可减少大约80%以上的肺癌和30%的恶性肿瘤死亡。我国是世界上的吸烟大国,吸烟人数、烟草消费量和每年的烟草进口量均为世界第一。根据现有的吸烟水平估计,21世纪中叶我国每年将有300万人死于烟草所致疾病,其中15%为肺癌。因此,在全国人群中开展戒烟运动对预防肺癌等烟草相关疾病具有十分重要的意义。体育锻炼在恶性肿瘤预防中的作用是近年来的重要研究成果。进行有规律的身体活动和体育锻炼能够预防结直肠癌、肺癌、胰腺癌、乳腺癌、子宫内膜癌等。世界癌症基金会在2007年提出针对个人预防癌症的建议中将体力活动和身体锻炼作为第二条建立提出,建议每天至少有30分钟中等程度身体运动,每周要有2次以上大于1小时的有氧锻炼,尽量不在电脑、电视前久坐。此外,增加每天蔬菜和水果摄入量可降低癌症风险;饮酒适量、合理膳食、控制体重也具有抗癌作用。

(2) 环境保护和职业防护:对于环境污染(如粉尘、灰尘、重金属污染等)和已知的职业性致癌因素(如石棉、橡胶、氯气等),相关部门要严格管理和限制,用立法手段消除或控制这些有害因素。对工人提供良好的保护措施,尽量避免致癌物的直接接触。另外对经常接触致癌因素的职工要定期体检,及时诊治。

(3) 控制感染:感染是一类重要的致癌因素。据估计,2008年全球约16.1%的新发恶性肿瘤病例可归因于各种感染因素。全球范围内,主要几种感染因素在总致癌病因中的比例为:Hp占5.23%,HPV占4.83%,HBV和HCV占4.75%,EBV占0.87%。目前,科学家已研制出HBV疫苗和HPV疫苗。HBV疫苗现已大规模应用于人群免疫接种,其目标是预防HBV慢性感染,从而防止肝硬化和肝癌。HPV疫苗已在国外上市,而我国自主研制的HPV疫苗也已进入临床试验阶段。实践证明,HPV疫苗接种可有效降低子宫颈癌的发病率,是女性远离子宫颈癌危险的有效方式。此外,针对Hp的抗菌治疗可有效降低胃癌的发生。

2. 二级预防　二级预防是通过人群筛查和常规健康体检发现早期恶性肿瘤，抓住恶性肿瘤治疗的最佳时期使恶性肿瘤患者得到及时治疗而康复痊愈，其意义主要在于对恶性肿瘤患者进行早发现、早诊断、早治疗，从而降低恶性肿瘤的病死率。

人群筛查是一个大规模的人群流行病学工作，需要有周密的设计方案并投入大量人力物力，因此所用筛检方法一般要求简单、经济、安全、方便、有效性高和容易接受。几种常见的恶性肿瘤筛检方法包括：以宫颈脱落细胞涂片筛检宫颈癌，乳腺自检及X线摄影筛检乳腺癌，大便潜血、肛门指诊、乙状结肠镜检和结肠镜检筛查结直肠癌，血清前列腺特异性抗原筛检前列腺癌等。常规体检包括：定期健康体检，个人经常性的自我体检以及一些针对癌前病变患者的长期临床随访等。常见的癌前病变包括黏膜白斑、皮肤角化症、皮肤慢性溃疡、瘘管、黑痣等皮肤和黏膜癌前病变，肠、胃、食管、子宫体和子宫颈等部位的息肉，子宫颈糜烂，萎缩性胃炎，胃溃疡，肝硬化等。恶性肿瘤早期一般无明显症状，国内外已提出一些预示肿瘤发生的危险信号，如无痛性出血、持续性咳嗽、长期感染不愈、不明原因的消瘦等。重视这些危险症状有助于恶性肿瘤早期发现。对于患有癌前病变和具有肿瘤家族史的人群需定期接受专业的临床检查以达到早期发现的目的。

3. 三级预防　三级预防也称康复预防，主要包括提高恶性肿瘤患者生存率、生活质量和促进患者康复的临床措施。三级预防的意义在于对晚期患者进行综合治疗，正确有效地实行姑息治疗和康复治疗，延长患者的生存时间，提高患者的生活质量，防止恶性肿瘤的复发和转移。对晚期患者积极采取提高患者尊严和生活质量为目的的姑息治疗包括：对疼痛患者进行三阶梯止痛；给予有效的心理治疗，稳定患者情绪；调节饮食，补充营养；保持安静，增加睡眠；给予耐心细致的医疗护理和临终关怀，使患者精神和身体上获得最大的安慰。

（林东昕　缪小平　编，赵亚双　审）

参 考 文 献

1. 曾益新. 肿瘤学. 第四版. 北京：人民卫生出版社，2014.

2. 李立明. 流行病学. 第六版. 北京：人民卫生出版社，2011.

3. 陈万青，郑荣寿，曾红梅，等. 1989-2008 年中国恶性肿瘤发病趋势分析. 中华肿瘤杂志，2012，34（7）：517-524.

4. 陈万青，郑荣寿，曾红梅，等. 2011 年中国恶性肿瘤发病和死亡分析. 中国肿瘤，2016，25（1）：1-8.

5. Torre L A，Bray F，Siegel R L，et al. Global cancer statistics，2012. Ca A Cancer Journal for Clinicians，2015，65（2）：87-108.

6. Weintraub R，Lopez A. The Global Burden of Cancer 2013 Global Burden of Disease Cancer Collaboration. Jama the Journal of the American Medical Association，2015，1，（4）：505-527.

7. Vineis P，Wild C P. Global cancer patterns：causes and prevention. Lancet，2014，383（9916）：549. -557.

8. Peto J. Cancer epidemiology in the last century and the next decade. Nature，2001，411（6835）：390-395.

9. de Magalhães J P. How ageing processes influence cancer. Nature Reviews Cancer，2013，13（5）：357-365.

10. Danaei G，Vander H S，Lopez A D，et al. Causes of cancer in the world：comparative risk assessment of nine behavioural and environmental risk factors. Lancet，2005，366（9499）：1784-1793.

11. De M C，Ferlay J，Franceschi S，et al. Global burden of cancers attributable to infections in 2008：a review and synthetic analysis. Lancet Oncology，2012，13（6）：607-615.

12. Boffetta P. Epidemiology of environmental and occupational cancer. Oncogene，2004，23（38）：6392-6403.

13. Adami H O，Trichopoulos D. Obesity and mortality from cancer. New England Journal of Medicine，2003，348（17）：1623-1624.

14. Cho Y，Gorina S，Jeffrey P D，et al. Crystal structure of a p53 tumor suppressor-DNA complex：understanding tumorigenic mutations. Science，1994，265（5170）：346-355.

15. Scully R，Livingston D M. In search of the tumour-suppressor functions of BRCA1 and BRCA2. Nature，2000，408（6811）：429-432.

16. Hoeijmakers J H. Genome maintenance mechanisms for preventing cancer. Nature，2001，411（6835）：366-374.

17. Manolio T A. Genomewide Association Studies and Assessment of the Risk of Disease. N Engl J Med，2010，363（2）：166-176.

第十三章 恶性肿瘤的感染因素研究进展

Research Progress in Infectious Factors of Malignant Tumor

摘要

据 WHO 下属的 IARC 报道,2008 年全球新发的 1300 万例恶性肿瘤中,约有 200 万恶性肿瘤病例与感染因子有关,占新发病例总数的 16%。其中,在欠发达地区和国家,感染因子相关的恶性肿瘤新发病例数占新发病例总数的 23%,远高于发达国家和地区的 7%。

HPV、Hp、HBV 和 HCV 是主要的恶性肿瘤发病相关的感染因子,每年引起的恶性肿瘤新发病例约 190 万,主要与宫颈癌、胃癌和肝癌发病密切相关。由于感染因子是肿瘤发病的主要原因之一,且病因明确,因此,对于感染因子的研究对特定肿瘤的预防具有非常重要的公共卫生意义。

Abstract

According to the report of IARC in 2008, about 2 million cancer cases were associated with infectious factors, accounting for about 16% of the overall 13 million new cases worldwide. In less-developed areas and countries, infection-related cancers accounted for 23% of the total number of new cancer cases, which was much higher than that occurred in the developed countries and regions (7%).

HPV, Hp, HBV and HCV are key infectious factors associated with cervical cancer, gastric cancer and liver cancer respectively, which cause nearly 1.9 million new cancer cases per year. Since the infectious factor is one of the main causes of cancers and some etiology is specific, the researches on infectious factors might play an important role in the prevention for the infection-related cancers.

在全球范围内,恶性肿瘤仍然是影响人类健康的主要疾病之一,近几十年来,恶性肿瘤疾病负担呈持续增长态势。全球因恶性肿瘤造成的死亡比例由 1990 年的 12% 增长至 2013 年的 15%。2013 年,恶性肿瘤排全球死亡原因的第 2 顺位,仅次于心血管疾病。中国的恶性肿瘤发病率略高于世界平均水平。

感染因子是恶性肿瘤主要危险因素之一。据 IARC 报道,2008 年全球新发的 1300 万例恶性肿瘤中,约有 200 万恶性肿瘤病例与感染因子有关,占新发病例总数的 16%。其中,在欠发达地区和国家,感染因子相关的恶性肿瘤新发病例数占新发病例总数的 23%,远高于发达国家和地区的 7%。

HPV、Hp、HBV 和 HCV 是主要的恶性肿瘤发病相关的感染因子,每年引起的恶性肿瘤新发病例约 190 万,主要与宫颈癌、胃癌和肝癌发病密切相关。

宫颈癌是目前危害女性健康的主要恶性肿瘤之一,占女性恶性肿瘤发病的 12%,其中 85% 的新发和死亡病例发生在发展中国家。我国近年来数据显示宫颈癌的发病率有上升的趋势,且发病年龄趋于年轻化。自 20 世纪 70~80 年代 HPV 感染与宫颈癌密切相关的假设首次被提出后,大量的流行病学研究均证实高危型 HPV 持续感染为宫颈癌前病变和宫颈癌发生的必要因素。

肝癌和胃癌是常见的消化系统恶性肿瘤,高发于欠发达地区,均居于中国恶性肿瘤发病顺位和死因顺位的前 5 位。目前学术界普遍认为 HBV/HCV 的慢性感染是肝细胞癌(hepatocellular carcinoma, HCC)发生的主要病因之一,Hp 感染是胃癌发生的重要致病因素,Hp 于 1994 年被 WHO 列为胃癌的第 I 类致癌原。

鼻咽癌(nasopharyngeal carcinoma, NPC)在世界范围内相对罕见,但其在南亚地区常见,是南亚地区男性的第 6 大常见癌症,我国广东、香港地区也是鼻咽癌高发地区。据 WHO 估计全世界约 80% 的 NPC 发生于中国,对我国的人群健康有着严重的威胁。霍奇金淋巴瘤(Hodgkin's Lymphoma, HL)和非霍奇金淋巴瘤(Non-Hodgkin's Lymphoma, NHL)等恶性淋巴瘤在我国的发病率呈现上升趋势,2009 年已位居全部恶性肿瘤发病率的第 8 位。目前已有大量研究表明 EBV 与鼻咽癌、淋巴瘤等恶性肿瘤的发病相关，EBV 已被 WHO 归为 I 类致癌物。

人疱疹病毒 8 型（Human Herpes virus 8，HHV-8）与卡波西肉瘤（Kaposi sarcoma，KS）密切相关，KS 病灶组织中，HHV-8 的检出率可达 95%，HHV-8 为目前较为公认的 KS 致病因子。研究发现，即使是在 AIDS 相关的卡波西肉瘤发生中，HHV-8 感染也是必要条件，而 HIV 感染为重要的协同因素之一。

本章从介绍恶性肿瘤感染因子的特征入手，阐述相关感染因子在人群中的流行趋势及可能的致癌机制及与恶性肿瘤关联的研究进展，为感染因子相关肿瘤的防控提供科学依据和思路。

第一节　人乳头状瘤病毒与宫颈癌

一、人乳头状瘤病毒的结构和生命周期

HPV 属于乳多空病毒科，为一种球形无包膜的双链 DNA 环状病毒，具有明显的宿主和组织特异性，人类是其唯一的宿主。HPV DNA 分子长约 7.8～8.0kb，根据功能可将其基因结构分为早期区（early region genes，E）、晚期区（late region genes，L）和长程调控区（long control region，LCR）3 个功能区。其中早期区（E1，E2，E4，E5，E6，E7），含 8 个开放阅读框（open reading frame，ORF），编码 E1-E8 等 8 个早期蛋白，参与病毒的 DNA 复制、转录、翻译、调控和细胞转化等功能。晚期区有 L1，L2 两个开放阅读框，其中 L1 序列较保守，常作为 HPV 分型的参照序列，编码主要衣壳蛋白；L2 具有可变性，反映 HPV 抗原的多态性，编码次要衣壳蛋白，HPV 基因组被这两种结构蛋白包被。长程调控区为非编码区，由约 1000bp 构成，含有多个结合位点，有一系列调节因子，调节早、晚区基因的转录和病毒的复制。HPV 的生命周期与其他病毒不同，需要有扩散增殖潜力的基底细胞。HPV 病毒基因的扩增需要所有病毒早期基因产物的表达，在侵入基底上层细胞后，晚期（L）基因表达。因此，大多数早期开放阅读框区基因（图 13-1 中橘色所示）在整个病毒生命周期中都有表达，而在被感染的终末分化生殖道上皮细胞中，只有主要编码衣壳蛋白的晚期开放阅读框区基因（图 13-1 中蓝色所示）和 E4 基因（图 13-1 中绿色所示）选择性的表达。晚期蛋白的表达促成了表皮上层细胞病毒颗粒的组装，凋亡角化细胞的脱落（细胞循环周期的自然过程）使 HPV 病毒颗粒释放出来感染其他细胞或传播给其他个体。

二、人乳头状瘤病毒在人群中的流行趋势

目前，已鉴定的 HPV DNA 有 200 多种。HPV 为一类具有严格宿主范围和组织特异性的 DNA 病毒，根据组织亲嗜性的不同，可分为皮肤型和黏膜型，大多数 HPV 为皮肤型，可感染皮肤表层的鳞状上皮；其他为黏膜型（约 60 种），可感染生殖道和口腔等黏膜的多层鳞状上皮。根据致瘤性的高低，又可将黏膜型 HPV 分为低危型和高危型。低危型常引起皮肤黏膜的良性增生性病变，如生殖道乳头状瘤，外生性湿疣类病变和低度子宫颈上皮内瘤变等，一般不诱发癌变，其病毒亚型主要有 HPV6、11、30、40、42、43、44、54、61、70、72、81 型等。高危型除可引起外生殖器疣外，更重要的是引起外生殖器癌、宫颈癌及高度宫颈上皮内瘤变，其病毒亚型主要有 HPV16、18、31、33、35、39、45、51、52、56、58、59、68、73、82 型等。世界范围内，最常见感染亚型为 HPV16，存在于全球约 70% 的宫颈癌样本中，其次为 HPV18，约占 15%。一项对全球各大洲 14 500 例宫颈癌感染亚型进行的荟萃分析结果表明，宫颈鳞癌 HPV 总感染率为 90%，感染的前 8 种亚型为 16、18、33、45、31、58、52 和 35，主要为 HPV16（占 55%），其次为 HPV18（占 13%），二者约占所有感染的 70%。

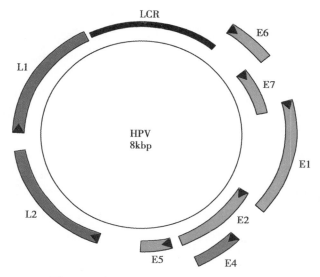

图 13-1　人乳头瘤病毒（HPV）基因组构图

而在宫颈腺癌中,HPV 感染率(85%)明显低于鳞癌(90%),主要型别为 HPV18(占 37%),其次为 HPV16(占 33%)。值得注意的是,世界范围内和针对亚洲地区的 Meta 分析结果均提示,亚洲地区宫颈癌患者中,HPV58 和 52 的感染率明显增高,这为现有的二价和四价疫苗在亚洲地区的保护程度提出了挑战。一项在中国宫颈癌患者中的 Meta 分析结果显示,HPV 总检出率为 83.87%,前 4 位感染亚型为 HPV16、18、58、52,分别占总感染的 58.7%、11.0%、7.2%、3.6%。作为常见的性传播病原体,HPV 感染非常普遍,在世界范围内,大多数女性在其一生中几乎都感染过 HPV,感染率高低与年龄和性行为习惯密切相关。年轻、性活跃的女性其 HPV 感染率较高,感染高峰年龄在 25 岁左右,此后随着年龄的增长,宫颈新发 HPV 感染率呈明显下降趋势,但相对于年轻女性,年长者更容易发生 HPV 的持续感染,这可能与免疫功能随着年龄增长下降导致的个体对 HPV 的自我清除能力下降有关。有研究报道,在女性的围绝经期(45~50 岁)出现 HPV 感染的第 2 个高峰,部分原因认为是生理因素造成体内激素改变,大多数研究亦认为是其本人或其配偶与新的性伴侣接触而发生的感染。

三、人乳头状瘤病毒的致癌机制及宫颈癌的自然史

迄今为止,HPV 引起宫颈癌的机制还不完全明确,目前普遍认为可能与 E6 和 E7 基因过表达有关。HPV 的致癌过程可简单概括如下:HPV 通过基底细胞的黏膜破损处侵入感染其宿主,在良性 HPV 相关皮肤病变中,上皮基底细胞中的 HPV 病毒与宿主 DNA 分离,以游离态存在,复制量较低。HPV 感染后,多数 HPV 被机体清除,只有少数可形成持续感染,并整合入宿主基因组或游离于细胞核中。HPV 基因组的整合,特别是高危型 HPV 的整合,可选择性地上调其 E6 和 E7 基因的表达,而 E6、E7 基因及其产物可通过与抑癌基因 p53 和视网膜母细胞瘤抑制因子(pRb)相互作用,造成细胞增殖异常,从而引起宫颈癌。研究发现,E6 蛋白主要通过泛素连接酶的协同作用,使 p53 降解。此外,E6 还能在培养的组织细胞中抑制 p53 蛋白的转录调节活性。E7 和 pRb 的结合也能促进 pRb 蛋白降解,破坏 pRb 蛋白结合并灭活细胞转录因子 E2F 的能力。值得注意的是,尽管 E6、E7 使 p53 和 pRb 失活的能力在它们的致癌潜力中发挥了重要作用,但 E6、E7 是多功能蛋白,还能结合其他细胞因子,这些相互作用可能与 HPV 的致癌作用有关。HPV E6、E7 基因和细胞调节因子的多重交互作用与 E6、E7 基因的多重致癌机制具有一致性,但这些相互作用中,具体哪些作用具有致癌潜力,还有待进一步研究和确定。

正常宫颈暴露于 HPV 后,多数呈短暂感染过程,很少引起临床症状,组织学上可表现为轻度的细胞学异常,即轻度宫颈上皮内瘤样病变(Cervical Intraepithelial Neoplasia 1,CIN1),在宫颈鳞状上皮中可见挖空细胞,一种 HPV 感染所导致的独特病理学特征性改变。大部分 HPV 感染可自行消除,但如果 HPV,尤其是高危型 HPV 感染持续存在,病变可能进一步发展为高度上皮内瘤样病变(CIN2/3),高度上皮内瘤样病变很可能转变成浸润癌。从 HPV 感染发展到宫颈癌的时间各有不同,通常需要 10~20 年的时间,但也少数 CIN1 病例在 2~4 年发展成 CIN2/3,继而发展为宫颈癌。

四、人乳头状瘤病毒与肿瘤发病风险的相关性

继 1976 年 Zur Hausen 博士首先提出 HPV 感染能诱发宫颈癌的假设,Laverty 在电镜中观察到宫颈活检组织中存在 HPV 颗粒后,各国科学家陆续加入到 HPV 与宫颈癌关系的研究中。1995 年,IARC 专题讨论会认为,HPV 感染是宫颈癌的主要病因,之后,流行病学家和生物学家对 HPV 与宫颈癌的关系做了大量研究,IARC 分别在 2007 年和 2012 年通过文献总结新的研究证据,进一步证实 HPV 为宫颈癌的致病因子,高危型 HPV 感染可引起几乎所有宫颈癌,高危型 HPV 感染与 CIN3 或宫颈癌间的关联强度的比值比可高达 50,特别是持续性高危型 HPV 感染者,其 OR 值更高。队列研究发现,二代杂交捕获技术(hybridcapture,HC)检测高危型阴性结果者,在未来 10 年内发生宫颈癌的可能性较低。目前研究者就 HPV 和宫颈癌的关系已达成共识,即 HPV 感染,尤其是高危型别 HPV 感染是宫颈癌发生的必要条件。

最常见的高危亚型为 HPV16 和 18,全球数据表明,细胞学检查正常、低级别病变、高级别病变的妇女,其 HPV16/18 感染率分别为 3.9%,25.5% 和 51.5%;在宫颈癌患者中,HPV16/18 的感染率最高,为 70%。值得注意的是,IARC 在关于 HPV 的总结报告中提出,由于检测方法的限制,目前的数据很可能低估了宫颈癌患者中 HPV 的感染率。

五、人乳头状瘤病毒检测在宫颈癌防控中的作用

目前,预防宫颈癌的最有效措施包括一级预防和二级预防,开展针对适龄妇女的人群宫颈癌筛查,进行宫颈癌及癌前病变的早期诊断和治疗,以及减少宫颈癌危险因素的暴露,均可有效降低宫颈癌的发病率和死亡率。HPV 的发现和与宫颈癌关系的确定,大大促进了宫颈癌一级预防与二级预防,不但促进了宫颈癌筛查技术的发展,将 HPV 感染的检测作为宫颈癌的筛查手段,同时也促进了预防 HPV 感染的疫苗的诞生,让宫颈癌有望成为人类医学史上第一种可用疫苗预防的恶性肿瘤。国内外大量有关宫颈癌筛查方法效果的评价研究已经证实,成熟的 HPV DNA 检测方法作为宫颈癌的初筛方法,具有较高的灵敏度(90% 以上),并具有客观、可靠和重复性好以及方便快捷等特点,可大幅减少细胞学阅片的工作量,提高筛查效率。我国以中国医学科学院肿瘤医院为首的研究团队,对 HPV DNA 检测技术用于宫颈癌筛查的可行性和有效性做了大量研究工作,他们的研究证实了应用高危型 HPV DNA 检测方法在中国和类似发展中国家进行初筛的有效性和可行性,对中国乃至世界的临床实践均产生了重要影响。同时,随着各种新型 HPV 筛查方法的不断研发,宫颈癌防控工作的发展迅速。2014 年 WHO 发布了宫颈癌防控指南,推荐采用高危型 HPV DNA 检测作为宫颈癌的初筛手段,对 30 岁以上妇女进行筛查,并且在《宫颈癌前病变筛查和管理指南》中,将 HPV 检测引入"即查即治"策略。2015 年美国癌症协会(American Cancer Society, ACS)发表的美国癌症筛查指南综述中,仍然推荐 HPV DNA 检测联合细胞学筛查作为宫颈癌筛查首选方法。由此可见,HPV 与宫颈癌的关系发现与确定,极大地促进了宫颈癌防控工作的发展。HPV 疫苗主要通过其病毒样颗粒(virus-like particles VLPs)在人体内激发 HPV 中和抗体而发挥作用,该病毒样颗粒由 HPV 诱导的核衣壳蛋白 L1 自动装配的一种二十面体蛋白,因此 HPV 疫苗不含任何活的生物产品或 DNA,不具有传染性。根据功能,HPV 疫苗可分为预防性疫苗和治疗性疫苗,前者已研制成功,并已上市,后者正在研制阶段。疫苗的保护效应具有型别特异性,即特定 HPV 亚型诱导的疫苗只能有效预防相应型别的 HPV 感染,而不能预防其他非疫苗型别的 HPV 感染。鉴于全球 70% 以上的宫颈癌是由 HPV16、18 引起,故目前的疫苗主要针对 HPV16、18 型。目前,国际上已批准上市的疫苗有两种,即美国默克公司生产的 Gardasil 疫苗和美国葛兰素史克公司生产的 Cervarix 疫苗。Gardasil 为四价疫苗,针对 HPV6、11、16 和 18 型,于 2006 年被美国 FDA 批准上市;Cervarix 为二价疫苗,针对 HPV16 和 18 型,于 2009 年被美国 FDA 批准上市。大量研究证明,这两种疫苗具有较高的临床有效性、免疫性和安全性,并具有一定的交叉保护效应。在中国,二价疫苗 Cervarix 已获得国家食品药品监督管理总局的上市许可,成为中国首个获批的预防宫颈癌的 HPV 疫苗。我国自主研发的预防性疫苗正在临床试验中。

第二节 乙型和(或)丙型肝炎病毒与肝炎

一、乙型和(或)丙型肝炎病毒的结构和生物特性

HBV 感染者血清中存在 3 种形式的颗粒:直径 42nm 的 Dane 颗粒,由包膜和核心组成,核心内含环状双股 DNA、DNA 聚合酶和核心抗原,是病毒复制的主体;直径 22nm 的小球形颗粒;直径 22nm 的丝状或核状颗粒。小球形颗粒和丝状、核状颗粒由 HBsAg 组成,为空心包膜,不含核酸,不具有感染性。一般情况下,HBV 感染者血清中小球形颗粒最多,Dane 颗粒最少。Dane 颗粒核心内的双股环状 DNA 即 HBV 基因组,由正链和负链组成,正链较短,全长为负链的 50% ~ 75%,正链为呈半闭合性的环状 DNA,无转录和翻译的功能;负链为长链,呈闭合型的环状 DNA,与正链以碱基配对方式结合成双股 DNA,有转录和翻译蛋白质的功能。HBV 基因组中有 4 个开放读框区,分别为 S、C、P 和 X 基因区,S 区参与编码 HBV 的外衣壳蛋白,即乙型肝炎表面抗原(hepatitis B surface antigen, HBsAg)、preS1 和 preS2 抗原;C 区编码乙型肝炎核心抗原(hepatitis B core antigen, HBcAg)及乙型肝炎 e 抗原(hepatitis Be antigen, HBeAg);P 区最长,编码 DNA 多聚酶;X 区编码乙型肝炎 X 抗原(hepatitis B x antigen, HBxAg)。流行病学调查和临床常把血清 HBsAg 和抗-HBs、

HBeAg 和抗-HBe 和抗-HBc 的检测作为 HBV 感染的确诊手段。HBsAg、HBeAg、抗-HBe 和抗-HBc 任何一项呈阳性，即为 HBV 感染。HBV 对外界抵抗力很强，对热、低温、干燥、紫外线及一般浓度的消毒剂均有较强的耐受性。在 37℃ 可存活 7 天，在 30 ~ 32℃ 可存活至少 6 个月，在 -20℃ 环境中可保存 15 年。121℃ 高压蒸汽消毒 20 分钟、100℃ 煮沸 2 分钟、65℃ 10 小时、0.2% 苯扎溴铵、0.5% 过氧乙酸、3% 漂白粉液、5% 次氯酸钠和环氧乙烷可使 HBV 灭活。

HCV 呈球形颗粒，直径 40 ~ 60nm，由包膜、核衣壳和病毒核心组成，病毒核心含病毒核酸。HCV 基因组为单股正链 RNA，全长约 9.6KB，基因组两侧为非编码区，中间含有单一开放读框。编码区包括结构区和非结构区：结构区分为核心区和包膜区，分别编码病毒的核心蛋白和包膜蛋白等结构蛋白；非结构区编码 7 种非结构蛋白，这些蛋白在 HCV 基因组复制过程中有重要作用。HCV 对外界环境抵抗力较强，耐热，100℃ 5 分钟、60℃ 10 小时可灭活病毒，但对一般化学消毒剂敏感，HCV 对 10% ~ 20% 三氯甲烷和 1:1000 甲醛可杀灭 HCV。

二、乙型和(或)丙型肝炎病毒在人群中的流行趋势

不同地区由于经济、卫生水平的差异，HBV 感染的流行强度差异很大，按流行的严重程度可分为高、中、低度 3 种流行地区。高度流行区 HBsAg 携带率 8% ~ 20%，成人与儿童均有较多的感染机会，HBV 感染从新生儿开始即普遍存在，以热带非洲、东南亚和中国为代表；中度流行区 HBsAg 携带率 2% ~ 7%，以成人感染为主，但新生儿和儿童也有感染，以东欧、地中海、日本、俄罗斯为代表；低度流行区 HBsAg 携带率 0.2% ~ 0.5%，儿童感染较少见，20 岁 ~ 29 岁年龄组为发病高峰，以北美、西欧、澳大利亚为代表。2006 年流行病学资料显示，我国乙型肝炎总感染率 7.18%，5 岁以下儿童感染率约为 0.96%，农村高于城市，西部高于东部，南方高于北方。我国于 1992 年将乙肝疫苗纳入儿童免疫规划，近年来一般人群 HBsAg 阳性率明显下降，由 9.75% 降至 7.18%。丙型肝炎呈世界性流行，地区差异较大，大多数发达国家感染率低于 1%，非洲部分国家和南美洲大部分地区在 2.5% ~ 9.9% 之间，东南亚

部分国家、蒙古及非洲大部分地区超过 10%，HCV 感染各年龄均可发生，但感染集中在 15 岁以上年龄，青壮年高发。HBV/HCV 感染流行无明显季节性特征，多呈散发或地方性流行。

三、乙型和(或)丙型肝炎病毒感染的自然病程与致癌机制

慢性 HBV 感染的自然病程可分为免疫耐受、免疫清除、非活动期和再活跃期 4 个阶段。在免疫耐受期，HBV 复制活跃，HBV DNA 和病毒表面标志物 HBsAg、HBeAg 阳性，HBV 滴度较高，肝组织学无明显异常或轻度异常；在免疫清除期，HBV DNA 和 HBeAg 含量均开始下降，肝组织学有坏死炎症等；在非活动期，抗-HBe 出现，HBeAg 转阴，HBV DNA 低于检测下限，肝细胞坏死炎症缓解；再活跃期仅发生于部分患者，出现 HBV DNA 滴度升高，部分患者可以非活动抗原携带状态持续终生。

HBV 与肝细胞癌(hepatic celluler cancer，HCC) 的关系密切，其发生机制目前尚未完全明了，学术界普遍认为 HCC 的发生与 HBV 复制有极大相关性。大量研究表明，高表达 HBV DNA($\geqslant 10^4$ IU/ml) 水平与 HCC 的发生呈正相关。HBV 感染致癌作用可简单概括为：①直接作用：HBV DNA 整合到原癌基因上，可使病毒基因发生突变，从而促进细胞内原癌基因转录；病毒基因整合到抑癌基因区，则使抑癌基因失活，已有证据表明 HBV DNA 整合会导致 p53 基因失活；HBV DNA 整合可使宿主基因发生缺失、重排和转位，引起染色体畸变或结构异常，促使癌前不典型增生肝细胞持续性增长、分化及恶性转化；HBV DNA 整合使肝细胞周期失控，导致肝细胞发生癌变，HBV 的活动性复制可能直接启动恶性转化；HBV 可能直接干涉与细胞增殖和生长相关基因的产生，影响细胞周期。②间接作用：HBV 感染→慢性肝炎→肝硬化→肝癌是主要的发病机制。HBV 通过引起慢性坏死性炎性肝病，间接诱发肝癌。当 HBV 持续存在时，表现为 HBeAg 阳性，肝细胞坏死和再生的连续循环往复可能会导致恶性转化。细胞更新速度的加快，可能会通过自发突变的积累作用或外源因素所致的 DNA 损伤，进而对肿瘤起到促进作用，从而导致被转化细胞的选择性生长优势增加。随着分子病毒学研究进展，研究发现 HBx 基因及其产物 X 蛋白与肝癌之间关系更为密切，

HBV 的 X 蛋白作为一种非特异性反式激活因子，对多种细胞和病毒的多种靶基因均具有反式激活作用，可与各种生长因子共同作用促进已整合的肝细胞转化。大部分肝癌发生在 HBV 感染晚期，乙型肝炎相关性肝硬化患者肝癌发病率更高。由于国际与国内关于 HCV 研究相对较少，目前 HCV 致癌机制尚无定论。

四、乙型和（或）丙型肝炎病毒感染与肝癌发生的相关性研究

1981 年，Beasley 等发表了全球第一篇 HBV 与肝癌关系的前瞻性研究报告，此后，HBV 感染与肝癌发病关联的研究引起了广泛重视。我国于 1997 年在江苏启东开展的一项前瞻性队列研究显示，HBsAg 阳性人群发生肝癌的风险为阴性人群的 13.51 倍。进一步研究发现，当 HBV DNA 载量 $< 10^6$ 拷贝/ml 时，肝癌的发病风险随病毒载量的增加而增加，提示 HBV 感染与肝癌的发病相关。2008 年，一项上海的巢式病例对照研究显示，男性 HBsAg 阳性肝癌发病相对风险比为 24.00，而女性 HBsAg 阳性肝癌发病相对风险比 6.30，均提示 HBV 感染将导致肝癌发病风险显著增加。2016 年，韩国的一项队列数据表明，大于 40 岁的 HBV 阳性人群经过规范化的抗病毒治疗后，5 年后人群肝癌发病率将下降 58.8%，也提示 HBV 感染与肝癌发病相关。

有研究报告肝癌患者 HCV 感染率高达 60%～70%，提示 HCV 感染可能与肝癌发病相关。20 世纪 70 年代，希腊开展的一项病例对照研究表明，HCV 感染阳性人群发生肝癌的风险为阴性人群的 6.3 倍。而进一步的研究发现，在 HBsAg 阳性人群中，HCV 感染阳性患者发生肝癌的风险高出阴性人群 20.0 倍，提示 HCV 感染为肝癌发病的危险因素，且 HBV/HCV 双重感染对肝癌的发生可能存在协同作用。始于 1995 年，在中国台湾开展的一项历经 17 年的队列研究显示，HCV 感染阳性人群的肝癌发病风险约为阴性人群的 25.10 倍。同期，于意大利南部开展的一项队列研究显示 HCV 感染将导致肝癌发病风险增加 61.0 倍，均提示 HCV 感染与肝癌发病的关联。

2016 年的一项 Meta 分析表明，HBV 感染阳性者肝癌发病风险为阴性者的 58 倍，HCV 感染阳性者肝癌发病风险为阴性者的 2.34 倍，而 HBV 与 HCV 双重感染者，其肝癌发病风险增加了 11.39 倍，进一步证实了 HBV 和（或）HCV 感染增加了肝癌的发病风险。

HBV 和（或）HCV 感染目前已被公认为肝癌发病的重要病因，随着当前流行病学研究的不断深入，人们对 HBV 和（或）HCV 的认识逐步加深，抗病毒治疗相关研究仍将是未来重要的研究领域。

五、乙型和（或）丙型肝炎病毒检测在肝癌防控中的作用

HBV 是肝炎病毒导致原发性肝癌中重要的致病因素，在肝癌预防过程中，应积极落实乙型肝炎疫苗免疫接种工作，实施有效的一级预防，同时对献血人员进行 HBsAg 筛查，阳性者不得参与献血。以江苏启东为例，自 20 世纪 70 年代开始，启东在国内最早开展乙肝疫苗免疫接种工作。40 年防治乙型肝炎的资料显示，当地肝癌发病的中国人口标化率由 1972 年的 49.95/10 万下降至 2011 年的 25.75/10 万，在 40 年里下降了 44.35%，启东肝癌死亡的中国人口标化率由 1972 年的 45.11/10 万下降至 2011 年的 24.12/10 万，较 1972 年下降 44.20%。中国近年发布的《慢性乙型肝炎防治指南》（2010 版）和《原发性肝癌诊疗规范》（2011 版）都强调了肝癌患者抗病毒治疗的重要性，《丙型肝炎防治指南》（2004 版）也提到抗病毒治疗可延缓肝癌的发生。中国医学会肝病分会专家组给出推荐意见，对 HBV 或 HCV 慢性感染者按照《慢性乙型肝炎防治指南》（2010 版）或《丙型肝炎防治指南》（2004 版）选择治疗方案予以抗病毒治疗是防治 HBV/HCV 相关性肝癌发生的重要的二级预防措施。HBV/HCV 持续感染是肝癌发生、发展和复发的重要危险因素，更是肝癌患者死亡的危险因素，因此降低 HBV/HCV 复制水平是预防 HBV/HCV 相关性 HCC 三级预防的重要内容。抑制病毒复制可减轻肝脏炎性活动和逆转肝纤维化，减少终末期肝病事件的发生，降低肝癌发生率，提高 HBV/HCV 相关性肝癌患者的总体生存率。HBV/HCV 相关性肝癌患者应用抗病毒治疗的总体目标为：在针对 HCC 的综合治疗基础上，通过抗病毒治疗将 HBV/HCV 的复制抑制至最低水平，旨在减少肝癌的复发，减少 HBV/HCV 的再激活，控制疾病进展，改善生命质量，延长生存期。

第三节 幽门螺旋杆菌与胃癌

一、幽门螺旋杆菌生物学特性

Hp 由澳大利亚学者 Marshall 和 Warren 于 1983 年发现,呈螺杆状,单极,一端或两端可有多鞭毛,革兰染色阴性,属于微需氧菌,可依靠鞭毛以及自身产生的尿素酶等定植于胃黏膜组织中。Hp 的基因组全序列测定于 1997 年完成,约含 160 万个碱基和 1500 个开放阅读框,且不同型别的 Hp 基因组间有 20%~30% 的变异度,一般认为是因为其自发突变率和重组频率较高所致。其中变异度较高的区域包括"塑性区"(plasticity zone)和"毒性相关基因致病岛"(cytotoxin-associated gene pathogenicity island,Cag-PAI),而 Cag-PAI 编码的多种结构蛋白在 Hp 定植在胃上皮细胞的过程中起到重要作用。

二、幽门螺旋杆菌流行病学特性

Hp 的传播途径有粪-口、口-口、密切接触和动物源性等,感染后多为慢性感染,全球有超过 50% 的人口感染该菌。我国 Hp 平均感染率为 58%,但存在地区和种族差异,农村地区人群平均感染率为 64.4%,城市人群为 48.7%,城乡差异较大;某地区的流行病学调查显示,藏族人群该菌的感染率为 67.4%,而汉族人群则为 53%。自 20 世纪 90 年代至今,多数国家的 Hp 人群感染率有所降低,但是王凯娟对我国 1990—2002 年间 66 项 Hp 流行病学现况研究进行 Meta 分析发现,1990—1995 年和 1996—2002 年间的平均感染率并无显著差别(分别为 57.7% 和 58.32%)。

有研究表明,人群 Hp 的感染率与年龄、受教育程度、社会经济状况及生活环境等因素相关。感染率呈现随年龄上升的趋势,教育程度较低者和经济状况较差的人群感染率风险更大,生活在乡村或较为拥挤的居住环境中的人群感染的风险也较高。Hp 感染还具有家庭聚集性,阳性感染者家庭内其他成员的感染率远高于阴性者的家庭成员(感染率分别为 62.9% 和 28.5%),子女和配偶尤为明显。

三、幽门螺旋杆菌致胃癌的机制

慢性感染者不经治疗,可持续带菌数十年甚至终身,其中 90% 的感染者无明显症状,不足 2% 的感染者可以发展为胃癌。Hp 感染与胃癌的关系呈现典型的多阶段进程,从慢性浅表性胃炎→慢性萎缩性胃炎→肠化→异型增生→癌变,其中 Hp 的基因多态性、定植、毒素分泌以及宿主的免疫应答都发挥着重要的作用。

pH 为 6~8 时,Hp 的生长繁殖活动最为活跃,但其可在胃部的强酸性环境中定植于胃粘膜并引发慢性炎症,这主要得益于其自身分泌的尿素酶(占 Hp 总蛋白的 10%)。尿素酶水解尿素生成大量的氨,其后氨被质子化为铵盐,从而为 Hp 创造了中性的微环境。此外,当外环境为酸性时,Hp 的内源性膜蛋白尿素通道蛋白(UreI)被激活,可迅速增强尿素酶的活动,增加氨的产量。

穿过黏液层后,Hp 即可黏附于胃上皮细胞引发一系列炎症反应,产生大量的活性氧或含氮化合物参与到上皮细胞 DNA 损伤和致癌过程中。其中,Hp 所分泌的毒力效应因子发挥了重要作用,主要的毒力效应因子 Cag-PAI 编码包括细胞空泡毒素(vacuating toxin-A,VacA)、细胞毒性相关蛋白(cytotoxin-associated Antigen,CagA)、血型抗原黏附素(blood group antigen-binding Adhesin,BabA)和外炎性蛋白(outer inflammatory protein A,OipA)。VacA 在体内可诱导胃上皮细胞形成大量酸性空泡,发生空泡变性,诱发细胞凋亡;CagA 则可促进炎症反应的发生和组织损伤以及细胞分化等活动;BabA 可与胃上皮细胞中的功能性受体特异性结合以帮助 Hp 黏附定植;OipA 与 CagA 共同表达时显著增强发生在胃粘膜的炎症反应。

由于基因型不同,有些 Hp 不能产生 CagA,故 Hp 可分为 CagA+Hp 和 CagA-Hp。一项综合 16 份研究的 Meta 分析表明,在西方国家的人群中,CagA+Hp 感染者患胃癌的风险约是 CagA-Hp 感染者 2.8 倍。基因多态性也体现在了 VacA 上,相较于 VacA-Hp,VacA+Hp 的毒性效应更大,非洲人群感染多为 CagA-VacA-Hp,Hp 感染率较高,但是胃癌却少见。OipA+Hp 感染多见于东亚地区人群,在西方国家人群感染的 Hp 中所占比例不足 50%,这说明基因多态性可能与 Hp 的毒性作用紧密相关。

除基因型和毒性因子,宿主的免疫应答也是 Hp 致病过程中必不可少的环节,组织的慢性炎症是癌变的重要因素。宿主感染 Hp 后,固有免疫和适应性免疫系统被激活,导致大量的炎症细胞,如中性粒细胞、B 淋巴细胞、T 淋巴细胞、巨噬细胞和浆细胞等聚集于受损胃组织处。这些细胞分泌一系列的炎症反应因子,如白细胞介素-1(Interleukin-1,IL-1)、IL-8、肿瘤坏死因子(Tumor Necrosis Factor,TNF)、干扰素-8(Interferon-8,IFN-8)、IL-17 等促进慢性炎症的发展。其中 NF-κB 慢性通路是促炎症反应最重要的通路之一,它通过激活 TNF 和 IL-1 等参与到炎症反应中,促进慢性炎症发展至胃癌的进程。

四、幽门螺旋杆菌与胃癌发病风险的相关性

据估计,约75%的胃癌患者感染 Hp,两者间有显著相关性。我国于 1986 年在上海开展了一项前瞻性动态队列研究发现,在随访的 12 年间,Hp 阳性患者胃癌发病的平均风险为阴性人群的 1.8 倍,进一步分析发现随访时间超过 5 年的人群中两者之比则为 3.7。开展于我国山东、浙江等胃癌高发地区的回顾性队列研究结果显示,Hp 阳性人群因胃癌死亡的风险为 Hp 阴性人群的 1.9 倍,同时巢式病例对照研究结果则显示在胃癌患者中 Hp 感染与胃癌的发病风险是对照组 Hp 感染的 4.4 倍。同样始于 20 世纪 80 年代,一项开展于林县的队列研究发现,Hp 在贲门癌患者感染与非癌对照组感染的比值比为 1.87,非贲门癌患者则为 2.29,两者综合则为 2.04,提示 Hp 感染对不同部位的胃癌危险度可能不同。

1999 年,一项集合 8 项队列研究和 34 项病例对照研究的 Meta 分析表明,感染 Hp 人群的胃癌发病风险为未感染 Hp 人群的 2.04 倍,但是由于胃癌的患病进程较为漫长,确诊时患者年龄较大,胃内的 Hp 感染有可能不易检出。之后 2001 年,一项集合 12 项前瞻性研究综合分析显示,随访时间超过 10 年的 Hp 阳性人群的非贲门胃癌发病风险是 Hp 阴性人群的 5.9 倍,但若随访时间在 10 年之内,前者为后者的 2.4 倍。2010 年,一项综合了 34 项贲门癌和胃非贲门癌研究的 Meta 分析结果表明,Hp 感染对非贲门胃癌的危害高于贲门癌,这与中国林县的研究结果相似。

瑞典的一项队列研究检测两个生物库中 1969—2001 年 40 岁以下人群的 Hp 感染情况,并随访至 2006 年末,结果显示,Hp-CagA 和 Hp-CSA 抗体阳性的人群患胃癌的风险为 Hp 阴性人群的 50 倍,Hp-CagA 或 Hp-CSA 抗体阳性的人群患胃癌的风险为 Hp 阴性人群的近 10 倍,提示 Hp 与胃癌的关系比既往的认知更为紧密。

虽然 Hp 于 1994 年被 WHO 列为胃癌的第 I 类致癌因子,但是各地仍有关于 Hp 感染与胃癌关系的流行病学研究,涉及基因多态性、与其他因素合并致癌等,人们对此菌的认识也逐步加深。

五、幽门螺旋杆菌的检测在胃癌防控中的作用

作为发病率和死亡率较高的癌症之一,胃癌的预防与控制工作显得尤为重要。大量的流行病学及基础医学研究证明,Hp 感染是胃癌发病关键的危险因素。因此,Hp 检测在胃癌的防控中是必不可少的。

Hp 的检测方法主要分为两大类。一类是侵入性检测,由内镜获取胃黏膜组织,之后进行微生物培养、病理组织学检测、快速尿酶实验和基因诊断等实验;另一类是非侵入性检测,采集胃液、血液、唾液和粪便等样本,之后进行粪便 Hp 抗原检测、血清中 Hp 抗体检测、尿素呼气试验和粪便及其他标本中 Hp 基因的测定等实验。应用到筛查领域较多的是血清学检测和内镜检查,一般为血清学检测结果阳性者再施以内镜检查进行病理确诊。在医院内的检测程序通常是有消化不良症状的患者就诊,施以内镜检查,之后进行尿素呼气试验、快速尿酶实验或病理组织学检测等方法来判断 Hp 的存在与否。

虽然感染 Hp 不是胃癌发展的必需因素,但控制 Hp 对胃内微环境和健康状态有益处,对胃癌的防控也可以起到一定的作用。目前,已有许多科研工作者将注意力放到了 Hp 疫苗的研发当中,为 Hp 感染的防治提供了可能性。

第四节　EB 病毒与鼻咽癌、Burkitt 淋巴瘤、霍奇金淋巴瘤、非霍奇金淋巴瘤

一、EB 病毒生物学特性

EBV 为疱疹病毒 γ 亚科中唯一能感染人类的淋巴滤泡病毒,主要感染人体内的 B 淋巴细胞和鼻咽部上皮细胞,1964 年由 Epstein 和 Barr 从非洲 Burkitt 淋巴瘤的传代细胞中发现。外观结构方面 EBV 颗粒与其他疱疹病毒相似,主要由核样物、核衣壳和包膜 3 部分组成,未成熟时衣壳呈二十面体对称,直径约 75nm,成熟时呈球形,直径为 180nm 左右。其 DNA 全长约 172kb,约 80 个开放性阅读框,编码 80～100 个基因产物,包括糖蛋白和参与到致病过程中潜伏膜蛋白、核抗原等蛋白。

二、EB 病毒流行病学特性

EBV 主要通过唾液传播,也可能由性接触和血液传播,感染性病毒间歇性地存在于口咽分泌物中,在宫颈分泌物中也可检测到,但目前尚无研究明确 EBV 可否垂直传播。全球超过 90% 的成人感染 EBV,首次感染多在儿童时期,急性期常无症状或有轻微的非特异性症状,70% 成人首次感染时有传染性单核细胞增多症,表现为咽炎、发热、乏力和颈部淋巴结肿大等表现,之后大多数则转归为无症状的持续携带感染。传染性单核细胞增多症全年均有发病,但秋末至初春较多,提示 EBV 感染可能存在固定的季节性。调查显示,不同地区的 EBV 感染率差异较为显著,经济发展水平和卫生条件较好的西方国家 EBV 感染率比亚洲国家低,且前者病人的初次感染年龄也较后者延迟,我国儿童感染峰年龄在3～6 岁学龄前期,而发达国家多为青春期。在我国农村地区儿童的 EBV 感染率高于城市儿童,初次发病年龄也较后者延迟。随着我国经济发展和卫生条件的提高,EBV 感染率有所下降,在北京 20 世纪 70 年代 6 岁以下儿童的 EBV 感染率高达 90%,感染高峰集中在 3 岁左右,而 21 世纪初则下降至 83%,感染年龄高峰延迟到 6 岁前。不同种族的 EBV 感染率也有所差别,英国的一项人群研究表明,同地区的年龄和经济状况相同的南亚儿童 EBV 抗体阳性率是非南亚儿童的 20 倍以上,美国墨西哥裔和非西班牙裔黑人儿童的 EBV 感染率为非西班牙裔白人儿童的 1.5 倍左右,我国某些少数民族与汉族间 EBV 感染率也有所差异。

三、EB 病毒致恶性肿瘤的机制

初次感染时,EBV 很可能是首先在口咽上皮细胞中大量复制,然后感染该处的 B 淋巴细胞,在感染人体内,EBV 主要位于寿命较长的记忆性 B 细胞中。感染形式分为两种:①裂解感染:进入宿主细胞后即插入宿主 DNA 中,进行病毒 DNA 复制、转录、翻译和病毒装配,完全表达蛋白并释放 EBV 颗粒,造成细胞裂解;②潜伏感染:进入宿主细胞后病毒基因组多游离于细胞 DNA 外,不进行病毒复制,仅少量 DNA 整合入宿主细胞 DNA 表达少量蛋白以持续存在于细胞中,一经激活即与肿瘤的发生紧密相关。

EBV 潜伏感染根据潜伏基因的不同表达分为 4 型,感染有 EBV 的寿命长的记忆性淋巴 B 细胞表达为潜伏 0 型,此时病毒基因完全沉默,往往发生在健康携带者的 B 淋巴细胞中;Ⅰ 型则可表达 LMP-2A 蛋白和 EBNA-1 核抗原,对 EBV 在宿主细胞内的生存有重要作用;Ⅱ 型感染则为生发中心 B 淋巴细胞,这些细胞表达的 EBV 蛋白只含核蛋白 EBNA-1 和 3 种潜伏膜蛋白 LMPs(LMP-1、LMP-2A/B);在免疫功能受损的人群中,EBV 感染表现为 Ⅲ 型,特点是可以表达 EBV 的 6 种核抗原(EBNA1/2、EBNA-LP、EBNA-3A/B/C)和 LMPs 蛋白。潜伏感染时,EBV 也会表达 EBER1/2 这两种非编码小 RNA。

有研究表明,EBNA1 能通过产生活性氧造成细胞 DNA 损伤,也可与复制起始位点 *oriP* 结合,以保证游离病毒 DNA 随细胞分裂分配到子细胞中;EBNA2 与 EBNA-LP 联合是 EBV 在宿主细胞中表达时起转录调节因子;3 种 EBNA3 可与染色质重塑蛋白结合调节 EBNA2 的微表达,其中 EBNA-3C 则可使细胞有丝分裂过程中的纺锤体失活,而干扰 DNA 的正常分裂增殖;LMP-1 可下调 DNA 损伤修复激酶,使得携带 EBV 的细胞继续分裂增殖,促进 B 细胞的

永生化；LMP-2A 起到功能性 B 细胞受体的作用，与酪氨酸激酶 Syk 和 Lyn 结合，引起下游 MAPK、PI-3K 等信号通路。综上所述，潜伏蛋白的表达是通过引起 DNA 的损伤并抑制其自身修复、钝化细胞循环周期起始位点、造成细胞基因的不稳定等活动引发癌变。而 EBERs 可维持 EBV 诱发 B 淋巴细胞中病毒增殖的效率，诱导产生 I 型干扰素，并调节其他可能影响肿瘤表型的活动。EBV 阳性的肿瘤细胞中通常表达高水平的 EBERs，因此可作为识别肿瘤细胞的敏感性标识。

本章节中鼻咽癌、霍奇金淋巴瘤和非霍奇金淋巴瘤主要与 EBV II 型感染相关，病毒表达 EBNA1 和 LMPs 两种潜伏蛋白；Burkitt 淋巴瘤感染的 EBV 则为潜伏 I 型，仅表达核抗原 EBNA1 这一种潜伏蛋白。

四、EB 病毒与鼻咽癌、Burkitt 淋巴瘤、霍奇金淋巴瘤、非霍奇金淋巴瘤发病风险的相关性

（一）EBV 与鼻咽癌发病风险的相关性

研究表明，EBV 与鼻咽癌的相关性较为明确，几乎 100% 的低分化型鼻咽癌患者感染有 EBV。针对中国台湾男性一项长达 20 年的队列研究结果表明，与 EBV 阴性男性人群相比，EBV 壳抗原 IgA 抗体（VCA-IgA）滴度较高男性患鼻咽癌的风险增加了 20 倍，VCA-IgA 滴度较低也增加近 9 倍。一项广东省的筛查队列研究，依据受试者 3 次 VCA-IgA 的变化趋势，将人群分为上升组、稳定波动组、下降组和 VCA-IgA 阴性对照组，随访 16.9 年后发现 VCA-IgA 上升组的发病风险为 EBV 阴性人群的 21.3 倍、稳定或波动组的 6.2 倍、下降组的 1.5 倍。我们可以推测 EBV 阳性人群的鼻咽癌发病风险明显高于 EBV 阴性人群，且发病风险随着人体 VCA 抗体的升高而增加。

（二）EBV 与 Burkitt 淋巴瘤发病风险的相关性

Burkitt 淋巴瘤于 1958 年由 Dennis Burkitt 首次在非洲儿童中发现，根据其临床和遗传异质性，WHO 将 Burkitt 淋巴瘤分为 3 类，即地方性、散发性和免疫缺陷相关性。其中集中于赤道非洲的地方性 Burkitt 淋巴瘤与 EBV 感染的关系已在 20 世纪 70 年代开展于乌干达的一项前瞻性队列研究中得到证实，Burkitt 淋巴瘤儿童患病前的血清 EBV 抗体滴度高出未患病儿童 3~4 倍，同鼻咽癌相似，几乎 100% 的地方性 Burkitt 淋巴瘤患者感染有 EBV；但散发于世界各地的 Burkitt 淋巴瘤患者只有 10%~30% 可检出 EBV；免疫缺陷相关性 Burkitt 淋巴瘤患者中则有 40%~50% 的人群发病与 EBV 相关。Burkitt 淋巴瘤与 EBV 相关性的研究在我国相对较少，有待进一步探索。

（三）EBV 与霍奇金淋巴瘤发病风险的相关性

早在 1964 年 EBV 感染与霍奇金淋巴瘤的联系即被发现，之后一项综合了 119 个研究的 Meta 分析结果显示，霍奇金淋巴瘤患者中 EBV 的阳性率为 47.9%，儿童高于成人，且霍奇金淋巴瘤患者中 EBV 阳性的人群 5 年生存率小于 EBV 阴性者。不同地区 EBV 与霍奇金淋巴瘤的相关性有所不同，在澳大利亚、欧洲、北美，25%~40% 的霍奇金淋巴瘤与 EBV 感染有关，而在亚洲的某些地区以及非洲、拉丁美洲，霍奇金淋巴瘤中 EBV 检出率在 55%~80% 之间。也有研究表明，同样 EBV 阳性的人群，曾患传染性单核细胞增多症的人群霍奇金淋巴瘤发病风险是无传染性单核细胞增多症病史人群的 2.4 倍，提示 EBV 初始感染情况会影响之后霍奇金淋巴瘤的发展。

（四）EBV 与非霍奇金淋巴瘤发病风险的相关性

有研究者将自己的病例对照研究与 8 项前人的病例对照和巢式病例对照研究汇总进行 Meta 分析，选择早期抗原（early antigen，EA）和 VCA 两种检测为指标，结果表明 EA 阳性与非霍奇金淋巴瘤的联系强度比为 1.5、VCA 则为 1.2，EBV 感染与非霍奇金淋巴瘤相关，但是 EBV 感染与不同亚型非霍奇金淋巴瘤的关联强度有所差异。随着 WHO 对恶性淋巴瘤分类的细化，对非霍奇金淋巴瘤下的弥漫大 B 淋巴瘤、T/NK 细胞淋巴瘤等亚类研究更加深入，EBV 与其相关性有待进一步研究。

五、EB 病毒的检测在鼻咽癌、Burkitt 淋巴瘤、霍奇金淋巴瘤、非霍奇金淋巴瘤防控中的作用

虽然本节所述 4 种恶性肿瘤在我国的发病率并不高，但是危害性较大，所以应保证预防与控制工作的落实。前文所述的大量流行病学及基础医学研究

证明,EBV 感染是 4 种恶性肿瘤发病关键的危险因素,因此,EBV 检测在鼻咽癌、Burkitt 淋巴瘤、霍奇金淋巴瘤和非霍奇金淋巴瘤恶性肿瘤的防控中是必不可少的。

EBV 的检测方法有多种,在获取病理组织的情况下,可应用免疫组织化学检测 EBV 蛋白、原位杂交检测 EBV 编码 RNA(EBV-Encoded RNA,EBER)及聚合酶链式反应(polymerase chain reaction,PCR)检测病毒 DNA 等实验;还有血清学检测,如酶联免疫吸附剂测定(enzyme linked immunosorbent assay,ELISA)、化学发光免疫和免疫荧光实验等检测血清中的 EBV 抗体(如 VCA-IgM/G/A、EA 等),FQ-PCR 检测病毒 DNA 等实验。应用到筛查领域较多的是血清学检测,这其中 ELISA 较为经典。由于几乎所有低分化型鼻咽癌都有 EBV 感染,此时 EBV 的检测对其鉴定尤为重要。另外,VCA-IgM 出现于 EBV 急性感染后的 1~2 个月,而急性感染有可能引起无传染性单核细胞增多症,有时甚至会出现严重的并发症,所以 VCA-IgM 的检测对其有着重要的诊断意义。

目前,已开展了有关 EBV 感染治疗和 EBV 疫苗研制的工作,EB 病毒核抗原(EBV-Determined Nuclear Antigen 1,EBNA1)和裂解感染时表达的 ZEBRA(ZEB Replication Activator protein)等蛋白有希望成为治疗靶点,为 EBV 感染和恶性肿瘤的防治提供了可能性。

第五节　人疱疹病毒 8 型与卡波西肉瘤

KS 又称多发性特发性出血性肉瘤,是一种多中心起源的由血管和梭形细胞混合组成的恶性肿瘤,KS 可分为经典型、非洲地方型、医源性或器官移植后相关型和流行性或 AIDS 相关型。

一、人疱疹病毒 8 型的结构和生命周期

HHV-8 是 1994 年美国学者 Chang 等在 AIDS 患者 KS 组织中发现的一种新肿瘤病毒,属于 γ-2 疱疹病毒亚科,为目前公认的 KS 致病因子,2010 年 IARC 将其归类为 I 类致癌物。HHV-8 有 1 个 20 面体衣壳,直径为 120~150nm,衣壳由 4 种结构蛋白构成,其中 3 种由开放阅读框编码(ORF25、ORF26 和 ORF62)编码,并与 α、β 人疱疹病毒亚科的衣壳蛋白有显著的相似性。HHV-8 基因组为 170kb 的线性双链 DNA,中间为 140kb 的低 GC(53.3%)DNA 区,含 HHV-8 保守基因序列和编码调节因子、细胞因子特有基因序列,至少含有 90 个开放阅读框。两侧为高 GC(85%)DNA 串联重复序列,长约 35kb,为 803 个核苷酸的重复 DNA 序列。根据开放阅读框 K1 的不同,HHV-8 已有 6 种亚型被证实(A、B、C、D、E、N),并且进化枝超过 24 个。其中,A、C 亚型主要分布于欧洲,B 亚型分布于非洲,其他亚型则散发于大洋洲和南美洲的局部。对于某一个体而言,亦可能有两种或两种以上的亚型感染。HHV-8 和其他疱疹病毒一样,可感染普通人群,病毒可侵袭多种类型的细胞,如 B 细胞、KS 组织的血管内皮细胞和梭形细胞等。在宿主细胞中,HHV-8 的生命周期按存在状态不同可分为潜伏感染阶段和裂解细胞阶段。在潜伏期,HHV-8 DNA 以环形存在于宿主细胞核内,其基因产物主要有调控宿主细胞周期和抗凋亡的作用,病毒基因表达的潜伏相关核抗原 1(Latency-associated Nuclear Antigen 1,LANA1)几乎存在于所有受染细胞内,故其可作为 HHV-8 感染的标志。在裂解阶段,HHV-8 DNA 以线性存在,其基因产物主要调控病毒复制和抑制宿主产生的抗病毒反应。在裂解细胞阶段的基因表达中,ORF K8.1 编码了两种有强免疫原性的蛋白,即糖蛋白 K8.1A 和 K8.1B;ORF 26 和 ORF 65 编码小的衣壳蛋白,病毒的其他基因编码产物与此类似,它们有对抗宿主免疫系统产生的制约病毒复制的细胞免疫作用。

二、人疱疹病毒 8 型的流行特点

尽管目前有大量关于 HHV-8 的流行病学和病毒学研究,但 HHV-8 的确切传播途径仍未明确。目前认为,其传播模式可能随病毒流行地或散发地的不同而变化,唾液传播是 HHV-8 主要的途径,而诸如性、药物注射、输血、实体器官和骨髓移植以及母胎传播等可能有重要潜在传播作用。PCR 原位杂交显示,HHV-8 DNA 存在于口腔和舌上皮细胞,且在

唾液中的载量最高,为 102~106 拷贝/ml,远高于在外周血和生殖器分泌液中的载量,因此,唾液接触可能是病毒传播主要途径。此外,诸如输血、实体器官和骨髓移植以及母胎传播的途径也有报道,但证据相对较少,尚无公认结论。HHV-8 也可通过性传播,且同性恋男子可能有性接触传播的倾向,而异性间的性接触感染率一般很少。另外,有研究提示,HHV-8 的传播感染方式可能因个体免疫状况和遗传因素不同而异。Parisi 等报道,在 20 世纪 90 年代采集的意大利 HIV 感染者血清中,HHV-8 可溶性蛋白抗体及潜伏性蛋白抗体的阳性率分别为 31.6% 和 8.5%,明显高于 20 世纪 80 年代所收集的标本的阳性率,提示在 HIV 感染者中 HHV-8 感染率逐年上升。虽然 HHV-8 最初是在 HIV 阳性的 KS 患者中发现,然而它是早在 AIDS 流行前就存在于欧洲的一种古老病毒,可能存在于远古人类中。HHV-8 的感染在世界各地并不普遍,且感染率在世界范围内分布不均匀,美国和北欧较低(<10%),中东和撒哈拉以南非洲地区较高(>50%),地中海地区则介于两者之间(10%~30%)。例如,在乌干达,普通人群的血清 HHV-8 感染率约为 50%,而在北欧、美国、拉美及亚洲等地方,血清感染率较低(<10%);在意大利北部,HHV-8 的流行率较低,然而在意大利西西里岛,其流行率高达 35%,以上 HHV-8 的流行与 KS 的发生大体一致。但也有研究报道 KS 发生率与 HHV-8 流行率不一致的情况,例如在冈比亚 AIDS 流行前和流行期间,KS 发生率很低,但其 HHV-8 血清流行率却高达 75%。在 HHV-8 流行区以外的地区,有研究报道,在男男同性恋者和非洲移民中,血清 HHV-8 抗体的流行率较高,其 HHV-8 流行率有所上升。因此,关于血清 HIV 阳性率与 HHV-8 感染率的关系,目前尚有争议,有研究者认为 HHV-8 感染率随着 HIV 阳性率的升高而升高,也有研究者持反对意见,认为 HHV-8 感染率与 HIV 血清阳性率无关。值得注意的是,由于地区经济状况差异或使用不同的实验方法检测 HHV-8 时存在漏诊或报告不全,尽管 HHV-8 感染的流行病学以血清学数据为基础,但不同研究因其所用的检测方法或临界值不同也很可能导致其结果之间的可比性存在一定问题;此外,各研究中,各种抗体检测法的应用及对分析结果的解释也存在不全,从而可能导致 HHV-8 数据的错误分类,这可能是部分地区 HHV-8 流行率与 KS 发生率不一致的原因。

三、人疱疹病毒 8 型的致癌机制

与其他肿瘤一样,KS 的发生为多因素共同参与的结果,目前认为 HHV-8 与 KS 关系密切,为公认的致病因子,但 HHV-8 病毒基因致 KS 的机制非常复杂,其确切机制仍待阐明。现有研究表明,KS 中的发病机制涉及细胞因子诱导的细胞生长和增殖,病毒基因的作用和机体免疫状态的影响等因素。KS 在细胞因子的诱导下产生以淋巴内皮系统来源的梭形细胞为主的增殖性多克隆性损害,并且 KS 细胞还可表达与细胞因子具有高亲和力的相关受体,细胞因子和受体结合以旁分泌形式诱导炎症反应和血管形成。病毒基因的作用中,HHV-8 可编码不同病毒模拟蛋白,并通过不同的途径来促使肿瘤的形成。例如,病毒细胞周期素可影响正常细胞循环周期的进行,使细胞处于异常增殖的状态,进而促使肿瘤的发生,如病毒细胞周期蛋白(Virus-cyclinD, V-cyclinD)能够干扰周期素依赖性激酶 6(Cyclin-dependent Kinases 6, CDK6)调节视网膜母细胞瘤蛋白的磷酸化,同时 CDK6 复合体还能够使组蛋白 H1 和 CDK6 抑制因子 p27 发生磷酸化,vcyclin-CDK6 复合体对 CDK 抑制蛋白起到抵触作用,这将导致它不能正常的调节细胞循环进程和转化,最终导致肿瘤的形成。HHV-8 还可编码、表达自身的抗凋亡剂、病毒性 Bcl-2 和病毒性 FLIP 等蛋白,并通过抑制由 HHV-8 的细胞周期素诱导,Fas 通路介导、IFN 介导或细胞毒性 T 淋巴细胞诱导的细胞凋亡,从而促进 KS 的发生。LANA、病毒 G 蛋白偶联受体(Virus G Protein-Coupled Receptors, vGPCR)可调节病毒和细胞基因的表达,在 KS 的血管生成过程中也起着非常重要的作用。LANA,一种可在所有潜伏期感染细胞中表达的一种转录调节因子,可调节病毒和细胞基因的表达,并可通过 p53 和视网膜神经胶质瘤-EIF 通路结合原癌基因的作用转导啮齿类动物细胞。而 vGPCR 在 KS 的血管生成过程中起非常重要的作用,也是人 IL-8 受体 A、B 型的同源物,经发 vGPCR 介导的信号通路最终可导致血管内皮生长因子(Vascular endothelial growth factor, VEGF)表达的下调,因而以旁分泌的形式诱导血管形成。KS 的另一个重要发病机制是机体免疫功能失调。由病变组织产生的 Th1 型细胞因子加剧了 HHV-8 的感染,而

HHV-8 的病毒产物反过来又进一步促进了 KS 病变的发展,使其逐渐由反应性增生性疾病发展成为真正的肿瘤。

四、人疱疹病毒 8 型与 HIV 的相互作用

HHV-8 是在 AIDS 患者 KS 组织中发现的一种病毒,有研究表明,40% 的艾滋患者可合并 KS,且随着 AIDS 发病率的逐年增长,KS 患病率也呈逐年增长趋势。目前认为,在 AIDS 相关型的 KS 发生中,HHV-8 感染是必要条件,但最终导致 KS 的发生还需协同因素的参与,而 HIV 为重要的协同因素之一,但关于 HIV 和 HHV-8 双重感染下,HIV 如何影响 HHV-8 的致瘤作用,目前尚不明了。有研究表明,用 HIV-l 感染原发性渗出性淋巴瘤(primary effusion lymphoma,PEL)细胞,HIV-1 病毒本身可诱导 PEL 中潜伏的 HHV-8 发生可溶性周期复制。另有研究表明,HIV-1 反式激活因子(trans-activator of transcription,Tat)基因编码的 Tat 蛋白是 HIV-1 复制和基因表达所必需的,具有增强 HIV-1mRNA 转录作用,它有激活内皮细胞表达血管上皮细胞生长因子受体、活化静止 T 细胞、诱导细胞凋亡、调节细胞基因表达以及激活 HHV-6 和 HHV 裂解性周期复制等功能,可与 HHV-8 相互作用,促进 KS 的发生。Huang 等通过 HIV-1 与 HHV-8 感染细胞之间的细胞融合,证实了 HIV-1Tat 可上调 HHV-8 0RF25mRNA 表达,AIDS-KS 病人体内,HIV-1 及其感染细胞释放的细胞因子与可溶性蛋白,使得 HHV-8 的感染成为 KS 发生的充分条件。此外,HIV-1 及其感染的 CD+4 T 淋巴细胞释放的相关细胞因子,如干扰素(IFN-γ)、致瘤素 M(OSM)和肝细胞生长因子(HGF)/驱散因子(SF)等,也在发病中有积极促进作用。

五、人疱疹病毒 8 型与卡波西肉瘤发病风险的相关性

据 IARC 统计,约 80 项病例对照研究和 22 项队列研究结果一致表明,HHV-8 感染与 KS 密切相关。值得注意的是,目前队列研究主要集中存在于免疫抑制的人群,在三大洲的 9 个国家开展的 22 项队列研究中,有 13 项研究的研究人群为 HIV 感染者,共收集到 561 例 KS;另外 9 项研究的研究人群为器官移植者,共有 48 例 KS。虽然目前尚无关于经典型或非洲地方型 KS 与 HHV-8 感染关系的队列研究证据,但在约 80 项病例对照研究中,约一半的病例为非 HIV 感染 KS 病例,如经典型、地方流行型或器官移植型 KS。此外,有研究提示,在非 HIV 感染者中,随着 HHV-8 抗体滴度的升高,KS 的发病风险也升高;另有研究表明,在 HHV-8 血清阳性人群中,随着外周单核细胞中 HHV-8 DNA 量的增加,KS 的发病风险也增加,且疾病进程加快。这些研究证据提示 HHV-8 感染与 KS 发病风险有关。

六、人疱疹病毒 8 型在卡波西肉瘤防控中的作用

HHV-8 是一种发现、分离相对较晚的疱疹病毒,自 HHV-8 被发现以来,研究者针对 HHV-8 的流行特征、致病机制和 KS 的诊断治疗等开展了大量的调查和研究,虽然其中还有许多尚待阐明,但目前的发现对 HHV-8 相关疾病,特别是 KS 的防治有一定的意义。

目前没有可预防 HHV-8 的疫苗,故切断 HHV-8 传播途径仍是预防 KS 的重要方法。虽然 HHV-8 的确切传播途径仍未明确,但大量关于 HHV-8 的流行病学和病毒学研究提示,唾液传播很可能是 HHV-8 主要的途径,而诸如性、输血、实体器官和骨髓移植以及母胎传播等均被认为有重要潜在传播作用。因此,可通过避免以下行为降低感染风险,从而预防 KS:和 HHV-8 感染者进行亲密接触或者无保护的性行为,不必要和不安全的注射,不安全血液制品;另外,进行器官移植或输血时,应检测供体是否有 HHV-8 感染。有流行病学研究提示,HHV-8 的传播模式可能随病毒流行地或散发地的不同而变化,HHV-8 的感染在世界各地并不普遍,且感染率在世界范围内的分布不均匀,美国和北欧较低,中东和撒哈拉以南非洲地区较高,地中海地区则介于二者之间,与 KS 的分布较一致,因此,HHV-8 和 KS 的防控重点,应放在中东和撒哈拉以南非洲及地中海等高发地区,且可针对不同的传播模式采取不同的防控措施。如美国、北欧等地,HHV-8 感染主要发生在男性同性恋和 AIDS 病人,且白种人比黑种人感染概率高,特别是在 AIDS 相关 KS 病人中,因此,男性同性恋和 AIDS 病人是该地区防控的重点人群;我国 KS 主要发生于新疆的少数民族,因此新疆维吾尔族和哈萨克族是我国

KS 防控的重点人群。此外,HIV 感染是 HHV-8 致 KS 的重要协同因素,因此避免 HIV 感染、治疗 HIV 感染者或 AIDS 患者可间接预防 KS 的发生。已有研究证明,高效抗逆转录病毒治疗可抑制 HIV 复制,减少 Tat 蛋白产物,直接对抗血管源性物质的活性,可间接降低 KS 的发病率,并且对部分 KS 取得了很好的治疗效果。Seaberg EC 等在 1984—2007 年期间多中心癌症发生队列中证实,与治疗前相比,高效抗逆转录病毒治疗后 KS 的发生率明显下降。

第六节　展　　望

目前,HPV、HBV/HCV、Hp、EBV、HHV-8 等感染因子分别与宫颈癌、肝癌、胃癌、鼻咽癌、Burkitt 淋巴瘤、霍奇金淋巴瘤、非霍奇金淋巴瘤、KS 等恶性肿瘤发病关联已被大量研究证实。然而,恶性肿瘤的发生发展仍然是多因素、多阶段、长时程的复杂过程,关于感染因子的具体致癌机制仍需深入研究。以 HPV 为例,不同型别 HPV 的致癌潜力差异、单独感染与多重感染的致癌风险以及 HPV E6、E7 基因和细胞调节因子的多重交互作用等还有待进一步的探索阐释和生物学验证。同时,临床上缺乏关于恶性肿瘤的感染因子清除治疗的指南规范,如何提高感染因子清除率、减小耐药性等问题均较为棘手。当前的临床治疗方案仍缺乏循证医学证据,未来需要开展前瞻性、多中心、随机对照临床试验,明确感染因子清除治疗在恶性肿瘤综合治疗中的作用,有效改善患者生存质量及预后,并为临床医生规范治疗方案提供科学依据。随着近年来常见癌症筛查工作在全球范围的开展,基于感染因子检测技术为基础的宫颈癌、肝癌、胃癌等大量新型筛查技术相继出现,已有大量研究表明合理的筛查方案可以显著降低恶性肿瘤的死亡率。然而,由于社会经济原因,医疗与健康普及性,尚不能开展全面覆盖的筛查计划,因此基于合理的成本—效益分析,探讨适合各国国情的癌症筛查计划,包括筛查初始年龄、初筛与随访方法、筛查间隔等方案的确定,尚需根据各国情况进一步探索和确定。此外,针对感染因子相关恶性肿瘤的疫苗研发将是未来研究领域的又一挑战,在过去的几十年间,HBV 疫苗的推广使用已被证明为肝癌的防控工作的有效手段,而近年来 HPV 疫苗的出现无疑开创了肿瘤防控的新局面,但目前的疫苗成本较高,且疫苗的保护效应具有型别特异性,因此,研发低成本或(和)更广谱的疫苗也是未来的研究方向之一,经济有效的 HCV 疫苗、Hp 疫苗、EBV 疫苗和 HHV-8 疫苗的研发与推广应用也将带来重大的公共卫生意义。

(施小明　李霓　编,陈维清　审)

参 考 文 献

1. 乔友林,张林琦.人乳头瘤病毒引起宫颈癌机理和人免疫缺陷病毒的发现—2008 年诺贝尔生理学/医学奖评述.中国科学院 2009 科学发展报告.北京:科学出版社,2009.

2. 曾红梅,郑荣寿,张思维,等.1989—2008 年中国恶性肿瘤死亡趋势分析.中华肿瘤杂志,2012,34(7):525-531.

3. 陈万青,郑荣寿,曾红梅,等.1989—2008 年中国恶性肿瘤发病趋势分析.中华肿瘤杂志,2012,34(7):517-524.

4. 胡尚英,郑荣寿,赵方辉,等.1989 至 2008 年中国女性宫颈癌发病和死亡趋势分析.中国医学科学院学报,2014,36(2):119-125.

5. 李霓,张思维,陈万青,等.亚洲妇女宫颈癌中人乳头状瘤病毒型别分布的 Meta 分析.中国肿瘤,2010,19(3):195-202.

6. De M C,Ferlay J,Franceschi S,et al. Global burden of cancers attributable to infections in 2008:a review and synthetic analysis. Lancet Oncology,2012,13(6):607-615.

7. Peto J,Gilham C,Fletcher O,et al. The cervical cancer epidemic that screening has prevented in the UK. Lancet,2004,364(9430):249-256.

8. Muñoz N,Bosch F X,De S S,et al. Epidemiologic Classification of Human Papillomavirus Types Associated with Cervical Cancer. New England Journal of Medicine,2003,348(6):518-527.

9. Schiffman M,Clifford G,Buonaguro F M. Classification of weakly carcinogenic human papillomavirus types:addressing the limits of epidemiology at the borderline. Infectious Agents and Cancer,2009,4(1):8.

10. Smith J S,Lindsay L,Hoots B,et al. Human papillomavirus type distribution in invasive cervical cancer and high-grade cervical lesions:A meta-analysis update. International Journal of Cancer,2007,121(3):621-632.

11. Clifford G M,Smith J S,Plummer M,et al. Human papillomavirus types in invasive cervical cancer worldwide:a meta-

analysis. British journal of cancer,2003,88(1):63-73.

12. De S S,Diaz M,Castellsagué X,et al. Worldwide prevalence and genotype distribution of cervical human papillomavirus DNA in women with normal cytology:a meta-analysis. Lancet Infectious Diseases,2007,7(7):453-459.

13. Franceschi S,Herrero R,Clifford G M,et al. Variations in the age-specific curves of human papillomavirus prevalence in women worldwide. International Journal of Cancer,2006,119(11):2677-2684.

14. Scheffner M,Werness B A,Huibregtse J M,et al. The E6 oncoprotein encoded by human papillomavirus types 16 and 18 promotes the degradation of p53. Cell,1990,63(6):1129-1136.

15. Kaklamani E,Trichopoulos D,Tzonou A,et al. Hepatitis B and C viruses and their interaction in the origin of hepatocellular carcinoma. Jama,1991,265(15):1974-1976.

16. Beasley R P,Lin C C,Hwang L Y,et al. Hepatocellular carcinoma and hepatitis b virus. A prospective study of 22 707 men in taiwan. Lancet,1981,2(8256):1129-1933.

17. Eric C,Wiley D,Martínez-Maza O,et al. Cancer incidence in the multicenter aids cohort study before and during the HAART era:1984 to 2007. Cancer,2010,116(23):5507-5516.

第十四章 肺癌基因组流行病学研究进展

Research Progress in Genomic Epidemiology of Lung Cancer

摘要

肺癌是负担最重的恶性肿瘤之一。肺癌的发生是基因、环境及其交互作用共同影响的结果。在过去10年中,随着科技的发展,人类对自身基因组的认识经历了质的飞跃。基因分型和二代测序技术的进步,极大促进了肺癌基因组流行病学研究的发展。本文从候选基因研究、全基因组关联研究(genome-wide association study,GWAS)、后 GWAS 研究和肺癌基因组测序研究等方面系统阐述了肺癌基因组流行病学最新的研究成果。在候选基因和 GWAS 研究中,研究者通过家系分析和大规模病例-对照研究,发现了一批影响肺癌易感性的遗传变异;在后GWAS 阶段,通过对 GWAS 数据进行整合分析和深入挖掘,进一步弥补了肺癌的遗传性丢失,揭示了肺癌遗传易感的内在机制,评价了遗传变异的应用前景;在肺癌基因组测序研究中,研究者全面阐述了肺癌基因组突变图谱,发现了一批关键的体细胞改变,为肺癌的分子分型和个体化治疗奠定了基础。

Abstract

Lung cancer is one of the malignancies with the heaviest burden in the world. The occurrence of lung cancer is the result of genetic factors, environmental factors and the interaction of the two. With the advancement of science and technology in the past decade, the understanding of the human genome has greatly improved. Advances in genotyping and second generation sequencing technology have facilitated the progress of lung cancer genomic epidemiology. In this review, we will systematically describe some latest findings of lung cancer genomic epidemiology in the following aspects of technology: candidate gene studies, genome-wide association studies (GWAS), post-GWAS data studies, and genome sequencing studies. In candidate gene studies and GWAS, dozens of lung cancer susceptibility variants were identified using pedigree analysis and large-scale case-control studies. Through integrated analysis and in-depth data mining in the post-GWAS stage, researchers filled the gap of missing heritability, revealed the biological mechanisms underlying lung cancer susceptibility loci, and assessed the potential clinical applications of the genetic variation. In the sequencing studies of lung cancer, the mutational landscapes of lung cancer genome, along with a group of key somatic mutations, were identified, which laid a foundation for the molecular subtyping and individualized therapy of lung cancer.

肺癌是全球范围内最常见的恶性肿瘤之一。WHO 发布的《全球癌症报告 2014》显示:2012 年全球新增 182 万肺癌病例和 159 万肺癌死亡病例,占所有肿瘤发病和死亡人数的 13.0% 和 19.4%,其发病率和死亡率均位居全球范围内肿瘤发病率和死亡率的首位。美国癌症学会发布的《2016 年癌症统计》(Cancer Statistics,2016)估计,2016 年美国新增约 22.44 万肺癌病例和 15.81 万肺癌死亡病例,其中,男性新增 11.79 万病例和 8.59 万死亡病例,女性新增 10.65 万病例和 7.22 万死亡病例。在我国,陈万青等最新的统计结果显示,2015 年我国新增约 73.3 万肺癌病例和 61.0 万肺癌死亡病例,其中男性新增 50.93 万病例和 43.2 万死亡病例,女性新增 22.4 万病例和 17.78 万死亡病例。由此可见,肺癌给人类的健康带来了巨大的危害。

流行病学研究表明,肺癌的发生是环境因素和遗传因素共同作用的结果。近年来,随着对肺癌发病机制研究的深入,对肺癌发病机制的认识不断提高,但其具体机制十分复杂,仍有待阐明。目前研究已明确的影响肺癌发生的环境因素包括:烟草暴露,空气污染,辐射以及石棉、镍、铬等物质的职业暴露。烟草暴露是肺癌发生最为主要的环境危险因素。80% 以上的男性肺癌和至少 50% 的女性肺癌可归咎于烟草暴露。Gandini S 等进行的吸烟与肺癌风险的 Meta 分析表明,吸烟者发生肺癌的风险是非吸烟者的 8.96 倍。肺癌可分为小细胞肺癌、腺癌、鳞癌、大细胞癌等多种病理类型,各种病理组织学类型的肺癌均与烟草暴露有关,其中鳞癌与烟草暴露的关系最为密切。随着烟草产品成分和吸烟习惯的改变,鳞癌的比例在逐步下降,腺癌的比例逐渐升高。吸烟与肺癌之间呈现明显的剂量—反应关系,开始吸烟的年龄越小,每日吸烟量越大,吸烟引起肺癌的相对危险度越大。戒烟者患肺癌的危险性随戒烟年份的延长而逐渐降低,戒烟持续 15 年肺癌发病风险降至与不吸烟者相近。由于烟草暴露是肺癌发生最主要的环境危险因素,因此肺癌的发病和死亡趋势变化受人群烟草暴露水平改变影响较大。研究表明,烟草消费情况在很大程度上决定着肺癌发病率变化的时间和地区特征,一般肺癌发病率与吸烟率相比约滞后 20 年。例如实施烟草控制数十年后,美国男性肺癌的发病率开始逐步下降。据 WHO 估计,我国有 3 亿~3.5 亿的吸烟人群,成年男性吸烟率高达 52.9%。可以预见,未来几十年我国肺癌发病率和死亡率将会继续攀升,严重影响我国居民的生命健康。空气污染是非吸烟者发生肺癌的重要原因。空气污染包括室内小环境和室外大环境污染。室外空气污染物主要来源于汽车尾气、工业。这也是工业发达国家的肺癌发病率高于工业欠发达国家,城市肺癌发病率比农村高的主要原因。室内空气污染主要指烟草烟雾、生活燃烧和烹调油烟所致的污染。研究表明,室内空气污染,生活燃烧、烹调油烟是我国女性肺癌高发的重要原因。空气污染物的主要成分包括大气颗粒物(主要是 $PM_{2.5}$)、氮氧化物、CO 等。美国的一项大型队列研究表明,大气中颗粒物浓度每增加 $10\mu g/m^3$,肺癌发病风险增加 19%。除了烟草暴露、空气污染外,石棉、镍、铬等的职业暴露也是肺癌发生的重要环境危险因素。

尽管环境因素是影响肺癌发生的最主要因素,但在相同的环境因素暴露下,仅有少部分人发生肺癌,提示遗传因素在肺癌发生中起重要作用。在遗传因素中,先天获得的生殖系遗传变异(germline variant)使机体对外界环境造成的影响表现出不同的抵抗能力,影响肿瘤发生风险,是肿瘤易感性的遗传基础。后天发生的体细胞突变(somatic mutation),特别是驱动突变(driver mutation),可直接导致癌基因激活和抑癌基因失活,促使携带突变的肿瘤细胞获得选择性生长优势导致体细胞的恶性增殖和异常分化,是肿瘤发生的始动因素。因此,全面认识基因组和肿瘤基因组对了解肿瘤的发生发展至关重要。在过去的 10 年中,随着科技的不断发展,人类对自身基因组的认识经历了质的飞跃,从而极大地促进了人们对肿瘤的认识。本文将从候选基因研究、GWAS、后 GWAS 和肺癌基因组测序研究等方面介绍肺癌基因组流行病学最新的研究进展。

第一节　候选基因研究

2003 年完成的人类基因组计划,提供了一套完整的人类基因组图谱,揭示了人类基因组上存在大量的遗传变异。随后的 HAPMAP 计划和千人基因组计划基于芯片的基因分型和二代测序技术进一步在不同的人群中建立了遗传变异的连锁信息图谱,为揭示疾病的遗传易感性奠定了基础。以这些资源为契机,研究者开始利用关联研究寻找疾病的遗传易感位点。

在肺癌病例聚集的家系中,遗传背景可能发挥更强的作用。因此,对这类家系样本进行研究,有助于发现肺癌的遗传易感基因。2004 年,Bailey-Wilson JE 等人通过对 52 个具有 3 个以上肺癌患者的家系进行了多位点连锁分析,发现染色体 6q23-25 区域可能与肺癌易感性相关。而后,You Ming 等人通过对该区域进行精细定位研究(Fine mapping)发现基因 RGS17 第一内含子区的 3 个多态性位点 rs6901126,rs4083914 和 rs9479510 在肺癌家系样本中与肺癌易感性显著相关。RGS17 在肺癌组织中显著高表达,进一步功能研究表明,低表达 RGS17 后非小细胞肺癌细胞系的增殖能力显著下降。提示 6q23-25 区域的 RGS17 与肺癌的遗传易感性显著相关。

尽管家系研究发现了一些肺癌易感性的关键基因,但是由于家系样本往往难以收集,因此研究样本量通常有限。对肺癌散发病例开展大规模的病例-对照研究可以增加研究的把握度,发现更多效应较低的遗传变异。利用这种策略,研究者们基于先验信息,使用标签 SNP 找到了一些新的肺癌易感基因,如 GSTM1 和 CHEK2 等。GSTM1 基因在致癌物的解毒代谢过程中发挥重要作用,对多环芳烃类致癌物如苯并芘的活化产物有很高的亲和力,可催化其与谷胱甘肽结合,使其失去致突变活性;有研究发现 GSTM1 基因缺失多态性(deletion polymorphism)与中国人群肺癌发病风险相关。肿瘤抑制基因 CHEK2 在 DNA 损伤修复过程中发挥重要作用,研究发现 CHEK2 基因启动子区域的突变 rs2236141(G

>A)可以通过降低甲基化水平而增加该基因的表达,从而使肺癌发病风险降低。候选基因策略提升了我们对肺癌遗传易感性的认识,然而,此类研究往往因为样本量小,样本来源单一,导致许多基于候选基因研究的成果很难在后续的研究中被验证。

第二节　全基因组关联研究

随着高通量基因分型技术的发展和应用,GWAS 应运而生。GWAS 不基于任何假设,以多阶段、大样本量的设计,在全基因组范围内对几十万甚至上百万个位点同时进行基因分型,以寻找可靠的疾病易感位点。自 2008 年以来,已有多项 GWAS 在欧美人群和亚洲人群中对肺癌的遗传易感性进行了探讨,共发现了 28 个肺癌遗传易感区域。其中,针对欧美人群的研究鉴定了 12 个肺癌易感区域。本课题组开展的中国人群肺癌 GWAS 鉴定了 12 个易感区域,其中染色体 5p15、22q12、3q28 和 6p21 这 4 个区域是中国与欧美人群共同的易感区域。

一、欧美人群肺癌 GWAS 研究

2008 年 4 月,来自 IARC、美国 MD 安德森肿瘤中心和冰岛 DeCode 遗传研究所的 3 个课题组同时报道了肺癌 GWAS 研究结果,发现染色体 15q25 区域是肺癌的易感区域,主要标签位点为 rs8034191 和 rs1051730。该区域包含 6 个已知蛋白编码基因,分别是 3 个尼古丁乙酰胆碱受体基因 CHRNA3、CHRNB4 和 CHRNA5,铁元素敏感反应元件 IREB2,DNA 修复通路基因 PSMA4 和功能尚不明确的 LOC123688。CHRNA3、CHRNB4 和 CHRNA5 在大脑中表达,对吸烟成瘾有重要生物学作用;它们还表达于肺上皮,与烟碱或烟草致癌代谢产物结合后发挥信号转导作用,进而影响细胞增殖甚至肿瘤的发生。

2008 年 12 月,McKay 等在前期 IARC-GWAS 的基础上,对另外 1291 例病例和 1561 例对照进行全基因组芯片检测,发现染色体 5p15.33 区域的 rs402710 和 rs2736100 与肺癌发病风险的增加显著相关。同期,Wang 等人在英国人群进行的肺癌 GWAS 也发现染色体 5p15.33 区域是肺癌易感区域,易感性位点 rs401681 与 IARC-GWAS 研究发现的易感性位点 rs402710 存在相当程度的连锁不平衡关系(linkage disequilibrium(LD),$r^2 = 0.66$)。

rs2736100 位于 TERT 基因第 1 内含子,TERT 基因的编码产物端粒酶反转录酶(reverse transcriptase)是人类端粒酶(telomerase)的重要组成部分,对维持端粒的稳定具有重要生物学作用。rs402710 位于 CLPTM1L 基因第 9 内含子,该基因与顺铂耐药相关,其编码蛋白可以诱导顺铂敏感细胞发生凋亡。CLPTM1L 在肺组织中表达稳定,但在早期非小细胞肺癌中表达增高,可能通过诱导受到毒害的肺细胞发生凋亡而发挥生物学作用。此外,欧洲人群肺癌遗传易感区域还包括染色体 13q31.3、19q13.32、6p22.1 和 6q24.2 等。

二、中国人群肺癌 GWAS 研究

本课题组于 2011 年组织开展了首个中国人群的肺癌 GWAS。研究采用大样本多阶段的病例-对照研究设计,对 2383 例肺癌病例和 3160 例对照全基因组范围内 906 703 个 SNP 进行了芯片扫描。经过系统的质量控制后,我们对剩余的 2331 例病例和 3077 例对照的 591 370 个 SNP 进行了分析,发现 18 个 SNP 与肺癌发病风险相关($P<10^{-6}$)。此外,我们将以往 GWAS 报道的 3 个肺癌遗传易感性位点纳入到了后期验证中,分别是:染色体 3q28 区域 TP63 基因上的 rs4488809 和 rs10937405 以及 5p15.33 区域的 rs2736100。最终,共选取了 21 个 SNP 进行两阶段独立验证,第一阶段包括 2283 例病例和 2243 例对照,第二阶段包括 4030 例病例和 4166 例对照。Logistic 回归模型显示,4 个染色体区域的遗传变异(5p15 区域 SNP rs2736100 和 rs465498;3q28 区域 SNP rs4488809;13q22 区域 SNP rs753955;22q12 区域 SNP rs17728461 和 rs36600)与中国人群肺癌发病显著相关。位于染色体 5p15 区域的变异与吸烟状态及吸烟量存在基因-环境交互作用。rs4488809 位于 TP63 基因第 1 内含子区,其异构体 TAP63 可转录激活 p53 的靶基因,与 DNA 损伤修复、细胞的生

长分化及肿瘤的发生发展等密切相关。rs2736100
在中国人群中关联结果与欧美人群中一致。
rs753955 位于 *MIPEP* 和 *TNFRSF19* 基因间,前者是
铁硫簇相关蛋白 Frataxin 结合蛋白并参与铁的利
用,后者可激活 c-Jun N-terminal 激酶通路并介导独
立于 Caspase 的细胞死亡。rs17728461 位于染色体
22q12 区域 *LIF* 基因下游 38kb,*LIF* 基因是一种细胞
活素,可以将信号整合至小鼠胚胎干细胞以维持其
多功能性,并通过 Janus 激酶激活-转录因子 3 激活
子通路,在肺癌发生过程中起重要作用。此外,染色
体 22q12 区域还包含 *HORMAD2* 和 *MTMR3* 基因,前
者可能参与有丝分裂检查、染色体联会和 DNA 修
复;而后者则负责编码肌管素相关蛋白-3。

为了进一步阐明肺癌遗传易感机制,本课题组
选择前期 GWAS 中 $1.0 \times 10^{-4} < P < 1.0 \times 10^{-6}$ 的位点,
扩大样本后在 7436 病例和 7483 对照中进行两阶段
验证。研究结果显示,位于染色体 10p14、5q32 和
20q13.2 区域的 3 个 SNP 与中国人群肺癌易感性的关
联达到了全基因组显著性水准($P < 5.0 \times 10^{-8}$),这 3 个
SNP 分别是:10p14 区域 SNP rs1663689、5q32 区域
SNP rs2895680 和 20q13.2 区域 SNP rs4809957。此
外,我们还发现染色体 5q31.1 区域的 rs247008 和染
色体 1p36.32 区域的 rs9439519 同样与肺癌的发病
风险相关,但未达到全基因组显著性水准。分层分
析结果显示,rs2895680、rs4809957、rs247008 和
rs9439519 与累积吸烟量之间均存在基因-环境交互
作用,共同增加罹患肺癌的风险。rs1663689 位于
GATA3 基因下游约 908kb,*GATA3* 基因是 c-Myc 的靶
基因,在包括肺癌在内的多种肿瘤的发生发展中起
重要作用。rs2895680 位于 *STK32A* 基因第 2 内含子
区,并位于 *PPP2R2B* 基因和 *DPYSL3* 基因之间。
STK32A 基因和 *PPP2R2B* 基因是丝氨酸/苏氨酸激
酶(STK)家族成员,在细胞内环境稳定、转录因子磷
酸化和细胞周期调控中起主要作用。rs4809957 位
于染色体 20q13.2 区域的 *CYP24A1* 基因 3'-非翻译
区(UTR),*CYP24A1* 基因是细胞色素 p450 家族成员
之一,与 1,25(OH)2D3 的代谢有关;以往的研究报
道,CYP24A1 在肺癌组织中过表达,是 NSCLC 的潜
在诊断标志物,并且 CYP24A1 高表达可以抵消 1,25
$(OH)_2D_3$ 对肺腺癌细胞增殖的抑制作用。rs247008
位于染色体 5q31.1 区域,该区域内富集 Th2 类细胞
因子。大量研究证实,Th2 类细胞因子在包括肺癌
在内的多种肿瘤的生长、免疫和宿主免疫应答中起
重要作用。rs9439519 位于 *AJAP1* 基因和 *NPHP4* 基

因之间,前者编码黏着连接相关蛋白 1,后者编码
Nephrocystin-4。*AJAP1* 最近被认为可能是一种肿瘤
抑制基因,并抑制细胞黏附和迁移。NPHP4 是一种
纤毛相关蛋白,对 Hippo 信号通路具有负性调节作
用,而 Hippo 信号通路在抑制肿瘤生长和调控细胞
增殖中起重要作用。

三、不同特征人群的肺癌 GWAS 研究

1. 种族 肺癌遗传易感性在不同种族人群中
既有共性也有特殊性。前期研究表明,染色体
5p15、22q12、3q28、6p21 这 4 个区域是中国与欧美
人群共同的遗传易感区域。然而,Wu 等人在中国人
群中对欧美人群的肺癌遗传易感区域 15q25 进行了
研究,发现高加索人群的易感位点(15q25:
rs8034191、rs16969968 和 rs1051730)在亚洲人群中
的频率远低于高加索人群,次要等位基因频率(mi-
nor allele frequency,MAF)均小于 0.05,不是亚洲人
群的易感性位点;相反的,该研究发现了 4 个中国人
群高频肺癌易感位点(rs2036534、rs667282、
rs12910984 和 rs6495309),其中 rs6495309 可能通过
转录抑制机制调控 *CHRNA3* 的表达,是肺癌的潜在
致病位点。此外,位于染色体 6p21.33 区域的 2 个
位点,*BAT3* rs3117582 和 *MSH5* rs3131379 在中国人
群中不存在多态性。但是后续研究发现该区域
BAT2 与 *FKBPL* 上的低频错义多态性位点
rs9469031 和 rs200847762 与中国人群肺癌易感性显
著相关。因此,在不同种族人群中开展肺癌 GWAS
具有重要意义。

2. 吸烟状态 非吸烟者肺癌和吸烟者肺癌在
病理、临床特征和肺癌进展上均有明显差异,因此它
们可能是两种不同的疾病。前期的肺癌 GWAS 发现
尼古丁胆碱受体(nAChRs)基因簇(*CHRNA3*、*CHR-
NA5* 和 *CHRNB4*)遗传变异与肺癌发病风险相关。
Thorgeirsson 等研究发现 nAChRs 基因簇上的 SNP 与
日吸烟量、吸烟成瘾和肺癌均有关联,因而推断该基
因簇对肺癌发生的效应是通过吸烟介导的。功能实
验成功地证实了这个假设,*CHRNA5* 编码尼古丁胆
碱受体 α5 亚基,*CHRNA5* 基因敲除小鼠对尼古丁的
摄入量显著增加;而使基因敲除的小鼠中重新表达
CHRNA5,其对尼古丁的摄入量相应减少;后续试验
发现,尼古丁通过含有 α5 亚基的 nAChRs 激活缰核
脚间束通路(habenulo-interpeduncular pathway),从
而抑制尼古丁的摄入。然而,Margaret、Rayjean 等人
的研究发现,nAChRs 基因簇上的遗传变异对肺癌发

病风险的影响独立于吸烟的效应。因此,nAChRs 基因簇与肺癌的关联是通过吸烟倾向介导,或者该区域遗传变异通过其他机制影响肺癌发生,亦或遗传变异对吸烟行为和肺癌发生均有直接作用,目前的研究结果尚不一致,还有待进一步的研究。2010 年 8 月,亚洲非吸烟女性肺腺癌 GWAS 发表,该研究首先对 584 例病例和 585 例对照进行全基因组芯片扫描,在 1164 例病例和 1736 例对照中进行验证,发现染色体 5p15.33 区域的 SNP rs2736100(*CLPTM1L-TERT*)与非吸烟女性肺腺癌的发生存在显著关联($P = 2.60 \times 10^{-20}$),但并未发现 nAChRs 与非吸烟女性肺腺癌的关联。该研究结果也在其他非吸烟人群中得到了验证。随后,该课题组进一步扩大样本量,对来自亚洲 14 个 GWAS 的 5510 例女性非吸烟肺癌患者和 4544 例女性对照进行初筛,在 1099 例病例和 2913 例对照中进行验证,发现了 3 个新的遗传易感性位点,分别位于染色体 10q25.2、6q22.2 和 6p21.32 区域。这些结果为揭示非吸烟者肺癌遗传易感性提供了新的证据,但仍需要大样本人群验证和功能学实验来解释这些遗传变异如何影响肺癌发病风险。

3. 组织病理类型　肺癌按照组织病理类型可以分为小细胞肺癌和非小细胞肺癌,后者又包括腺癌、鳞癌和其他较为罕见的亚类。不同组织病理类型的肺癌在遗传易感性上既有共性也有特殊性。例如,尽管吸烟对不同病理类型的肺癌均存在剂量-反应关系,但对鳞癌的效应强于腺癌。鳞癌和腺癌的发病机制、生物学特征和治疗方法均有本质区别,在临床上,鳞癌和腺癌已被看作是两种不同的疾病。因此,针对独立病理类型的肺癌进行研究,对肺癌的防治同样具有重要的意义。2009 年 11 月,Landi 等对 13 300 例肺癌病例和 19 666 例对照进行全基因组 515 922 个 SNP 的基因分型数据中有明确病理分型信息的样本进行了分析,发现染色体 5p15.33 区域 SNP rs2736100 与肺腺癌发病风险显著相关($OR = 1.23, P = 3.02 \times 10^{-7}$),但该位点与其他病理类型的肺癌均无统计学关联。2010 年 9 月,Miki 等在 Nature Genetics 上发表了第一篇亚洲人群(日本和韩国)肺腺癌 GWAS 研究,发现染色体 3q28 区域(TP63 基因)的遗传变异与肺腺癌存在显著关联。本课题组在前期肺癌 GWAS 研究的基础上,针对参与全基因组芯片扫描的 844 例肺鳞癌病例和 3160 例对照进行关联分析,选择 $P \leqslant 10^{-4}$ 的位点,在 822

例肺鳞癌病例和 2243 例对照中进行第一阶段验证,在 1401 例肺鳞癌病例和 4166 例对照中进行第二阶段验证,研究结果显示,位于染色体 12q23.1 区域 SNP rs12296850(SLC17A8-NR1H4)可显著降低肺鳞癌的发病风险($OR = 0.78, P = 1.19 \times 10^{-10}$),然而该 SNP 与肺腺癌易感性不存在显著性关联($P = 0.173$),提示染色体 12q23.1 区域可能是中国人群肺鳞癌特异的遗传易感区域。

四、肺癌预后的全基因组关联研究

以 GWAS 研究策略探索肺癌预后相关遗传标志物也取得了一定的成果。例如,2011 年 Wu X 等人对美国 MD 安德森癌症研究中心的 327 例接受铂类药物化疗的进展期非小细胞肺癌(non-small cell lung cancer, NSCLC)患者进行了全基因组 SNP 扫描,而后在来自梅约医学中心的 315 例 NSCLC 患者和匹兹堡大学收集的 420 例 NSCLC 患者中进行了多阶段验证,研究发现 rs1878022(12q23.3)和 rs10937823(4p16.1)与 NSCLC 的不良预后显著相关。2012 年 10 月,本课题组结合中国人群肺癌 GWAS 数据和接受铂类化疗药物治疗的进展期非小细胞肺癌患者的临床信息,开展了中国人群的 NSCLC 预后 GWAS 关联研究。第一阶段包括来自南京和北京的 535 例病例,第二阶段包括来自中国东南部的 340 例病例。最终发现了 5 个与中国人群 NSCLC 预后相关的 SNP(P 值在 3.63×10^{-5} 和 4.19×10^{-7} 之间);其中 rs7629386(3p22.1)、rs969088(5p14.1)和 rs3850370(14q24.3)与 NSCLC 患者死亡风险增高相关,而 rs41997(7q31.31)和 rs12000445(9p21.3)与 NSCLC 患者死亡风险降低相关;rs7629386 和 rs3850370 这两个位点与高加索人群 NSCLC 预后显著相关。除此以外,还有多项针对不同肿瘤分期或治疗方案开展的肺癌预后 GWAS 研究,发现了多个与肺癌预后相关的遗传变异。例如,对早期接受手术治疗的 NSCLC 患者开展 GWAS 研究,发现 rs10023113(CAMK2D)可增加 NSCLC 患者 1.3 倍的死亡风险。针对铂类联合紫杉醇治疗的进展期 NSCLC GWAS,发现 rs1656402(EIF4E2)和 rs9981861(DSCAM)与 NSCLC 的预后相关;对伊立替康联合铂类化疗的 NSCLC 患者,GWAS 研究发现 rs8020368CC 基因型可显著增加患者死亡风险。这些结果为科学评估 NSCLC 患者预后和选择合适的治疗方式提供了理论基础。

第三节 后全基因组关联研究

GWAS 在寻找肺癌常见遗传易感性位点上取得了丰硕的成果,为解释肺癌发生的病因提供了新的视角,也为优化肺癌风险预测模型、推进肺癌的个体化预防提供了新的依据。尽管如此,我们在探索肺癌遗传易感性的征程中还面临着一系列挑战。首先,目前发现的肺癌的易感位点还非常有限,仍然有相当大的遗传度仅用目前已发现的位点无法解释;且 GWAS 关注的是常见变异,对疾病效应更强的低频变异很难在 GWAS 中被检测到。通过扩大样本验证、多 GWAS 数据的 Meta 分析、外显子芯片、基因-环境交互作用分析等方法可能是进一步挖掘遗传性缺失的重要手段。其次,GWAS 虽然发现了许多肺癌相关的遗传易感性位点,但是对于这些潜在致病位点背后的分子机制我们还知之甚少;90% 以上的位点位于非编码区,其中的一部分甚至位于基因荒漠区。针对这些已发现的区域进行深度测序(deep sequencing)和精细作图,并结合基因表达、表观遗传学等其他组学研究和功能学研究,可能是未来探索功能性 SNP,解释肺癌遗传易感性的重要手段。

一、肺癌全基因组 Meta 分析

由于初筛样本量和基因分型芯片的限制,传统 GWAS 研究很难检测出低频(MAF<0.05)或效应弱的 SNP。多个 GWAS 数据集的 Meta 分析是基于相同的表型,对不同的研究进行收集、合并和统计分析,可以增加样本量,提高统计学效力,不仅能检出效应弱的常见变异,还能发现强效的低频变异。2014 年 5 月,Wang 等人在自然遗传学杂志上发表的一篇文章收集了来自美国 MD 安德森肿瘤中心(MDACC)、ICR、NCI 和 IARC 的 4 个欧洲人群肺癌 GWAS 数据集(共包含 11 348 例病例和 15 861 例对照),为了将不同基因分型平台产生的数据进行有效的整合,研究者们首先基于千人基因组计划的单倍型信息(1000 Genomes Project)对这 4 个肺癌 GWAS 数据集进行了基因型填补。然后,对关联结果进行了全基因组 Meta 分析,并在另外的 10 246 例病例和 38 295 例对照进行了验证,结果发现了 2 个与肺鳞癌显著相关且效应较强的罕见变异,分别是 $BRCA2$ p. Lys3326X(rs11571833,$OR=2.47$,$P=4.74\times10^{-20}$)和 $CHEK2$ p. Ile157Thr(rs17879961,$OR=0.38$,$P=$ 1.27×10^{-13})。另外,研究还进一步证实了 3q28 区域在欧美人群中与肺腺癌易感性相关($TP63$,$OR=1.13$,$P=7.22\times10^{-10}$),该研究为揭示肺癌遗传易感性提供了新的线索,并且证实了在后 GWAS 时代全基因组 Meta 分析的应用价值。尽管在亚洲也存在多个肺癌的 GWAS 数据集,但是截至到目前尚无相关全基因组 Meta 分析开展。

二、通路分析

基因不是孤立存在的,众多基因构成的分子网络影响细胞的功能、代谢和生物合成等过程,进而参与疾病的发生与发展。整合信号通路信息,基于 GWAS 数据集进行通路分析,可以提高统计学效力,增加结果的可解释性。2013 年 5 月,Zhang 等人利用 BioCarta 和 KEGG 数据库,对前期肺癌 GWAS 数据进行基因富集分析(gene set enrichment analysis,GSEA),最终发现尼古丁乙酰胆碱受体通路(achPathway)、血管紧张素Ⅱ介导的 JNK 激活通路(atlrPathway)、肝细胞生长因子受体通路(metPathway)和 Rac1 细胞死亡信号通路(raclPathway)与肺癌发病显著相关。

三、交互作用分析

复杂疾病或性状大多不是由单纯的遗传因素或者环境因素决定的,基因-环境交互作用(gene-environment interaction,G×E interaction)在包括肺癌在内的复杂疾病的发病过程中具有重要意义。此外,基因-基因交互作用(epistasis)也可能是遗传变异致疾病易感性改变的重要机制。2014 年 5 月,Chu 等人对 2331 例肺癌病例和 3077 例对照的 591 370 基因分型数据,采用 BOOST 算法进行成对基因(SNP-SNP)交互作用分析,使用 logistic 回归模型再次检测 $P_{BOOST}\leqslant1.00\times10^{-6}$ 的 SNP 对是否存在交互作用;然后选择了 4 个候选 SNP 对($P_{LRM}\leqslant2.86\times10^{-13}$)在 2 个队列(北京队列:1534 病例,1489 对照;沈阳、广州队列:2512 病例和 2449 对照)中进行验证,最终发现位于染色体 2p32.2 区域的 rs2562796 和 rs16832404 之间的交互作用与肺癌的发病风险显著相关($P_{LRM}=1.03\times10^{-13}$)。同年 7 月,同一课题组的 Zhang 等人采用两阶段的病例对照设计,探索基因-

吸烟交互作用。初筛阶段包括 2331 例肺癌病例和 3077 例对照,验证阶段包括 1534 病例和 1489 对照,最终发现了 2 个 SNP 与吸烟具有显著交互作用(rs1316298,$P = 6.73 \times 10^{-6}$ 和 rs4589502,$P = 3.84 \times 10^{-6}$),其中 rs1316298 与吸烟之间具有拮抗作用,而 rs4589502 与吸烟具有协同作用。这些结果表明,研究交互作用有助于阐明肺癌的遗传易感机制,可以发现潜在的生化机制、优化风险预测模型、解释部分遗传度缺失,弥补传统 GWAS 的不足。

四、精细定位和深度测序研究

位于同一染色体区域的多个 SNP 倾向于整体遗传。而 GWAS 芯片是根据区域的连锁情况检测可代表区域变异情况的标签 SNP,检出的具有统计学意义的 SNP 本身可能不具备生物学功能,它仅仅代表了功能 SNP 的变异情况。此外,GWAS 芯片设计的 SNP 通常来自 HapMap 计划数据库,只包含全基因组 30% 的常见 SNP。因此,增加已知易感区域内遗传标记的检测密度,对易感区域进行精细定位和深度测序,是阐明 GWAS 数据结果生物学功能的重要途径之一。2016 年 1 月,Kachuri 等人在样本量为 576 的欧洲人群中对肺癌易感区域 5p15.33 进行了捕获测序,接着在 5164 例病例和 5716 例对照中对包括 1108 个新 SNP 在内的 4652 个 SNP 进行基因分型,发现了 1 个新的肺癌易感性位点 rs139852726(LPCAT1,$OR = 0.46$,$P = 4.73 \times 10^{-9}$)和 TERT 基因上的 3 个新的肺腺癌相关的易感性位点,分别是 rs61748181($OR = 0.53$,$P = 2.64 \times 10^{-6}$)、rs112290073($OR = 1.85$,$P = 1.27 \times 10^{-5}$)和 rs138895564($OR = 2.16$,$P = 2.06 \times 10^{-5}$)。此外,研究者利用 922 例人的端粒长度和基因分型数据,发现 rs139852726 与端粒长度显著相关。该研究为揭示 5p15.33 区域遗传变异致肺癌易感性改变的分子机制提供了线索。

五、基于外显子芯片的关联研究

传统 GWAS 研究通常关注常见遗传变异,往往忽略了对低频或罕见变异的研究。尽管测序是探索复杂疾病相关低频和罕见变异的理想手段,但是受限于其成本较高,在人群研究中的应用有限。为了弥补该缺陷,Illumina 公司于 2012 年推出了针对人类外显子组低频遗传变异的人类"外显子芯片"(IlluminaHumanExomeBeadchip)。该芯片从 12 000 多个个体的外显子组和全基因组序列中精选了 >240 000 个功能性外显子变异。为了探索低频和罕

见变异在肺癌发生中的作用,本课题组对 1348 例肺癌病例和 1998 例对照进行外显子芯片扫描,并在 4699 例病例和 4915 例对照中进行验证,最终发现了 3 个与中国人群肺癌发生相关的低频错义突变,分别是 rs9469031(BAT2,c.1544C > T)、rs200847762(FKBPL,c.410C > T)和 rs6141383(BPIFB1,c.850G > A)。Gene-base 分析进一步证实 FKBPL 与肺癌易感性相关($P = 1.29 \times 10^{-9}$),同时 rs9469031 与 rs6141383 还与肺癌的早发相关。这些结果提示低频变异在肺癌发生过程中具有重要意义,但是还需要更多的功能学实验来阐明这些低频变异致肺癌易感性改变的生物学机制。

六、GWAS 与其他组学相结合

(一)GWAS 与表遗传研究相结合

表遗传学是传统遗传学的分支学科,其含义为在核苷酸序列不发生改变的情况下,基因的表达与功能发生可遗传的变化。表遗传修饰主要包括 DNA 甲基化、组蛋白修饰等。目前,基因启动子区域甲基化、组蛋白修饰、非编码 RNA 表达、染色体修饰复合物等的异常表遗传修饰被认为是肿瘤发生发展过程中的重要机制。Kerkel 等人的研究发现遗传变异可引起序列特异性等位基因甲基化的改变,进而影响基因表达和染色质状态。2012 年 9 月,Scherf 等人纳入 82 例肺癌病例(初筛阶段:34 例病例;验证阶段:48 例病例),探索 GWAS 鉴定已知肺癌易感区域(15q25.1、5p15.33 和 6p21.33)的基因在癌组织和癌旁组织的差异表达情况,并结合显著差异表达基因和基因附近 CpG 岛分析基因表达与甲基化间的关联,研究发现肺癌组织中 CHRNB4 表达增高,其启动子区域呈低甲基化状态。此外,CHRNA3 和 TERT 基因启动子区域呈高甲基化状态,从而导致基因表达水平的改变。使用地西他滨(decitabine)处理 H1299 细胞系后,基因启动子区域甲基化水平降低,且 CHRNB4 和 CHRNA3 表达水平增高,表明表遗传修饰可影响基因表达,进而可能对肺癌发生发展发挥生物学作用。最后,作者进一步纳入了 150 例肺癌病例,结合前期的 82 例病例,分析 SNP 与 DNA 甲基化之间的关联,发现肺癌 GWAS 报道的 5p15.33 和 15q25.1 区域的遗传变异分别与 TERT 和 CHRNB4 启动子区域甲基化水平显著相关。在 A549 和 H1299 细胞系中敲除 CHRNB4,细胞系增殖速度减缓。研究结果提示,通过调控 nAChR 基因的异常表遗传修饰,从而影响肺癌的发生,可能是该区

域的易感机制之一。

（二）GWAS 与转录组研究相结合

尽管 GWAS 发现了一系列肺癌遗传易感性位点，但是这些位点致肺癌易感性改变的分子机制尚不明确。许多遗传变异能够调节基因表达，导致蛋白质数量改变，从而影响疾病的发生。对于同时包含基因表达量和表型信息的样本数据，我们可以分析基因表达水平和疾病之间的关联，从而寻找潜在致病基因。然而，由于样本获取困难、价格昂贵等原因，目前发表的有关基因表达和疾病关联的文章样本量小，统计学效力低，导致许多基因-疾病间的关联不能被检测出来。为了弥补上述缺陷，研究者开始探索基因表达相关遗传变异［表达数量性状位点，expression quantitative trait loci（EQTL）］和疾病相关遗传变异间的重叠性。最近，有研究者以同时包含基因型和基因表达数据、样本量相对较小的数据集为参照，利用大样本 GWAS 的基因分型数据来填补基因表达量，从而研究基因表达与疾病之间的关联（transcriptome-wide association analysis，TWAS）。该研究策略能够提高统计学效力，有助于发现更多的潜在致病基因。在前期研究所建立的统计学方法的基础上，本课题组目前正尝试整合 GTEx、TCGA 数据库的基因表达和基因分型数据以及本实验室前期肺癌 GWAS 数据，进行 TWAS 分析，以期发现新的肺癌易感基因。

七、肺癌风险预测模型

GWAS 发现的肺癌遗传易感性位点属于易感性生物标志物，其重要的公共卫生价值之一是可以通过肺癌风险评估鉴定肿瘤高危人群。由于单个易感性位点的效应一般较弱，将已发现位点的效应进行组合，并计算遗传风险评分（genetic risk score），是目前用于肿瘤风险评估的常用策略。2015 年 10 月，本课题组基于前期中国汉族人群肺癌 GWAS 数据集，根据地区来源将样本分为训练集（南京与上海：1473 病例，1962 对照）和测试集（北京与武汉：858 病例，1115 对照），前者用于参数的估计和模型的构建，后者用于模型的评估。研究结果显示，基于 14 个中国人群肺癌易感性位点构建的遗传风险评分与吸烟量对肺癌风险预测的能力相当，模型曲线下面积（area under the curve，AUC）均为 0.61，二者合并后 AUC 增高至 0.65。遗传风险评分可以显著提高肺癌传统风险模型的预测效能。联合使用遗传因素和吸烟信息构建中国汉族人群肺癌风险预测模型可用于筛选肺癌发病的高危人群，对肺癌的三级预防具有重要意义。

第四节 肺癌基因组测序研究

肿瘤基因组学的另一个热点集中在不可遗传的体细胞变异（如突变、拷贝数变异、染色质重构等）上。早期的研究指出，肿瘤是一类"基因组疾病"，体细胞的变异是肿瘤细胞获得进化优势的直接驱动因素，因此定位这些体细胞变异有助于阐明肿瘤发生发展的机制，找到肿瘤的驱动基因，从而为肺癌的精准治疗提供信息。21 世纪早期，利用第一代测序技术，我们已经对人类基因组有了较为全面的了解，但是由于肿瘤本身的高度异质性和复杂性，以及技术的不成熟，研究者对体细胞变异的研究较为稀少，发现的肿瘤驱动基因非常有限。大规模平行测序技术的发展和成熟改变了该领域的研究局面，使得研究者能够以较为低廉的成本检测样本基因组的变异。自 2008 年第一次利用大规模平行测序技术进行肿瘤全基因组测序以来，已有大量的样本完成了全基因组或者全外显子测序。2005 年，美国国家癌症研究所组织了第一个大规模的癌症体细胞变异的研究：肿瘤基因组图谱计划（TCGA），截至 2013 年项目初步完成，已经有超过 30 种肿瘤的 1 万多对样本完成了全外显子或者全基因组测序，并且其中绝大多数完成了多个平台的检测，获得了包括基因表达、甲基化水平、miRNA 表达、蛋白表达等在内的多组学数据。此外，2008 年 4 月由来自多个国家的研究团队在伦敦正式成立了"国际癌症基因组联盟（The International Cancer Genome Consortium，ICGC）"，该组织计划投资 10 亿美元，用 10 年时间对 2.5 万个肿瘤样本进行测序，以生成 50 种常见肿瘤的癌症基因突变目录，绘制出一张详尽的癌症变异基因图谱。2014 年初，该组织正式向科研界公布了超过 1 万个癌症样本的基因组数据。

基因组数据的迅速增长加速了人们对肿瘤基因组的理解，同时也揭示了肿瘤的复杂性和异质性远远超过预期。在整合了国际癌症联盟（ICGC）、TCGA 计划及其他多项测序研究后，Ludmil 等人发现不同的肿瘤间突变谱与突变率各不相同,在研究覆盖的 30 种肿瘤中,肺腺癌和肺鳞癌是仅次于黑色素瘤外突变率最高的肿瘤,而小细胞肺癌的突变率排在第五位,不同的肿瘤分型甚至不同的样本间,突变谱也不完全一致。通过对 7042 个癌症样本的 4 938 362 个突变及周围序列进行分析鉴定出了 20 个突变标签,肺腺癌存在年龄、APOBEC 和吸烟等相关突变信号的富集,而肺鳞癌仅存在年龄和 APOBEC 相关信号富集。TCGA 计划 2012 年发表的肺鳞癌的研究对 178 对肺鳞癌和癌旁的样本进行了全外显子测序,发现其平均体细胞非无意突变率达到 8.1 个/Mb,该突变率远高于乳腺癌、结直肠癌等其他常见的实体瘤;此外,该研究发现了 10 个肺鳞癌的显著突变基因(TP53、CDKN2A、PTEN、PIK3CA、KEAP1、MLL2、HLA-A、NFE2L2、NOTCH1 及 RB1),即在这些基因上,突变率显著高于背景突变率,这些基因作为候选驱动基因,极有可能在肿瘤的发生发展过程中发挥重要的作用;此外,通路分析发现,氧化应激通路的关键基因(NFE2L2、KEAP1 和 GUL3)及鳞状分化通路的关键基因(SOX2、TP63、NOTCH1、NOTCH2、ASCL4 和 FOXP1)等存在显著的突变或拷贝数改变。同时,研究者又利用转录组测序的结果进行亚型分型后发现,根据关键基因的表达特征可以将肺鳞癌进一步分为 4 个亚型:classical,basal,secretory 及 primitive 型,不同的亚型表现出了不同的变异特征。在整合了多个组学数据后,研究者发现 64% 的肺鳞癌患者存在潜在的靶向治疗基因,且主要集中在 ERBBs,FGFRs 及 JAKs 等激酶家族。与肺鳞癌研究结果相比,TCGA 计划 2014 年发表的肺腺癌的研究结果则差异较大。肺腺癌的平均非同义突变率为 6.86 个/MB,低于肺鳞癌;在肺腺癌发现的 18 个显著突变基因中(TP53、KRAS、KEAP1、STK11、EGFR、NF1、BRAF、SETD2、RBM10、MGA、MET、ARID1A、PIK3CA、SMARCA4、RB1、CDKN2A、U2AF1 和 RIT1)有 4 个基因(TP53、CDKN2A、KEAP1 和 RB1)同时是肺鳞癌和肺腺癌的显著突变基因,提示了肺腺癌和肺鳞癌在激活机制上既存在共性也存在各自的特性;在吸烟的肺腺癌患者中,C>T 颠换突变的比例显著增加,而在高颠换突变的患者中,TP53、KRAS、STK11、KEAP1、NF1、SMARCA4、RBM10 和 U2AF1 的突变率显著低于低突变率患者,提示这些基因的突变可能与烟草暴露相关。针对转录本的分析,发现多个样本中存在 ALK、ROS1 和 RET 等关键基因的融合转录本。该研究进一步结合了转录组测序的数据,将肺腺癌可用 RTK/RAS/RAF 上体细胞变异解释的部分提升到了 76%;而整合转录组表达、拷贝数变异和甲基化的数据进行聚类后,该研究成功的将所有肺腺癌样本分为了 6 种亚型,不同的亚型表现出了不同的变异谱。这些结果为肺癌的分子亚型分类提供了新的依据,同时大量的显著突变的基因作为候选驱动基因,为肿瘤的靶向治疗提供了新的靶点。目前,EGFR 突变和 ALK 重排的抑制剂已经通过临床试验,获得美国食品药品监督局的批准应用于肺腺癌的临床治疗,同时,有 10 种以上变异的抑制剂正在进行药物临床试验,这批药物的成功应用,将实现对肺癌病人的个体化治疗的远景,对提高患者的生存率和生存质量有重要意义。

然而,以上肿瘤基因组的发现均基于欧美人群,其突变谱与中国人群间可能存在差异,因此这些新的药物靶向能否直接应用于中国人群尚有待进一步评价。2015 年 10 月,来自华大基因研究院、广州医科大学附属第一医院的研究人员发表了针对中国患者原发性及转移性肺腺癌的大规模测序研究。该研究通过对 101 例原发性肺腺癌和 35 个对应淋巴结转移瘤进行全基因组和转录组测序,并在 234 例样本中进行独立验证,初步描绘了中国人群肺腺癌的基因组变异特征。与欧美人群相比,中国人群肺腺癌的平均非同义突变率为 9.7 个/MB,高于欧美人群。进一步研究发现,吸烟者原发肺腺癌病灶的突变率显著高于非吸烟者。在欧美人群中发现的年龄、APOBEC 和吸烟等相关突变信号同样存在于中国人群。该研究共鉴定出 13 个中国人群肺腺癌显著突变基因,包括 TP53、EGFR、LRP1B、KRAS、PTPTD、STK11、SMAD2、PIK3CA、BRAF、FLT1、RHPN2、GLI3 及 MRC2,其中 6 个基因(TP53、EGFR、KRAS、STK11、PIK3CA 和 BRAF)与欧美人群报道一致。在 EGFR 突变者中,Leu858Arg 突变和 19 外显子缺失者所占比例分别达到了 54% 和 29%,而拥有这两个突变的患者对络氨酸酶抑制剂敏感,该结果进一步确证了在肺腺癌患者中开展这两种突变筛查的重要性。根据转录组测序的结果进行亚型分型后发现,可以将肺腺癌分为 3 个亚型,其中亚型 3 拥有较高的 KRAS、FLY1 和 KEAP1 突变率且预后较差。同时,研究发现细胞骨架相关基因(包括 IQGAP3、EPB41、CDC42、PARD6G、PTK2B 和 KALRN)在中国人群肺腺癌样本中存在较高频率的变异,可能是中国人群特异的治疗靶点。尽管中国人群肺癌体细胞变异的研究取得了一定的进展,然而整体研究进展依然相对滞后,目前尚没有针对中国人群肺鳞癌基因组的研究结果发表。但是,中国的肺癌基因组研究已经启动,在国际大型合作肿瘤基因组联会(ICGC)中,中国的肺鳞癌测序计划已经占有一席之地。此外,本课题组与多方合作,在中国人群中开展的小细胞肺癌组织外显子测序工作已经完成,发现了一个新的小细胞肺癌的潜在驱动基因 SRSF1,该研究成果丰富了人们对小细胞肺癌的认识,弥补了小细胞肺癌基因组学的空缺。同时,本课题组也已经开展中国人群肺癌的全基因组和全转录组测序工作,相信在不久的将来,中国人群的肺癌基因组将被进一步揭示。

近年来,随着人类基因组研究的深入和检测技术的飞速发展,肺癌基因组学研究取得了前所未有的成功,基于 GWAS 研究找到了一系列与肺癌易感性相关的区域、基因和 SNP。虽然目前尚存在部分遗传性丢失,但是世界范围内多中心的合作已经逐渐展开,随着数据的透明度逐渐提高,样本量的不断增加,更多的肺癌遗传位点将被发现。同时,GTEx 和 Encode 等国际大规模基因组数据库的构建完成,为我们解释前期 GWAS 的研究结果提供了新的契机。二代测序技术的成熟和测序成本的降低,正在开启一个新的肺癌基因组研究领域。尽管目前针对肺腺癌和肺鳞癌的大规模组织测序取得了很大的成绩,找到了一批在癌组织中显著突变的基因,但是如何将这些研究成果与临床的"精准医疗"相结合,为临床诊断和个体化治疗作出更大贡献将是科学家们未来的研究重点。

（朱猛　沈洪兵　编，李亚斐　审）

参 考 文 献

1. Siegel R L, Miller K D, Jemal A. Cancer statistics, 2016. Ca A Cancer Journal for Clinicians, 2016, 66(1): 7-30.

2. Chen W, Zheng R, Baade P D, et al. Cancer statistics in China, 2015. Ca A Cancer Journal for Clinicians, 2016, 66(2): 115-132.

3. Pope C A, Burnett R T, Thun M J, et al. Lung Cancer, Cardiopulmonary Mortality, and Long-term Exposure to Fine Particulate Air Pollution. Jama the Journal of the American Medical Association, 2002, 287(9): 1132-1141.

4. Lander E S, Linton L M, Birren B, et al. Initial sequencing and analysis of the human genome. Nature, 2001, 409(6822): 860-921.

5. Altshuler D M, Gibbs R A, Altshuler D M, et al. Integrating common and rare genetic variation in diverse human popula-tions. Nature, 2010, 467(7311): 52-58.

6. The Genomes Project Consortium. Abecasis G R, Altshuler D, Auton A, Brooks L D, et al. A map of human genome variation from population scale sequencing. Nature, 2010, 467(7319): 1061-1073.

7. Yang H, Yang S, Liu J, et al. The association of GSTM1 deletion polymorphism with lung cancer risk in Chinese population: evidence from an updated meta-analysis. Sci Rep, 2015, 5(3): 9392.

8. Zhang S, Lu J, Zhao X, et al. A variant in the CHEK2 promoter at a methylation site relieves transcriptional repression and confers reduced risk of lung cancer. Carcinogenesis, 2010, 31(7): 1251-1258.

9. Miki D, Kubo M, Takahashi A, et al. Variation in TP63 is associated with lung adenocarcinoma susceptibility in Japanese and Korean populations. Nature Genetics, 2010, 42(10): 893-896.

10. Li Y, Sheu C C, Ye Y, et al. Genetic variants and risk of lung cancer in never smokers: a genome-wide association study. Lancet Oncology, 2010, 11(4): 321-330.

11. Wang L E, Gorlova O Y, Ying J, et al. Genome-Wide Association Study Reveals Novel Genetic Determinants of DNA Repair Capacity in Lung Cancer. Cancer Research, 2012, 73(1): 256-264.

12. Niwa H, Ogawa K, Shimosato D, et al. A parallel circuit of LIF signalling pathways maintains pluripotency of mouse ES cells. Nature, 2009, 460(7251): 118-122.

13. Chen Y, Deng J, Fujimoto J, et al. Gprc5a deletion enhances the transformed phenotype in normal and malignant lung epithelial cells by eliciting persistent Stat3 signaling induced by autocrine leukemia inhibitory factor. Cancer Research, 2010, 70(21): 8917-8926.

14. Yu H, Pardoll D, Jove R. STATs in cancer inflammation and immunity: a leading role for STAT3. Nature Reviews Cancer, 2009, 9(11): 798-809.

15. Wang L E, Gorlova O Y, Ying J, et al. Genome-Wide Association Study Reveals Novel Genetic Determinants of DNA Repair Capacity in Lung Cancer. Cancer Research, 2012, 73(1): 256-264.

16. Huang M, Wang J, Lee P, et al. Human Non-Small Cell Lung Cancer Cells Express a Type 2 Cytokine Pattern. Cancer Research, 1995, 55(17): 3847-3853.

17. Bernstein B E, Meissner A, Lander E S. The mammalian epigenome. Cell, 2007, 128(4): 669-681.

18. Jones P A, Baylin S B. The Epigenomics of Cancer. Cell, 2007, 128(4): 683-692.

19. Musunuru K, Strong A, Frank-Kamenetsky M, et al. From noncoding variant to phenotype via SORT1 at the 1p13 cho-

lesterol locus. Nature,2010,466(7307):714-719.

20. Lappalainen T, Sammeth M, Friedlander MR, et al. Transcriptome and genome sequencing uncovers functional variation in humans. Nature,2013,501(7468):506-511.

21. Letourneau A, Santoni F A, Bonilla X, et al. Domains of genome-wide gene expression dysregulation in Down's syndrome. Nature,2014,508(7496):345-350.

22. Raj T, Rothamel K, Mostafavi S, et al. Polarization of the Effects of Autoimmune and Neurodegenerative Risk Alleles in Leukocytes. Science,2014,344(6183):519-523.

23. Ley T J, Mardis E R, Ding L, et al. DNA sequencing of a cytogenetically normal acute myeloid leukaemia genome. Nature,2008,456(7218):66-72.

24. Alexandrov L B, Nikzainal S, Wedge D C, et al. Signatures of mutational processes in human cancer. Nature, 2013, 500(7463):415-421.

25. Cancer Genome Atlas Research N. Comprehensive genomic characterization of squamous cell lung cancers. Nature, 2012,489(7417):519-525.

26. Cancer Genome Atlas Research N. Comprehensive molecular profiling of lung adenocarcinoma. Nature,2014,511(7511):543-550.

27. Wu K, Xin Z, Li F, et al. Frequent alterations in cytoskeleton remodelling genes in primary and metastatic lung adenocarcinomas. Nature Communications,2015,6:10131.

28. Jiang L, Huang J, Higgs B W, et al. Genomic Landscape Survey Identifies SRSF1 as a Key Oncodriver in Small Cell Lung Cancer. Plos Genetics,2016,12(4):e1005895.

第十五章 肺癌的精准医学研究进展

Research Progress in Precision Medicine in Lung Cancer

摘要

肺癌是全球发病率和死亡率最高的恶性肿瘤,最近精准医学成为全球医学界热议和关注的焦点,随着分子诊断研究进展和多种分子靶向药物的临床应用,肿瘤治疗进入精准医学新时代,而肺癌已成为肿瘤领域精准医学的典范。本文将综述肺癌精准医学方面的最新研究进展,包括肺癌的分子分型及其靶向药物、新的临床试验、液相活检以及存在的问题和挑战。

Abstract

Lung cancer is among the leading types of cancer in terms of incidence and mortality. Recently, precision medicine has become the focus of concern and debate in the medical community globally. Cancer therapy enters the new era of precision medicine with the development of molecular diagnosis and wide application of molecular targeted drugs, and lung cancer has become a model for cancer precision medicine. This article reviewed the latest advances in precision medicine in lung cancer, including molecular classification and targeted drugs, new clinical trials, liquid biopsy and existing problems and challenges.

第一节 肺癌的精准医学研究进展

2015 年 1 月,美国政府宣布启动了精准医学计划(precision medicine initiative),一时间,精准医学(precision medicine)成为医疗卫生领域的热门话题。早在 2011 年,美国国家研究委员会(National Research Council)的一本出版物《迈向精准医学——构建生物医学研究的知识网络和新的疾病分类法》就如此定义:精准医学是指根据每个病人的个体特征进行量身订制医学治疗。而 NIH 将精准医学表述为:一种新兴的疾病防治方式,其重视个体的基因变异、环境差异以及生活方式的不同。精准医学要求对一种疾病的不同状态和过程进行精确的亚分类,除了参考目前临床上常规的分类信息外,尤其强调患者的遗传变异和分子标志物信息,从而实现对于疾病和特定患者进行个性化精确治疗,以达到提高治疗的有效性、降低不必要的药物副作用及节约医疗费用的目的。

中国"2015 清华大学精准医学论坛"的会议指南这样定义精准医学:集合现代科技手段与传统医学方法,科学认识人体功能和疾病本质,以最有效、最安全、最经济的医疗服务获取个体和社会健康效益最大化的新型医学范畴。北京大学肿瘤医院季加孚院长认为,精准医学是根据个体基因特征、环境及生活习惯进行疾病干预和治疗的最佳方法。而詹启敏院士指出,精准医学是应用现代遗传技术、分子影像技术、生物信息技术,结合患者生活环境和临床数据,实现精准的疾病分类和诊断,制定个性化疾病预防和诊疗方案。专家普遍认为,我国应发展具有中国特色、符合中国国情的精准医学。

科学技术的飞速发展,使得实践精准医学成为可能。特别是大规模生物医学数据库(如人类基因组序列)、蛋白质组、转录组、代谢组、各种细胞技术,甚至移动医疗技术的发展,以及大数据计算工具/软件的开发,极大地推动了精准医学的发展。迫切的需要,是发展精准医学的动力,相关科技的逐步成熟及费用降低,则是大范围实现精准医学的前提。这两个方面构成了精准医学兴起的背景。虽然精准医学已经起步,但是要实现大规模精准医学实践则需要国家层面的努力。美国的精准医学计划正是这样一个国家层面的统筹规划。其任务是通过研究、技术和政策手段,使患者、研究者和健康服务提供者一起努力,实现个性化医学处置。该计划短期目标聚焦于恶性肿瘤,长期目标包括整个疾病与健康领域。

根据 WHO 发布的 2014 年世界癌症报告,肺癌的发病率和死亡率均位居全球肿瘤的首位。中国癌症统计数据显示,肺癌是中国发病率最高的肿瘤,也是中国癌症死因之首。我国 2015 年肺癌的新发病例和死亡人数预计分别高达 73.3 万和 61.0 万人。肺癌是一组具有病理和分子特征多样性的疾病。由于大部分肺癌病人确诊时已经属于中晚期患者,肺癌的 5 年生存率依然不足 20% 。近年来分子诊断的发展和分子靶向药物的广泛应用,推动了肿瘤治疗进入精准医学新时代,而肺癌已成为肿瘤领域精准医学的典范。本文将综述肺癌精准医学方面的最新研究进展,包括肺癌的分子分型及其靶向药物、新的临床试验、液相活检以及存在的问题和挑战。

一、肺癌分子分型及其靶向药物的研究

以前肺癌的分类主要依赖于组织病理形态,辅以免疫组织化学对蛋白标记物检测。近年来的研究表明,在分子水平上肺癌也是一类异质性很强的疾病,并且某些分子表型已被证明具有指导临床实践的应用价值。这些研究成果,加上以 DNA 测序为代表的新技术的推广运用和成本降低,加速了肺癌的分子分型和临床转化研究。

(一)基于基因突变的分子分型及其靶向药物的研究

基因组测序研究发现,肺癌的 3 种主要病理类型腺癌、鳞癌和小细胞肺癌的体细胞基因突变谱差别很大。肺癌的基因突变谱与人口统计学特征及临床特征均相关。比如,EGFR 突变在东亚人、女性、非吸烟者或肺腺癌患者中较常见。下文将结合临床应用前景,对肺癌主要病理类型的分子分型及其相关的分子靶向药物的研究进展简要介绍。

1. 腺癌　癌症基因组图谱(the cancer genome atlas,TCGA)的一项研究表明,肺腺癌突变率最高的 10 个基因分别是 TP53(46%)、KRAS(33%)、KEAP1(17%)、STK11(17%)、EGFR(14%)、NF1(11%)、BRAF(10%)、SETD2(9%)、RBM10(8%)、MGA(8%)。常见的拷贝数变异有 NKX2-1、TERT、MDM2、KRAS、EGFR、MET、CCNE1、CCND1、TERC、MECOM 的基因扩增(amplification),以及 CDKN2A 基因缺失(deletion)。也发现一些反复出现的融合基因,如 ALK、ROS1、RET。腺癌的基因变异主要影响 RTK/RAS/RAF、PI(3)K/mTOR、p53、细胞周期调控、氧化应激等信号通路。

最近,一项针对 335 例中国肺腺癌的研究发现 TP53(44%)、EGFR(39%)、LRP1B(19%)、KRAS(11%)、PTPRD(7%)、STK11(4%)、SMAD2(2%)、PIK3CA(5%)、BRAF(4%)、FLT1(3%)等癌基因发生显著突变。尚未在肺腺癌中报道为驱动基因的 RHPN2、GLI3、MRC2,也发生了显著突变,突变率分别为 5%、4%、2%。发生基因扩增的主要有 NKX2-1、TERT、EGFR、CCND1、MDM2、CDK4、MET、MYC、MECOM 等,发生基因缺失的主要有 TP53、PTPRD、CDKN2A/2B 等基因。体细胞突变、拷贝数变异和基因重排综合分析发现,p53/细胞周期通路、RTK/Ras/PI3K 通路、细胞骨架重构及染色质修饰是肺腺癌发生改变的主要信号通路。下面主要介绍有一定临床意义的基因突变。

(1)EGFR 基因突变:EGFR(epidermal growth factor receptor,简称为 EGFR、ErbB-1 或 HER1)是表皮生长因子受体家族成员之一,与恶性肿瘤的发生发展有着密切的关系。一类针对 EGFR 基因突变的小分子靶向药用于晚期非小细胞肺癌(non-small cell lung cancer,NSCLC)的治疗,取得了令人鼓舞的效果。这类小分子靶向药即为 EGFR 酪氨酸激酶抑制剂(EGFR-tyrosine kinase inhibitors,EGFR-TKIs)。第一代 EGFR-TKIs 为可逆性 EGFR-TKIs,代表药物为吉非替尼(gefitinib)和厄洛替尼(erlotinib)。EGFR-TKIs 可以有效地延长 NSCLC 的无进展生存期(progression-free survival,PFS),但是对于延长总生存期(overall survival,OS)则没有益处。而且,EGFR-TKIs 只对 EGFR 基因发生了活化突变的患者有效,这对于指导临床用药有十分重要的意义。

EGFR 突变的 NSCLC 多为腺癌,作为 NSCLC 的另一个主要病理类型的鳞癌,其 EGFR 突变发生率低于 5%。这意味着,从 EGFR-TKIs 治疗中受益的 NSCLC 主要是腺癌患者。EGFR 的突变频率在不同地区人群中差异很大:在非选择性 NSCLC 病例中,北美和欧洲人的 EGFR 突变频率为 10% 左右,而东亚人的突变频率为 30%~50%。

EGFR 活化突变通常指该基因的激酶结构域发生突变,导致受体激酶活性升高。EGFR 的活化突变集中发生于 18~21 号外显子。这几个外显子正是编码酪氨酸激酶结构域的一部分序列。最常见的活化突变类型是 19 号外显子的框内缺失(in-frame deletion),约占 NSCLC 的 45%;其次是 21 号外显子的 L858R 突变,约占 40%~45%。其它活化突变为

罕见类型,如 G719C、G719S,但也可用于指导临床用药。值得注意的是,在中国肺腺癌人群 *EGFR* 突变中,L858R 占 54%,19 号外显子缺失仅占 29%。

虽然 *EGFR* 活化突变的患者对于 EGFR-TKIs 有较好的治疗反应性,但多数患者在 1~2 年内会出现耐药。耐药的机制可大致分为两类:一是 EGFR 存在/发生二次突变,如 *EGFR* T790M 突变(占耐药突变的 50% 左右)、20 号外显子插入;二是旁路激活,如 *c-MET* 扩增、*PIK3CA* 突变、*HER2* 扩增。为了克服耐药性,人们又发展了两代 EGFR-TKIs。第二代 EGFR-TKIs 为不可逆性 TKIs,可抑制 T790M 突变的 EGFR 信号。第二代 EGFR-TKIs 的代表药物为阿法替尼(afatinib)和埃克替尼(icotinib)。第三代为不可逆、突变选择性 EGFR-TKIs,多种第三代药物尚处于临床试验阶段。第三代 EGFR-TKIs 对于 *EGFR* 活化突变及耐药突变 T790M 的针对性更强,副作用更小。2015 年 11 月,美国 FDA 加速批准了第三代 EGFR-TKIs 奥希替尼(osimertinib,以前称为 AZD9291 或 mereletinib)。

(2) ALK 融合基因:*ALK* 基因(间变性淋巴瘤激酶,anaplasticlymphoma kinase,ALK)在间变性大细胞性淋巴瘤、神经母细胞瘤和 NSCLC 等恶性肿瘤中常发生重排、突变或者扩增。其中以基因重排最为常见,并导致 *ALK* 融合基因的产生。在 *ALK* 与其他基因进行重排时,几乎所有的 *ALK* 基因断裂位点都是保守的。*ALK* 基因重排导致 ALK 激酶及其下游信号通路激活,进而导致不受控的细胞增殖活化,发挥驱动基因的功能。在 NSCLC 中,最常见的 *ALK* 融合基因为 *EML4-ALK*,其次还有 *KIF5B-ALK*、*TFG-ALK*、*KLC1-ALK* 等。*ALK* 融合基因患者占 NSCLC 患者的 3%~7%,主要特点是较年轻、非吸烟、腺癌、缺乏其他驱动基因突变,突变率因研究的人群和使用的检测方法的不同而有所差别。

针对 *ALK* 融合基因的小分子靶向药物的研发发展迅猛,2011 年 8 月,ALK 抑制剂克唑替尼(crizotinib)被美国 FDA 批准用于治疗晚期 ALK 融合基因阳性的 NSCLC。*ALK* 阳性的 NSCLC 患者尽管对克唑替尼的治疗反应性很好,但不幸的是,使用克唑替尼治疗 1 年之内,多数患者也会产生耐药。不像 EGFR-TKIs,ALK 抑制剂的耐药机制只有约 1/3 是由 *ALK* 的二次突变导致的,并且二次突变散布于 *ALK* 基因的整个激酶结构域。比如,类似于 EGFR T790M 突变的 *ALK* L1196M 突变,仅占克唑替尼耐药患者的不到 20%。ALK 抑制剂耐药的旁路激活

机制则包括 EGFR 共激活(无 *EGFR* 突变)、*KIT* 扩增、*EGFR* 及 *KRAS* 的活化突变、IGF-1 受体通路激活等。2014 年 4 月,二代 ALK 抑制剂 ceritinib 被批准用于治疗克唑替尼耐药的转移性 NSCLC;2015 年 12 月,alectinib 又通过审批。目前还有多种 ALK 抑制剂尚处于临床试验阶段。随着针对 *ALK* 二次突变新药的开发,由旁路激活导致的 ALK 抑制剂耐药很可能成为治疗的主要问题。

(3) 其他基因突变:前文提到,*TP53* 和 *KRAS* 基因是肺腺癌的最常见突变基因。*TP53* 是一个抑癌基因,是许多恶性肿瘤中突变率最高的基因之一。*TP53* 基因的突变位点遍布于该基因的编码区,导致功能获得性突变(gain-of-function mutation)。而 *KRAS* 的突变位点绝大多数位于第 12 个密码子上,偶尔发生于第 13 个密码子上,个别发生于第 61 个密码子上。针对这两个基因及其通路,人们进行了大量的研究。然而,尚未取得显著进展。鉴于这两个高频突变基因在癌症发生中的重要意义,以及人们对于这两个基因了解的加深,相关的研究仍在继续开展,期望有朝一日能成功用于肺癌的治疗。

肺腺癌中一些相对低频率的基因变异也有重要的临床意义,包括 *ROS1* 基因重排(1%~2%)、*RET* 基因重排(1%~2%)、*BRAF* 突变(<5%)等。比如,作为一种 ALK 抑制剂,克唑替尼同时也是 ROS1 抑制剂和 MET 抑制剂。克唑替尼在 *ROS1* 重排的 NSCLC 患者中表现出良好的抗肿瘤活性。这一类低频突变的肺癌患者总数巨大,临床意义不可忽视。

2. 鳞癌 相比肺腺癌,肺鳞癌有更加复杂的基因组改变。TCGA 项目对 178 例未经治疗的北美患者肺鳞癌的全外显子组测序结果表明,突变率最高的 10 个基因分别是 *TP53*(81%)、*CDKN2A*(15%)、*PTEN*(8%)、*PIK3CA*(16%)、*KEAP1*(12%)、*MLL2*(20%)、*HLA-A*(3%)、*NFE2L2*(15%)、*NOTCH1*(8%)、*RB*(17%)。肺鳞癌中常发生的拷贝数变异有 *PIK3CA*(33%)、*SOX2*(23%)、*FGFR1*(22%)、*EGFR*(14%)、*CCND1*(14%)和 *PDGFRA*(8%)基因的扩增,以及 *CDKN2A*(22%)和 *PTEN*(17%)基因的缺失。肺鳞癌遗传变异常影响到 KEAP1/NFE2L2/CUL3 氧化应激反应通路、SOX2/TP63/NOTCH1 鳞状分化通路、PI3K/AKT 通路、CDKN2A/RB1 通路。

一项在韩国开展的研究对 104 例肺鳞癌患者的全外显子组测序发现 *TP53*(73%)、*RB1*(15%)、*PTEN*(11%)、*NFE2L2*(17%)、*KEAP1*(16%)、*MLL2*

（24%）、PIK3CA（9%）等基因发生显著突变；发生扩增的基因主要有 SOX2、FGFR1、WHSC1L1、EGFR、CCDN1、KDR、KIT、PDGFRA 等；发生基因缺失的主要有 CASP3、CDKN2A、PTEN 等。韩国肺鳞癌患者的突变谱与 TCGA 北美患者总体相似，不同点主要体现在细胞周期调控基因的变异，韩国患者的 CD-KN2A 变异比北美患者要低很多，而 RB1 基因突变率较高。

最近一项研究对 100 例 I-Ⅲ 期中国肺鳞癌进行了全外显子组测序，并用另外 98 例患者进行靶向捕获测序进行验证。该研究发现 20 个显著突变基因，其中突变率较高的有 TP53（58.67%）、CDH10（14.80%）、NFE2L2（14.80%）、PTEN（10.20%）、NAV3（9.18%）、PIK3CA（7.65%）、FAT4（7.14%）、KEAP1（6.63%）、ZEB2（6.12%）、NLRP3（6.12%）、FBXW7（5.61%）、ZNF521（5.10%）等基因。除了 p53 信号通路外，频繁发生突变的信号通路包括细胞-细胞黏附/Wnt/Hippo 通路、KEAP1/NFE2L2/CUL3 氧化应激反应通路、PI3K/RTK/RAS 通路等。与韩国人群相似，中国肺鳞癌患者的 CDKN2A 突变率比北美人群突变率明显较低。与北美人群和韩国人群的高 NOTCH1 突变率、高 MLL2 突变率相比，这两个基因的突变率在中国人中极低。相反，中国肺鳞癌的细胞-细胞黏附相关基因的突变率较高。

肺鳞癌在分子靶向药物治疗上的进展远远落后于肺腺癌，目前尚无针对肺鳞癌的分子靶向药物批准用于临床治疗。前述 EGFR-TKIs 和 ALK 抑制剂虽批准用于 NSCLC，但肺鳞癌相应的这两个基因突变频率很低，一般不推荐做相关基因型检测。不过，仍有一批临床试验正评估针对各基因变异的靶向治疗效果。这些临床试验的主要靶点是 FGFR1、PIK3CA、BRAF、MET、DDR2、AKT1、EGFR/HER2。试验的药物中，有的是批准用于其他肿瘤治疗的药物，如达沙替尼（dasatinib）是用于治疗慢性髓细胞性白血病和费城染色体阳性的急性淋巴细胞白血病的，由于其多重酪氨酸激酶抑制活性，达沙替尼治疗 DDR2 突变肺鳞癌的效果也正在试验中。为了比较全面地评估肺鳞癌靶向治疗效果，研究者正开创性地进行一项名为 Lung Master Protocol（Lung-MAP，ClinicalTrials. gov Identifier：NCT02154490）的临床研究。Lung-MAP 涵盖的基因变异信息包括 PIK3CA 突变、FGFR 扩增、FGFR 突变、FGFR 融合基因、CCND1/2/3 突变、CDK4 扩增（具体见下文），Lung-MAP 试图通过扩大生物标志物的筛选范围来尽量涵盖可

能获益的肺鳞癌患者，期望能为肺鳞癌的分子靶向治疗带来新的曙光。

3. 其他病理类型的肺癌　除了腺癌和鳞癌外，小细胞肺癌也是常见的肺癌病理类型之一。其他类型的肺癌，比如大细胞癌、黏液表皮样癌等，发病率低，尚无大样本基因变异研究数据。小细胞肺癌的突变谱非常独特：几乎所有的小细胞肺癌患者同时发生 TP53 和 RB1 的双等位基因失活（bi-allelic inactivation）现象。在对 110 例小细胞肺癌（41% 白人，15% 亚洲人，44% 人种未知）的癌组织 DNA 和配对正常组织 DNA 进行全基因组测序时发现，除两例患者发生染色体碎裂（chromothripsis）事件外，其余 108 例患者中均发生了 TP53 双等位基因失活，有 93% 的患者发生 RB1 双等位基因失活。约 25% 的小细胞肺癌患者中 NOTCH 家族出现失活突变，7% 的患者出现 TP73 基因重排。此外，小细胞肺癌中常出现的拷贝数变异有 FHIT、ROBO1、CDKN2A 缺失，以及 MYC 家族基因、FGFR1、IRS2 扩增等。而一项对 99 例小细胞肺癌的全外显子组测序发现，中国人群 TP53 基因和 RB1 基因突变率也很高，分别达到 82% 和 62%；其他高频突变基因包括 CSMD3（47%）、NOTCH1（18%）、NOTCH3（15%）等；发生扩增的基因主要有 MYC（8%）、KIT（16%）、SOX2（67%）、SRSF1（50%）等，发生缺失的基因主要有 RB1（34%）、RASSF1（57%）、FHIT（54%）、KIF2A（16%）、PTEN（13%）等。

目前，尚无针对小细胞肺癌的分子靶向药物应用于临床，但有多项临床试验正在测试相关药物的疗效，研发主要集中在靶向受体酪氨酸激酶（RTK）和其下游的信号转导介质如 Ras 和 PI3K/v-akt/mTOR。此外，其他的研究也关注了血管生成、Hh 信号通路、细胞凋亡通路、表观遗传学和免疫方面的靶向治疗。

（二）PD-1 及其抑制剂的研究

近年来，对于程序性死亡因子-1（programmed death-1，PD-1）与肿瘤免疫逃逸关系的研究已越来越深入，尤其是对以 PD-1 信号通路为靶点的临床肿瘤治疗研究取得了令人瞩目的进步。PD-1 为 I 型跨膜糖蛋白，分子量为 50 ~ 55kD，属于 B7-CD28 家族成员，主要以细胞膜共受体形式表达于 T 细胞、B 细胞、单核细胞和自然杀伤细胞（natural killer cell，NK 细胞）。目前已知 PD-1 有 PD-L1 和 PD-L2 两个配体，它们主要表达于抗原提呈细胞（antigen-presenting cell，APC）上。研究表明，PD-L1 在多种肿瘤中

处于高表达状态,如黑色素瘤、乳腺癌和肾小细胞癌等,PD-1 与 PD-L1 的相互作用在肿瘤免疫逃逸过程中发挥着至关重要的作用。在肺癌领域,PD-L1 可选择性的高表达于肺癌细胞膜,并与激活的 T 细胞表面的 PD-1 特异性结合,活化 PD-1/PD-L1 下游通路,传递负性调节信号,进而诱导激活 T 细胞的凋亡和免疫活性的丧失。因此,PD-1/PD-L1 通路是肺癌肿瘤微环境中介导免疫逃逸的关键分子,阻断该通路可以解除肿瘤细胞对 T 淋巴细胞的抑制,加强免疫系统对肿瘤的识别杀伤作用。

目前,靶向作用于 PD-1/PD-L1 信号通路的药物主要包括两大类:第一类为靶向 PD-1 的单克隆抗体,如 pembrolizumab(MK-3475)、nivolumab(BMS-936558)和 pidilizumab(CT-011);第二类为靶向 PD-L1 的单克隆抗体,atezolizumab(MPDL-3280A)、ave-lumab 和 durvalumab。通过靶向阻断 PD-1 或 PD-L1 的临床试验已经在晚期 NSCLC 患者的治疗中取得显著的疗效。多项 Ⅲ 期临床试验研究显示,靶向 PD-1 或 PD-L1 的药物不仅可以提高晚期 NSCLC 患者的客观缓解率(objective response rate,ORR),而且可以显著延长 OS。目前已有两种代表性的药物被美国 FDA 批准用于肺癌的治疗:pembrolizumab 和 nivolumab。Pembrolizumab 由默克公司研发,于 2014 年 9 月获美国 FDA 批准用于治疗对其他药物无反应的晚期或不能进行手术切除的黑素瘤,该抗体是美国 FDA 批准的首个 PD-1 阻断剂,随着临床研究的深入,该药物还获批用于经含铂化疗方案治疗后病情恶化的 EGFR 突变阴性和 ALK 重排阴性的 NSCLC 患者。Nivolumab 是百时美-施贵宝公司研发的高度亲和性全人源化特异性 IgG4 单克隆抗体,于 2015 年 3 月获美国 FDA 批准用于肺鳞癌的治疗。美国 FDA 批准 nivolumab 用于肺鳞癌治疗是基于以下两项临床研究中取得的良好疗效。一项有 272 例患者参与的以 OS 为监测终点的临床研究,结果显示,nivolumab 治疗组($n=135$)的生存期均值比多西他赛治疗组($n=137$)长 3.2 个月。另一项 117 例患者参与的以安全性和有效性为监测终点的临床研究,ORR 达 15%,26% 的患者保持疾病稳定。

靶向作用于 PD-1/PD-L1 信号通路的药物具有高效低毒等优势,多项临床试验也肯定了抗 PD-1/PD-L1 免疫治疗在 NSCLC 临床治疗中的重要地位。但这些靶向药物并不是对所有患者均有疗效。精准医学要求我们进一步有效筛选出抗 PD-1/PD-L1 免疫治疗的最大获益人群。未来仍需要一系列前瞻性、大样本的临床研究来探索抗 PD-1/PD-L1 免疫治疗疗效的相关标志物。

(三)未来肺癌分子分型进展预见

除了基于基因变异的分子分型,人们也努力探索转录水平、蛋白水平、表遗传水平等方面的分子分型。在精准医学时代,多组学技术的整合将是未来分子分型的发展方向。多组学包括暴露组、基因组、表观基因组、转录组、代谢组、蛋白组和宏基因组等多层次数据。研究者们已开始尝试整合多组学数据进行分型,比如,在前述 TCGA 肺腺癌研究中,作者综合拷贝数变异、DNA 甲基化和 mRNA 表达数据,将患者整合聚类(integrative clustering,iCluster)为 6 个类型。这几个类型在突变率、肿瘤倍性(ploidy)、肿瘤细胞丰度(tumorcellularity)等方面就存在明显差别。而在 TCGA 的肺鳞癌研究中,基于基因突变、甲基化、拷贝数变异以及 mRNA、microRNA 表达水平的整合聚类分析将 178 例肺鳞癌分为 3 个明显不同的分子亚型。Taguchi 等人用质谱法分析患者血清,发现了能预测 NSCLC 患者从 EGFR-TKI 治疗中获益的质谱特征。Gregorc 等人的研究证实了这一质谱特征的预测价值。可以预见,在未来的肺癌预防和治疗领域,多组学信息将与患者的临床信息和流行病学信息相结合,优化肺癌的分类策略以指导最优的临床实践,在肺癌的筛查、诊断、治疗以及预后方面发挥重要的作用。

(四)肿瘤的异质性

肿瘤的异质性从根本上讲是同一肿瘤的不同亚克隆含有多种分子表型不同的肿瘤细胞,它们可能在同一驱动基因的不同位点产生突变、或者在同一信号通路的不同基因产生突变;它们在分化程度、侵袭转移能力以及对药物的反应等诸多方面存在差异。

肿瘤异质性可以发生在空间层面。同一个患者的原位肿瘤和转移的肿瘤间存在突变差异:一个患者所携带的突变中有一部分是原位肿瘤和转移肿瘤共有的,一部分是原位肿瘤或者转移/复发肿瘤独有的。例如,Zhang 等对肺腺癌的 11 个手术切除的 48 个肿瘤区域进行了全外显子组测序。他们鉴别出了 7269 个突变,其中 76% 的突变以及 21 个已知癌症基因突变中的 20 个存在于同一肿瘤的所有区域。这表明肺癌存在空间异质性问题,但是并不像肾细胞癌那么严重(Gerlinger 等关于肾细胞癌的研究发现大约只有 31% 的促癌变异存在于肿瘤所有区域)。就肺癌的主要驱动基因 *EGFR* 来说,Bai 等利用显微切割的方法发现有 32.9% 的非小细胞肺癌同时存在 EGFR 突变型和野生型的病灶,并且在接受 EGFR-TKIs 治疗的患者中,EGFR 突变比例越高者无进展生存期则越长。这一发现提示肿瘤内异质性的程度可以作为靶向治疗预后情况的生物标记物。关于多种驱动基因突变是否能在亚克隆中共存的问题,目前的主流观点依然认为在肺腺癌中 EGFR 突变、ALK 融合基因和 KRAS 突变是相互排斥的,然而近两年的研究却在肺腺癌手术标本中发现 ALK 融合和 EGFR 突变同时存在的情况。并且 ALK 融合基因阳性细胞和 EGFR 突变阳性细胞在肿瘤的不同区域的丰度也是不相同的。

另一方面,肿瘤异质性也可以发生在时间层面。患者在肿瘤发生和进展的不同时间点、治疗前和复发后的肿瘤组织的基因突变都存在差异。一些驱动基因的突变可能在早期肿瘤中并不存在,或者频率很低。但是,在癌症进展或者用药过程中逐渐获得更加适合的分子亚型,于是早期亚克隆中的低频突变在复发肿瘤中发展为主流突变。例如,对在 14 例出现 crizotinib 耐药性的 ALK 融合基因阳性患者进行再次活检发现,有 3 例患者的活检标本中 ALK 融合基因消失了,这表明患者可能在治疗前就存在少量 ALK 阴性的肿瘤细胞,在治疗过程中 ALK 阳性的肿瘤细胞逐渐被 crizotinib 清除,而 ALK 阴性的肿瘤细胞因为无法被 crizotinib 抑制而逐渐占主流。这体现了肿瘤细胞的高度适应性,即肺癌细胞会随着外界给予的影响而发生相应改变,从而适应环境继续繁殖生存。

肿瘤异质性严重妨碍了肺癌患者的分子学诊断和靶向治疗。因为对一个瘤灶进行活检不足以反映肿瘤整体的分子学特征;一个时间点所取得的肿瘤标本也不能反应肿瘤进展后的分子学特征。然而在目前阶段,几乎所有针对肺癌的基因组检测所用的样本都是来自肿瘤组织的单个区域取样,这样很可能会漏检在某些亚克隆出现的突变,限制了我们对肿瘤内异质性以及克隆演变的了解。

二、肺癌精准医学临床试验研究进展

针对肺癌的分子靶向药物必须经过严格的药物临床试验以确保新药的有效性和安全性,传统的随机对照试验(randomized controlled trial,RCT)着重关注新药对整体受试人群的平均效益。随着医学领域对个体化治疗认识的不断深入,研究者和评价机构在实践中也逐渐发现,某一疾病中并非所有的患者

人群都可能从某个新药中获益,往往是具有一些特异性指征的亚组人群能够显著获益,其他人群则获益很小或无明显疗效。因此,亟须寻找新的临床研究策略,及早发现具有可能获益特征因素的优势人群,针对这些具有特异性的患者人群开展研究,尽快获得有效性数据,同时使得获益可能性较少的患者避免暴露在不必要的安全性风险之中。

(一) 基于分子标志物筛选研究对象

早在 2012 年底,美国 FDA 就率先发布了《临床实验富集设计指导》意见稿。该指导将"富集设计"定义为:在随机对照临床试验中,通过前瞻性利用患者特征(包括人口统计学、病理生理学、组织学、遗传学等特征)来确定试验的入组人群,从而使目标药物的有效性在该特定人群中更容易显现。富集也可特指在广泛人群入组的试验中,用于主要分析的亚组。因此,对于一个特定的临床试验,需要设定特定的入组标准,以确保入组的人群具有相似或相同的治疗意向,并符合临床试验方案入组人群的各项要求,所有这些设定目标人群的手段都可叫做"富集"。

随着精准医学时代的到来,在肺癌领域已经鉴定出多个可作为药物靶点的生物标志物,由此也促进了新药开发中基于这些生物标志物筛选人群的富集设计的应用。比如,在肺癌的新药研发中,克唑替尼的研发模式可作为代表之一。辉瑞公司研发的克唑替尼于 2005 年启动临床前研究,2006 年首次进行临床试验,2007 年研究者在 NSCLC 中鉴定出的 ALK-EML4 的融合基因,证实该基因为肿瘤的驱动基因,可作为靶向治疗的靶点。基于此,辉瑞公司调整了临床试验策略,运用富集设计的方法,仅选择 ALK 阳性的 NSCLC 为研究对象,并基于来自两项单臂试验的有效性数据在美国获准上市。克唑替尼从首次开始临床试验至批准上市仅用了 5 年,大大缩短了抗癌新药的研发周期。

目前已有两种基于富集策略的典型临床试验研究设计:①伞式研究("umbrella" studies):招募同一种类型的癌症患者,根据基因组标志物进行细分,定义成不同的基因突变亚组,每个亚组使用不同的靶向药物。伞式研究的最大优势是将罕见的突变事件集中起来,变罕见事件为"常见"事件。②篮式研究("basket" studies):招募多种类型的癌症患者,将带有相同靶基因的不同癌症作为一个研究亚组,每个亚组使用相应的靶向药物进行治疗研究。篮子型研究的本质就是一种药物应对治疗不同的肿瘤。

（二）"伞式"临床研究

在肺癌领域,国际肿瘤组织临床研究协作组于 2014 年发起两个针对肺癌靶向治疗的伞式研究,以指导后续临床试验的设计。一项名为 ALCHEMIST（Adjuvant Lung Cancer Enrichment Marker Identification and Sequencing Trial）的研究入组 6000～8000 名手术完全切除的肺腺癌患者,患者的肿瘤标本将针对两个特定的基因进行检测: EGFR 和 ALK,只要患者存在其中一种基因变异就进入该试验的治疗组,获得相应的治疗。每位进入 ALCHEMIST 临床试验的患者,以及两种基因检测均为阴性的患者都将进行肿瘤危险性评估,他们的肿瘤样本将被送到国际肿瘤组织的肿瘤基因组中心进行分析检测（评估基线基因状态）。入组的患者都将进行持续 5 年的随访,若肿瘤复发,则会被再次取肿瘤标本进行深度测序及全基因组外显子测序并与基线基因状态进行比较。

另一项研究名为 Lung-MAP,每年针对近千名晚期肺鳞癌患者的肿瘤组织进行基因测序,从而获得肺鳞癌的多种基因变异。Lung-MAP 项目同时研究 5 种药物的疗效,包括 4 种分子靶向药物和 1 种免疫治疗药物,预期每年检测的 500～1000 个肺鳞癌患者中有 200 多个癌症相关基因的变异,并根据这些基因的改变将患者分配至不同的治疗亚组。Lung-MAP 研究的设计如下:

Lung-MAP 研究对象的纳入标准:①诊断为晚期肺鳞癌,且 ECOG 评分≤2 分;②经历过至少一次化疗;③年龄大于 18 岁的成年患者;④排除携带 EGFR 突变或 EML4-ALK 易位突变的患者。在筛查阶段,研究者取患者肿瘤组织进行二代测序,并分析患者携带的可作为药物靶点的分子标志物,筛查周期≤16 天。在临床试验分组方面,如果患者携带某一个特定分子标志物,将被指派到针对该标志物治疗亚组;如果患者携带多个分子靶点,将根据一定的算法随机分配到其适用的治疗亚组中;如果患者的基因突变不符合任何一种治疗亚组,将被分配到"非匹配"治疗组。Lung-MAP 试验包括 5 种研究药物（表 15-1）,具体如下:MEDI4736,PD-L1 单克隆抗体与免疫治疗剂,由 MedImmune 公司研发;GDC-0032,PI3K（激酶）抑制剂,由基因泰克开发;Palbociclib,为口服细胞周期蛋白依赖性激酶（CDK）抑制剂（选择性地抑制 CDK-4 和-6）,由辉瑞研发;AZD4547,是一种口服成纤维细胞生长因子受体（FGFR）抑制剂,由阿斯利康研发;Rilotumumab,是人肝细胞生长因子抗体,由安进开发。在研究实施和分析阶段,每个治疗亚组均独立的执行并分析。每个治疗亚组均观察两个主要的疗效指标:①比较靶向治疗方案与标准治疗方案在 OS 方面有无统计学差异;②比较靶向治疗方案与标准治疗方案在 PFS 方面有无统计学差异以及临床意义的差异。

表 15-1　Lung-MAP 临床试验治疗亚组分类

研究亚组	实验药物	分子靶标	基因组异常
S1400A	MEDI4736	PD-L1	Non-match
S1400B	GDC-0032	PI3K	PIK3CA mutation
S1400C	Palbociclib	CDK4/6	CDK4,CCND1,CCND2,or CCND3 amplification
S1400D	AZD4547	FGFR	FGFR1,2,or 3 mutation,fusion,or amplification
S1400E	Rilotumumab+ Erlotinib	HGF	c-MET IHC positive

Lung-MAP 作为一项针对肺鳞癌的多药物、多亚组研究的新型临床试验,获得在鳞癌发生发展过程中的多种驱动性标志物的改变,并根据这些标志物将患者分配至不同的治疗亚组中进行研究。Lung-MAP 研究策略既可以在一定程度上降低临床研究的风险和成本,又可以带给患者个性化治疗,避免了无效暴露。Lung-MAP 项目使得多种针对肺鳞癌突变新药的Ⅱ期临床试验在这个研究框架内同时进行。在这个框架的基础上,这些新药也将快速地在后续的Ⅲ期临床试验中得以验证或在Ⅱ期临床中淘汰,避免了临床试验的重复注册与实施。

（三）"篮式"临床研究

传统的肿瘤药物研发都是按照某个肿瘤药物适用于治疗某一个部位的肿瘤进行临床试验及审批的,理论上被批准的药物只能适用于治疗特定部位的肿瘤。例如,克唑替尼是针对非小细胞肺癌 ALK 阳性患者的靶向药物,如果其他肿瘤患者也有 ALK 阳性突变,原则上是不能应用克唑替尼进行靶向治疗的,因为超出了药物适应证范围。实际上,肿瘤发生发展的本质是由驱动基因的突变导致的,不同部位的肿瘤可能有相同驱动基因的突变,用相应的靶向药物可能会有相似的治疗效果。基于此,美国国家肿瘤研究所开展了一项"篮式"临床研究:NCI-MATCH 研究。

NCI-MATCH 始于 2015 年 7 月,全称为 National Cancer Institute's Molecular Analysis for Therapy Choice(美国国家癌症研究所-分子分析治疗选择试验),该试验由 ECOG-ACRIN 癌症研究小组和 NCI 共同开发,也属于精准医疗时代的新型临床试验。其目的是为了探索如果在不考虑患者所患肿瘤类型的情况下(癌症发生的位置和病理分型),针对特定基因突变的肿瘤患者使用特定药物,最终能否得到有效的治疗,即依靠基因突变而非癌症发生位置来治疗癌症是否可行。

NCI-MATCH 属于 Ⅱ 期临床试验,其整合了以特定基因突变为靶点的 20 多种在研药物或药物组合,将试验中的各例患者与针对其肿瘤分子异常的治疗相匹配。该项目启动时计划开展 10 个子研究,并在数月内将子研究数量增至 20 个以上。NCI-MATCH 研究有两个注册步骤。首先,对参加的每位患者进行最初筛查,将其肿瘤样本进行活检,通过 DNA 测序检测确定患者携带的肿瘤标志物。如果该肿瘤标志物可以归入某个子研究中,则将对患者进一步评估以明确是否满足子研究中的具体入组要求。患者注册后,如果在治疗过程中有肿瘤缩小或稳定就将持续使用该药物治疗。NCI-MATCH 项目的研究设计如下:

整个 NCI-MATCH 计划筛查 3000 例患者,目标是在不同治疗组总共注册大约 1000 例患者。NCI-MATCH 研究对象的纳入标准:年龄 ≥18 岁的成年实体肿瘤或淋巴瘤患者,且至少在经过一线标准系统性治疗后出现疾病进展,或是肿瘤本身无标准治疗方法。在筛查阶段,为确保质量控制,3000 例筛查患者的活检标本将被送往 Texas 大学 MD Anderson 癌症中心 ECOG-ACRIN 中央生物知识库和病理学机构进行统一处理。DNA 测序分析将随机在 4 个机构中进行,并使用统一的标准化方法,以确保分子检测结果的可靠性。经过严格的筛查之后,如果患者某种分子变异符合对应研究使用的药物,患者就会入组该治疗亚组进行对应靶向药物的治疗。表 15-2 列出了 NCI-MATCH 项目用到的靶向药物及所适用的基因突变。此外,研究团队还将对治疗的反应进行科学评估,如果患者在整个研究过程中肿瘤

组织缩小或基本保持稳定,说明该患者肿瘤得到控制;如果患者在治疗 6 个月内仍有进展,说明患者肿瘤没有得到有效的控制,研究者将对该患者首次检测的肿瘤组织的突变情况进行重新分析;如果患者在治疗 6 个月后出现进展,研究者将对该患者重新进行肿瘤突变分析,以观察该患者是否发生新的突变,从而寻找新的靶向药物。NCI-MATCH 试验的主要研究终点是患者的 ORR。如果某个治疗亚组的缓解率为 5% 或更低,那么就被认定为治疗无效,如果缓解率为 25%,则被认为治疗有效。次要研究终点为 6 个月的 PFS,如果某个治疗亚组 PFS 的时间达到 6 个月的比例为 15% 或更低,则终止试验;如果该比例达到了 35%,则该亚组的测试药物继续用于随后的试验。

表 15-2　NCI-MATCH 项目治疗亚组分类

治疗亚组 (Arm)	分子靶标 (Target)	研究药物 (Drug)
A	EGFR mutation	Afatinib
B	HER2 mutation	Afatinib
C1	MET amplification	Crizotinib
C2	METexon14-skipping	Crizotinib
E	EGFR T790M mutation	AZD9291
F	ALK translocation	Crizotinib
G	ROS1 translocation	Crizotinib
H	BRAF V600 mutation	Dabrafenib+ trametinib
I	PIK3CA mutation	Taselisib
N	PTEN mutation	GSK2636771
P	PTEN loss	GSK2636771
Q	HER 2 amplification	Ado-trastuzumab emtansine
R	BRAF non-V600 mutation	Trametinib
S1	NF1 mutation	Trametinib
S2	GNAQ/GNA11	Trametinib
T	SMO/PTCH1	Vismodegib
U	NF2 loss	Defactinib
V	cKIT mutation	Sunitinib
W	FGFR1/2/3	AZD 4547
X	DDR2 mutation	Dasatinib
Y	AKT1 mutation	AZD 5363
Z1A	NRAS mutation	Binimetinib
Z1B	CCND1,2,3 amplification	Palbociclib
Z1D	Mismatch-repair deficiency	Nivolumab

NCI-MATCH 作为一项规模大、范围广的篮式研究,根据患者基因突变的不同,实现了同癌异治、异癌同治,其研究将发现更多的基因突变以及相应的

靶向治疗方案,同时也能扩大临床上已有的肿瘤靶向药物的适应证范围。NCI-MATCH 研究不仅可以让更多的肿瘤患者从"老药新用"中获益,也可以用最少的花费,预期达到最大的临床和社会效益。

(四) 其他临床研究进展

在精准医学时代,我们对肿瘤的分子生物学基础有了前所未有的了解,个体化肿瘤治疗研究与应用显得日益重要。新一代前瞻性临床研究除了上文提到的 Lung-MAP 研究、ALCHEMIST 研究和 NCI-MATCH 研究,还有一批有代表性的临床研究正在进行或即将进行。如美国国立癌症研究所的 M-PAC 研究(Molecular Profiling based Assignment of Cancer Therapeutics)、Texas 大学 MD Anderson 癌症中心的 BATTLE 研究(The Biomarker-integrated Approaches of Targeted Therapy for Lung Cancer Elimination trial)以及美国临床肿瘤学会(ASCO)启动的 TAPUR 研究(Targeted Agent and Profiling Utilization Registry)等。在中国,研究人员也已经开始了新一代的临床研究,例如,周清教授等人的一项群集研究是亚洲地区率先针对多个靶基因的临床实验(ClinicalTrials. gov Identifier:NCT02276027),同时研究 5 种抗肿瘤靶向药物在中国人群进展期非小细胞肺癌患者中的治疗作用,这些靶向治疗药物分别为:AUY922(HSP90 抑制剂),BYL719(PI3K 抑制剂),LDK378(ALK 抑制剂),INC280(MET 抑制剂)和 MEK162 (MEK 抑制剂)。

总之,未来的肺癌医疗模式会从最初的组织类型,发展到基因分型,进而发现特定的药物靶向标志物,最后指导精准的药物治疗并伴随耐药发生的预防及处理。精准医学时代的临床试验研究会为针对遗传变异的靶向药物的价值提供更明确的信息。

三、液相活检在肺癌精准医疗中的运用

机体各个部位都要通过多种方式,比如细胞主动分泌、凋亡、坏死和迁移等,释放出多种成分,进入血液、脑脊液等体液中。因此,体液中包含着来源广泛的丰富信息。液相活检(liquid biopsy)是指对体液进行采样和分析,从而代替组织活检的部分功能,是相对于组织活检而言的。液相活检常用的体液有血液、脑脊液、尿液等。

与组织活检相比,液相活检最大的优势是相对无创,简单易行,患者容易接受,便于多次采样。这在某些临床情景下有十分重要的意义。比如,在 EGFR-TKIs 治疗 NSCLC 的过程中,需要对 EGFR 的突变状态进行跟踪,以判断是否发生耐药突变,从而及早调整治疗方案。然而,对患者进行多次活检往往难以实行,因为多次活检可能给患者带来不适、经济负担、可能的并发症,甚至导致肿瘤播散。而直接分析血浆中的 EGFR 突变状态在很大程度上可能会满足这一需求。此外,作为一种异质性很强的疾病,肺癌活检组织包含的信息往往难以代表患者各病灶的总体情况。而血浆标本中包含着来自于各个病灶的信息,可能在一定程度上反映肿瘤的异质性。液相活检的主要缺点是生物标记物的相对浓度低、背景较高。但是随着相关检测技术的进步,相信这一问题在不久的将来能够得到解决。目前,广受关注的液相活检是循环肿瘤细胞、循环肿瘤 DNA、循环外泌体(exosome)等。

(一) 循环肿瘤细胞

循环肿瘤细胞(circulating tumor cell,CTC)指从肿瘤组织脱落进入血液中的肿瘤细胞。研究表明,上皮性恶性肿瘤细胞在进入血液之前往往要经过上皮-间质转化(epithelial-to-mesenchymal transition,EMT)。CTC 与恶性肿瘤的远处转移密切相关。

循环血液中 CTC 的浓度极低,一般恶性肿瘤每 10ml 血液中仅 1 ~ 10 个 CTC。而且,CTC 的半衰期很短,约 1 ~ 2.4 小时。这就给 CTC 的检测带来不小的挑战。由于浓度很低,CTC 的研究一般需要首先进行浓缩和分离。目前,血液中 CTC 的分离技术可以分为基于生物特征的分离技术和基于物理特征的分离技术两大类。前者根据 CTC 和血液细胞膜分子标记物的不同,采用阳性富集(如 EPCAM)、阴性富集(如 CD45)的方式分离 CTC;后者根据细胞的物理特性(如大小、变形性、密度、电荷等)来分离 CTC。当然也有将这两类方法相结合的分离方案。CTC 的检测可采用免疫学、分子生物学或功能试验来实现。然而,无论是分离方法还是检测方法,目前的 CTC 研究手段多样,这反而给不同研究的横向比较带来不便。

研究表明,CTC 有作为肺癌筛查、诊断和预后生物标志物的潜能。在一项筛查研究中,研究者发现 168 例 COPD 患者中,有 5 名患者 CTC 阳性;在随后的 1 ~ 4 年内,每年一次的 CT 检查相继发现了 CTC 阳性患者的肺部结节,经手术切除确认为肺癌。研究还发现,转移性肺癌患者 CTC 中的 EGFR 突变可被检测到,并且 CTC 计数及 CTC 中的 EGFR 突变与临床疗效密切相关。另一项研究发现,CTC 计数是 NSCLC 的独立预后因素。

当前阻碍 CTC 研究和应用的主要因素是 CTC 本身的低浓度特点,以及缺乏一个可靠的标志物来区分 CTC 和其他血细胞。CTC 本身的这些特点直接导致 CTC 分离困难。目前,基于上皮细胞标志物 EPCAM 免疫磁珠分离的 CellSearch System 是唯一被美国 FDA 批准用于分离、检测 CTC 的设备。然而,前文提到,部分 CTC 可能在进入血液之前经历了 EMT,其上皮标志物会下调表达。这可能导致 CellSearch System 不能识别这部分 CTC。发展一种公认的、标准化的、灵敏度和特异性更高的 CTC 分离、检测方法,是 CTC 走向临床应用的必要前提。

(二) 循环肿瘤 DNA

1948 年,Mandel 和 Métais 首次发现血液中存在循环游离 DNA(circulating free DNA, cfDNA)和 RNA。然而,这一重要发现当时并未引起学界的广泛关注。1994 年,人们发现从 cfDNA 中可以检出肿瘤患者的 KRAS 突变和 NRAS 突变,从而意识到 cfDNA 的重要性。随后,人们相继从恶性肿瘤患者 cfDNA 中检出杂合性缺失、多个基因的突变、HPV DNA、EBV DNA、CpG 岛甲基化等,并重点研究了循环肿瘤 DNA(circulating tumor DNA, ctDNA)潜在的临床应用。这些研究揭示了 ctDNA 潜在的临床意义。

肿瘤患者 cfDNA 既可来源于肿瘤细胞,也可来自于非癌变细胞。细胞释放 cfDNA 的方式主要是通过坏死和凋亡。健康人的 cfDNA 主要来源于细胞凋亡,而恶性肿瘤患者 cfDNA 来源于坏死细胞的比例大大增加。cfDNA 片段长度集中于 70 ~ 200bp,可长达 21kb,半衰期约 2 小时。血液中 cfDNA 浓度较低,恶性肿瘤患者血液 cfDNA 浓度一般为 10 ~ 100ng/ml,不同患者间及同一患者不同时点的浓度变化较大。而 cfDNA 中的 ctDNA 所占比例一般低于 1%,并且该比例变异也很大。这些特点使得准确分析 cfDNA 中的肿瘤源性 DNA(即 ctDNA)是一项很具挑战性的工作。

ctDNA 携带有与来源细胞一致的许多遗传变异信息,包括点突变、基因重排、拷贝数变异、插入缺失突变等。因此,人们广泛探索了用 ctDNA 进行基因分型的价值。ctDNA 中包含着肿瘤细胞的遗传变异信息,这使得 ctDNA 很大程度上可能代替组织活检的基因分型功能。Oxnard 等的研究甚至发现,肺癌患者 ctDNA 中 EGFR T790M 突变出现在影像学发现肺癌进展的前几周到前几个月内,提示 ctDNA 能够早期发现 EGFR-TKIs 获得性耐药。

随着对 ctDNA 进行基因分型和定量研究的技术进步,ctDNA 将来还可能用于恶性肿瘤的筛查、肿瘤负荷的动态监测和预后等方面。Newman 等人根据 NSCLC 突变特征,设计了针对 NSCLC 患者 ctDNA 的靶向测序方案 CAPP-Seq。他们的小样本研究发现,该方法用于筛查 NSCLC 的灵敏度和特异度分别为 85% 和 96%,而筛查 I 期 NSCLC 的灵敏度和特异度分别为 50% 和 96%。可见,用 ctDNA 进行 NSCLC 筛查有巨大的潜能,但是技术层面上仍需要改进提高。另一项研究用 BEAMing 技术揭示了 ctDNA 用于监测肿瘤负荷的能力,该研究发现结直肠癌手术切除后,ctDNA 的存在是复发的重要指标。

尽管有许多研究揭示 ctDNA 的重要临床意义,然而目前尚无被广泛接受的 ctDNA 检测方案。一方面,这是因为各个研究的目的不一致;另一方面,已有检测方案在灵敏度、特异性、经济性、可行性等方面尚不能令人满意。规范的 ctDNA 分离、分析方法将会推动 ctDNA 的研究及应用,肿瘤的分子遗传学异质性决定了不同的病理类型也许需要采取不同的 ctDNA 检测方案。ctDNA 领域的许多方面还值得进一步探索,以充分挖掘 ctDNA 的临床应用价值。

(三) 外泌体

外泌体(exosome)起源于内体,是由多泡体(multivesicular body, MVB)与细胞膜融合后,释放出的膜性小泡,其直径约 30 ~ 100nm。Exosome 与微囊泡(microvesicle, MV)是两类不同来源的结构,后者指由细胞膜包裹一部分细胞质脱落后形成的膜性小泡,其大小约 50 ~ 2000nm。一般所说的胞外囊泡(extracellular vesicle, EV)包括了 exosome、MV 和凋亡小体(apoptotic body)3 个主要类别。需要注意的是有的文献会对这几个概念不加区分。

多数细胞都可分泌 exosome,许多体液中都发现有 exosome,如血液、尿液、脑脊液、乳汁、唾液、精液等。而且,exosome 比较稳定,可以经受超速离心、反复冻融、长期冻存。常用的 exosome 标记物包括四跨膜蛋白(如 CD63、CD9、CD81),以及和 MVB 形成密切相关的蛋白 Tsg101、Alix 等。但 exosome 中通常没有某些胞浆蛋白,如细胞色素 c(cytochrome c)、钙联接蛋白(calnexin)和 GRP94。Exosome 的内容物包括蛋白质、RNA、DNA、脂类等物质。研究表明,进入 exosome 的内容物是具有选择性的。并且,exosome 对受体细胞具有一定的功能,可能与恶性肿瘤的转移和耐药等行为相关。

研究表明,exosome 可望作为肺癌的生物标志物。Rabinowits 等研究者选择在肺癌组织中 12 个高表达 miRNA，检测这些 miRNA 在肺癌患者和对照人群中的表达水平，结果发现，血浆 exosome 中这 12 个 miRNA 表达水平可反映肺癌组织相应 miRNA 的表达水平。Cazzoli 等考察了数个 exosomalmiRNA 组合作为肺癌筛查试验和诊断试验的价值，它们的受试者工作特征曲线下面积（AUC）分别为 90.8% 和 76.0%。随后，又有研究发现 exosome 中蛋白质对于肺癌的诊断价值。目前，研究者发现了 exosome 在前列腺癌、结直肠癌、黑色素瘤、胶质瘤、卵巢癌等恶性肿瘤中的预后价值，但是 exosome 在肺癌中的预后意义尚未见报道。

与 CTC 及 ctDNA 相比，exosome 的明显优势是稳定性好。然而，exosome 的研究和应用同样面临着方法学上的问题，缺乏标准的分离、分析流程。而因为 exosome 与其他 EV 在许多特征上的重叠，分离的 exosome 可能也含有其他类型 EV 的成分。对 exosome 研究方法的不断探索正改善这一领域的研究手段，促进 exosome 的临床转化研究。

（四）尿液中的肺癌肿瘤标记物

目前，越来越多的研究者利用尿液作为样本进行相关研究。尿液作为肿瘤标志物检测样本来源有很多优点，比如采样方便且具有无创性，此外容易获得足够量的样本。例如，在临床上，尿液中的 PCA3 已经被应用于前列腺癌的检测。在肺癌领域，尽管目前尚没有成熟的尿液生物标志物在临床上得到应用，但已有一些相关的实验室研究。

尿液中含有大量代谢产物，利用质谱分析的方法可以针对代谢组（或某种代谢物）进行检测，进而发现尿液中与肺癌筛查、诊断或预后相关的分子生物标志物。已有的研究发现，肺癌人群尿液中的金属元素、蛋白组、非挥发代谢物和烟草代谢物等均与正常人存在差异。例如，研究者利用上海市人群进行一项有关肺癌的巢式病例对照研究，发现肺癌患者人群尿液中尼古丁的代谢产物显著高于正常人群，这一结果提示可以利用尿液中烟草组分的含量对肺癌的患病风险进行评估。此外，最近还有研究表明，尿液中含有较高肌酸核苷（creatine riboside）和 N-乙酰神经氨酸（N-acetylneuraminic acid）的肺癌患者预后较差。

相对于外暴露检测而言，通过检测尿液标本中代谢产物的含量可以反映体内暴露水平，能更确切的进行肺癌的风险或预后评估。然而，由于检测技术等原因，有关肺癌尿液分子标志物还停留于研究阶段。未来的研究将通过规范样本的采集，控制检测的精确性，扩大样本量等手段进一步推进尿液肿瘤标志物在肺癌中的临床应用。

除 CTC、ctDNA、exosome 外，其他液相标记物在肺癌中的临床意义也引起一些研究者的兴趣，如分泌蛋白质组（secretome）、循环 microRNA、循环 lncRNA（long non-coding RNA）等。除突变外，肺癌 cfDNA 甲基化的临床意义也受到关注。总之，这些基于体液的生物标志物的研究促进了人们对肺癌的了解，为肺癌的早期诊断、病情监测、精准分型打下了基础，也为克服肺癌的异质性和耐药监测提供一种新的方法。

第二节　结　语

靶向药物的出现开启了非小细胞肺癌精准治疗的新篇章，目前，尽管化疗仍为治疗晚期肺癌的一线治疗手段，但随着靶向治疗技术的发展和"可药化驱动基因突变"的不断发现，靶向药物作为化疗的辅助治疗手段将有希望让晚期 NSCLC 患者的生存期得到显著延长，甚至最终让晚期肺癌成为慢性病。肺癌患者的基因检测对靶向治疗的合理化个体用药具有重要的指导意义。伴随基因检测技术的进步和成本的减低，对患者的肺癌驱动基因检测将会更有效率，推动基因型指导的患者分层，提高靶向治疗的成功率。正确的分子分型也将有助于靶向药物开发，精准地招募志愿者进行临床试验，降低研发新的靶向药物的成本。但是，我们也应该清醒地认识到肺癌精准医疗面临的问题和挑战，比如肿瘤的异质性和亚克隆造成的分子分型的困难，以及难以避免的耐药性问题。如何克服这些困难，使肺癌的诊断、治疗和预后预测真正实现精准化将是未来的探索的重点领域。

（李亚斐　刘庆云　袁帅　谢薇佳 编，胡志斌 审）

参　考　文　献

1. Jameson J L，Longo D L. Precision Medicine — Personalized, Problematic, and Promising. New England Journal of Medi-

cine,2015,372(23):2229-2234.

2. Collins F S,Varmus H. A new initiative on precision medicine. New England Journal of Medicine,2015,372(9):793-795.

3. Chen W,Zheng R,Baade P D,et al. Cancer statistics in China,2015. Ca A Cancer Journal for Clinicians,2016,66(2):115-132.

4. De Bruin E C,Mcgranahan N,Mitter R,et al. Spatial and temporal diversity in genomic instability processes defines lung cancer evolution. Science,2014,346(6206):251-256.

5. Zhang J,Fujimoto J,Wedge D C,et al. Intratumor heterogeneity in localized lung adenocarcinomas delineated by multiregion sequencing. Science,2014,346(6206):256-259.

6. George J,Lim S L,Jang S J,et al. Comprehensive genomic profiles of small cell lung cancer. Nature,2015,524(7563):47-53.

7. The Cancer Genome Atlas Research Network. Comprehensive molecular profiling of lung adenocarcinoma. Nature,2014,511(7511):543-550.

8. Greenhalgh J,Dwan K,Boland A,et al. First-line treatment of advanced epidermal growth factor receptor (EGFR) mutation positive non-squamous non-small cell lung cancer. Cochrane Database of Systematic Reviews,2016,119(5):CD010383.

9. Rothschild S I. Targeted Therapies in Non-Small Cell Lung Cancer—Beyond EGFR and ALK. Cancers,2015,7(2):930-949.

10. Herbst R S,Gandara D R,Hirsch F R,et al. Lung Master Protocol (Lung-MAP)-A Biomarker-Driven Protocol for Accelerating Development of Therapies for Squamous Cell Lung Cancer:SWOG S1400. Clinical Cancer Research,2015,21(7):1514-1524.

11. Bai Y,Kim J Y,Watters J M,et al. Adaptive Responses to Dasatinib-Treated Lung Squamous Cell Cancer Cells Harboring DDR2 Mutations. Cancer Research,2014,74(24):7217-7228.

12. Herbst R S,Baas P,Kim D W,et al. Pembrolizumab versus docetaxel for previously treated,PD-L1-positive,advanced non-small-cell lung cancer (KEYNOTE-010):a randomised controlled trial. Lancet,2016,387(10027):1540-1550.

13. Garon E B,Rizvi N A,Hui R,et al. Pembrolizumab for the Treatment of Non-Small-Cell Lung Cancer — NEJM. New England Journal of Medicine,2015,372(21):2018-2028.

14. Brahmer J,Reckamp K L,Baas P,et al. Nivolumab versus Docetaxel in Advanced Nonsquamous Non-Small-Cell Lung Cancer. New England Journal of Medicine,2015,373(2):123-135.

15. Rizvi N A,Mazières J,Planchard D,et al. Activity and safety of nivolumab,an anti-PD-1 immune checkpoint inhibitor,for patients with advanced,refractory squamous non-small-cell lung cancer (CheckMate 063):a phase 2,single-arm trial. Lancet Oncology,2015,16(3):257-265.

16. Robles A I,Harris C C. Integration of multiple "OMIC" biomarkers:A precision medicine strategy for lung cancer. Lung Cancer,2016.

17. Gregorc V,Novello S,Lazzari C,et al. Predictive value of a proteomic signature in patients with non-small-cell lung cancer treated with second-line erlotinib or chemotherapy (PROSE):a biomarker-stratified,randomised phase 3 trial. Lancet Oncology,2014,15(7):713-721.

18. Johnson B E,Mazor T,Hong C,et al. Mutational Analysis Reveals the Origin and Therapy-driven Evolution of Recurrent Glioma. Neurosurgery,2014,343(6167):189-193.

19. Ledford H. Projects seek hidden effects of cancer drugs. Nature,2014,516(7529):21-22.

20. Piotrowska Z,Sequist L V. Epidermal Growth Factor Receptor-Mutant Lung Cancer:New Drugs,New Resistance Mechanisms,and Future Treatment Options. Cancer Journal,2015,21(5):371-377.

21. Buder A,Tomuta C,Filipits M. The potential of liquid biopsies. Current Opinion in Oncology,2016,28(2):130-134.

22. Alix-Panabières C,Pantel K. Clinical Applications of Circulating Tumor Cells and Circulating Tumor DNA as Liquid Biopsy. Cancer Discovery,2016,6(5):479-491.

23. Masuda T,Hayashi N,Iguchi T,et al. Clinical and biological significance of circulating tumor cells in cancer. Molecular Oncology,2016,10(3):408-417.

24. Murtaza M,Dawson S J,Tsui D W,et al. Non-invasive analysis of acquired resistance to cancer therapy by sequencing of plasma DNA. Nature,2013,497(7447):108-112.

25. Uchida J,Imamura F,Kukita Y,et al. Dynamics of circulating tumor DNA represented by the activating and resistant mutations in epidermal growth factor receptor tyrosine kinase inhibitor treatment. Cancer Science,2016,107(3):353-358.

26. Qu L,Ding J,Chen C,et al. Exosome-Transmitted lncARSR Promotes Sunitinib Resistance in Renal Cancer by Acting as a Competing Endogenous RNA. Cancer Cell,2016,29(5):653-668.

27. Melo S,Sugimoto H,O'Connell J,et al. Cancer Exosomes Perform Cell-Independent MicroRNA Biogenesis and Promote Tumorigenesis. Cancer Cell,2014,26(5):707-721.

28. Boelens M C,Wu T J,Nabet B Y,et al. Exosome transfer from stromal to breast cancer cells regulates therapy resistance pathways. Cell,2014,159(3):499-513.

第十六章 儿童交通伤害的流行病学研究进展

Progress in Epidemiology of Children's Traffic Injuries

摘要

本章首先简要介绍了儿童交通伤害的定义、外部原因分类,利用全球疾病负担课题组的最新估算数据和已发表文献,报告了全球儿童交通伤害的死亡率、寿命损失年、伤残寿命年及伤残调整寿命年的现状和变化趋势,阐明了儿童交通伤害负担在不同年龄段、月份、时段及交通方式之间的差异。此章再从人、车辆和环境3个角度系统阐述了儿童道路交通伤害的主要影响因素。最后,本章介绍了儿童交通伤害的干预理论和基本策略(包括:Haddon 十条基本策略、"5E"干预理论、主动干预与被动干预策略),并基于已发表研究证据总结了当前有效的儿童交通伤害干预措施。

Abstract

First, this chapter introduces the definition and classification of external causes of child traffic injury, reports the current situation and trends of mortality, years of life lost, years lived with disability, and disability-adjusted life years in children, caused by traffic injuries over the world, by using the latest estimates from the Global Burden of Disease Study group and other published literature. We describe differences in child traffic injury burden by age group, month of a year, time of a day and transportation method. Then, we go on to systematically summarize major influencing factors of child road traffic injury from three aspects: humans, vehicles and the environment. Finally, we introduce intervention theories and basic strategies (including Haddon's ten basic strategies, 5E intervention theory, active and passive intervention strategies), and summarize the effective interventions in preventing child traffic injury, based on published research evidence.

第一节 概 况

随着工业化和城市化进程的不断加快,道路交通伤害已经逐渐上升为一个重要的公共卫生问题。2015 年 WHO 发布的《2015 年全球道路安全现状报告》指出,每年大约有 125 万人死于道路交通事故,道路交通事故对人们的健康和发展造成了巨大的影响。

道路交通事故是儿童伤害的主要原因之一,根据 WHO 的儿童伤害报告,每年全世界死于道路交通事故的儿童人数超过 26 万,遭受非致命性伤害的儿童人数超过 1000 万。道路交通伤害是造成全球 10~19 岁儿童死亡的头号杀手。

一、定义

(一) 儿童

《联合国儿童权利公约》中儿童的定义为"18 岁以下",因此本章采用该定义重点论述 18 岁以下儿童所受到的道路交通伤害。由于受数据来源的限制,无法获得 18 岁以下年龄组的伤害数据,故下文报告相关数据时出现了 15~19 岁年龄组的结果。

(二) 伤害和道路交通伤害

《世界儿童伤害预防报告》将伤害定义为"当人体突然遭受超过其生理耐受阈值的力量总和所导致物理性损伤一或由于缺乏一种或多种重要的生命元素,例如缺氧而导致的后果"。

道路交通事故是指发生在公共路段上、至少涉及一辆移动车辆的碰撞或事故。

道路交通伤害是指道路交通事故引起的致死性或非致死性伤害。

二、分类

国际疾病分类(international classification of disease,ICD)第十次修订版本确定的伤害分类是国际上公认的分类方法,美国疾病预防控制中心在 ICD-10 的基础上结合伤害的发生意图和外部原因,制定了伤害外部原因分类表(表 16-1)。

表 16-1　ICD-10 的道路具体伤害外部原因分类

外部原因	意 图					
	所有伤害	非故意伤害	自杀	他杀	意图 不明	法律判刑 和战争
道路交通伤害	*U01.1,V01-V99,X82,Y03,Y32,Y36.1	V01-V99	X82	*U01.1,Y03	Y32	Y36.1
机动车交通事故	[V02-V04](.1,.9),V09.2,[V12-V14](.3-.9),V19(.4-.6),[V20-V28](.3-.9),[V29-V79](.4-.9),V80(.3-.5),V81.1,V82.1,[V83-V86](.0-.3),V87(.0-.8),V89.2	[V02-V04](.1,.9),V09.2,[V12-V14](.3-.9),V19(.4-.6),[V20-V28](.3-.9),[V29-V79](.4-.9),V80(.3-.5),V81.1,V82.1,[V83-V86](.0-.3),V87(.0-.8),V89.2	…	…	…	…
司机及乘客	[V30-V79](.4-.9),[V83-V86](.0-.3)	[V30-V79](.4-.9),[V83-V86](.0-.3)	…	…	…	…
骑摩托车者	[V20-V28](.3-.9),V29(.4-.9)	[V20-V28](.3-.9),V29(.4-.9)	…	…	…	…
骑自行车者	[V12-V14](.3-.9),V19(.4-.6)	[V12-V14](.3-.9),V19(.4-.6)	…	…	…	…
行人	[V02-V04](.1,.9),V09.2	[V02-V04](.1,.9),V09.2	…	…	…	…
其他	V80(.3-.5),V81.1,V82.1	V80(.3-.5),V81.1,V82.1	…	…	…	…
未特指的人员	V87(.0-.8),V89.2	V87(.0-.8),V89.2	…	…	…	…
其他骑自行车者	V10-V11,[V12-V14](.0-.2),V15-V18,V19(.0-.3,.8,.9)	V10-V11,[V12-V14](.0-.2),V15-V18,V19(.0-.3,.8,.9)	…	…	…	…
其他行人	V01,[V02-V04](.0),V05,V06,V09(.0-.1,.3,.9)	V01,[V02-V04](.0),V05,V06,V09(.0-.1,.3,.9)	…	…	…	…
其他陆地交通伤害	[V20-V28](.0-.2),[V29-V79](.0-.3),V80(.0-.2,.6-.9),[V81-V82](.0,.2-.9),[V83-V86](.4-.9),V87.9,V88(.0-.9),V89(.0,.1,.3,.9),X82,Y03,Y32	[V20-V28](.0-.2),[V29-V79](.0-.3),V80(.0-.2,.6-.9),[V81-V82](.0,.2-.9),[V83-V86](.4-.9),V87.9,V88(.0-.9),V89(.0,.1,.3,.9)	X82	Y03	Y32	…
其他交通事故伤害	*U01.1,V90-V99,Y36.1	V90-V99	…	*U01.1	…	Y36.1

第二节 流行病学特征

一、死亡率

根据华盛顿大学健康测量与评价研究所（Institute for Health Metrics and Evaluation，IHME）牵头的全球疾病负担（global burden of disease，GBD）项目估算的数据，1990—2013 年间，全球、发展中国家及发达国家的 5 岁以下、5～14 岁和 15～19 岁儿童道路

交通伤害死亡率均呈下降趋势，但全球与发展中国家的道路交通死亡率明显高于发达国家，而且发达国家下降幅度大于发展中国家。2013 年全球 5 岁以下、5～14 岁和 15～19 岁儿童道路交通伤害的每 10 万人死亡率分别为 10.35（95% *CI*：8.21～12.59）、5.44（95% *CI*：4.77～6.05）和 14.46（95% *CI*：13.12～15.86）（图 16-1，图 16-2，图 16-3）。

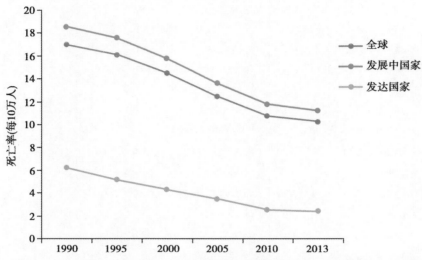

图 16-1 1990—2013 年全球、发展中国家和发达国家 5 岁以下儿童道路交通伤害死亡率变化

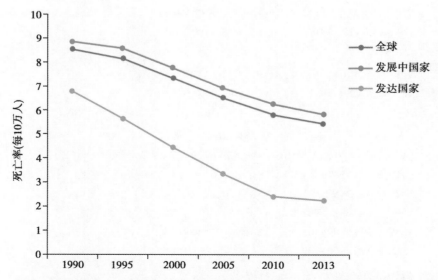

图 16-2 1990—2013 年全球、发展中国家和发达国家 5～14 岁儿童道路交通伤害死亡率变化

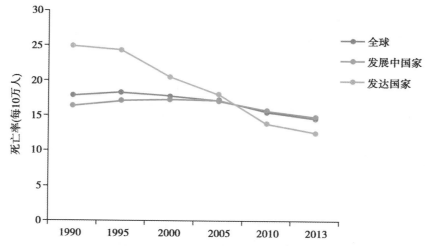

图 16-3　1990—2013 年全球、发展中国家和发达国家 15 ~ 19 岁儿童道路交通伤害死亡率变化

1990—2013 年,相对于其他疾病,道路交通伤害在 3 个年龄段人群中的排名都出现了上升。在 5 岁以下儿童中,道路交通伤害由 1990 年的第 16 位升至 2013 年的第 15 位(图 16-4);在 5 ~ 14 岁和 15 ~ 19 岁儿童中,2013 年道路交通伤害更是分别排在死因排序的第 2 位和第 1 位(图 16-5、图 16-6)。

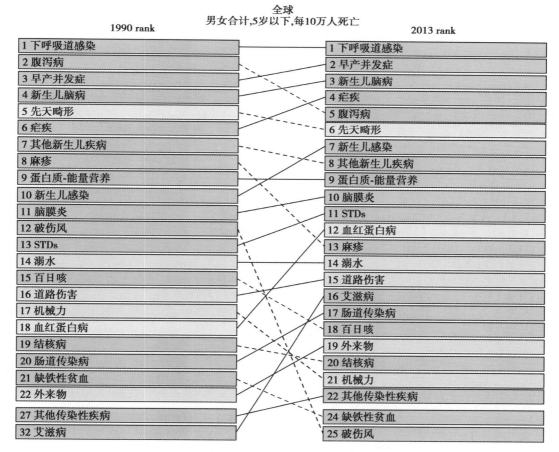

图 16-4　1990 年和 2013 年全球 5 岁以下儿童主要死因排序变化

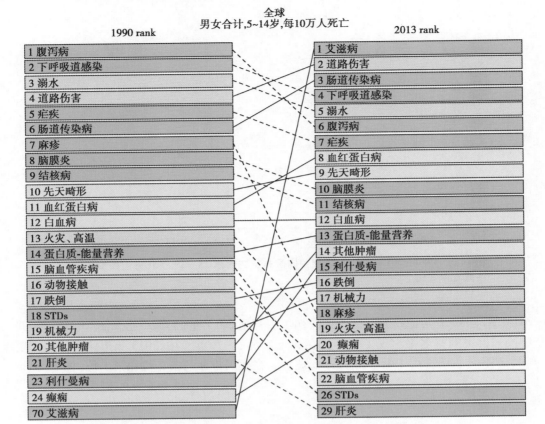

图 16-5 1990 年和 2013 年全球 5～14 岁儿童主要死因排序变化

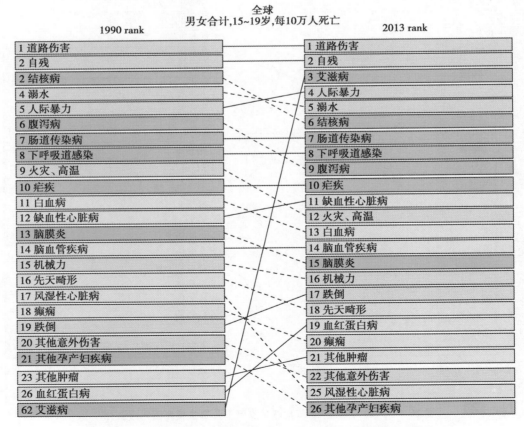

图 16-6 1990 年和 2013 年全球 15～19 岁儿童主要死因排序变化

二、寿命损失年

1990—2013 年,全球、发展中国家及发达国家 5 岁以下和 5 ~ 14 岁儿童道路交通伤害寿命损失年(years of life lost,YLL)均呈下降趋势,发达国家的寿命损失年明显低于发展中国家,而且下降幅度高于发展中国家。在 15 ~ 19 岁年龄段,发展中国家呈先上升后下降的趋势,发达国家呈持续下降趋势。2013 年,全球 5 岁以下、5 ~ 14 岁和 15 ~ 19 岁儿童道路交通伤害所致的每 10 万人寿命损失年分别为 878.2(95% CI:696.4 ~ 1067.2)、419.4(95% CI:366.8 ~ 466.7)、1000.4(95% CI:907.8 ~ 1097.5)。2013 年,各年龄段儿童道路交通伤害所致的每 10 万人寿命损失年发展中国家均高于发达国家(图 16-7,图 16-8、图 16-9)。

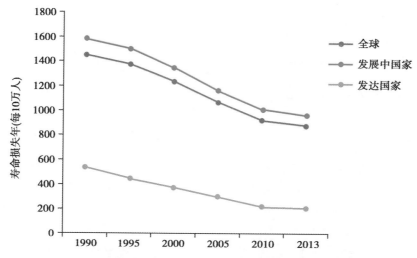

图 16-7　1990—2013 年全球、发展中国家和发达国家 5 岁以下儿童道路交通伤害所致的寿命损失年变化

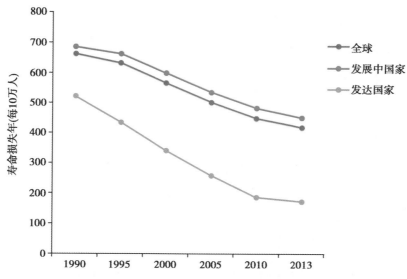

图 16-8　1990—2013 年全球、发展中国家和发达国家 5 ~ 14 岁儿童道路交通伤害所致的寿命损失年变化趋势

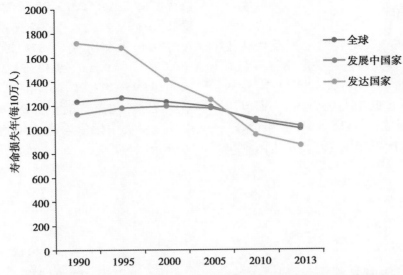

图 16-9　1990—2013 年 15～19 岁儿童道路交通伤害所致的寿命损失年变化趋势

三、伤残寿命年

1990—2013 年,全球、发展中国家及发达国家 5 岁以下、5～14 岁和 15～19 岁儿童道路交通伤害所致的伤残寿命年(years lived with disability,YLD)均呈下降趋势,但发达国家下降幅度高于发展中国家。2013 年,全球 5 岁以下、5～14 岁和 15～19 岁儿童道路交通伤害所致的伤残寿命年分别为每 10 万人 4.09 年(95% CI:3.04～5.29)、16.79 年(95% CI:13.07～21.27)、和 45.43 年(95% CI:35.19～58.13)(图 16-10,图 16-11,图 16-12)。

四、伤残调整寿命年

1990—2013 年,全球、发展中国家及发达国家 5 岁以下和 5～14 岁儿童道路交通伤害伤残调整寿命年(disability adjusted life year,DALY)均呈下降趋势,但发达国家的寿命损失年低于发展中国家,而且发达国家下降幅度大于发展中国家。在 15～19 岁年龄段,发展中国家呈先上升后下降的趋势,发达国家呈持续下降趋势。2013 年,全球 5 岁以下、5～14 岁和 15～19 岁儿童的每 10 万人的伤残调整寿命年分别为 882.29(95% CI:700.53～1070.57)、436.19(95% CI:384.07～482.92)和 1045.81(95% CI:952.67～1143.89)(图 16-13、图 16-14、图 16-15)。

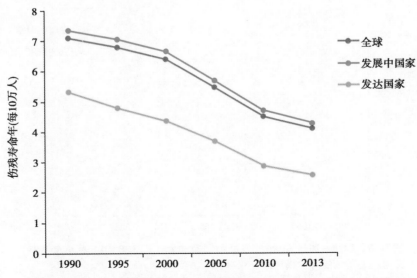

图 16-10　1990—2013 年全球、发展中国家和发达国家 5 岁以下儿童道路交通伤害所致的伤残寿命年变化趋势

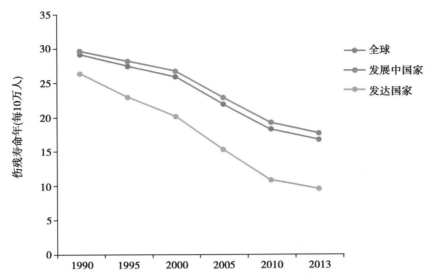

图 16-11　1990—2013 年全球、发展中国家和发达国家 5～14 岁儿童道路交通伤害所致的伤残寿命年变化趋势

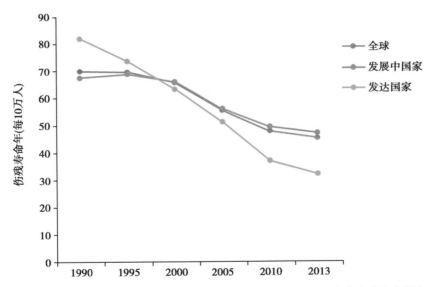

图 16-12　1990—2013 年全球、发展中国家和发达国家 15～19 岁儿童道路交通伤害所致的伤残寿命年变化趋势

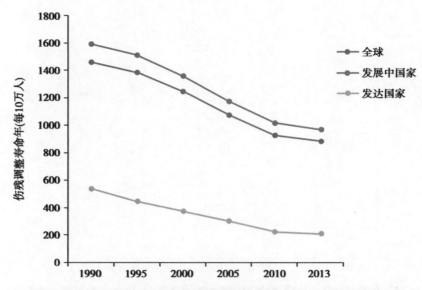

图 16-13 1990—2013 年全球、发展中国家和发达国家 5 岁以下儿童道路交通伤害所致的伤残调整寿命年变化趋势

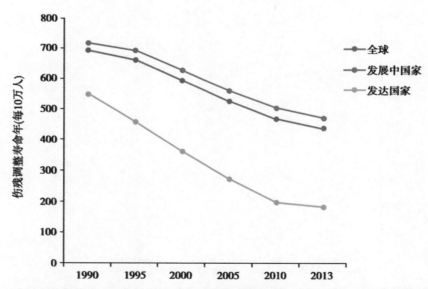

图 16-14 1990—2013 年全球、发展中国家和发达国家 5～14 岁儿童道路交通伤害所致的伤残调整寿命年变化趋势

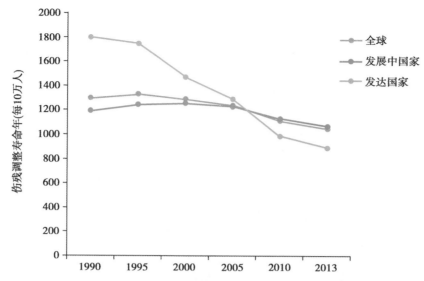

图 16-15　1990—2013 年全球、发展中国家和发达国家 15～19 岁儿童道路交通伤害所致的伤残调整寿命年变化趋势

五、经济负担

据英国道路运输研究实验室（Transport Research Laboratory）2000 年发布的报告，1997 年全球道路交通伤害和死亡造成的经济损失高达 5180 亿美元，约相当于多数国家的国民生产总值的 3%，严重制约了全球经济的发展。据道路运输研究实验室对 21 个国家的道路交通伤害所致损失的研究显示，在发展中国家道路交通伤害年均损失占国民生产总值比例约为 1%，在经济转型国家的损失所占比例为 1.5%，在机动车比较普及的国家的损失约占 2%。目前，缺乏针对儿童道路交通事故经济负担的研究数据。

六、年龄

国内外文献显示，5～9 岁和 15～19 岁为道路交通伤害的高发年龄段，这与这两个年龄段儿童的行为和交通出行方式有较大关系。1～4 岁的儿童身上的交通事故通常发生在乘车或横穿马路时，5～9 岁的儿童身上的交通事故通常发生在行走或横穿马路时，58.3% 的 10 岁以上中、小学生身上的交通事故发生在骑自行车时，且高发年龄段为 16 岁以上。幼儿通常由父母陪伴步行和搭乘机动车，随着年龄的增长、独立意识的增强和求学等因素的影响，儿童的活动度增大，父母监管相应减少，道路出行方式有了更多选择，可以骑自行车或骑摩托车，这增加了他们遭受道路交通伤害的风险。

七、地区

儿童道路交通伤害呈现出明显地域差异。非洲儿童道路交通伤害死亡率最高，其次为东地中海地区。WHO 的 2004 年统计数据显示，93% 的儿童道路交通死亡事故发生在中、低收入国家。虽然非洲和东地中海地区的死亡率最高，但 2/3 的儿童道路交通死亡事故发生在东南亚和西太平洋地区。即使在死亡率不很高的欧盟国家，道路交通伤害仍占儿童伤害死亡总数的 1/5。

八、时间

儿童道路交通伤害的发生月份和时间多与当地的人流及车流密度、儿童活动程度以及家长监管有密切关系。段蕾蕾等在 2000—2004 年对中国三城市儿童步行者交通状况研究发现，在中国儿童交通伤害多集中于 6～8 月份。罗马尼亚学者的研究也表明，夏季儿童交通伤害发生率较高，主要原因是儿童放假在家，自由活动空间和时间增大，缺乏监管。

儿童道路交通伤害发生的时段主要集中在早上 8 时左右、上午 11～12 时和下午 15～18 时，主要与儿童上学和放学的时间及上下班车流高峰期重叠有关。

九、交通方式

儿童道路交通伤害的程度和方式与其道路出行方式的选择有关。据 WHO 统计的 70 个国家的数据显示，大约 33% 的儿童死亡者身份为行人，65% 为汽车乘客、骑自行车者或骑摩托车者。

不同经济发展水平国家死于道路交通伤害的儿童道路出行方式相差很大。在中、低收入国家,死亡的儿童的出行方式大部分是步行、骑自行车和骑摩托车。中低收入国家规划道路交通基础设施建设时,未充分考虑非机动车出行方式的安全,行人、骑自行车者和骑摩托车者只能与机动车共用道路,使其更易遭受道路交通伤害。在高收入国家,机动车道路交通伤害死亡率较高,年龄较小的汽车驾驶员死亡率相比较高,这与法定驾照考取年龄设置过低和低龄司机所占比重较高有关。

2013 年,发展中国家和发达国家 5 岁以下儿童死于道路交通事故的交通方式有很大差别。在发达国家,男童死于道路交通事故的方式主要以搭乘机动车(不含摩托车在内)和步行为主,分别占道路交通事故总死亡的 47% 和 44%,女童分别为 54% 和 39%。但在发展中国家,5 岁以下男童死于道路交通事故的方式以步行、搭乘机动车(不含摩托车在内)、搭乘摩托车和骑自行车为主,分别占道路交通总死亡的 52%、31%、8% 和 6%,女童分别为 48%、41%、5% 和 4%(图 16-16)。

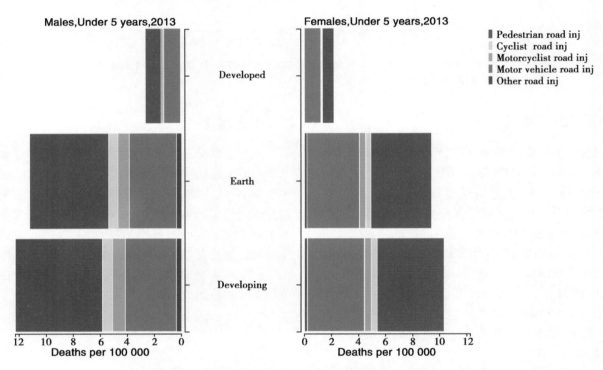

图 16-16 2013 年 5 岁以下儿童死于道路交通事故的不同出行方式构成

在 5~14 岁年龄段中,发达国家男童死于道路交通事故的方式主要以步行、搭乘机动车(不含摩托车在内)和骑自行车为主,分别占道路交通总死亡的 39%、38% 和 16%。女童分别为 38%、49% 和 9%,女童较男童搭乘机动车方式的比例更高。发展中国家 5~14 岁男童的死于交通事故的方式以步行、搭乘机动车(不含摩托车在内)、骑自行车和搭乘摩托车为主,分别占道路交通总死亡的 51%、28%、9% 和 9%,女童分别为 52%、33%、7% 和 6%(图 16-17)。

在 15~19 年龄段中,发达国家男童死于道路交通事故的方式主要以搭乘机动车(不含摩托车在内)、搭乘摩托车和步行为主,分别占道路交通事故总死亡的 63%、21% 和 12%,女童分别为 73%、7% 和 15%,其中女童搭乘摩托车的比例较低。发展中国家 15~19 岁儿童的死于交通事故的方式与发达国家差异较大,男童搭乘机动车(不含摩托车在内)、搭乘摩托车和步行的死亡分别占道路交通总死亡的 33%、31% 和 28%,女童分别为 41%、17% 和 34%(图 16-18)。

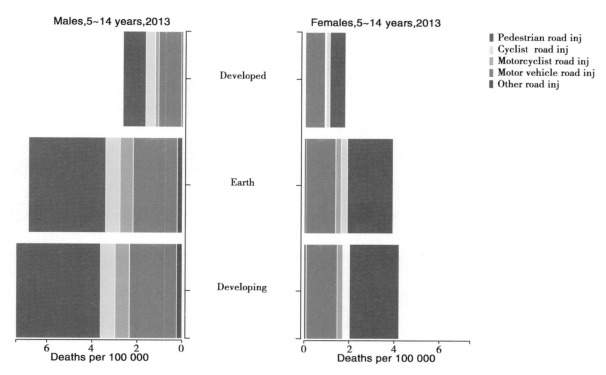

图 16-17 2013 年 5 ~ 14 岁儿童死于道路交通事故的不同出行方式构成

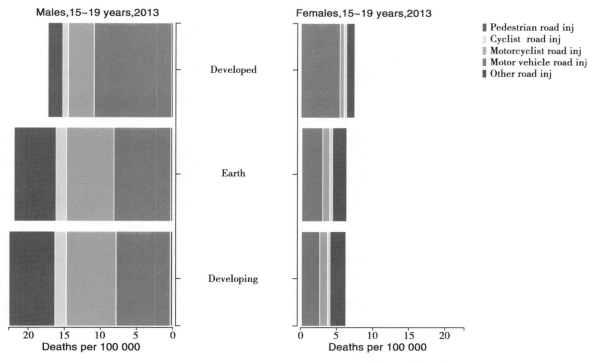

图 16-18 2013 年 15 ~ 19 岁儿童死于道路交通事故的不同出行方式构成

第三节 影 响 因 素

不同类型伤害的发生机制存在一定差别,美国疾病预防控制中心根据 Dahlberg 等人提出的 4 层社会生态学模型,将伤害发生的危险因素按照个体、人际间、社区和社会层面分为几类。

伤害预防领域中的经典 Haddon 伤害矩阵(表 16-2)人(宿主)、媒介、自然环境和社会经济环境 4 个方面描述了伤害发生事前、事中和事后 3 个阶段的影响因素,文中列出了针对儿童道路交通伤害的影响因素,它可用于指导影响因素探讨和干预措施设计。

表 16-2　Haddon 儿童道路交通伤害预防矩阵

阶段	人(宿主)	交通工具	自然环境	社会经济环境
事前	司机能力,司机训练,助视器	刹车的保养,车辆检查项目,儿童固定座椅的安装,儿童固定座椅检查项目	适当的道路标志,正确安装儿童固定座椅,适合儿童身高和体重的儿童固定座椅	每次汽车出行对于酒驾、超速和儿童固定座椅的态度
事中	人对碰撞力的耐受力,系安全带,让儿童呆在正确合适的儿童座椅中	车辆的防毁性(如破碎空间),儿童固定座椅的防毁性(如:头挤压)	路边障碍物,车辆中不安全物体的出现	强制性安全带和儿童固定座椅使用
事后	车祸受害者的基本健康状态	油箱的降低碰撞后起火可能性设计	有效和及时的紧急救助的获得	对创伤治疗和康复的公众支持

下文分别从宿主(人)、交通工具(媒介)、自然环境和社会经济环境简要概括儿童道路交通伤害的影响因素。

一、宿主

(一) 司机

人、车、道路环境是造成交通事故的三要素。流行病学调查显示,我国 95% 左右的道路交通事故是由人为因素引起,其中驾驶员的原因所占比重高达 90% 左右。当前国内外研究显示,事故驾驶员与非事故驾驶员在很多方面存在差异,例如:身体形态、生理功能、夜视力、动态视力、深度知觉、注意力、复杂反应判断、操作技能、危险判断、安全态度、性格、攻击性人格、心理障碍等。驾驶车辆是一项复杂技能,该项技能从掌握到熟练需要长时间的练习。一项 1986—1987 年在澳大利亚、日本、马来西亚和新加坡 4 个国家进行的研究发现,发生道路交通伤害危险最高的人群为持临时驾驶证的摩托车驾驶员,其次是驾龄未超过一年的骑摩托车者。另一项研究报道,驾龄未超过 1 年的机动车驾驶员发生伤害的危险最高。

(二) 受害者

由于儿童身材矮小,他们在交通环境中的视野有限而且不易被察觉,因此他们更易遭受道路交通伤害。儿童认知发育水平也影响到了他们在以不同交通方式出行时做出安全判断和决策的能力。5~7 岁以下的儿童尚未形成交通安全观念,11 岁以下的儿童不能准确识别道路交通危险。个体的推理、判断或决策以及控制冲动的能力要到 20 岁时才能发育成熟,这使得儿童在交通出行时常对周围的交通环境做出错误的判断,导致危险行为的发生。

随着年龄增大,特别是儿童进入青春期后,独立性和活动度增强,在青春期叛逆、冲动、猎奇和追求刺激等的驱使下,他们通过主动地尝试一些危险行为来满足反叛感,这种现象在男童中尤为常见,这也是男童在交通事故中更易发生伤害的主要原因之一。在此阶段中,儿童也易受同伴的影响,在同伴的怂恿下尝试危险行为,或在同伴面前做出危险行为以满足自我虚荣感。

(三) 安全带

多项研究的结果表明,驾驶员和前座乘客使用安全带能使发生伤害的危险减少 40%~50%、严重受伤人数减少 43% ～65% ,死亡人数减少 40% ～60% 。不同国家的机动车安全带使用率因法律法规的级别和执法力度而不同。肯尼亚的一项调查发现,车祸中受伤的汽车成员中仅 1% 的人员系了安全带。阿根廷一项研究报道,在布宜诺斯艾利斯市有 26% 的驾驶员和前座乘客使用安全带,在国家公路上 58% 的人使用安全带。在美国,前排乘客安全带使用率从 1994 年的 58% 上升到 2002 年的 75% 。一项对广州市和南宁市安全带佩戴情况的调查后发现,两地的安全带佩戴率分别为 72.2% 和 71.9% 。

（四）儿童安全座椅

儿童安全座椅的作用对预防儿童乘客发生道路交通伤害的作用非常突出。研究显示,正确安装和使用儿童约束装置能分别减少事故中死亡风险,婴儿约为 70% ,1 ～4 岁儿童为 47% ～54% 。不同年龄的儿童,应使用不同类型的安全座椅。对于年龄在 0 ～15 个月、体重在 13kg 以下的婴儿,使用面向前的儿童固定座椅可使受伤人数减少 34% ,重度受伤人数减少 60% ;而面向后的儿童固定座椅可使受伤人数减少 76% ,重度受伤人数减少 90% 。儿童固定座椅在发达国家使用率较高,在澳大利亚为 90% ,在美国为 86% 。在使用者中,错误安装和不当使用固定座椅的情况较为普遍。有研究报道,不正确使用安全座椅的比例介于 44% ～81% 。美国高速公路安全管理局一项调查发现,3442 例使用儿童固定座椅的事例中,有 72.6% 未正确安装或使用,最常见的不当使用是机动车安全带或儿童固定座椅上的系带未系紧。一项对上海市部分家长的调查发现,只有不足 30% 的家长会给孩子购买座椅。在实际乘车时,由于孩子哭闹以及安装、拆卸麻烦等原因儿童座椅实际使用率更低。

（五）饮酒

饮酒驾车既增加发生车祸概率,也增加死亡或重度受伤的几率。对欧盟国家的一项调查发现,1% ～3% 的驾驶员存在饮酒驾车。一项对中、低收入国家的研究发现,33% ～69% 的车祸中死亡的驾驶员和 8% ～29% 的受伤者血液中检测出酒精。印度新德里的一项研究报道,在送至医院治疗的两轮摩托车驾驶员中,1/3 的人员承认酒后开车。如果行人饮酒过量,发生道路交通伤害的危险同样会加大。南非 1993 年的一项研究发现,超过 61% 的行人车祸死亡与其饮酒有关。英国对 1995—1999 年血液酒精测试数据分析结果显示,车祸中死亡的行人有 48% 的个体饮酒。

（六）安全头盔

头部创伤是两轮车摩托车驾驶员和搭乘者死亡的主要原因,在欧洲头部受伤占造成所有原因所致死亡的 75% ,在马来西亚为 55% ～88% 。Kulanthayan 等人 1997 年的研究发现,未佩戴安全头盔的驾驶员头部受伤概率是戴安全头盔者的 3 倍。Servadei 对罗马涅区 1999—2001 安全头盔的使用和外伤性脑损伤的发生研究发现,安全头盔可使致死性和重度头部受伤减少 20% ～45% 。但美国的一项研究发现,近一半的驾驶和搭乘两轮摩托车者使用的安全头盔不符合标准,这使得发生头部创伤的概率反而要大于未戴安全头盔者。多数国家摩托车驾驶者安全头盔使用率低于 10% ,缺乏要求使用安全头盔的法规。

骑自行车的儿童如能戴安全头盔,发生碰撞时头部受伤概率可下降 63% ,出现意识丧失概率可下降 86% 。澳大利亚、新西兰、瑞典、美国等国家已经立法要求骑自行车者佩戴安全头盔,但全球骑自行车戴安全头盔的比例仍旧较低。

（七）分心驾驶

分心驾驶行为,包括所有干扰车辆驾驶人员开车注意力,危及驾驶人员、乘客和其他人安全的行为,如:驾驶人员接听电话、打手机、收发短信、吃喝、与乘客谈话、化妆、看地图、用导航、观看视频、使用收音机、CD 或 MP3 播放器等行为。驾驶员在驾驶中使用无线通讯设备接打电话、收发短信等"分心驾驶行为"已成为导致的车祸的重要原因。研究表明,当驾驶人员使用手持电话时,其反应时间从 0.5 秒上升至 1.5 秒,驾驶人员难于使车辆在行车道上保持正确的位置、保持适宜的速度以及在行驶时对安全距离做出判断和操作。驾驶人员在使用手持电话发生碰撞的危险比其他驾驶人员要高 4 倍,这对驾驶人员和其他道路使用者构成威胁。

二、交通工具

车辆设计对碰撞伤害影响巨大,车辆缺陷而导致的碰撞约占所有碰撞事故的 3% ～5% 。安全功能的设计、检测与维护与道路交通伤害息息相关。英国的一项研究指出,综合改进车辆、道路、法律和执法能降低致死性或严重的道路交通碰撞数量的 33% ,改进车辆安全性能能减少 15.4% 的致死性和严重碰撞。新西兰的一项研究也得出了类似结论。从保护行人和骑自行车者的角度看,改良汽车的前端可减少它的危害性,欧洲车辆安全促进委员会已经设计了针对机动车前端的性能测试,但目前仍没有国家要求机动车前端安装防撞装置来减少对行人的伤害。从保护乘客的角度出发,在设计机动车时需要考虑抗撞性能和固定装置。高收入国家一般要求新型号的小客车必须接受测试,以确保在发生此类碰撞时乘客室能保持形状与结构不变,乘客固定装置能发挥作用。多数高收入国家要求小轿车和轻型卡车的安全带必须达到一定的技术标准。在低收入和中等收入国家,有超过一半的机动车可能未安装功能可靠的安全带。

三、自然环境

国外研究报道,约有 2.9% 的道路交通伤害归因于道路因素,在我国约 24.3% 的道路交通伤害与道路因素有直接或间接的关联。道路环境危险因素增加了儿童遭受道路交通伤害的风险。目前,很多国家和地区机动车数量迅速增长,但道路建设和管理却明显滞后。缺乏安全、高效的公共运输系统,造成交通环境拥挤,发生道路交通伤害机会增加。此外,车辆行驶速度过快或过慢、与道路设计不合理是造成道路交通事故的重要原因。

四、社会经济环境

(一) 儿童交通事故发生率

儿童交通事故发生率受经济状况的影响,商业经济活动的增多促使更多人出行,道路交通事故发生的几率也相应增加。2003 年世界银行分析了1963—1999 年 88 个国家的数据发现,随着人均国民生产总值的提高,道路交通伤害死亡率急速上升;当人均国民生产总值 1180 美元后,道路交通伤害 10 万人口死亡率开始下降。

(二) 紧急救助

院前紧急救助与道路交通伤害患者治疗效果密切相关。一项 1999 年对欧洲国家的综述认为,约50% 的道路交通死亡发生于碰撞后的数分钟内,有的死于碰撞现场,有的死在送往医院途中;约 15% 的死亡出现事故后 4 小时内,死于医院;35% 的死亡发生在 4 小时后。在中、低收入国家,大多数死亡发生于送抵医院过程中。院前紧急救助的缺乏或水平不高延误了救治的最佳时机。

(三) 创伤治疗

创伤治疗在近些年得到了较大的改善,但在中、低收入国家许多人仍不能在医院享受公共卫生或个人商业保险,低收入和中等收入国家也缺乏合格的外科医师。加纳的一项研究发现,农村地区车祸的重度受伤者入院接受治疗的比例仅为 38%,在城市地区也只达到 60%。创伤性脑损伤是道路交通伤害相关死亡的主要原因,缺乏入院治疗和合乎资质的医生使得儿童道路交通伤害重伤者得不到及时治疗,导致死亡或残疾。

第四节 干 预 措 施

一、干预理论

面向全人群伤害的干预理论也适用于儿童道路交通伤害预防。截至目前,关于伤害预防的理论还以经典理论为主,此处简要介绍 Haddon 十条基本策略、“5E”干预理论和主动干预与被动干预策略。

(一) Haddon 十条基本策略

Haddon 十条基本策略是基于 Haddon 伤害矩阵提出的 10 条预防策略,包括:①预防危险因素的形成,如停止生产某些毒物等;②减少危险的数量,如汽车限速等;③预防已有危险因素释放或减少危险物释放的可能,如卫生间地板不宜太滑等;④改变危险的释放率及空间分布,如使用汽车安全带等;⑤在时间空间上将受保护者与危险因素分开;如行人走人行道,车走车道等;⑥用屏障把危险与受保护者隔开,如用绝缘物把电缆与行人隔开等;⑦改变危险因素的性质,如消除幼儿园内物体的棱角等;⑧加强机体对危险的抵抗力;⑨对已发生的伤害提出有针对性的预防与控制措施,如路边设立报警电话等;⑩使伤害患者保持稳定,采取有效的治疗及康复措施。Haddon 十条伤害干预策略对不同年龄段人群各类伤害预防策略的设计都具有很强指导意义。

(二) “5E”干预理论

按干预本身的特性可将干预措施分为 5 类,“5E”是 5 类干预英文单词首字母的简称,包括:①教育策略(education strategy):通过健康教育增强人们对伤害危险的认识,改变不良行为方式;②环境改善策略(environmental modification strategy):通过减少环境危险因素减低个体受伤害的可能性;③工程技术策略(engineering strategy):通过对环境与产品的设计和革新,生产更安全的产品;④强制干预策略(enforcement strategy):国家通过法律和公安部门的措施保持某些行为和规范的实施,也可以对增加伤害危险的行为进行禁止;⑤评估策略(evaluation strategy):评估预防和控制伤害的最佳方法,判断最有效的干预措施、项目和政策。

(三) 主动干预与被动干预策略

按照宿主(个体)采取干预的行为方式可以把伤害预防策略分为主动干预与被动干预。主动干预是指个体自身主动改变,通过选择安全装备或采取安全行为方式来避免伤害,如骑自行车时正确佩戴头盔。被动干预是指在外界环境中配备安全设施,以避免个体在遭受外部不可耐受能量时受伤或降低受伤的严重程度,如在汽车内安装安全气囊,气囊会在撞车时自动打开。

二、干预措施

2010 年联合国启动了"全球道路安全 2011—2020 行动计划"。同时,WHO 从 2009 年起每两年发布一份《全球道路安全现状报告》,此报告系统地评估了各参与国在主要道路交通伤害干预立法和执行的情况。2013 年,WHO 提出了预防儿童道路交通伤害的 10 项策略,包括:机动车减速限速、遏制酒驾、提倡使用安全头盔、提高儿童在道路辨识度、限制儿童乘客位置、加强道路安全性设计、推广机动车安全装置、反对未成年人驾驶、为事故受伤儿童提供有效医疗救助、加强道路周边区域儿童的活动监管。下文基于当前的国内外研究证据,对近年来发表的儿童道路交通伤害的主要干预措施作以简要概括。

1. **立法**　立法干预属于强制干预手段。作为国家最高干预级别手段,立法手段有最强的公众警示性和干预执行力。目前,WHO 建议各成员国纳入立法的干预措施有 5 条:限速、遏制酒驾、使用安全头盔、使用安全带、使用机动车内儿童约束装置。

2008—2011 年期间,有 35 个国家的法律至少将上述 5 项干预的一项纳入进来。但截至 2013 年,仍然只有 28 个国家实现了 5 项干预措施的全面立法,仅占世界人口 7%(图 16-19)。

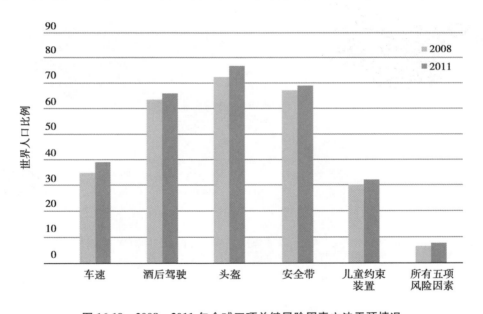

图 16-19　2008—2011 年全球五项关键风险因素立法干预情况

(1) 限速:WHO 的研究显示,在发达国家中高速驾驶引发的道路交通事故大约占所有事故的1/3,而在发展中国家中这比例高达 1/2。高速驾驶将对儿童的人身安全构成极大威胁,尤其是在学校周边、居民区和商业区的直行道路上高速驾驶。有研究显示,平均驾驶速度降低 5%,致死性碰撞的数量将减少 30%。目前对于高速驾驶的干预主要包括 4 个方面:①针对不同道路功能和道路使用情况设置适宜的行驶速度;②在儿童出现频率高的道路设置最高允许行车速度(现普遍推行 30 公里/小时);③通过推广和加强自动测速照相仪的应用,加大对道路限速的管控力度;④在必要的路段增加城市人行道、过街天桥、行人地下通道、安全岛和路缘式中央分隔带,将行人与高速行驶的车辆分离开来。

1) 限速辅以安装行人倒计时信号灯:美国纽约市为实现 2030 年将道路交通年死亡人数降低 50%

（挽救 1600 条生命）的目标,在全市 1500 个十字路口安装了行人倒计时信号灯,在生活区和 75 个学校限速区实施 32 公里/小时的机动车限速,在主要交通干道上执行限速要求,利用大众媒体向公众宣传道路安全知识,使公众参与道路安全行动。通过这些举措,纽约市涉及行人的交通事故已经出现下降,事故总数约降低了 25% ~ 51%。

2）限速辅以行人隔离举措:英国伦敦市的学校区和居民区长期推行"时速 30 公里/小时"措施。在限速路段,政府同时还修建了过街天桥、行人地下通道、安全岛等步行隔离带。自从这项综合性限速计划实施以来,0 ~ 15 岁儿童交通安全得到了很大改善。1987—2006 年的 20 年间,行人死亡率下降了 46%,骑自行车者死亡率下降了 28%。

3）使用闯红灯摄像仪推行限速:2002—2007 年间,研究者分析了比利时佛兰德斯的 253 个十字路口安装红灯摄像仪辅助实施限速前后的事故数据,结果显示尽管追尾事故增加了 44%,但重大道

路交通事故发生率下降了 14%。2011 年 1 月,研究者在美国佛罗里达州的迈阿密戴德县开展的红灯摄像仪在碰撞高发路口的干预研究显示,尽管追尾事故发生率有所增加（一年内追尾事故增加 40%,两年内增加 50%）,但红灯摄像仪的安装两年内减少了 14% 的闯红灯车祸事故,以及 12% 的人员伤害。

限速对减少道路交通事故伤亡的作用非常明显,但目前很多国家的法律法规尚未纳入完善的限速要求。图 16-17 显示,限速相关的法律法规还不尽完善,成形法律的落实情况也不尽如人意。虽然有一半以上国家（114 个）实施城区 50 公里/小时的限速,但这些国家的人口还不足全世界人口的半数（47%）。另外,近一半国家法律上不允许地方当局修改国家制定的限速。总的来说,仅有 59 个国家既实施等于或低于 50 公里/小时的城市道路限速,又允许地方当局酌情进一步降低速度限制。这些国家人口总计 26.7 亿,仅占全世界人口 39%（图 16-20）。

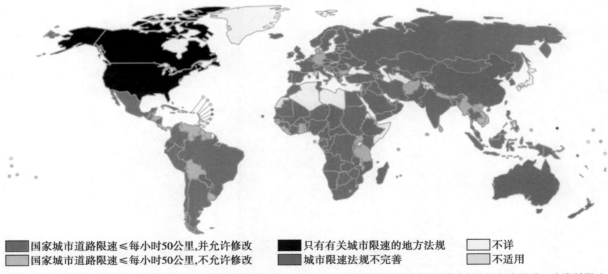

| ■ 国家城市道路限速≤每小时50公里,并允许修改 | ■ 只有有关城市限速的地方法规 | □ 不详 |
| ■ 国家城市道路限速≤每小时50公里,不允许修改 | ■ 城市限速法规不完善 | □ 不适用 |

只有59个国家(26.7亿人口,占世界人口39%)实施了等于或低于每小时50公里的城市道路限速,同时允许地方当局进一步降低限速

图 16-20 各国/地区的城市道路限速法规情况

（2）禁止酒驾:酒驾法律法规干预主要体现在提高法定饮酒年龄和设定驾驶员血液酒精最高允许浓度。

1）提高法定饮酒年龄:美国对于青少年饮酒行为的管控极严,将法定饮酒年龄定为 21 岁。美国很多州都设置了超市等出卖酒水店子对酒精饮品购买者的年龄限制。我国对此暂无明确规定,但《中华人民共和国未成年人保护法》第十一条提及监护人应预防和制止未成年人酗酒,18 岁以后为允许饮酒

年龄。

2）设置机动车驾驶员血液酒精最高允许浓度:通过设定机动车司机血液酒精最高允许浓度的法规条文,能有效降低酒驾相关的道路交通死亡数。通常将机动车驾驶员血液酒精最高允许浓度设为 20mg/100ml。有研究表明,血液酒精浓度达到 50mg/100ml 的年轻司机发生交通事故的可能性是有经验司机的两倍。针对年轻司机和新司机设定更低的血液酒精最高允许浓度（20mg/100ml

或更低），可以有效减少此类司机酒驾引发的道路交通事故。

目前，不同国家针对酒驾司机血液酒精最高允许浓度的规定不尽相同，有的高于 50mg/100ml，有

的低于此标准，相对而言，50mg/100ml 的血液酒精最高允许浓度基本得到公认（图 16-21）。而仅有 42 个国家使用 20mg/100ml 这一标准或更低浓度作为年轻司机和新司机血液酒精含量限制。

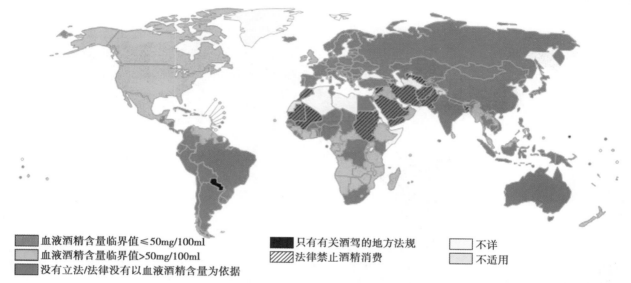

血液酒精含量临界值≤50mg/100ml
血液酒精含量临界值>50mg/100ml
没有立法/法律没有以血液酒精含量为依据
只有有关酒驾的地方法规
法律禁止酒精消费
不详
不适用

89个国家(46亿人口,占世界人口66%)已经制定了有关酒后驾驶的完备法律,将血液酒精含量临界值规定为50mg/100ml或更低

图 16-21　各国/地区的酒驾立法情况

此外，还有一些针对酒驾的措施，但其干预效果尚存争议，有待进一步研究提供更强有力的证据。

1）设置酒精检测点：美国研究显示，高宣传度、高可见度、高出现频度的道路酒驾检查站能减少约 18%～24% 道路交通伤害事故的发生。酒驾检查站的设置能有效提高发现违规酒驾司机的比例，同时具备高度警示作用，从而达到降低道路交通伤害的目的。

2）开发和推广酒驾闭锁装置：美国学界关于在机动车上安装酒精浓度检测及闭锁装置的讨论从 20 世纪 60 年代就开始。这个装置系统包含一个酒精浓度测试仪，一旦检测到司机身体里的酒精含量较高，该装置就会自动锁住发动机，机动车将无法启动。日本丰田汽车公司连同其附属的卡车制造商日野汽车公司曾于 2009 年表示，他们正着力开发一款此类防酒驾汽车，该车内闭锁装置系统包括一个微型酒精浓度测定器和一个数码相机，用于检测酒精含量并拍下司机的脸部以确定身份。如果检测的结果呈阳性，即司机血液内的酒精浓度超标，这个系统就会发出警告，或者将汽车的发动机锁定。具体采取两种措施中的哪一个，则取决于酒精浓度的具体值。近年来，国内酒驾闭锁装置的研究也已经成熟，

2013 年多个电子与通信工程技术领域的研究显示，防酒驾汽车闭锁设想已经能通过酒精传感器、单片机和语音传输技术等多项技术的融合实现。

3）大众媒体宣传：有学者认为，大众媒体宣传报道对于树立针对禁止酒驾的正确社会舆论导向不容小觑。但如何通过媒体力量进行干预，如何合理规划，如何有效执行，都是需要谨慎考虑和周密部署。

4）学校安全教育：基于学校的拒绝酒驾健康教育项目被证实能减少酒驾。有研究显示，学校干预项目的成功与否与实施时间长短、项目内容及和学生互动与否和程度有关。

（3）佩戴安全头盔：摩托车伤害事故致死、致残的主要原因是头颈部创伤。大量证据显示，佩戴安全头盔能显著减少摩托车伤亡事故。在摩托车交通事故中，不戴头盔者头部受伤率是戴头盔者头部受伤率的 2.19 倍。

2007 年年底，越南政府通过一项法规要求包括儿童在内的所有摩托车驾驶员和乘客在摩托车行驶过程中必须佩戴安全头盔。这项法律推行后，越南安全头盔使用率很快超过 90%，使摩托车驾驶员和乘员头部受伤率和死亡率急剧下降。但由于这项规

定未授权交通警察对 14 岁及以下未佩戴安全头盔的儿童乘客及其家长进行处罚,儿童安全头盔佩戴率仍不足 40%。2010 年 4 月,越南政府修改了法律,要求 6 岁以上儿童乘摩托车时必须佩戴安全头盔,并将其视为家长的责任。此规定实施后,越南儿童安全头盔佩戴率到 2013 年上升至 56%。目前,90 个国家(占世界人口 77%)拥有安全头盔全面立法,涉及所有使用者(驾驶员和乘客),所有道路类型和所有发动机类型,而且实施了国家或国际头盔标准(图 16-22)。

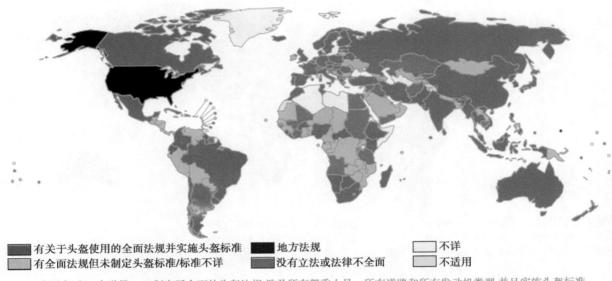

有关于头盔使用的全面法规并实施头盔标准　　地方法规　　不详
有全面法规但未制定头盔标准/标准不详　　没有立法或法律不全面　　不适用

90个国家(人口占世界77%)制定了全面的头盔法规,涉及所有驾乘人员、所有道路和所有发动机类型,并且实施头盔标准

图 16-22　各国/地区的安全头盔立法情况

(4) 使用安全带:安全带对各年龄段机动车驾、乘人员的保护作用已被很多研究证实。据估算,若使用安全带,可减少美国 60% 的机动车事故死亡人数和严重受伤者,即可避免 1.8 万人死亡,减少 170 亿美元以上的经济损失。Rutledge 等人的研究显示,未使用安全带和使用安全带的驾乘人员死亡率分别为 7% 和 3%,头部严重受伤比例分别为 50.0% 和 32.9%。

目前,全球有 111 个国家(约 48 亿,占全世界人口 69%)拥有安全带全面立法,其中包括要求机动车驾驶员和所有乘客均使用安全带。自 2008 年以来,又有 10 个国家制定了全面的安全带法(图 16-23)。

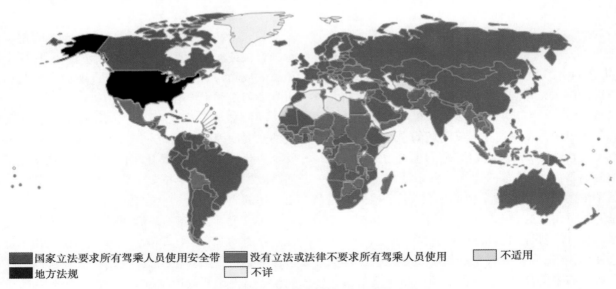

国家立法要求所有驾乘人员使用安全带　　没有立法或法律不要求所有驾乘人员使用　　不适用
地方法规　　不详

图 16-23　各国/地区的安全带立法情况

（5）使用儿童约束装置：儿童安全座椅是减少机动车儿童乘客伤害和死亡最重要的预防措施。符合要求的儿童安全座椅若能被正确安装和使用，将对机动车内儿童起到很好的保护作用，可减少 0～4 岁儿童乘客 69% 入院救治的机会，使道路事故死亡危险下降 70%；1～4 岁儿童道路交通事故死亡危险将下降 54%；与单独使用安全带相比，同时使用安全带与儿童安全座椅的 4～7 岁儿童道路交通伤害风险可减少 59%。

现 96 个国家立法要求使用儿童约束装置，绝大多数高收入国家有关于儿童约束装置的立法，而低收入和中等收入国家对此立法的比例较低（图 16-24）。

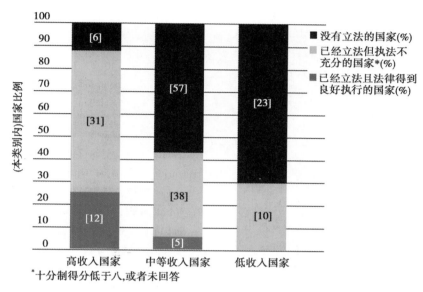

图 16-24　不同收入水平国家儿童约束装置立法及法律执行情况

有证据表明，父母对子女安全乘车的重视程度明显影响儿童约束装置使用率。在许多发达国家，父母对子女乘车安全的重视程度远高于我国，儿童安全座椅使用率高达 90%。2012 年 7 月 1 日，我国正式实施了儿童安全座椅强制国家标准 GB27887-2011《机动车儿童乘员用约束系统》，但我国目前的儿童安全座椅使用率仍很低。

有研究者在北京市评估小组讨论、播放儿童乘车安全宣传片、儿童加高座椅使用说明和现场演示、免费发放儿童安全座椅等综合性措施的干预效果。结果发现，干预前 84.5% 的乘车儿童从未使用过加高儿童安全座椅，干预 6 周后 98% 几乎每天乘车出行的儿童使用安全座椅，97% 的家长表示打算在接下来的 6 个月中继续使用儿童安全座椅。此研究结果提示，恰当的措施能增加中国儿童安全座椅的正确使用比例。

2. 增加儿童步行者可识别度　Wells 等人的研究显示，穿具有反光性和荧光性的衣服、戴白色或浅色头盔、使用车前灯是能有效减少机动车交通事故，降低摩托车事故的死伤人数的简单实用的方法。

3. 为儿童选择最佳乘车座位　有证据显示，在机动车内儿童头部受伤风险最小的位置是制动位置和碰撞试验假人位置，风险最大的是最内侧和外侧位置；胸部受伤风险最低的是内侧位和碰撞试验假人位置，风险最高的是外侧位和制动位置。因此，儿童最佳乘车位置在后排。避免将儿童置于副驾驶位置，可降低儿童在机动车交通事故中受伤可能及其严重程度。

4. 开展学校教育　我国一直将道路交通安全教育作为中小学健康教育的重点。1986 年，国务院发布的《关于改革道路交通管理体制的通知》明确将交通安全宣传教育列在了公安机关所有交通管理工作之首；1996 年，原国家教委同六部委印发了建立"中小学安全教育日"制度。但此种学校安全教育模式对儿童道路交通伤害的具体效果如何缺乏有力的证据予以支持，暂未得到国际同行的认可，有待进一步开展研究进行评估。

5. 渐进式驾驶执照考试　渐进式驾照是按驾驶员的年龄和驾驶经验将驾照分为 3 级：①第七类驾驶执照 G7（基础级别），适用于以下情况：年龄大于 14 岁，通过笔试和视力测试，持有有效身份证件，未成年人需得到父母或监护人同意。G7 驾照持有者如想驾车,必须在持有高级 G5 的成年人陪同下驾驶(午夜及凌晨不得驾驶);②第五类初级驾驶执照 G5(见习级别),适用于以下情况:年龄大于 16 岁,持 G7 满一年,可单独驾驶,持有初级 G5 驾照的人员没有资格陪同 G7 驾驶;③第五类高级驾驶执照 G5(可指导 G7 持有者驾驶)。获得此类型驾照必须持有初级 G5 两年,最后一年无吊销执照记录,而且要通过高级路试。2011 年加拿大学者 Russell 等人对 34 篇关于 21 个渐进式驾照推广效果评估研究进行回顾性分析,发现实行渐进式驾照推行后 16 岁青少年驾驶员领取执照后第一年车祸发生率下降 8%～27%,伤害发生率下降 2%～46%。此结果说明渐进式驾照可极大减少因驾驶员技能和经验缺乏造成的道路交通事故。

6. 慎重使用安全气囊 现已证明安全气囊在机动车行驶中对儿童乘客构成威胁。1990 年 1 月至 2005 年 1 月之间,美国有 157 名 13 岁以下儿童在低速行驶车辆发生非致命碰撞时被弹出的安全气囊致死。美国高速公路管理局的一项针对 3790 名年龄介于 1 月龄至 18 岁,且在机动车行驶时坐在右前方座位的青少年研究发现,当安全气囊弹出时 14 岁及以下的儿童将面临极大伤害风险,安全气囊弹出的强大冲击对儿童造成严重伤害,甚至直接导致其死亡。

7. 减少低龄驾驶员培训 低龄驾驶员已被证明是造成青少年机动车驾驶员事故多发的一大原因。多项研究的结果表明,低龄青少年过早接受驾驶员培训倾向于过早持有驾驶证,低龄驾驶员驾车上路易引发道路交通事故。

8. 避免分心驾驶 一项对 2000—2013 年间发表的 19 篇文章的综述研究了驾驶员开车期间使用手机与汽车交通事故发生率之间的关系。证据表明,驾车中的司机应尽量避免可能导致分心的行为,包括使用手机登录社交媒体网站,如 Facebook 和 Twitter,特别是年轻且缺乏经验的司机。开车时收发短信会增加致死性交通事故的风险。

目前,国内外伤害学术界已为预防儿童道路交通伤害提供了许多有效的干预选择,对大多数国家而言,最大的挑战是如何落实这些成功的干预措施,且通过可信、有效的数据监测本国儿童道路交通伤害防控工作的进展。当然,各国在引进消化这些干预措施时还应充分考虑本国的文化和社会经济条件,必要时需要对这些干预进行适当的改动,以提高干预措施的普及率。对我国而言,政府部门应将儿童道路交通伤害监测数据向研究人员和公众公开,评价其质量。学者应利用政府数据或开展高质量研究,评估当前我国儿童道路交通伤害的现状,发现问题,制定针对性干预措施,特别是可考虑将国外成功的干预措施与国情结合起来,提出具有推广价值的举措。

(胡国清 编,贾存显 审)

参 考 文 献

1. GBD 2013 Mortality and Causes of Death Collaborators. Global, regional, and national age-sex specific all-cause and cause-specific mortality for 240 causes of death, 1990-2013: a systematic analysis for the Global Burden of Disease Study 2013. Lancet, 2015, 385(9963): 117-171.

2. World Health Organization. Global Burden of Disease: 2004 update, Geneva, World Health Organization, 2008.

3. Dahlberg LL, Krug EG. Violence-a global public health problem. Geneva: World Health Organization. 2002, 1: 56.

4. Williams A F. Teenage drivers: patterns of risk. Journal of Safety Research, 2003, 34(1): 5-15.

5. Glassbrenner D. Safety belt and helmet use in 2002: overall results. Washington, DC, Department of Transport, 2002(DOT HS-809-500).

6. Zaza S, Sleet D A, Thompson R S, et al. Reviews of evidence regarding interventions to increase use of child safety seats. American Journal of Preventive Medicine, 2001, 21(4): 31-47.

7. Simpson J, Turnbull B, Stephenson S, et al. Correct and incorrect use of child restraints: Results from an urban survey in New Zealand. International Journal of Injury Control and Safety Promotion, 2006, 13(4): 260-263.

8. Lawrence E D, Kathy H L, Alan W B. Misuse of child restraints: results of a workshop to review field data results. Washington DC: NHTSA, 2005.

9. Christoffel T, Gallagher S. Injury Prevention and Public Health: Practical Knowledge, Skills, and Strategies. Second Edition. Boston, Massachusetts: Jones and Bartlett Publishers, 2006.

10. World Health Organization. Global report on falls prevention in older age. Geneva: World Health Organization, 2007.

11. World Health Organization. 10 strategies to keep children safe on the road. Geneva: World Health Organization, 2015.

12. World Health Organization. Make walking safe: A brief over-

view of pedestrian safety around the world. Geneva: World Health Organization, 2013.

13. Pauw E D, Daniels S, Brijs T, et al. To brake or to accelerate? Safety effects of combined speed and red light cameras. Journal of Safety Research, 2014, 50(2):59-65.

14. Llau A F, Ahmed N U, Pekovic V, et al. The Impact of Red Light Cameras on Crashes within Miami-Dade County, Florida. Traffic Injury Prevention, 2015, 16(8):773-780.

15. Wells S, Mullin B, Norton R, et al. Motorcycle rider conspicuity and crash related injury: case-control study. BMJ, 2004, 328(7444):857.

第十七章 骨折流行病学研究进展

Progress in Epidemiology of Fracture

摘要

骨折流行病学研究是流行病学研究的重要分支,其内容主要包括:骨折的发病率、构成比、危险因素和变化趋势等。随着人们对健康水平要求的不断提高,骨折的预防和诊治引起更多的关注和重视,开展骨折流行病学研究,有助于了解骨折损伤特点及其变化规律,揭示骨折发生的相关危险因素,针对高危人群制定有针对性的骨折防治措施,完善的骨折流行病学研究体系可为国家制定有效的医药卫生管理政策、为临床医生制定有效的预防和治疗方案提供重要依据。本章节将针对骨折的基本定义和分类、流行病学特征、影响因素、我国骨折流行病学现状以及骨折的防治策略研究进展进行概述,以期为我国骨折的临床诊疗和防控措施提供依据。

Abstract

Epidemiological research in fractures is important and includes incidence, the proportion of fracture types, risk factors, and time trends of bone fractures. As people have become more concerned about health, the prevention and management of fractures draw more public attention. Epidemiological research is conducive to understanding the characteristics, trends and risk factors of fractures, which together, set an important foundation for clinical management of fractures, as well as making public health policies for prevention and control. This chapter mainly introduces the definition, classification, epidemiological characteristics, and risk factors and control strategy) of fracture. In particular, the data in China are presented, so as to provide the evidence basis for making clinical and public health guidelines in the country.

骨折是日常生活中最常见的损伤之一,严重威胁着人类的身体健康和生存质量。当今社会随着现代化程度的提高,交通伤、高楼坠落伤等高能量致伤因素增多,骨折的人数及严重程度不断增加,成为令人关注的重要公共卫生问题。世界各国,尤其是发达国家,均定期开展骨折发病率及危险因素调查,并据此制定和评价相应的社会发展政策,以改善国民骨折状况,促进社会经济的协调发展。

我国人口基数庞大、疆域面积广阔、地形地貌复杂、气候差异显著,加之各地经济发展不均衡,导致骨折患者数量多、变化大。近年来,随着我国经济的迅猛发展、人口老龄化趋势的日益加剧,高能量暴力导致的骨折和低能量损伤导致的骨质疏松性骨折的发病率也日益增高。这不仅严重影响患者的生活质量,还给家庭和社会带来了沉重的负担。开展骨折流行病学研究,有助于了解我国骨折损伤特点及其变化规律,揭示骨折发生的相关危险因素,针对高危人群制定有针对性的骨折防治措施,这对降低骨折的发病率、提高治疗效果、减少并发症、降低致残率、改善患者生活质量具有重要的现实意义。本章将就骨折流行病学相关研究进展进行概述,以期为我国骨折的临床诊疗和防控措施提供依据。

第一节 骨折的定义和分类

一、定义

骨的完整性破坏或连续性中断称为骨折(fracture)。其全身表现为休克和发热;局部一般表现为疼痛、肿胀和功能障碍;特有体征为畸形、异常活动、骨擦音和骨擦感等。

二、成因

（一）暴力作用

（1）直接暴力：暴力直接作用的部位发生骨折。例如小腿被重物直接撞击后，胫腓骨骨干在被撞击的部位发生骨折。

（2）间接暴力：暴力通过传导、杠杆、旋转作用或肌收缩使肢体受力部位的远处发生骨折。例如走路滑倒时，手掌撑地，由于上肢与地面所成的角度不同，暴力向上传导，可发生桡骨远端骨折、肱骨髁上骨折等。运动员骤然跨步时，由于肌肉突然猛烈收缩，可使髌骨发生撕脱骨折。

（二）积累性劳损

长期、反复的应力作用于骨骼的某一处，使之发生骨折。例如长距离行军或长跑运动后发生第二跖骨及腓骨干下 1/3 的疲劳性骨折，又称应力性骨折（stress fracture）。骨折无移位，但愈合慢。

（三）骨骼疾病

有病变的骨骼，受到轻微外力即断裂，称病理性骨折（pathologic fracture）。如骨髓炎、骨肿瘤、严重骨质疏松症等病变骨骼发生的骨折。

三、分类

骨折的分类方法很多，目前较常用的分类方法有传统分类和 AO 骨折分类。

（一）传统的分类方法

1. 依据骨折处是否与外界相通可分为

（1）闭合性骨折（closed fracture）：骨折处皮肤或黏膜完整，不与外界相通。

（2）开放性骨折（open fracture）：骨折附近的皮肤或黏膜破裂，骨折处与外界相通。

2. 依据骨折的程度及形态可分为

（1）不完全骨折（incomplete fracture）：骨的完整性或连续性仅有部分破坏或中断。①裂纹骨折（crack fracture）：骨折像瓷器上的裂纹，无移位，多见于颅骨、髂骨等处的骨折；②青枝骨折（greenstick fracture）：骨折与青嫩的树枝被折时的情形相似，多见于儿童。

（2）完全骨折（complete fracture）：骨的完整性或连续性全部破坏或中断，管状骨多见。根据在 X 线片上骨折线的方向可分为：①横形骨折（transverse fracture）：骨折线几乎与骨干纵轴垂直；②斜形骨折（oblique fracture）：骨折线与骨干纵轴不垂直；③螺旋形骨折（spiral fracture）：骨折线呈螺旋形；④粉碎性骨折（comminuted fracture）：骨折碎块多于两块，如果骨折线呈"T"型或"Y"型时，又称"T"型或"Y""骨折；⑤嵌插骨折（impacted fracture）：多发生在长管状骨干骺端密质骨与松质骨交界处。骨折后，密质骨嵌插入松质骨内，多见于股骨颈和肱骨外科颈等处的骨折；⑥压缩骨折（compression fracture）：骨质因压缩而变形，多见于椎体及跟骨等处的骨折；⑦骨骺分离，又称骨骺滑脱（epiphyseolisthesis）：通过骨骺的骨折，其骨骺的断面可带有数量不等的骨组织。多发生在骨骺未闭的青少年。

3. 依据骨折复位后是否稳定可分为

（1）稳定性骨折（stable fracture）：骨折端不易移位或复位后经适当外固定不易发生再移位者，如横形骨折、青枝骨折、嵌插骨折、裂纹骨折等；

（2）不稳定性骨折（unstable fracture）：骨折端易移位或复位后经适当的外固定仍易于发生再移位者，如斜形骨折、螺旋形骨折、粉碎性骨折等。

（二）国际内固定协会（AO/ASIF）的分类方法

AO/ASIF 的骨折分类是以阿拉伯数字和英文字母来表示骨的解剖部位、节段、骨折类型及分组。使用一种五元字母数字编码描述骨折：■■-□□.□，前两位以数字代表骨及骨节段，其后一位以字母代表骨折类型，最后两位以数字代表骨折的形态学特征。

第二节　骨折的流行病学特征

一、人群分布

（一）年龄分布

1. 儿童骨折　儿童活泼好动、好奇心强、安全意识差，处于生长发育阶段，骨骼发育不完全，容易发生骨折。儿童骨折发生率与年龄密切相关，且男孩所占比例较高。据报道，1/3 的人口在 17 岁之前可能发生过一次骨折。好发年龄是 3 岁和 11 岁，男孩居多，肱骨髁上骨折和锁骨骨折最为常见。

2. 成人骨折　成人骨折情况较为复杂，不同的骨折类型有其特定的好发年龄，并且与该年龄段人群从事的职业、活动范围以及自身的生理条件等均有关系。50 岁以上人群的骨折发病率随着年龄的增长逐渐增加。老年骨质疏松骨折好发于肱骨近端、桡骨远端、脊柱和髋部等部位,患者具有合并症多、致死率高、住院时间长、治疗费用高等特点。研究发现,老年髋部骨折的病死率高达 30%,美国每年用于治疗骨质疏松骨折的费用可达 180 亿美元。老年骨质疏松症及其所致的脆性骨折是严重影响老年人生活质量和生命健康的主要问题之一。

（二）性别分布

1. 50 岁及以下男性发病率高于女性　国内外针对骨折的流行病学调查显示,各部位骨折发生率几乎均为男性多于女性。例如股骨干骨折,占股骨骨折的 24.2%,占全身骨折的 2.9%,男性显著多于女性,根据 AO 分型,自 32A、32B 至 32C 型,骨折例数逐渐减少,男女性别比逐渐升高。研究表明,脊柱脊髓损伤男女比例为 4.70 : 1。成人胸腰椎骨折男性(51.67%)多于女性(48.33%)。

2. 50 岁以上女性发病率高于男性　女性绝经后,随着年龄增长骨质快速丢失;而男性的骨量丢失不明显,这使得老年女性的骨折发生率较男性明显增加,50 岁以上人群中,骨折患病率随年龄增长逐渐增加,女性明显多于男性。我国 60 岁以上人群中,肱骨骨折、尺桡骨骨折、股骨骨折、骨盆环和髋臼骨折、椎体骨折和髌骨骨折患者中,女性明显多于男性。而老年女性的胫腓骨骨折、手部骨折、足踝骨折、锁骨骨折和肩胛骨骨折的发生率与男性差异不大。

二、地区分布

（一）城乡分布

城市和乡村之间的经济发展和文化水平有明显差异,尤其在发展中国家,这种差异更加显著,其骨折的发生率也有明显不同。瑞典的一项分析数据显示,在农村成长的儿童和成人骨折发生率要低于城市中成长的同龄人。而在我国,不同省份之间的城乡分布也有明显差异:上海市老年骨折累计发生率在城市高达 16.5%,而农村仅为 6.9%;成都市 50 岁以上的常住人口,女性的骨折发生风险高于男性,城市高于农村;辽宁省农村居民跌倒发生的标化率为 3.80%,高于城市居民(3.26%)。

（二）地理分布

1. 平原与高原　平原与高原地区的骨折发生有明显差异,研究表明,平原和高原地区的踝部损伤

均多见于男性,高发年龄均为 21 ~ 30 岁,损伤类型均以简单骨折(AO 分型 44-A 型)为主;平原地区男性患者比例和复杂骨折(AO 分型 44-C 型损伤)比例均低于高原地区,但平均年龄和青壮年患者比例则高于高原地区。高原地区成人尺、桡骨骨折男性患者多于女性,而平原地区女性患者多于男性;两地区均为 51 ~ 60 岁年龄段构成比最高,骨折高发类型均为简单骨折(AO 分型 23-A 型),且左侧均多于右侧。

2. 沿海与内陆　沿海与内陆地区的骨折发生也有明显差异:东部沿海地区,成人胫骨干骨折占该地区成人胫腓骨骨折的比例和占成人全身骨折的比例均明显低于西部内陆;胫骨干骨折患者的女性比例、平均年龄、中老年构成比、简单骨折(AO 分型 42A 型)构成比均高于西部内陆,而复杂骨折构成比、青壮年构成比、青壮年男性比例均低于西部内陆。

东部沿海和西部内陆的成人股骨颈骨折占该地区成人股骨近端骨折的比例没有明显差异,但占成人全身骨折的比例东部明显高于西部;东部沿海股骨颈骨折患者的女性比例、平均年龄、老年构成比高于西部内陆,而青壮年构成比、Garden Ⅲ型骨折构成比低于西部内陆。

三、不同国家的骨折流行病学特点

世界上许多国家都在定期监测全国骨折发病率,不同国家、地区、种族的骨折发生率和人群构成比多有不同,这可能与不同国家、地区或城市的自然环境、社会经济发展水平、交通建筑等行业具体情况以及风俗文化和生活习惯有关。

1990 年 Donaldson 等完成的英国赖斯特郡地区的骨折流行病学调查显示,该地区每 10 000 男性中骨折患者为 100 例,每 10 000 女性中骨折患者为 81 例。Johansen 等报道了每 1000 男性中有骨折患者 23.5 例,每 1000 女性中骨折患者为 18.8 例。2000 年英国学者报道:骨折患者平均年龄 49.1 岁,男女比为 1 : 1,男性骨折发生率为 11.67/1000 人年,女性为 10.65/1000 人年,整个人群的年龄和性别曲线表明,女性在绝经期间骨折发生率急剧升高,女性骨折最高年龄为 90 ~ 99 岁,骨折发生率为 49.7/1000 人年;男性则呈双峰曲线,男性骨折的高发年龄为 12 ~ 19 岁和 90 ~ 99 岁,发生率分别为 23.2/1000 人年和 21.9/1000 人年,其中桡骨远端、掌骨、指骨、股骨近端和踝部骨

折占全部骨折的60%,但男性老年的骨折高峰要低于女性。2008年Donaldson等进行英国全国骨折发生率的调查,该统计纳入了英国全国范围内的共计45 293例个体,其中包含10 111例少数民族。该报告数据显示,白种人骨折发生率要远高于其他有色人种(黑色和其他种族)。澳大利亚、英国、挪威和美国等不同国家骨折发生率均明显高于我国相关报道(详见第四节),这与社会经济发展水平、交通状况、人种和生活方式等方面的不同有关,不同年代的骨折发病率变化见图17-1。

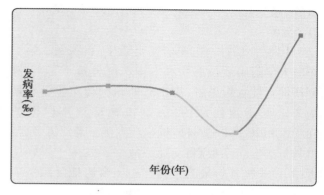

图17-1　骨折发病率随年代变化

第三节　骨折的影响因素

一、骨折发生的影响因素

了解骨折发生的危险因素,并建立有效预防骨折发生的科学管理模式,可为临床早期预防和诊断提供依据。

(一)骨密度

骨密度,即骨骼矿物质密度,是骨质量的一个重要标志,也是骨骼强度的一个重要指标。大量研究发现导致骨折发生风险增高的因素很多,包括低骨密度(bone mineral density,BMD),绝经年龄,绝经时间长,服用利尿剂及皮质类固醇等影响钙质摄入和排出的药物,长期吸烟,患有长期慢性疾病,低BMI或低体重,存在骨质疏松家族史和既往骨折史等。上述因素对老年女性骨质疏松症患者的影响较为明显,骨密度越低,骨质疏松症性骨折特别是髋部骨折的发生风险越高。但多以稳定型骨折为主,不稳定骨折占比较低。杜文艺等通过自编问卷、焦虑自评量表、抑郁自评量表和匹兹堡睡眠质量指数问卷,对2010年5月—2012年5月住院治疗的581例绝经后骨折妇女进行测评发现,再骨折的发生率为17.21%;多因素Logistic回归分析结果显示,骨质疏松、跌倒、骨折史和抑郁是绝经后骨折妇女发生再次骨折的危险因素。

(二)不良生活习惯

吸烟、酗酒是多种疾病的危险因素。大数据研究发现,116 229名女性护士中吸烟人群的髋部骨折风险较高,戒烟后随访10年发现骨折风险下降至0.7%。Scholes等及其团队发现,在年龄为55岁及以上人群中,骨折前一周内每日最大饮酒量,男性>8

个单位或者女性>6个单位,是骨折的危险因素。

(三)气候

气候对骨折发生也有明显影响。根据一组包含142 228例骨科患者的急诊数据发现,骨科急诊量与气象因素具有直接相关性,其中气温、气压、降水量、风速等多项气象要素与骨科急诊量有很高的相关性,4、5月份和9、10月份的急诊量较高,而1、2月份的急诊量最低。春节等重要节假日期间意外事故发生率一般降至一年最低水平,致伤原因中爆炸伤所占比例较高。同一季节的不同月份骨折发生率多有不同,主要集中在天气变化的时段。张弛等分析了石家庄地区雨雪天气尺桡骨骨折的流行病学数据,显示骨折同天气有密切关系,雨雪天易发生尺桡骨骨折和Colles骨折。

(四)其他影响因素

1. 劳动强度　体力劳动者发生骨折的风险高于脑力劳动者。

2. 遗传因素　个体存在与BMD相关的bBsm多态性的VDR、胶原蛋白Ⅰ型A1以及igf-1、il-6、TGF-β1、LRP5基因时,其发生骨折的风险也较高。

3. 受教育程度或社会阶层　随着文化程度的提高,发生骨折的风险随之降低。Hedström等研究发现在学校的活动量可显著影响10年后骨折发生率,认为居住环境以及运动方式可显著影响骨折发生率。天津医院和河西骨科医院对1693例骨折住院患者资料进行分析,发现骨折患者中工人所占比例最大,为46.0%,其余依次为干部、学生。按照骨折发生地点分析,53.8%发生在路上,其次是在工作单位和家中。致伤原因以骑车或行走时跌伤、交通事故、高处坠落伤较多,分别占 31.8%、27.6% 和 21.5%。

4. **意外伤害** 主要包括交通事故、跌倒。第三军医大学附属新桥医院和西南医院分析了 3142 例创伤性脊柱骨折患者,得出意外跌倒和交通事故是最为常见的致伤原因,分别占全部致伤原因的 58.9% 和 20.9%;意外跌倒往往发生于老年患者,腰椎骨折的发病率最高;交通事故伤多发生于年轻患者中,以颈椎骨折最为常见。中国台湾地区的一项研究纳入了因交通事故入院的 653 386 例住院患者中,骨折患者共计 391 197 例,其中上肢骨折占 12.22%,下肢骨折占 12.22%,脊柱和躯干骨骨折占 6.10%。

交通事故中,机动车碰撞是导致骨折的另一重要因素。在美国,机动车碰撞伤害是导致 65 岁以下人群潜在寿命损失(YPLL)的第三位原因(615.5/10 万人)。1995 年,机动车伤害发生率为 16.3/10 万。此外机动车伤害每年还造成 523 000 人住院治疗。我国每年车祸 26 万起,死亡 5 万多人,另有 15 万人致残或受伤。

二、骨折愈合的影响因素

骨折愈合也是受多种因素影响的复杂过程,其主要影响因素包括:

(一) 全身因素

1. **年龄** 不同年龄骨折愈合差异很大,如新生儿股骨骨折 2 周可达坚固愈合,成人股骨骨折一般需要 3 个月左右,老年人骨折则需更长时间。

2. **健康状况** 健康状况欠佳,例如患有骨质疏松、糖尿病、营养不良、恶性肿瘤等慢性消耗性疾病者,其骨折愈合时间明显延长。

(二) 局部因素

1. **骨折的类型和数量** 螺旋形和斜形骨折,骨折断面接触面大,愈合较快。横形骨折断面接触面小,愈合较慢。多发性骨折或一骨多段骨折,愈合较慢。

2. **骨折部位的血液供应** 是影响骨折愈合的重要因素,骨折的部位不同,骨折段的血液供应状况也不同。两骨折段血液供应均良好,血液供应丰富,骨折愈合快;一骨折段血液供应较差,骨折愈合较慢;两骨折段血液供应均差或骨折段完全丧失血液供应,容易发生缺血性坏死。

3. **软组织损伤程度** 严重的软组织损伤破坏血液供应,影响骨折的愈合。

4. **软组织嵌入** 若有肌、肌腱等组织嵌入两骨折端之间,阻碍两骨折端的对合及接触,骨折难以愈合甚至不愈合。

5. **感染** 开放性骨折局部感染可导致化脓性骨髓炎,严重影响骨折愈合。

6. **骨质缺损** 是造成骨折愈合缓慢或不愈合的重要因素。

7. **骨膜的完整性** 骨膜完整的骨折较骨膜破裂的骨折愈合快。

8. **神经** 截瘫、小儿麻痹和神经损伤的患者,骨折愈合较慢。

(三) 治疗方法

骨折后采用的治疗方法不当,可导致骨折延迟愈合甚至不愈合:①经反复多次的手法复位,损伤局部软组织和骨外膜,破坏血液供应;②切开复位,软组织和骨膜剥离过多,影响骨折段血供;③开放性骨折清创时,过多地摘除碎骨片,造成骨质缺损;④骨折行持续骨牵引治疗时,牵引力过大,造成骨折段分离,并因血管痉挛而至局部血液供应不足;⑤过分的压力引起骨小梁微骨折、局部缺血、骨吸收甚至骨坏死;⑥骨折固定不牢固,骨折处仍受到剪力和旋转力的影响,干扰骨痂生长;⑦过早和不恰当的术后功能锻炼,影响骨折固定。

(四) 不良生活习惯

吸烟、酗酒等不良嗜好也可引起骨折愈合的明显延长,甚至导致骨折不愈合或坏死。

吕红芝等回顾性分析股骨髁上骨折内固定术后患者资料,针对可能影响术后膝关节功能恢复的患者年龄、性别、职业、合并伤、住院时间、致伤原因等 22 个相关因素进行 Logistic 回归模型分析,发现对膝关节功能恢复的影响从大到小依次为:术后非负重下地时间、年龄、骨折 AO 分型、合并伤、骨质疏松 5 个危险因素。

综上所述,多种因素,包括气温、地形和地势等,对骨折发病率以及损伤严重程度均存在影响;骨折患者的康复训练、护理及心理状况等对其功能恢复程度及严重骨折患者的生存时间亦存在较大影响。骨折发生及愈合的影响因素相互重叠,又各有特点。对于骨折发生及愈合的危险因素或保护因素不能进行单因素、单变量的独立分析,很多因素之间存在相互作用,应综合考虑诸多因素,如人口统计学、手术以及环境等因素的协同作用对研究结果的影响。

第四节　我国骨折流行病学相关研究

我国幅员辽阔,民族众多,地跨热带温带,地形复杂多样,沿海内陆并存,经济发展水平差异较大,我国不同区域骨折流行病学特点各不相同。同样,开展全国范围内骨折流行病学调查也存在难度。但近年来,骨折流行病学研究已经逐渐引起了广大学者的重视和关注,我们将 2000 年以后具有地域特色且数据量较大的骨折流行病学调查进行了列表分析(表 17-1)。从中可以看出,目前我国的骨折流行病学发展迅速,人们对于骨折的关注,特别是骨折高危人群的关注,有了明显提高。各地区、各单位开展的骨折流行病学研究可在一定程度上指导临床工作,对社会和群众预防也有一定的提示作用。

表 17-1　2000 年以后我国具有地域特色和数据量较大的骨折流行病学一览表

时间	完成单位	文章题目	调查对象
2000 年	华西医科大学公共卫生学院	《成都市人群中骨折的流行病学调查及相关因素分析》	50 岁以上常住人口 10 930 人
2000 年	中山市人民医院骨科	《1288 例外伤骨折住院患者流行病学特点》	外伤骨折住院患者 1288 例
2000 年	中山医科大学附属第一医院骨科	《广州地区老年人群骨质疏松性骨折和骨关节病的流行病学调查和分析》	60 岁以上老人,城市人口 630 人,农村人口 685
2000 年	浙江长兴中医院	《2110 例老年人骨折流行病学分析》	老年人骨折 2110 例
2001 年	福建省立医院	《3688 例骨与关节损伤病人的流行病学调查》	3688 例骨与关节损伤患者
2001 年	华中科技大学同济医学院附属协和医院	《武汉地区老年人群骨质疏松性骨折发病率初步调查》	60 岁以上的老年居民 1764 人
2001 年	卫生部北京医院流行病学研究室	《中国部分地区中老年人群骨折患病率及其危险因素流行病学研究》	50 岁以上人群 48 165 例
2002 年	华西医科大学附四院骨质疏松诊疗中心	《骨质疏松性脊椎压缩性骨折流行病学调查分析》	50 岁以上中老年人群 1081 例
2004 年	台山市医药学校	《1238 例外伤骨折病人流行病学分析》	外伤骨折病人 1238 例
2004 年	解放军 304 医院全军骨科研究所	《661 例胸腰椎骨折患者的流行病学分析》	661 例胸腰椎骨折患者
2004 年	河南省滑县骨科医院	《儿童胫腓骨骨折的流行病学调查》	2603 例儿童胫腓骨骨折患者
2008 年	河北医科大学第三医院创伤急救中心	《胫骨螺旋形骨折合并后踝骨折的临床流行病学分析》	1685 例成人胫腓骨骨干骨折
2009 年	广西壮族自治区玉林市骨科医院	《0~15 岁儿童骨折流行病学调查对健康教育的启示》	3300 例入院骨折患儿
2009 年	北京大学人民医院北京大学关节炎临床与研究中心	《手部骨折的流行病学调查》	5234 例手外伤患者
2009 年	云南省农垦总局第一职工医院骨科	《西双版纳老年人骨质疏松性骨折流行病学初步调查》	60 岁以上脊柱及髋部骨折患者

续表

时间	完成单位	文章题目	调查对象
2009 年	中南大学公共卫生学院	《952 例外伤性椎体骨折的流行病学研究》	952 例脊柱外伤椎体骨折病历
2009 年	宁夏医科大学宁夏自治区人民医院骨二科	《宁夏部分地区老年性髋部骨折患病特点的研究》	老年患者 608 例
2011 年	第三军医大学军队流行病学教研室	《髋部骨折患者 448 例流行病学分布特征》	髋部骨折患者 448 例
2011 年	大理学院大理附属医院（云南大理州医院）	《儿童骨折的流行病学调查对健康教育的启示》	儿童骨折 1329 例
2012 年	第三军医大学附属新桥医院骨科	《创伤性脊柱骨折患者流行病学分析》	1393 例脊柱骨折患者
2012 年	广州市正骨医院	《同一机构 1 年 1875 例桡骨远端骨折流行病学分布特征》	1875 例桡骨远端骨折患者
2012 年	重庆市万州区人民医院	《万州区 2009—2011 年骨折住院病例外部原因的统计分析》	9035 例对各年龄段人群骨折
2014 年	大理学院大理附属医院	《2006—2012 年交通伤与跌倒所致骨折的流行病学分析》	8037 例骨折患者
2014 年	甘肃省中医院	《1005 例胸腰椎骨折住院患者流行病学特征分析》	胸腰椎骨折 1005 例
2014 年	北京大学第三医院	《北京地区 10 977 例儿童骨折分析》	儿童骨折 10 977 例
2014 年	广东医学院附属医院	《湛江地区中老年人群骨质疏松性骨折的流行病学调查与分析》	40 岁以上的中老年人
2014 年	浙江大学附属第一医院	《877 例髋部骨折患者发病情况及其流行病学特征分析》	髋部骨折患者 877 例
2015 年	安徽医科大学附属第一医院	《厦门地区 1367 例创伤性骨折患者流行病学分析》	1367 例创伤性骨折患者
2015 年	河北医科大学第三医院	《骨盆骨折的流行病学分析》《成人距骨骨折的流行病学分析》《老年脊柱骨折的流行病学特征分析》	2003—2012 年间该院骨科诊治的骨折的患者资料
2015 年	河北医科大学第三医院	《中国西北与东北地区 2010—2011 年成人尺、桡骨远端骨折的流行病学对比》《京津唐地区 1583 例老年股骨转子间骨折流行病学特征分析》	全国 83 所医院骨折患者资料
2015 年	河北医科大学第三医院	《中国居民骨折发病率流行病学调查设计》	全国骨折发病率流行病学调查

目前我国数据量最大也最为全面的骨折流行病学调查是张英泽及其团队开展的全国骨折发病率流行病学调查，该课题组在全国 31 个省、直辖市、自治区（港澳台除外）的 83 所医院采集了 414 935 名骨折患者（431 822 例骨折部位）的资料并根据 AO/OTA 骨折分型及各部位其他常用分型进行了详细分析。按照解剖部位统计，分为 11 组骨折，即肱骨骨折、尺桡骨骨折、股骨骨折、胫腓骨骨折、脊柱骨折、骨盆环和髋臼骨折、手部骨折、足踝骨折、肩胛骨骨折、锁骨骨折和髌骨骨折，每个部位均为男性多于女性。下面将我国骨折流行病学特点与国内外相关研究进行对比，按照骨折部位分列如下：

1. 肱骨骨折流行病学特征肱骨骨折 ①男性占比为 63.77%，女性 36.23%，男女比例为 1.76:1；②左侧（55.11%）多于右侧（44.73%）；③高发年龄段是 0～10 岁（36.93%）；④成人中近端（11 节段）骨折最多（39.70%），而在儿童为中远端骨折最多（85.39%）。

Lind 等和 Roux 等报告的成人肱骨近端骨折患者男女比例分别为 1:3 和 1:2；肱骨干骨折人群年发病率 12.9/100 000，占成人全身骨折的 1.2%，男女比例为 42:58；Tsai 等和 Ekholm 等报告的男女比例分别为 1.56:1 和 1.21:1。肱骨远端骨折人群年发病率为 5.8/100 000，占成人全身骨折的 0.5%，男女比例为 29:71。

2. 尺桡骨骨折流行病学特征尺桡骨骨折 ①男性占比为 60.95%，女性 39.05%，男女比例为 1.56:1；②左侧（53.97%）多于右侧（45.06%）；③高发年龄段是（22.56%）；④成人尺桡骨远端（23 节段）骨折最多（63.37%），儿童亦为远端骨折最多（44.18%）。

英国的文献显示：尺桡骨近端骨折人群年发病率为 55.5/100 000，占成人全身骨折的 5.0%，男女比为 46:54；尺桡骨干骨折人群年发病率为 13.8/100 000，占成人全身骨折的 1.2%，男女比为 64:36；尺桡骨远端骨折人群年发病率 195.2/100 000，占成人全身骨折的 17.5%，男女比为 31:69。另有国外文献报道桡骨远端骨折高发于 6～10 岁儿童及 60～69 岁的老年人群，60 岁以上患者女性明显多于男性。

3. 股骨骨折流行病学特征股骨骨折 ①男性占比为 64.44%，女性 35.56%，男女比例为 1.8:1；②左侧（52.75）多于右侧（46.50）；③高发年龄段是 21～40 岁（30.13%）；④成人股骨近端（31 节段）骨折最多（54.27%），而在儿童中股骨干骨折最多（74.03%）。

股骨近端骨折人群年发病率 129.4/100 000，占成人全身骨折的 11.6%，男女比为 26:74；股骨干骨折人群年发病率 10.3/100 000，占成人全身骨折的 0.9%，男女比为 36:64；股骨远端骨折人群年发病率 4.5/100 000，占成人全身骨折的 0.4%，男女比 33:67。Martinet 等 2000 年统计欧洲 2165 例股骨远端骨折患者中，男性 1114 例，女性 1051 例，男女比接近 1:1。Court-Brown 等 2006 年报告股骨远端骨折患者的男女比为 1:2，平均年龄为 61 岁，65 岁以上患者占一半以上。

4. 脊柱骨折流行病学特征 ①男性占比为 54.99%，女性 45.01%，男女比例为 1.2:1；②高发年龄段是 31～60 岁（58.83%）；③高发节段为 52.12（14.39%）、53.01（17.37%）、53.02（15.08%）。

王洪伟等调查 1393 例创伤性脊柱骨折患者发现，<59 岁的男性患者人数均高于女性，而≥60 岁患者则呈现女性损伤人数高于男性的趋势。在所有年龄段中，20～29 年龄段的脊柱骨折患者中神经损伤所占百分比最高（58.5%），其次为 40～49 岁年龄段（54.1%）。颈椎、胸椎、腰椎及骶尾椎损伤所占比例依次为 23.8%、31.9%、43.9% 和 0.4%。脊柱骨折多发部位为胸腰段（T_{10}～L_2），占 55.4%，其中 L_1、T_{12}、L_2 分别为 22.5%、5.4%、11.1%。颈椎骨折多发部位为 C_2、C_5、C_6，分别为 6.4%、5.3% 和 4.0%。

5. 胫腓骨骨折流行病学特征 ①男性占比为 69.87%，女性 30.13%，男女比例为 2.32:1；②左侧（50.51%）多于右侧（49.10%），双侧骨折占 0.39%；③高发年龄段是 21～50 岁（58.63%）；④成人骨干（42 节段）骨折最多（36.80%），其次为踝部（44 节段）骨折（36.69%），而在儿童中骨干骨折最多（48.46%），踝部骨折仅占 27.42%。

陈霄等统计 2003—2012 年成人胫骨远端骨折 1533 例，占成人胫骨骨折的 8.32%，占成人全身骨折的 1.42%。青年 721 例（47.03%），中老年 812 例（52.97%）。男女比为 3.13:1。男性青年患者比例高于中老年患者；女性青年明显低于中老年患者。青年人关节外骨折比例低于中老年人，而关节内骨折比例与中老年人没有明显差别。

6. 骨盆环和髋臼骨折流行病学特征 ①男性占比为 56.14%，女性 43.86%，男女比例为 1.28:1；②左侧（39.50%）多于右侧（30.78%），双侧占 37.31%；③高发年龄段是 21～30 岁（18.90%）、31～40 岁（24.67%）和 41～50 岁（20.91%）；④成人 61 节段骨折最多（79.48%），儿童为骨盆环骨折最多（97.25%）。

杨庆等统计 2007 年 11 月—2009 年 5 月收治的 588 例骨盆骨折患者资料，其中男女比例为 1.24:1。年龄为 8～90 岁，平均（38.5±15.8）岁。按年龄段分布 10 岁以下 5 例，10～19 岁 44 例，20～29 岁 145 例，30～39 岁 143 例，40～49 岁 118 例，50～59 岁 78 例，60～69 岁 25 例，70～79 岁 16 例，80～89 岁 10 例，90 岁 2 例。其中 20～59 岁共 384 例，占 65.3%。61-A 型 340 例，占 57.8%。61-B 型 95 例，

占15.7%。61-C型33例,占5.1%。62-A型54例,占9.0%。62-B型38例,占6.3%。62-C型14例,占2.4%。61+62型14例,占2.4%。

7. 手部骨折流行病学特征 ①男性占比为78.58%,女性21.42%,男女比例为3.67∶1;②左侧(47.15%)少于右侧(52.70%);③高发年龄段是11～20岁(23.81%)、21～30岁(26.26%)和31～40岁(21.97%);④成人指骨骨折最多(75.74%),儿童亦为指骨骨折最多(79.46%)。

美国学者Frazier对1164位急诊手部骨折患者进行研究发现,手部骨折男性多于女性,骨折高发年龄段是21～25岁,指骨骨折人数最多。英国学者Feehan研究也认为男性手部骨折多于女性。

8. 足部骨折流行病学特征 ①男性占比为73.55%,女性26.45%,男女比例为2.78∶1;②左侧(48.16%)多于右侧(47.31%),双侧占4.53%;③高发年龄段是21～30岁(20.56%)、31～40岁(24.62%)和41～50岁(21.02%);④成人跟骨骨折最多(34.15%),其次为跖骨骨折最多(33.66%),而在儿童中跖骨骨折最多(48.83%),跟骨骨折占18.01%。

9. 其他部位骨折

髌骨骨折:①男性占比为71.38%,女性28.62%,男女比例为2.49∶1;②左侧(51.01%)多于右侧(48.43%);③高发年龄段是31～40岁(21.34%)和41～50岁(23.30%);④髌骨骨折中34-C型骨折最多(89.17%),髌骨骨折分组以34-C1最多(62.70%)。

肩胛骨骨折:①男性占比为82.28%,女性17.72%,男女比例为4.64∶1;②左侧(47.36%)少于右侧(51.28%);③高发年龄段是31～40岁(31.18%)和41～50岁(25.55%);④肩胛骨骨折中14-A型骨折最多(56.46%),其次为14-C型骨折(32.14%)。肩胛骨骨折分组以14-A3型(43.54%)和14-C1型(25.34%)最多。

锁骨骨折:①男性占比为73.28%,女性26.72%;②左侧占比为58.17%,右侧41.26%;③高发年龄段是21～30岁(17.69%)、31～40岁(16.76%)和41～50岁(19.41%);④锁骨骨折中15-B型骨折最多(83.70%)。

刘松等对河北医科大学第三医院的髌骨骨折研究中:男性多于女性;骨折高发年龄段为46～50岁;骨折高发类型为34-C型,男性、女性均以34-C型最多。刘磊等回顾性分析了2003年1月至2012年12月424例肩胛颈骨折患者资料,其中男333例,女91例,男女比为3.66∶1;骨折高发年龄段为41～50岁(24.53%);根据Miller分型,Ⅰ型骨折144例(33.96%),Ⅱ型骨折230例(54.25%),Ⅲ型骨折50例(11.79%);稳定骨折344例(81.13%),不稳定骨折80例(18.87%)。朱向辉等分析了澳门镜湖医院1993年2月—2002年11月收治的363例锁骨骨折患者的病历资料,对不同年龄段锁骨骨折进行流行病学分析,得出锁骨骨折患者男女比例为2.85∶1,年龄从新生儿～96岁。骨折部位左侧为159例,右侧为204例。单纯骨折与粉碎性骨折分别为232例和131例;骨折部位分为内、中和外3段,分别为6、328和29例,并发其他部位骨折与脱位的多发性损伤78例,以并发肋骨骨折最多见(31例)。

目前骨折流行病学调查存在的问题:现有文献主要报道单一部位骨折、特定区域、单所或数所医院的骨折患者资料。研究内容以患者基本人口学信息、骨折类型和致伤因素为主,对骨折危险因素的调查,尤其是对骨折发生率存在潜在影响的经济发展水平、气候、温度、地理、地形地势等相关因素的对比研究较少。在分析方面多采用描述性分析,方法学主要使用观察性研究中的横断面研究,追踪性的病例对照研究和高级别的前瞻性多中心随机对照研究鲜见开展。目前我国急需抽样设计严谨、样本量大、覆盖面广、内容广泛、方法规范、信息量丰富的多部分、多学科相结合的全国性骨折流行病学调查。

第五节 骨折的防治策略

一、骨折的预防

针对骨折的危险因素,营养均衡、18岁以前增加体育活动、充足的睡眠及使用增加骨量的药物或雌激素等均可减少骨折的发生。此外,有研究发现肥胖对于55岁以上女性是一项降低骨折风险的保护因素,肥胖在预防骨质疏松方面和维持绝经期的激素水平方面均有保护作用。母乳喂养也是女性髋部骨折的保护因素。

二、骨折的治疗

（一）骨折的急救处理

骨折急救的目的是用简单而有效的方法抢救生命、保护患肢，安全而迅速地运送，以便获得妥善的治疗。因此，在处理骨折前要注意 ABC（气道、呼吸和循环）和肢体的血液循环状况。

（二）骨折的治疗原则

目前国际上常采用 AO 组织的骨折治疗原则：①通过骨折复位及固定重建解剖关系；②按照骨折的特点使用坚强或弹性固定（又称夹板固定）重建稳定；③采用细致操作及轻柔复位方法以保护软组织及骨的血供；④全身及患部的早期和安全的活动训练。

（三）开放性骨折的处理

开放性骨折（open fracture）是指骨折附近的皮肤或黏膜破裂，骨折与外界相通的骨折。常由高能量的损伤造成，骨和软组织创伤严重，愈合条件差，对细菌的抵抗力弱，容易造成感染。处理的关键是彻底清创，使开放污染的伤口转变为接近无菌的创面，防止感染，力争创口迅速闭合，将开放性骨折转化为闭合性骨折，从而为组织修复和骨折治疗创造有利条件。开放性骨折的清创术包括清创、骨折复位和软组织修复以及伤口闭合。

（四）开放性关节损伤的处理

开放性关节损伤即皮肤和关节囊破裂，关节腔与外界相通。其处理原则与开放性骨折的处理原则基本相同，但由于涉及关节，又有其特殊性。开放性关节损伤最常见的并发症是关节粘连和关节内骨折畸形愈合，从而影响关节功能。因此关节腔内必须进行彻底清创，保护关节软骨，注意修复关节面。

三、老年骨折的防治策略

老年骨折不是孤立的骨科疾病，它同时伴随着全身多系统的病理生理改变。这就需要建立以骨科治疗为主，联合心血管内科、呼吸内科、消化内科、神经内科、内分泌科和康复科等多学科的老年骨科。通过多学科协作，制定个体化的治疗方案。同时，提高对老年骨质疏松骨折特性的认识、加强预防并选择正确的治疗方法，采取综合措施，宣传骨质疏松宣传教育，预防骨质疏松性骨折的发生，是改善降低骨折发病率、减轻社会负担的重要举措。

（一）预防跌倒

美国 1/3 的老年社区居民和 60% 的住在护理机构中的老年人每年会发生 1 次跌倒。澳大利亚社区居民中 65～74 岁跌倒的发生率为 26%，75～85 岁跌倒的发生率为 40%，85 岁以上老年人跌倒的发生率为 48%。我国 60 岁以上老年社区居民跌倒发生率在农村社区约为 22.6%（男 15.9%，女 28.4%），城市社区约为 18.0%（男 14.9%，女 20.1%）。

跌倒致伤中大部分为软组织损伤，10%～15% 的跌倒会导致比较严重的伤害，其中，骨折是跌倒所致损伤中较严重的，也是跌倒后需要住院治疗的主要原因。老年人跌倒与骨折的关系十分密切，研究显示：发生跌倒的老年人中 5%～10% 发生骨折；发生骨折的老年人中有 90% 是由于跌倒所致。

引发跌倒的危险因素有：曾经有过一次或以上的跌倒史、认知障碍、慢性疾病、平衡和步态障碍、低体重指数、女性、脆弱、服用利尿剂或精神药物、家庭存在易跌倒危险因素（如地板较滑）等。应根据上述危险因素，跌倒的预防应采取综合性干预措施，包括：①停用诱发跌倒的药物；②消除或改善家庭易跌倒因素（如防滑地板）；③加强体育锻炼；④进行步态训练；⑤穿着符合个人需要、能减少跌倒的服装，如戴护膝、穿有护垫的内衣等；⑥注意对老人的照顾和心理关心等。

上海静安区开展平衡训练预防跌倒的研究，是通过太极、瑜伽或其他挑战平衡的运动方式进行锻炼，来预防跌倒的发生，它们的主要益处是提高移动性和平衡力，减少摔跤和骨折的风险，同时加强姿态训练，姿态训练能帮助老人保护脊柱，减小脊柱压力，降低摔跤和骨折，特别是脊椎骨折的风险。

（二）改善骨质疏松，预防骨折的发生

北京某医院 2000—2006 年间骨折治疗费用的调查显示，一次骨折的年人均治疗费用 20 477.2 元，平均每年递增 11.9%。而老年人发生一次椎体骨折后，一年内发生其他骨折的危险程度提高 2～5 倍，比正常人群再发骨折的风险高 6～12 倍。重度骨质疏松患者的治疗和护理，给患者及其家庭，以及社会造成了极大的经济负担。

老年人预防骨折，首先要预防或延缓老年人骨质疏松的发生，目前治疗骨质疏松有 3 种方案，一是基础性治疗：钙剂加维生素 D，但钙剂吸收率相对较低，应配合适当运动和晒太阳；二是服用破骨细胞抑制剂，可减慢钙流失，延缓骨质疏松的发生；三是促进新骨生长，利用药物使钙流失减慢同时促进骨生成。

（三）减少意外伤害造成的骨折

交通伤所致骨折患者的救治，需加强交通伤的院前急救，及时正确地搬动，在伤后尽快给予救命性措施和适当的处理，则许多受伤者的生命可得到挽救或避免致残。及时正确的诊断和抢救，可以提高疗效、改善预后。Gao 强调创伤后诊断处理是否及时准确往往比伤情本身更影响生存率。创伤后发生骨折要应及时发现，尽早处理，减少误诊漏诊。

（四）加强体育锻炼，预防骨折的发生

据英国《每日邮报》2015 年 9 月 10 日报道，每天坚持单脚跳两分钟能使运动者在一年之内快速提高骨密度，从而增强骨骼，减少骨折风险。来自拉夫堡大学的研究人员对 34 位年龄层次位于 65～80 岁之间的男性进行了调查研究，这些参与人员在维持其他身体活动或饮食习惯不变的情况下，在一年的时间内，坚持单脚跳运动。通过 CT 扫描，那些跌倒时最易发生骨折的身体区域有了明显的改善。研究者称此次发现对骨质疏松的预防及应对有重要的启示作用。在英国，不论是因为年老还是骨质疏松，每年有 300 万左右的人群遭受骨骼变薄的困扰，此次新发现可能有效解决这一现状。

（张英泽 编，袁慧 审）

参考文献

1. Madadi F，Vahid F M，Eajazi A，et al. Epidemiology of adult tibial shaft fractures：a 7-year study in a major referral orthopedic center in Iran. Medical Science Monitor International Medical Journal of Experimental and Clinical Research，2010，16（5）：CR217-221.

2. Moayyeri A，Soltani A，Larijani B，et al. Epidemiology of hip fracture in Iran：results from the Iranian Multicenter Study on Accidental Injuries. Osteoporosis International，2006，17（8）：1252-1257.

3. Lyons R，Delahunty A，Kraus D，et al. Children´s fractures：A population based study. Injury Prevention，1999，5（2）：129-132.

4. Donaldson L J，Reckless I P，Scholes S，et al. The epidemiology of fractures in England. Journal of Epidemiology and Community Health，2008，62（2）：174-180.

5. Hedström E M，Ingeborg W. Incidence of fractures among children and adolescents in rural and urban communities-analysis based on 9，965 fracture events. Injury Epidemiology，2014，1（1）：1-5.

6. Court-Brown C M，Caesar B. Epidemiology of adult fractures：A review. Injury-international Journal of the Care of the Injured，2006，37（8）：691-697.

7. Fife D，Barancik J I. Northeastern Ohio Trauma Study III：incidence of fractures. Annals of Emergency Medicine，1985，14（3）：244-248.

8. Scholes S，Panesar S，Shelton N J，et al. Epidemiology of lifetime fracture prevalence in England：a population study of adults aged 55 years and over. Age and Ageing，2014，43（2）：234-240.

9. Laet C D，Kanis J A，Odén A，et al. Body mass index as a predictor of fracture risk：A meta-analysis. Osteoporosis International，2005，16（11）：1330-1338.

10. Sharma S，Fraser M，Lovell F，et al. Characteristics of males over 50 years who present with a fracture：epidemiology and underlying risk factors. Bone Joint Journal，2008，90（1）：72-77.

11. Cummings S R，L Joseph M. Epidemiology and outcomes of osteoporotic fractures. Lancet，2002，359（9319）：1761-1767.

12. Ensrud K E. Epidemiology of fracture risk with advancing age. Journals of Gerontology，2013，68（10）：1236-1242.

13. Lind T，Krøner K，Jensen J. The epidemiology of fractures of the proximal humerus. Archives of Orthopaedic and Trauma Surgery，1989，108（5）：285-287.

14. Roux A，Decroocq L，Batti S E，et al. Epidemiology of proximal humerus fractures managed in a trauma center. Orthopaedics & Traumatology Surgery & Research，2012，98（6）：715-719.

15. Tsai C H，Fong Y C，Chen Y H，et al. The epidemiology of traumatic humeral shaft fractures in Taiwan. International Orthopaedics，2009，33（2）：463-467.

16. Feehan L M，Sheps S B. Incidence and demographics of hand fractures in British Columbia, Canada：a population-based study. Journal of Hand Surgery，2006，31（7）：1068-1074.

17. Peeters G，van Schoor N M，Lips P. Fall risk：the clinical relevance of falls and how to integrate fall risk with fracture risk. Best Practice and Research Clinical Rheumatology，2009，23（6）：797-804.

第十八章 气候变化与疾病关联研究的进展

Research Progress in Climate Changes and Diseases

摘要

全球气候变化对环境的影响及对人群健康的作用已经引起了广泛的关注。该变化可通过热应激、空气质量恶化、海平面升高及极端气候事件等而对人群健康产生直接和间接影响。全球气候变化可影响大气中污染物和降水的分布而影响污染物循环，加剧空气污染，并进而导致多种疾病如虫媒性疾病、感染性疾病、腹泻、心血管疾病、呼吸系统疾病及营养性疾病等的发生率增加。另外，全球气候变化还可通过破坏家园、引起经济损失及促进人群迁移而引起精神疾病并促进传染性疾病的传播。幼年儿童、老人及已有呼吸疾病者更易于受到气候变化的影响。对气候改变应进行准确的评估，以应对其可能的后续影响，最大程度降低其可能带来的不良效应。

Abstract

Effects of global climate changes on the environment and human health have drawn great attention in recent years. Global climate changes have direct and indirect effects on human health, generally via heat stress, worsened air quality, sea level rise, and extreme climatic events. In addition, global climate changes also affect the distribution of airborne pollutants and precipitation, and therefore influence pollutant cycling, which can further aggravate air pollution. Such changes could also increase the incidence of multiple related diseases, including insect-transmitted diseases, infectious diseases, diarrhea, cardiovascular diseases, respiratory diseases, and nutrition-related diseases. Furthermore, global climate changes can also induce mental disorders and cause outbreaks of communicable diseases, through destruction of homes, economic loss, and migration of people. Infants, children, the elderly, and people with pre-existing respiratory conditions are more vulnerable to climate changes. Greater focus on climate change research and more accurate assessment of potential detrimental consequences of such changes are needed, so as to minimize their adverse effects.

政府间气候变化委员会（Intergovernmental Panel on Climate Change, IPCC）对气候变化的定义为"在全球范围内，气候的平均水平和（或）变异情况出现可检测到的（如通过统计方法）改变，且持续较长一段时间（典型的为 10 年或更长）"。联合国气候变化框架公约（United Nations Framework Convention on Climate Change）对其后变化的定义为"由于人类活动直接或间接造成的气候改变，从而造成了全球大气组成及自然气候的改变"。

可对地球能量平衡产生显著影响的因素均可造成气候改变。由于多种自然现象如火山爆发、潮流改变及大气循环等均在太阳辐射中发挥一定作用，因此它们可被认为是控制气候系统的主要自然因素。不过，这些因素中的大多数仅能对气候产生相对短期的影响。然而，在过去数十年里，研究者们已经观察到了因气候改变而造成的全球平均大气温度及海洋温度在不断升高，积雪及冰山大面积融化，及全球海平面不断上升等变化。由于人类对高温及相关的极端天气（如山洪爆发、干旱、地震、火山爆发、海啸及热带气旋等）带来的改变非常敏感，因此气候变化可能带来的危险性有可能非常严重。在众多的改变中，大气环境的损坏是最为重要的，因为其改变可最终引起多种疾病如心血管死亡、呼吸系统疾病、虫媒传染病、营养性疾病（因食物不足造成）、传染性疾病的传播及腹泻（因卫生条件差）的发生率增加。

根据 WHO 的报告，很多人类流行性疾病（如呼吸系统疾病及心血管系统疾病）与因气候波动及传染性疾病的传播改变有关。随着温度的不断升高，热带地区的寄生虫有可能迁徙到温带，从而导致疟疾等疾病的传播范围更广。另外，由于哮喘的致敏原分布更为广泛，全球哮喘的发生率将会上升。

气候改变对人类健康的影响因行为因素、年龄、性别及个体的经济状态等不同而异。另外，地区、人群易感性、气候改变的暴露时间及社会适应能力等也均有可能对其产生影响。居住于小岛、沿海地区、大城市及山区等地的人们尤其易于受到这些恶劣环境条件的影响。与之相似，处于贫穷国家的儿童、老年人、虚弱或已患病者也更易受这些气候改变的影响。气候变化可通过引起天气改变、人为排放、生物排放及改变空气中变应原的分布等而使空气污染物暴露的发生风险升高。考虑到气候变化的潜在风险，本文就气候变化对人类健康的影响进行综述如下。

第一节　气候变化对污染物循环的影响

气候变化可引起大气中污染物的浓度及分布发生改变，从而导致严重的公共卫生问题。这些影响可通过洪水、干旱、地震等灾难性事件导致的死亡而直接得到体现，也可体现在引起水及空气污染等相对缓慢但稳定的改变上。因此，人群患病及因脱水、心脏病、卒中、呼吸系统疾病而死亡的风险也出现上升。据 WHO 估计，2000 年因气候变化导致了超过 15 万人死亡，及超过 550 万伤残调整寿命年损失。不过，对 2000 年的这些估计，仅仅只是根据 5 个方面的结果进行估计的，即直接的温度影响、腹泻、营养不良、血液相关损伤及疟疾。

一系列证据显示，气候变化与空气污染之间存在关联。另外，很多传统的空气污染物与温室气体不仅具有同样的来源，而且在大气层中可发生各种理化反应，从而对局部及全球环境产生影响。持续的全球变暖可引起决定空气质量的相关事件的频率、持续时间及强度进一步增加，从而导致空气质量问题进一步恶化。例如，气温升高通常可促进臭氧的形成。不过，气候改变对区域臭氧水平的影响可能会受到气温、水蒸汽含量、空气循环模式等之间的交互作用的影响。虽然预计在全球多个区域臭氧浓度均可能出现上升，但对流层臭氧却因大气水蒸汽水平的升高而被光催化降解。据估计，到 2030 年，气候变化可导致大陆上空臭氧浓度降低 0.5 ~ 1.0ppb、海洋上空臭氧浓度降低 1 ~ 2ppb。汽车、工厂及其他来源的污染物受到太阳光线辐射及高热时便会产生臭氧烟雾。温度的升高会加速这一过程，从而产生更多的臭氧烟雾。当特定污染物如 NOx 及挥发性有机化合物暴露于太阳照射下时，会产生地面臭氧。由于地面臭氧会降低肺功能并引起呼吸道炎症，因此可导致呼吸综合征、哮喘及肺部疾病的发生率升高。

气候变化有可能导致降水的分布发生改变，从而影响空气颗粒物（particulate matter，PM）的作用及转归，因此，原位气相反应可催化二次颗粒物的形成。吸入性细颗粒物可导致多种不良健康反应，如引起早死、心血管疾病及呼吸系统疾病的恶化、慢性肺部疾病、加剧哮喘及引起儿童肺功能发育减慢。由于气候变化可影响天气形势，因此它可导致某区域的空气污染物分布发生改变。气候条件的变化通过影响初级及二次污染物的排放、气-粒分配、反应速率（光解、生物降解、氧化）、空气-地表交换（挥发作用）及羟自由基的形成等而在持久性有机污染物（persistent organic pollutants，POPs）的循环中发挥重要作用。由于污染物的降解速率加快，因此带来了溶剂的消耗及更换，从而使 POPs 在环境中的行为及转归也受到影响。温度的升高也可能会导致植物花粉产生增多，从而在空气质量恶化中发挥作用。比如说，气候变化可导致豚草的蔓延，从而产生更多的致敏性花粉。另外，由于干旱面积的扩大，火灾的发生风险也出现升高，从而引起烟尘水平升高，并进一步恶化空气质量。

第二节　与气候改变相关的人类疾病

温度、降水模式的改变及极端气候事件的发生最终可导致众多人类疾病的发生。温度升高可导致空气污染物、烟尘、花粉污染、火灾烟雾水平的升高，从而引起多种疾病如眼刺激、头痛、鼻塞、哮喘、皮肤刺激、咳嗽及胸痛等的发生率增加。幼年儿童、老人及已有呼吸疾病者（如哮喘、肺气肿、及支气管炎患者）更易于受到气候变化的影响。

一、气候变化与感染性疾病

（一）虫媒性疾病

气候变化可对虫媒性疾病（vector-borne diseases，VBD）如疟疾、血吸虫病、蟠尾丝虫症、锥虫病、丝虫病、利什曼病、瘟疫、裂谷热等的发生及传播周期产生影响。VBD 主要通过感染的节肢动物（如蚊子、壁虱、锥蝽、白蛉、黑蝇等）叮咬而传播。由于虫媒均为外温性动物，因此节肢动物及中间媒介的生物学及生态学均可受多种因素的影响（如温度、降水及湿度的时空变化）。虫媒存活及繁殖速率的改变又可对其栖息地适应性、分布、数量、密度、及虫媒活动的时间格局产生影响。比如说，由于厄尔尼诺现象所带来的气温升高及降水增多，1997—1998 年期间在肯尼亚出现了恶性疟的流行及裂谷热的发生。蚊虫是 VBD 传播的主要媒介，而在温度较高地区，成年雌性蚊子因血液消化迅速，因此叮咬频率更高，从而导致疾病传播危险性升高。另外，在高温环境下，蚊子幼虫发育为成虫所需的时间更短，因此，在传播期内可出现更多的成年蚊；同时，气温升高可引起疟原虫及病毒在雌性蚊子体内的外潜伏期缩短。

在印度北部及墨西哥进行的研究均发现，天气状况可对登革热发生率产生显著影响，比如说，温度升高 2℃可导致登革热的传播速率加快 1 周。由于气温升高可缩短病毒的外潜伏期、缩短蚊子的生殖周期、加速蚊子的生长速度，因此导致登革热的传播速率加速。高热天气、降水及湿度升高的后果是，美国在 1995—2005 年期间共有将近 4000 例输入性及本地传播性登革热发生。另外，还有其他一些因素如土地利用、人群密度、行为等也可对 VBD 的发生模式及传播范围产生影响。

（二）腹泻

气候变化有可能引起全球腹泻负荷上升，而这是全球儿童死亡的最主要原因，而温度、降雨及相对湿度高等是引发腹泻的原因。比如在发生洪水之后，腹泻及霍乱发生率会出现上升，尤其是在卫生条件较差的地区更是如此。即使没有发生洪水，强降雨也有可能因导致排水系统及厕所过负荷而导致腹泻发生率增加。另一方面，干旱则会引起可利用的淡水资源匮乏，从而增加腹泻及其他不良卫生条件相关性疾病的发生率。高温还可以引起沙门菌及霍乱所致的腹泻增加。1997 年因受厄尔尼诺现象影响，气温剧烈升高时期，秘鲁首都利马有很多患者因腹泻及脱水而住院。通过对住院资料进行时间序列分析后，结果显示，气温每升高 1℃，因腹泻而住院的患者将会增加 8%。

（三）霍乱

霍乱是一种高度传染性疾病，常在摄入被污染的水或食物（尤其是海产品）后发生，其发生率与摄入的霍乱弧菌量有关。霍乱弧菌的生存、繁殖、及传播与浮游生物及桡足类生物有关；当含盐量为 15%、温度为 25～30℃时，霍乱弧菌即可附着于桡足类生物。有研究对 2003—2006 年期间赞比亚卢萨卡的资料进行分析，发现温度升高可导致霍乱发生病例增多；在出现霍乱暴发 6 个星期之前，温度每升高 1℃，霍乱发生病例增加 5.2%。来自韩国首尔国际疫苗研究所的科学家对 2002—2008 年期间坦桑尼亚桑给巴尔的疾病及气象资料进行分析后，发现如某月平均最低气温（升高 1℃）及降水（升高 200mm）出现升高，则下个月就会发生霍乱暴发。另外，孟加拉沿海地区霍乱暴发也可以用海面温度升高及浮游生物增多（可充当霍乱弧菌在环境中的储存库）加以解释。

研究者提出，在霍乱弧菌、海面温度及浮游植物之间存在某种关联。例如，海面温度上升时浮游植物会大量繁殖，从而孳生大量浮游动物，而浮游动物可作为霍乱弧菌的储存库。但另一方面，干旱也可以促进霍乱弧菌的生长，因为干旱可升高海水中的盐含量，而这可促进霍乱弧菌吸附于桡足类生物，最终这些霍乱弧菌通过洪水而广泛分布于各地区。气候变化还可增加暴雨、洪水及强降雨的发生，通过导致卫生条件恶化、排水系统过负荷、水处理系统损坏等物理形式而增加霍乱的分布。

二、气候变化与非感染性疾病

（一）呼吸系统疾病

温度升高及臭氧浓度增加可导致多种呼吸系统疾病负荷，如气道损害、炎症反应及急性肺功能下降等急剧上升。臭氧是一种强氧化剂，可导致气道结构损害及肺组织损害，引起严重的哮喘症状，并导致因呼吸系统疾病住院及死亡发生率升高。吸入臭氧可导致炎症反应，引起呼吸道通透性增加及支气管功能亢进，从而导致哮喘及其他心血管及呼吸系统疾病发生率增加。在英格兰和威尔士，2013 年 8 月

4 日到 13 日这 10 天内,因高温热浪导致超过 2000 人的超额死亡,其中有大约 1/4 ~ 1/3 的死亡是由于空气中颗粒物及臭氧水平上升所带来的效应造成。长期暴露于低剂量臭氧,可出现致死性效应,引起呼吸系统疾病死亡率升高。在一项研究中,研究人员对 300 万个同时测定的气温及臭氧资料进行了分析,发现当气温每升高 1 华氏度时,臭氧污染浓度升高 1.2ppb。温度升高还会影响区域空气中致敏原的分布。在温度较高的其后条件下,过敏性花粉量跟多,因此可导致呼吸系统疾病如哮喘、肺气肿、慢性支气管炎及过敏性疾病的发生率显著升高。气候改变还可影响多种肺部疾病如慢性阻塞性肺部疾病、气胸及儿童呼吸道感染。

除此之外,空气污染与肺结核之间也具有相关性。另外,一系列研究显示,沙尘暴也可引起较远地区的人出现多种呼吸系统疾病。近期一些研究显示,气温每上升 1℃,患有呼吸系统疾病的患者发生早死的风险将出现显著升高,最高可达到一般人群的 6 倍以上。

(二) 心血管系统疾病

气候变化可通过空气污染及饮食方式的影响而对心血管疾病发生风险产生直接及间接的影响。它可因高热暴露而带来诸多生理反应,如核心体温升高、通过血液重新分配来减少内脏血流而增加皮肤血流、大量出汗、导致脱水等。极冷、极热均可导致因胸痛、卒中、心律失常及其他心血管疾病而住院的人数增多。因气温升高导致的臭氧形成增加,同样有可能会通过损害肺部气体交换、增加热应激而导致心脏病发生。由于干旱也可引起空气中 PM 水平的升高,因此干旱也有助于促进系统性炎症相关性疾病的发生,损害心脏功能、引起深部静脉栓塞、肺栓塞及血管功能失调等。极端气候事件可引起应激水平上升、焦虑的增加,从而也会引起心脏病发作、心源性猝死、应激相关的心脏疾病发生增加。当气温升高 1% 时,心血管疾病所致死亡发生率可上升 0.23%;而在大型城市中,炎热季节的高温暴露与空气污染在引起心血管疾病方面具有联合作用。

(三) 精神健康

极端气候条件如飓风、洪水、火灾、干旱、海啸等对精神健康的影响与焦虑、创伤后应激、抑郁等有关。由于失去家园、生计及社会关联,这些精神症状将会持续很长时间。即使是在无躯体影响的情况下,对于气候变化的影响的恐惧也会进一步加剧其精神健康的影响。不过,这些精神影响随着灾难性事件的种类、突发性、程度而不同,而社会、历史、文化因素对其也会产生影响。遭遇卡特丽娜(Katrina)飓风的人中,有 63% 报告有中度到严重的创伤后应激症状。另外,气候变化所致的大多数的生理影响都有可能逐渐进展且逐渐累积。

在很多亚热带地区,因气候变化的影响,干旱可能会更严重、更频繁,从而引起农作物产量下降,导致饥饿、焦虑及抑郁的发生风险上升,并进而使自杀率升高,尤其是在干旱发生后的农民中,该情况更为明显。热浪可导致人际暴力、焦虑、抑郁、工作能力下降等发生风险上升,并可导致因高热而死亡的发生率增加。由于在高热天气,人们出门社交的频率会出现显著下降,因此社会孤立是热应激所致的另一个影响,而这又可进一步促进抑郁的发生。在澳大利亚阿德莱德进行的一项研究指出,高温热浪期间,医院因精神健康而收治的患者人数大大增多。

(四) 癌症

气候变化还有可能通过直接及间接作用而对癌症发生率产生影响。最重要的是,由于气温升高而带来的降水增多及化学物挥发增多,可带来可疑致癌物暴露增加。冰山和冰川的融化也会导致致癌性污染物释放入海洋及空气中。气候变化可通过破坏平流层中的臭氧层而导致紫外线暴露急剧上升,并进而引起皮肤癌发生率升高。紫外线暴露增加还可对人类的免疫系统产生影响,并导致机体对早期对突变细胞的清除能力发生改变,从而改变癌症的发生情况。随着空气污染物水平的上升,空气质量出现下降,这也会升高肺癌的发生风险。由于天气状况随着气候变化而变得更加不稳定,肝癌的发生风险有可能因黄曲霉毒素污染增加而出现上升。气候变化还会带来强降水并引发洪水灾害。这些事件一旦发生,还有可能导致有毒污染物、尤其是一些确定的致癌物,从储存库中释放出来,进入水源、土壤,并进而带来癌症发生风险的升高。

三、应对策略

在全球不同地区,与气候变化密切相关的疾病种类繁多。根据 WHO 的统计,从 20 世纪 70 年代后逐渐发生的全球气候变暖,到 2004 年共引起了 14 万超额死亡。这些导致死亡的主要疾病如腹泻、营养不良、疟疾及登革热等均为气候敏感性疾病,它们随着全球气候的恶化将会更加活跃。

虽然气候变化可对人类健康及生态系统产生诸多不良影响,但也有可能带来有限的一些有益影响,如减少寒冷相关的死亡、食物供给增多(通过土地增加及产量增加)等。理想的气候政策应能有效降低其所带来的风险,但充分利用其所带来的好处。由于对气候变化所带来的效应的适应过程非常复杂,且历时很长,因此需要采用个体、社区、政府及国际层面的多级政策与方案。另外,需对气候改变进行准确的评估,以应对其可能的后续影响,最大程度降低其可能带来的不良效应。

（丁锐　金永堂 编,缪小平 审）

参 考 文 献

1. Intergovernmental Panel on Climate Change. Fourth Assessment Report, 2007 Contribution of Working Groups Ⅰ, Ⅱ and Ⅲ to the Fourth Assessment Report of the Intergovernmental Panel on Climate Change, Geneva, Switzerland, 2007.

2. Rahmstorf S, Coumou D. Increase of extreme events in a warming world. Proceedings of the National Academy of Sciences, 2011, 108(44):17905-17999.

3. Ebi K L, Grambsch A E, Sussman F G, et al. Analyses of the Effects of Global Change on Human Health and Welfare and Human Systems. Environmental Policy Collection, 2008.

4. Bernard S M, Samet J M, Grambsch A, et al. The Potential Impacts of Climate Variability and Change on Air Pollution-Related Health Effects in the United States. Environmental Health Perspectives, 2001, 109(Suppl 2):199.

5. Jacob D J, Winner D A. Effect of climate change on air quality. Atmospheric Environment, 2009, 43(1):51-63.

6. McMichael AJ, Campbell-Lendrum DH, Kovats S, et al. Global climate change. In Comparative Quantification of Health Risks: Global and Regional Burden of Disease due to Selected Major Risk Factors, Ezzati M, Lopez A, Rodgers A, Murray C, Eds. World Health Organization, Geneva, 2004, 1543-1649.

7. National Research Council. Advancing the Science of Climate Change. National Research Council, The National Academies Press, Washington, DC, 2010.

8. US Environmental Protection Agency. Integrated Science Assessment for Particulate Matter: Final Report, US Environmental Protection Agency, Washington, DC, 2009.

9. Denman KL, Brasseur G, Chidthaisong A, Ciais P, Cox PM, Dickinson RE. Couplings between changes in the climate system and biogeochemistry. Climate Change 2007: The Physical Science Basis Contribution of Working Group I to the Fourth Assessment Report of the Intergovernmental Panel on Climate Change, Cambridge University Press, Cambridge, UK, 2007.

10. Kim K H, Jahan S A, Kabir E. A review on human health perspective of air pollution with respect to allergies and asthma. Environment International, 2013, 59(3):41-52.

11. Wanjala C L, Waitumbi J, Zhou G, et al. Identification of malaria transmission and epidemic hotspots in the western Kenya highlands: its application to malaria epidemic prediction. Parasites & Vectors, 2011, 4(1):1-13.

12. Alonso D, Bouma M J, Pascual M. Epidemic malaria and warmer temperatures in recent decades in an East African highland. Proceedings of the Royal Society B Biological Sciences, 2011, 278(1712):1661.

13. Dhiman R C, Pahwa S, Dhillon G P, et al. Climate change and threat of vector-borne diseases in India: are we prepared? Parasitology Research, 2010, 106(4):763-773.

14. Rosenthal J. Climate Change and the Geographic Distribution of Infectious Diseases. EcoHealth, 2009, 6(4):489-495.

15. Kolstad E W, Johansson K A. Uncertainties associated with quantifying climate change impacts on human health: a case study for diarrhea. Environmental Health Perspectives, 2011, 119(3):299-305.

16. Zhang Y, Bi P, Hiller J E, et al. Climate variations and bacillary dysentery in northern and southern cities of China. Journal of Infection, 2007, 55(2):194-200.

17. Luque Fernández MÁ, Bauernfeind A, Díaz Jiménez J, et al. Influence of temperature and rainfall on the evolution of cholera epidemics in Lusaka, Zambia, 2003—2006: analysis of a time series. Transactions of the Royal Society of Tropical Medicine & Hygiene, 2009, 103(2):137-143.

18. Reyburn R, Kim D R, Emch M, et al. Climate Variability and the Outbreaks of Cholera in Zanzibar, East Africa: A Time Series Analysis. American Journal of Tropical Medicine & Hygiene, 2011, 84(6):862-869.

19. Kanungo S, Sah B K, Lopez A L, et al. Cholera in India: an analysis of reports, 1997—2006. Bull World Health Organ, 2010, 88(3):185-191.

20. Singh PK, Dhiman RC. Climate change and human health: Indian context. J Vector Borne Dis. 2012, 49:55-60.

21. Bloomer B J, Stehr J W, Piety C A, et al. Observed relationships of ozone air pollution with temperature and emissions. Geophysical Research Letters, 2009, 36(9):269-277.

22. Ayres J G, Forsberg B, Annesi-Maesano I, et al. Climate change and respiratory disease: European Respiratory Society position statement. European Respiratory Journal, 2009, 34

（2）:295-302.

23. Prince M, Patel V, Saxena S, Maj M, Maselko J, Phillips MR, Rahman A. No health without mental health. Lancet. 2007,370:859-877.

24. Liao S Y, Tseng W C, Chen P Y, et al. Estimating the economic impact of climate change on cardiovascular diseases-- evidence from Taiwan. International Journal of Environmental Research & Public Health,2010,7（12）:4250-4266.

25. Nitschke M,Tucker G R,Bi P. Morbidity and mortality during heatwaves in metropolitan Adelaide. Medical Journal of Australia,2007,187（11-12）:662-665.

第十九章 极端天气与死亡和心血管疾病

Effects of Extreme Climate on Mortality and Cardiovascular Diseases

摘要

自20世纪以来，人类赖以生存的地球正经历着以地面温度变暖和极端天气频度增加为主要标志的气候变化。气候变化不仅会引起人类生存环境的变化，也会引起诸多健康问题。从宏观角度来看，气候变暖可能是今后人类所面对的共同健康挑战。近几十年来，随着对气候变化对健康影响认识的不断深入，人们开始关注气候变化与人群健康的关系，并开展了一些相关研究工作。本文将主要总结和报告气候变化与死亡和心血管疾病关系的流行病学研究进展。本文包括4个方面的内容：一、全球气候变化概述；二、热浪与人群死亡和心血管疾病；三、寒潮与人群死亡和心血管疾病；四、气候变化与心肌梗死和心力衰竭。在结尾部分，总结了以往研究工作的局限性。

Abstract

Since the 20th century, the planet has been experiencing a change in climate, which is marked by warming of ground temperature and increasing frequency of extreme weather events. Climate change has not only caused changes in human living environments, but also human health problems. From a macro perspective, global warming is likely to be a common health challenge in the future. In recent decades, attention was paid to the relationship between climate change and people's health, and relevant research was conducted. This chapter will summarize and report the progress in epidemiological work on the relationship of climate change to mortality and cardiovascular disease. In particular, the following four aspects will be addressed: 1) an overview of global climate change; 2) effects of heat waves on mortality and cardiovascular diseases; 3) effects of cold waves on mortality and cardiovascular diseases; and 4) effects of climate change on myocardial infarction and heart failure. The limitations of previous research will also be discussed in the end.

第一节　全球气候变化概述

一、气候变化的历史记录

气候是人类生存、生产和生活的重要环境因素。虽然在人类历史的长河中，人们始终重视气候因素对人类生产、生活的影响，但只有在近代历史中才有一些诸如温度等气象因素的记录。因为这些记录的来源不同，其记录的精确度和可靠性也参差不齐。在1850年前的近两千年的历史中，虽然在中世纪曾经出现过温暖时期和小冰河时期，但大部分时期地球温度是相对稳定的。在1860年之后，人类开始用仪器测量气候温度，并有了类似全球温度的相关记录。相对来说，当时的记录是比较粗糙的，很少记录或考虑人类活动对地球温度的影响，如厂矿企业的污染物排放、城市化的快速发展、人类对能源的过度消费以及城市热岛效应。尽管如此，当时的记录仍然是人类研究全球气候变化的重要历史资料。进入20世纪中叶以来，人类对于地球和海洋温度均有了比较全面和系统的记录。随着卫星遥感技术的发展，人类开始利用卫星温度测量技术，进行对流层温度的测量和评估。研究发现，对流层的温度大约每10年上升0.12~0.22℃。根据相关记录，1880—2012年间全球地表平均温度上升了0.85℃。IPCC估计，到本世纪末，地球表面的平均温度将增加1.0~3.7℃。世界气象组织2013年发布的《全球气候 2001—2010:气候极端事件 10 年》报告称,21 世纪最初 10 年是自 1850 年有现代测量数据以来最热的 10 年。全球地表和海面平均温度为 14.47℃,比 1991—2000 年全球平均温度高 0.21℃。其中,2010 年为有记录以来的最暖年份,其次是 2005 年。根据世界气候组织的报告,有 94% 的国家报告称 2001—2010 年是其有报告以来最热的 10 年。随后的 2015 年,世界气象组织又发布公报称,该组织已将 2014 年列为有气象记录以来的最热年份,全球变暖的趋势仍不断持续。

二、全球变暖的主要因素

尽管各国学者对导致全球变暖的因素所持观点并不完全相同,但以下主要因素基本得到公认。

(一) 人类过度活动所导致的全球变暖

1. 人类的过度活动 地球人口的快速增长在一定程度上破坏或威胁着自然界生态环境间的平衡。地球上人口数量的快速增长,人口负荷加重,加上人类无节制的资源消耗,直接导致大气中二氧化碳等气体的含量不断地增加,由此形成的二氧化碳温室效应直接影响着地球表面气候变化。由于巨大的人口负荷,造成土壤侵蚀、沙漠化和水土流失。众所周知,土壤侵蚀使土壤肥力和保水性下降,从而降低土壤的生物生产力及其保持生产力的能力下降,还可能造成大范围洪涝灾害和沙尘暴,恶化生态环境。良好的植被能保持水土,避免水土流失。由于人类活动,为获取木材而过度砍伐森林、开垦土地用于农业生产以及过度放牧等原因,对植被造成严重的破坏。在世界范围内,由于受自然或人为因素的影响,森林面积正在大幅度地锐减,由于过度的农牧业生产,土地沙化现象日趋严重。

2. 温室气体的排放 不断增长的有毒化学品不仅对人类的生存构成严重的威胁,而且对地球表面的生态环境也带来危害。环境污染的日趋严重已构成全球性的重大问题,同时也是导致全球变暖的主要因素之一。由于焚烧石油、煤炭等化石燃料,或砍伐森林并将其焚烧时会产生大量的二氧化碳等温室气体,这些温室气体对来自太阳辐射的可见光具有高度透过性,而对地球发射出来的长波辐射具有高度吸收性,能强烈吸收地面辐射中的红外线,导致地球温度上升,即温室效应。而当温室效应不断积累,导致地气系统吸收与发射的能量不平衡,能量不断在地气系统累积,从而导致温度上升,造成全球气候变暖这一现象。自上个世纪末起地球表面的温度就已经开始上升。海平面的变化是呈不断地上升趋势,根据有关专家的预测到下个世纪中叶,海平面可能升高 50cm。如不采取应对措施,将直接导致淡水资源的破坏和污染等不良后果。

(二) 自然因素所导致的地球气候变暖

地球周期性公转轨迹由椭圆形变为圆形轨迹,距离太阳更近。根据某科学家的研究地球的温度曾经出现过高温和低温的交替,是有一定的规律性的。近 100 多年来,全球平均气温经历了:冷→暖→冷→暖 4 次波动,总的来看气温为上升趋势。进入 20 世纪 80 年代后,全球气温明显上升。

三、气候变暖的主要危害

气温升高所带来的热能,会提供给空气和海洋以巨大的动能,从而形成大型,甚至超大型台风、飓风和海啸等灾难。

气温升高不但会从海洋直接吸取水分,还会从陆地吸取水分,使得内陆地区大面积干旱,从而影响粮食和饲料生产,造成粮食减产和畜牧业受损。全球变暖会使全球降水量重新分配、冰川和冻土消融、海平面上升等,不但危害自然生态系统的平衡,而且威胁人类的生存。气温升高所融化的冰山,正是人类赖以生存的淡水最主要的来源。地下淡水储备很大部分来自冰山融水。在气温平衡正常时,冰山的冰雪循环系统,即冰山夏天融化,流向山下,流入地下,给平原地区积累淡水,并起到过滤作用。冬天水分以水蒸汽的形式回到山上,通过大量降雪重新积累冰雪,也是过滤过程。整个循环过程使得人类所需的淡水有了稳定平衡保障。当全球气候变暖,可使冰山冰雪的积累速度远没有融化速度快,甚至有些冰山已不再积累,这有可能断绝了当地的饮用淡水的来源。气温升高还会使大气中二氧化碳含量上升,进一步导致海洋中二氧化碳含量上升,使海洋碳酸化,这会杀死大量微生物,造成海洋污染和生态失衡。全球变暖导致陆地水分大量流失,随时会有"星星之火可以燎原"。不光是森林中的山火,城市中的火灾也将会非常频繁。

已有科学研究表明,近百年来特别是近几十年来,地球气候正在发生着明显的变化,其变化的主要特征是全球变暖。2007 年 IPCC 第四次气候变化评估报告指出,20 世纪可能是过去 1000 年中最暖的 100 年。报告还明确指出,近 50 年全球气候变暖大部分原因是与人类活动产生的温室气体排放有关。气候变化不仅会引起人类生存环境的变化,也会引起诸多健康问题。从宏观角度来看,全球气候变暖可能是今后人类所面对的共同挑战,可能也是所面对的最大健康挑战。理解气候变化和环境温度等与人群健康的关系是应对气候变化挑战的基础,有助于帮助人们制订长远的、高效的应对战略和具体措施。

气候变化除温度等状况对人群的健康影响外,气候变化还影响着环境的变化,与环境污染也不无关系。因此,人们除研究气候状况与人群健康的关系外,还应研究气候变化与环境变化或环境污染的关系,研究由于气候条件引起的环境污染与人群健康的关系。

由于地球气候变化是渐进性的和全球性的,而影响人类健康以及疾病谱的因素极其复杂,所以很难从全球气候变化的角度来研究气候变化与人类健康的关系。然而,全球气候变化往往会带来局部气温的剧烈变化,即所谓的极端天气变化。在全球气候变暖的大背景中,极端气候状况出现的频率越发频繁,引起学术界的普遍关注,极端气候状况对人群健康的影响的研究是环境流行病学领域所关注的重要内容。因此,多数学者在探讨气候变化与人群健康关系时,往往以极端天气为切入点展开研究。所谓的极端天气除引起巨大灾难性的天气(海啸、台风等)之外,主要指热浪和寒潮。在国际上,已有较多的关于热浪和寒潮与人群健康关系的研究报道。近年来,我国学者也开始关注热浪和寒潮与人群健康的关系,并开展了一些卓有成效的研究。

第二节　热浪与人群死亡和心血管疾病

一、热浪与人群死亡

热浪是指持续几天的极端高温天气,但是目前还没有国际统一的定义。各国对热浪的定义有较大的差异。实际上,因为不同国家所处地球的地理位置不同(经度和纬度),地理和地貌也不同,日常的气候温度差异也非常大,不同地区的居民对气候温度的感受和适应性显著不同。因此,在世界范围内无法找到一个公认统一的有关热浪的定义。一般来讲,可以根据当地的气温水平(平均温度或最高温度)、阈值和持续时间来定义热浪,这个热浪定义是根据当地以往的常规气温水平和极端气温水平所得出的。由此可见,在不同研究之间,热浪期间的气温是不同的,热浪定义的较大差异性使不同研究结果之间缺乏可比性,也影响研究结果的外推。

在全球气候变化的背景下,近几十年来,平均气温正逐年升高。在平均气温逐年升高的同时,极端高热的天气事件的发生频率也逐年升高,如热浪发生的频率和强度也将逐渐增加。因此,由热浪而导致的公众健康问题和相关的死亡率升高已成为一个世界性的公共卫生问题。IPCC 在 2012 年的特别报告中将热浪比喻为"夏季的杀手"。在热浪与人群死亡的关系的研究中,主要以超额死亡率或超额死亡风险来评价热浪对人群健康的损害。估计热浪发生的超额死亡风险具有重要的社会意义和公共卫生意义。

热浪可以明显增加居民短期死亡发生率。美国学者分析了美国 1987—2000 年 14 年间热浪以及热浪的时间、持续时间和强度与死亡危险的关系。他们将气温持续高于炎热界值 2 天或以上定义为热浪。在这项分析中,他们利用 5 个炎热界值(95% ~ 99% 分位数),并采用 2 阶段模型估计热浪的超额效应。分析结果表明,14 年间共发生 115 次热浪,合计持续 389 天;重度热浪(取 99% 分位数界值)发生 9 次,合计持续 19 天;热浪显著增加死亡的危险性,尤其最热热浪效应最显著。最热热浪可使人群死亡危险增加 1.6%(95% CI:1.1% ~ 2.1%)。他们进一步分析了热浪期间不同年龄组死亡情况,在所有界值定义下的热浪期间,老年人均表现出明显升高的死亡率。最热热浪所导致的老年人超额死亡主要归因于心血管疾病。分析还显示,热浪发生在暖季早期的危害比发生在晚期更为明显。

Anderson 等分析了美国 43 个城市(社区)19 年(1987—2005 年)的热浪特征(强度、持续时间、开始时间)及其相关的健康效应。他们采用如下热浪定义,即所研究的城市的每年 5 月 1 日至 9 月 30 号期间,气温处在等于或大于全年气温的上 95 分位并持续 2 天或以上。在每个城市(社区)内,在控制了潜在的混杂因素的情况下,估计了每次热浪期间(与非热浪期间相比)的死亡风险。他们结合单个的热浪效应和贝叶斯等级模型所产生的基于城市、地区和全国水平总体效应,分析了热浪的不同特征对死亡效应的影响。表 19-1 显示了美国 43 个城市(社区)和不同地区热浪特征的总结情况。

表 19-1　热浪发生的地区和特征总结(1987—2005 年)

地区	热 浪 特 征			
	数量/年/社区	强度(℉)	持续时间(天)	开始时间
全国(n=43)	1.9	86.4	3.3	7 月 21 日
东北(n=7)	1.9	84.4	3.1	7 月 21 日
中西部(n=12)	1.9	83.3	3.2	7 月 18 日
南部(n=19)	1.98	88.1	3.4	7 月 23 日

表 19-2 列出了美国全国 43 个城市以及其他地区热浪期间的超额死亡情况。结果表明,在全国(43 个城市合计),与非热浪期间相比,在热浪期间,死亡率增加了 3.74% [95% posterior interval(PI),(2.29% ~ 5.22%)]。在东北部、中西部和南部死亡率分别增加了 6.76%(1.79% ~ 11.98%)、5.62%(3.36% ~ 7.93%)和 1.84%(−0.11% ~3.84%)。

就全国 43 个城市(社区)而言,热浪(强度)每增加 1 ℉,热浪所致的人群死亡风险增加 2.49%,热浪持续时间每增加 1 天,死亡风险增加 0.38%。而东北部、中西部和南部,热浪(强度)每增加 1 ℉,热浪所致的人群死亡风险分别增加 4.39%、3.22% 和 0.43%,东北部和中西部热浪效应显著;热浪持续时

表 19-2　与非热浪期相比,热浪期间的超额死亡(1987—2005 年)

地区(n=城市数)	超额死亡率(95% PI)
全国(n=43)	3.74%(2.29% ~5.22%)
东北部(n=7)	6.76%(1.79% ~ 11.98%)
中西部(n=12)	5.62%(3.36% ~ 7.93%)
南部(n=19)	1.84%(−0.11% ~3.84%)

间每增加 1 天,死亡风险分别增加 2.50%、0.09% 和 0.08%,东北部热浪效应显著。无论从全国还是各地区而言,热浪开始时间每拖后 1 天,热浪死亡效应有所降低(表 19-3)。

表 19-3　热浪期间热浪特征每增加 1 个单位死亡风险增加的比例(与非热浪期间相比)(1987—2005 年)

地区(n=城市数)	增加 1 ℉	热浪每增加 1 天	热浪开始时间每拖后 1 天(1May=1)
全国(n=43)	2.49%**	0.38%	−0.063%*
东北部(n=7)	4.39%**	2.50%*	−0.227%*
中西部(n=12)	3.22%**	0.09%	−0.071%
南部(n=19)	0.43%	0.08%	−0.022%

* $p<0.05$;** $p<0.01$

在整个夏季,热浪发生的越早,所致人群死亡风险越大,而滞后的热浪(在暖季结束前)所致人群死亡风险相对降低。由表 19-4 可见,夏季最早发生的热浪所致人群死亡风险增加 5.04%(95% PI,

3.06% ~7.06%),最后发生的热浪所致人群死亡风险增加 2.65%(95% PI,1.14% ~4.18%)。暖季早期热浪所致人群死亡风险增大的效应可能与人类对热的适应性较低有关。

表 19-4　暖季早期热浪与晚期热浪的平均死亡效应(与非热浪期相比)(1987—2005 年)

地区(n=城市数)	暖季早期热浪	热浪平均死亡效应(95% PI)	
		暖季早期热浪	暖季非早期热浪
全国(n=43)	40%	5.04%(3.06% ~7.06%)	2.65%(1.14% ~4.18%)
东北部(n=7)	40%	11.08%(4.05% ~18.58%)	3.45%(−1.16% ~8.28%)
中西部(n=12)	38%	5.29%(1.76% ~8.94%)	5.42%(2.46% ~8.46%)
南部(n=19)	38%	3.29%(0.12% ~6.56%)	0.68%(−1.60% ~3.02%)

这些结果提示,热浪所致的人群死亡效应受热浪不同特征的影响,与南部地区相比,在东北部和中西部地区,热浪的不同特征对死亡效应的影响更为显著。

开展热浪对人类健康效应的研究十分重要,因它有利于人类探讨应对气候变化的策略。可以预见,在未来,由于人类的过度活动以及自然界生态的剧烈变化,地球遭遇热浪袭击将越来越频繁,其持续时间将越来越长,热浪的强度也越来越强。这项研究是截至目前难得的有关热浪对美国居民死亡效应影响的系统研究,该研究从全国、不同地区以及城市(社区)的角度开展了热浪及其特征对人群死亡效应的影响。他们不仅报告了热浪对人群超额死亡的影响,也报告了不同热浪特征对不同地区死亡的影响。该项研究为其他国家开展热浪效应研究以及制订应对策略提供重要参考。

2003 年,我国上海市经历了 50 年来最热的夏天。Huang 等利用上海市的气象和人口死亡资料,分析了 2003 年上海热浪期间的死亡率变化情况。热浪发生在 2003 年 7 月 19 日至 8 月 6 日期间,共持续 19 天。他们将 6 月 28 日—7 月 9 日以及 8 月 16 日—8 月 22 日作为与热浪期基本可比的非热浪期,非热浪期也为 19 天。与非热浪期相比,他们计算了热浪期间的超额死亡率和相对危险度。分析结果显示,相对于非热浪期,热浪期间总死亡的 RR 值为 1.13(95% CI:1.06 ~ 1.20),对死亡影响最大的疾病是心血管疾病和呼吸系统疾病,热浪导致心血管疾病死亡的 RR 值为 1.19(95% CI:1.08 ~ 1.32),呼吸系统疾病死亡的 RR 值为 1.23(95% CI:1.02 ~ 1.48),热浪期间平均每天最高温度是 36.3℃,而非热浪期间(6 月 28 日至 7 月 9 日;8 月 16 日至 8 月 22 日)平均每天最高温度是 32.3℃,热浪期间的最热的一天是 7 月 25 日,温度为 39.0℃。热浪期间超额总死亡人数为 258 人。他们的研究提示,2003 年上海发生的热浪对人群的死亡率的上升有实质性的影响(表 19-5)。

他们的结果还显示,热浪的死亡效应没有性别差异,但存在明显的年龄差异,65 岁以上的老年人是对热浪效应最敏感的人群,在 65 岁及以上人群,与非热浪期相比,热浪期死亡的风险提高 13%(表 19-6)。

热浪对居民健康的影响受许多因素的影响,如当地的社会经济发展水平、建筑防暑设施、空调使用率、城市绿化率和居民收入水平等。随着对热浪与

表 19-5　2003 年热浪期间(7 月 19 日至 8 月 6 日)和非热浪期间上海市人群总死亡数和各疾病的死亡数、超额死亡数以及相对危险度

	非热浪期间死亡数	热浪期间死亡数	超额死亡数	RR (95% CI)
总死亡	2025	2283	258	1.13(1.06 ~ 1.20)
心血管	691	825	134	1.19(1.08 ~ 1.32)
脑卒中	371	450	79	1.21(1.06 ~ 1.39)
冠心病	283	339	56	1.20(1.02 ~ 1.40)
呼吸	201	247	46	1.23(1.02 ~ 1.48)
慢阻肺	167	199	32	1.19(0.97 ~ 1.46)

表 19-6　按性别和年龄分层的热浪期与非热浪期死亡人数以及热浪期死亡的相对危险度

	非热浪期死亡	热浪期死亡	RR (95% CI)
性别			
男性	1053	1217	1.16(1.06 ~ 1.26)
女性	972	1066	1.10(1.01 ~ 1.20)
年龄(岁)			
0 ~ 4	9	6	0.67(0.24 ~ 1.87)
5 ~ 44	62	71	1.15(0.81 ~ 1.61)
45 ~ 64	292	325	1.11(0.95 ~ 1.30)
≥65	1662	1881	1.13(1.06 ~ 1.21)

居民健康关系认识的不断深入,学者开始试图用多因素的理念探讨热浪对居民健康的影响,在收集热浪等相关气象资料和死亡等效应资料的同时,也注重收集其他影响热浪健康效应的相关资料,比如地区所处的纬度、空调使用率、绿化率和居民收入水平等。

上海复旦大学阚海东团队,在我国 16 个典型城市开展了一项多中心的有关城市热浪对居民健康的影响研究,其目的是评估热浪期间不同城市之间居民超额死亡风险;评估季度第一次热浪的居民健康效应;评估城市特征对热浪健康风险的效应修饰作用。迄今为止,他们的研究是国内有关热浪对居民健康影响研究中较为系统、全面的研究。

研究所选择的城市包括:北京、太原、唐山、天津、沈阳、鞍山、南京、上海、苏州、杭州、兰州、西安、武汉、福州、广州、香港。这些城市广泛分布在我国各个地理区域(除西南区),因而具有良好的代表

性。纬度最高为沈阳(北纬 41°48′)、最低为香港(北纬 22°15′)。包括了 3 个温度带:亚热带、暖温带和中温带;涵盖了 3 类气候类型区域:亚热带季风气候,温带季风气候和温带大陆性气候。16 个城市基本反映了我国珠三角、长三角,京津冀,东北三省等不同地理位置和不同的社会经济发展水平。依据我国 2008 年人口统计资料,该研究的 16 个城市的市区人口约为 6.97 千万人;16 个城市地理分布能基本反映我国的气候特征和区域社会经济发展水平。根据冬季是否有集体供暖,该研究的 16 个城市区分为南方城市和北方城市,南方城市冬季没有集体供暖,北方城市冬季有集体供暖。

他们从中国统计年鉴收集这些城市的相关数据,并以研究期间中位数年份的数据作为代表。收集的城市特征资料包括:纬度、空调保有率、年龄结构、绿化率和人均可支配收入等。

这些研究城市均已建立较为完善的死亡监测系统,各城市居民的每日死亡数据由该市疾病预防控制中心负责收集。该研究的健康数据是按照 ICD-10 编码,总死亡(非意外死亡)的 ICD 编码为 A00-R99,心血管疾病死亡的 ICD 编码为 100-199。其中 15 个城市有疾病别死亡的数据。

从各个城市的气象局收集研究期间每日平均温度,日最高温度,日最低温度,日平均相对湿度。该研究从国家空气质量自动监测系统收集各城市的每日空气污染数据,纳入的空气污染物包括:粒径小于 $10\mu m$ 的颗粒物(PM_{10})、二氧化硫(SO_2)、二氧化氮(NO_2)。热浪期间,在 16 个研究城市中,有 13 座城市日最高温度在 37℃以上(81%),3 个城市的日最高温度在 35℃以上(19%),其中西安日最高温度达 41.7℃,而兰州和沈阳日最高温度为 34℃(表 19-7)。

表 19-7 全国 16 个城市暖季日平均温度和最高气温

城市	日平均温度℃			日最高温度℃		
	最大值	平均值	第 97 百分位数	最大值	平均值	第 97 百分位数
北方城市						
北京	30.7	14.8	28.8	37.7	19.9	34.4
天津	31.3	13.3	29.0	38.9	18.3	35.0
唐山	30.6	12.6	27.8	37.3	18.1	33.4
太原	30.5	11.2	26.8	38.9	18.6	34.3
沈阳	28.0	8.2	25.0	33.9	14.3	31.4
鞍山	29.0	11.4	28.3	35.0	26.1	32.0
兰州	33.0	7.4	22.0	34.0	13.2	30.0
西安	32.0	13.4	28.0	41.7	19.5	36.0
南方城市						
武汉	35.8	17.9	32.5	39.4	21.8	36.6
南京	34.5	16.6	30.8	38.9	21.1	36.0
苏州	33.8	17.2	30.9	39.0	21.4	36.0
上海	34.0	17.7	31.1	39.4	20.7	35.7
杭州	34.5	17.9	31.3	40.0	22.2	37.6
福州	32.2	20.7	30.9	39.2	25.0	36.9
广州	33.5	22.8	31.5	40.0	27.5	37.0
香港	33.8	23.7	30.1	37.0	27.1	34.4

表 19-8 显示,16 个城市累计发生热浪 137 次,平均每年约 2 次。热浪持续天数的平均值为 6 天,最大值为 9 天(上海),最小值为 4 天(鞍山和天津)。

表 19-8　国内 16 个城市热浪个数和持续天数

	热浪个数	平均热浪持续天数
北方城市	66	6
北京	5	5
天津	6	4
唐山	5	6
太原	12	6
沈阳	10	6
鞍山	5	4
兰州	11	6
西安	12	6
南方城市	71	7
武汉	6	8
南京	10	8
苏州	8	7
上海	7	9
杭州	6	7
福州	8	7
广州	6	7
香港	20	6

表 19-9　国内 16 个城市与热浪相关联的非意外死亡相对危险度

城市	平均相对危险度	95% CI
北方城市		
北京	1.03	1.00 ~ 1.06
天津	1.00	0.91 ~ 1.08
唐山	1.01	0.92 ~ 1.12
太原	1.04	1.00 ~ 1.08
沈阳	1.05	1.03 ~ 1.07
鞍山	1.04	0.95 ~ 1.15
兰州	1.04	1.01 ~ 1.08
西安	1.05	1.02 ~ 1.09
南方城市		
武汉	1.10	1.03 ~ 1.08
南京	1.03	1.01 ~ 1.06
苏州	1.10	1.04 ~ 1.16
上海	1.06	1.03 ~ 1.09
杭州	1.02	0.96 ~ 1.08
福州	0.90	0.90 ~ 1.07
广州	1.03	0.96 ~ 1.10
香港	1.01	1.00 ~ 1.02

表 19-9 结果显示,在 16 个研究城市中,热浪导致居民总死亡的相对危险度具有统计学意义的城市有 9 个,包括北京、太原、沈阳、兰州、西安、武汉、南京、苏州和上海,武汉市和苏州市的热浪总死亡相对危险度最高,*RR* 分别为 1.10(95% *CI*:1.03-1.18)和 1.10(95% *CI*:1.04-1.16)。

该研究对其中的 11 个城市总死亡风险进行了年龄亚组分析,结果显示,在北京、广州、兰州、上海、沈阳、苏州、太原、天津和西安 9 个城市,65 岁及以上居民组,与热浪相关联的总死亡风险均高于 65 岁以下年龄组。如在西安,65 岁以上年龄组总死亡的相关危险度是 1.06(95% *CI*:1.02-1.11),与非热浪期相比,提高了 6%。在苏州,65 岁及以上年龄组总死亡的相关危险度是 1.09(95% *CI*:1.03-1.17),与非热浪期相比,提高了 9%。

按性别分组进行分析,结果显示,在广州、兰州、上海、苏州和香港五城市,女性与热浪相关联的总死亡风险均高于男性。而在北京、福州、沈阳、太原、天津和西安六城市,热浪期总死亡风险为女性低于男性。

由上述分析结果可见,热浪对居民健康的影响在不同城市不同居民之间存在显著差异,影响结果差异的因素是多方面的,不同城市之间的差异可能是由城市的不同特征导致,而不同居民之间的风险差异可能是由于居民之间不同的生活习惯、生理反应和地方社会经济条件等因素导致的。除此之外,热浪自身的特征也是其死亡风险差异的重要因素,比如热浪剧烈程度、热浪持续的天数,以及热浪发生的时间。

二、热浪与心血管疾病

Kysely 等研究人员利用捷克 1986—2006 年气象和死亡资料,分析了热浪对心血管死亡的影响。图 19-1 显示 1986—2006 年总人群、男性和女性人群热浪所导致的心血管病超额死亡的统计分析结果。在 1986—2006 年的 21 年间,捷克共发生符合研究定义的热浪 29 次,总计持续 83 天,平均每次热浪持续 4 天。结果显示,热浪与心血管病的超额死亡相关联,热浪导致心血管病超额死亡的效应可能是直接效应,并主要在热浪发生的几天内,在全人群和男性人群,超额死亡发生在热浪发生的当天至第3天,在女性人群,超额死亡发生在热浪发生的当天至第4天。男性人群和女性人群之间,热浪导致心血管病超额死亡的效应有显著性差异,女性的超额死亡率高于男性,热浪发生第2天的超额死亡率女性是男性的2倍。他们的研究还显示,热浪导致心血管病超额死亡的效应随年龄而变化,在80岁以上年龄组,超额死亡风险最高(图19-1)。

　　Son等在韩国7个城市开展的研究也显示,热浪可增加总死亡效应,在导致的总死亡效应中,对心血管和呼吸系统疾病影响最大。

　　2003年,我国上海市经历了50年来最热的夏天。自2003年7月19日—8月6日,热浪共持续了19天。Huang等利用上海市的气象和人口死亡资料,分析了2003年上海热浪期间的死亡率变化情况。分析结果显示,相对于非热浪期,热浪期间总死亡的RR值为1.13(95%CI:1.06~1.20),对死亡影响最大的疾病是心血管疾病,热浪导致心血管疾病死亡的RR值为1.19(95% CI:1.08~1.32)。

　　上海复旦大学阚海东团队在我国16个典型城市所开展的研究也显示,热浪死亡效应中,心血管病死亡占了较大比重。但各城市间,热浪期间心血管死亡风险有较大差异,如,武汉、上海和苏州3个城市的心血管死亡风险最高,与非热浪其相比,热浪期发生心血管死亡RR分别是1.14(95%CI:1.04~1.24)、1.08(95%CI:1.05~1.11)和1.11(95%CI:1.01~1.21),3个城市的居民超额心血管病死亡率分别为14%、8%和11%。国内胡梦珏等收集了国内有关气温与人群死亡风险关系的研究文献,采用Meta分析的方法探讨中国城市气温与人群死亡风险的关系。他们共纳入了10篇包括15个城市的相

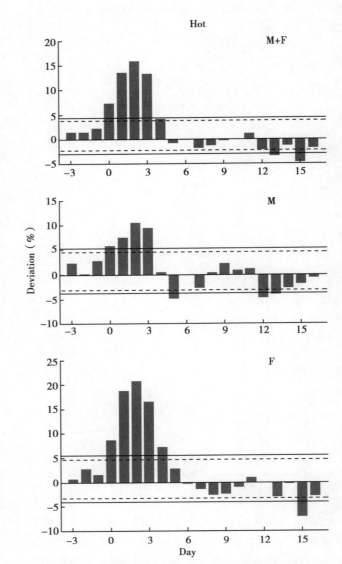

图19-1　与基线心血管死亡相比,总人群(M+F)、男性(M)和女性(F)人群在热浪期间平均心血管超额死亡

关文献。结果显示,气温每增加1℃,心血管疾病死亡风险增加4%(95%CI:2%~6%)。

第三节　寒潮与人群死亡和心血管疾病

　　值得注意的是,气候变化包括极端天气的增加,与越来越多的热浪相应出现的还有寒潮,寒潮对居民健康的影响同样值得深入研究。

　　寒潮是冬季的一种灾害性天气,所谓寒潮,是指来自高纬度地区的寒冷空气,在特定的天气形势下迅速加强并向中低纬度地区侵入,造成沿途地区剧烈降温、大风和雨雪天气。这种冷空气南侵达到一定标准的就称为寒潮。我国气象部门规定:冷空气侵入造成的降温,一天内达到10℃以上,而且最低气温在5℃以下,则称此冷空气爆发过程为一次寒潮过程。

　　寒潮袭来也会对人体健康造成较大危害,大风降温天气容易引发感冒、气管炎、哮喘、肺心病、冠心病、卒中、心肌梗死等疾病,有时还会使患者的病情

加重。所以,当寒潮来了,气温发生骤降时,对老弱患者,特别是具有上述疾病史的患者以及对气温变化敏感的人群危害较大。国内外多项研究结果显示,寒潮与居民超额死亡风险相关,寒潮可导致居民总死亡风险和心血管疾病死亡风险的增加。

Kysely 等研究发现,寒潮期间,25～59 岁居民的心血管疾病死亡风险最大。俄罗斯有学者开展了寒潮对居民总死亡风险影响的研究,他们分析了在 2 个寒潮期间,某城市各年龄组的总死亡的超额死亡率。结果表明,寒潮对居民总死亡的影响仅在 75 岁以上的老年人群中具有显著性意义。与同期无寒潮期间的死亡率相比,两个寒潮期间 75 岁以上人口超额总死亡率分别为 9.9%($95\% CI$:8.0%～12%)和 8.9%($95\% CI$:6.7%～11%);而对 75 岁以下各年龄组的超额总死亡率均无显著性意义。但寒潮对总人口的心血管疾病所导致的超额死亡风险则具有显著性意义。

Barnett 等也开展了类似的研究,他们统计分析了美国 99 个城市 14 年(1987—2000 年)当中在寒潮期间的人群的总死亡率变化情况,主要比较了寒潮期间与一般的低温天气情况下,居民死亡率的情况。研究结果显示,相对于一般的低温天气,寒潮并没有显著地增加居民死亡的风险。与 Barnett 等研究结果不同,Guo 等研究发现,寒潮所致居民死亡风险显著增加,与一般低温天气时相比,寒潮可增加 4.2%($95\% CI$:3.2%～5.3%)的死亡风险。关于寒潮对居民非意外死亡风险的影响,在不同研究之间,所得的结论有较大差异,造成这种差异的原因是多方面。其一,寒潮的定义尚没有统一的国际标准,不同国家所处的地理区域不同,在研究时所用的寒潮的定义或温度标准不同,所得的结果不同。其二,不同国家或地区,其社会经济发展水平不同,对寒潮来袭时的防范措施和水平不尽相同,这可能是造成不同研究之间结果差异的主要原因。在我国,有学者用病例交叉研究方法分析寒潮天气对居民心脑血管疾病死亡的影响,结果显示,温度降幅大且伴随高气压的寒潮可能会造成心脑血管疾病死亡风险的升高,居民每日心血管疾病、急性心肌梗死和脑血管疾病死亡的风险分别增加为 50%、91%、68%。研究结果还提示,与低年龄组相比,高年龄组在寒潮期间的总死亡风险较高。国内所开展的寒潮与居民总死亡以及心血管死亡的研究也多为针对单个城市的研究,多数仅局限于对少数区域或城市的研究。

上海复旦大学阚海东团队,在我国 16 个典型城市开展了一项多中心的有关城市寒潮对居民健康的影响研究,这 16 个城市寒潮所致居民死亡风险如表 19-10 所示。总体而言,寒潮导致非意外总死亡相对风险是 1.07(95% CI:1.05～1.09),心血管疾病死亡的相对风险是 1.10(95% CI:1.07～1.13);总死亡风险最高的城市是天津($RR = 1.24$,95% CI:1.08～1.41),最低的城市是福州($RR = 0.90$,95% CI:0.79～1.02),没有统计学意义。寒潮所致居民总死亡风险,南方 8 城市中,有 6 个城市的 RR 具有统计学意义,RR 较高的城市为杭州、广州和香港,分别为 1.14(95% CI:1.07～1.21)、1.13(1.09～1.18)和 1.13(1.10～1.17)。北方 8 城市中,只有 2 个城市的 RR 具有统计学意义,分别是天津和西安,RR 分别为 1.24(95% CI:1.08～1.41)和 1.05(95% CI:1.00～1.11)(表 19-10)。分区域城市比较,南方 8 城市寒潮所致居民居民总死亡风险较高,似乎对寒潮更为敏感。

表 19-10　国内 16 个城市与寒潮相关联的总死亡相对危险度

城市	平均相对危险度	95% CI
北京	1.14	0.92～1.41
天津	1.24	1.08～1.41
唐山	0.99	0.90～1.09
太原	1.05	0.96～1.15
沈阳	1.06	0.97～1.06
鞍山	1.00	0.94～1.06
兰州	1.04	0.98～1.13
西安	1.05	1.00～1.11
武汉	1.00	0.95～1.17
南京	1.06	1.03～1.10
苏州	1.07	1.00～1.16
上海	1.01	0.92～1.10
杭州	1.14	1.07～1.21
福州	0.90	0.79～1.02
广州	1.13	1.09～1.18
香港	1.13	1.10～1.17
全国	1.07	1.05～1.09

如表 19-11 所示,15 个城市寒潮所致居民心血管疾病死亡风险在不同城市间存在显著差异,最高的城市是天津($RR = 1.44$,95% CI:1.20～1.73);最低的城

市是福州($RR = 0.87$,95% CI:$0.75 \sim 0.99$)。15 城市寒潮所致居民心血管疾病死亡风险 RR 是 1.10(95% CI:$1.07 \sim 1.13$);南方 8 城市中,有 5 个城市的 RR 有统计学意义,这 5 个城市分别是武汉、南京、苏州、广州和香港,其 RR 分别为 1.05(1.01,1.10)、1.10($1.02 \sim 1.18$)、1.09($1.00 \sim 1.20$)、1.18($1.10 \sim 1.28$)和 1.23($1.17 \sim 1.29$)。北方 7 城市中,只有天津具有统计学意义,其 RR 是 1.44($1.20 \sim 1.73$)。分区域城市比较,南方 8 城市和北方 7 城市,寒潮所致居民心血管疾病死亡风险较高,差异没有统计学意义。

表 19-11 国内 16 个城市与寒潮相关联的心血管死亡相对危险度

城市	平均相对危险度	95% CI	城市	平均相对危险度	95% CI
北京	1.13	0.84 ~ 1.51	南京	1.10	1.02 ~ 1.18
天津	1.44	1.20 ~ 1.73	苏州	1.09	1.00 ~ 1.20
唐山	1.07	0.94 ~ 1.21	上海	1.03	0.95 ~ 1.11
太原	1.02	0.97 ~ 1.08	杭州	1.12	0.93 ~ 1.34
沈阳	1.07	0.99 ~ 1.16	福州	0.87	0.75 ~ 0.99
鞍山	1.01	0.93 ~ 1.09	广州	1.18	1.10 ~ 1.28
兰州	–		香港	1.23	1.17 ~ 1.29
西安	1.04	0.97 ~ 1.11	全国	1.07	1.05 ~ 1.09
武汉	1.05	1.01 ~ 1.10			

该研究还对其中的 11 个城市寒潮所致居民死亡效应按年龄进行分层分析。在南方城市中,与 0 ~ 64 岁居民相比,65 岁及以上居民总死亡风险较高;在北方城市,如西安、兰州和北京市,65 岁及以上居民死亡风险较高。

第四节　气候变化与心肌梗死和心力衰竭

近年来,极端气候频繁发生,对心血管疾病的发病率和死亡率也造成一定的影响。在极端天气如热浪期间,心血管疾病的发病率、死亡率、急诊就诊率以及病死率都呈现明显上升,其主要原因可能气候变化诱发心血管疾病发病或促进病情加重。气候变化主要表现在气温、大气压、空气湿度、风速等因素的变化。气候因素的变化也可能与心血管疾病发病和死亡有关。气候变化不仅表现为大气压、空气湿度、风速等因素的变化,也影响空气质量,甚至加重空气污染。因此气候变化所导致的心血管病的发病和死亡等的效应可能是气候的变化和污染加重双重作用的结果。关于气候变化与心血管病的发病和死亡关系的研究领域,其关注的热点之一是气候变化所导致的心肌梗死或心力衰竭效应,主要利用气象资料和心肌梗死或心力衰竭入院和死亡资料开展相关研究。

一、气候变化与急性心肌梗死

近年来,研究者越来越重视研究和探讨气候变化对心血管疾病的影响,涌现出了较多的研究报道。在这些研究报道中,尤其关注气候变化对急性心肌梗死的影响,其原因在于急性心肌梗死是最严重并致死率较高的心血管疾病。从方法学来讲,以急性心肌梗死作为心血管疾病的代表来研究,有助于阐明气候变化对心血管疾病的效应。

Loughnan 等对澳大利亚的墨尔本市夏天气温以及家庭社会经济状况与急性心肌梗死的发病和住院情况进行了调查。他们以 37 所医院住院的急性患者为研究对象,这些研究对象的年龄为 35 岁及以上,入院时的主要诊断是心肌梗死。这些患者包含了全部入院心肌梗死患者的 99.2%。他们发现,与同期常规气温(整个夏天)条件下相比,在短期(3 天)的炎热气候下,因心肌梗死的而入院的比率显著升高,由图 19-2 可看出,在 3 天的炎热期内,因心肌梗死的入院比例接近或超过整个夏天的入院率。

而 Bhaskaran 等在英格兰和威尔士的 15 个大城市进行的相关研究所得结果似乎与 Loughnan 等的

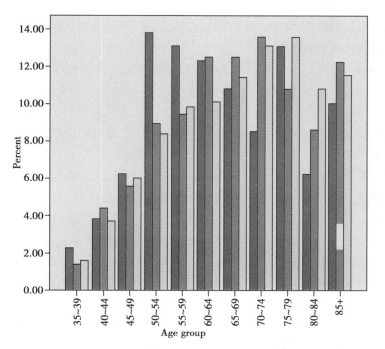

图 19-2　在夏天以及热浪期内因心肌梗死入院的年龄分布

相反。Bhaskaran 等利用国家缺血性心脏病调查项目中的相关数据,分析了 2003—2006 年天气温度变化与心肌梗死之间的关联关系。该研究关于天气温度的上升或下降没有规定标准,以入院治疗的心肌梗死为结局事件,在这个期间共有 84 010 例心肌梗死患者入院。分析结果显示,气温与心肌梗死发病之间呈现一个宽的线性关系,在 28 天内,每日平均气温下降 1℃,心肌梗死的累计危险增加 2.0%(95% CI:1.1% ~2.9%)。研究并没有得出温度升高增加心肌梗死发病危险的结果。两个完全不同的结论可能与两个国家巨大的地理差异以及高热天气定义不同有关。

在 Bhaskaran 等的另一项研究中,他们发现了高温可显著增加心肌梗死的危险性。在该研究中,他们规定了明确的温度界值(20℃),结果表明,在20℃基础上,暴露温度每增加 1℃,心肌梗死的危险性增加 1.9%(0.5% ~3.3%,$P=0.009$)。

Loughnan 在另一项调查中,研究了心肌梗死的季节分布特征,他们的结果显示,在全年中,因心肌梗死而入院的比率呈现明显的季节分布特征,4 ~11月期间入院率呈现明显增加趋势,而高峰月份为 7月。进一步的按年龄和性别分析其季节特征,年龄65 ~74 岁的男性在 10 月其入院率显著升高。他们经仔细检查发现,10 月份往往容易发生异常热和异常冷的天气。他们的结果提示:急性心肌梗死的发生具有明显的季节分布特征,即存在着最低和最高发病率分布现象,往往在最热的季节呈现急性心肌梗死的高发病现象。气温的剧烈变化可导致心肌梗死发病率和入院率的显著增加。最近一项研究描述巴基斯坦一家医院不同气候季节急性冠状动脉综合征(不稳定性心绞痛、ST 抬高型心肌梗死、非 ST 抬高型心肌梗死)重症监护室住院率关系。其住院率呈现明显的季节分布特征,在同期因急性冠状动脉综合征而住院的 428 例患者中,在冬季入院的有 158例(36.9%),夏季 130 例(30.3%),春季 80 例(18.69%),秋季 60 例(14.02%)。由此可见,因急性冠状动脉综合征而入院的比率明显与季节有关,相比之下,夏冬两季的入院率较高,而冬季的入院率最高。他们的研究还发现,非 ST 段抬高型心肌梗死在冬季发病率较 ST 抬高型心肌梗死更具有气候变化特点。新西兰的一项研究也对 ST 段抬高型心肌梗死患者的住院率的季节性变化做出统计,他们的结果显示,冬季比夏季急性心肌梗死的入院率有明显升高($P<0.02$)。尤其在那些大于 70 岁的老年患者中,冬季的发病比夏季高出 8.5%。

二、气候变化与心力衰竭

研究者除关注气候因素与心肌梗死的关系之外,也关注气候因素与心力衰竭的关系。Stewart 等利用苏格兰的死亡登记系统,研究了 1990—1996 年苏格兰地区气温变化与心力衰竭发病的关系。在此期间,因心力衰竭而住院者共 75 452 男性和 81 269 女性,每日因心力衰竭的平均住院率(可理解为发病率)为 8.4/100 000 和 8.5/100 000。冬天的入院率显著高于夏天($P<0.0001$)。在女性,入院的高峰在 12 月高出全年每月平均入院率 12%,最低的入院率在 7 月,比全年每月平均入院率低 7%($OR=1.14,P<0.001$)。在男性也得出相似的结果,12 月的入院率比全年每月平均入院率高 6%,7 月的入院率比全年每月平均入院率低 8%($OR=1.16,P<0.001$)。不论男性和女性,因心力衰竭而入院的比率受季节影响最大的是年龄大于 75 岁的老年人。该研究也显示出了因心力衰竭而死亡的季节性变化,在男性,12 月份的病死率比全年每月平均病死率高 16%,7 月份的病死率比全年每月平均死亡率低 7%($OR=1.25,P<0.001$)。在女性,12 月份的病死率比全年每月平均病死率高 21%,7 月份的病死率比全年每月平均病死率低 14%($OR=1.21,P<0.001$)。心力衰竭病死率受季节影响最大的是年龄大于 75 岁的老年人。他们的研究结果表明,不论是心力衰竭入院率还是病死率季节因素都有实质性的影响,尤其对老年的影响。这些结果提示,气候变化对心力衰竭的发病和死亡有重要的影响。Stewart 等的研究对气温变化与心力衰竭关系的进一步深入研究以及预防和治疗都具有指导性的意义。Zanobetti 的研究表明,长期的温度变化更会引起心力衰竭的老年人病死率升高。该研究调查了美国 135 个城市 7~8 月份的气候变化与 65 岁以上老年人生存状态的关系,他们利用 1985—2006 年的相关医疗记录,构建了慢性阻塞性肺病、糖尿病、充血性心力衰竭和心肌梗死队列人群,随访这些队列成员的结局情况,与此同时,收集每个城市每年的夏季气温的变化情况资料。利用 Cox 比例风险模型针对每个城市的每种队列进行分析,在分析时进行了多因素的调整,从而估计这种长期暴露对死亡的影响,然后将每个城市的独立结果进行荟萃分析,最后估计出总的效应。结果显示,夏天标准气温差(平均最高气温与最低气温之差)每增加 1℃,其充血性心力衰竭死亡的风险(hazard ratios,HR)为 1.028(95% CI:1.013~1.042)。按年龄分组分析,在老年人组,这种关联性最强。进一步的分析不同城市特征的影响,结果显示,绿地占比大的城市,其危险性相对较低。这一研究提示,长期的

气温变化可影响充血性心力衰竭死亡的风险,尤其老年人群。一天内温度的大幅度变化是心力衰竭的重要危险因素,一天内温差越大,心力衰竭的发病率和死亡率就越高,尤其那些在行为和生理上对温度的调节能力较差的老年人群,而良好的城市防暑设施尤其绿地占比高可降低心力衰竭的发病和死亡风险。Lim 等研究了韩国的 6 个都市圈 1992—2007 年间,昼夜温差与死亡的关系。昼夜温差亦称日气温振幅,是一天中气温最高值与最低值之差。他们采用广义线性模型的分析方法,分析了昼夜温差对死亡的效应,每个都市圈的分析结果均显示了昼夜温差与死亡效应间的线性关系。2013 年香港大学做的一项季节与心力衰竭入院率关系的研究。他们收集了香港自 2000—2007 年间气象资料和因心力衰竭急诊入院的资料,利用泊松(Poisson)回归模型分析日气温差与心力衰竭入院率的关系。在分析时,调整了时间趋势、季节、平均气温、湿度和室外空气污染。他们的结果表明,心力衰竭急诊入院率有明显的季节性特征。在冬季呈现入院率高峰,日气温差与心力衰竭入院率间也呈现明显的线性关系,日气温差越大,心力衰竭入院率越高。

国内李延文等分析了近两年上海的气象因素与心力衰竭之间的关系。他们统计了 2011—2012 年上海市胸科医院急诊入院的心力衰竭人数,并与同期气温资料进行相关性分析。他们的结果显示,气候温度对心衰的发生具有显著的影响。心力衰竭急诊入院人数与平均气温、最高气温、最低气温呈显著负相关,而与日平均气压呈显著正相关。但他们没有分析气温变化与入院率的关系。他们的研究还显示,温度对心力衰竭入院率的影响具有滞后效应。

近一个世纪特别是近几十年来,地球气候正在发生着明显的变化,其变化的主要特征是全球变暖。在全球气候变暖的大背景中,极端气候状况(如热浪或寒潮)出现的频率越来越高。因此,极端气候状况对人群健康的影响成为预防医学与公共卫生特别是环境流行病学研究的主题。在研究这一问题时,一般采取流行病学的描述性和分析性的研究方法,往往利用气象和疾病监测资料(发病、死亡、医院记录)进行统计分析。由于资料可获性等方面的局限,在评价气候状况与人群健康关系时,主要利用极端气候记录、死亡资料和医院记录资料,来分析极端气

候与人群总死亡和心血管死亡或心血管病入院率的关系。目前研究结论趋于一致，即气候剧烈变化与人群总死亡和心血管死亡相关联，气候剧烈变化导致人群总死亡和心血管死亡率的上升，已成为全球性的公共卫生问题，应该引起各国政府的重视。

目前有关极端气候与人群总死亡和心血管死亡关系的研究，还存在一定的局限性。首先，国际上还没有相关极端气候的标准定义，因此不同国家的研究结果很难具有可比性，也难以进行推广。其次，研究质量取决于气象资料和疾病监测资料的准确性。除少数发达国家外，多数国家难以获得令人满意的完整的有代表性的疾病监测资料。另外，心血管疾病的发生是复杂的多因素作用的结果，气候变化也是复杂的，除引起气候相关变量的变化外，可能还引起其他环境的变化（如环境污染）。气候变化关系到空气污染严重性，空气污染已是普遍的公共健康问题，流行病学数据显示那些甚至低于 WHO 标准的空气污染也产生不良健康影响。显然，关于气候变化与人群总死亡率和心血管病关系的研究，在方法学上还需进一步完善。

（张永红 编，童世庐 审）

参 考 文 献

1. 王德征,江国虹,顾清,等.采用时间序列泊松回归分析天津市大气污染物对心脑血管疾病死亡的急性影响.中国循环杂志,2014(6):453-457.

2. 郭冬娜,王晓卉,王嵘.急性心肌梗死的发生与气象因素的关系探讨.中西医结合心脑血管病杂志,2011,09(12):1423-1424.

3. Gray S B,Brady S M. Plant Developmental Responses to Climate Change. Developmental Biology,2016,419(1):64-77.

4. IPCC, 2014. Climate Change 2014:Synthesis Report. Contribution of Working Groups I,II and III to the Fifth Assessment Report of the Intergovernmental Panel on Climate Change [Core Writing Team, R. K. Pachauri and L. A. Meyer (Eds.)]. IPCC, Geneva, Switzerland, 151 pp.

5. Barnett A G, Hajat S, Gasparrini A, et al. Cold and heat waves in the United States. Environmental Research,2012,112(1):218-224.

6. Anderson G B, Bell M L. Heat Waves in the United States:Mortality Risk during Heat Waves and Effect Modification by Heat Wave Characteristics in 43 U. S. Communities. Environmental Health Perspectives,2011,119(2):210-218.

7. Huang W, Kan H D, Kovats S. The impact of the 2003 heat wave on mortality in Shanghai,China. Science ofthe Total Environment,2010,408(11):2418-2420.

8. Kysely J, Plavcova E, Davidkovova H, et al. Comparison of hot and cold spell effects on cardiovascular mortality in individual population groups in the Czech Republic. Climate Research,2011,49(2):113-129.

9. Son J Y, Lee J T, Anderson G B, et al. The Impact of Heat Waves on Mortality in Seven Major Cities in Korea. Environmental Health Perspectives,2012,120(4):566-571.

10. Miron I J, Montero J C, Criadoalvarez J J, et al. Intense cold and mortality in Castile-La Mancha(Spain):study of mortality trigger thresholds from 1975 to 2003. International Journal of Biometeorology,2012,56(1):145-152.

11. Ma W, Yang C, Chu C, et al. The impact of the 2008 cold spell on mortality in Shanghai,China. International Journal of Biometeorology,2013,57(1):179-184.

12. Monteiro A, Carvalho V, Góis J, et al. Use of "Cold Spell" indices to quantify excess chronic obstructive pulmonary disease(COPD) morbidity during winter(November to March 2000—2007):case study in Porto. International Journal of Biometeorology,2013,57(6):857-870.

13. Guo Y, Jiang F, Li P, et al. The Association between Cold Spells and Pediatric Outpatient Visits for Asthma in Shanghai,China. Plos One,2012,7(7):e42232.

14. Loughnan M E, Nicholls N, Tapper N J. The effects of summer temperature, age and socioeconomic circumstance on Acute Myocardial Infarction admissions in Melbourne, Australia. International Journal of Health Geographics, 2010, 9(1):41.

15. Bhaskaran K, Hajat S, Haines A, et al. Short term effects of temperature on risk of myocardial infarction in England and Wales:time series regression analysis of the Myocardial Ischaemia National Audit Project (MINAP) registry. Bmj,2010,341(7768):c3823.

16. Bhaskaran K, Armstrong B, Hajat S, et al. Heat and risk of myocardial infarction:hourly level case-crossover analysis of MINAP database. Bmj,2012,345(345):e8050.

17. Loughnan M, Tapper N, Loughnan T. The Impact of "Unseasonably" Warm Spring Temperatures on Acute Myocardial Infarction Hospital Admissions in Melbourne, Australia:A City with a Temperate Climate. Journal of Environmental & Public Health,2014,2014(2014):483785.

18. Lashari M N, Alam M T, Khan M S, et al. Variation in admission rates of acute coronary syndrome patients in coronary care unit according to different seasons. Journal of the College of Physicians and Surgeons—Pakistan:JCPSP,2015,25

（2）：91-94.

19. Swampillai. Seasonal Variations in Hospital Admissions for ST-Elevation Myocardial Infarction in New Zealand. Cardiology Research,2012,3(5).

20. Zanobetti A,O'Neill M S,Gronlund C J,et al. Summer temperature variability and long-term survival among elderly people with chronic disease. Proceedings of the National Academy of Sciences,2012,109(17):6608-6613.

21. Lim Y H,Park A K,Kim H. Modifiers of diurnal temperature range and mortality association in six Korean cities. International Journal of Biometeorology,2012,56(1):33-42.

22. Qiu H,Yu I T,Tse L A,et al. Is greater temperature change within a day associated with increased emergency hospital admissions for heart failure? Circulation Heart Failure, 2013,6(5):930-935.

第二十章 大型随机对照试验：精准流行病学研究的典范与陷阱

The Use and Pitfalls of Large Randomized Controlled Trials

摘要

流行病学研究结果的准确度主要取决于研究的设计类型，精确度主要取决于样本量大小。在评估医学干预效果方面，大型 RCT 是最精、最准的研究设计类型。但是一项研究需要的样本量与预期效果的大小成反比：效果越小，需要的样本量就越大。因此，大型 RCT 只是评估中、小疗效干预，不是所有干预措施的金标准。它是确认性、终结性研究，而不是提出假设的原创性研究。然而，研究的价值最终取决于研究问题的意义和原创性，而不是研究方法。过度推崇大型 RCT 正在引起：①对中、小疗效干预过度强调；②对确认性研究的过度重视，以及对项目大小和经费多少而不是科学问题的追逐，进而弱化原创性研究工作；③增加研究资源、医学活动和患者利益被制药公司绑架的风险。

Abstract

The validity of epidemiological studies is primarily determined by the study design and the precision by the sample size. Large randomized controlled trials(RCT) are the most valid and precise epidemiological study design in evaluation of medical interventions. However, the sample size required for a study is inversely related to the anticipated size of effect to be evaluated: the smaller the effect, the larger the sample size. Thus, largeRCTs are only the gold standard for evaluating interventions with small or moderate effectiveness, but not for all interventions. Large RCTs are confirmatory studies rather than original research on new hypotheses, whereas the value of a study is ultimately determined by the importance and originality of the research question, rather than methodology. Overemphasis on large RCTs is causing:①overemphasis on interventions of small or moderate effect;②overemphasis on confirmatory studies and on the size of studies and funding, and is therefore weakening original creative work;③increasing the risk of research resources, medical activities, and patients' well-being being hijacked by pharmaceutical companies.

第一节 流行病学研究及其设计原理

一、流行病学概念的演变

千百年来，造成人类死亡的主要疾病是传染病，那些可以大规模发生和传播的传染病又叫做流行病，流行病曾经是人类毁灭性的灾难。1340 年鼠疫在欧洲的大流行，共造成约 7500 万人死亡，占当时欧洲总人口的 30%。1918 年开始的西班牙型流行性感冒大流行，两年内在全世界共感染约 5 亿人，造成 5000 万 ~1 亿人的死亡，死亡人数占当时世界人口的 3% ~6%。顾名思义，流行病学就是关于流行病的学问，是探索传染病暴发和流行发生、发展和演变的原因及其影响因素的一门学问，其目的在于发现和控制这些因素，最终预防和控制传染病的流行。

然而，现代流行病学已不再仅仅是有关流行病的学问，而是一切医学应用型研究的方法论，是在人群中定量地研究有关健康、疾病和医疗服务实践问题一般规律的科学和艺术。这些一般规律包括疾病的病因和危险因素、疾病诊断的准确性、疾病负担、疾病的转归及其影响因素、医学干预措施的效果和副作用、医学措施的成本效果等。流行病学研究不同于医学实验室研究，后者研究对象是分子、细胞、组织、器官或动物，关注的是物质本质和作用机制等问题，而流行病学研究的基本或最小研究单位是作为一个整体的人，关注的是医学（包括临床与公共卫生）实践直接有关的问题，因此其结果可以直接用于指导和影响医学实践。

20世纪中叶，评估医学干预措施效果的需要日趋紧迫，RCT的诞生为流行病学研究开辟了一个全新的天地，引领了此后临床流行病学的发展，并在20世纪末催生了循证医学，使流行病学得到了前所未有的重视，成为与基础实验研究分庭抗礼的一个医学研究阵营。本文将围绕医学干预措施效果的评估问题，回顾有关研究方法的演进逻辑和历程，论证大型RCT是评估医学干预措施最精、最准的方法，进而分析盲目崇拜此类研究可能给医学和医学研究带来的负面影响，进而摆正大型RCT在评估医学干预措施中应有的地位。

二、流行病学研究设计原理

流行病学研究方法是哲学、逻辑学、数学、概率论、统计学等学科在研究医学实践问题中的综合应用。科学研究的目的是揭示真相，流行病学研究也不例外。例如，一项治疗是否有效，科学研究在于寻找有关这个问题的真实答案。研究观察到的结果为观察值，真实的疗效为真实值，二者的关系可以用图20-1展示。流行病学把真实值和观察值之间的距离或差别称为偏倚或系统误差，与偏倚相反的概念叫可信度、真实性或效度。一个研究的偏倚越多或越大，其结果和结论的真实性就越低，反之亦然。

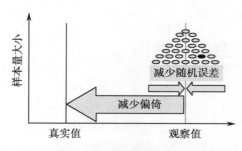

图20-1 观察值、真实值、偏倚和随机误差的关系

但是，现实中我们永远无法知道观察到的结果是否真实，甚至不知道它离真实值的距离有多大。即使观察值与真实值一模一样，我们还是不知道它是否真实。这是因为我们不知道真实值是什么，如果知道，研究就不必要了。那么，我们怎么才能知道观察值反映了真实呢？唯一可行的方法是从研究的

程序上进行判断。具体来说，就是在研究设计和控制偏倚方法上进行分析，研究设计越严谨，偏倚控制的方法越多、越合理，研究的结果就越接近真实。

由此，更具有实践意义的关于偏倚的定义是：研究中可能引起"偏倚"的程序或方法。如失访偏倚，是一种因研究对象失访而造成的偏倚，提高随访率就可以降低失访偏倚。流行病学研究设计的进步就是在控制偏倚方法上的提高，控制偏倚最有效的方法是创造更严谨的研究设计。出于探索因果关系的需要，流行病学研究设计主要是由对比方式和观察时间走向决定的研究框架，不同研究设计的主要区别在于它们提供的有关因果关系原始条件的证据的可信度，这取决于研究设计的框架和其他控制偏倚的方法和能力，即科学的严谨性。控制偏倚的困难在于，偏倚发生的形式多样，已知的偏倚已有上百种甚至更多，还有未知的偏倚，针对不同的偏倚需要采取不同的控制方法，偏倚未知时无法控制和预防。

从评估医学干预效果上看，按照科学严谨性从低到高排列，常见的流行病学研究设计包括单病人试验、多病人无对照试验、非随机分组的对照试验，以及RCT。这些研究都可以用来测试干预的效果，观察性研究（如病例对照研究和队列研究）也可以用来评估已经在实践中应用的干预的效果。RCT是评估干预效果最严谨的流行病学研究设计（图20-2）。

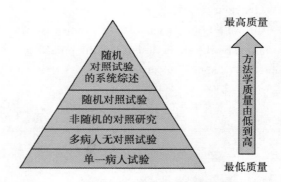

图20-2 评估干预措施效果的临床试验的设计种类和证据可信度

三、精准的流行病学研究

这里精和准分别指流行病学研究结果的精确度和准确度。准确度就是真实性，即可信度，取决于研究设计类型以及采取的偏倚控制措施。精确度与随机误差成反比，主要由样本量的大小决定：一般来讲，样本量越大，结果的精确度就越高。在现有探索

因果关系的流行病学研究设计里,RCT 的结果准确度最高,因此大型 RCT 就是评估医学干预最精、最准的研究。下面我们首先论述为什么 RCT 是最准确的流行病学研究设计。

第二节　流行病学研究设计原理的演进

一、单一病人试验

欲证明一项干预措施是否有效,最可靠的方法不是试管里的测试,也不是在动物身上的试验,而是最终在病人身上的测试,这个测试就是我们常说的试验(trial),而最简单的试验就在一个病人身上的测试。假如给一个系统性红斑狼疮患者一种新的药物治疗,并假设这个药物是无效的。如果 2005 年遇见这个病人并开始治疗(图 20-3),治疗 5 年,你会发现病人病情的严重程度没有明显改善,显示药物无效。但是,如果 2010 年开始治疗,5 年后病人状况明显改善,显示治疗十分有效。其实,该病人病情严重程度的变化完全是疾病发展的自然趋势,与治疗无关。因为绝大部分疾病在自然情况病情都会随时间而变化,因此,绝大部分情况下,在一个病人身上测试得到的结论是不可靠的。

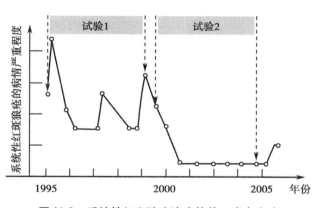

图 20-3　系统性红斑狼疮治疗的单一病人实验

二、多病人无对照试验

克服单一病例试验缺陷最简单的方法是增加测试病例的数目,即治疗一组病人而不是一个病人,如果治疗后病人的病情都有所改善,则说明治疗可能是有效的,这个结论要比单个病例试验可靠的多。例如,目前尚没有有效治愈晚期肝癌的方法,绝大多数病人会在两年内死亡。如果用一项治疗测试了两三个病人,他们的生存期都超过 5 年,就足以提示治疗可能是有效的。

但是,对于更多的疾病,治疗一组病人也很难得出有用的结论。例如,治疗 100 个普通感冒病人,两周内病人都得到痊愈,并不能说明治疗是有效的,因为即使没有治疗绝大部分病人都会在两周内痊愈,所谓治愈实际是普通感冒自然转归造成的假象。再如,用抗血压药物治疗 100 个高血压病人,即使治疗 5 年也很难说清楚是否可以降低心血管病的风险。

没有比较就没有鉴别,对照是科学研究的基本要素,多病人无对照试验也不例外。但是,多病人无对照试验的对照不是同时期的平行对照,不是直接的对照,而是历史的间接的对照。例如,在上面例子中,既往记载的晚期肝癌病人的生存期,以及既往普通感冒病人的病程和转归,就是对照。

多病人无对照试验还存在一个更隐秘的问题。自然界很多事物都有回归中位的现象。例如,我们测量一群人的血压(t1)(图 20-4),挑出舒张压高于 95mmHg 的人,对他们进行降压治疗,即使不施加任何治疗,一段时间后再次测量(t2),他们的血压平均会低于初始的血压,这种现象就是回归中位作用。这是因为血压是一个随时间不断变化的生理指标,有时高有时低,但是总体上存在一个自然朝着平均(或中位)血压回归的倾向,血压太高时会倾向于向低走,血压太低时会倾向于向高走。由于血压的回归中位作用,一时的高血压病人,即使治疗无效,再次测量时,他们的平均血压会产生被药物降低了的假象。如果治疗了一组病人,发现他们的血压降低了,由于回归中位现象的存在,并不能肯定说明治疗是有效的。有了对照组,才能排除回归中位的作用。

但是,在干预措施极其有效时,多病人无对照试验的结果就足以构成可靠的证据。譬如,严重失血性休克的输血、胰岛素治疗 I 型糖尿病、疖痈引流、夹板正骨、乙醚麻醉等,它们的效果连病人自己都可以证明。19 世纪,在细菌被发现以前,塞梅尔维斯用漂白水洗手的方法,将维也纳总医院第一产房的产褥热死亡率降低了 80% 以上,英国的约翰·斯诺取走了伦敦宽街水井的手把,使人们不能从那里取水,从而控制了那个街区霍乱的进一步流行,都是经典的没有平行比较组的研究。

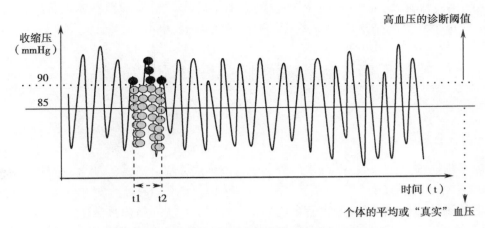

图 20-4 个体的血压随时间的变化及回归中位现象

三、对照试验

(一) 对照试验

克服此类试验缺乏平行对照的缺陷的措施是设置平行对照。一般有两种对照形式,一种是,有些病人已经在接受治疗,有些病人没有接受治疗,研究者可以观察两者在转归上的区别。另一种是,尚没有病人接受治疗,研究者则需要将病人分为两组,一组给予欲评估的干预,另一组作为对照,不采取任何治疗措施,然后比较两组病人转归的区别。两者都是干预研究,但前一种研究属于典型的队列研究,而后者一般称作对照试验(controlled trial)。有了研究内部的同期平行对照作为比较,在上述普通感冒和高血压的例子中,就可以克服没有对照所引起的问题。在相当长一段时间里,对照试验是人类评估疗效最可靠的方法。然而,这样的对照研究有一个致命的缺陷,就是混杂。在混杂的问题上,队列研究和对照试验没有本质的区别。

(二) 混杂及其控制

在对照试验里,治疗组和对照组病人之间可能在无数特征和因素上存在差异,很多特征和因素又与疾病的转归和预后有关,继而造成两组病人在转归和预后的不同。比如,在评估治疗普通感冒的效果时,接受治疗的病人可能在年龄、病情、病程、并发症等方面与对照组存在差异,其结果是我们将不能把治疗组更好(或更坏)的转归肯定地归因于治疗的作用,因为很可能是混杂因素在两组的差异造成的。混杂是所有观察性对照研究永远避不开的问题。

混杂是由于比较组间在治疗以外的可影响疾病转归和预后的因素上的不可比造成。混杂是任何一个队列研究和对照试验都必须排除的偏倚,流行病学已经发展了一整套控制混杂的方法。在研究设计阶段可以使用匹配和限制的方法,但实践中更常用可行的则是数据分析阶段的分层分析、标化比较和多元回归分析,而使用最多的则是多元回归分析。所有这些控制混杂方法的原理是相同的:就是通过各种方法"迫使"比较组之间在混杂因素上变得可比。然而,所有这些方法都不能保证彻底控制混杂,因为我们几乎不可能知道所有的混杂因素,或者因没有收集所有已知混杂因素的数据而不能进行统计学调整,而且统计学调整在控制混杂上存在其自身的局限性。

(三) 控制混杂与随机化分组

在评估干预时,尤其是尚未使用的新的干预措施,研究者必须人为地将研究对象分配到不同的比较组,然后才能施加干预措施并观察其作用。与病因和危险因素不同,由于分配的干预是潜在有益的,所以人为分组在伦理上是可以接受的。

研究者可以将研究对象人为地分组,为流行病学研究控制混杂提供了一个新的重要的机会。能否借助这个人为分组的机会,设计一种分组方法,使获得的比较组间除外加的干预外的各种因素都是可比的,从根本上消除混杂效应。答案是可以,方法就是随机分组,即用随机化的方法把研究对象分配到各比较组。随机分组时,研究对象被分配到哪一组完全由随机机制(即不可确定的偶然因素)决定,不受研究者、病人和其他任何人的意志和偏好的影响。通过随机分组形成的对照试验就是 RCT。

第三节　随机对照试验

一、随机对照试验简述

RCT 就是在人群中进行的评估医学干预措施效果的实验性研究。"随机"特指将研究对象随机分配到各比较组的分组方法，随机分组是 RCT 区别于观察性流行病学研究最本质的特征。

随机分组以后，研究者将不同组的研究对象分别给予不同的干预措施，通过一定时间的随访观察，收集疾病转归的资料，用各组间疾病、死亡、痊愈或其他临床事件发生频率的差别，反映组间干预措施作用或效果的相对大小。

病因和疾病的关系，以及治疗和转归的关系，都属于哲学上的因果关系。在研究因果关系的问题上，病例对照研究和队列研究属于观察性研究，即研究者只能观察自然或人为选择形成的暴露对健康的影响，暴露与无暴露，以及暴露的多少，非由研究者可以控制。其结果是，由于暴露不同形成的比较组不存在必然的可比性，组间不可比造成的混杂是观察性研究的天然缺陷。

与观察性研究相比，RCT 的最大特点是，研究者用特定的方式，即随机的方式，将研究对象分成两组或多组，随机分组形成的比较组彼此完全可比，彻底克服了观察性研究中的混杂问题。这就使得 RCT 成了在人群中探索因果关系最可靠的研究设计。

虽然在研究因果关系方面，RCT 远远优于观察性研究，但是由于伦理的限制，RCT 不能用来研究疾病的危险因素，也就是说，研究者不能按照自己的意愿，给研究对象施加对健康有害的因素，如可疑的危险因素。因此，RCT 只能用来检验对健康有益的因素或措施（如可能有益的治疗）对人体的作用。

这些可以人为施加的对健康有益的因素和措施，就是医学用来改善人们健康的干预措施。评估医学干预措施效果的重要性是显而易见的，因为医学资源有限，很多干预措施都有一定的不良作用，使用无效的措施不但浪费资源，还会给病人带来不必要的伤害。认识到 RCT 评估医学干预措施效果的必要性，是二十世纪中后期医学领域的重要事件。

另外，在现代流行病学中，流行病学实验研究就等同于 RCT。英文里实验是 experiment，不是 trial（测试）。实验对应于观察，随机分组是区别实验研究和观察研究的根本因素，而不是研究的问题，如病因和干预效果。测试一个治疗的效果，属于干预研究，属于研究问题的范畴，有多种研究设计可用，实验和观察的方法都可以用来评估干预的效果。过去倾向于把干预研究等同于实验研究，这种用研究目的而不是研究的科学性来区分观察和实验研究，有其历史原由。但是，在 RCT 诞生以后，这样划分实验和观察性研究不能体现流行病学研究方法进展的脉络，不能很好地指导针对研究问题和研究阶段选择合适研究设计，模糊了不同研究设计结果可信度的差别。

二、随机分组控制混杂的原理

比较组间影响转归的因素的可比性是准确估计和比较干预效果大小的重要前提。可比就是疾病转归因素的多少、高低和频率在比较组间相当。要获得组间的可比性，分组的程序必须与任何已知和未知的可能影响病人转归的因素无关，也就是说任何影响疾病转归的因素都不应该对病人的分组产生任何影响，这种分组方式就是常说的随机分组。随机分组是获得组间可比性最可靠的方法，是 RCT 的科学基础。

其实，随机分配的方法在日常生活中经常碰到，比如足球比赛前裁判员用掷硬币的方法来决定哪一方先发球，又如打麻将时用骰子决定谁先坐庄。同样的方法也可以用来将一组人分为两组或多组。比如，用抛硬币的方式将 10 个人分为两组，得正面的进 A 组，得反面进 B 组。用骰子可以将病人分为 2~6 组。比如，得 1 的进 A 组，得 2 的进 B 组，得 3 得进 C 组，得 4 的进 D 组，得 5 和 6 的重新抛骰子，按照上面原则分组，则得到随机分配的四个组。更科学、更可靠的随机分组方法是使用随机数字进行分组，随机分组必须使用随机数字。

随机分组意味着所有的受试者具有相同的（或一定的）概率分配到试验或对照组，分组不受病人、医生和研究者主观好恶的影响。尽管随机分组看上去非常简单，其原则还是经常被误解。比如，按照出生日期（如奇偶数）、病案号或就诊日期（如单双日），交替将病人分配到不同研究组的方法，都无法使受试者有相同的机会进入不同的研究组。这些方法不是严格意义上的随机分组,属于假随机(pseudo-random)或准随机(quasi-random)分组方法。

随机分组可以达到组间可比,主要是由其随机性或"不可预测性"的特征决定的。比如抛掷一次硬币,其结果有两种可能,正面和反面的机会相等,我们预先无法准确地预测抛掷的结果,出现正面或反面完全由机会决定。掷骰子也是如此,结果有1~6六种可能,每次抛掷的结果也是不可预测的,出现1~6中每一个数字的机会相等,都是1/6。同理,从计算机程序、计算器或随机数字表获得的随机数字,有同样的特征。

为什么随机分组能达到组间可比?假如欲将100名男性和100名女性病人随机分到人数相等的两组,可以用掷硬币的方法,而且预先规定得到正面进入A组,反面的进入B组。由于每次掷硬币得到正面和反面的机会均为50%,因此每一个男病人被分到A组和B组的机会相等,即50%。换句话说,一半的男性病人将会得到正面,分到A组,另一半将被分到B组。同理,50%的女性将会被分到A组,另50%分到B组。这样,A组和B组都会有50%的男性病人和50%的女性病人。两组在性别比例上完全可比。由于随机分组对转归的影响因素的平衡是无选择的,因此一切因素都会得到类似的组间平衡。

不需要知道有哪些混杂因素,不需要收集任何混杂因素的信息,也不需要进行统计学调整,随机分组可以完美、彻底地控制任何可能的混杂因素。

RCT使流行病学研究的科学性登上了新的更高的台阶。

三、随机对照试验的发展历程

RCT的发展经过了漫长的历程。有关在人群中进行干预试验的记载,可追溯到公元前562年的巴比伦王国,虽然这样的故事传说不足以作为临床试验最早的证据,但说明临床试验的思想由来已久。其实,现代临床试验方法不是一次形成的,其每一个重要概念、原理和方法(如对照、安慰剂、盲法、随机分组等)的产生,都经历了几十年甚至几百年的摸索(图20-5)。医学公认的最早的对照试验可追溯到18世纪中叶。1747年,英国的Lind医生将12名坏血病患者分为6组,每组2人,分别给予不同的膳食治疗,发现橙汁和柠檬汁有利于坏血病病人的康复。虽然Lind已经意识到组间病人可比性的问题,并选择了生活在同一个地方、饮食习惯类似的人作为试验对象以减少不同组间转归因素的差异,但是他的分组方式本质上是人为的、随意的,可能与疾病的转归因素相关,因而组间病人转归的区别不能肯定地归因于治疗方法的差别。也有记载,在更早的1692年,在康熙的宫廷里,曾经进行过类似"临床试验"的尝试。

1662年,佛兰德医生(Van Helmont)怀疑当时盛行的放血疗法的临床价值,向同行提出了一个大胆的挑战,建议找几百个发热或胸膜炎的病人作为研究对象,为了公平比较,并建议用抽签的方式将病人分为两组,一组病人用非放血的方法治疗,另一组接

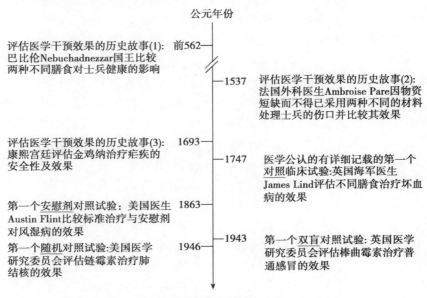

图20-5 随机对照试验发展历程中的标志性事件

受放血治疗,然后看哪组病人的转归更好。虽然佛兰德的挑战并没有付诸实践,但他提出的抽签分组以达到公正比较的思想,对研究方法的进步有着重要的历史意义。抽签也曾用来解决临床研究中对病人公平性的问题。有时研究所比较的治疗的益处相差很大,如比较一个可能很有效的药物与无作用的安慰剂。若让病人自己选择接受哪种治疗,显然不合适,可能没人会选安慰剂。若由研究者来决定,分到安慰剂组的病人会觉得对他们不公平,而退出研究。为了解决这个问题,研究者可以采用抽签的方式决定病人的分组,多数病人可能不会接受人为不公平的分配,但往往会接受"命运"的裁决。当然,也可以用掷骰子和抛硬币分组的方法,以达到公平分组的目的。

在这些为了"公平公正"的分组方式的背后,蕴藏着一个重要的科学原理:抽签分组可以达到比较组之间各种影响疾病转归因素的完全可比,使得比较组间任何转归上的差别可以真正归结于治疗效果的不同。直到 20 世纪中叶,科学家才从理论上论证了抽签分组对实现组间可比性的作用,从而奠定了 20 世纪医学研究最重要的科学研究方法(RCT)的核心理论基础。1948 年英国医学杂志刊登的"链霉素治疗肺结核的 RCT"是最早的范例之一,它确立了随机分组、分组隐匿、安慰剂对照和盲法等 RCT 的基本原则。

随机分组只能保证比较组在研究开始时是可比的,但是随机分组也使真正意义的盲法成为可能,盲法可以帮助提高比较组间在研究开始后的各种事件和措施在研究的整个过程中自始至终都是可比的,从而在 RCT 里最大限度地降低了混杂效应。

四、随机对照试验实例

1946 年,英国医学研究委员会开展了世界上真正意义的第一个 RCT,并于 1948 年在英国医学杂志发表,标志着人类找到了评估医学干预措施效果更可靠的方法,也标志着流行病学新时期的到来。该研究是由英国医学研究局组织的评估链霉素治疗肺结核的效果的 RCT,研究的设计者是发现吸烟和肺癌关系的 Austin Hill 爵士。尽管 20 世纪 30 年代欧洲就有 RCT 的报道,1948 年这项研究真正开启了 RCT 的时代。

该试验对 107 例急性进展性双侧肺结核,伴有细菌感染,不适宜实施萎陷疗法的新发病例进行了研究。符合入选标准的病人,55 人被随机分入治疗组,52 人被随机分入对照组。治疗组病人接受链霉素治疗和卧床休息,对照组只卧床休息。随机分组的方法是基于随机数字表产生随机分组序列,通过使用密封信封使医生和调查者无法预先知道随机分组的方案。信封上只有医院名称和一个编号。当病人符合入选标准的时候,随机中心将通过医生随机给病人一个信封,打开信封,信封中的卡片将告知病人是链霉素组病例或卧床休息组病例,这一信息将同时反馈到随机中心并做记录。试验开始前,病人并不会被告知其将接受特殊治疗。卧床休息组病例也并不知道他们在住院期间将会是一个特殊研究的对照组病人,通常他们将和链霉素组病例不在同一个病房。链霉素组病例每天接受 1 日 4 次每隔 6 小时 1 次共计 2g 的链霉素注射治疗,未发生由于毒副作用需要中止治疗的病例。

6 个月后,结果发现,7% 的链霉素组病例和 27% 的卧床休息组病例死亡。影像学显示 51% 的链霉素组病例和 8% 的卧床休息组病例病情有明显改善。18% 的链霉素组病例和 25% 的卧床休息组病例略有改善。临床症状的改善,链霉素组病例也比卧床休息组病例明显。8 例链霉素组病例和 2 例卧床休息组病例结核杆菌试验阴性。

第四节 大型随机对照试验

一、样本量与随机误差

如果说研究设计是降低偏倚的主要措施,样本量决定研究的大小,是降低随机误差的主要措施。如图 20-1 所示,即使研究没有任何偏倚,观察值还是不可能与真实值完全重叠。由于随机误差的存在,不同研究得到的观察值不是一个固定的值,而会因样本量的不同围绕一个中心值左右摆动。摆动的幅度与样本量成反比:样本量越大,研究结果围绕中心值摆动的平均幅度就越小,估计值的稳定性越高,反之则摆动幅度越大，稳定性越低。

随机误差不同于偏倚，随机误差的特征是，我们不知道一个具体研究的估计的值会落在中心值哪边，也不知与中心值的确切距离，但是可以肯定的是：随着样本量增加，估计值平均会更接近中心值。换言之，偏倚的方向在产生程序明确时是可以确定的，但随机误差的方向是不可预测的。减少偏倚可以使这个稳定的估计更接近真实，增加样本量可以增加估计值接近真实值的稳定性。但是，降低偏倚不会影响随机误差，反之亦然，二者是相互独立的。因此，所有的流行病学研究都必须包含足够的样本量。

什么是随机误差？什么是合适的样本量？例如，冠心病在高血压人群中的5年发病率为10%，如欲估计该发病率，观察1人5年，发病率不是100%，就是0，而且很可能是0；如观察10个人，可能还是一个病例都没出现，也可能会出现两三个病例。如果观察1000人，估计的发病率为8%～12%（即95% CI，下同），已经很接近10%了。如果是1万人，估计的发病率为9.4%～10.6%；如果是100万人，则为9.98%～10.02%之间。在每一个研究里，假定不存在系统误差，真实发病率（10%）与观察到的发病率之间的差别就是随机误差引起的，而且随机误差随着样本量的增加而减小，使得观察的结果与真实值更加接近。

对于一个流行病学研究来说，样本量太小，则随机误差会太大，相反样本量太大，又会造成不必要的浪费。在上述估计冠心病发病率的例子里，对于绝大多数决策来说，样本量1000～10 000人的研究提供的结果就足够好了，100万人的研究提供了决策不必要的精确的信息，是浪费资源。另一方面，样本量过大可能会引起其他问题。比如，由于收集资料的任务过重，可能不得不采取简单快速但不够准确的测量方法，从而引起信息偏倚，由于随访工作量增加而降低了随访率，从而引起选择偏倚等。为了额外降低一点儿随机误差而造成工作量和偏倚的大量增加是得不偿失的。

什么是足够的样本量？合理的样本量就是可以提供实际决策需要的效果估计精确度的研究人数，一项研究需要的样本量的大小与欲评估的干预绝对效果的大小有关。以简单的两组比较的临床试验为例，估计样本量需要知道对照组的有关事件发生率、治疗效果的大小，统计学的第Ⅰ类和第Ⅱ类错误的概率。第Ⅰ类和第Ⅱ类错误是人为规定的几个固定

可选的常数值，RCT需要的样本量主要取决于对照组结局事件的发生率及其与治疗组事件发生率之间的差别（即效果的大小）。一般来讲，干预的绝对效果越小，需要的样本量就越大。在心血管病和癌症研究里，终末临床事件发生率往往很低，这时干预的绝对效果无论如何都不会太大，因此需要的样本量都会很大。

终末结局事件发生率低和绝对疗效小是需要大型RCT的主要原因。

二、大型随机对照试验

简单讲，大型RCT就是样本量很大的RCT，又叫大规模RCT（large randomized trials 或 mega-trials），样本量可以大至几千，甚至上万。从流行病学设计原理上看，不同研究类型就如不同准确度的尺子，有些可以测量到厘米，有些可以测量到毫米，RCT是可以测量到最小差距的尺子，是最准确的流行病学研究设计。因此，大型RCT就是最精、最准的流行病学研究设计。

由于样本量很大，大型RCT在设计上往往还具备一些其他共同的特征，例如多中心、程序简单、病人特征和医疗条件宽泛、治疗环境贴近实际医疗环境、可以估计实际效果、结果有利于推广等。

大型研究为了快速征募病人并完成研究，研究者多会联合很多单位，一个单位就是一个中心，各个中心分别征募和治疗自己中心的病人，研究在不同地方的不同中心同时进行。因此，大型RCT一般都是多中心试验（multi-center trial），中心可以局限于一个国家或地区，也可以遍布全世界。

由于研究中心遍布各地，每个地区在医疗环境、医疗水平、病人特征等方面存在差异，大型试验多是"简单试验"（simple trial）。所谓简单，就是在病人入选、治疗安排和数据收集等方面采取比小型试验更为简单易行的方法。因为需要征募的病人数量很大，而且涉及的单位很多，各单位的条件和水平参差不齐，研究的各种要求需要考虑效率，还需要兼顾中下水平的参与单位的条件和能力，使它们能够完成研究的各种要求。比如，病人入选条件应该简单，不添加很多限制（如病程、病情、治疗史和并发症），不使用临床上不常见的诊断手段，尽可能使临床上同类病人都可以入选，这样才会有更多的合格病人入选，加速病人征募的程序。

由于参与的地区和中心很多，以及病人入选条

件和临床治疗环境比较宽泛，如果最终证明有效，一般认为其结果更容易在实际医疗条件下得到重复，更容易推广和普及，也更容易发现效果在不同人群或环境下的变异情况。这是大型 RCT 的优点。由于大型 RCT 的这些特点，以及它们结果的高准确性和高精确性，大型 RCT 是目前最有影响意义的临床研究，顶级医学杂志会争相发表，几大医学杂志（NEJM，Lancet，BMJ，JAMA）几乎每期都有报道，这又进一步推升了大型 RCT 在临床研究中的地位和影响力。

第五节　选择流行病学研究设计的原理

一、科学范式和常规科学研究

1962 年，美国科学哲学家托马斯·库恩在《科学革命的结构》里首次提出"科学范式"的理论。应用到医学研究，不同于基础研究，流行病学本质上就是一套用来在人群中定量地研究医学实践问题一般规律的方法论，即流行病学研究的范式，这个范式有自己一套独特的理论、方法、假设和规范。在这个范式里，研究问题是医学实践问题，目的是解决医学实践问题，基本研究单位是作为一个整体的人，研究方法是流行病学设计，并有明确的解释结果和进行推论的方法。20世纪中叶，这套理论和方法已经成熟，并得到了广泛接受和应用。

就是说，流行病学研究是医学研究中一个独特的科学范式。以评估干预效果为例，在这个范式里，干预的本质和范畴是什么？干预和效果之间关系的本质是什么？如何论证干预效果的存在？论证的程序是什么？最终的确证型研究是什么？如何解释具体论证的结果？如何综合和诠释同一问题的多个研究的结果？如何在实践中解读和应用它的研究结果？对这些问题已经有了深入细致的研究和充分统一的认识，尽管在有关方面还会有发展，但绝大多研究者已经承认这个范式的合理性，主要研究活动是借助这套成熟的理论和方法去研究具体的医学实践问题，按照库恩的说法，就是在这个范式里进行"常规科学"研究。

在常规流行病学研究里，研究者不会质疑研究的理论、方法和规范等方面的问题，主要关注点是研究的问题，一项研究是否具有意义，是否有原创性，主要取决于研究问题的意义和新颖程度。因此，在常规流行病学研究里，研究问题是研究胜出的关键。没有一流的研究问题，方法用的再好，也不会成为一流的研究。

二、研究设计的选择

（一）研究问题与研究设计的选择

在流行病学研究的范式里，针对同一研究问题，有多种研究设计可以选用，不同研究设计提供的证据的可信度高低有别（表20-1）。例如，欲研究吸烟与肺癌的关系，可选择的研究设计有：病例系列、现况研究、生态学研究、病例对照研究、队列研究。队列研究是研究病因切实可行的可信度最高的研究。又如，评估干预的效果，单病人试验、多病人无对照试验、非随机分组对照试验都可以用于评估干预的效果，但 RCT 是可信度最高的切实可行的研究。但是，在研究药物严重、罕见的慢性不良反应时，最可信的切实可行的研究往往是病例对照研究。

表 20-1　医学实践问题与最优可行的研究设计

常见研究问题	最优可行的研究设计
患病率	横断面研究
发病率	队列研究
常见疾病的原因	队列研究
极其罕见的疾病的病因和药物不良反应	病例对照研究
不常见的疾病的病因和药物不良反应	队列研究
干预效果和常见不良反应	RCT
诊断方法的准确性	横断面研究
疾病的预后	队列研究
系统综述适合于对上述所有研究结果的回顾总结	

由上述分析可见，评估医学干预的效果，至少有 4 类研究可以使用，但是它们不是等同的。从设计上讲，它们的主要区别体现在以下 3 个方面：观察从暴露到结局的时间走向，对照的特征，比较组间的可比性。研究设计的核心区别就是在处理这些问题上

的不同,研究设计的进步就是在处理这些问题上的进步。不同研究提供的证据的可信度有高有低,RCT 最高,单个病人试验最低。

但是,提高可信度是有代价的,一般来讲研究需要的资源(包括时间)与结果的可信度成正比,回答一类问题最可信的切实可行的研究往往也是最昂贵耗时的研究。比如,一个典型的大型 RCT 平均需要花费高达 3000 万美元。进行大型 RCT 必须谨慎。

其实,评估干预效果时,不是都需要使用 RCT 的。在效果极其明显时,经常不需要 RCT 的确认。但是绝大多数干预措施都需要经过 RCT 的评估,因为效果极其明显的干预措施毕竟是少数。更不是所有情况下都需要使用大型 RCT。效果明显时,中小型试验就足以,只有当效果很小时,才需要大型 RCT。

决定研究设计选择的另一个重要因素是评估的阶段。对于同一类研究问题,研究设计的选择主要取决于研究的阶段。

(二)研究阶段与研究设计的选择

科学研究可大致分为 3 个阶段:产生假设、检验假设和确认假设。从时间上看,产生假设是研究的初期阶段,检验假设是中期阶段,确认假设是终末阶段。就评估医学干预效果而言,早期阶段应使用安全、快速、简单、省钱的研究,但结果可信度比较低,中期应使用可信度较高的研究,最后再经过 RCT 的确认。

具体来讲,对于新药的临床验证,一般分为 4 个阶段,即常说的 I ~ IV 期临床试验(图 20-6)。研究的问题包括毒副作用和效果两个方面,对两者的研究也需要循序渐进,研究设计选择也需灵活多变。I 期临床试验是一个新药第一次在人身上的测试,需十分谨慎,评估的不是疗效而是急性毒性作用,也包括对药物代谢动力学的考察。研究往往是在仔细挑选的健康人中进行的,且没有对照组。如果一个药物通过了 I 期试验,没有明显的急性毒性作用,可进入 II 期试验,对疗效进行初步评估。在评估的进展时段,可选的研究设计很多,如无对照试验、前后对照试验、交叉试验、平行对照试验和小样本 RCT 等。III 期试验是对疗效最严格的验证,需要使用样本量足够大的随机对照盲法试验。IV 期试验是药物上市后的研究,主要是对严重罕见慢性不良反应的监察,主要使用的是病例对照研究和队列研究。

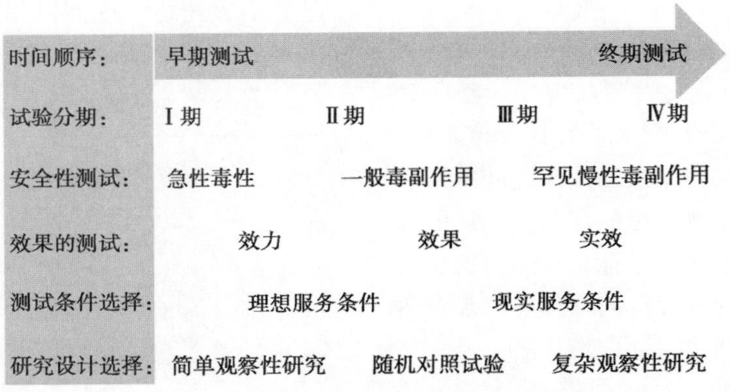

时间顺序:	早期测试			终期测试
试验分期:	I 期	II 期	III 期	IV 期
安全性测试:	急性毒性	一般毒副作用	罕见慢性毒副作用	
效果的测试:		效力	效果	实效
测试条件选择:		理想服务条件	现实服务条件	
研究设计选择:	简单观察性研究	随机对照试验	复杂观察性研究	

图 20-6 医学干预措施在人群中的测试:测试阶段和测试目的与服务条件和研究设计的选择

还值得一提的是,常规收集的大数据给流行病学研究提供了新的机会,但是基于常规收集的数据只能是观察性的,只能用来研究病因、诊断、转归、药物不良反应、初步验证疗效等。此外,常规数据信息存在很多问题,如测量不准确、不一致以及病人的失访,使得基于常规数据的研究可信度较低。因此,有关治疗效果的研究,除非效果极其明显,否则基于常规数据的观察性研究,无论样本量有多大,都不能替代 RCT 对疗效的验证。

大数据和现实世界疗效研究,本质上都属于观察性研究,不能取代 RCT。主要理由是存在混杂和偏倚,不是样本量,增加样本量本身并不能提高研究的质量。就如同用肉眼看不见细菌,再多的人重复去看还是看不见,观察细菌需要借助显微镜,RCT 犹如一台可以看到细小效果的显微镜。

第六节　大型随机对照试验的作用和陷阱

一、大型随机对照试验的作用

为什么要进行大型 RCT 呢？最根本的理由是研究问题的需要，具体来说是治疗的效果很小。由此可见，大型 RCT 主要是用于评估只有中小疗效的干预措施的效果。

换言之，如果一个 RCT 需要很大的样本量，那么它所估计的绝对效果就一定很小。如果一个药物可以把晚期肝癌病人的生命延长 10 年，三五例病人就够了，对照都不重要，因为既往成千上万病例的观察显示没有晚期肝癌病人可以活过 10 年。抗生素治疗大叶性肺炎，在几十例病中测试就足够了。但是，要证明一个抗高血压药物是否可以预防心血管事件，一般需要几千人，随访观察几年的时间。

上述 3 种治疗之间，第一种肯定是最有效的，第三种是效果最低的。换言之，小型 RCT 可证实的效果一定大于大型 RCT 可证实的效果。从这个意义上讲，我们决不能说小型 RCT 证明的疗效没有大型随机试验证明的效果重要，其实恰恰相反。

事实上，抗生素、麻醉术、胰岛素、夹板正骨、疖痈引流、大失血后的输血、出血的压迫或包扎等十分有效的医学措施，在 RCT 诞生以前，就被证明有效且广泛应用了。相反，RCT 诞生以后，我们并没有产生多少新的比这些治疗更有效的措施，现在临床上使用最多的抗高血压药物、抗血脂药物、抗肿瘤药物（表 20-2）等，虽然它们的疗效都经过大型 RCT 的确认，但是它们效果的大小远远没有上述医学措施的效果明显而快速。

表 20-2　大型 RCT 证明有效的医学干预措施典型举例

干 预 措 施	效　果
1. 降血压药预防心血管病事件（治疗 5 年）	NNT≈30
2. 降血脂药预防心血管病事件（治疗 3 年）	NNT≈90
3. 阿司匹林预防心血管病事件（治疗 5 年）	NNT≈320
4. 冠心病介入治疗减少死亡（随访 2 年）	NNT≈20
5. 肺癌术后辅助放化疗减少死亡（随访 5 年）	NNT≈20
6. 表皮生长因子受体酪氨酸激酶抑制剂（靶向治疗的一种）治疗晚期非小细胞肺癌（不论何种治疗环境和随访期）	延长的生存期≈0
7. 粪便潜血试验筛查结直肠癌（随访 15 年）	NNT≈700
8. 人乳头瘤病毒基因检测筛查宫颈癌（随访 8 年）	NNT≈1000

注：NNT=number needed to treat，需治人数，表示为了实现 1 例获益者而需要治疗的人数。例如：NNT=30，意思是为了使 1 个人获益，需要治疗 30 个人；换言之，30 个人接受治疗，只有 1 个人可以从该治疗获益，其他人不但不能获益，还要承受潜在的毒副作用及治疗花费。NNT 越大，说明治疗效果越小

认识到这一点十分重要，在讨论大型随机临床试验结果的临床实践意义时，不能盯在样本量上，不能把样本量和统计学显著性与干预效果大小混为一谈，干预的实践价值在于其疗效的大小，不是样本量的大小。增加 RCT 的样本量，可以增加测量的稳定性，但是只有当效果很小时才需要大型 RCT。换言之，对研究要求越是精、准，说明欲证明的效果就越小。相反，如果效果很大，小型 RCT 甚至非随机分组的对照试验就足以形成确认性研究。如此看来，大型 RCT 只是评估中、小疗效的金标准，不是评估

所有干预措施的金标准。

大型 RCT 也可能用来比较两个疗效差别不大的治疗，证明疗效不存在，或是证明药物间中、小交互作用的存在。但无论是哪种情况，需要大型 RCT 证明的作用或差别都是比较小的，因此它们的实践意义也是值得拷问的。

二、大型随机对照试验不是原创性研究

如前所述，对一个科学问题的探索可分为提出假设、验证假设和确认假设 3 个阶段。从评估干预

效果的程序上看,大型 RCT 不属于早期提出科学问题的原创性研究,而是中后期的确认性研究,是最后的研究,是终结性研究,一旦证明有效,将不再需要新的研究继续验证,一般也不会衍生出新的科学发现和发明。

如果把流行病学研究分为创新性研究和验证性研究,前者在于提出崭新的研究问题或假设,后者在于验证初步探索过的假设或理论的正确性。前者是科学发展的基础,是科学的灵魂,因为没有前者就不需要后者;但是如果没有后者,科学就只有一堆不知错对的想象和假设而已,科学将不会扎实地进步。前者更多需要的是灵感和想象力,是科学家的核心价值所在;而后者更多依赖于研究资源和执行能力,是常规科学和科学工匠的工作范围。

由此可见,科学研究(尤其是医学应用型研究)的意义和价值最终取决于研究问题,而不是回答问题的方法的优劣和结果的精准。哲学家 Laude Levi-Strauss 甚至说,真正的科学家是那些提出关键问题的人,而不是可以正确回答问题的人。普灵斯顿大学统计学系创始人 John Tukey 也说过:数据分析最重要的原则,也是很多统计学家规避的原则:对一个正确的问题的不精准回答,远远好于对一个错误的问题的精准的回答。统计分析和流行病学研究的正确运用,其实异曲同工。

再好再大的研究,如果没有一流的研究问题,不可能成为一流的研究。

三、大型随机对照试验与系统综述

解决研究精确度的另一个方法是系统综述和 Meta 分析。系统综述和 Meta 分析可以综合现有所有高质量的小型 RCT,提高研究的精确度,获得大型研究可得到的精度。

例如,在急性心肌梗死病人中,与安慰剂或无治疗比较,静脉注射链激酶是否可以降低病死率。从 1959 年开始到 1986 年,全年世界共完成了 20 项小型 RCT,其中 15 项研究的样本量都在 500 以下,最大的只有 1741 人。到第 20 个研究时,累积样本量已经达到 6935,P 值已经小于 0.0008,效果的大小已趋于稳定。然而,1986 年发表的 11 712 人和 1988 年发表的 17 187 人的大型 RCT,仅仅是进一步降低了 P 值和缩窄了 95% 可信区间而已。如果必须等待大型 RCT 的验证,这个可以挽救生命的治疗至少要推迟 20 年。

另外,多个小型试验可以防止一个大型试验可能发生的致命性缺陷,提供检验研究结果可重复性(consistency)的机会。可重复性是科学进步的必要条件,需要通过不同研究者的多方验证才能成立。科学验证很少是通过一项研究而完成,无论研究有多大、多么严谨。

四、大型随机对照试验的陷阱

大型 RCT 是最精、最准的流行病学研究,因此人们经常把大型 RCT 视为确认医学干预措施效果的金标准。NEJM,Lancet,JAMA,BMJ 等世界上最有影响的医学杂志已成为大型 RCT 热衷的发布平台,它们的宣传和肯定进一步推升和稳固了大型 RCT 的在医学实践中的"霸主"地位。因此,大型 RCT 成了国际临床指南所追捧的旗帜,通过国际指南巨大而又快速影响着世界范围内的医学实践活动。

然而,大型 RCT 只是确认中、小疗效的金标准,不是确认一切干预疗效的金标准。在医学实践中,过度推崇大型 RCT,会导致对中、小疗效干预的过度强调。另外,绝大多数大型 RCT 主要是评估新的药物。过度推崇大型 RCT,会导致对新药的过度重视和依赖,弱化很多老的甚至更有效的药物,弱化预防、非药物干预(如生活方式)和传统医学(如中医)的作用。

在医学研究中,过度推崇大型 RCT,会导致对确认性研究的过度重视,因而间接地弱化开创性研究工作的重要性,导致对大型验证性项目的盲目崇拜,对大样本的重视,以及对科研经费而不是科学问题的追逐。长期下去,势必会导致研究领域原创性能力的下降,丢了科学灵魂(表 20-3)。

表 20-3 大型 RCT 的主要应用和陷阱

应用:
- 确认干预措施中小疗效的存在
- 确认干预措施间疗效中小差别的存在

陷阱:
- 导致对仅具中小疗效措施或中小疗效差异的过度重视
- 导致对终末确认性研究的过度追逐,弱化原创性研究

另外,值得注意的是,很多大型 RCT 是由药厂资助的,它们已经成为推广药物最有力的市场工具。例如,新英格兰医学杂志曾多次报道有关癌症靶向治疗药物的临床试验,但是这些极其昂贵的药物最

好也只不过能延长几个月的生存，经常只是延缓肿瘤进展几个月的时间，但并不能延长生存，也不能提高生命质量。这使得我们更应该对大型 RCT 持客观谨慎的态度。

五、大型随机对照试验与大型队列研究

20 世纪中叶以后，RCT 的兴起以及医学对大型 RCT 的尊崇和膜拜，正在导致对中小干预效果的过度重视，对验证性研究的过度重视，对样本量和研究经费的过度追逐，进而导致对原创性研究的淡化。但是，这样的结论似乎不适用于大型前瞻性研究。

除了研究设计严谨性之外，大型前瞻性研究与大型 RCT 之间存在两个重要区别。一是 RCT 一般只能用来回答一个简单的研究问题，即在干预和结局方面都必须做严格的限定，如某药与安慰剂比较是否可以在某特定病人中改变某重要临床结局。队列研究则不然，它可纳入的暴露往往有几十种几百种甚至更多，对照有很多种可能，这些暴露可能影响的结局又有很多种，可以包括多种常见和罕见疾病。因此，一般来讲，一个 RCT 一般只产生一个核心研究报告，而大型队列研究可以产生无数个重要性相当的研究报告。例如，美国的佛明翰心脏研究 1950 以来共发表超过 3000 篇文章，涉及很多危险因素和疾病，是历史上贡献最大的流行病学研究之一。

大型队列与大型 RCT 的第二个重要区别在于它们可引发的新的发现。大型 RCT 是终结性研究，所谓终结性研究，就是完成以后不再需要新的验证，一般也不会引发出新的科学问题。队列研究则不同，主要用于发现病因，病因是预防和治疗疾病的开始，因此队列研究是控制一个疾病的开端，而不是结束。发现了病因，就可以找到预防的方法，以及治疗的线索。例如，发现细菌是传染病的病因，这个发现导致了后来抗生素和疫苗的发现。再如，发现高血脂可以而引起冠心病，控制高血脂的危险因素就可以预防冠心病，而很多治疗冠心病药物也是受到血脂和动脉粥样硬化和血栓关系的启发而产生的。

20 世纪 50~80 年代是现代流行病学崛起的时期。现代流行病学从一个有关传染病流行规律的学问变成了一个在人群中定量地研究有关健康、疾病和医疗服务实践问题一般规律的方法论。随着评估医学干预措施需要的增加，20 世纪中叶，RCT 诞生，为流行病学研究开辟了一个全新的天地，打开了临床应用型研究的大门，并在 20 世纪末催生了循证医学，使流行病学得到了前所未有的重视，成为与基础实验研究分庭抗礼的一个医学研究阵营。

在评估医学措施效果上，大型 RCT 是最精、最准的研究设计。然而，大型 RCT 十分昂贵、耗时，需谨慎使用。当干预效果十分明显时，甚至 RCT 都是不必要的，非随机分组的对照试验甚至无对照的试验就能确认效果的存在。只有当评估的干预效果很小时，才需要大型 RCT 的确认。换言之，样本量大小不等于效果的大小，恰恰相反，需要小型 RCT 确认的效果必然大于需要大型 RCT 确认的效果。

另外，大型 RCT 不是最初提出研究假设的原创性研究，也不是验证假设的中期研究，而是确认假设的终结性研究。因此，大型 RCT 需要的是拿取研究经费和组织研究的能力，属于库恩所说的"常规科学"研究。然而，一项研究是否具有意义，是否有原创性，最终取决于研究问题的意义和新颖程度，而不是研究方法本身。没有一流的研究问题，再精、准的方法，也不会成为一流的研究。

20 世纪末，大型 RCT 被错误地奉为评估一切干预措施的金标准，是国际指南甚至整个医学界追捧的旗帜，占取了巨量科学研究经费。这个错误认识势必导致（其实已经正在导致）医学实践对只有中小效果干预的过度强调。在医学研究领域，盲目推崇大型 RCT，会导致对确认性研究的过度重视，因而间接地弱化原创性研究工作的重要性，导致对大型验证性项目的崇拜，对大样本的重视，以及对科研经费而不是科学问题的追逐。长期下去，势必会导致研究领域原创性能力的下降，丢了科学灵魂。

（唐金陵　杨祖耀 编，詹思延 审）

参 考 文 献

1. 李立明. 流行病学. 第 6 版. 北京：人民卫生出版社，2007.

2. 唐金陵. 循证医学基础. 第 2 版. 北京：北京大学医学出版社，2016.

3. 唐金陵，杨祖耀. 观察与实验效力与效果. 中华流行病学杂志，2014，35（3）：221-227.

4. Baron J H. Evolution of clinical research：A history before and beyond James Lind. Perspectives in Clinical Research，2010，1（1）：6-10.

5. Lind J. A Treatise of the Scurvy. In Three Parts. Containing an Inquiry into the Nature，Causes and Cure，of that Disease. Together with a Critical and Chronological View of what has been Published on the Subject. Edinburgh：Printed by Sands，Murray and Cochran for A Kincaid and A Donaldson，1753.

6. Sedgwick P. What are the four phases of clinical research tri-

als? Bmj Clinical Research,2014,348(jun06 1):g3727.

7. Peto R,Collins R,Gray R. Large-scale randomized evidence: large,simple trials and overviews of trials. Annals of the New York Academy of Sciences,1995,48(1):23-40.

8. Bothwell L E,Greene J A,Podolsky S H,et al. Assessing the Gold Standard — Lessons from the History of RCTs. New England Journal of Medicine,2016,374(22):2175-2181.

9. Lau J,Antman E M,Jimenezsilva J,et al. Cumulative meta-analysis of therapeutic trials for myocardial infarction. New England Journal of Medicine,1992,327(4):248-254.

第二十一章 生物医学大数据的研究进展

Research Progress in Biomedical Big Data

摘要

当前生物医学大数据方兴未艾,其来源包括临床医疗数据、公共卫生数据、医药研发数据、医疗市场与费用数据、个性行为与情绪数据、人类遗传学与组学数据、社会人口学数据、环境数据、健康网络与媒体数据等。生物医学大数据可应用于开展组学研究及不同组学间的关联研究、快速识别生物标志物和研发药物、快速筛检未知病原和发现可疑致病物、实时开展生物监测与公共卫生监测、了解人群疾病谱的改变、实时开展健康管理、实施更强大的数据挖掘;同时也面临着如何实现数据的标准化和规范化、如何打破数据孤岛、如何存储和管理海量数据、如何实现生物医学大数据的高效利用、生物医学和信息科学的复合型人才缺乏等挑战。

Abstract

Currently, the value in biomedical big data has been ascending. Notable sources of big data include, clinical data, public health data, medical research data, medical market and costs data, individual behavior and mentality data, human genetics andomics data, social demography data, environmental data, and health network and media data. Biomedical big data can be applied to conduct omics studies and association studies among different omics. These can quickly search for biomarkers for the development of new drugs, rapidly screen unknown pathogens and find suspicious agents, carry out real-time biological monitoring and public health surveillance, understand the changing spectrum of diseases in the population, better manage healthcare, and allow more powerful work on data mining. Meanwhile, biomedical big data does face challenges, including standardization and normalization of data collection, merging of current data islands, computer management of massive data, efficient use of data for research and practice, and lack of talent or users with the comprehensive expertise required, in both biomedicine and information technology.

人类已经进入了大数据时代。国际数据公司的研究结果表明,2011 年全球产生的数据量高达 $1.82ZB(1ZB = 2^{70}B)$。联合国在 2012 年 5 月发布了《大数据与人类发展:挑战与机遇》白皮书,指出大数据对于联合国和各国政府而言是一个历史性的机遇,人们如今可以使用极为丰富的数据资源来对社会经济进行前所未有的实时分析,帮助政府更好地响应社会和经济运行。

第一节 大数据概述

一、大数据的定义与特征

大数据(big data)是指由于容量太大和过于复杂,无法在一定时间内用常规软件工具对其内容进行抓取、管理、存储、检索、共享、传输和分析的数据集(维基百科)。大数据具有"4V"特征:①数据容量(volume)大,常常在 $PB(1PB = 2^{50}B)$ 级以上;②数据种类(variety)多,常常具有不同的数据类型(结构化数据、半结构化数据和非结构化数据)和数据来源;③产生和更新速度(velocity)快(如实时数据流),时效性要求高;④科学价值(value)大,尽管利用密度低,却常常蕴藏着新的知识或具有重要的预测价值。

大数据区别于传统数据集的主要特点:①分布方式。大数据不一定储存于固定的数据库,而是普遍分布在不同地方的网络空间。②复杂性。大数据以半结构化或非结构化数据为主,具有较高的复杂性。表 21-1 总结了大数据与传统数据分析的差异。

表 21-1 大数据与传统数据分析的差异

特点	传统数据分析	大数据
分析框架	模型基础上的严密分析	对模型侧重较少,宽松的分析框架
分析对象	对少量、纯净数据的复杂计算	对大的、未经清洗数据的简单计算
关注问题	关联存在的原因	关联具体是什么
分析动机	假设驱使的分析	数据驱使的分析

二、大数据研究的技术与方法

大数据技术发展迅猛。数据技术从早期在单机上处理单一类型数据,发展到当前在计算机集群上处理多类型数据,实现时间宽松的数据分析应用。随着数据量发展到 PB、EB 级甚至更大,并且要求更快的处理分析时间,大数据专用计算机、异地分布式计算机集群、多类型多来源数据的处理和分析、数据网络等复杂结构数据的分析、秒级时间分析等通用技术以及各种面向领域的应用技术是大数据技术的发展趋势。以 HDFS、GFS、MapReduce、Hadoop、Storm、HBase、MongoDB 为代表的一批大数据通用技术和开源项目迅猛发展。

三、国内外大数据研究发展现状

大数据科学研究不断壮大。在大数据应用的技术需求牵引下,数据科学研究和人才培养引起各国重视。欧美许多高校纷纷成立了数据科学研究机构,开设了数据科学课程。我国政府和科研机构也高度关注大数据:2012 年 12 月国家发展和改革委员会将数据分析软件开发和服务列入专项指南;2013 年科技部将大数据列入 973 基础研究计划;2013 年度国家自然基金指南中,管理学部、信息学部和数理学部将大数据列入其中;2015 年 8 月国务院印发了《促进大数据发展行动纲要》,以全面推进我国大数据发展和应用,加快建设数据强国。2016 年 6 月,国务院办公厅发布了《关于促进和规范健康医疗大数据应用发展的指导意见》,提出"健康医疗大数据是国家重要的基础性战略资源";发展健康医疗大数据应用,"将带来健康医疗模式的深刻变化,有利于提高健康医疗服务效率和质量,增加有效供给、满足群众需求,促进培育新业态、行程新的经济增长点",吹响了我国发展健康医疗大数据应用的号角。2016 年 10 月,国家卫生计生委将福建省、江苏省及福州、厦门、南京、常州确定为健康医疗大数据中心与产业园建设国家试点工程第一批试点省市,以推进和规范健康医疗大数据的应用发展。此外,中国科学院、复旦大学、北京大学等相继成立了近 10 个从事数据科学研究的专门机构。例如,2016 年 8 月,北京大学成立了健康医疗大数据研究中心,主要开展重大医疗战略和公共卫生政策研究以及标志性示范性临床应用研究,同时将开发一整套高效成熟的健康医疗大数据技术平台,为国家健康医疗战略、医学实践和全人群健康管理提供大数据驱动的决策支持。

有关大数据科学的会议、期刊、论坛等也越来越多。2012 年 4 月,英国、美国、德国、芬兰和澳大利亚研究者联合推出"世界大数据周"活动,旨在促使政府制定战略性的大数据措施。2008 年 Nature 出版专刊"Big Data",从互联网技术、网络经济学、超级计算、环境科学、生物医药等多个方面介绍了海量数据带来的挑战。2011 年 Science 推出关于数据处理的专刊"Dealing with data",讨论了数据洪流(Data Deluge)所带来的挑战,并特别指出,如能更有效地组织和使用这些数据,人们将有更多机会发挥科学技术对社会发展的巨大推动作用。2012 年欧洲信息学与数学研究协会会刊 ERCIM News 出版专刊"BigData",讨论了大数据时代的数据管理、数据密集型研究的创新技术等问题,并介绍了欧洲科研机构开展的研究活动和取得的创新性进展。作为数据领域的国际权威性学术机构,国际科技数据委员会(The Committee on Data for Science and Technology,CODATA)2012 年学术大会专门设置了大数据专题。国内香山科学会议第 424 次研讨会("大数据科学与工程——一门新兴的交叉学科")、第 462 次研讨会("数据科学与大数据的科学原理及发展前景")和国家自然科学基金委员会第 89 期双清论坛("大数据技术与应用中的挑战性科学问题")都专门研讨了大数据的理论与工程技术研究、应用等科学问题。当前全球生物医学大数据的研究热点主要聚焦为蛋白质等生物大分子网路作用的信息挖掘、数据挖掘在药物数据库及电子健康档案的应用、基因组序列数据挖掘在疾病预测中的应用、药物生物信息学的数据挖掘、生物医学大型数据库的数据挖掘、系统生物学的数据挖掘和医疗卫生服务中的数据挖掘等方面。

第二节　生物医学大数据的来源与应用

一、生物医学大数据的来源

以下因素促进了生物医学领域大数据的出现。①生命的整体性和疾病的复杂性。例如，严重威胁人类健康的慢性病多为复杂性疾病，其发生具有复杂的遗传和分子机制，受到基因、环境及其交互作用的影响，这些疾病的病因学研究将产生大量的数据。②高通量技术的发展和基因组测序成本的下降。高通量测序技术可以对数百万个 DNA 分子进行同时测序，使得对一个物种的转录组和基因组进行细致全貌的分析成为可能。随着人类基因组计划的完成和计算能力的快速发展，每个基因组的测序成本已从数百万美元降低到数千美元（并且还将继续降低）。这些将促成海量测序数据的产生（每个人的基因组就需要 3G 的数据存储量）。③医院信息化和 IT 业的迅速发展。人体本身就是生物医学大数据的一个重要来源，随着医院信息化和 IT 业的迅速发展，越来越多的人体数据能够获得储存和利用。例如，X 线、3D 核磁、乳腺 X 线、3D CT 扫描分别包括 30M、150M、120M 和 1G 的数据量，到 2015 年美国平均每家医院需要管理 665T 的数据量。

生物医学大数据广泛涉及与人类健康相关的各个领域：临床医疗数据、公共卫生数据、医药研发数据、医疗市场与费用数据、个体行为与情绪数据、人类遗传学与组学数据、社会人口学数据、环境数据、健康网络与媒体数据（表 21-2）。2012 年，全世界医疗保健领域的大数据达到了 500PB，相当于 100 亿个拥有 4 个抽屉的文件柜的储存量。预计到 2020 年，医疗保健领域的大数据将增加约 50 倍，达到 25 000PB。

二、生物医学大数据的应用

生物医学大数据可应用于以下方面：①开展组学研究及不同组学间的关联研究。从环境、个体生活方式行为等暴露组学，至个体细胞分子水平上的基因组学、表观组学、转录组学、蛋白组学、代谢组学、宏基因组学，再到个体健康和疾病状态的表型组

表 21-2　生物医学大数据的主要来源

主要来源	具体类型
临床医疗数据	电子病历、医学影像、医疗设备监测等
公共卫生数据	疾病与死亡登记、公共卫生监测、电子健康档案、食品销售、营养标签等
医药研发数据	临床试验、药物研发、医疗设备研发等
医疗市场与费用数据	医疗服务费用、医疗设备销售记录、药店销售记录、医疗保险等
个体行为与情绪数据	实时视频、个体行为、健身记录、体力活动记录、缺勤记录、传感器等
人类遗传学与组学数据	基因组学、转录组学、蛋白质组学、代谢组学等
社会人口学数据	性别、年龄、婚姻状况、经济收入等
环境数据	休闲场所、污染、犯罪、交通等
健康网络与媒体数据	健康网站、搜索引擎、通讯运营商、微博、微信、论坛、即时通讯等

学等。综合与整合各种组学的大数据，既能为疾病的发生、预防和治疗提供全面的、全新的认识，也有利于开展个体化医学（personalized medicine），即通过整合系统生物学与临床数据，可以更准确地预测个体发病风险和预后，更有针对性地实施预防和治疗。②快速识别生物标志物和研发药物。利用某种疾病患者人群的组学数据，可以快速识别有关疾病发生、预后或治疗效果的生物标志物。在药物研发方面，大数据能够提供对疾病病因和发生机制的深入理解，从而有助于识别生物靶点和研发药物；同时，充分利用海量组学数据、已有药物的研究数据和高通量药物筛选，能加速药物筛选过程。③快速筛检未知病原和发现可疑致病物。通过采集未知病原样本，对未知病原进行测序，并将未知病原与已知病原的基因序列进行比对，从而识别其是否为已知的

病原类型或判断与其最接近的病原类型,据此可以推测其来源和传播路线、开展药物筛选和相应的疾病防治。④实时开展生物监测与公共卫生监测。公共卫生监测包括传染病监测、慢性非传染性疾病及相关危险因素监测、健康相关监测(如出生缺陷监测、食品安全风险监测等)。此外,还可以通过覆盖全国的患者电子病历数据库进行疫情监测,通过监测社交媒体或频繁检索的词条来预测某些传染病的流行。例如,Google Trends 通过找寻"流感症状"和"流感治疗"之类搜索词的峰值,在医院急诊流感患者增加之前就能对某些地区的流感做出预测。⑤了解人群疾病谱的改变。这有助于制定新的疾病防治策略。全球疾病负担研究是一个应用大数据的实例,该研究应用的数据范围广、数据量巨大,近 4700

台并行台式计算机完成了数据准备、数据仓库建立和数据挖掘分析的自动化和规范化计算。其有关中国的研究发现:与 1990 年相比,2010 年造成中国人群寿命损失的前 25 位病因中,慢性非传染性疾病显著上升,传染病则显著下降,说明慢性非传染性疾病已经成为我国人群健康的主要威胁。⑥实时开展健康管理。通过可穿戴设备对个体体征数据(心率、脉率、呼吸频率、体温、热消耗量、血压、血糖、血氧、体脂含量等)的实时、连续监测,提供实时的健康指导与建议,更好地实施健康管理。⑦实施更强大的数据挖掘。数据挖掘的任务包括关联分析、聚类分析、分类分析、异常分析等。大数据挖掘能够增加把握度和发现弱关联的能力,从而有助于发现新的知识和假设。

第三节　生物医学相关的大数据计划

一、大数据研究和发展计划

2012 年 3 月,美国政府启动了"大数据研究和发展计划(big data research and development initiative)",致力于提高从大数据中提取知识和观点的能力,并服务能源、健康、金融和信息技术等领域。其中与生物医学大数据相关的内容包括:①国家科学基金会(national science foundation, NSF)与 NIH 联合发布数据科研招标(尤其是在与健康和疾病相关的影像、分子、细胞、电生理、化学、行为学、流行病学、临床大数据方面),以促进大数据管理、分析、可视化和信息提取相关的科学技术,从而推动新的科学发现和新的研究领域。②NSF 资助 140 万美元,用于支持由统计学家和生物学家组成的研究组,目的是确定蛋白结构和生物学路径。③NIH 通过国际千人基因组计划(the International 1000 Genomes Project),已完成了超过 1000 人的基因组测序,建成了全世界最大的人类遗传变异数据集。该数据集可以通过亚马逊网络云服务免费获取,研究者只需支付计算服务的费用。

二、"从数据到知识再到行动"计划

2013 年 11 月 12 日,美国白宫科学技术政策办公室(office of science and technology policy)与"网络

与信息技术研究开发计划"(networking and information technology research and development)共同发布了"从数据到知识再到行动"(data to knowledge to action)计划,该计划可视为"大数据研究和发展计划"的第二期。其中与生物医学大数据相关的内容包括:①白宫科学技术政策办公室启动"疾病大流行预测项目"(predicting the next pandemic initiative),通过加强多部门(政府机构、非政府组织、学术机构、行业机构等)在大数据方面的合作,利用远程感知、感应技术和观测网络,增强新老数据集的识别和融合,提升利用大数据预测疾病大流行的能力。②NIH 启动"从大数据到知识"(big data to knowledge,BD2K)计划,通过制定生物医学科学家利用大数据所必需的新方法、标准、工具、软件,促进研究者对生物医学数据(尤其是用于理解疾病发生的分子机制和细胞机制的大数据)的获取和利用,并提升生物医学研究者使用和分析大数据的能力。该计划已形成了癌症基因组图谱(the cancer genome atlas,TCGA)、心血管研究网络(cardiovascular research network,CVRN)等产出。由 NIH 资助的癌症基因组图谱项目,旨在利用大规模的基因组数据集描绘超过 20 种癌症的遗传学改变。心血管研究网络项目由国家心肺血液研究所资助,通过与医疗服务机构合作并获取电子病历,建成了超过 34 000 例的房颤患者大型队列。利

用这一大型队列,研究者为房颤患者开发和验证了新的脑卒中危险评分工具,并改善了房颤患者脑卒中预防策略的选择和使用。③美国临床肿瘤学会(American Society of Clinical Oncology)启动Cancer-LinQ™项目。该项目实际上相当于"虚拟的临床试验"(virtual clinical trial),即通过网络实时获得来自众多癌症患者的、匿名的、巨大数量的治疗效果与生活质量信息,从而改善癌症患者的医疗保健质量。目前,该项目已获取了来自17万癌症患者的匿名信息。

三、"全球脉动"项目

"全球脉动"(global pulse)项目由联合国发起,其目的是通过促进对大数据所带来机遇的认识、构筑公私数据共享合作关系、开发高效的分析工具与分析方法,推动数据挖掘和实时数据分析在联合国系统的应用,以更及时地追踪和监测全球和地区社会经济危机的影响。在生物医学方面,该项目希望利用大数据预测疾病暴发等现象,利用数字化的早期预警信号来提前指导援助项目。

四、中国国家人口与健康科学数据共享平台

该平台于2003年启动,2010年通过科技部和财政部组织的平台认定,面向社会开放。平台包括基础医学、临床医学、公共卫生、中医药学、药学、人口与生殖健康六个科学数据中心,分别依托中国医学科学院基础医学研究所、北京协和医院、解放军总医院、中国疾病预防控制中心、中国中医科学院、国家食品药品监督管理总局信息中心、国家人口与发展研究中心,整合了全国人口与健康领域基础医学、临床医学、公共卫生、中医、药学、人口与生殖健康和地方医学7大类数据资源。数据来源以科技计划课题产生的科学数据为主,包括"973"、"863"和科技支撑计划、国家科技计划课题。截至2012年,平台已整合数据资源总量为2.1TB,包括265个共享数据集。目前,该平台的主要作用是根据用户需求提供数据库,如中国人生理常数数据库、肝肿瘤数据库、眼病数据库、传染病监测数据库、中药化学成分数据库、药品不良反应、药物靶点和人口与生殖健康调查数据库等。

五、上海推进大数据研究与发展三年行动计划

2013年7月,上海市科学技术委员会发布了"上海推进大数据研究与发展三年行动计划(2013—2015年)",其目标是凝聚上海大数据领域优势力量,研究大数据基础理论,攻克关键技术,研制大数据核心装备,形成大数据领域的核心竞争力,加速大数据资源的开发利用,推进行业应用,培育数据技术链、产业链、价值链,支撑智慧城市建设。在医疗卫生方面,该计划将针对临床质量分析、医疗资源分配、医疗辅助决策、科研数据服务、个性化健康引导的需求,建设全民医疗健康公共服务平台;在健康信息网已有数据的基础上,汇聚整合医疗、药品、气象和社交网络等大数据资源,形成智能临床诊治模式、自助就医模式等服务模式创新,为市民、医生、政府提供医疗资源配置、流行病跟踪与分析、临床诊疗精细决策、疫情监测及处置、疾病就医导航、健康自我检查等服务;建设完善涵盖3500万患者的电子诊疗档案库,形成PB级的医疗健康大数据资源,实现支撑2000名医生同时在线诊疗的辅助能力。在食品安全方面,该计划将针对食品安全和管理的需求,建设食品安全大数据服务平台。汇聚政府各部门的食品安全监管数据、食品检验监测数据、食品生产经营企业索证索票数据、食品安全投诉举报数据,建成食品安全大数据资源库,进行食品安全预警,发现潜在的食品安全问题,促进政府部门间联合监管,为企业、第三方机构、公众提供食品安全大数据服务。

第四节 生物医学大数据面临的主要问题与发展趋势

一、生物医学大数据的优势与缺陷

从流行病学角度来看,生物医学大数据具有以下优势:①具有大样本的特点,能够解决流行病学研究中的样本量问题,大样本能够提高结果精度高、降低随机/抽样误差。②客观的采集途径能够减少信息偏倚。大数据的采集途径往往比较客观,还能全程动态地记录个体的行为,相比传统流行病学调查中通过询问、回忆某些行为的状况,能够减少信息偏倚。

作为一个新兴的领域,大数据也伴随着一些争议:①既然数据总是不断增加的,是否有必要区分大数据与传统数据?②大数据更多意义上可能是一种商业上的宣传?③大数据中变量类型更多、更复杂,而随着变量的增加,获得假阳性关联的概率也会增加。④更大的数据未必意味着更好的数据,必须考虑数据的代表性和数据纯度。⑤在未告知个体的情况下使用来自人群的数据是否符合伦理学要求? 这些争议是大数据在未来的发展中必须关注的。尽管生物医学大数据受到了越来越多的重视,我们必须认识到其本身也存在一些固有的缺陷:①本质上仍属于观察性研究,难以避免观察性研究的缺点,如混杂偏倚。如果没有数据来源的增加和数据类型的多样化,单纯的数据容量增加只能增加把握度和精度,并不能影响研究结果的真实性。②往往属于"二次应用",并非研究者亲自收集所得,数据的质量尤其值得关注。少量数据丢失或不精确可能不会影响大数据的应用(这甚至是大数据的一个亮点),但数据不准确、缺失较多时可能会导致错误的发现。③不适用于因果研究,大数据的优势在于寻找关联,却无法表明这些关联是否具有意义,建立在数据整合与相关关系分析基础上的预测才是大数据的核心。④大数据本质上是数据驱使的分析(data-driven analysis),缺乏预先的假设,使得数据挖掘和多重数据比较容易出现假阳性的结果(即由机会造成的),容易产生虚假关联和生态学谬误。⑤相对于传统概率随机抽样而言,大数据可能存在选择偏倚问题,其收集途径常常覆盖的是具有某些特征的人群(如医保患者、使用可穿戴设备的人群)。

二、生物医学大数据面临的主要问题

生物医学大数据面临的主要问题有:①如何实现生物医学数据的标准化和规范化。数据标准化是数据共享的前提,只有标准化的数据才能有效融合与整合,从而发挥大数据的价值。②如何打破数据孤岛,实现生物医学数据共享。应避免数据只为少数人或单位使用,数据共享是应用生物医学大数据的前提。许多公共资助机构已开始要求所资助研究的数据必须在一定范围内共享。③生物医学大数据的存储和管理。生物医学领域数据特别庞大,产生和更新速度更快,其存储方式不仅影响数据分析效率,也影响数据存储的成本。④如何实现生物医学大数据的高效利用。我国已积累了海量的生物医学数据,如何利用才是关键,这在一定程度上也依赖于大数据技术的发展。⑤生物医学大数据的分析、整合与挖掘。特别是对半结构化和非结构化数据(如心电图、医学影像资料)的处理和对流数据(实时视频、传感器数据、医疗设备监测数据)的处理,是生物医学大数据分析面临的重要挑战。⑥生物医学和信息科学的复合型人才缺乏。这是国内外生物医学大数据面临的一个困境,需要推动计算机科学和生物学交叉学科的教育予以解决。

三、生物医学大数据的发展趋势

未来生物医学大数据的发展趋势为:①从"概念"走向"价值",成为"智慧健康"的基础。生物医学大数据将能够产生新的知识,用信息改变医学实践,最终改善人类健康和公共卫生。②医学科学证据的整合、转化和循证科学证据的产生。生物医学大数据有助于循证科学证据的生产,例如通过大数据可以对大量健康数据进行整合,进而获得更加可靠的证据;还可以通过网络实时数据,开展"虚拟的临床试验"生产证据。③数据安全与隐私保护的技术发展。在对海量数据进行挖掘的同时,隐私泄露存在巨大风险。数据安全与隐私保护日益受到关注

和重视,相关的政策和立法亟待加强,相应的技术发展将发挥重要作用。④大数据为导向的人群队列研究成为热点。超大规模队列研究(mega cohort study)具有大样本(数十万人群)、前瞻性(数十年长期随访)、多学科(基础、临床、预防、信息等多学科合作)、多病种(能够对多种疾病进行研究)、多因素(能够探讨多种危险因素)、整合性(监测系统、信息系统、医保系统的整合)、共享性(生物标本和数据资源的共享)等特点,经过长期随访能够产出大量人群数据。⑤生物医学大数据的可视化。可视化与信息图像、信息可视化、科学可视化以及统计图形密切相关,能够更清晰有效地传达与沟通大数据包含的信息。⑥基于生物医学大数据的个体化健康管理逐步流行。一方面,利用实时的传感器(可穿戴设备),能够对个体进行实时的、连续的健康监测与评估,为个体提供实时健康指导;另一方面,随着以生物医学大数据为基础的个体化医学的发展,个体化预防、诊断和治疗将得以实现。⑦生物医学大数据成为战略性产业。许多国家已经将大数据上升为国家层面战略,生物医学大数据产业化已经初现。

人类已进入大数据时代。大数据科学作为一个横跨信息科学、社会科学、网络科学、系统科学、生物医学、心理学、经济学等诸多领域的新兴交叉学科方向正在逐渐形成,并已成为科学研究的热点。生物医学领域具有海量的数据,如何共享、规范、管理和利用是关键。同时,生物医学大数据专业人才培养亟待解决。生物医学大数据将改变医学实践模式,改善医药卫生服务质量,最终有利于实现个体化治疗和群体性预防的医学目的。

(王波 李立明 编,吕筠 审)

参 考 文 献

1. 李国杰,程学旗. 大数据研究:未来科技及经济社会发展的重大战略领域——大数据的研究现状与科学思考. 中国科学院院刊,2012,27(6):647-657.

2. 上海市科学技术委员会. 上海推进大数据研究与发展三年行动计划(2013-2015年). 城市规划通讯,2013.

3. 王波,吕筠,李立明. 生物医学大数据:现状与展望. 中华流行病学杂志,2014,35(6):617-620.

4. 数据科学与大数据的科学原理及发展前景——香山科学会议第462次学术讨论会综述. http://www.xssc.ac.cn/ReadBrief.aspx?ItemID=1060.

5. 国务院. 国务院关于印发促进大数据行动纲要的通知. http://www.gov.cn/zhengce/content/2015-09/05/content_10137.htm.

6. 李春英,张巍巍. 全球大数据与健康管理的研究热点聚类分析. 中国医院管理. 2016,36(10):81-83.

7. 杨瑞馥. 大数据时代的预防医学研究:数字化预防医学. 中华预防医学杂志,2014,48(3):1-4.

8. 高汉松,肖凌,许德玮等. 基于云计算的医疗大数据挖掘平台. 医学信息学杂志,2013,34(5):7-12.

9. 于石成,肖革新. 全球疾病负担研究——大数据分析应用实例. 医学信息学杂志,2013,34(9):12-16.

10. 许德泉,杨慧清. 大数据在医疗个性化服务中的应用. 中国卫生信息管理杂志,2013,10(4):301-304.

11. 周光华,辛英,张雅洁等. 医疗卫生领域大数据应用探讨. 中国卫生信息管理杂志,2013,10(4):296-300.

12. Viktor Mayer-Schönberger, Kenneth Cukier. Big Data: A Revolution That Will Transform How We Live, Work, and Think. Boston: Houghton Mifflin Harcourt, 2013.

13. UN Global Pulse. Big data for development: challenges and opportunities. http://www.unglobalpulse.org/sites/default/files/BigDataforDevelopment-GlobalPulseMay2012.pdf.

14. Jee K, Kim GH. Potentiality of big data in the medical sector: focus on how to reshape the healthcare system. Healthc Inform Res, 2013, 19(2): 79-85.

15. Costa F F. Big data in biomedicine. Drug Discovery Today, 2014, 19(4): 433-40.

16. Groves P, Kayyali B, Knott D, et al. The "big data" revolution in healthcare. Accelerating value and innovation. Mckinsey & Company, 2013, 4: 13-16.

17. Murdoch T B, Detsky A S. The inevitable application of big data to health care. Jama the Journal of the American Medical Association, 2013, 309(13): 1351-1352.

18. Chawla N V, Davis D A. Bringing Big Data to Personalized Healthcare: A Patient-Centered Framework. Journal of General Internal Medicine, 2013, 28(3): 660-665.

19. Chunara R, Andrews J R, Brownstein J S. Social and News Media Enable Estimation of Epidemiological Patterns Early in the 2010 Haitian Cholera Outbreak. American Journal of Tropical Medicine & Hygiene, 2012, 86(1): 39-45.

20. Dugas AF, Jalalpour M, Gel Y, et al. Influenza forecasting with Google Flu Trends. PLoS One, 2013, 8(2): e56176.

21. Yang G, Wang Y, Zeng Y, et al. Rapid health transition in China, 1990-2010: findings from the Global Burden of Disease Study 2010. Lancet, 2013, 381(9882): 1987-2015.

22. Office of Science and Technology Policy, Executive Office of the President of the United States. Obama Administration

Unveils "Big Data" Initiative: Announces $200 Million in New R&D Investments.

23. Chiolero A. Big data in epidemiology: too big to fail? Epidemiology, 2013, 24(6): 938-939.

24. Fan W, Bifet A. Mining big data: current status, and forecast to the future. SIGKDD Explorations, 2012, 14(2): 1-5.

25. Khoury MJ, Ioannidis JP. Medicine. Big data meets public health. Science, 2014, 346(6213): 1054-1055.

26. Lynch C. Big data: how do your data grow? Nature, 2008, 455 (7209): 28-29.

27. National Institutes of Health Office of Extramural Research. NIH Sharing Policies and Related Guidance on NIH-Funded Research Resources. https://grants.nih.gov/grants/sharing.htm.

28. Trifonova OP, Il' in VA, Kolker EV, et al. Big Data in Biology and Medicine. Acta Naturae, 2013, 5(3): 13-16.

29. Green DE, Rapp EF. Can big data lead us to big savings? RadioGraphics, 2013, 33(3): 859-860.

30. Callebaut W. Scientific perspectivism: A philosopher of science's response to the challenge of big data biology. Stud Hist Philos Biol Biomed Sci, 2012, 43(1): 69-80.

第二十二章 文化流行病学

Cultural Epidemiology

摘要

文化流行病学（cultural epidemiology）是流行病学一个新的分支，是在传统的流行病学与人类学、医学人类学、社会科学等学科跨学科合作的过程中逐渐形成的。该章描述了文化流行病学的起源、研究内容和研究方法，并提出了利用文化因素对疾病实施干预的相关措施，目的是提高群体的健康水平与疾病防治。利用相关疾病的病例资料和统计数据回顾了人类学和流行病学之间迄今为止的密切合作；从文化实践的角度诠释信仰、习俗和权势理论对流行病的检测、探源和实施干预等所产生的影响；深入分析了许多常见疾病的风险和流行病种类，核实假说并研究社会文化对疾病检测的影响，包括癫痫症和 Ataques De Nervios 的研究、艾滋病的文化、消化道肿瘤等问题。

Abstract

Cultural epidemiology is a new branch of epidemiology and was formed through the process of interdisciplinary collaboration between traditional epidemiology, medical anthropology, social sciences, and other disciplines. This chapter describes the origin, components and methods of cultural epidemiology and interventions for disease control though cultural measures, with an aim to improve health and reduce disease burden in populations. This chapter also reviews the interdisciplinary collaboration between anthropology and epidemiology by using evidence from case studies and statistical analyses; explores the impact of belief, custom, and authority on surveillance, investigations and intervention of diseases; analyses of cultural risk factors for common diseases and epidemic types; and tests hypotheses and studies the influence of socio-culture on disease surveillance. Examples such as epilepsy, Ataques De Nervios research, HIV/AIDS and digestive tract cancer will be used for illustration.

第一节 概 述

一、相关概念

流行病学（epidemiology）和医学人类学（medical anthropology）都是科学学科，以人类为核心研究疾病和行为模式。医学人类学是人类学的一个分支，人类学（anthropology）是从生物和文化的角度对人类进行全面研究的学科群，此词由 anthropo 和 logos 组成，从字面上理解就是有关人类的知识学问。人类学包括体质人类学、考古人类学、语言人类学和文化人类学，其中体质人类学又分为医学人类学、遗传人类学、工程人类学、灵长类人类学等。医学人类学用人类学的观点和方法，从生物学和社会文化的角度，以病人对疾病的社会心理反应为重心，研究在不同文化和社会群体中，人们如何解释"疾患-健康"的原因，他们所信赖的治疗类型，也研究这些信念与实践如何与人的生物、心理和社会变化相联系的一门学科，是社会和文化人类学理论与心理学、公共卫生和社会医学实践的完美结合。流行病学是研究人群中疾病与健康状况的分布及其影响因素，并研究防制疾病及促进健康的策略和措施的科学。

文化的定义多种多样，它影响人类的健康、生活方式（工作，吃饭，活动等）、学习行为（包括认知，撒谎和误解等）、适应环境的技能及人们情感和信任的方式，而这些因素影响我们对疾病的易感性。结合流行病学的定义及文化对人类健康的影响，从而可以概括出文化流行病学是从文化实践的角度研究文化因素和与文化相关的疾病在人群中的分布规律，及其与疾病、健康的关系和影响因素，并研究防治疾病、促进健康的策略和措施的学科。

二、文化流行病学的由来

（一）文化与疾病关联的起源

文化的概念具有悠久的历史，这个词有很多的定义。文化作为一个专业概念，最早出现于英国人类学家爱德华·泰勒1871年出版的《原始文化》，他认为文化是包括知识、信仰、艺术、法律、道德、风俗以及作为一个社会成员所获得的其他一切的能力与习惯的复合体。人类学家克莱德·科拉克·霍恩提出了几个文化的定义，包括"人的全部生活方式""学习行为""一套适应外环境和其他人的技巧"及"思考、情感和信仰的方式"。一个经典的文化概念的综述暗示了文化有164个不同的定义，宏观水平的定义是一组人通过常见的社会习俗而学习获得的生活方式；本尼迪克特给出了微观水平的定义，文化是人们无意识的选择。

"文化"一词在汉语中的出现可以追溯到《周易》中的"人文化成"一语。儒家的"文"，融汇着道家的"化"，凝聚为文化，这是精神教化的文明传承，显现了文化在人类社会演进过程中起到重要的作用。从这些不同的定义不难看出，文化是一套被作为特定社会成员的个人所传承的准则，并指导他们如何看待世界，如何从情感上体验它，如何在与他人、与超自然力量、与神祇的关系中行事，也是提供给他们如何把这些准则传递给后世的方法——使用符号、语言、艺术或仪式。

文化与疾病的关联还要追溯到西方文明的发源地古希腊。古希腊著名的医师希波克拉底，其著作涵盖领域极广，著名的《空气、水和土壤》是世界上最早关于自然环境与健康和疾病关系的系统描述。在公元前4世纪，它首先用文字描述了杵状膨大（手指与脚趾的末端扩大，指甲闪闪发亮且不正常弯曲的情形），是慢性化脓肺病、肺癌和发绀的心脏病的重要症状。因为这个原因，畸形的手指有时候被称为"希波克拉底的手指"。

史诗《伊利亚特》一开头就描写，因为阿伽门农抢走了阿波罗神庙祭司的女儿，触怒了天神，于是阿波罗降下瘟疫，以示惩罚。基督教经典《圣经》不但明确宣称，人若不敬上帝耶和华神，违反"十诫"中的第一条"崇拜唯一上帝而不可拜别神"，耶和华便会将"至重至久的病，加在你和你后裔的身上"。

苏珊桑塔格在《疾病的隐喻》指出任何起因不明、治疗无效的疾病，易为某种隐喻（宗教、道德、美学和政治）覆盖，赋予社会以某种象征与暗示。如结核病有关的隐喻是文雅敏感浪漫，与癌症有关的是压抑忧伤焦虑，伍迪艾伦说"我不生气我用生肿瘤代替生气"。梅毒，对于英国人来说是"法国花柳病"，对巴黎人来说是"日耳曼病"，对佛罗伦萨人来说是"那不勒斯病"，对日本人来说是"支那病"，在中国古代，也有文字对疾病进行的描述，如在明清小说中关于麻风病的描述，在人们眼中麻风病是鬼神所致，又有"天刑观""保养失度代""传染之说"等，尤其是传染病，更让人们感到恐惧。

（二）流行病学概念的演变

流行病学的英文来源于希腊，epi 意味着"在……之中、之上"，demos 意味着"人群"，logos 意味着"研究"。直译即为"研究人群中发生的事情的学问"，特指疾病负担。因为传染病曾是最明显的疾病负担，所以这两个词是重叠的。

在传染病肆虐的20世纪上半叶，英国 Stallybrass（1931年）把流行病学定义为"流行病学是关于传染病的主要原因、传播蔓延以及预防的学科"。前苏联出版的《流行病学总论教程》（1936年）中定义"流行病学是关于疾病流行的学科，它研究流行发生的原因、规律及扑灭的条件，并研究与流行作斗争的措施"。可以看出，此时期流行病学研究的主要是传染病。

随着传染病的发病率和死亡率的大幅度下降，慢性非传染病成为20世纪中后叶的主要卫生问题。因此，流行病学的定义也随之发展，从单纯的研究传染病扩展到非传染性疾病。20世纪50年代后期，很多的流行病学书籍把流行病学定义为研究所有疾病，包括传染性疾病和慢性病，并说明社会环境是疾病的重要因素。值得一提的是我国的苏德隆教授，他毕生从事传染性与非传染性疾病的防治研究，积极参与国家对血吸虫病和霍乱的防制研究。1964年，他提出"流行病学是医学中的一门学科，它研究疾病的分布、生态学和防制对策"。MacMahon（1970年）提出"流行病学是研究疾病的分布及疾病频率决定因子的科学"。Lilienfeld（1980年）提出"流行病学是研究人群群体中疾病表现形式（表型）及影响这些表型的因素"。到20世纪80年代，随着社会经济的发展和医学模式的转变，人们在预防控制疾病的同时，也开始关注如何促进健康的问题。Rothman教授主编的《现代流行病学》一书中将流行病学定义为:"流行病学研究在人群中与健康有关状态和事件的分布及决定因素,以及应用这些研究以维持和促进健康的问题"。我国在流行病学统编教材第3~8版中给出的定义均为"流行病学是研究人群中疾病与健康状况的分布及其影响因素,并研究防制疾病及促进健康的策略和措施的科学"。

(三) 文化与流行病学相互融合

随着人们对文化影响疾病的关注增加,文化流行病学出现了。

在不同的国家和在同一个国家的不同地区,流行病学家的工作不可避免地接触到文化差异。人们倾向于认为文化可以作为一个新的解释变量,能够预测和解释观察到的行为和疾病变化的重要比例。德国人类学家鲁道夫·菲尔绍(Rudolf Virchow)认为传染病流行的消长起伏与文化变迁有着密切的关系。他认为真正的文化变革往往伴随着传染病的流行,并暗示了未能适应或较慢适应文化变迁的群体往往是传染病的主要受害者。

疾病的流行与多种因素有关,但其中最重要的是与人的行为即文明方式有关,而文明方式又与文化有关。文化适应是个体或群体适应一种新的文化的过程,由于频繁的接触到不同于自身民族、种族的文化,而导致个体遭受心理、行为和态度的转变,而这些转变影响着他们的心理和身体健康。所以文化适应与公众健康的关系是一个国家的问题,甚至是全球性的问题。理解文化适应的过程和结构既是文化适应转变的基础,又是以促进人群健康为中心发展有效的公共卫生实践和政策的基础。人们通过适应一种文化,而影响他们患病的风险。例如,拉丁裔人未迁入美国前,其各种原因的死亡率和癌症的风险率均低于美国,当拉丁裔人在美国居民很长时间后,他们更易营养不良、更可能吸烟、喝酒;研究发现亚洲人移民西方国家后,其心血管疾病及癌症的患病率均增加,说明了文化适应对流行病学的重要性。

此外,文化通过影响意识形态领域的社会观念进而影响各级决策人物对卫生工作的决策行为;同时,文化通过社会指导作用对人的思想观念产生影响,进而影响人的行为,从而对疾病的流行产生影响。人们对大自然、疾病原因、适当的治疗及治疗方式的不同信仰,可能影响不同组的成员得到和坚持治疗的率及他们接受和参与健康预防行为的程度。例如,对身材魁伟的接受可能会影响非美人过度担心人群中肥胖率的增加,传统食物可能造成了饮食中更多脂肪的摄入。

文化从三个角度对疾病症状进行了解释:疾病症状是贯穿身体的系统符号;疾病症状需在疾病理论和病因学的文化规则中分类和辨别;疾病症状以价值和社会系统为基础赋予了文化社会含义。人们在群体内可能会意识到群体规则,但是这些规则会随着时间改变,并且人们拒绝控制他们行为的规则。食物的偏好、生活的压力、以及大规模工业粉尘的生产形成了建立在快餐和缺乏运动之上新的肥胖的流行。

在过去几十年流行病学家仅考虑社会因素。社会流行病学是流行病学的分支,它最直接的目的是研究社会组织中与健康相关的影响因素。社会流行病学研究收入、财富、工作压力、阶级、社会支持、不平等和职业对健康的影响。他们把社会定义为用特定方式交流、居住在特定地方并有共同价值观的一个群体。而文化不仅仅是社会,它除了侧重于收入、婚姻状况和职业等社会变量之外,还侧重于疾病的分类、含义、风险和行为。詹姆斯·A·特尔,认为这些因素对文化流行病学非常重要,因为人们的观念和行为影响他们的健康。并且流行病学是一个产生知识的特殊系统,即文化。当人类学家检测文化模式对疾病的反应时,流行病学实践作为文化的产物被人类分析。大量流行病学调查研究发现:文化影响抑郁的患病率,抑郁症的临床表现与多种躯体症状的持续时间相关,文化影响人们对疾病症状的描述,进而影响人们对疾病的治疗。在一般的卫生保健设施中,临床文化并不能很好地区分抑郁和焦虑。对抑郁症适当的文化描述有助于提高疾病的辨别水平和治疗的依从性。

20世纪文化在精神疾病中的作用,以及在生物医学精神病诊断的跨文化适用性仍是人类研究的热点。并且已经证明无论是在西方的认识论或本体论中,还是研究者在其他背景下观察到的精神紊乱中,都显示了人们对文化分析理论的兴趣。精神病流行病学研究由于忽视文化差异来定义精神疾病,已经遭受了人类学家的批评。

饮食文化作为文化的一部分,也影响着人们的健康。东方饮食以植物性食物为主,动物性食物为辅。大多数发展中国家如印度、巴基斯坦、孟加拉及非洲等一些国家属于此类。这类膳食模式容易出现蛋白质、能量营养不良,以致体质较弱,健康状况不良,但利于心血管等慢性病的预防。而欧美等发达国家由于以动物性食物为主、植物性食物为辅,因此其肥胖、高血压、冠心病、糖尿病等营养过剩性疾病的发病率上升。在我国历史上贵州由于长期缺盐，淡味是其饮食文化的最大特点。民国时期陈国钧调查，贵州由于缺少食盐，因此煮饭的时候很少放盐，导致其甲状腺肿的发病率和患病率较其他地区高。但随着中国人民生活水平的提高，生活方式和饮食文化的改变，各种心血管疾病、糖尿病、肝胆疾病等慢性疾病患病率逐渐增加，这对人们健康提出了更大的挑战。

三、文化流行病学的研究内容

（一）从实践到程序：解释社会和文化环境对疾病或健康的影响

对家庭和社区卫生机构（institute of family and community health，IFCH）的员工培训的第一个主题是分析与健康相关的社会和文化过程的概念性框架。这个框架由北卡罗来纳州大学约翰卡塞尔领导的交叉学科的团队形成，这个团队包括先前 IFCH 的医生或流行病学家及人类学家（Donald Patrick）和心理学家（David Jenkins）。

1. 疾病的文化解释　疾病的含义是由个体的生活经历塑造的，包括：文化、精神、心理、生理和经济等各方面。疾病文化是与疾病相关的各种社会文化现象，包括人们对于疾病的认知、态度以及由这种认知所产生的行动。

Pholela 是美国马萨诸塞州东部的弗雷明汉镇和马萨诸塞州的国际基层医疗机构，该机构主要包括临床医生、流行病学家和卫生工作者，他们用社会科学和流行病学方法专门设计并评价社区健康状况。Pholela 研究的重要性在于把健康与社会关系联系起来，主要关注社区周围的社会和文化生活对健康的影响，是日常健康中心实践的重要组成部分。卡塞尔密切关注 Pholela 社区的卫生问题，但他关于治疗和预防保健的尝试有时会与传统的医学信仰和实践相悖，这使得他对健康的社会和文化构成产生了兴趣。这个兴趣在人类学"Cultural Factorsin the Interpretation of Illness：A Case Study"这章中陈述的很明确。并且他描述了如何对两组有亲属关系的肺结核、宫颈癌和持续性头痛病例进行管理，并展示了如何通过一系列相关的巫术指控解释包含在该病例的亲属团体和传教士管理策略的选择。这个病例研究说明"应该把对文化模式和社会状况的认知作为对行为的解释，不然将出现令人费解的无关行为"。

2. 对文化理解的重要性　卡塞尔在杰明·保罗 1955 年经典的《健康、文化和社区》一书中也阐述了 Pholela 项目对文化理解的重要性。他分析了祖鲁人对 Pholela 员工治疗和预防疾病努力的抵制，包括试图改变人们对食物的态度；增加蔬菜、鸡蛋和牛奶的生产和消费；治疗肺结核或与土壤侵蚀作斗争——每一个都遇到很大的阻力。南非的劳动法造成了男性劳动力外迁，从而将梅毒和结核病带入社区，这对工作年龄的男性劳动者的长期治疗政策提出了挑战。当地的失业和人口压力，及对传统食物的偏爱和土地使用模式，造成了土壤的侵蚀和营养过剩性疾病。理解哪一种文化模式最容易改变，有利于 Pholela 的工作者为他们合理的目标做出努力；知道谁在社区中持有权利，有利于他们对潜在变革者集中他们的行动。这个项目的全过程贯穿着提高健康的措施，特别是在婴儿死亡率、感染性疾病的发病率和营养过剩性疾病的患病率方面。世界各地的孕妇产后都会经历情感和身体的扰乱，然而不同文化背景的人，对此现象的解释各异。在阿拉伯文化中，人们用神灵附身的苦难来表达孕妇产后的状况。神灵被认为是恶灵，它导致了孕妇产后情感和身体的痛苦。对同一种疾病，我们不仅要考虑疾病的内在和外在因素，还要考虑疾病产生的文化背景，所以我们想要了解某一疾病时，必须要了解该疾病的文化内涵及其产生的文化背景。如美国医院的院内感染率长期以来一直居高不下，主要与医护人员的行为或工作习惯有很大关系，手术医师、麻醉师、手术室护士等消毒无菌的概念不强。2003 年美国《读者文摘》披露，约 50% 的医护人员在接触不同病人时不洗手，有的医生甚至穿消毒衣回家、吃饭。这些因素均导致医院内感染率的增加。

3. 社会文化的改变与调整对健康的影响　在北卡罗来纳，研究者对由农业国家发展成工业国家的过程中社会和文化对健康影响的研究，结果并不像在 Pholela 那样明显。但是在北卡罗来纳卡塞尔和他的同事着手的研究最终展示了社会和文化的改变与调整对健康有同样重要的影响。卡塞尔领导的交叉学科团队在北卡莱纳州大学发表了第一篇社会流行病学方面的文章，从文化系统中明确分离出社会系统。卡塞尔把文化定义为"人们解释他们的经历和指导他们行为的意义结构"，而把社会定义为"有序地、持久地和有规律地社会关系的群体生活方式"。随着大众对社会和文化因素对病因学的重要性的接受，发展能够解释环境复杂性的理论模式很有必要。

4. 生活方式的转变伴随健康状况的改变　从

农业到工业生活方式的转变可能伴随着健康状况的改变。在 1960 年，卡塞尔的团队在以种植业为主的阿巴拉契亚山脉的一个小镇上进行研究，使用三组人群进行比较：农民、第一代工厂员工，第二和第三代工厂员工。作者假设第一代的员工经历了文化的巨大改变，会比其他组的健康状况差；同时也假设以当前的文化和社会状况为背景，家庭的不团结和不协调与健康状况差最密切相关，最终这个研究证实了他们的很多假设。通过一般的疾病发病率和因病的缺席率的比较，他们得出第一代进入工厂的工人健康状况比已被工厂雇佣的他们亲属（第二代或第三代）的健康状况差。

第二个主题是在一系列的社会支持基础上的健康保护研究，这项研究始于 20 世纪 70 年代早期，阐述了宿主对疾病易感性和抵抗力的影响因素——即可能增加或减少个体得病的因素。北卡莱纳州的研究对社会流行病学有深刻的影响，如果在南非研究的贡献是广泛理解如何提供社区卫生保健并衡量其益处的典型，那么该项研究可能是发展流行病学策略、衡量社会和文化改变对健康影响的典型。在南非，新的社会医学实践起源于 19 世纪的社会流行病学，北卡莱纳州社会和文化改变对健康影响的研究与 19 世纪的研究成果一致。鲁道夫菲尔绍写道流行性疾病是文化改变的标志，"疾病在工业界流行的历史是人类文化经历变动的历史，它的改变告诉我们强大的卒中是文化向新的方向转移的转折点"这句话对同时代工业界的流行病—癌症、心脏病、卒中等其他的慢性病及事故仍然有意义。

（二）文化因素在疾病分布中的作用

由于致病因子、人群特征以及自然和社会环境等多种因素综合作用的影响，疾病在不同人群、不同地区及不同时间的流行强度不一、存在状态也不完全相同。疾病分布既反映了疾病本身的生物学特性，也集中体现了与疾病有关的各种内外环境的效应及其相互作用的特点。而文化因素始终贯穿于疾病分布中，下面将从人、时间和地点 3 方面说明文化因素在疾病分布中的作用。

1. 人的方面　人群的一些固有特征或社会特征可构成疾病或健康状况的人群特征，这些特征包括：年龄、性别、职业、种族和民族、婚姻与家庭、行为生活方式、教育背景，宗教信仰、人口流动等，其中最重要的是年龄和性别。下面的表格从广泛的角度总结了死亡数据。表 22-1 和表 22-2 显示了男性死亡的比例高于女性，社会地位低的或其他地位的死亡比例高于地位高的，成年人的死亡比例大于儿童。很显然社会和文化阶级保持高阶级高于低阶级，女性和儿童高于男性和成人。表 22-3 和表 22-4 显示了社会和文化等级对生存的联合效应。

表 22-1　按经济状况和性别的死亡数

经济状况	暴露风险的人数			死亡人数			暴露风险/100 死亡人数		
	男性	女性	合计	男性	女性	合计	男性	女性	合计
Ⅰ（high）	180	145	325	118	4	122	65	3	37
Ⅱ	179	106	285	154	13	167	87	12	59
Ⅲ	510	196	706	422	106	528	83	54	73
其他	862	23	885	670	3	673	78	13	76
合计	1731	470	2201	1364	126	1490	80	27	67

表 22-2　按经济状况和年龄阶段的死亡数

经济状况	暴露风险的人数			死亡人数			暴露风险/100 死亡人数		
	成年人	儿童	合计	成年人	儿童	合计	成年人	儿童	合计
Ⅰ（高）	319	6	325	122	0	122	38	0	37
Ⅱ	261	24	285	167	0	167	64	0	59
Ⅲ	627	79	706	476	52	528	76	66	73
其他	885	0	885	673	0	673	76	–	76
合计	2092	109	2201	1438	52	1490	69	48	67

表 22-3　按特征分类的生存比[%（N）]

性别	经济状况	成年人	儿童
男性	高	32.6%（175）	100%（5）
	中	8.3%（168）	100%（11）
	低	16.2%（462）	27.1%（48）
	其他	22.3%（862）	–
女性	高	97.2%（114）	100%（1）
	中	86.0%（93）	100%（13）
	低	46.1%（165）	45.2%（31）
	其他	87.0%（23）	–

表 22-4　通过变量观察生存比%（N）

分组	生存比
经济状况	
高	62.5%（325）
中	41.4%（285）
低	25.2%（706）
其他	24.0%（885）
性别	
女性	73.2%（470）
男性	21.2%（1731）
成长阶段	
儿童	52.3%（109）
成人	31.3%（2092）

种族和民族是长期共同生活并具有生物学和社会学特征的相对稳定的群体。不同民族由于长期受到一定的自然环境、社会经济状况、风俗和生活习惯、遗传因素及医疗卫生水平等影响，疾病的分布也显示了差异性。日本人的胃癌高于美国人，但移居美国后发病率降低，表明行为生活方式发挥重要作用。

2. 时间方面　时间也影响疾病的分布。例如人类学和流行病学的研究显示时节（time of year）对人们关于疾病的认知和他们何时使用蚊帐起关键的作用。这些研究者发现人们对一年中蚊子在不同时节出现的数量和蚊子集中时疟疾发生风险的精确认知起伏波动，并且没有意识到传染性蚊子的比例随着蚊子年龄的增长和他们数量的消减而增加。事实上，大多数的发热是由疟疾引起的，但在蚊子少的季节，人们会把发热归因为其他的原因而非疟疾，他们由季节而不是症状辨别发热的类型。

3. 地点方面　地点在很多方面和人一样复杂，它涉及天然的物理环境和人造的环境。砖茶是中国西部很多少数民族的生活必需品，它的氟含量是普通商品茶的几十倍甚至几百倍。具有饮砖茶习惯的地区包括青海、西藏、内蒙古、新疆等八个省、自治区，占中国版图的约50%，累计十余个民族，约4000余万人。大量的流行病学报告已经证实，高氟含量的砖茶导致了砖茶型氟中毒的流行，控制这一氟病新类型的最有效方法应该是降低砖茶的氟含量。由于不同地区文化的差异，人们对疾病的认知有很大的差别，从而导致同一措施在不同地区的实施效力也有很大的差别。

（三）研究流行病学变量中的社会文化成分

当我们研究宗教与性传播疾病的关系时，不得不考虑宗教的文化背景。廖芮等的研究也提到了宗教会影响或抑制某些影响健康的风险行为，如吸烟、饮酒、吸毒、婚前性行为及未婚先孕等，从而减少性传播疾病的发生。研究人员威廉·斯特劳布里奇用了28年时间，对大约5000名加利福尼亚人进行了跟踪研究，结果发现，每周参加一次宗教活动的妇女与没有参加者相比，其寿命延长了。克萨斯大学的研究人员进行的新研究也发现，定期参加宗教活动的人比那些不参加者平均寿命长7年。

地中海泛指希腊、西班牙、法国和意大利南部等处于地中海沿岸的南欧各国，该地区心脏病的发病率及患病率低的原因与当地的饮食文化密不可分。该地区饮食以蔬菜水果、鱼类、五谷杂粮、豆类和橄榄油为主，研究发现这种饮食文化可以减少患心脏病的风险，还可以保护大脑免受血管损伤，降低发生卒中和记忆力减退的风险。Buzoianu等的研究也表明当研究移民与心理障碍性疾病的关系时，我们不得不考虑由于移民所带来的文化冲击，可能是人们心理障碍性疾病的主要原因。

乳腺癌是中国女性主要的健康问题之一，然而中国女性乳腺癌的检出率很低。Chenyu Shang等的研究表明中国女性乳腺癌的检出率低主要与中国的传统文化相关，在中国人们由于受传统文化的影响，人们普遍认为癌症意味着死亡、痛苦，这些消极的思想导致了癌症的诊断被延迟。并且人们认为癌症不仅影响个人，而且还会破坏整个家庭的声誉，为了保护个人或家庭声誉，中国人趋向于延迟求医诊治来掩盖癌症。一些研究也表明，中国人信仰宿命论、再生论及轮回报应等，这些也影响了中国女性对乳腺癌的理解,以至于她们认为乳腺癌这种病不会发生在自己身上而对该病不重视,从而降低了乳腺癌的检出率。

四、文化流行病学与人类学、医学人类学及流行病学间的联系

医学人类学最主要的特点是跨学科性,它以人类学的人文关怀为主线,贯穿疾病、治疗、干预等医学问题,凸显了人类学学科对主体经历、文化价值及政治经济的关注,能够加深人们对患病及治疗经历的各种结构因素的认识。它研究在不同文化和社会群体中,人们如何解释"疾患-健康"的原因,他们所信赖的治疗类型,以及一旦生病向何处求医;也研究这些信念与实践如何与人的生物、心理和社会变化相联系,并使用各种各样的方法,包括长期和短期的实地考察、结构观察、开放式访谈、各种调查及群组访谈等,分析人们对疾病、治疗、健康以及决定疾病的环境、生物、行为和文化的理解和解释,审视疾病、健康、治疗、社会制度以及文化之间的复杂关系,从而更加强医学从业者对生命本身的尊重和关怀。

流行病学着眼于一个国家或一个地区人群的健康状况,它所关心的常常是人群中的大多数,而不仅仅关注个体的发病情况,即流行病学的研究对象具有群体性。它以疾病的分布为起点,使用概率论和数理统计论的方法,对比分析人群健康与环境的关系。

从人类学的角度,流行病学是一个特殊的知识生产体系,即文化。人类学家使用"自反性"术语谈及他们对自己的假设、偏见和习俗的理解。流行病学家大部分的研究是在疾病因果的生物医学理论的基础上,研究他们熟悉的文化,在一个特定的能检验和验证假设的研究框架内证明未知的假说。

流行病学和医学人类学都有应用的经典范例。传统上,流行病学家趋向于研究国内问题,而医学人类学家趋向于研究国外文化。疾病可以在不同国家、不同种族间发生和流行。随着时代的发展,当流行病学家加强对疾病的国际检测模式时,医学人类学家则探索国内文化的多样性,这促进了两者在地域研究上的融合。数据的收集是联系流行病学和人类学的另一方面,其以一种新颖的角度看社会和文化对健康的影响,这种影响可以从测量工具的研发和选择以及参与者被测量时的反应等方面看出。

随着社会进程的变迁、城市化的加快和跨文化交流的增加,跨学科合作变得越来越重要。文化流行病学的框架和方法源于努力实现有效的跨学科合作,并发现适当有效的方法来综合人类学和流行病学的框架和方法。人类学和流行病学综合方法的增加也是其他学科对社会和文化变革的反应。人类学使用定性的方法从生物和文化的角度对人类进行全面研究,而文化流行病学则采用定性和定量的方法描述疾病,解释疾病发生的原因及与疾病相关的行为。文化流行病学研究的第一阶段需要了解疾病的概念和疾病发生的文化背景,然后综合人类学和流行病学的方法来研究文化对疾病的影响。

第二节　文化流行病学的研究方法

一、构建疾病模式与文化模式

人类对疾病的反应也形成了模式,例如,在1991年1月一个秘鲁的渔夫因贝类感染,得了霍乱而死亡。一群人聚集在一起洗涤身体悼念死者,他们在一起吃喝,寻找友谊。暴露于霍乱的参加者都有同一饮水史,他们在葬礼后的行程改变了其他人暴露的可能性,他们遇到的人及从事的活动进一步影响了疾病的传播。在1991年4月,当近期感染但仍无症状的工人们从海岸旅行回家庆祝复活节时,霍乱就在山村暴发了。作为一个群体,他们的行为形成了能从总结他们的个体行为而推导出的疾病模式。

机体和致病菌的相互作用不仅取决于人体的行为,还取决于信仰。信仰是强有力的激励因素。一些南亚国家不成比例的女婴死亡率,部分是受他们重男轻女的传统文化的影响。在信仰的文化中,注射剂要比药片更猛,因此人们生病的时候更倾向于用注射剂而非药片治疗疾病。发病率和死亡率在某种程度上由文化脚本指定如何、在哪及何时按照特定方式行事决定。疾病模式与人们抱怨的群体症状和他们遭受的疾病方式有关,人们可能在特定的文化模式下把疾病的症状与其他的事物关联。对疾病模式的辨别有助于比较非生物医学和生物医学对疾病的认知和关心程度、卫生服务的需求及接受特定治疗的相似性和差异,并且人们对疾病的特定治疗

也与疾病模式相关。通过癫痫症这个多棱镜及一般意义上的病情发作，我们可以看出疾病的症状和预后、个体和社会的反应及分类和计数如何有助于创建人群的疾病模式。

文化模式是一个民族文化或一种文化的各个方面相互联系并融合成协调一致的系统的结构状态。本尼迪克特在《文化模式》中指出："一种文化就如同一个人，是一种一贯的思想和行为模式。各种各样的行为，诸如谋生、择偶、战斗和神氏崇拜，都依据融合到统一模式之中无意识的文化选择规范"。文化是群体全部的生活方式，是一种常见的社会遗产。由于是一种常见的社会遗产，所以有相同文化的一群人在说话、行为、思考及生活的意义方面几乎是一样的。美国纽约对波多黎各人的大量精神流行病学研究的结果显示，波多黎各人精神紊乱的患病率高于研究中其他种族，可能与他们表述精神紊乱的文化模式相关。因此可以通过不同地区的群体对疾病反应的不同描述来构建他们特定的文化模式。

创建疾病模式和文化模式的过程有助于形成更适合的健康政策，加深对疾病的因果关系和治疗的理解，创建更有效的行动来促进健康和预防疾病。

二、现场研究

（一）现场研究概述

现场，一般指人类生产、生活、工作、试验的场所，也可指发生案件或事故的场所及发生时的状态。现场研究也被称为人种志（ethnography，在希腊文的字面意思是"对民族的描述"，网络翻译也有民族志、人种学之意）研究，是定性研究方法中发展较快、最具代表性的一种研究方法。这种研究方法起源于20世纪初，60年代兴起于美国，80年代后得到普及。有人界定为："人种志研究是在对人以及人的文化进行详细的、动态的、情景化描述的一种方法，探究的是特定文化中人们的生活方式、价值观念和行为模式。这种方法需要研究者长期地与当地的人们生活在一起，通过自己的切身体验获得对当地人及其文化的理解"。现场研究是人类学研究方法之一。比如，人类学家在纽约、西班牙的农村、巴布亚新几内亚的一个种植园或在多个网点对无家可归的人进行研究，他们通过长期地与当地人交谈来专心学习当地语言，以便于进一步的研究。

现场研究还是流行病学研究中最传统的方法，它是指流行病学工作者在现场对疾病的流行和暴发进行调查，然后采取措施，其主要特点是亲临现场和群体动员。对预防医学来说，凡是存在严重公共卫生问题并危及人群健康的场所，都是流行病学工作者工作的场所。一旦出现公共卫生问题，流行病学工作者必须亲赴现场并及时开展工作。对人群中常见的慢性病及病因明确但无特效治疗方法的传染病，现场研究有时是唯一的方法。通过对各地人群文化的调查，制定符合当地文化特征的疾病预防策略，以降低疾病的发病率。

（二）现场研究法分类

1. 现场观察研究法　根据从现场获得信息的策略可以分为3类：观察并参与事件，这也就是参与观察；与当事人进行访谈内容只涉及其他人和已过去的事件；既有调查、又有观察，但不参与事件。研究者可相应的获取3类信息：①偶发事件和历史事件的信息；②有关频率分布的信息，如参加人数；③有关众所周知、约定俗成的信息，如权力和地位的信息等。现场观察研究法比较适用于变量关系还十分模糊的课题，以及研究人们的某些态度、行为因素的相互作用的课题。

2. 现场调查研究法　现场调查研究法是指一种到调查对象所在地搜集实际资料的分析研究方法。

3. 现场实验研究法　现场实验研究法具有两大特点，①与实验室实验研究法相比提高了研究的外部效度；②与现场非实验研究法相比能揭示心理现象之间的因果关系。这种方法较适用于研究对象是复杂的社会影响因素及其变化过程的研究和应用性研究。为了保持现场的自然性，现场实验最好不被受试者察觉。为此，现场实验研究法常采用自然测量法、假主办单位法和伪装测量法等。

（三）现场研究过程

在现场研究中，研究者既要对复杂的现实环境进行深入分析，又要避免破坏其固有的自然性，这就对现场研究的各个环节提出了相应要求。

现场研究法的一般步骤是：准备工作，其中进入现场是重点。包括选择研究者进入现场的身份、方式和途径，处理好研究者与现场被试者的关系；取样，现场研究的取样不能造成现场人员的变动，以免破坏现场的自然性，具体方法有定额取样（即选择一定数量的不同类型的成员）、雪球取样（即沿着一个脉络不断扩展的取样）和特殊个案法（即选取偏离正常模式的个体）；收集数据；数据处理、分析与解释。

国内外流行病学发展史上记载了许多堪称流行病学现场工作典型的范例。1848年，伦敦暴发了霍乱,John Snow深入现场进行详细调查并应用标点地图的方法研究霍乱病例的分布,通过对比分析论证了霍乱流行与井水的关系,提出了发病的原因是水源被粪便污染所致,该结论比从粪便中分离出霍乱弧菌早30年。19世纪中期,丹麦医生皮特·帕奴姆对孤立的Faeroe小岛上麻疹的流行进行调查,他描述了法罗人的地理、气候、蔬菜、身体状况和生活方式(包括食物的准备、房屋的建造和布置、穿衣风格及职业),从而,找出麻疹流行的原因,该事例说明了现场研究的重要性。

三、医学人类学和流行病学方法的综合

包括医学人类学的长期和短期的结构式观察、开放式访谈及群组访谈等方法,流行病学的描述性研究、病例对照研究和RCT等。

1. 结构式观察　也称有结构观察,有控制观察或系统观察,是根据事先设计好的观察项目和要求进行观察的类型。它要求事先对要观察的内容进行分类并加以标准化,明确研究假设,规定要观察的内容和记录方法,并统一制定观察表格或卡片,卡片上明确列出各种观察范畴和分类,观察者只须在相应的格内标记,而不做出自己的评价。在实际观察过程中,要严格按照设计要求进行观察,并作详细的观察记录。结构式观察有些类似于问卷调查,对观测数据的整理,分析也近似于对问卷资料的处理分析,即可进行定量分析和相关分析。但它缺乏弹性,而且比较费时。

2. 访谈　指调查者依据调查提纲与调查对象直接交谈,收集语言资料的调查方法。根据访谈对象的数量,可以分为群体访谈法和个别访谈法;根据层次,可以分为常规访谈法和深度访谈法;根据媒介,可以分为当面访谈法和电话访谈法。其主要特点是采用对话、讨论等面对面的交往方式,是双方相互作用、相互影响的过程。

3. 描述性研究　是利用常规监测记录或通过专门调查获得的数据资料(包括实验室检查结果),按不同地区、不同时间及不同人群特征进行分组,描述人群中有关疾病或健康状态以及有关特征和暴露因素的分布状况,在此基础上进行比较分析,获得疾病三间分布(人群、时间、地点)分布的特征,进而获得病因线索,提出病因假设。

4. 病例对照研究　是主要用于探索病因的一种流行病学方法。它是以当前已经确诊的患有某种特定疾病的一组病人作为病例组,以不患有该病但具有可比性的一组个体作为对照组,通过询问、实验室检查或复查病史,搜集研究对象既往各种可能的危险因素的暴露史,测量并比较病例与对照组中各因素的暴露比例,经统计学检验,若两组差别有意义,则可认为因素与疾病之间存在着统计学联系。在评估了各种偏倚对研究结果的影响后,再借助病因推断技术,推断出某个或某些暴露因素是疾病的危险因素,从而达到探索和检验疾病病因假说的目的。

5. RCT　是在人群中进行的、前瞻性的、用于评估医学干预措施效果的实验性对照研究。它把研究对象随机分配到不同的比较组,每组施加不同的干预措施,然后通过适当时间的随访观察,估计比较组间重要临床结局发生频率的差别,以定量估计不同措施的作用或效果的差别,遵循随机、对照、重复和盲法原则。

第三节　文化流行病学方法的应用与文化对疾病干预的影响

一、癫痫的文化流行病学研究

癫痫俗称"羊角风"或"羊癫风",来源于古希腊语,原意指临床反复发作的肢体抽动或惊厥,而现代癫痫的定义是:慢性反复发作性短暂脑功能失调综合征,以脑神经元异常放电引起反复痫性发作为特征,是发作性意识丧失的常见病因。一般把癫痫发作分3期:①先兆期:仅几秒钟,患者腹部不适,出现眩晕及各种幻觉,身体局部抽动,头向一侧转动,或有无名的恐惧或濒死感。②抽搐器:病人先是全身肌肉强制性收缩,颈部和躯干自前屈转为反张,肘、腕和掌关节屈曲,拇指内收,双腿伸直,足内翻,呼吸暂停,脸色由苍白或充血转为青紫,双眼上翻,持续约20秒,随后全身肌肉屈曲痉挛,继有短促的及张力松弛,呈现一张一弛交替性抽动。③痉挛期或昏迷期:病人陷入昏迷或昏睡状态,呼吸逐渐平稳,脸色也逐渐转为正常,病人由昏迷、昏睡、意思模糊而转为清醒,时间约数分钟或数小时不等。

医学历史学家Owsei Temkin1971年出版的《癫痫》一书,讲述了虽然现在的内科医生对癫痫综合征

的了解、诊断、检测和治疗措施说得头头是道,但癫痫病一直被人们看作是由各种精神、邪魔、神灵、自然和人的意志所造成的一种慢性疾病。癫痫的文化含义所产生的影响,在于流行病学家如何对它的发病率、患病率及发病原因和结果进行解释。在古代欧洲,人们由于不知癫痫发作者出现眩晕的原因,便把它解释为有魔鬼附体,特别是受到神的差遣,才产生这种幻觉,以致称癫痫为"圣病"。据《维基百科》,一些信仰"泛灵论"的原始部族更坚信癫痫患者因为受到神灵的眷顾,因此可作为能通阴阳的萨满而受到崇敬。

癫痫症是神经学科专家所认定的最为严重的常见症状。神经学科专家认为,癫痫由两部分组成:发作本身和内在致因,可以用抗惊厥药治疗,但不知道为什么首先发生癫痫。癫痫发作的原因、预后及痊愈的时间的不确定性导致了癫痫病人对自己的状况形成自己的解释并适当调整治疗的药物。

据估计,在工业国家癫痫每年的发病率为5.0‰,患病率为5.0‰~6.0‰。据中国最新流行病学资料显示,国内癫痫的总体患病率为7.0‰,年发病率为28.8/10万,1年内有发作的活动性癫痫患病率为4.6‰。据此估计中国约有900万左右的癫痫患者,其中500万~600万是活动性癫痫患者,同时每年新增加癫痫患者约40万。一般认为1岁以内患病率最高,其次为1~10岁以后逐渐降低。我国男女之比为1.15:1~1.7:1,种族患病率无明显差异。在中国癫痫已经成为神经科仅次于头痛的第二大常见病。2005年国际抗癫痫联盟将癫痫定义为:以持续存在能产生痫性发作的脑部持久性改变为特点,并出现相应的神经生物学、认知、心理学以及社会学等方面后果的一种脑部疾患。

美国明尼苏达州奥姆斯特德县是19世纪50年代中期以来癫痫流行病学研究的重点区域。该县多数居民在明尼苏达州罗切斯特的梅奥诊所接受卫生保健,并有详细的医学记录。1985年詹姆斯·A·特尔研究了该县年龄从18~59岁199个癫痫患者的用药记录,他从这组人群中采访了127个有活动性癫痫的成年人(定义为5年前内曾有犯病或使用抗惊厥药,1980年1月1日),目的是了解医生和病人对癫痫症及其影响和治疗看法的差异。

向被访者提出一系列封闭性和开放性的问题,例如他们如何看待自己的病症、他们认为该病的致病因素是什么、别人如何看待该病症及患病给他们的生活带来什么变化等。有些应答者用生物医学术语回答他们的状况,把他们的癫痫分为癫痫大或小发作并谈及看到的脑部扫描或脑电波的结果。但也有些人用非医学术语描述他们的癫痫,包括昏厥或头昏眼花、神思恍惚、梦魇、痉挛、抽筋等。一些癫痫归因于压力、饮食或情绪压力或归咎于连医生也无法证实的各种致病因素。127人中有79%把发病的根本原因归于古典的生物医学分类(疾病、创伤和生理学问题)。当解释是什么引起特定的癫痫发作时,应答者诉诸于初始的分类,其中压力或情绪55%,睡眠剥夺占26%,劳累21%。

以下是一些罗切斯特居民描述他们癫痫症的方式。以斯帖是一位已婚的中年家庭主妇,曾经是一名办公室经理,高中毕业。她的癫痫发作始于高中,停止服用抗惊厥药后5年内未发作,她的癫痫再次发作约在她停止服用抗惊厥药10年后:"反正我有问题,但不知道什么原因。他们也没说我是癫痫,他们说'由于你多年来一直没有治愈,所以肯定会有发作,但我们也不好说到底是什么'。总之是不正常——如果你跌倒,摔断腿这是正常的——但我现在的情况是不正常的。"

乔治是一个19岁的药店店员,上过一年大学,现在待在家里。他的癫痫发作始于8岁,持续到16岁。他认为自己癫痫发作的初始原因是"自己身体系统的缺陷"。他说不准自己是否发病,他妈妈总把他的发作叫作"梦魇"。"医生说这就是癫痫发作——自己不能控制,而由身体内的化学物质控制。但社会工作者说这些是焦虑发作。大部分人认为他们的医生是上帝,所以我想既然医生说了它是癫痫发作,那他们就是癫痫发作。所以无论他说什么就是什么。但我还是想是不是焦虑发作。有时候很奇怪,好一会没发病了,结果仅在我思考这事几小时后又发作了。"

上述自述显然说明,人们从医生那获得的癫痫症状与他们想了解自己的癫痫之间存在差距。以斯切关注于自己的状况缺乏标志及它是否正常的,乔治想找到自己癫痫发作的原因。医生说是体内的化学物质引起的,而社会工作者却说是焦虑造成的。

后来詹姆斯·A·特尔在厄瓜多尔和肯尼亚做了类似的研究,结果发现他们对疾病的解释大相径庭。厄尔瓜多北部高地的病人谈及癫痫发作的原因时,经常提及到的是郁积的愤怒、挫败感、痛苦和神经质。然而,当他们谈及患病的原因时,首先提到的却是遗传因素。肯尼亚东非大裂谷的病人把癫痫发作归因于实质性的因素,如疟疾、坏血和创伤等。在肯尼亚,一些人认为癫痫具有传染性,特别是在癫痫发作时接触癫痫患者。因此,在露天烧饭的农村,居然没有人把突然发病的患者丛火边移开。詹姆斯·A·特尔访谈的 89 个肯尼亚人中,有 1/3 有楔状烧伤瘢痕,这使他们进一步暴露。还有人认为癫痫是超自然力量对他们不端行为的惩罚。值得注意的是,在肯尼亚很少有癫痫患者认为癫痫症与大脑有关:71% 被访者说他们的癫痫发作最初是疟疾引起的,13% 认为是肺炎引起,只有 13% 的人称之为癫痫发作。

厄尔瓜多和肯尼亚人的叙述反映了迥然不同于明尼苏达州人的策略,比如他们如何理解病症发作的机制及如何处置等。这些策略中一个显著的不同点是他们同时利用生物医学和非生物医学的卫生资源,并用超自然解释癫痫发作的原因。

在明尼苏达州,癫痫患者仍趋向于用生物医学的术语解释他们患病的原因;在厄瓜多尔,人们常用情绪谈及神经、危险、生气和沮丧;肯尼亚的人们认为癫痫是疟疾的表现。癫痫发作需要解释,而解释导致了一系列的求医问药和治疗的办法。地方文化提供了解释框架,人类学家把其分为生物医学的、个人的或超自然的,至于能否自圆其说或是否符合生物医学标准,则不予评论。人们认可的两个癫痫的病因(情绪的压力和超自然的力量)并不是生物医学认可的疾病原因。当患者把病因归于神经质或超自然的力量时,他们往往求助于非生物医学的传统治疗,或生物医学与传统治疗结合的治疗。

医生(特别是精神病学家)也参与了癫痫的定义。他们协同确定该病的发病率和患病率,因为他们决定是否及何时诊断为癫痫,并且由他们决定一个患者是否不再考虑为癫痫。但在某种意义上,他们也服务于政府,承担监测和评估职责,这已超出公共卫生的目的。例如,他们建立病例规范、设置安全驾驶界限或工作能力标准。因为对癫痫的治疗是特定的,并且有时会产生有害的副作用,所以医生决定是否继续治疗和治疗的持续时间。

流行病学家希望能给病例编组分类并探索其共同特征,而癫痫症则形成了有力的挑战。流行病学家对癫痫的定义集中于三个特征:癫痫发作出现不止一次,最近一次发作的时间(在过去 5 年内)和行为(病人仍然在吃抗癫痫药),但这些标准离理想仍然很远。他们需要精确地监测和报告,并且他们受病人终止吃药或谎报癫痫活动次数的影响。一些错误传达可能是故意的,但癫痫仍然影响认知和记忆

等神经问题。应答者可以清楚地描述他们过去的癫痫发作吗? 他们可以回忆起过去癫痫的暴露史吗?

另一方面医疗服务模式可以影响流行病学的结果。癫痫患者不想在人群中暴露,但有的患者可以遮掩其病情,而有的做不到,这给想知道癫痫可能造成什么功能性限制的流行病学家一个暗示,因为两者在智力和能力水平上有系统的差别。因为这个原因,到专业的诊所治疗的癫痫患者,病情一般较重,而不需到专业诊所治疗的癫痫患者病情似乎更缓和一些。

通过人类学和流行病学方法的结合,詹姆斯·A·特尔在明尼苏达州罗契斯特市的研究显示,与在一般人群中的研究结果相比,专业诊所报告高估了癫痫症导致的社会损害作用。该项研究之前,几乎所有关于癫痫症后果的已发表的报告均来源于能接待相当大数量病人的机构或个人,主要是专业诊所或自助自救的团体成员。这些团体的样本要比以社区为基础的样本能够显示更多的问题,因为他们当中有更多有管理问题、遭受严重折磨或很少能自己处理疾病的人。确实,图 22-1 的数据显示,单纯基于罗契斯特市社区的病例所存在的问题频率最低,自助自救和诊所混合的病例处于中等水平,以诊所为基础的病例问题很多。

如果假设用诊所的病例代表社区的病例,那么可能夸大了癫痫患者的问题频率——这就是流行病学中的选择偏倚。它可能低估也可能高估这个问题:如果这组人群很少寻求药物治疗癫痫,那么他们会比以诊所为基础的研究有更多因癫痫带来的消极影响,这是为什么要注意病例的社会位置的原因。国内外文献也有报道正规服用抗癫痫药的患者要比不规则用药者,早期治疗的预后好。这可能与人们对癫痫的认知水平有关,认为癫痫是严重疾病的人会到专业的诊所治疗,而其他人则会选择不治疗或寻求偏方治疗。

从流行病学的角度看,癫痫提供了一个教训,即测量工具本身能夸大某些临床症状而忽略其他的临床症状。另一个忽视癫痫的原因是它的症状类似于精神疾病的某些症状。该病症开始引起了研究者们的日益关注,资金资助也随着新的疾病分类标准的颁布相应地增加了,特别是 1993 年的世界银行倡导的伤残调整寿命年。由于伤残调整寿命年测量了疾病致残指数,而不仅仅是疾病的死亡率和延续周期,所以癫痫才凸现出来。世界银行把癫痫列为在发展中国家 5～14 岁儿童十大最重要的疾病之一。其严

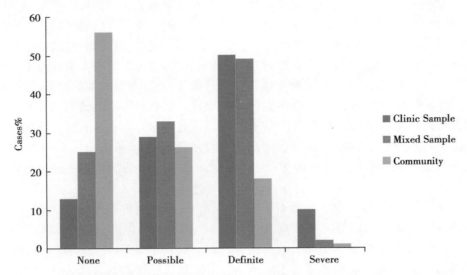

图 22-1 在华盛顿心理社会癫痫详细目录中 **4** 个地区心理社会功能规模的 **3** 个样本百分比的比较（纯诊所、社区和诊所混合、纯社区）

重性体现在辍学、社会孤立和就业无望。伤残调整寿命年的疾病分类方法更加凸显了癫痫引起的恶果，因而有助于研究者增加对该病的卫生业务资助。

癫痫是无传染性的慢性病，对年轻人和老人均有致残性。癫痫对研究其发病率和患病率的流行病学家及寻求防治方法的公共卫生人员提出了挑战。因为癫痫是根据它的症状（癫痫发作）定义的，而诊断很大程度上依靠病人自述症状或检查报告。癫痫因文化不同而有不同解释，说明了外行者和专业者对疾病的病因、过程和结果解释的差异。

总之，癫痫的发病率和患病率受很多因素影响，既有自然因素，也有社会和文化因素，它的症状提示了特定的反应（如社会孤立）和解释（如生物医学的不平衡，超自然的力量）。这些反应和解释反过来影响流行病学其他的方面，例如，在肯尼亚农村，该病症与厨房造成的火焰伤疤有关，也与该病的致残程度，甚至人们愿意认可其存在有关。流行病学方法可以用于研究很多类型的癫痫的发病率和患病率，结合人类学和社会学方法可获得对疾病病因和治疗更复杂、满意和文化敏感性的解释。

二、Ataques De Nervios（ADNs）的文化流行病学研究

一位来自波多黎各的中年妇女罗莎，在 1953 年全家移居美国纽约。罗莎很爱她的孩子，当她的大儿子在 1958 年死于交通事故时，她极为伤心，以致在葬礼上瘫软在地，不省人事。如果她这种情况发生在波多黎各，亲戚们大概知道她这是 ADNs，是由

于极度悲伤而引起。这种极端的反应从文化角度来说是自然的，是强烈情感的外在表现，比如说悲伤、愤怒等。但在纽约，葬礼服务处主任则认为她是癫痫发作，并叫了救护车。

癫痫发作是身体失去控制的极端表现，经常招致某种社会反应。但并不是所有剧烈的肢体动作都是癫痫，癫痫是大脑中不受控制的神经元活动的产物。Alsen 等曾对癫痫患者和精神性障碍患者进行比较研究后，发现癫痫患者的精神病理学特质与精神性障碍的患者存在一定的关系。这或许是人们易把精神性障碍误认为是癫痫的原因。

文化影响人们经历和表达痛苦的方式。ADNs 第一次被描述是在波多黎各。波多黎各 Nervios 土语的文化含义指痛苦。ADNs 翻译为英语是" attack of nerves"，有研究表明与欧美人相比，ADNs 在拉美裔人中有较高的患病率，因此认为 ADNs 与拉美裔人的文化相关。20 世纪 50—60 年代，大量的多种族精神病学研究发现，与非波多黎各人相比，61% 的波多黎各人报告有 ADNs，Meghan E 等的研究也表明 ADNs 是拉美裔文化独特的疾病。有报道称女性、老人、受教育程度低、以往有婚姻史、遭受社会不利处境、精神障碍及健康感知差的人更可能患 ADNs，与正常人相比他们更容易沮丧、焦虑。尽管在文献中对 ADNs 有不同的描述，但一般认为 ADNs 是对急性压力的反应，特别是悲伤、亲人的逝世、恐吓和家庭矛盾，以颤抖、心悸、注意力难以集中及癫痫样症状为特征。典型的 ADNs 通常发生在文化认可的强烈情感表达的困境时，比如葬礼、事故现场或

家庭争论或争斗等。

20 世纪 70 年代人类学家发现人体对压力反应的名称不一,而且许多地方均有病例发生。70 年代初,迈阿密进行了一项研究,对需要急诊服务的 3700 个病例进行了为期 8 个月的调查研究。排除了有癫痫、创伤、眩晕、心脏问题、糖尿病、饮酒等病例,结果发现大约有 12% 的人有精神病发作、意识不清和神智丧失等症状,而这些症状符合 ADNs 的定义。该研究还发现 ADNs 在黑人中的发生率高于拉丁裔和盎格鲁人,而在拉丁裔、黑人及白人男性中最为普遍。由于研究者对寻求应急服务的原因等细节缺乏了解,因此他们的数据受到了质疑,这些数据是否可能是受到不同群体(按年龄、性别、肤色、种族或身体状况分类)首先寻求紧急服务而不是私人医生或听之任之的影响。

20 世纪 90 年代采用了更加复杂有效的方案研究波多黎各和墨西哥的 ADNs。20 世纪中期在波多黎各,人类学家、流行病学家及精神病学家合作对经历了一系列暴风雨伤害后的一群人进行了一项心理症状调查。这项调查中除了其他症状,特别关注了 ADNs,发现大约有 16% 的人患该病,在没有完成高中学业但已婚的中年妇女中更常见。因为这个调查设计把报告有 ADNs 者与无 ADNs 者进行比较,从而能够比较两组各自诊断为精神病的率。他们发现报告发作该病的人与没有报告发作的人相比更容易沮丧、焦虑和自杀。总之,在波多黎各的 ADNs 不和任何单一的精神障碍重叠。该病症似乎既描述了过分焦虑或沮丧的人们表现的一组症状,又解释了人们对家庭压力事件的特殊反应。

墨西哥的研究者对 ADNs 的患病率和发病率进行了一项类似的研究。对两个地区的农村人口进行随机抽样,回答他们是否曾经患有 ADNs,结果大约有 16% 的人回答曾患有 ADNs,且再次患有 ADNs 女性比男性更常见。因此得出在墨西哥 ADNs 不和任何现存的生物医学分类重叠。而他们恶化的过程削弱了身心,持续的求助可能会导致更严重的精神和生理障碍。

2000 年美国精神协会报告 ADNs 在加勒比海、拉丁美洲及地中海的社会也有流行。最近的研究发现,虽然 ADNs 的症状有 1/3 符合无端恐慌症的表现,但他们的机制可能不同。

总之,人类学家、流行病学家及对精神疾患发生频率和病理起因感兴趣的专业人士的合作项目显示:流行病学的工具和概念也可以应用到与生物医学分类和诊断不匹配的疾病。一些人呼吁将人类学、流行病学和临床研究结合起来研究诸如 ADNs 等文化综合征。这是积极的一项举措,说明了群体人口的病症、病痛状况和类型的证据积累不仅仅依赖于寻医问药的实证病例或恰好吻合现有生物医学范畴的患者病例,还依赖于流行病学调查的疾病病例。如同癫痫,ADNs 的研究有助于确定人们在哪里得到治疗及按流行病学研究的标准他们是否应该被纳入研究。

三、艾滋病和社会文化

作为社会文化动物,人类对客观世界赋予了社会文化含义。同样,人类对艾滋病的认识也充满了社会文化意义。一方面是由于艾滋病的流行是与人类的各种社会文化行为以及社会文化关系密切相关;另一方面,不同文化信仰、理念、价值观又构成了人类对艾滋病的不同认识背景。因此,探讨和了解艾滋病就不能不涉及其发生,包括政治、经济等的各种社会文化背景。

1981 年 6 月 5 日,美国疾病控制中心在其《发病率和死亡率周报》上发表了一篇关于非常罕见的肺囊虫性肺炎的文章,一般免疫损伤的人易感染。在文中,加州大学洛杉矶分校的两位医生宣布在洛杉矶的男性同性恋中发现了数例此病,这是人类首次发现并报道艾滋病。由于该病的出现局限于男性同性恋人群中,因此最初该病被称为同性恋相关免疫缺陷疾病(gay-related immune deficiency,GRID)。然而,1982 年,人们发现这个症状并不仅仅局限于男性同性恋人群中,它还发生在注射吸毒人群中。1982 年中期时,在 5 个不同的国家报告了 355 个类似的病例,鉴于此,该病被重新命名为艾滋病。1983 年,16 个国家报告发现了艾滋病患者。在流行的头 3 年,艾滋病患者的报告数每 6 个月增加一倍。自此艾滋病成为人类历史上最恐怖的传染病之一。

联合国前任秘书长安南曾在接受诺贝尔和平奖时也指出:恐怖主义和艾滋病是当今世界面临的两大挑战。何大一教授于 1994 年提出了艾滋病抗病毒疗法,即"鸡尾酒疗法"。所谓"鸡尾酒疗法",就是根据患者病情,将蛋白酶抑制剂与其他多种抗病毒药剂混合使用,在 HIV 刚侵入人体时就开始治疗,针对 HIV 生命周期中的不同阶段做出针对性的抑制,不待病发即阻止病破坏人体免疫系统。临床实验表明,感染初期及开始"鸡尾酒疗法",可有效地使患者的发病时间延后两三年,为最终治愈带来了希望。但时至今日,艾滋病仍然是当今世界的难题,仍然无法彻底治愈。

截至 2015 年底,全球新增 HIV 感染者大约 210 万人。新感染 HIV 人数比高峰期 2000 年降低 32%,AIDS 死亡人数 110 万。截至 2015 年底,全球约有 3670 万 HIV 感染者。在总感染人数中,撒哈拉以南非洲地区所占比例最高,约为 70%;其次是亚洲和太平洋地区,约为 14%。估计有大约 3400 万人因艾滋病或感染艾滋病病毒死亡,其中 110 万人死于 2015 年(11 万是 15 岁以下的儿童,而且这些儿童只有 1/3 在接受治疗)。以上数据显示艾滋病的分布有明显的贫富差距,但这仅仅是社会文化因素的一个方面。2015 年 6 月,古巴成为世界上首个被 WHO 认证已消除 HIV 和梅毒母婴传播的国家。艾滋病自 1985 年传入我国,历经传入期、扩散期,目前已进入快速扩展期。截至 2015 年底,我国近 50 万人感染了艾滋病,其中约 15% 为 15~24 岁的年轻人,且年轻男性的感染率还在继续上升。

海地是中美洲地区流传艾滋病非常严重的国家之一。根据美国著名的医学人类学者鲍尔·法墨(Paul Farmer)的研究,在海地农村致使艾滋病猖獗的社会文化因素是多方面的,其中包括贫困、性歧视、男性至上主义、传统和新出现的性结合形式、性病的流行以及性病患者缺乏寻求治疗的途径、面对艾滋病的流行公共卫生当局缺乏及时的反应、缺乏与当地文化相适应的防治模式以及政治动乱等。而贫穷是多种社会文化因素中最重要的一个因素。由于贫困,当地的妇女为了养家糊口而进行性交易。并且海地是一个重要的旅游景点,来自国外的不同游客在这里进行性交易,从而导致艾滋病向全世界各地区传播。

艾滋病还与社会性别歧视密切相关。在乌干达或泰国等东南亚国家,在父权制和艾滋病流行的背景下,处女因被视为未染上艾滋而成为很多男性追求的对象(包括结婚、性交等)。在乌干达,伊斯兰教和基督教信仰对民众赋予艾滋病的社会文化意义对艾滋病的传播有着重要的影响。伊斯兰教社会中一夫多妻制、男子认为与处女结婚是预防艾滋的有效途径以及不平等的社会性别关系,都构成了艾滋病在那里流行的特殊图谱。根据卡默勒·科妮莉亚·安(Kammerer Cornelia Ann)和帕特里夏·克科维吉克(Patricia V. Kerkwijk)的研究,泰国 1984 年发现的第一位艾滋病患者是一位同性恋者。到 1988 年,在被发现的 10 个艾滋病患者中,多数是男性同性恋者,他们被认为是从国外感染了 HIV。同年,在曼谷的戒毒中心发现有 40% 的人感染了 HIV,这些情况致使泰国人认为艾滋病只在同性恋人群和吸毒人群中发生。而在这期间,异性之间的传播也在迅速增长,目前异性途径传播已成为泰国艾滋病的主要传播途径。在泰国,民众普遍信仰佛教,宿命论对艾滋病的传播也产生了相当大的影响。不论是同性恋者或性工作者,往往将是否染上艾滋病视为是命中注定。若染上艾滋病则被认为是一种报应,是前世或先前做了什么邪恶的事引起的。这种信仰在一定程度上削弱了人们寻求医药救助的态度。

凯西科恩指出,自从艾滋病危机开始,美国的少数民族便成为次等公民,特别是非裔美国人,在艾滋病的宣传教育中没能受到足够的重视。虽然非裔美国人仅占美国人口的 13%,却确占美国 HIV 感染者总数的一半以上。

在艾滋病的传播和控制当中,社会文化和道德准则直接影响政府和公众的态度,人们会对因输血而感染的艾滋的人表示同情,而对因嫖娼而感染艾滋病的人表示愤怒和羞辱。在许多西方国家及我国,通常人们会将 HIV 感染者与人们的不道德行为相联系。HIV 感染者被由于自己的不道德行为而被感染,如嫖娼、同性恋、杂乱性关系及吸毒等。由于受道德约束,直到 20 世纪,天主教仍然认为不是为了繁衍后代而进行的婚内性行为是不道德的,"一杯水主义"、婚外关系、同性恋、及时行乐的性关系则被视为罪恶的。因此,一些保守的基督教人士认为向 HIV 感染者提供预防艾滋病知识和器具本身是纵欲的丑恶行为,是对圣经教诲的亵渎。这种观念的直接后果是使艾滋病人不仅要遭受身体上的痛苦,还要背负耻辱,并受到社会的歧视。

艾滋病的传播带有非常复杂的社会性,因此,艾滋病不再是单纯的传染病,而是一种社会病,和人们所处的社会文化背景密不可分,应引起重视。

四、消化道肿瘤

WHO 的专家分析指出,癌症、高血压病、心脑血管病、糖尿病是一种生活方式疾病。癌症是一种繁殖很快的恶性肿瘤,引起癌症的原因主要有环境、遗传、饮食等。虽然遗传因素目前被认为是导致癌症的最大诱因,但是,仍然有接近半数的癌症与错误的饮食习惯和食物嗜好有密切的关系。随着对肿瘤病因学的研究的不断深入,人们发现很多肿瘤的发生与饮食习惯有很大的关系。例如,中国和日本是世界上胃癌和肝癌发病率最高的国家,当他们移民到美国,饮食习惯改变后,这两种肿瘤的发病率都大大降低,但结肠癌和乳腺癌的发病率却和当地的美国人相当。

2014 年《世界癌症报告》预测全球癌症病例将呈现迅猛增长态势,由 2012 年的 1400 万人,逐年递增至 2025 年的 1900 万人,到 2035 年将达到 2400 万人。报告还显示,非洲、亚洲和中南美洲的发展中国家癌症发病形势最为严峻。2012 年全世界共新增 1400 万癌症病例并有 820 万人死亡。其中,中国新增癌症患者与癌症死亡率,分别占全球总量的 21.9% 和 26.8%。全国肿瘤登记中心发布的 2012 年数据显示,中国每年新增癌症病例约 350 万,约有 250 万人因此死亡。WHO 总干事陈冯富珍女士说,癌症的总体影响"无疑"将对发展中国家打击最大。随着越来越多发展中国家民众的生活水平改善,饮食结构发生变化,发展中国家民众患癌症的机会大幅增长。

流行病学调查证实饮水中亚硝酸盐含量高的地区胃癌发病率高;腌制蔬菜、鱼、肉均含有大量硝酸盐和亚硝酸盐,而硝酸盐受胃内细菌硝酸还原酶的作用而形成亚硝酸盐类物质。有证据表明胃癌的高发还与高盐饮食密切相关,而怒江州傈僳族人常食的腌制腊肉、腊肠和蔬菜,为防腐、防虫,均经高盐浸渍后风干或烟熏制成,含盐量尤其高。因此该地区胃癌的发生率高。日本、芬兰及大多数东欧国家胃癌发病率很高,他们的食盐摄入量每人每天都超过 15g;而胃癌低发的美国和新西兰等国家每人每天食盐摄入量则仅为 10g。此外,日常生活中,用筷共食等用餐习惯,容易导致 Hp 感染,这成为以中国为代表的东亚国家胃癌发病率居高不下的原因之一。

"快趁热吃!"这是生活中常常听到的一句话。殊不知,喜欢吃烫食的人容易患上食管癌。有关数据显示,食管癌患者中平时喜好热食、热饮者占到 90% 以上。致癌原因在于,高温食物会损伤食管黏膜,严重时导致食管起泡、溃烂、出血,反复如此便会诱发癌症。吃饭时,食物温度保持在 60℃ 以下为最佳。有研究表明河南林县食管癌高发,除了因为当地居民爱吃含亚硝胺的腌菜之外,与他们长期吃滚烫的玉米粥有很大关系。经常吃过烫的食物,势必造成对食管的长期不良刺激,从而进一步诱发食管癌的发生。

IARC 在 2003 年 8 月发表的一项研究结果确认了槟榔为 I 级致癌物。此结论令医学界长期以来对嚼食槟榔与致癌之间因果关系的怀疑得到了明显的确认。早在 1985 年,IARC 进行的一项评估认定,咀嚼槟榔制品和烟草对人体有致癌作用。2003 年,IARC 所作评估则进一步得出结论,认定咀嚼槟榔制品,即使并不同时咀嚼烟草,也还是对人体有致癌作用。Yen 等发现:口腔癌的发病风险与日食用槟榔量以及食用槟榔年限呈正相关,食用槟榔的频率及持续时间与口腔癌存在明显的剂量效应关系,而且口腔癌以颊部最常见。

槟榔主要分布在中非和东南亚,如印度、巴基斯坦、斯里兰卡、马来半岛、新几内亚、印度尼西亚、菲律宾、缅甸、泰国、越南、柬埔寨等国。我国引种栽培已有 1500 年的历史,海南、台湾两地栽培较多,云南、广西、福建等省(自治区)也有栽培。

据报道,全球每年新发 30 万 ~ 40 万例口腔癌症(口腔癌或口咽癌)患者,其中 22.8 万例发生在南亚和东南亚地区,占到 58%,而这些地区居民大都有咀嚼槟榔或槟榔子的习俗。可见,嚼槟榔与口腔癌有密切的关系。IARC 发布的一项调查结果显示,60% 的口腔癌可能源于嚼槟榔,并把我国台湾和印度并列为因好吃槟榔引发口腔癌的流行地区。

因此,在对疾病进行调查研究时,考虑疾病发生的文化背景很重要。同时,对疾病进行预防时也要根据当地的文化特点采取有针对性的预防措施。

五、干预的文化内涵

现代公共卫生词典里的"干预"是指人为组织试验来影响人们的思想、动机、行为以及行为发生的环境。如通过媒体宣传增加体育锻炼、使用安全套、低胆固醇饮食或大规模的免疫接种等教育干预措施来增强人们的行为思想,从而有助于预防疾病。而减少吸烟或喝酒的运动也是通过减少这些行为思想来促进健康。

在美国,主要依靠教育说明烟草对健康的影响来减少吸烟往往是无效的。当通过减少香烟自动售货机的数量和位置、规定向未成年人出售香烟违法、创立无烟区、提高卷烟税等,减少吸烟的措施才会变得更有效。但是,当这些干预被文化强化,称吸烟很脏、不酷并令人憎恶而不再精致迷人时,干预对于某些群体变得真正有效。因此,讨论每个水平干预措施的文化内涵是重要的。

1. 教育干预　包括在一般人群中开展改变态度、信念和行为的项目,同时还针对引起或受到伤害的高危个体。

教育贫困的秘鲁人饮用开水是教育干预未考虑当地知识和内涵的例子。在1953年人类学家威林·爱德华推断煮不煮水是由许多原因决定,而教育仅仅起到了很小的作用。威林强调:"操作人员仅了解社区生活方式和习俗是不够的,它们必须要知道这些习俗彼此间是如何联系的"。一项在秘鲁持续40年的交叉学科研究发现类似的问题仍然阻碍着煮水:虽然他们并不缺少额外的燃料,但他们确实没有足够的水,也不需要额外的容器来盛这些沸水。事实上,两个研究进一步说明研究者在不了解当地知识的情况下,难以创造有效的干预措施。

2. 管理干预 一般用在工作场所,它在职业和环境健康领域尤为重要。

"爱婴医院"干预是由联合国和WHO开发,在医院提倡母乳喂养:他们散发书面的政策来促进母乳喂养,在实施中训练有素的工作人员鼓励母亲按需哺乳。这些政策有助于创造个人在组织中的角色,并且通过培训、鼓励制度、改变个人习惯和爱好来维持这种有组织的文化。要使干预真正的有效,管理干预必须考虑组织文化。

3. 立法干预 通过法律和公安部门的措施确保在人群中维持某些行为和规范的实施。涵盖了强制实施法律以创造安全环境,还包括确保安全产品生产和销售的法律和规范。

重温母乳喂养这个例子,为了增加母乳喂养的立法干预,可以废除禁止妇女在公共场合母乳喂养的法律,通过立法来限制婴幼儿配方奶粉销售,增加配方食品的税收,取缔医院配方食品的分布,或扩大产假政策以便于妇女进行母乳喂养。

4. 环境干预 通过减少环境危险因素降低个体受到伤害的可能性。

政府是否有权利限制个人自由是环境干预决策的文化因素。美国公共卫生干预的历史上有很多公民认为政府对吸烟、氟、预防接种或使用安全带的管理妨碍他们的自由和权利的例子。

第四节 文化流行病学展望

随着社会文化进程的改变、各学科的不断发展以及科学技术的进步,文化流行病学将面临许多新的发展机遇,但同样也面临着一些新的挑战。

一、社会和文化环境改变对人类健康影响的研究仍是热点

21世纪早期在人类学家和流行病学家考虑面临的新问题之前,回顾已经受到几十年关注的主题很重要。例如,在四五十年前交叉学科在这些领域的转变,部分是由于流行病学家从国内向国外移民,从而将该学科的方法引入到其他领域。在过去30年,当医学人类学在公共卫生领域的应用中变得越来越重要时,关于跨学科合作的争论和其面临的挑战达到了顶峰。当流行病学家经常工作于他们不理解的文化环境时,人类学变得逐渐重要。随着流行病学家试图改变人类行为如不安全性行为、吸烟和过量饮酒等的设计和干预策略的增加,他们对人类的需要与渴望的理解变得逐渐一致。

人体对现状、地位和其他力量的反应是另一个受到综合关注的新主题。社会支持对人类健康的影响,已经包含在社会网络对人类生理和健康影响的研究中。行为机制的研究,暗示了人们有越多的社会联系,越有可能锻炼,并听从有益的健康建议,避免过度饮酒和吸烟。一个关键的问题是,围绕人群的环境和疾病负担如何影响个体疾病的风险呢?证据显示贫穷是疾病和死亡的病因之一,不断扩大的贫富差距是健康不良和死亡的主要原因。

没有单一的学科能够形成复杂的模型,解释个体、环境和疾病如艾滋病、SARS、O157：H7及抗药性肺结核等间的交互作用,因此在未来跨学科合作依然很重要。在21世纪早期一些因素将继续促进人类学家和流行病学家的合作,这与交叉学科研究工具和知识的增加有关。例如,19世纪创新的行政程序有助于健康保险计划、国民医疗保健和数据系统的创建。当今社会的行政程序有助于登记或随访参与者,或通过多项研究维持一致的程序;这些程序使得复杂的研究设计变得容易,并增加了生物学和社会文化方面的研究;这些程序也便于查看患者是否参与和流行病学研究相关的社会文化过程的研究。

新的技术便于大量数据的处理,显然这将继续推动交叉学科的研究。数据分析方法如路径分析和非线性相关分析使分析多变量间的关系变得更容易,研究者能够检测疾病病因的多因素模型,包括社会和生物因素。便捷的计算机和大规模的数据存储

及更复杂的分析技术电脑统计软件包,对当今社会和文化流行病学研究至关重要。地理信息系统与新型的社交网络和图形的数据处理的结合,使得研究人类的相互作用和疾病传播机制变得可能。

技术不仅使数据变得更容易处理,而且使事物变得更透明化。如听诊器、显微镜和组织染色等技术促进了 19 世纪新的疾病分类和科学学科的创立。21 世纪人类遗传的测试和人类基因组的解码技术为人类学和流行病学的联合研究创造机会,这些技术改变了疾病的定义,甚至也改变了健康、疾病和危险人群的分类。

在第一节,已经提到了文化流行病学是一个研究疾病如何被定义、测量和模式化的领域。变量的定义和测量,结果的量化,传播的分析,以及政策的发展都带有特定的文化假设。文化流行病学揭示了测量、病因思考和干预设计的方法都受到信仰和习惯及教育和理性决策的影响。在过去十年自反性类型被流行病学家用于人类学,并明确提出疾病病因的范例能否很好的标注为"病因网"及未知的黑匣子等问题。例如,在过去几十年他们提出人种的含义是用来解释人类健康的变量及它如何影响人类健康。他们研究"压力""生活方式""危险""社会经济状况"和"社区"对健康的影响,并提出如何在美国和国际不同组间测量精神健康问题。

随着移民和城市化的增加,衡量社会和文化进程对健康影响的研究变得越来越重要;社会和文化环境改变如何影响人类健康的研究将继续是未来预测人类健康的关键。交通系统的急速发展、森林的砍伐及新药品和毒品的生产改变了我们的生态环境,从而对人类的健康造成威胁。一些慢性病如高血压和糖尿病等更普遍是由饮食不恰当导致的,这些疾病可以通过合理的饮食和体育锻炼进行调节。战争、暴力、政治压迫和服务资源的匮乏迫使人们移居到新的地方,从而带来新的习俗、疾病及流行病学模式。

二、教训和挑战

通俗流行病学在 1992 年定义为"常民者为了理解疾病的流行特征,收集科学数据和其他信息"。通俗流行病学促使公众使用更加科学的流行病学方法,但它并不用流行病学方法研究专业范围外的问题,通俗流行病学的结果也需要评估其正确性。但在大多数情况下,通俗流行病学得到的结果与科学研究的结果一致。

外行流行病学一直被跨学科的英国团体定义为"个体通过日常观察、在个人网络和公众区域内讨论疾病和死亡病例,以及来自于其他如电视和杂志等领域的正式和非正式的证据来解释健康风险的一种学术"。例如,人们可能从个人或分享的经验中意识到过多饮酒有损健康,小的煤粉可以引起肺部疾病等。外行流行病学反映了人们对短期风险类型的深度认识,例如,如果他们酒驾,那么他们汽车事故的可能性增加。但是,弗兰克尔和他的同事争论到人们更少关注更远和更长期的风险,比如,体内脂肪过多会增加心脏病的风险。

通俗流行病学和外行流行病学提供的教训和机遇都是将风险与人群沟通联系在一起。数字和图案将研究者和读者的注意力从信息内容和他们的形式转移开。图文展示可能是延伸观众唯一的方法,但是其他人发现自己无法理解多余的或分散注意力的图文。罗伯特・钱伯斯和其他人的开拓性工作可以被卫生领域进一步采取。他们询问参与者如何绘制地图技术才能更好地代表邻里疾病负担,并探索如何使用图形及其他方法给缺乏教育者甚至是文盲者传递流行病数据。社区居民绘制疾病地图并参与绘制策略暗示了还有可能采用图形和地理方法把研究人员和社区成员更加紧密地联系起来。通俗流行病学和外行流行病学都是通过地形来创建更加敏感和深刻的疾病的社会和文化模式,它们是作为集体而不是单个个体现象来描述风险。

文化不仅仅指人们的观念和个人决策,文化也是像人类肤色、宗教或种族一样是人类分类的依据,它影响人群或团体的"类型"。它是关于应该投资多少钱给医院,什么类型的公共卫生协会应该出现,甚至是什么种类的遭遇和抱怨可以解决的一套公众决定。质疑这些决定是文化流行病学研究的最大挑战。当今世界面临的最大健康问题,至少部分需要依靠来自多学科合作的解决方案,如艾滋病、肺结核、儿童感染、肺癌、心脏病和卒中。然而跨学科交流和把学科知识普及到普通大众的能力有限,试图减少和预防全球健康疾病是相当大的挑战。流行病学家道德上的确定与公众的论证愿望之间的竞争是流行病学根本性的挑战。

在这些教训和挑战面前,文化流行病学只有顺应学科的发展,充分利用其原理和方法,并能及时更新观念和知识,充分吸收其他学科的最新知识和技术,发扬自身学科的优势,才能在促进人群健康和疾病防治方面彰显其重要性。

（叶冬青　张明月　编,毕鹏　审）

参 考 文 献

1. Trostle JA. Epidemiology and Culture. England:Cambridge U-niversity Press,2005.

2. 爱德华·泰勒. 原始文化. 连树生,译. 桂林:广西师范大学出版社,2005.

3. Shang CY,Beaver K,Campbell M. Social cultural influences on breast cancer views and breast health practices among Chinese women in the United Kingdom. Wolters Kluwer Health,2015,38(5):343-350.

4. Frankel S,Davison C,Smith GD. Lay epidemiology and the rationality of responses to health education. Br J Gen Pract,1991,41(351):428-430.

5. 叶临湘. 现场流行病学. 北京:人民卫生出版社,2009.

6. Fisher RS,van Emde BW,Blume W,et al. Epileptic seizures and epilepsy:definitions proposed by the ILAE and the International Bureau for Epilepsy (IBE). Epilepsia,2005,46(4):470-472.

7. Béhague DP,Gonçalves H,Victora CG. Anthropology and Epidemiology:learning epistemological lessons through a collaborative venture. Cien Saude Colet,2008,13(6):1701-1710.

8. 胡佳,司洋,刘凌,等. 中国西部地区 321 例癫痫患者预后的多因素分析. 中国西部医学杂志,2012,24(1):71-75.

9. Dressler WW,Balieiro MC,Dos Santos JE. The cultural construction of social support in Brazil:associations with health outcomes. Cult Med Psychiatry,1997,21(3):303-335.

10. 虞建锋,许坚. 生活方式和习惯与胃癌关系的研究进展. 中国预防医学杂志,2009,10(2):152-154.

第二十三章 公共卫生伦理的研究进展

Research Progress in Public Health Ethics

摘要

公共卫生伦理学既是公共卫生领域一系列道德问题的罗列,也是生物医学伦理学的分支,更是在公共卫生领域对伦理学的拓展。区别于生物医学伦理学强调病人个体的重要性,公共卫生伦理学强调人际关系、公民意识和社区作用的重要价值。现代公共卫生伦理基本框架:①现代公共卫生伦理内涵;②现代公共卫生伦理内容;③公共卫生伦理理论:道义论、效用论、公平与公正论、质量与价值论、组织与管理伦理论等;④公共卫生伦理原则:包括公共卫生伦理一般原则与应用原则;⑤公共卫生伦理规范及实践。公共卫生伦理学重点关注监测和增进人口健康的措施制定与实施,强调广泛组织、动员公众参与突发公共卫生事件的应急处理。此外,公共卫生伦理学不仅关注保健问题,还考虑促进或抑制健康社会发展的结构状况。

Abstract

Public health ethics is not only a list of ethical issues in the field of public health, a branch of biomedical ethics; it is also an extension of ethics in the field of public health. Different from biomedical ethics emphasizing the importance of individual patients, public health ethics places greater emphasis on the importance of interpersonal relationships, civic awareness, and the value of community actions. A basic framework for modern public health ethics includes:①the connotation of modern public health ethics;②the main content of modern public health ethics;③the theory of public health ethics including:moral theory, utility theory, fairness and justice theory, quality and value theory, organization and management ethics theory;④the principles of public health ethics including:general principles and application principles of public health ethics;⑤the norms and practice of public health ethics. The focus of public health ethics is to monitor and promote the formulation and implementation of population health measures, emphasizing the broad organization and mobilization of the public to participate in rapid responses for emergent public health incidents. In addition, public health ethics is not just concerned with health issues, it also takes into account the structural conditions that promote or impede the development of a healthy society.

与生物医学伦理相比,公共卫生伦理学是一个未被充分开垦的新领域。随着突发公共卫生事件的频繁发生与重大传染病的全球流行,公共卫生问题也日益突出。公共卫生伦理学的出现与一个社会的发展及人群伦理观点和问题意识的提升密切相关。生物医学伦理学的发展为公共卫生伦理学提供了观念资源,然而,公共卫生伦理学却不能简单照搬生物伦理的原则和规范。对公共卫生伦理的研究与探讨,应该在结合公共卫生自身特点的基础上,回溯到伦理学理论本身去探寻理论资源,并用于指导公共卫生实践。目前,通过多年的研究和努力实践,公共卫生伦理已从单点或多点重视并试图解决突出的公共卫生伦理问题,转进到较为系统、成熟的生物医学伦理学分支——公共卫生伦理学,这可以有如下佐证。

第一节 公共卫生伦理研究及进展概述

一、公共卫生伦理内涵

经多年的公共卫生伦理研究及进展,其核心术语——公共卫生与公共卫生伦理学得以厘清:美国公共卫生领袖人物 Charles E. Winslow 教授早在1923年就指出:公共卫生是一门通过有组织的社会活动来改善环境、预防疾病、延长生命及促进身心健康,并能发挥个人更大潜能的科学和艺术。这一概念于1952年被 WHO 采纳,后逐渐成为公认的公共卫生经典概念。1988年,美国医学研究所(institute of medicine)在其研究报告《公共卫生的未来》中明确提出:"公共卫生就是我们作为一个社会为保障人人健康的各种条件所采取的集体行动",并进一步阐明了公共卫生的3大功能和10大任务。美国公共卫生学院学会(association of schools of public health,ASPH)对公共卫生的定义是:公共卫生是通过健康教育、促进健康的生活方式以及对疾病伤害的预防研究,来保护和促进人群健康的科学。在中国,国务院前副总理吴仪于2003年在全国卫生工作会议上将公共卫生定义为"组织社会共同努力,改善环境卫生条件,预防控制传染病和其他疾病的流行,培养良好的卫生习惯和文明生活方式,提供医疗服务,达到预防疾病,促进人民健康的目的"。Anthony 在其《公共卫生伦理学:教学调查和评论》一文中提出观点:公共卫生伦理学是公共卫生领域中的一系列道德问题的罗列;是生物医学伦理学的分支;是在公共卫生领域对伦理学的拓展。美国公共卫生学院协会和卫生资源和服务管理局(health resources and service administration,HRSA)资助的课题的成果《ethics in public health:a model curriculum》是这样总结的:公共卫生伦理学是一些伦理原则和价值,它们帮助设计指导人群健康问题的宣传和疾病与伤害的预防;公共卫生伦理学应该与生物医学伦理学区分开来;生物医学伦理学通常强调病人个体的重要性;公共卫生伦理学更加强调人际关系、公民意识和社区作用的重要价值。中国疾病预防与控制中心的曾光教授认为:"公共卫生是以保障和促进公众健康为宗旨的公共事业。通过国家和社会共同努力,预防和控制疾病与伤残,改善与健康相关的自然和社会环境,提供预防保健与必要的医疗服务,培养公众

健康素养,创建人人享有健康的社会"。公共卫生关注整个人群的健康,促进人群健康和预防疾病。它的最高宗旨是实现社会的利益,确保人民的健康生活。公共卫生通过收集和使用流行病学数据,进行人群监测,实行定量评估;明确健康的决定因素;关注生物学、行为、社会和环境之间的相互作用,实行有效的干预措施。此外,公共卫生还关注社区的合作伙伴关系,明确公共卫生行为实施的先后顺序。公共卫生不仅要聚焦预防疾病,而且要进一步通过有组织、多学科的共同努力,进行维护与促进健康的活动,促进人类的健康。

公共卫生伦理是最近十多年才兴起的一门旨在探究与公共卫生行动有关的行为规范的伦理分支学科。它是生物医学伦理的一个重要分支,与生物医学伦理之间既有联系又有差别。公共卫生伦理是探讨与促进群体健康、预防疾病和伤害行动相关的规范,主要关注群体层次的伦理学问题,特别是政府、公共卫生机构及其成员、医疗机构及其成员、公民的义务和责任等问题的一门医学伦理学分支学科。公共卫生伦理学一方面被用于指导培养公共卫生机构和从业人员的专业精神,以维护公众的信任;另一方面,阐明指导公共卫生政策与措施的伦理价值,以促进人群健康和社会公正。从广义上而言,公共卫生伦理学和医学伦理学都是现代生命伦理学的重要分支;然而,公共卫生伦理学作为新兴的领域,与医学伦理学也有不同之处。医学伦理学探究的是与医学研究和医疗实践相关的行动规范,主要解决医患关系的伦理学问题,强调的是患者的个体利益和需求,特别是维护患者个体的生命健康、自主选择权及知情同意和隐私等问题。而公共卫生伦理学是探讨与促进群体健康、预防疾病和伤害行动相关的规范,主要关注群体层次的伦理学问题,特别是政府、公共卫生机构及其成员、医疗机构及其成员、公民的义务和责任等问题。它既用于指导培养公共卫生机构和人员的专业精神,以维护公众的信任;也用于阐明指导公共卫生政策与措施的伦理价值,以促进人群健康和社会公正。

二、公共卫生伦理历史沿革

近些年来,经多位学者研究并整理公共卫生伦

理的历史,公共卫生伦理的先驱——医疗、卫生保健伦理学的起源可追溯至希波克拉底、孙思邈和阿维森纳所处的时代,而"生命伦理学"的出现却与第二次世界大战末期以及以后出现的3大事件密切相关。第一件事是1945年日本广岛的原子弹爆炸。包括爱因斯坦、奥本海默在内的众多科学家为了早日结束世界大战,向美国政府提出制造原子弹的建议,但是他们没有预料到广岛的原子弹爆炸会造成如此大的杀伤力,并且引起了可世代遗传的基因突变,这使得当年建议制造原子弹的许多科学家转变了态度,投入了反战和平运动。第二件事是1945年在德国纽伦堡对纳粹战犯的审判。接受审判的战犯中有一部分是科学家和医生,他们利用集中营的受害者,在未取得受害者同意的情况下对其进行惨无人道的人体实验。第三件事是1965年Rachel Carson在《寂静的春天》一书中揭露了有机氯农药大量使用引起的严重后果,当时人们只考虑到有机氯农药急性毒性较低的优点,但忽略了它们的长期蓄积效应,结果使一些物种濒于灭绝,食物链中断,生态发生破坏,人类也受到疾病的威胁。《寂静的春天》向人类敲响了环境恶化的警钟,世界范围的环境污染威胁人类在地球生存以及地球本身的存在。这3大事件迫使人们认识到,对于科学技术成果的应用以及科学研究行动本身需要有所规范,从而推动了生命伦理学的产生和发展。自从20世纪80年代以来,严重危及人类健康和生命的种种传染病一波一波地形成全球性流行,将公共卫生领域中的伦理问题突出到了显著的位置,迫使生命伦理学研究的重点转向公共卫生伦理学的研究。在2006年第八届世界生命伦理学大会上,各国专家重点探讨了公共卫生伦理学的相关问题,包括疫病流行时医疗卫生人员的义务和作用、对受限制患者的义务、疫病大规模流行时的资源分配问题等。目前,在具体的公共卫生实践领域中,越来越多的道德风险和伦理冲突迫切需要相应的原则和规范加以协调。

医学伦理学多从微观角度研究人群健康,而在宏观公共卫生领域中引入伦理学,对人群健康及社会发展有着别样的积极作用。当今社会大背景下,如何在较好地应对相关问题和伦理挑战的同时,有效地对自身的哲学基理和价值基础进行反思和批判,是公共卫生伦理学本身发展必须要迈出的关键一步。当前我国正处于人口发展、经济建设的高峰期和社会发展的转型期,人口、社会和经济发展的急剧变化使得我国的卫生体系面临着前所未有的严峻

形势,尤其是城市化、人口老龄化以及疾病模式的转变。目前,在我国一些地区,传染病仍然是严重威胁人民生命健康的重要问题,新发传染病、艾滋病、环境污染等已成为社会关注的重要公共卫生问题。农药、有害化学物残留和人为添加化学物所引发的食品安全问题已成为食品安全领域迫切需要解决的问题;人们的不良生活行为方式及与其相关的社会与物质环境因素所导致的心脑血管疾病、糖尿病、肿瘤等慢性非传染性疾病不仅严重影响其生活质量,同时也成为目前沉重的医疗费用负担的主要原因。从全球范围来看,尽管医学技术的发展改善了人类的健康水平,但由于医疗技术的过度使用,医疗技术对于提高人民健康水平的作用正在弱化。此外,限制民众健康水平提高的主要原因,很大程度上不是因为疾病机制的模糊与医疗技术的匮乏,而是不健全的卫生服务筹资、管理和支付制度与低效低质的卫生服务体系造成的。这些都成为世界各国面临的健康与卫生难题。在可预见的未来,其中的许多问题将继续存在甚至恶化。在日常公共卫生工作中,从业者的决定和行动受到伦理学理论和核心价值观的制约。因此,需要专门的道德伦理来指导公共卫生从业者的行为规范。在鉴别、分析和解决复杂的公共卫生问题时,公共卫生工作者面临着要考虑公共卫生行为(公共卫生政策和战略、法规、决策、措施和办法等的制订、公共卫生实践和研究等的决定和执行)的社会规范问题,在处理各种各样公共卫生问题时,尝试做出合理合情的价值判断,建立并建设公共卫生伦理学,并运用其原理、原则、规范去解决其中的伦理冲突和走出道德困境。

三、公共卫生伦理基本框架

(1)经诸多学者的公共卫生伦理研究得以提出的现代公共卫生伦理基本框架为:①现代公共卫生伦理内涵。②现代公共卫生伦理主要内容:公共卫生、健康促进、公共健康、针对群体、专家、公共卫生机构、公共卫生服务机构、政府及官员、行业、政策制定者、其他组织和个人、政策或干预的种类、干预、政策报告、公共卫生实践,包括政策、措施、服务和行动、创新研究、程序、机构的观点和政策、目标、提出程序中蕴含的伦理问题、明确公共卫生伦理学证据和道德标准制定、关注健康促进措施等。③现代公共卫生伦理理论:道义论、效用论、公平与公正论、质量与价值论、组织与管理伦理论等。④公共卫生伦理原则:公共卫生伦理一般原则,包括预防为主原

则、尊重原则、公平与公正原则(共济原则)、道义与效用相结合的原则、质量与价值相统一的原则;公共卫生伦理应用原则,包括预警原则、尊重、自主和知情同意原则、风险与效益评估原则、保密原则、互助原则和相称性原则。⑤公共卫生伦理规范及实践:公共卫生伦理重在探讨与协助解决诸如制定促进群体健康、预防疾病和伤害行动相关的规范,如何关注群体层次医疗卫生及健康的伦理学问题,特别是政府、公共卫生机构及其成员、医疗机构及其成员、公民的义务和责任等问题。例如:在面对城市化、人口老龄化以及疾病模式的转变;严重威胁人民生命健康的新老传染病和环境污染;农药、有害化学物残留和人为添加化学物所引发的食品安全问题;不良的生活行为方式及与其相关的社会与物质环境因素所导致的心脑血管疾病、糖尿病、肿瘤等慢性非传染性疾病等问题。在遇到这些问题时,我们在公共卫生领域应采取哪些决策、措施和办法(包括公共卫生法律法规条例、公共卫生政策和战略、公共卫生实践和研究等)?

(2)公共卫生伦理学的概念框架(应用规范):根据公共卫生伦理学原则,很多学者关注公共卫生政策制订、执行和程序中存在的伦理学冲突,相应制定了公共卫生伦理学概念框架(应用规范),帮助公共卫生从业者考虑并解决公共卫生政策和程序中的道德伦理问题。目前,国际针对不同的公共卫生伦理学问题制定了多个评估公共卫生伦理学的概念框架。其中 Kass 提出了衡量公共卫生措施中负担和收益的 6 大步骤;Childress 等提出解决公共卫生伦理和道德价值观之间冲突的方法;公共卫生领导协会(public health leadership society,PHLS)提出指导美国公共卫生实践道德标准;欧盟提出了公共卫生政策通用办法,制定了规范化的方法指导公共卫生项目及其执行程序;英国纳菲尔德生物伦理学理事会(nuffieldcouncil on bioethics)关注公共卫生政策中的伦理问题,提出模型管理(stewardship model)和梯度干预(intervention ladder)两大伦理分析方法;Tannahill 通过分析程序中的伦理原则、证据和理论,分析了公共卫生项目的证据和伦理问题。WHO 前副总干事、上海第二医科大学胡庆澧教授提出,医学(公共卫生)从业者需要运用秉持仁爱、尊重、责任和公正的核心价值观,解决各种各样的道德伦理问题的挑战。在宏观层面(资源分配)和微观层面(日常决定)上,公共卫生从业者在公共卫生实践中均存在着伦理问题的挑战。有些公共卫生从业者认为在

面对公共卫生伦理问题挑战时,以他们自身的经验或者道德准则就可以解决问题,而他们往往缺乏处理公共卫生问题的经验、时间和资源(包括培训),甚至在日常工作中缺乏对公共卫生伦理问题的思考。在面对着政治导向和社会压力时,公共卫生从业者如何根据公共卫生伦理原则和概念框架,制定最适合的公共卫生政策,成为我们需要进一步深入研讨的问题。

四、现代公共卫生伦理特点

经诸多学者的公共卫生伦理研究所提出的代公共卫生伦理特点是:①公共卫生伦理理论的统合性。公共卫生伦理在理念上更主张并强调理论的完整与统合,更注重理论的构建与应用要建构在宏观或大局观上,否则是很难实现其公共卫生目标的。②公共卫生伦理目标的超前性。医学的重点是关注已经出现在个体身上的身心苦痛及其减轻或消除,而公共卫生的目标是以将来为导向,其目的是减少那些将来有很大可能发生的疾病的发生率,从整体上改善群体的健康状况。③公共卫生伦理目标的社会性。公共卫生的最终价值体现在社会层面。公共卫生工作的受益者是相对多数的社会成员,而不一定确保每一个社会成员都免受疾病的影响,而且在开展公共卫生实践时,可能影响部分成员的生活,甚至带来不便。④公共卫生伦理目标评估和效益的滞后性。从公共卫生目标的实现时间点看,公共卫生的效果评价具有滞后性特点。从已经产生的结果看,公共卫生具有巨大的社会、经济等效益,但并不具立竿见影的效果。⑤风险与效益的相统一性。在存在多种公共卫生行为选择时,能否做好风险与效益评估,这是影响决定的关键。若一个行为选择符合所有其他伦理原则(ethical principles),但效用较差,就应放弃,效用应置于第一位。最好的公共卫生行为是:风险(伤害)最小,利益最大。

五、现代公共卫生伦理主要理论

当今,公共卫生伦理学者们通过多年的公共卫生实践,借鉴并成型了公共卫生伦理理论:公共卫生道义论、效用论、公平与公正论、质量与价值论、组织与管理伦理论等。

(一)道义论

道义论又称为义务论(deontology),源自于希腊语 Deon 和 logos,意思是关于"应该有"或"应当"的学说。义务论可以分为传统义务论与现代义务论。

传统义务论往往以观念形态的义务和应当为出发点，要求个人按照某种先验性既定原则或主观上认定的正当性去行动，从而将责任绝对化和主观化，其最主要的代表是 F. E. Kant（1724—1804 年）。现代公共卫生义务论强调公共卫生利益或权利对义务的决定性意义，强调公共卫生义务的多元性、相对性及其合理兼顾，其主要代表是西方后现代伦理学理论，如伦理现象论、相对论与整合论、新规范论与决定论、新人性与人道论、女性主义伦理学等。

（二）效用论

效用论也称功利主义（utilitarianism），是指主张利益是道德的基础，人有趋利避害的本性，追求大多数人的最大幸福就是善，因而应以行为的效用（utility）作为道德评价标准的伦理学理论。效用论又称效果论（consequentially），其主要代表人物是Benthem（1748—1832 年）和 Mill（1806—1873 年）。在医学和公共卫生实践中，尽管效用论有缺陷，也不断受到责难，但仍是实践中进行医学伦理决策时普遍运用的基本理论之一。例如，公共卫生政策成本-效益分析、措施的风险评估等都是效用论的具体应用。甚至公立医院的医疗公益性、安乐死的合理性、人体实验的合理性等，也都可以从中找到理论渊源和根据。但在应用中必须注意对它的两种批评：一是所谓效果难以定量和计算，也难以预测；二是有可能导致社会不公正，即有的学者所反对的"多数人对少数人的暴政"。

（三）公平与公正论

公正论（the theory of justice）又称正义论，是指以自由主义修正效用理论但并未完全超出效用论的伦理学理论，所以也被称为新自由主义。从 20 世纪后半期产生以来，公正论曾经一度取代了效用论的地位，成为欧美国家中最有影响力的思想理论。其中，最典型的公正论代表人物是 Rawls（1921— ）。

公共卫生公正论是强调健康公益、主张合理兼顾医疗卫生领域中多元主体的健康利益、坚持医疗卫生资源分配的正义性、坚持医疗卫生服务公平性的医学伦理学理论。公共卫生公正论是当代卫生事业发展尤其是公共卫生服务高度社会化的产物。20世纪中期以来，公共卫生事业形成了庞大的社会体系，其服务对象也由个体扩展到社会及人群，医德关系也从单纯的医患关系、医际关系扩展到包括公共卫生人员在内的医疗部门与社会的关系。面对这些变化，以往的医德理论显得力不从心。同时，现代医疗的道德冲突也越来越多，尤其是社会健康公益与个人医疗保健利益矛盾所涉及的医疗卫生政策如何体现公平优先并兼顾效率、医疗卫生资源的宏观及微观分配如何布局、临床价值与预防价值如何平衡、当前健康利益与长远健康利益如何兼顾等问题都凸显出来。面对这些问题，医学人本论、效用论等理论都不能回答或完全不能回答，因为任何一种理论都有最适用的范围，所以需要医学和公共卫生公正论在场，以共同解决新出现的复杂的医德问题。当今，医学与公共卫生公正论的重要价值日益凸显，特别是在卫生政策伦理、医疗卫生资源分配伦理、医院管理伦理等领域中的地位越来越重要。但是，医学与公共卫生公正的实现毕竟是十分复杂、长期而艰巨的事情，因此，医学与公共卫生公正论借鉴和运用一般公正思想或 Rawls 正义论还仅仅是开始，它应该也能够在将公平置于首位，并在公立医院（"疾病预防控制中心"）回归公益性的医疗改革实践中不断得到完善。

（四）生命质量与价值论

生命质量论（life qualitisism）是指主张以人的体能和智能等自然素质的高低优劣为依据来衡量生命存在对自身、他人和社会的意义及其自身神圣性，强调人的生命存在质量，从而给出相应对策的生命理论。它的提出标志着人的生命理论进入理性和成熟阶段。从医学角度讲，对生命的质量可从体能（生理）和智能（精神、心理）两方面来加以判断和评价。据此，有学者将人的生命质量划分为三类，即主要质量、根本质量和操作质量。主要质量是指个体的智力发育或身体状态。这种质量有时低到几乎不应继续维持的程度，例如严重的先天性畸形和无脑儿等。根本质量是指生命的意义与目的，即体现与他人、与社会的相互作用关系中生命活动的质量。当这些质量低到失去生命意义和目的时，是否还应当继续维持也成为人们思考和争论的问题。操作质量是指以量化方法测定的生命质量。例如，国外用智力测定法衡量人的智力状况。还有学者主张用病人痛苦和意识丧失的程度衡量其生命质量，以此确认终末期癌症、不可逆昏迷等病人的生命质量为非常低下。

生命质量的评价标准：关于评价生命质量的标准有 4 种学说：①个体生物学、医学标准；②个体心理学、精神医学标准；③授权-社会承认标准；④质量调整生命年（quality adjusted life years，QALY）和伤残调整生命年（disability adjusted life years，DALY）即 QALY-DALY 标准。其中，QALY-DALY 标准学说具有较大的临床伦理意义。

生命价值论指主张以个人生命对他人和社会及自我的意义大小为标准确认其质量以及神圣性，从而做出相应选择的生命理论。在医学伦理学领域，生命价值论与生命质量论差不多同时产生。它的问世标志着人的生命理论更加全面和深刻。

（五）组织与管理伦理论

组织与管理伦理论是最新的现代生物医学与公共卫生伦理理论，其主要观点是：现代医院和公共卫生机构是具有自身的组织目标、结构和文化的社会事业组织，它具有不同于一般个体的功能，同时也使它具备了道德主体的责任。所谓组织伦理，是指蕴藏于管理的组织过程和组织结构之中的伦理道德价值。作为一种动态的伦理形态，它存在于管理的组织过程中，表现为一种行为伦理及管理伦理；作为一种静态的伦理形态，它又蕴含在组织结构中，表现为组织的伦理文化。由于现代社会组织（如医院和公共卫生机构）的庞大化和复杂化，医者个人持续保持精力集中的能力毕竟有限，犯错总是难免的。为了真正预防和减少医疗、公共卫生和科研差错（即科学与伦理方面的差错）的发生，在管理和归因时应部分从"个人"转向"系统"（组织），归责时部分从"个人"转向"集体"。更应强调的是，应从错误中总结、记住教训，并通过构筑预防错误发生的体系才是组织成员尤其是医院和公共卫生机构管理者重要的伦理义务。值得注意的是，组织伦理与公共卫生伦理、临床伦理的关系并不是非此即彼，为了确保医学伦理在任何组织水平上的协调发展，通常有必要同时考虑多个层次的伦理问题。

第二节　现代公共卫生伦理主要原则及应用

一、现代公共卫生伦理一般原则

近年来大量研究表明，现代公共卫生伦理除应遵循生物医学伦理的一般原则外，应遵循自身原则。如 Peter A. Singer 等从多伦多非典疫情的教训中总结出如下 10 条伦理原则：个人自由原则、保护公众不受侵害原则、比例关系原则、互惠原则、透明原则、隐私原则、保护社区名誉不受损害原则、提供医护责任原则、平等原则、协作原则。

中国公共卫生伦理学者经实践与研究提出的在公共卫生领域常用的一般伦理原则如下：

1. 尊重原则　尊重原则是指公共卫生人员尊重病人或健康需求者的伦理原则。欧美一般称为自主原则。狭义上的尊重原则是指公共卫生人员尊重病人及其家属的人格和尊严。广义的尊重原则，除了尊重病人或健康需求者的人格外，还包括对其自主性的尊重。尊重原则的合理性源于病人或健康需求者享有人格尊严和医疗自主权，但其实现则取决于医务人员对其合理性的认同及对医患之间平等关系的认可和构建。临床医学的基本点是为病人服务，而服务的基本职业品德是对人的尊重。医务人员只有尊重病人，病人才会信任医生，才能建立真诚的医患关系，维护正常的医疗活动，避免或减少医疗纠纷的发生。尊重原则是现代生物-心理-社会医学模式的必然要求和具体体现，也是医学人道主义基本原则的必然要求和具体体现。实现尊重原则是保障病人根本权益、建立和谐医患关系的必要条件和可靠基础。

2. 预防为主原则　预防为主原则要求公共卫生工作应该重视预防在该项工作中的战略地位，在公共卫生中善于运用有关预防措施，防患于未然。预防为主原则是由公共卫生工作具有时滞特性决定的，公共卫生工作遵循预防为主原则，从而可以有效处理服务对象的当下健康利益与长远健康利益之间关系。预防为主的公共卫生思想古已有之，我国第一部医书《黄帝内经》中有"圣人不治已病而治未病"之说，无不贯穿着预防为主的理念。19 世纪下半叶到 20 世纪 60 年代开始的第二次卫生革命，主要对抗恶性肿瘤、心脑血管病等慢性疾病，预防为主原则同样具有重要意义。它要求人们采取改善环境、推广文明、健康、科学的生活方式、加强体育锻炼、控制不良心理因素等公共卫生措施。

3. 公平与公正原则　医学与公共卫生的公正、公平原则是指以形式公正与内容公正的有机统一为依据分配和实现医疗和健康利益的伦理原则，即具有同样医疗、健康需要以及同等社会贡献和条件的病人或公众应得到同样的医疗或保健待遇，反之，不同的病人或公众则分别享受有差别的医疗或保健待遇。公正原则强调的是：在基本医疗、保健需求上保证公正的绝对性，即应人人同样享有；在特殊医疗保健需求上保证公正的相对性，即只有具备同样条件（主要是经济支付能力）的病人，才会得到同样的满足。

公共卫生视角下资源分配公正总的要求是：以公平优先、兼顾效率为基本原则，优化配置和合理利用医疗卫生资源。医疗卫生资源是指满足人们健康需要的、可用的人力、物力、财力的总和。其分配包括宏观分配和微观分配。宏观分配是各级立法和行政机构所进行的分配，需要解决的是确定卫生保健投入占国民总支出的合理比例，以及此项总投入在预防医学与临床医学、基础研究与应用研究、高新技术与适宜技术、基本医疗与特需医疗等各层次、各领域的合理分配比例的问题，目标是实现现有卫生资源的优化配置，以充分保证人人享有基本医疗保健，并在此基础上满足人们多层次的医疗保健需求。微观分配是由医院和医生针对特定病人在临床诊治中进行的分配，主要是住院床位、手术机会以及贵重稀缺医疗资源的分配。

4. 道义（尊重与不伤害）与效用相结合的原则　20 世纪 90 年代末以后，引入不久的欧美生命伦理 4 原则（由 T. L. Beauchamp 和 J. F. Childress 在其合著的《生物医学伦理学原理》一书中提出和阐释。他们认为，自主原则、不伤害原则、行善原则、公正原则是生命伦理基本原则）越来越得到重视，但由于国内关于医德原则的理论研究比较滞后，既没有厘清我国医德原则与欧美生命伦理 4 原则的复杂关系，也没有厘清欧美生命伦理四原则内部的复杂关系，更没有向临床一线做系统的宣传和培训，在利益博弈复杂尖锐的情况下，就一度造成了医务人员理论认识迷茫和行为选择困惑的窘境。在一般的医疗情境中，无论是我国的医德单一原则，还是欧美生命伦理 4 原则，以及欧美生命伦理 4 原则之间，内涵的基本精神一致，并不会给医学决策造成困惑。但在某些特殊情境下，原则之间也会出现冲突，从而给医务人员带来伦理决策的难题。

医务人员在使用效用原则时，也需评估可能对他人的伤害，如果当其他救治有望的病人急需使用呼吸机，医院又无备用呼吸机时，医务人员面临着平衡有利与不伤害的问题。效用原则与尊重原则的冲突主要表现为医务人员合乎科学的选择与病人的自主决定不一致。例如，某孕妇如果继续妊娠会对健康非常不利，医生出于对病人健康的考虑，劝说孕妇终止妊娠，但孕妇出于某种原因坚持要将孩子生下来。这时，医务人员基于行善原则的医疗决定就和病人的自主决定之间发生了冲突。在这种情况下，会有两种做法：一种为医务人员一心为了行善而干预甚至违背病人意愿，执行自认为对病人有利的医疗行为；一种为医务人员让孕妇自己和家人商量好后拿主意，无论如何决定，医生都不会干预。现在，后一种做法更为普遍，多数医生认为病人自主性更为重要，病人也更看重自己选择和决定的权利。以上表明，在医疗和公共卫生实践中，应将道义（尊重与不伤害）与效用相结合以运用。

5. 质量与价值相统一的原则　在"生命三论"（生命神圣论、生命质量论、生命价值论）中，生命神圣论强调人的生命价值至高无上、人的生命神圣不可侵犯，是人的生命理论的起点和基础；生命质量论、生命价值论强调人的生命质量、生命价值在生命神圣性中的地位，是对传统生命神圣论的补充、修正和生命理论的发展。"生命三论"相辅相成，统一构成支撑整个医学伦理学理论体系的基石。

二、现代公共卫生伦理应用原则

最近，关于现代公共卫生伦理应用原则，美国公共卫生学会提出的 12 条"公共卫生伦理的实践原则"较有参考价值：①公共卫生应当从原则上强调疾病的根本原因和健康要求，以预防对于健康的不良后果；②公共卫生应以一种尊重社会中个人权利的方式来促进社会社区人群的健康；③公共卫生政策、方案和优先性的提出和评价，应当通过一系列的步骤措施来确保社会社区成员都有参与的机会；④公共卫生应当提倡和努力赋予每一个社会成员基本的健康资源和必要的健康条件；⑤公共卫生应当为有效地实施政策寻求相关信息，以保护和促进健康；⑥公共卫生机构应当为社会社区提供其所拥有的信息；⑦公共卫生机构应当基于其拥有的信息，在公众赋予的资源和授权的范围内及时采取行动；⑧公共卫生方案和政策应当把各种取向整合起来，预先考虑到和尊重社会中价值观、信仰和文化的多元性；⑨公共卫生的方案和政策应当以最能促进自然和社会环境的改善的方式来实施；⑩公共卫生机构应当保护个人或者社区的信息，除非能证明不公开会给公众或者社会带来重大伤害，否则就不应该公开；⑪公共卫生机构应当保证自己的从业人员是胜任本职工作的；⑫公共卫生机构和其从业人员应当联合起来，为建立公众的信任和体制的有效运转而努力。

中国公共卫生伦理学者经研究而归纳提出的在公共卫生领域常用的应用伦理原则如下：

1. 预警原则　预警原则（precautionary principle）的中文译法较多，如预防原则、警惕原则、谨慎原则等,也被译为"风险告知与预防原则",此可清楚表明其针对含有科学不确定性的风险进而采取预防措施的特点。预警原则对于重大灾害引发的公共卫生事件的公众健康风险的预告知、评估和预后防护处理等,所带来的社会效益及伦理影响是巨大的。此外,预警原则也是国际环境法领域的一项新兴原则,即在环境、基因生物等领域,即使是安全隐患尚无足够的科学根据,通过应用预警原则,可以避免或减轻一旦发生危险造成严重的或不可逆转的后果,以及避险(难)时需采取的谨慎态度和有效的避害措施。预警原则作为国际环境法上的一项基本原则,其本意在于防止对人类健康、生物、自然资源等造成损害的风险,但是其后果却可能与工业化、贸易、生态及气候变化有关。

预警原则源自于石棉开采和运用,在法国,拿破仑曾对石棉很感兴趣,并鼓励在意大利进行实验。最古老的石棉矿是在克里特岛(希腊)、塞浦路斯、希腊、印度和埃及发现的。在 18 世纪,欧洲共记载了 20 个石棉矿,最大的是位于德国的莱茵斯泰因。在美洲大陆,宾夕法尼亚州开采石棉始于 17 世纪末期。1860 年以后工业采矿发展起来,这既是受到了意大利和英格兰纺织工业的驱动,又是因为在南非、北美和俄国发现了大型石棉矿藏。1900 年前后,全世界开采的石棉数量大约是每年 30 万吨。当时,尘肺带来的健康问题和肺癌被重视和预警,这成为预警原则的开端。预警原则成型于上世纪 70 年代,1975 年约 500 万吨的石棉被开采出来,此后,吸入石棉粉尘所带来的健康风险(尘肺)被广为传播开来,使用石棉的数量逐步下降,到 1998 年降至 300 万吨上下。2002 年 7 月 1 日之前,石棉在船上得到广泛的使用。基于石棉生产和使用的预警原则要求,由于石棉对人体和环境的危害,国际海事组织(International Maritime Organization,IMO)以 MSC. 99(73)形式通过了 SOLAS 2000 年修正案,要求 2002 年 7 月 1 日及以后,对所有船舶,除了规定的高温/高压环境下使用的水密接头和内衬、特定的叶片和高温下的绝缘装置外,不允许含有石棉材料的新的设备、装置和材料装船使用。2009 年 6 月 5 日,国际海事组织以决议形式通过了 MSC. 282(86)决议——关于 SOLAS 公约修正案。就石棉在船上的使用问题作了进一步修订,要求自 2011 年 1 月 1 日起,对于所有船舶,应禁止新装含有石棉的材料。就此条规定,中国船级社(China Classification Society,CCS)曾颁布第 30 号(总第 30 号)通函,要求审图和

检验部门应依据新的 Reg,Ⅱ-1/3-5.2 条要求进行审图和检验。2009 年 5 月 15 日 IMO 通过的《2009 年香港国际安全与无害环境拆船公约》(待生效),石棉被列入附录 1"有害物质的控制",明确要求所有船舶,应禁止新装含有石棉的材料(见 CCS2010 通函第 11 号总第 11 号)。当今,预警原则已常用于重大灾害引发的公共卫生事件的公众健康风险评估和预后防护处理。

2. 知情同意原则 知情同意做得好否,事关伦理成败。从"中国医患关系的沿革、挑战与改进研究"(一篇待发表的医患关系循证医学研究论文—李琰等)可见,近 20 多年大量的知情同意研究多见于医患关系研究,3 万多篇中文论文,74% 分别从 3 个层面探讨、分析和评价医患关系。①"宏观"涉及国家政策、法律、制度、伦理、历史、文化、环境等因素。②"中观"涉及卫生服务体系、卫生行政管理、卫生人力资源、行业协会、媒体报道、医学教育、医疗机构管理等特定专业体系内的因素。③"微观"主要关注临床操作的具体内容,例如医疗质量和服务管理、护理、药物、医疗差错、不良事件、病案管理、沟通、信任、知情同意(约有 400 多篇)等。这些研究对知情同意概念、伦理依据、实施内容及要求等的形成与提出,奠定了基础。

知情同意(informed consent)是病人或健康需求者自主权的具体表现形式,是临床诊疗工作中处理医患关系的基本伦理准则之一。临床上,当作出或推荐一个诊断或一种治疗方案时,医务人员必须向病人提供包括诊断结论、治疗方案、病情预后以及治疗费用等方面的真实、充分的信息,尤其是诊断方案的性质、作用、依据、损害、风险以及不可预见的意外等情况,使病人或其家属在理解基础上经过深思熟虑自主做出选择,表达其接受或拒绝此种治疗方案的意愿和承诺。简单地说,知情同意是指患者有权知晓自己的病情,并对医务人员采取的防治措施决定取舍的自主权。知情同意权的主体知情同意权的主体是患者或患者的法定代理人、监护人以及患者的亲属。

知情同意的伦理条件:知情同意的运用都应该建立在"知情"的基础上,"知情"的伦理条件:①提供信息的动机和目的完全是为了病人利益。否则,道德是难以支持的。②提供足够信息。具体来说,医生提供信息时应遵循以下原则:一是因人而异原则;二是保护性原则;三是少而精原则。③向病人作充分必要的说明和解释。医务人员对于诊疗方案的

性质、作用、依据、损伤、风险、医疗费用以及不可预测的意外等情况，有义务向病人及其亲属作充分的、简单明了的说明和解释。"同意"的伦理条件：根据《纽纶堡法典》的有关精神，病人的"同意"应具备如下条件：病人有自由选择的权利，即病人在诊疗过程中的选择和决定不受他人或其他因素的干扰，如不受他人强迫、暗示、欺骗和操作控制等；病人有做出同意的合法权利，这是指病人自身的伦理条件，即病人作自主决定的年龄必须达到法定的年龄，并具有完全的民事行为能力，如不具有完全的民事行为能力，必须由其监护人代理同意；病人有充分的理解能力，这是指病人自身的心智条件，即病人必须有理解和辨识想要做的行为的意义和后果的能力。

3. 效用（风险与效益评估）原则　公共卫生伦理目标的实现，需要通过相应的组织，根据相应的法律法规和政策指导，动用相应的社会资源，采取特定的行动。在这一过程中，涉及稀有社会资源的使用，必须坚持和强调效用原则，必须坚持进行风险与效益评估，使风险最小化、效益最大化。

效用或称效果，是指人的一个特定行动带给人类的后果，包括"正效用"和"负效用"。在实践中，采取某种公共卫生政策，其效用的判断是指该政策给目标人群或全社会成员带来促进健康、预防疾病和伤害的好处，以及可能给相关人员带来的风险、负担及其他权利和利益方面的负面影响。因此效用原则是指全面评价行动的正面与负面后果，进行风险与效益评估，分析收益与风险比。以其比值的高低，衡量某个公共卫生行动的效用，即使该公共卫生行为风险最小化、效益最大化。这种分析对于是否实施某个方案，或在有可供选择的多种方案时尤其重要。

一项公共卫生行为，有时候难免会牺牲某些个体的某些权利和利益。恰当的公共卫生行为，一定是风险最小、社会受益最大。此时，并不是简单地对个人利益和负担进行加减。如对传染病患者的隔离，肯定使当事人的某些权益受限制甚至损害，但社会整体却从中受益。不过效用原则也要求在能够得到最大可能的受益的同时，实现最小可能的伤害，从另一方面扩大行动的净受益。换言之，不应为获得最大的健康受益的结果而任意、没有必要地伤害特定个体的利益。只有在损害特定对象利益不可避免时，并采取措施使必要的损害最小化、整个人群的受益最大化，此时效用原则才能获得伦理学辩护。如被隔离的传染病患者应得到充分的生活方便和医学

照顾，有时还必须给予经济补偿。效用原则在存在多种公共卫生行为选择时，是影响决定的关键性原则。如某一行为选择符合所有其他伦理原则，但效用较差，就应放弃。效用原则应置于第一位，这也是公共卫生伦理学的一个重要特点。

4. 保密原则　公共卫生保密（public health confidentiality）原则是尊重原则在临床公共卫生医学实践中的应用原则之一。公共卫生保密通常是指公共卫生行为者不向他人泄露能造成不良后果的病人疾病的隐私。这一概念有3层含义：①"病人疾病的隐私"，既包含病人根据公共卫生医生诊断的需要而提供的有关个人生活、行为、生理和心理等方面的隐私，还包括诊断中公共卫生医生了解到的有关病人疾病性质、诊断、预后、治疗等方面的信息。②"不向他人泄露"，是指不向知密的公共卫生医生或治疗小组的医务人员之外的其他人员泄露。③"不良后果"，是指泄露病人的隐私会直接或间接损害病人心身健康及人格、尊严和声誉等。

公共卫生保密的伦理意义与条件：

（1）公共卫生保密的伦理意义：①公共卫生保密体现了对病人或当事人隐私权、人格权和尊严的尊重。隐私权是指病人或当事人享有不公开自己病情、家族史、接触史、身体隐蔽部位、异常生理特征等个人生活秘密的权利，公共卫生人员不得非法泄密。②公共卫生保密是良好医患关系维系的重要保证，是取得病人或当事人信任和主动合作的重要条件。在临床公共卫生医疗中，无论是有意还是无意泄露病人或当事人隐私都会对他们造成伤害，都会破坏医患间的信任关系，降低他们对公共卫生医务人员的信任程度，导致医患关系的恶化，引发医患纠纷。③公共卫生保密是有利原则在临床公共卫生中的具体应用。而公共卫生保密则是保护公共卫生医疗的一种重要的措施与手段。当公共卫生医务工作者面对诸如心理承受能力差或性格不健全或癌症等特定的病人，应该采取一定的保护性防治措施，增强其战胜病魔的信心，防止不良后果和意外事件的发生。

（2）公共卫生保密的伦理条件：①保密的实施必须以不伤害病人自身的健康与生命利益为前提。如一个有自杀意向、并且有能力付诸行动的病人，要求公共卫生人员对其自杀意向进行保密，在这种情况下公共卫生人员应从病人的生命和健康考虑，不能作无条件保密的承诺，这在道德上是能被接受的。②公共卫生保密原则的实施不伤害无辜者的利益。当满足病人公共卫生医疗保密的要求会给无辜的第

三者带来伤害时,应该放弃这种保密,否则,伦理学不会给予支持。例如,婚前检查的一方被发现患有严重遗传性疾病或性病后,要求公共卫生医务人员对另一方进行保密时,公共卫生医务人员不应该恪守这样的保密义务。③公共卫生保密原则必须满足不损害社会利益的伦理条件。当为病人保密的后果将必然危害他人和社会利益时,应以他人和社会利益为重,对这种保密要求应予以拒绝。④遵循公共卫生医疗保密原则不能与现行法律相冲突。

5. 互助协作原则　互助协作原则是与尊重原则相对应的、对公共卫生行动涉及的社会成员的原则要求。公共卫生机构和人员在实施公共卫生行动时,一定会多多少少影响或侵犯个体权益。但作为社会成员的个体,则应理解公共卫生行动对个体、群体及全社会健康的重要性,以积极互助、合作的态度参与公共卫生行动的实施。另一方面,当个体行为将影响他人或群体健康时,应依据公共卫生知识,主动自我约束,并互助协作,采取有效预防措施,控制带给他人和社会的负面后果。互助协作原则强调社会成员在公共卫生工作中的主动性与社会责任,以及互助、协作,履行承担的社会义务。互助协作原则是个人与社会复杂关系的体现。尊重原则强调的是社会对每个成员基本权益的尊重,互助协作原则强调个人权益的保障,不能离开他所在的社会自发地实现。个人有确实肯定的权益,但也有确实肯定的社会义务和责任。从历史发展的现实看,每位个体来到世界上之前,已经有一个先于他的社会存在。人不是孤立的存在,很大程度上是一种人际关系网络的存在。人的本性就在于他的关系性或社会性。人类社会就是以人与人之间互助合作的方式逐渐发展成熟起来的。没有相互帮助,就没有个人的生存和发展。所以人不仅应考虑自己的权益,还应该考虑他人的权益。从公共卫生活动的目的看,个人乃至群体是否健康,在一定程度上取决于社会环境,包括其他人的行为等复杂因素。现代社会的重要特点是个体、民族、国家之间的联系已经变得日益紧密。公共卫生问题的解决,必须由政府、民族、地区、社群、个体之间密切合作,才能真正实现。可见,公共卫生与每个人密切相关,互助协作原则强调了每个社会成员促进公共健康的共同责任。

三、现代公共卫生伦理主要问题及伦理规范与应用

1. 现代公共卫生事件的主要伦理问题　WHO成立60多年以来,在保护和促进全球人民健康的使命中,针对公共卫生事件,一直将伦理学置于核心地位。许多规划和部门,以及 WHO 各个区域办事处,都开展了伦理学方面的活动,进而也出现了众多的伦理学问题。主要的伦理问题包括:①人群健康状况、获得保健和享有医学研究益处方面的公正伦理问题。例如,有关资源分配的问题部分取决于人们的价值判断,与只会使少数人得益的拯救生命的干预措施相比,可使大多数人口的生命质量得到少量改善的方法,哪个又更为重要? ②应对传染病的威胁利益伦理和公正伦理问题。在控制传染病传播工作中,对个人选择权施加了限制,以维护他人的福祉。这样做的适宜性就带来了一些棘手问题。这方面的例证包括针对结核病和大流行性流感使用隔离和检疫措施等带来的利益伦理和公正伦理问题。③卫生监测和监督方面的国际合作的国际伦理和组织伦理问题。《国际卫生条例》的实施反映了各国面对突发公共卫生事件时采取集体行动的承诺,界定了各个国家采取集体行动的义务范围,并确定如何履行这些义务,但这不可避免地会带来棘手的、诸如整样实施、组织(政治)与经费(经济)等伦理难题。④低收入国家中的个体受到剥削的伦理问题。例如,公共卫生研究目前的做法可能会使参与者面临重大风险,而对他们本人或其所在社区则无任何好处。因此,界定外国研究发起人对当地参与者的义务并使之履行义务,是一个重要的伦理问题。例如在器官移植领域,越来越常见的"器官移植旅游"做法使生活在贫穷中的人面临重大健康风险,同时也提出了涉及人体商品化等更为广泛的伦理问题。⑤公共卫生健康促进方面的伦理问题。例如由于吸烟、饮食不良或缺乏锻炼等不健康行为所造成的非传染病,对公共卫生的威胁越来越大。这就提出了一个问题,即公共卫生当局应在多大程度上干预个人的健康选择等。⑥参与、透明度和问责制的政治与组织伦理问题。作为一个伦理问题,作决定的过程如同决定的结果一样重要。近年来,在公共卫生研究方面,人们一直十分重视加强促进知情同意权和社会监督的系统。一旦此种系统运行到位,下一步就是发展相关机制,评价其成效。

2. 处理现代公共卫生事件的主要伦理规范目前,在具体的公共卫生实践领域中,越来越多的道德风险和伦理冲突迫切需要相应的原则和规范加以协调。在风险倍增的社会大背景下,如何在更好地应对相关问题和伦理挑战的同时,有效地制定和应

用公共卫生政策,是公共卫生伦理学本身发展必须要迈出的关键一步。解决现代公共卫生事件的主要伦理问题离不开卫生政策的制定与实施。公平公正是卫生政策的基本理念依据,卫生政策是政府解决卫生保健问题的重要手段,是对卫生资源的权威性分配,因此它必定是体现了政策制定者的某种价值取向。而伦理学是联系卫生政策与价值之间的纽带,卫生政策要实现其价值目标,必须选择正确的伦理基础,遵循正确的伦理原则。卫生政策的伦理价值取向直接影响到其自身的政策内容及政策结果,有什么样的伦理价值取向就有什么样的卫生政策。市场经济环境下,我国卫生政策出现的伦理偏差及其所造成的后果,主要是体现在以下 5 个方面:未能处理好"效率"与"公平"的关系;没有较好坚持"以人为本"的价值观;政府尚未尽到应有的责任;卫生资源没能较好公平分配以及没能正确处理好预防和治疗的关系。卫生政策的制定与实施应当遵循的伦理原则包括公益性原则、公正原则、效益合理性原则以及以人为本原则。针对我国卫生政策出现的伦理偏差,依据新医改方案的精神,我们在优化卫生政策方面应当采取的措施是:第一,在公立医院层面,要积极推进公立医院改革,坚持其公益性;第二是从政府层面来讲,政府在卫生事业中的主导作用应当被强化;第三,在卫生行政部门和医疗机构层面来,应自身加强管理。

在突发公共卫生事件应对中,我们应当强调的规范是:①公共卫生伦理学中的危机处理——优先治疗。②公正、公平。健康既是一种权利,也是一种责任。如:预防免疫作为应对传染性疾病最为实用和有效的方法之一,往往不可避免地存在着利益与负担不公平分配的风险:一方面,预防免疫的整体观很有可能会造成对个体权利的忽视,让群体中极为少数的个人以自身的健康风险为代价为大众健康买单;另一方面,当群体中有足够数量的人接受了免疫之后,那些选择不接受免疫的人的"搭便车"行为使其在不承担任何风险的情形下获得了利益。③以人为本,关爱服务对象。例如,隔离作为突发公共卫生事件应急中的另一种有效方法也面临着伦理挑战。因为无论我们最终选择的隔离标准是什么,隔离措施一旦实施,公民个人的自由权利都将受到限制或侵犯。以维护群体的公共健康之名对患者进行隔离,或者说对患者个人的自由权利进行限制或侵犯必须面对自由权利价值精神的伦理追问,并提供相应的合理性解释。④诚信和知情同意。例如诚信和

知情同意的基础——信息公开必须贯穿突发公共卫生事件应急与处理的全过程,保护群体健康与保护个体隐私权之间的张力成为信息公开最具争论的伦理问题。⑤监督、管理与问责。任何公共卫生伦理问题的解决均离不开监督、管理与责任,从责任伦理与问责而言,政府应当是突发公共卫生事件应急的责任主体之一,但并非全权主体,通过鼓励和强调社会动员,形成限制政府权力的外部监督和约束机制是很有必要的。同时,突发公共卫生事件应急的社会动员、参与和监督不可忽视。然而,非政府组织和公众参与卫生应急在中国都有其现实局限性,所以,家庭可以作为整合中国公众参与应急的一种现实途径,并尝试立足于传统儒家的和谐家庭观、孝、仁、礼修身齐家等理念,共同处理好公共卫生事件。⑥团结协作,互助合力。公众、企业和大众媒体也应积极参与到突发公共卫生事件应急之中,与公共卫生机构及人员一起,团结协作,互助合力,处理好公共卫生事件。

3. 现代公共卫生事件主要伦理原则和规范的应用 以上强调的现代公共卫生事件主要伦理原则和规范,在应用中,可有效预防、及时控制和消除突发公共卫生事件及其危害,指导和规范各类突发公共卫生事件的应急预案处理工作,最大程度地减少突发公共卫生事件对公众健康造成的危害,保障公众身心健康与生命安全。

(1)治疗优先:在应用现代公共卫生事件主要伦理原则和规范时,要满足治疗优先要求,一方面,应遵循以下规范和标准:照顾病人是医务人员的首要义务,其后才是对于家庭、医院、社会的义务;每一种治疗都要取得病人(或者病人家属)的知情同意,以示对于个人价值尊严和个人选择的尊重,不要在没有知情同意的情况下进行治疗;平等地对待每一个人,比如,不要区分穷人和富人,男人或女人,或者所谓的具有社会价值的人,如高官显贵;最后要首先治疗那些最需要帮助的人。按惯例,急诊治疗优先于病房里的普通治疗,医生要到急诊室,而其他的病人和非急诊治疗则不得不等待。另一方面,在天灾、突然灾变和战争中的优先治疗:例如,在公路上发生了交通事故。所有的 30 人都受了伤,其中有些人非常严重,如果得不到立即救助,就可能有人死亡;在乘客当中,有一位是能够提供帮助的护士,但是她也受了伤。当地的一辆载有一位医生和两位护士并配备了一些急救设备的救护车恰巧经过。医生在受伤非常严重的人中认出了他的母亲。如果你是医生,

你会做出怎样的优先选择？你会首先治疗你的母亲，还是治疗那些如果不进行立刻救助就会死掉的人？你会不会优先治疗那位护士，从而多一位经过训练的护士以提供帮助？该案例提出了一个优先治疗的问题。优先治疗发生在自然或者人为的大灾难、严重的流行病或地方病以及恐怖行动和战争之后，现在已经有了明确的职业行为规则和优先治疗的道德规范。由于医学与伦理学方面的原因，这些规则是不同的。一般的规则是：用尽可能最短的时间或者在可以得到的时间内挽救尽可能多的人的生命。优先治疗这一道德规范与在正常情况下的职业与伦理学的要求是不同的。优先治疗道德规范包括：优先治疗能够提供帮助的医务人员或者能应付局面的管理人员；首先治疗受伤最轻的人；容许受伤最重的人死亡；如果必要，在没有取得知情同意的情况下可进行治疗。优先治疗的伦理学动机与医生和保障生命安全的卫生体系所承担的义务是相反的：尽可能多的挽救生命而不去挽救那些最需要治疗的生命。给予护士优先治疗是与公平公正的卫生保健原则相抵触的，但是这却间接地有助于按照需要较少的帮助、较多的帮助和非常需要帮助这一由高向低的排列顺序，增加每个人的治疗量。

（2）预警原则：预警原则常用于重大灾害引发的公共卫生事件的公众健康风险评估和预后防护处理，如日本 2011 年 3 月 11 日发生地震后（此次地震还造成日本福岛第一核电站由于冷却系统出现故障，使反应堆里产生的热量无法带出，导致严重的核泄漏），包括福岛在内的数个核电厂因为地震和海啸的影响，导致冷却系统无法运作，致使大家对于炉心熔毁的恐惧增加。大家都希望可以避免重大的核灾，但已经释放出的辐射有什么风险，如果无法遏止的话又会有何风险？"熔毁"不是专有名词，但却能生动地描述核反应炉最坏的状况。当有足够的放射性物质聚集成临界质量时会发生核裂变，核反应炉由核裂变来产生能量，控制棒则是可以分离放射性物质，终止核反应。避免熔毁的紧急措施之一是释放反应炉的蒸汽，但这也代表会释放出一些放射性物质。日本的核能源机构表示，核电厂外的辐射值已高于法定上限，但没有像 2011 年 3 月 14 日那么危险。政府已疏散居住在电厂 20 公里（12.5 英里）内的居民。然而，一些在试图防止熔毁的工人们已罹患于放射性疾病或是受到反应炉心外氢气爆炸所释放出的辐射伤害。辐射生物学家 Jacqueline P. Williams 博士认为，长期接触辐射可能会引发各种癌症，与辐射最相关的是白血病、甲状腺癌、肺癌以及乳癌。此外，辐射风险对不同年纪的人影响也不同，对儿童而言，辐射有害发育；接触到辐射的成人，数年后可能诱发癌症；至于老年人的细胞则可能对修复辐射的能力降低。

1986 年在乌克兰北部切尔诺贝利核电厂发生有史以来最严重的核灾，不同于日本的情况，切尔诺贝利事件是因为一系列的人为和机械故障造成一连串的爆炸，释放出放射性物质到空气中，辐射性落尘大量地落在白俄罗斯、俄罗斯、乌克兰、芬兰、挪威、瑞典、奥地利，以及保加利亚。Williams 博士认为，切尔诺贝利事件的影响范围真的很大，但放射性粒子是有重量的，粒子越大就越快落下。因此，越接近灾区受到污染的危险就越大。据他所知，切尔诺贝利辐射事件造成的癌症案例发生在切尔诺贝利和周遭地区。过去，世界各地对辐射的研究一直在减少，从这次事件后也只有略为增加。近 20 年的研究主要集中在医疗放射治疗，而不是偶然或意外的风险。纽约布鲁克林医学中心的 LisandroIrizarry 医师指出，急性放射线中毒的症状是恶心和呕吐，其他症状包括发热、头晕、没有方向感，以及出血性腹泻，接触越多就越快有发病症状。那么，什么是防止辐射的最好方式？在发生此类事故时，一般都会向住在核电厂附近的居民提供碘片，因为辐射外泄往往带有放射性碘，以碘片补充甲状腺，以避免其摄取到放射性分子。但最好的方法还是留在室内、关闭窗户、隔绝外部的空气来源，像是空调等，直到清净或是可以安全撤离污染区为止。此外，落尘会污染接触到的表面，因此，一定要饮用瓶装水，同时只吃没有裸露在外面的密封食物。

（3）仁爱救人：道德自觉统一于心灵善和行为善。例如，一名恐怖分子被抓，他很可能知道他的团队中其他成员和上级的下落以及袭击很多人的内部计划。追捕者为了获得可能挽救成百上千或者上百万的人免受袭击和死亡的信息而对恐怖分子进行调查，并要求你作为医学专家在刑讯过程中提供帮助和参考，以挽救许多即将遭遇危险的无辜民众，你会怎么做？可能带来的益处很明显，包括挽救许多无辜者的生命，对潜在的犯罪起到抑制作用并可能导致其他罪犯落网。世界医学组织在 1982 年通过，并于 2004 年再次通过了一项决议，即"医学伦理学在武装冲突期间与和平时期是一致的"。泯灭同情和怜悯的屠杀、仁慈处死案例。一件交通事故发生后，一个优先治疗的情形出现了，受到最严重伤害的人无法得到救治;他们极度疼痛,尖声惨叫;一些人要求杀死他们。无论是他们自己还是周围的其他人都知道已经无法挽救他们的生命了,他们都将会痛苦地死去。你会主动杀死那些要求结束自己生命的人吗?你也会杀死其他处在同样的痛苦中但仅能发出尖叫的人吗?在过去的战场报道中曾经有过像这样的情况,当时受伤的战士倒在火线上惨叫,没有希望营救他们。在某些情况下战友们射杀他们,在其他情况下战士们几个小时地听自己伙伴的尖叫。仁慈处死不仅发生在战争情况下;它是在处理痛苦万状的临终病人时每天都在发生的事情。西方和中国的医学职业行为守则都反对杀死同类的暴烈行为,因为这与伦理学和天性以及医生的义务相背离。但是,已经出现过这种情况,卫生保健工作人员和家庭成员出于怜悯,结束病人的生命或下狠心杀死心爱的家人。在资源有限的情况下挽救敌人生命、为敌人提供昂贵的卫生保健的案例:美国特种部队发现一名战俘需要进行透析治疗,而战俘拒绝治疗,声称他宁愿死也不想被敌人控制。没有知情同意,医生是难于治疗的。两天后,美国国防部命令进行透析治疗,认为这个战俘会有助于取得关于其他的恐怖分子和预防袭击的有价值信息。你会如何做?《日内瓦公约》有关战俘待遇的条款要求必须平等、公平地对待所有战俘,禁止对战俘进行违反他们利益的医疗试验,并要求知情同意。在现实中不仅只有上述三个难以找到答案的案例,而且对于这些案例,生命伦理学家、卫生保健专家、政府官员以及我们每一个人又会有不同的看法。生命伦理学的研究著作对这些不同的观点进行了评述和反思。困难案例很少能够在课堂里解决,而且不同于编写食谱教人做菜,或者在医疗保健中按照质量规范为标准治疗做指导那样,可以依靠传授来在课堂里解决。有一些非常个人问题的案例,伦理学和医学分析不足以做决定或者批评决定。做那些超过了道德考虑能力的决定的道德行为者,是处在实际情况中的人。只有在实际情况下,专家意见与道德规范的相互影响和联合,才可能是对基于个人责任的专业的和富于同情心的行为的最终检验。决定可能是正确的,也可能会是错误的;一个人后来也许会后悔已经做出的某一决定。一个人会后悔没有参与审问刑讯,因为明显的是,如果他没有拒绝的话,就可能挽救1000条生命。

(4) 互助、合作:正如晋代杨泉(公元四世纪)所述,"夫医者,非仁爱之士不可托也,非聪明理达不可任也,非廉洁淳良不可信也。"无论是在家庭医学,还是在高科技医学,或是在灾难、地方病、战争中,医生在处理病人时都需要与相关组织和人员(紧急情况处置的工作人员、能够协调和管理的人)合作。但首要的是,需要依靠同情心和团队精神将这些人的技能整合到一起。然而真实情况不同于模拟情况。但是,只有做好了预想的模拟和准备,则能更好地处理极端状况。

国家突发公共卫生事件应急预案根据突发公共卫生事件性质、危害程度和涉及范围,将突发公共卫生事件划分为特别重大(Ⅰ级)、重大(Ⅱ级)、较大(Ⅲ级)和一般(Ⅳ级)四级。其中,特别重大突发公共卫生事件主要包括:①肺鼠疫、肺炭疽在大、中城市发生并有扩散趋势,或肺鼠疫、肺炭疽疫情波及2个以上的省份,并有进一步扩散趋势;②发生传染性非典型肺炎、人感染高致病性禽流感病例,并有扩散趋势;③涉及多个省份的群体性不明原因疾病,并有扩散趋势;④发生新传染病或我国尚未发现的传染病发生或传入,并有扩散趋势,或发现我国已消灭的传染病重新流行;⑤发生烈性病菌株、毒株、致病因子等丢失事件;⑥周边以及与我国通航的国家和地区发生特大传染病疫情,并出现输入性病例,严重危及我国公共卫生安全的事件;⑦国务院卫生行政部门认定的其他特别重大突发公共卫生事件。该预案适用于突然发生的、造成或者可能造成社会公众身心健康严重损害的重大传染病、群体性不明原因疾病、重大食物和职业中毒以及因自然灾害、事故灾难或社会安全等事件引起的严重影响公众身心健康的公共卫生事件的应急处理工作。其他突发公共事件中涉及的应急医疗救援工作,另行制定有关预案。其工作原则是:预防为主,常备不懈;统一领导,分级负责;依法规范,措施果断;依靠科学,加强合作。

多年来,人们一直努力扩大卫生保健伦理分析范围,使之更加直接侧重于公共卫生问题。与传统上以医患关系为重点的生物伦理学相反,公共卫生伦理学重点关注的是监测和增进人口健康的措施的制定与实施,强调广泛组织、动员公众参与突发公共卫生事件的应急处理。此外,公共卫生伦理学不仅仅关注保健问题,它还考虑到促进或抑制健康社会发展的结构状况。要做好突发公共卫生事件应急工作,就要充分尊重和依靠科学,重视开展防范和处理突发公共卫生事件的科研和培训,为突发公共卫生事件应急处理提供科技保障。各有关部门和单位均要通力合作、资源共享,有效应对突发公共卫生事件。

（李琰　兰礼吉 编，邓棋霖 审）

参 考 文 献

1. 孙福川. 医学伦理学. 第 4 版. 北京：人民卫生出版社，2013.
2. 张蕊. 我国卫生政策的伦理分析. 上海：复旦大学，2012.
3. 张琳，李国红，郑志杰. 公共卫生伦理学简论. 生命科学，2012，(11)：1344-1350.
4. 王春水，翟晓梅，邱仁宗. 试论公共卫生伦理学的基本原则. 自然辩证法研究，2008，(11)：74-78.
5. 张洪松，兰礼吉. 医疗差错的归因与治理：一个组织伦理的视角. 道德与文明，2014，(04)：91-96.
6. 汉斯·马丁塞斯，王春水. 公共卫生伦理学中的危机处理——优先治疗，流行病，生物医学恐怖活动与战争. 中国医学伦理学，2006，19(1)：16-21.
7. Kass NE. Public health ethics: from foundations and frameworks to justice and global public health. J Law Med Ethics, 2004, 32(2): 232-242.
8. Childress JF, Faden RR, Gaare RD, et al. Public health ethics: mapping the terrain. J Law Med Ethics, 2002, 30(2): 170-178.

第二十四章 转化医学与转化流行病学

Translational Medicine and Translational Epidemiology

摘要

转化医学(translational medicine)是近几年来国际医学领域出现的新概念,作为医学科学的一个分支,转化医学试图在基础研究与临床医疗之间建立更直接的联系。转化流行病学(translational epidemiology)补充了转化医学研究的方法学,实现了成果从发现到临床再到现场的转化,加快了转化医学的研究进度。本章首先描述了转化医学的产生与发展,转化流行病学的概念与地位;尔后介绍流行病学在转化研究各阶段的作用,以及与其他分支学科的关系;最后叙述转化流行病学的发展现状与所面临的挑战,目的是将流行病学的理论与方法引入转化研究的领域,使读者能在自己的科研实践中开展转化研究,为各自研究方向提供新的思路。

Abstract

Translational medicine is a relatively new concept in advanced medicine and aims at translating basic laboratory discoveries into useful applications for clinical medicine and population health. In general, translational epidemiology can provide methodological guidance for translational medicine, and in particular, for improving related research. This chapter will first describe the origin and developments of translational medicine, important concepts, and the current status of translational epidemiology. Then, we will introduce the role of epidemiology in each phase of translational research, and explain the relationships between epidemiology and other branches of medicine. Finally, we will describe the challenges for future development in translational epidemiology. In other words, this chapter is largely about the introduction of the theories and methods of applying traditional epidemiology in translational medical research, with an aim to help researchers conduct better translational studies and facilitate innovations in various healthcare practices.

第一节 概 述

转化医学与转化流行病学两者彼此关联又有所区别。从发展历史上看,前者起步较早,为基础研究与临床研究架起了桥梁。后者进一步将现场研究引入,从群体角度出发,为研究成果的转化与人群中的应用起到至关重要的作用。

一、医学研究的发展现况

近一个世纪里,随着基础科学的快速发展,医学研究取得了巨大的进步。牛痘疫苗帮助人类战胜了天花;卡介苗使得结核病的发生率大幅下降;青霉素为人类抵抗细菌性感染提供助力;手术技术的提升促进了临床医学的发展;临床流行病学的研究进展协助人类控制了大部分的传染病。与此同时,由个体向群体,由单纯治疗向预防为主的观念转变,也推动了整个医学和人类健康事业的发展。随着社会的进步,人类的生活习惯也随之改变,医学事业发展开始变化并面临新的挑战。

(一) 疾病谱的变化改变了医学研究的重点

进入21世纪以来,人类的疾病谱出现了很大的变化。恶性肿瘤、心脑血管系统疾病、家族遗传病和代谢性疾病等非传染性疾病的危险性显著提升,传统的病死率较高的疾病(如:传染性疾病)的危险性则显著地下降。单病因研究技术已经难以满足现阶段的病因学研究,疾病的诊断、治疗和预后研究也进入全新的阶段。

在许多发展中国家,传染性疾病和营养缺乏病仍是影响居民健康的主要原因。中国虽然是发展中国家，但是快速的经济发展使得人民的生活水平、医疗水平迅速提升。随之而来的是不合理、不健康的生活、饮食习惯的出现，像大多数发达国家一样，中国的疾病谱已经从以传染性疾病为主过渡到以慢性非传染性疾病为主的状态。也正是由于疾病谱的改变，包括中国在内的各个国家在针对慢性病管理的财政投入上的压力也不断上升。

（二）科研投入与"产出"不协调

科学技术的发展，促进人们更好地提升人群健康水平，然而面对医学事业取得的巨大进步，现实仍然存在许多不足。纵观医学研究几十年，一个很大的问题是科研经费的投入与"产出"并不成正比。科研资金的支出在多数情况下只是"收获"了科研论文，但在医学产品、医学诊疗技术的研发方面"收获"甚少，对提高人类健康水平的实际贡献并不大。

2003—2006 年间，NIH 总共投入了 15 亿美元用于基因治疗研究，这项巨额的投资"换来"了 25 000 篇的研究论文，但是距离基因治疗的大范围推广，还有很长的路要走。目前，科学家已经发现了众多微小 RNA，长链非编码 RNA 等基因的位点突变与各种癌症的发生、发展存在着关联，但癌症患者的长期生存率在几十年间并未得到明显提高。从 1976 年到 2000 年，肺癌的 5 年生存率仅仅提高了 3 个百分点，结肠癌也仅仅从 50% 提高到 64%。1979—1983 年，在基础医学的国际顶级杂志上发表的 101 项临床应用发明中，仅有 5 项被用于临床，而其中只有 1 项在随后的 25 年内对临床医学产生了重要影响。

以上例子很好地说明了当今医学在发现和应用间依旧存在明显的鸿沟，如何打破禁锢、跨越鸿沟，逐渐成为人们关注的焦点。

（三）数据的解析成为医学研究的新挑战

在大数据时代来临之际，基因组学、蛋白质组学等各种学科都积累了大量数据，如果没有科学有效的方式进行解析，这些数据依旧无法创造价值。单纯地依靠临床工作者和基础研究人员的付出，很难对大数据进行深层次的挖掘，只有靠数学、计算机、医学、流行病学等各个领域专家的精诚合作，才能有效的对大数据进行清洗、整理、分析并得出有实际价值的指导性意见，推动医学事业的发展。

目前，我们应该更多的着眼于患者的需求和人群的健康，将取得的科研成果有效转化于临床诊疗技术、人群健康干预措施，倡导基础、临床、公共卫生相结合的医学发展模式，提高科研成果向实际技术

与政策转化的效率，以便突破医学研究的瓶颈期。

二、转化医学诞生

转化医学，即医学的转化研究（translational research，TR），是一座将医学基础研究成果与临床治疗技术相连接的桥梁。转化医学的主要目的是打破医学基础研究、药物研发、临床医学之间原有的隔阂，建立起一个互相关联的网络，将实验室搬到病床，把医学基础研究获得的知识与成果快速有效地转化为临床治疗的新方法。

（一）转化医学的提出

最初，基础研究和临床诊疗之间存在一个巨大的屏障。首先，基础研究的内容很少着眼于临床应用，所研究的内容和命题与临床诊疗的相关性并不大；其次，大部分基础研究的成果始终停留在实验室，没有很好的办法与机制将其转化并应用于临床；再者，现在科学家所做的大部分实验都是动物实验，即使小鼠的基因有 99% 都和人类是相同的，但是动物模型所产生的结果始终不能推广至人类。综上，基础研究和临床实践之间确实存在转化难的问题。

转化医学的概念起源于 1968 年在《新英格兰医学杂志》上发表的一篇编辑部社论。文章首先提出了"病床与实验室相互作用（bench-bedside interface）"的研究模式。但在随后很长的一段时间内，由于科技发展水平的限制和对疾病认识的不足，人们对此模式并没有给予足够的重视并进行深入探讨。1992 年，《科学》杂志提出"从实验室到病床（bench to bedside）"的概念，"B to B"的模式自此走入人们的视线，标志着推动医学领域基础研究与临床研究双向转化的理念基本形成。1994 年，美国罗彻斯特大学医学院的 Morrow 正式提出用"转化研究"的概念并用其指导癌症防控，自此转化医学逐渐被认识和理解。1996 年，《柳叶刀》刊出标题含有"转化医学"概念的评论文章。此后，转化医学的作用和能量日益显现，有关转化医学的研究报道也不断增多。直到 2003 年，时任 NIH 院长的 Zerhouni 在 NIH 路线图计划（NIH Roadmap）中正式明确提出了推动转化研究的发展方向，现代概念的转化医学，即一种双向、开放、循环的转化医学体系才正式确立。

（二）转化医学的发展过程

转化医学是生物信息学和基因研究时代的产物，它致力于弥补基础实验研发与临床应用间的鸿沟，通过转化研究探索可用于诊断、监测人类疾病的新参数，为开发新药品及研究新的治疗方法开辟出

一条具有革命性意义的新途径。Zerhouni 对单方向的转化医学还加以补充，认为宏观的转化医学就是将医学生物学等方面的基础研究成果，迅速有效地转化为临床实际应用的技术方法和药物研发等，另外，临床应用的结果也应该及时反馈给基础研究，使基础研究更进一步深入，构成转化医学的双向研究过程。

近年来，转化研究的意义及其价值越来越受到重视。2006 年 5 月，在与知名制药公司惠氏的合作下，苏格兰启动了世界上第一个转化医学合作研究中心。随后，欧美各国也开始大力推动转化研究的发展。2009 年，《Science Translational Medicine》《American Journal of Translational Research》同时创刊，与先前的《Journal of Translational Medicine》《Translational Research、Clinical and Translational Science》等一系列国际性专业杂志一起构成了转化医学的信息网络枢纽。

三、转化研究中的流行病学

流行病学是研究特定人群中疾病、健康状况的分布及其决定因素，并研究防制疾病、促进健康的策略和措施的科学，是预防医学的一个重要组成部分。

（一）流行病学的发展

流行病学是人们在不断地同危害人类健康的各类疾病作斗争的过程中发展起来的。早年，传染病在人群中广泛流行，曾给人类带来极大的灾难，人们随即针对传染病进行深入的流行病学调查研究，采取有效的防制措施来维护人群健康。随着主要传染病逐渐得到控制，流行病学又被应用于心脑血管疾病、恶性肿瘤、糖尿病等非传染病的研究。

现代流行病学的研究热点主要有涉及人类治疗措施、生物效应的基础科学研究，非传染性疾病的病因探索，开展预防与治疗措施相结合的应用研究，疾病概率的预测和治疗措施的长期效果评价研究。

（二）流行病学在转化研究中的作用

中南大学公共卫生学院院长谭红专教授在解读国外专家 Khoury 的首篇关于转化流行病学的论文时认为，流行病学应该处于医学转化研究过程之中最核心的环节。Hiatt 认为，无论面对什么样的健康问题，流行病学一定是团队科学中的主心骨。流行病学不同于临床医学，它不仅关注患者群体，同时也关注健康人群，不仅关注疾病状态，同时也关注健康状态。在肿瘤研究中，要确定基因与肿瘤的发生、发展是否存在关联，最终都需要流行病学专家进行人群验证。

多步骤、跨学科、不同领域间合作是转化的基础，医学转化研究的关键是基础研究与临床实践之间双向循环的过渡环节。在转化研究中，流行病学的思维包含了临床医学的一对一诊疗和大范围的人群试验两大领域，通过流行病学研究来发现人类疾病的危险因素，提供可靠的数据，然后进行成果转化并应用到临床与现场。

四、我国的转化医学研究

我国的转化医学仍处于起步阶段，国内高校、医院科研机构与生物医药公司之间的科研合作，为转化研究的开展创造了有利的环境和条件。目前国内在转化医学方面主要取得了以下的进展。

（一）转化医学研究机构的成立

2006 年，中国建立阿斯利康中国创新中心，首次开展针对中国的基因转化医学研究。2008 年，复旦大学把转化医学作为将来的发展方向，在全国率先成立了出生缺陷研究中心，旨在搭建出生缺陷研究平台，研制出生缺陷早期诊断产品，探讨出生缺陷干预方法，以降低中国出生缺陷发生率。2009 年，原卫生部医学重点实验室阜阳转化医学研究中心、中南大学转化医学研究中心、同济大学消化道疾病临床医学中心先后成立。还有例如中科院上海生命科学研究院和上海交通大学医学院合作共建的健康科学研究所搭建的生物医学转化研究平台，复旦大学附属华山医院分子与转化医学研究所针对严重危害儿童身心健康的重大疾病而新成立的儿科转化医学研究所等，转化医学研究机构的发展进入了一个新时期。

（二）转化医学研究的启动

我国医院及科研机构积极召开转化医学研讨会、转化医学高峰论坛，促进了转化医学理念在中国的传播。2008 年，国际遗传学和转化医学学术研讨会顺利召开。2009 年 9 月，由中国工程院与上海院士中心联合举办的转化医学发展战略研讨会提出了我国转化医学未来的发展战略重点，即以医、理、工结合的方式培养临床医学科学家。2010 年，国内神经医学领域转化医学项目启动，开启了我国神经医学领域首个转化医学项目——"脑血管病和中枢神经系统肿瘤综合防治技术的研发、转化与应用"。

我国在《健康中国 2020》中已将转化医学作为发展战略，其涉及"基础-临床-预防"与"临床-康复-

预防"的转化整合,包含多种合作项目。目前,转化医学的理念已经渗透到国家"863"项目、国家科技支撑项目、卫生部公益性行业科研专项、首都医学发展科研基金等各类国家级科研项目之中。

第二节　从科学发现到人群健康

转化流行病学是一门新兴的分支学科,人们对该学科的认识也具有多样化。在转化研究中,不同的研究阶段,流行病学所发挥的作用不尽相同却不可或缺,它既加速了新成果的诞生,也保证了成果的实用性。

一、转化流行病学的发展

2010 年,Khoury 等首次在论文中提出了转化流行病学的概念,该论文是首篇系统性描述转化流行病学的文献报道,文中描述了转化流行病学在所有转化研究阶段的方法和应用。在我国,转化流行病学才起步,尚属全新的领域,是未来发展的方向。

(一)转化流行病学概念的提出

有学者指出"转化流行病学"的概念与"应用流行病学""临床流行病学""现场流行病学"等概念部分重叠,但研究重点、研究方法不尽相同,它随着流行病学研究的应用范围、研究目的、应用阶段、目标影响因素和结局等的不同而有所差异。转化流行病学正处于临床医学和人群研究的交汇处,和流行病学一样,它也包括观察性研究、分析性研究、实验性研究,主要用于评估基础研究的发现并促进其高效地用于改善人群健康。还有学者提出,转化流行病学和转化医学一样,包含两方面含义,一方面是将流行病学理论成果转化为疾病防控和公共卫生产品或干预技术的过程;另一方面是疾病防控实践如何为流行病学研究提出问题、促进流行病学理论和方法发展的过程。两者相辅相成,构成转化流行病学的双向循环。也有学者认为,转化流行病学是指在转化研究的整个过程中,即由基础科学发现到最终提高人群健康、降低疾病负担,以及由这些实践措施再到基础研究的反馈回路中,将流行病学的原理和方法作为核心方法学,应用于此循环过程,促进研究成果的转化。

(二)转化阶段

早在 2002 年,学术界就有人提出,转化研究的过程总体上分成两个部分:第一部分是将从实验室获得的对疾病机制的新认识转化为对该种疾病的诊断、治疗和预防保健的新方法;第二阶段

是将临床试验的结果推广至日常临床实践和卫生管理的决策。2007 年,Westfall 等学者补充了第二、三阶段,认为第二阶段应该是临床医学循证决策过程,第三阶段是在临床医学实践中推广实施循证干预。随后,Khoury 等认为,在人群水平评估干预措施对健康的影响应该为转化研究的第四个阶段,同时他们还把来自实验室、临床和公共卫生学科的对于疾病病因、病理学、自然史等新发现和新知识定义为"零"阶段,将其作为转化研究启动的前提与根本。

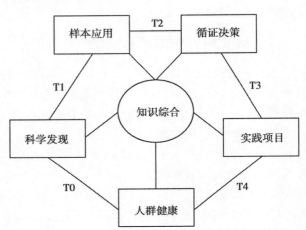

图 24-1　流行病学与转化研究各阶段
注:T0 科学研究发现;T1 转化研究从发现到样本应用;T2 转化研究从样本应用到循证决策;T3 转化研究从循证决策到实践项目;T4 转化研究从实践项目到人群健康

上图即为 Khoury 等学者于 2010 年对转化流行病学各阶段的图文总结,它清楚地展示了转化流行病学各个阶段的主要内容和各阶段之间的互相关系。总体来说,T0 阶段是转化研究的准备阶段,即研究中的新发现或者新认识;T1 是转化研究第一步,是转化的起始阶段,该阶段将研究的新发现,新成果转化为新的诊断,治疗和预防措施;T2 是对转化以后的诊疗、预防手段进行循证评估,甚至形成政策推广;T3 是将评估完毕后科学可行的政策加以推广,形成健康干预项目等;T4 是在健康项目、政策推广后,于实践中评估该政策等对减轻人群疾病负担、提高医疗水平等的影响,同时为新一轮的研究提供

思路与方向。

二、转化研究各阶段流行病学的作用

转化流行病学的重点是将临床和基础研究转化

为有效的人群健康干预措施,确保新的治疗和研究成果能有效地运用到目标人群中。Khoury 等人还阐述了转化流行病学在不同阶段转化研究中的作用和实例(表 24-1)。

表 24-1　流行病学、转化研究各阶段与知识综合-从发展到人群健康

阶段	描述	流行病学作用	基因组学案例
T0	描述与发现	描述健康结局特征:包括空间、时间和人群;观察性研究调查结局影响因素	用以描述健康结局事件的特征与近亲结婚、移民、家族史等关系,并产生于遗传因素的关的假设;全基因组关联分析(GWAS)
T1	从发现到健康应用(实验,干预)	通过临床研究与人群调查,描述应用的潜在健康效应	评价基因中危险因素的一般情况、关联性、交互作用、灵敏度、特异度和预测值
T2	从健康应用到循证指南	通过观察性研究和实验性研究评估干预措施的效力	评价遗传风险因素对改善健康结局事件的临床效力
T3	从指南到健康实践	评估健康指南实施和宣传力度	评价与乳腺癌基因检测的应用相关的遗传因素
T4	从健康实践到人群健康	评估干预措施针对人群健康的有效性	评价新型分子筛查项目的有效性
知识综合	系统综述:关于学科背景,发展方向和技术方法的综合	利用循证整合与系统综述将知识综合应用于转化的各个阶段	T1-评估基因相关性分析的可行性和评价遗传效应和交互作用 T2-对基因产品的临床有效性和效度的系统综述

1. **T0 阶段**　该阶段是探索病因、认识疾病发生发展的初始阶段。流行病学从群体角度探讨病因,对指导疾病预防控制具有重要意义。该阶段常为描述性研究,目的是对疾病进行客观陈述,一般利用常规监测记录或者现场调查数据等,按照不同地区、不同时间及不同人群特征分组,描述疾病三间分布的特征,进而提出病因假设。也有在此基础上进行比较分析的队列研究、病例对照研究,为后续阶段进行病因验证奠定基础,为基础研究深入契合临床问题,加快生物标志物的开发及转化应用,起到桥梁作用。

在描述性研究中,伦敦宽街霍乱流行的调查研究是经典案例之一。1854 年秋季,伦敦宽街暴发霍乱,短短 10 天内死亡 500 多人,当时英国医生 John Snow 集中精力调查发生疫情的地点和死亡病例。通过观察,他发现几乎所有的死亡病例都集中在水井的附近,进而找出了霍乱的传播途径。通过封闭水井,一场瘟疫迅速被人们所控制。

Doll 和 Hill 于 1948—1952 年间,采用病例对照研究探索了吸烟与肺癌的关系。他们通过询问调查对象的吸烟习惯(如:一生中是否吸过烟,开始吸烟的年龄,每日平均吸烟量,最大吸烟量,烟草种类,是否戒烟,戒烟的年龄等),比较病例组与对照组的烟草暴露水平,最终发现肺癌患者比对照者吸烟量大,开始吸烟年龄早,吸烟时间长。

弗明汉队列研究始于 1948 年。该研究根据暴露水平的不同,将人群分为暴露组和对照组。根据已知的心血管疾病自然史以及该类疾病从暴露到发病的时间间隔确定随访时间及随访间隔。随访调查阶段,主要记录个体的健康结局。最后通过比较不同暴露水平人群的发病率,探索心血管疾病的危险因素。

流行病学研究方法在 T0 阶段的应用,极大的丰富了探索病因的手段,拓展了科研新发现的渠道,为研究各种疾病的病因做出了重要贡献。

2. **T1 阶段**　该阶段是转化的关键环节,它将T0 阶段的新发现与新认识转化为有利于人群健康的,新的诊断、治疗和干预措施,应用实验流行病学的方法加以验证,再结合流行病学调查研究的历史数据和结果,进行临床的循证评估。实验流行病学是 T1 阶段常用的有效方法。

临床试验通常是以病人为研究对象,对某种药物的效果或者某种治疗方法进行评价。经典的临床试验研究案例当属法国近代杰出生物学家巴斯德的狂犬病疫苗试验。1881 年，巴斯德便开始收集疯狗的唾液进行病毒分离，并在家兔的脑中进行传代、取出、干燥，进而制成了最原始的狂犬病疫苗并做了许多动物实验。之后，巴斯德通过定期注射疫苗的方法成功拯救了被狂犬咬伤 14 处的孩子。

现场试验和社区试验都是以自然人群为研究对象，在现场环境下进行的干预研究，它们的区别是前者的干预对象是个人，而后者是以社区为单位进行干预。这两种研究方法不仅能评价新药物或新措施在提升人群健康方面的效果，评估病因和危险因素，也能评价卫生服务措施和公共卫生策略的有效性。随机、盲法、对照、均衡原则的有效运用，使得 RCT 有很高的内部有效性，一直以来受到临床和现场工作者的推崇。

3. T2 阶段　由于 T1 阶段已经启动了成果的转化，所以 T2 阶段主要任务是对 T1 阶段观测到的数据进行循证评价并为进一步的决策奠定基础。T2 阶段最常用的方法是系统综述和 Meta 分析。不管是对临床医生、公卫医师，还是卫生事业管理者来说，研究证据都是进行决策的重要的基础。系统综述（systematic review）要求对所有数据库中的全部文献进行科学系统的检索，并运用科学的方法综合研究证据，进而对某一特定问题进行客观评价，其中 Meta 分析就是一种有效的统计方法。在面对一个新的转化措施是否有效提升了人群健康水平的难题时，系统综述与 Meta 分析成为了最主要的工具。

英国的医学杂志上对新研发出来的一系列预防老年人群跌倒的器械的有效性进行了系统综述，发现干预后老年人群跌倒的风险减少，每月跌倒的发生率也减少。美国预防服务工作组运用循证医学（evidence-based medicine），系统评价了减少烟草使用和环境烟草烟雾暴露的各项干预措施的效果，总结出应该减少烟草暴露，减少儿童、青少年和成年人首次吸烟的机会，倡导戒烟等建议并在此基础上制定了社区控烟指南。

通过 T2 阶段系统综述的运用，转化研究可以最大限度地对试验结果进行整合，避免单一试验造成的随机误差，克服了传统文献综述的缺陷，连接新旧知识，为转化研究的成果化与政策化提供最好的证据。

4. T3 阶段　在上述阶段完成后，将经过循证评估的措施在人群中进行大范围的推广实施便构成了 T3 阶段的主要内容。公共卫生干预政策、措施的制订直接关系到人民的健康，并且一经制订便需要消耗大量的社会资源，而干预效果则需要经过长时间的观察跟踪才能进行评价。该阶段流行病学工作的重心应该是制定政策前寻求充足的证据，以避免这些干预政策的制订是基于短期需求或受到经济、政治、文化等非公共卫生因素的影响。但是由于研究人群的特殊性，当循证决策推广至普通人群时，受试人群往往很难代表总体人群，这就需要流行病学方法对推广过程中出现的社会问题、经济问题、群体依从性问题、环境问题等作出调整。例如，在制定禁烟的政策时，就需要对各种干预手段（包括：提高烟草税收、扩大禁烟场所、加强禁烟教育、控制烟草广告宣传等）进行成本收益评价，以便为政策的制订提供足够的证据。同时，还要根据政策波及的范围对干预措施进行成本效果评价，评估烟草对社会不同群体健康的影响造成的损失。

公共卫生政策的产生，往往不可能只经过简单的试验、单一学科的研究，公共卫生政策的执行结果也不是由单纯的卫生技术决定的。沃尔顿·汉密尔顿在《美国人的医疗服务》一书中坦言："我们无法孤立地研究医疗体制，它是社会文明的一个部分，它与社会的整体结构紧密相连，不可分割"。所以，公共卫生政策制订的目的和效果需要有多种方法学的参与，在系统、客观又全面地进行政策与干预措施的评估后，再将转化研究产生的成果更好地推广至人群进行应用。

5. T4 阶段　该阶段是转化研究的真正难点。该阶段在真实情况下，加入许多实验室不曾触及的影响因素后，对结果进行调整和矫正，最后生成真正能用来改善人群健康状况的方法。该阶段的任务是，在措施实践中，评估该项措施对人群健康的真实影响。有学者称其为真实世界研究（real world study，RWS），因为其不同于 RCT，后者是在理想条件和干预措施中进行评价效果，而该阶段是在真实世界的环境中（如：长时间的随访或者临床观察）进行评估、循证决策，从而得到可靠的结局评价。

卫生评价是 T4 阶段的核心，是整个政策实施过程中的重要组成部分，并贯彻于整个实施过程中。准确的信息是成功评价的基础，而包括跟踪随访等在内的调查测量是评价的重要手段，所以，该阶段流行病学方法的应用是卫生评价科学有效的技术支持。

知识综合阶段：转化研究离不开总结与回顾，而知识综合阶段是对科学界已产生的成果进行总结，学习科研前辈在实际工作中的技术方法,在对当前所研究领域有充分认识的基础上进行合理创新,以便在将来的科研中设计出高质量的科研设计方案。该环节处于整个转化研究过程的中心地位,贯穿于 T0~T4 各个环节之中。流行病学方法中,最基本的应用当属系统综述和 Meta 分析,通过全面的文献复习,学习所研究领域的科研进展、技能与方法,同时拓展研究思路,为转化研究各个步骤的科学施行提供理论支持。

三、流行病学促进跨学科跨团队和转化研究共发展

流行病学与转化研究过程中的分支学科之间的关系也十分复杂,这种关系促进了多学科交叉,促进了跨学科研究团队的交流,也为各个学科自身发展带来新的契机。

(一)转化研究中的循证医学

十多年前,国际医学界专家普遍支持与认同的观点是,循证医学是针对临床研究提出的。他们认为,任何诊疗手段都应该以最充分的临床研究证据为基础进行实施。现在,随着医疗研究领域的不断扩大,循证医学的理论与实践也在不断进步,从临床医学扩展到了卫生经济学、卫生事业管理、医学伦理学、医学心理学等其他学科当中。循证医学通过对多个 RCT 的结果进行综合,对特定研究领域的所有文献进行复习,进而制定出指导下一步研究的指南。凭借这些特点和优势,循证医学被公认为连接临床研究证据与诊疗实践的桥梁。

循证医学的应用大致包括 4 个步骤:①提出医学相关问题;②查找文献,收集相关的最好的医学证据;③从研究的方法学质量、研究效果的大小和精确度以及研究结果的外推性等方面来严格评估医学证据;④从证据、资源、价值观等角度出发,进行医学决策。在过去几十年的医学发展中,我们收获的理论成果很多,但医疗卫生工作人员在实践中的医疗技术提升程度却极为有限,投入转化为产出的比例低下,这无形之中促进了循证医学这样注重实践的学科在新世纪的发展。另一方面,医学决策收到的成果也会反馈到基础研究,在这一过程中,循证医学也起着十分重要的作用。大样本的人群实验研究,干预后的长期随访研究、临床实践的观察研究等取得的成果为基础研究提供新的方向。例如,我国药品的开发和推广均要经历 4 期临床试验,这遵循了从基础研究到临床实践再到人群干预的转化,最后,人群试验结果又被反馈至医学基础研究,循环往复。

综上所述,循证医学作为流行病学的一种研究方法,在转化研究中起着至关重要的作用,是开展转化研究必不可少的方法学,它的进步促进了转化研究的发展。

(二)流行病学与真实世界研究

疾病病因学发展已经从研究单因素致病模式过渡到了研究多基因、多步骤、多因素交互共同致病模式的阶段,研究对象的个体差异逐渐受到医学工作者的重视。不同个体,即使患同种疾病,其临床表现也各有差异,在使用同一临床诊疗手段时,产生的结果也不尽相同。过去的医学模式下,医生普遍直接以实验研究的结果为证据,指导临床实践活动,其中以 RCT 最受重视。RCT 属于内部有效性很高的研究方法,研究对象的选择、治疗措施的应用等均有严格的标准,依照随机、对照、盲法的原则设计试验并对试验结果进行测量和评价,以获取干预措施的诊疗效果。因此,由 RCT 产生的"真实结果"可能很难应用于每一个个体。虽然 RCT 的结果常常被认为是评价未上市新药及新治疗措施疗效的"金标准",但它只能反映在"理想"环境下的干预结果。面对真实的临床环境,每个个体都有各自的药代动力、用药情况、患病情况等,药物或治疗措施能否总是产生理想的疗效值得商榷。因此,在评价药品及干预措施的有效性和安全性上,RCT 显然不完全适用。为了让每一位病人都能接受最好的治疗,近年来,真实世界研究获得了广大医疗工作者的关注。其或以疾病为切入点,或以药品为切入点,基于临床登记注册资料、临床试验资料等循证证据,研究真实世界的问题,这为如何用新的临床试验结果指导不同患者的诊疗提出了全新的研究思路和研究方向。虽然真实世界研究着眼于个体情况,但其研究结果基于已有的循证证据,在其后的实践中,依旧可能发现一些新的"特殊案例",因此此类研究的结果可能依然不能推广至每个个体。

真实世界研究属于流行病学的范畴,起源于药物流行病学,应用于临床试验。在大样本人群干预中,真实世界研究根据各个患者的实际情况进行意向性分析,进而选择合适的治疗措施并开展长期的评价研究。通过多方面、多因素的考虑,可以进一步评价干预措施的外部有效性,使研究结果更快地转化到医学实践中去。与 RCT 相比,真实世界研究覆盖的领域更广阔,除了治疗性研究,真实世界研究还

被应用于诊断研究、预后研究、病因探索等。

（三）流行病学与精准医学

2008 年，曾有学者提出精准医学的概念，精准医学是一种建立在不同个体的基因型、生活环境和生活方式的基础上的新型疾病诊疗方法，认为个体疾病的异质性在诊疗过程中有着重要的影响。人类疾病的发生发展，大多是由多基因互相作用，与环境、生活方式交互作用而导致的。精准医疗的核心是分子病理流行病学，即分子医学、病理学和流行病学相结合产生的学科。该学科以疾病异质性为基础、分子病理特征为依据，运用流行病学的研究设计方法，分析环境暴露因素及生活方式、疾病个体分子水平上的改变对疾病发生、发展、预后及结局产生的影响。直至 2015 年 1 月 20 日，美国总统奥巴马在国情咨文中提出了启动精准医学的计划。此后，白宫公布了精准医学的具体内容，从而引起了全球政界和科学界的热议，中国政府随之积极跟进精准医疗的发展。中国的人口特征、医疗卫生资源分布、医疗保险构架等特殊国情，促使我国急于走上一条造福国家医疗、造福我国人民的精准医学发展之路。

奥巴马及白宫方面提出的精准医学计划内容包含了 5 个方面：①启动百万人基因组计划。在这方面，美国科学家已预先开展了大量准备工作，其研究重点在于通过建立队列来探索基因、环境和生活方式 3 者之间的关系。大队列的建立与随访、数据的采集与分析都是流行病学研究的重要内容。只有科学地设计队列，有效地收集数据与合理地建模，才能保障研究结果的真实性和准确性，才能更好地来探索疾病的病因。②跨学科的团队合作，共同寻找癌症的遗传因素。例如，流行病学研究者进行家族史、生活习惯等的调查，基础医学工作者负责家族成员的基因测序，临床工作者负责收集病历资料，多个学科团队合作研究疾病病因。③借助医学技术的发展，建立评估基因检测的新方法。个体以及相关疾病存在异质性是个体化医疗和精准医疗的理论基础。异质性的根源则是个体基因组的不稳定性，因此，精准医学的实施需要以精准的诊断技术为基础。④基于现有的医学进展，制定相关政策与标准，规范伦理问题。⑤促进市场与政府间双向合作，共同推进精准医学发展。癌症是精准医学近期的攻克目标，从长远来看，该计划将惠及整个医疗领域。

虽然循证医学、真实世界研究、精准医学发展迅速，但随着医学研究不断深入，医学科研的发现和临床决策之间的鸿沟依然存在，这无疑对新的医学发现向临床应用的转型以及向基础研究的反馈造成了不小的难度。因此，我们应加快转化流行病学的发展，使流行病学在跨学科研究中发挥更大的作用。

第三节 转化流行病学的现在与未来

转化研究与转化流行病学的发展面临着前所未有的机遇和挑战。10 年间，美国流行病学杂志关于转化研究文章的数量迅速增长，各式科研杂志纷纷成立转化研究的专栏，新兴的转化研究主题杂志也陆续出现。许多大型学术机构关于转化流行病学也成立了专有的分支学科，同时关于转化研究的首个专项奖也于 2006 年成立。

一、转化研究发展现状

2009 年，《Science Translational Medicine》《American Journal of Translational Research》同时创刊，与先前创刊的《Journal of Translational Medicine》《Translational Research》《Clinical and Translational Science》等国际性专业杂志构成了转化医学的信息网络中枢。世界各国对转化研究都十分重视，转化研究进入了快速发展的时期。

（一）临床与转化科学奖（Clinical and Translational Science Award program，CTSA）

随着医学研究的不断深入，NIH 十分重视对转化研究领域的支持与投入。秉承着"团结一致，共同奋斗，我们可以重塑医疗保健的未来"的理念，NIH 于 2006 年在全美宣布启动"临床与转化科学奖"，并且将该奖项推广至北美地区各大州的科研机构。临床与转化科学奖的关键目标，就是在今后的医学科研发展中，通过改善提高人类健康研究的环境，加强临床和转化研究的效率和质量，加速医学科研成果的转化，为更好地促进人群健康而奋斗。

从 NIH 的经验医学研究路线图和广泛的社区投入来看，临床与转化科学奖项计划创建一个明确的学术研究中心用于临床和转化研究。目前，NIH

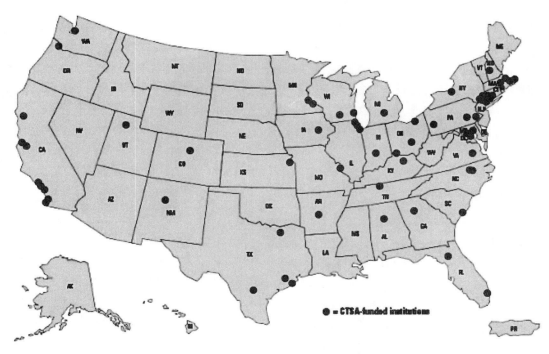

图 24-2　CTSA 联盟全球分布（2013 年）

通过改善地区和国家的医学研究环境来增加临床医学和转化研究的效率和速度。CTSA 联盟是在美国国家医学转化中心的支持下成立发展的，是 NIH 不可或缺的一部分。2013 年，CTSA 联盟（图 24-2）扩大到北美，62 个医学研究机构共同激励临床与转化科学的学科发展与进步。

（二）临床与转化流行病学学科分支（Clinical and Translational Epidemiology Branch，CTEB）

在当今医学潮流中，转化研究主要是针对肿瘤的防治研究。NIH 下属的国立肿瘤研究所成立了临床与转化流行病学分支学科，其主要目标是研究影响癌症进展、复发、生存和治疗效果的因素。该类研究针对潜在的、可能发病和有发病条件的人群，研究对象主要有：已被确诊为癌症的患者，已经有癌前病变并有可能发展为癌症的患者，有过相关抗癌治疗的患者和其他有风险发展成癌症的患者（如癌家族成员和器官移植后进行免疫抑制的病人）等。转化流行病学分支学科的任务主要有以下 4 点：①针对病因学和基因影响因素对癌症的发生发展等一系列过程进行研究，包括对治疗与预后的探索，对潜在患病人群的筛查等，力争提高肿瘤的五年生存率、降低病死率等；②调查不同个体、人群之间癌症易感性的差别、发病风险的差别、与环境的交互作用等，探索在多种因素共同影响下，癌症产生、发展、治疗、复发等情况的差异；③研究癌症的生物标记物，通过跨地区调查相关癌症风险差异、所在地区资源、基础设施、学术联盟等对癌症的关注程度等的影响，最大程度地推进癌症研究；④借助各分支学科的科研机构向公众传播研究发现，向不同的国家与地区推广研究成果，为人群的疾病预防、健康干预、卫生保健等提供技术支持和决策建议。

（三）大数据时代与转化流行病学

2012 年 5 月，联合国发布的《大数据与人类发展：挑战与机遇》白皮书，指出人类应该抓住大数据时代这个历史性机遇，利用极其丰富的数据资源，对社会经济发展进行分析，加速社会的进步。世界知名的《Nature》杂志和《Science》杂志分别于 2008 年和 2011 年推出了大数据专刊，对大数据时代的挑战进行讨论。生物医学领域，作为人类最活跃的科学研究领域之一，它所产生的大数据效应，自然成为科学家关注的热点。

从流行病学角度来看，生物医学大数据具有以下优势：①规模超前的大样本可以迅速缓解以往研究中样本量不够的问题，降低了误差，提供更高精度的研究结果；②相较于传统流行病学通过问卷调查、访谈等形式收集数据，大数据时代，数据的产生与采集过程更客观，能避免回忆偏倚等造成的信息丢失。但是，大数据时代依然不能避免偏倚的存在。例如，由于能收集到的数据往往都有一定的"特征"，选择偏倚依然难以避免。

未来,生物医学的发展以成功转化研究成果为最终目的,其发展方向应该包括以下几点:①建立超大规模队列。这类研究具有大样本(数十万人群)、前瞻性(数十年长期随访)、多学科(基础、临床、预防、信息等多学科合作)、多病种(能够对多种疾病进行研究)、多因素(能够探讨多种危险因素)、整合性(监测系统、信息系统、医保系统的整合)、共享性(生物标本和数据资源的共享)等特点,经过长期随访能够产出大量人群数据。②促进循证科学证据的产生。通过对大量健康数据进行整合,进而获得更加可靠的证据,产生新的知识,改变医学实践,最终改善人类健康和公共卫生。③与统计软件相结合。统计图表能促进数据可视化,使其能够更清晰有效地传递信息、方便学术交流。④影响国家发展战略的制定。以更科学的数据分析指导国家开展医疗卫生工作,使其从人群预防、全民保健过渡到公民个性化医疗与健康管理等,为我国卫生事业保驾护航。

二、转化流行病学发展的挑战

流行病学的原理和方法贯穿于转化研究过程中的每一个阶段,而转化流行病学研究也面临着巨大的挑战,即在医学研究成果产生并且顺利转化为人群干预的决策之后,能否科学有效地将新的医学理念、决策等快速有效地推广至目标人群,这就需要医学科研人员、政府工作人员和社会各领域的人才共同合作,使转化流行病学朝更科学、更有效的方向发展,将真正惠民利民的好决策应用于人民群众之中,切实提高人群期望寿命,提升我国居民健康水平。

为了更好地发展转化流行病学,克服困难迎接挑战,医学科研工作者应该始终秉承以下几个理念,切实贯彻转化流行病学研究的各个步骤。

首先,这是一门团队科学,要把团队合作记心中。现在的重大疾病由于其特殊性及复杂性,过去的单因素致病模型已经不再适用。以肿瘤学的研究为例,通过医学家、生物学家、公共卫生学家、经济学家、临床专家、数据分析专家和工程专家等不同学科背景的科学家的通力合作,才能探究真正影响肿瘤发生发展的基因型改变、生活习惯及其与环境因素的交互作用等。

其次,这门学科需要一个跨学科的研究平台。单枪匹马的研究会让科学研究变得效率低下,各个学科之间应该将有意义的结果积极分享,将多方面最新的研究进展最快速地联结在一起,为各自学科的长足发展提供新的视野和更稳定的多学科支持,在大平台的基础上寻求更高效的合作,将各自的成果努力转化为临床医学诊疗、公共卫生干预的实际应用手段。也有学者呼吁,应该将研究经费向这样的平台倾斜,保证科学研究的持续性和连贯性。

最后,这门学科的发展需要政策引导。国家各种研究基金和药物开发项目的实施原则要有利于贯彻转化流行病学的理念。同时,在人才培养方面,国家应该培养新一代具有多学科背景的专家,鼓励科学家跨界学习,培养转化流行病学的学术理念和科研能力。在保证临床研究人员掌握临床知识与技能的前提下,鼓励他们多以群体的观点看问题,从宏观视野角度,将流行病学与临床医学的研究成果相连接,促进从发现到干预,从干预回到发现的双向转化模式,实现良性循环。

目前,中国是世界人口第一大国,地大物博的中国也必定是数据、资源、疾病的大国,如何将特有的资源优势转化为人群健康促进与疾病诊疗的优势,将会是转化流行病学专家及其他各领域专家面临的又一个新的挑战。

(鲍成臻　孙安立　陈坤 编,谭红专 审)

参 考 文 献

1. 李立明. 流行病学. 第6版. 北京:人民卫生出版社,2011.
2. 来翀,来茂德. 分子病理流行病学:精准医疗的基础. 中华病理学杂志,2015,44(10):689-692.
3. 吴息凤,赵华. 分子流行病学及其在转化医学中的作用. 中华皮肤科杂志,2015,48(3):147-150.
4. 田玲,张宏梁,马凌飞. 国内外转化医学发展现状与展望. 医学研究杂志,2011,40(1):17-20.
5. 王波,吕筠,李立明. 生物医学大数据:现状与展望. 中华流行病学杂志,2014,35(6):617-620.
6. 田传胜,王欣,TIANChuan-sheng,等. 注重流行病学研究成果的转化. 中华流行病学杂志,2012,33(8):759-762.
7. 柳祎,谭红专,吴迪. 转化流行病学. 中华流行病学杂志,2013,34(9):940-942.
8. 来茂德. 转化医学:从理论到实践. 浙江大学学报医学版,2008,37(5):429-431.
9. 桂永浩,GUIYong-hao. 转化医学:用多学科交叉策略推动医学发展. 复旦教育论坛,2007,5(6):86-87.

10. Lam T K, Spitz M, Schully S D, et al. "Drivers" of Translational Cancer Epidemiology in the 21st Century: Needs and Opportunities. 2013, 22(2):181-188.

11. Hiatt R A. Epidemiology: Key to Translational, Team, and Transdisciplinary Science. Annals of Epidemiology, 2008, 18(11):859-861.

12. Khoury M J, Gwinn M, Ioannidis J P A. The Emergence of Translational Epidemiology: From Scientific Discovery to Population Health Impact. American Journal of Epidemiology, 2010, 172(5):517-524.

13. Committee A C O E P. The Role of the Epidemiologist in Clinical and Translational Science. Annals of Epidemiology, 2006, 16(5):409-410.

第二十五章 分子病理流行病学

Molecular Pathological Epidemiology

摘要

随着核酸与蛋白质等生物大分子研究的不断深入,使生命科学进入"分子时代"。作为研究群体健康问题的流行病学,无论是传统流行病学还是分子流行病学研究一般都是将一种疾病作为一个整体来考虑,忽略了疾病在分子病理上的异质性。然而,随着基因组、表观基因组、转录组、蛋白质组、代谢组等组学研究的发展,越来越认识到疾病更细的异质性,尤其是复杂的多因素疾病。在强化个性化预防与个性化治疗的时代背景下,"分子病理流行病学"应运而生。本文对分子病理流行病学的概念、特征、研究方法、应用及发展方向等做一简要介绍。

Abstract

With the deepened study of nucleic acids and proteins, life science research has entered the "molecular era". Epidemiological research investigates health problems at the population level. Regarding disease, both traditional epidemiology and molecular epidemiology take diseases to be largely homogeneous (entities that are not further dividable), thus ignoring potential heterogeneity that may exist. However, with the development of genomes, epigenomes, transcriptomes, proteomes, and metabolomics, there is increasing recognition of the heterogeneity within diseases, in particular in those complex multifactorial diseases. In the pursuit of precise or individualized prevention and treatment, "molecular pathological epidemiology" has come into being. This chapter provides a general introduction to the concept, characteristics, research methods, applications and research directions in molecular pathological epidemiology.

第一节 概念的提出

随着核酸、蛋白质等生物大分子研究的不断深入,使生命科学进入"分子时代"。流行病学工作者及其他生命科学工作者将分子生物学理论和方法应用到人群的疾病防治和健康促进工作中,形成了一个新的学科分支,即分子流行病学。传统流行病学是"研究人群中的疾病与健康状况的分布及其影响因素,并研究如何防治疾病及促进健康的策略和措施的科学";分子流行病学是"阐明疾病和健康状态相关生物标志(或分子事件)在人群和生物群体中的分布及其影响因素,并研究防治疾病、促进健康的策略与措施的科学"。传统流行病学一般都将一种疾病当成一个同质的总体来研究,或者根据临床分型(如肿瘤分成鳞癌和腺癌)进行研究;分子流行病学虽然可在结局生物标志水平进行研究,但多数情况下依然是根据该标志的有无做两分类分析,很少从分子病理的角度更细地考虑疾病的异质性(heterogeneity)。

传统的病理学是研究疾病发生的机制,组织学和生理学的变化;病理学与现代分子生物学结合形成的分子病理学,则主要研究患病细胞的分子特征,以更好地了解致病过程和患病细胞的行为。现有研究发现,大多数人类疾病如常见的癌症(乳腺癌、肺癌、结直肠癌等)和其他慢性疾病(糖尿病、高血压等)都是由基因、表观基因、转录、蛋白质、代谢、微生物及多种环境因素的直接作用及其相互作用关系的改变所引起的。如此复杂的致病机制,致使即使是同一种疾病,每个个体所患疾病的发病机制也可能不完全一样,如每个肿瘤的发生和表现都可能是一个独一无二的过程,不可能准确地被其他任何肿瘤的发展过程所概括,即疾病在分子病理学水平上存在更广泛的异质性,迄今为止的大量的分子病理学研究已经揭示了这种疾病的异质性。

传统流行病学的将一种疾病视为一个同质体的研究思路与疾病广泛存在的异质性的矛盾,部分阻碍了流行病学对疾病病因和机制的深入了解。为了更好地研究疾病的发病机制,尤其是复杂的多因素疾病,以便更好地开展个性化预防与治疗,"分子病理流行病学"(molecular pathological epidemiology, MPE)的概念应运而生,它可以在分子、基因、细胞和人群水平上同时破译疾病。

2010 年美国哈佛大学公共卫生学院的 Ogino 教授首次提出"分子病理流行病学"这个概念,多应用于肿瘤病因的研究。在未提出分子病理流行病学这一概念之前,便已有了类似分子病理流行病学的研究。例如 Curtin 的研究发现吸烟(>20 包/年)与 BRAF 基因突变型直肠癌(OR = 4.2)有关,而与 BRAF 基因野生型直肠癌无关。这类研究通常被称为"分子流行病学"研究。虽然这类研究是从分子病理水平对疾病进行分类研究,但这种分类多数是二分类的。Ogino 认为,分子病理流行病学基于"唯一疾病原则",它将疾病按照其分子特征的不同而分为不同亚型,假设具有相似分子特征的疾病具有相同的发病机制和相似的发展过程。Akihiro Nishi 认为,分子病理流行病学反映了流行病学中应用技术的进步。实际上,传统流行病学与其他学科一样,当研究某疾病的病因或疾病规律时,只能将同质的疾病归为一类进行研究。在细胞生物学时代,我们研究肿瘤是先根据器官组织分部位(如肝癌,肺癌等),再根据组织细胞分型(如腺癌,鳞癌,良性,恶性),这种分型技术不能充分挖掘疾病的异质性。当流行病学与分子病理学相结合,则能根据患病细胞的分子结构分型,充分挖掘疾病的异质性,展示疾病的致病机制。因此,分子病理流行病学是基于分子病理学和疾病的异质性为基础,运用流行病学的研究设计方法,研究感兴趣的暴露因素或生活习惯以及疾病个体分子水平上的改变对疾病发展、预后和结局影响的一个新兴的研究概念和方法。

目前,第一届和第二届国际分子病理流行病学会议分别于 2013 年 4 月和 2014 年 12 月在美国波士顿成功召开,会议中主要探讨了分子病理流行病学概念的进一步制定以及分子病理流行病学的实践框架(practical framework)的确定,教育培养具有跨学科研究背景的分子病理流行病学研究者的计划以及如何解决分子病理流行病学中遇到的挑战。与此同时,越来越多的文献支持分子病理流行病学的理论和方法。

分子病理流行病学概念的提出与实践都是从对肿瘤的研究开始的。为此,我们再以结直肠癌研究为例,对该概念的提出进行具体说明。传统流行病学研究了生活方式、环境或基因等可能提高或降低结直肠癌发生风险的因素。众多的研究发现,与结直肠癌发生有牵连的病因有红肉和加工肉、过量饮酒、维生素 B 和 D 缺乏、肥胖、缺乏体力活动、糖尿病、吸烟、结直肠癌家族史、肠炎性疾病等。自 20 世纪 90 年代开始,分子流行病学逐步形成,至本世纪初,已涵盖 GWAS。分子流行病学研究者研究人群中基因和分子的变化同饮食、生活方式和环境因素的相互作用,为病因与疾病之间的联系寻找线索。然而,这些发现的"病因"致结直肠癌的影响机制在很大程度上依然停留在推测阶段。

在过去 20 年里,传统的分子病理学研究者对结直肠癌致癌过程中体细胞分子改变方面的知识有了本质上的提高。研究发现,结直肠癌的典型特征是肠上皮细胞的异常增生。根据多步骤致癌理论,只有结直肠上皮细胞积累了许多分子变化,最终才能成为完全恶性细胞。在癌变过程中,遗传和表观遗传事件在各肿瘤之间有很大不同。因此,结直肠癌并非单一疾病而是包含不同遗传和表观遗传改变组合的高度异质性疾病。本质上,每个肿瘤都以一种不能被其他肿瘤精确复制的独特方式发生和发展。

流行病学和分子病理学的融合,通过研究肿瘤发生或发展过程中的分子病理学标记物,涉及感兴趣的暴露,提高了我们对特定暴露如何影响致癌作用的认识。通常我们按照定义明确的分子特征(如微卫星不稳定性及高微卫星不稳定性等)对结直肠癌进行分型,因为大量证据表明,具有相似特征(如高微卫星不稳定性)的肿瘤具有相似的发病机制和发展过程。因此,基于分子分型的分子病理流行病学对探索肿瘤的发病机制有重要意义。

如果一个特定的生活方式或饮食因素可以预防某特定的体细胞分子发生变化,这将为这一预防策略增加重要的科学依据;而且这种联系的特异性能为因果关系提供进一步的证据。对于一个对特定体细胞分子改变易感的群体,我们或许可以制定针对特定分子或途径的个性化预防策略。

第二节 特点与用途

分子病理流行病学可看成是分子病理学与流行病学的交叉融合,而流行病学在分子病理流行病学中应该处于中心地位。流行病学学科形成时是作为预防医学的一门重要应用学科,然而随着学科的发展,目前流行病学已被认为是整个现代医学领域的一门十分重要的基础学科。它不但研究具体的防病策略和措施,而且能为其他群体研究提供重要的方法。同时,由于人类大多数疾病都属于复杂的多因素疾病,跨学科团队(分子病理流行病学研究就需要这种团队)合作是关键,而在跨学科团队中流行病学处于核心地位,流行病学以其独特的群体观和概率观在分子病理流行病学中发挥着重要的作用。

当然,分子病理学在分子病理流行病学中同样具有重要作用。分子病理学是分子生物学技术在病理学中的应用,它是从分子水平上研究疾病的发生、发展与转归的科学。在流行病学研究中运用分子病理学的技术,可充分辨析疾病的分子异质性,可以研究与某种特异亚型疾病相关的危险因素,基于亚型疾病进行发病风险估计,同时也有助于流行病学家更好地进行疾病整体风险预测,以及为研究该危险因素的致病途径提供线索。

因此,分子病理流行病学的特征,除了具有传统流行病学的群体观和概率观等特征及分子病理学能充分辨析疾病异质性的特征外;更是通过两者结合,在充分辨析疾病分子异质性的前提下,分析特异疾病的病因(包括环境和遗传)和致病机制,提出更有针对性的和可行的预防控制措施。分子病理流行病学已有的重要应用领域包括以下方面。

一、免疫——分子病理流行病学(Immuno-MPE)

先天或后天免疫在人类的健康和疾病中有重要作用。免疫的特异性与分子病理流行病学的"唯一疾病原则"的高度契合,是分子病理流行病学与免疫学交叉与合作的重要基础。免疫治疗曾被《Science》杂志选为 2013 年的主要突破领域。抗肿瘤免疫被认为是很有希望的肿瘤防治策略,免疫调节可以特异的针对肿瘤细胞的分子异质性。饮食和生活方式的改变既可看做常规的疾病预防策略,同时,也

可影响宿主的免疫。因此,在肿瘤研究中,我们需要同时考虑环境暴露,肿瘤的分子特征和宿主的免疫。我们可以应用分子病理流行病学的分析策略探讨暴露和免疫在肿瘤发生和进展中的联合作用。

二、GWAS——分子病理流行病学(GWAS-MPE)

GWAS 能充分显示复杂疾病的不同亚类的基因变异,分子病理流行病学与 GWAS 相结合,可用于探讨可能的种系遗传变异在特异疾病(肿瘤)亚型发生中的作用。如 GWAS 已经为结直肠癌确定了一些候选易感基因位点,但我们对这些风险等位基因功能关联性的认识十分有限,而分子病理流行病学方法从某种意义上可用来验证 GWAS 的研究发现。首先,如果假设一个候选癌症易感性突变可调节附近基因的表达,那么肿瘤组织中的突变和基因表达的关系可以被检测到。其次,如果假设一个候选突变能引起关键通路上一个遗传或表观遗传的改变,那么特定通路的突变和肿瘤分子改变之间的关系可以被检测到。这种突变与肿瘤分子改变之间关系的特异性将为假定的癌症易感等位基因的因果效应提供额外证据。GWAS-分子病理流行病学研究将成为未来 5～10 年的一个热门的重要的研究领域。

三、药物——分子病理流行病学(Pharmaco-MPE)

分子病理流行病学与原有的药物流行病学相结合,正好能解决目前精准医疗所面临的问题。由于每种药物都有自己的作用靶点和作用机制,只有通过分子病理流行病学的方法探明每一特异亚类疾病的分子机制,才有可能选择合适的药物,以达到精准治疗的目的。最新的 MPE 研究已发现一些常用药物对一些特异病理机制的意外效应,如阿司匹林(作用于肿瘤进展通路)及 statin(影响血胆固醇水平)等,这些结果将为我们研究新的疾病预防和治疗方案提供机会。

四、生命历程——分子病理流行病学(Lifecourse-MPE)

随着科学技术的不断进步,现在可以重新测试

生命历程流行病学模型以及社会环境暴露和分子病理改变的关联。生命历程流行病学和 MPE 整合成为一种研究更多有效干预措施和疾病预防工作更恰当时间的新方法。当流行病学学者或是其他卫生工作者在制定一项新的健康促进干预措施时，他们不用顾忌"现在实施干预太晚了，因为暴露已经发生"。取而代之的是他们可以应用 MPE 的方法识别当下靶目标人群任何水平（从分子到社会因素）上的影响因素与还在继续的分子病理改变的关系，从而选择适当的干预措施和干预节点。

五、病因推断——分子病理流行病学（Causal Inference-MPE）

MPE 与病因推断拥有一个共同的目标，即从流行病学调查出的暴露与疾病的相关中辨别出因果关系。分子病理流行病学的"唯一疾病原则"可能对应特异的病因模型（充分病因网），因而将使流行病学的病因推断更准确、更特异。

六、分子病理流行病学与健康传播研究（MPE-Health Communication Research）

社会流行病学与分子病理流行病学的结合，使我们能将某些社会和行为因素与某些疾病的分子信号相联系。在此基础上，接下来的挑战就是如何传播健康相关证据，改变个人的行为。MPE 的研究成果能帮助我们根据个体的疾病易感性实施个体的行为干预，这将使行为干预变得更有针对性、易接受性和有效性。

七、分子病理流行病学与疗效比较研究（MPE-Comparative Effectiveness Research）

在分子病理流行病学中，利用疾病分子信号的相似性来将病人分类。然而，这种生物学的相似性（根据疾病的分子特征）并不一定直接导致干预效果的相似性，因此，还需要应用疗效比较研究对干预进行优化和评价。

第三节　与其他学科的关系

分子病理流行病学与传统的分子流行病学、遗传流行病学、肿瘤流行病学等分支学科均旨在研究人群中疾病的发生、发展和分布规律及其影响因素，提出预防疾病和促进健康的策略和措施。不同的是，分子病理流行病学是先从分子病理水平对疾病进行病理学分型，然后再研究不同亚型疾病的病因和流行因素等，即充分考虑了疾病的异质性，而传统流行病学的其他方法都没有特别强调不同病理分子分型疾病的异质性，或者是没有充分和细致的考虑这种异质性，传统流行病学对结局的分类一般都使用传统的疾病命名系统，如 WHO 制定的 ICD-10。

传统的疾病分类命名是依据传统的病理学发现。如对肿瘤的分类，我们只能根据发病器官（如肝，肺等），病变细胞（腺细胞，上皮鳞状细胞）及细胞性质（良性和恶性）进行分类。而现代的分子病理学却可根据细胞的分子特征，将疾病进一步细分。例如，原发性肝癌可进一步根据 p53 基因的 Arg72Pro 位点分为突变型和野生型；结直肠癌可根据前列腺素内过氧化物合酶 2（PTGS2）分为阳性型和阴性型。理论上，每个个体的每一种疾病都可能有特异的分子表型，这就是分子病理流行病学的"唯一疾病原则"。根据这一原则，上述的分子病理学分类还可以进一步细分。

传统流行病学，分子病理学及分子病理流行病学的相互关系列于图 25-1。以结直肠癌（CRC）为例，分子病理流行病学提出了一个问题，即特定暴露因素是否与结直肠癌（CRC）某特定分子变化有关（C，左边），及一个特定分子变化能否与某特定暴露因素相互作用影响肿瘤细胞的行为（C，右边）。后者代表了分子病理流行病学的一个新的研究方向，其结果能为肿瘤分子变化及感兴趣的暴露因素影响肿瘤细胞行为的机制提供额外见解。

另外，由于分子病理流行病学本身分类的复杂性及应用范围广的特点，必然导致其与许多学科有密切的关系。由于分类越来越细，样本越来越小，设计越来越复杂，因而需要更精细适当的统计学方法的支持。遗传学，分子生物学，生物化学，病理学，免疫学等都将在鉴别疾病的异质性方面发挥重要作用。另一方面，分子病理流行病学将广泛应用于各类疾病病因的探讨，用于社会行为流行病学，疗效比较研究，生命历程流行病学及健康传播研究等领域。

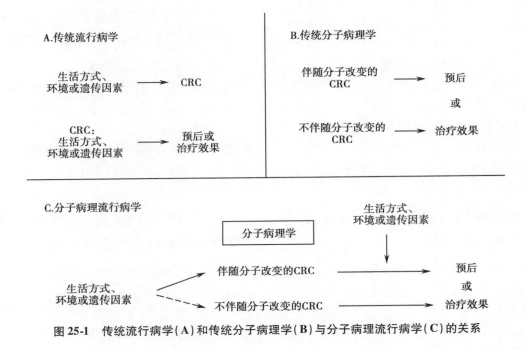

图 25-1 传统流行病学（A）和传统分子病理学（B）与分子病理流行病学（C）的关系

第四节 主 要 方 法

分子病理流行病学的研究设计方法都是传统流行病学方法在新的领域的应用，并由于应用领域的变化而彰显出新的特征。

一、病例-病例研究

在病例-病例研究中，疾病根据分子特征分为不同亚型，然后在不同亚型间比较感兴趣的暴露变量的分布。例如，假设吸烟引起 KRAS 突变，那么可以预期，呈现 KRAS 突变的癌症患者将比呈现 KRAS 野生型的癌症患者包含更高的吸烟者比例。这种方法的一个限制是无法获取暴露变量在已发生癌症病例的背景人群中的分布信息。因此，不能确定任何关联的方向；如果吸烟和 KRAS 突变的肿瘤（如吸烟和 KRAS 野生型肿瘤呈负相关）之间有正相关关系，那么很难确定吸烟是可以预防 KRAS 野生型肿瘤还是会引起 KRAS 突变的肿瘤（图 25-2A）。因此，病例-病例研究更多的是用于研究遗传与环境的交互作用。

二、病例对照研究

在传统的流行病学研究中，我们比较病例组和对照组间感兴趣的暴露因素的分布。在分子病理流行病学中，我们可以在基因突变型患者、基因野生型患者和对照组之间比较研究因素的分布。与病例-病例研究相比，增加一个对照组，可解决病例-病例研究结果解释时的疑惑。如果某暴露因素（吸烟）可以引起某些特定的改变（KRAS 突变），我们可以观察到相较于对照组，在基因突变型患者中暴露因素有较高的比例，而在基因野生型患者中暴露因素的比例与对照组相同（图 25-2B）。Montserrat 在对雌激素受体（ER）阴性乳腺癌风险基因的病例对照研究中发现，ER 阴性乳腺癌患者生存率较 ER 阳性患者低（$P<0.05$），并且发现 4 个 SNP（单核苷酸多态性）位点与 ER 阴性乳腺癌有关，而与 ER 阳性患者无关，这为研究 ER 阴性和 ER 阳性乳腺癌各自的发病机制提供了科学依据。Stavroula 在对 MLH1 基因-93G>A 位点单核苷酸多态性与结肠癌关系的研究中，将 430 例结肠癌患者分为了 3 种类型，微卫星不稳定低水平组（MSI-low）、微卫星不稳定高水平组（MSI-high）和微卫星稳定组（MS-stable），并有 275 例对照。研究发现，MLH1 基因-93G>A 位点多态性与微卫星不稳定高水平型肿瘤（$OR = 8.88$）的发生有关。

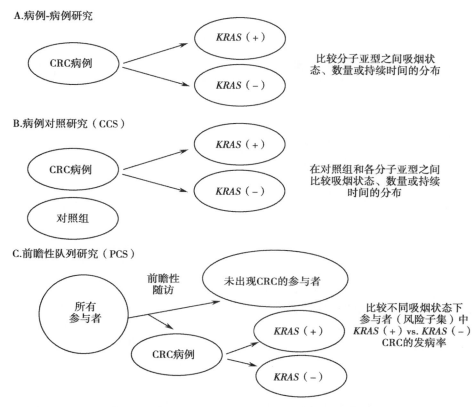

图 25-2　病例-病例研究设计（A）、病例对照研究设计（B）、前瞻性队列研究设计（C）
注：吸烟状态被用作暴露变量的示例，结直肠癌（CRC）中 KRAS 突变状态作为结局变量

三、前瞻性队列研究

相对于前两种方法，这种研究方法不容易产生偏倚。在分子病理流行病学中，研究者检测暴露（吸烟）与非暴露个体中伴随特定分子改变（如 KRAS 突变）的癌症发病率，同时也检测暴露与非暴露个体中不伴随特定分子改变的癌症发病率。如果暴露可以引起特定分子发生某种改变，那么就可以观察到伴随特定分子改变的癌症发病率在暴露人群中高于非暴露人群，不伴随特定分子改变的癌症的发病率在暴露人群和非暴露人群中相似（图 25-2C）。Chan AT 在阿司匹林与结直肠癌发病风险的研究中，使用了 Nurses' Health Study（NHS）和 Health Professionals Follow-up Study（HPFS）两个大型前瞻性队列研究的数据（提供每个人阿司匹林使用情况），将获得的 636 例结直肠癌患者根据肿瘤组织环氧化酶 2（COX-2）表达水平分为 3 组。研究发现，规律服用阿司匹林可以降低环氧化酶过表达型肿瘤的发病风险（$RR=0.64$），而与环氧化酶低/无表达型肿瘤的发病风险无关。前瞻性队列研究需要大量的参与者、随访时间、资金支持以及研究者的不懈努力。因

此，明智的利用现有的前瞻性队列研究数据是一种具有成本效益的方法。

四、病例队列研究

病例队列研究又称病例参比式研究，是一种队列研究与病例对照研究结合的设计形式。Mirian Brink 在对散发性结直肠癌患者肥胖与 KRAS 基因突变关系的研究中，使用了从荷兰收集来的，专门研究饮食和癌症（Netherlands Cohort Study on Diet and Cancer，NLCS）的大型前瞻性队列研究资料，经随访 7.3 年后获得的 448 例结肠癌患者、160 例直肠癌患者以及 2948 例于队列开始时随机抽取的对照组成员进行病例队列研究。病例组根据 KRAS 基因突变与否分为 KRAS 基因突变型组和 KRAS 基因野生型组。研究发现，高多不饱和脂肪酸摄入与患 KRAS 基因突变型结直肠癌的风险增加有关（$RR=1.21$）。

五、巢式病例对照研究

又称队列内病例对照研究，由前瞻性队列研究衍生而来。Van Guelpen 在对结肠癌患者一碳代谢

（叶酸代谢通路）与 CpG 岛甲基化表型状态关系的研究中，采用 Northern Sweden Health and Disease Study cohorts（NSHDS）大型前瞻性队列研究的数据，获得的 190 例结直肠癌患者为病例组，并根据年龄和性别为每个病例匹配 2 个对照，获得 380 例对照。研究发现，亚甲基四氢叶酸还原酶（MTHFR）基因 677 位点多态性仅与 CpG 岛甲基化表型阳性（CIMP-positive）型结肠癌的发病风险有关（$OR = 0.24$），而与 CpG 岛甲基化表型阴性（CIMP-negative）型结肠癌无关；MTHFR 基因 1298 位点多态性仅与 CIMP 阴性型结肠癌的发病风险有关（$OR = 2.46$），而与 CIMP 阳性型结肠癌的发病风险无关。

第五节　问题与前景

尽管分子病理流行病学是一个非常有前景的领域，但是仍然存在许多挑战。分子病理流行病学研究除了有传统流行病学研究和病理学研究固有的局限性（流行病学的选择、信息和混杂偏倚，病理学结果的假阳性和假阴性）外，还有一些分子病理流行病学研究中出现的新的问题。在本节中，我们将系统地讨论分子病理流行病学研究中出现的主要问题，并提出克服这些问题的措施。

一、选择偏倚

选择偏倚是流行病学研究中的一个普遍的问题，特别是采用基于医院的病例研究设计时。患者会基于推荐或自身喜好选择一家或几家医院，使用这些医院的病例可能会造成选择偏倚。基于大人群或多中心的研究可以降低这种偏倚。有必要做出最大的努力从尽可能多的医院和病理实验室获取足够的组织材料来最大程度地减少选择偏倚。

在分子病理流行病学中，肿瘤组织的检出率（灵敏度）不可能达到 100%。患者和疾病特征可能影响组织的检出率。样本的有效性可能和肿瘤大小及患者预后有关；这点在结直肠腺瘤中可能尤其如此。大量的流行病学研究表明，肿瘤组织在粘膜内癌早期阶段和晚Ⅳ期的检出率较Ⅰ～Ⅲ期低。这种检出率的差异可能导致严重的选择性偏倚。还有一种可能的选择性偏倚就是有些病例可能没有获得可供检测的组织，对此，现有的病例对照和前瞻性队列研究都表明，有可分析的肿瘤组织的病例和无法获取肿瘤组织的病例的人口统计学特征，饮食和其他暴露因素是相似的，提示这种偏倚可能不大。

选择偏倚的另外一个来源是获取病理标本前的治疗。如直肠癌在手术切除前的治疗是很常见的。由此导致的可能问题是：①治疗病例的选择很可能是非随机的，并被许多因素影响。②手术前的治疗可能消除部分患者切除样本中大部分或全部的肿瘤细胞，而对另一部分患者可能是无效的。因此，足够的可用于检测的肿瘤细胞的可获得性取决于治疗效果，而治疗效果很可能受肿瘤分子特征影响。③治疗本身可以诱导分子发生自然状态不太可能发生的改变。因此，如果手术前需要进行治疗，建议在进行治疗之前收集肿瘤样本。

二、样本量

样本量大小在分子病理流行病学里是一个相当大的问题，原因是可用于检测的病理标本获得性的限制，及基于"唯一疾病原则"的对病例亚组的无限细分。即使原始研究是大规模的，分子病理流行病学研究都需要基于肿瘤组织材料的可获得性和检测结果的有效性进行多重排除。同时，分子病理流行病学还需要开展不同结局（分子改变有和无）的子集分析。一个更小子集的样本量可能不足以提供足够的统计效能。以人群为基础的研究表明，分子亚型的分布经常是偏态的，如 BRAF 基因突变（10% ～ 15% 突变 VS85% ～90% 野生型），PIK3CA 基因突变（15% ～20% 突变 VS 80% ～85% 野生型），NRAS 基因突变（2% 突变 VS 98% 野生型）等都是如此。因此，将来任何的癌症流行病学研究都应尽可能设大样本量，因为肿瘤分子分型在癌症流行病学中越来越普遍。

在肿瘤预后标志物的研究中，样本量不足的问题同样十分普遍。样本量太小会导致许多问题，包括可信区间宽、效应量变异大、随机和非随机选择偏倚、发表偏倚。发表偏倚是指得出无效结果的研究较有显著性意义的研究结果被成文和发表的可能性小。在已经发表的文献中，样本小，把握度低，但有显著性意义的结果，相对于无意义的结果，被过度阐述。在一项关于 TP53 改变和头颈部癌症结局的荟萃分析里，发表偏倚和不少选自小规模研究的数据似乎是导致偏倚和误导性结论的严重问题。

三、测量误差和误判

除了暴露变量及协变量测量误差外,重大的测量误差和误判还可能会出现在分子病理检测,即结局(如肿瘤分子亚型)的判断中。这种特定的组合(如测量误差和误判同时存在于暴露和结局评价中)是分子病理流行病学的独特挑战。

肿瘤分子和免疫组化试验应当验证和监测其精度和准确度。在免疫组化分析中,由于劣质的组织样本不与任何特定抗体反应导致假阴性结果,可能会在两个完全无联系的蛋白中观察到错误的相关性(在劣质样本中两个蛋白同时阴性)。因此,在这种质量差的情况下,即使没有任何真实联系,一种蛋白的阴性结果也可能同另一种蛋白趋于一致。由于这些低质量材料的情况在大规模流行病学研究中难以避免,在解释免疫组化试验检测的两个蛋白之间的正相关性时需谨慎。肿瘤组织的内部调控可在一定程度上解决这个问题。

组织芯片(TMA)被推荐用来减少免疫组化试验批次运行的变异度。在所有相同的情况下,组织芯片在免疫染色过程中可以用相似的方式处理。在正常组织可以获得的时候,我们推荐包含同一个体肿瘤组织附近正常组织的TMA。正常结肠黏膜可以作为内部对照。组织核心可分别取自肿瘤边缘和中心位置,并做好相应标记。由于TMA对大规模研究来说具有成本效益,任何流行病学研究或临床试验应考虑TMA用于多个蛋白表达的免疫组化评价。

四、多重假设检验

多重假设检验是流行病学研究中的常见问题,在分子病理流行病学中尤其突出。根据定义,分子病理流行病学涉及疾病亚型的子集分析,这将加剧多重假设检验出现假阳性结果。如果某个体生活方式广泛多样,疾病的分子亚型有多种,如此分析暴露与疾病的关系时会有很多种组合,那么表面显著的偶然发现(假阳性)的可能性就高。在这个后基因时代,可能形成无数假设,正如我在GWAS所经历的一样。因此,需要增大样本量来获得更高的显著性水平。

另一个重要的问题是,分子病理流行病学方法是否应该受假设驱动或像GWAS一样探索。如果是前者的话,要如何优先考虑各种假设来分配我们有限的资源?如果是后者,要如何制定统计学显著的正式规则及验证研究发现?假设驱动研究和探索性研究之间的界限在分子病理流行病学研究中可能并不明显。从哪里得出假设检验和探索之间的界限?至少,最初的一些检测某特定暴露和特定分子改变之间关系的研究应该被认为既是探索性的也是假设发展的。任何产生的假设都需要通过独立的数据集进行验证。

五、普适性

上述所有问题均会影响研究结果的普适性。现有许多分子病理流行病学的研究结果都未被其他独立的数据集验证。这是很有挑战性的,毕竟研究设计和人群广泛多样,且肿瘤分子试验的差异会进一步增加不同研究之间的多样性。另一方面,由于不同研究之间存在这种巨大的异质性,如果在不同研究之间得出了一致的结果就可认为具有普适性。

六、机遇与挑战

分子病理流行病学是流行病学一个新的和不断发展的领域,旨在阐明各种暴露因素如何影响疾病的启动,转化和进展。将分子病理流行病学视为流行病学的一个新的分支学科,一个研究领域,还是应该直接归类于分子流行病学,只是一种新的研究思路,目前尚无统一意见。笔者认为,暂时将其视为分子流行病学的一种新的研究方法或思路较为合适,如果将来该类方法形成了自己特有的较为完整的方法学体系,则将成为流行病学的一个分支学科。

目前,分子病理流行病学研究的一个热门方向是研究饮食或生活习惯暴露和肿瘤分子特征对肿瘤行为(预后或临床结局)的相互作用效果,如此,人们可以将饮食或生活方式变量的影响归因于肿瘤的特定分子亚型,不但可以解开肿瘤的病因和致病机制问题,同时可预测这些因素对肿瘤预后和结局的影响,从而对肿瘤的预防、预测和治疗都有重要意义。当然,分子病理流行病学研究方法对许多病因复杂的慢性病的研究,同样有非常广泛和诱人的前景。

分子病理流行病学面临的挑战主要是要有多学科人才交叉融合的团队(流行病学工作者需要学习分子病理学的技术,分子病理学工作者需要学习流行病学的基本原理和方法),需要建立大样本的研究队列,收集大样本的可供分子病理学检测的标本来满足未来研究的需要。当然,还有一些方法和技术需要突破。

另外一点考虑是,分子病理流行病学的"唯一疾病原则"与传统流行病学的人群的观点是矛盾的,应该如何统一? 笔者认为,"唯一疾病原则"只是理论上的,在流行病学研究某一环境和行为因素的致病作用时,一个因素绝不只引起一个病人,而应该是一类病人,这可以用"一个组分病因可以在不同的充分病因中发挥作用"来解释。因此,在进行分子病理流行病学研究时,还需要考虑将复杂的过细的分子病理分型进行适当的合并,以满足流行病学研究的需要。

(谭红专 编,段广才 审)

参 考 文 献

1. 张天一,谭红专. 分子病理流行病学. 中华流行病学杂志, 2015,36(7):762-764.

2. Stampfer M. Lifestyle factors and microsatellite instability in colorectal cancer:the evolving field of molecular pathological epidemiology. J Natl Cancer Inst,2010,102(6):365-367.

3. Ogino S,King E E,Beck A H,et al. Interdisciplinary education to integrate pathology and epidemiology:towards molecular and population-level health science. Am J Epidemiol, 2012,176(8):659-667.

4. Campbell P T,Jacobs E T,Ulrich C M,et al. Case-control study of overweight,obesity,and colorectal cancer risk,overall and by tumor microsatellite instability status. J Natl Cancer Inst,2010,102(6):391-400.

5. Ogino S,Chan A T,Fuchs C S,et al. Molecular pathological epidemiology of colorectal neoplasia:an emerging transdisciplinary and interdisciplinary field. Gut,2011,60(3):397-411.

6. Kristensen L S,Nielsen H M,Hager H,et al. Methylation of MGMT in malignant pleural mesothelioma occurs in a subset of patients and is associated with the Tallele of the rs16906252 MGMT promoter SNP. Lung Cancer,2011,71(2):130-136.

7. Garcia-Closas M,Couch F J,Lindstrom S,et al. Genome-wide association studies identify four ER negative-specific breast cancer risk loci. Nat Genet,2013,45(4):392-398.

8. Van G B,Dahlin A M,Hultdin J,et al. One-carbon metabolism and CpG island methylator phenotype status in incident colorectal cancer:a nested case-referent study. Cancer Causes Control,2010,21(4):557-566.

9. Yamauchi M,Lochhead P,Morikawa T,et al. Colorectal cancer:a tale of two sides or a continuum? Gut,2012,61(6):794-797.

10. Lochhead P,Chan A T,Nishihara R,et al. Etiologic field effect:reappraisal of the field effect concept in cancer predisposition and progression. Modern Pathology,2015,28(1):14-29.

11. Nishi A,Kawachi I,Koenen K C,et al. Lifecourse epidemiology and molecular pathological epidemiology. American Journal of Preventive Medicine,2015,48(1):116-119.

12. Ogino S,Lochhead P,Chan A T,et al. Molecular pathological epidemiology of epigenetics:emerging integrative science to analyze environment,host,and disease. Modern Pathology,2013,26(4):465-484.

13. Ogino S,Fuchs C S,Giovannucci E. How many molecular subtypes? Implications of the unique tumor principle in personalized medicine. Expert Review of Molecular Diagnostics,2014,12(6):621-628.

第二十六章 双生子研究的流行病学进展

Progress in Epidemiology of Studies in Twins

摘要

双生子由于其在年龄、遗传背景、宫内环境和生活环境的相同或相似性,在病因研究中有着独特的价值。双生子研究是遗传流行病学的基本方法之一,自提出已有百余年历史,其虽经典,但又"小众",该种设计方法在国内并没有得到广泛开展。随着基因组学和后基因组学时代的到来以及统计学方法的进展,双生子研究设计与 Meta 分析、纵向数据分析、多组学分析不断结合,持续发挥着其不同于一般人群的价值。本文从全球双生子募集概况和各国双生子登记系统特点,双生子方法学包括遗传度计算、纵向研究以及其在表观基因组学、代谢组学等研究中的应用,我国双生子研究现状及展望等多个角度,扼要介绍目前双生子研究的国际国内热点。

Abstract

Twins provide a unique opportunity for epidemiological research since twins are comparable by sharing the same age, genetic makeup, intrauterine environment and family environment. Studying twins is one of the basic methods in population genetic epidemiology and has a history of over 100 years, since it was invented in 1875. However, such studies are less commonly used in China. With the development of new statistical methods in the omics era, twins studies, combined with meta-analysis, and longitudinal analysis, continue to have a great value, as compared with conventional epidemiological studies of the general population. This review will introduce the important twins registries in China and globally, advances in the methodology for heritability analysis, longitudinal studies, and epigenetic and metabolomics studies.

第一节 双生子研究概述

双生子研究最早由英国社会学家、遗传学家及生物统计学奠基人 Francis Galton 先生(1822—1911 年)于 1875 年提出,他认为通过纵向地追踪双生子的生活史可以研究环境对于人类疾病和健康的影响。到 1924 年,德国皮肤科医生 Siemens 和美国教育心理学家 Merriman 分别独立进行黑痣和智商双生子研究,通过比较同卵(monozygotic, MZ)双生子和异卵(dizygotic, DZ)双生子性状的相关性,来确定遗传对于这两种表型变异的贡献。由于上述两项研究首次引入了 MZ 和 DZ 双生子相似性比较的双生子基础理论,被视为经典双生子研究由此而诞生。

经典的双生子研究基于 MZ 双生子从同一个受精卵发育而来,共享全部基因,而 DZ 来自于不同的受精卵,除同时出生以外,无异于普通同胞兄弟姐妹,因此 DZ 双生子平均共享 50% 相同的遗传物质。通过比较 MZ 和 DZ 性状的相似性,能够解析某一性状表型变异中由遗传效应而贡献的变异,即计算遗传度(heritability)。高遗传度意味着我们有可能成功对疾病或性状进行基因定位,而低遗传度则提示通过一般的家系研究进行基因定位尚不成熟。因此一百多年来,双生子研究为遗传流行病学研究和为疾病或性状易感基因的寻找奠定了坚实的基础。

第二节 全球双生子登记系统概况

由于双生子在人群中具有散在分布的特点,例如,我国的双生子总体出生率(包括 MZ 和 DZ 双生子)约为 0.762%,因此系统登记双生子,进行登记系统(twin registry)基础之上的双生子研究是目前全球双生子研究者普遍采用的研究方式。截至 2013 年,全世界至少有 28 个国家建立了 70 余个双生子登记系统。这些国家分布在欧洲、美洲、大洋洲、亚洲及非洲,目前超过 150 万双生子及他们的家系成员已经加入到登记系统中来(图 26-1)。

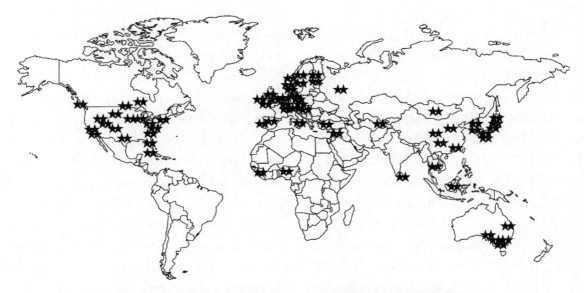

图 26-1 双生子研究全球分布(2013 年,每个双生子研究以双星表示)

双生子研究在欧洲起源较早,以瑞典、丹麦、芬兰等北欧国家历史最为悠久,双生子募集量也较多。澳大利亚双生子登记系统目前规模较大,虽只有 40 余年历史,但该系统发展相对成熟、完善,支持国内各类型疾病的合作研究;美国双生子研究数量虽多,但一般是各自为政,尚无国家统一的双生子登记系统;亚洲较早建立双生子登记系统的国家是斯里兰卡,目前规模较大的国家包括中国、日本和韩国等。我国双生子研究来源目前主要有中国双生子登记系统、广州双生子项目和北京儿童青少年双生子研究等。表 26-1 列出全球登记数量前十位的双生子登记系统,这些双生子登记系统都在尝试进行纵向研究,且收集双生子 DNA 标本。

表 26-1 全球募集数量前十位双生子登记系统概览

序号	登记系统	募集数量	年龄分布(岁)	主要表型	网址
1	瑞典双生子登记系统	194 000 名双生子	9~106	行为、疾病、老龄化	http://ki.se/ki/jsp/polopoly.jsp;jsessionid=acR0 ziTH zWEcIO_cNC?l=en&d=9610
2	丹麦双生子登记系统	86 398 对双生子	全年龄	疾病与健康、认知、行为、发育、老龄化	http://www.sdu.dk/dtr
3	古巴双生子登记系统	58 000 对双生子	全年龄	出生缺陷、疾病、药物滥用、肿瘤、精神疾病	无

序号	登记系统	募集数量	年龄分布（岁）	主要表型	网址
4	芬兰双生子队列研究	105 149 名双生子及家庭成员	10~100	健康相关行为、环境、发病及死亡	http://www.twinstudy.helsinki.fi
5	俄罗斯在校双生子登记系统	约 50 000 对双生子	7~18	认知、情绪、动机、行为	无
6	澳大利亚双生子登记系统	40 000 对双生子	全年龄	疾病与健康、危险因素、行为及生活方式	http://www.twins.org.au
7	美国加利福尼亚双生子项目	36 965 对双生子	>16	疾病史、生活方式	http://twins.usc.edu/
8	中国双生子登记系统	35 000 对双生子	全年龄	疾病史、人体测量学指标、生化指标、生活方式	http://cntr.bjmu.edu.cn
9	荷兰青少年双生子登记系统	70 000 名儿童（多数为双生子，也募集同胞兄弟）及其父母	<18	精神疾病、认知及大脑功能、学校表现、生长发育及健康	http://www.tweelingenregister.org/en
10	美国亚特兰大中部双生子登记系统	56 000 名双生子	全年龄	身体及精神健康	http://www.matr.vcu.edu

第三节　双生子研究进展

作为经典的遗传流行病学方法，双生子研究在过去很长一段时间内，主要集中于各类疾病或性状的遗传度估算，即估计遗传对于各种表型变异的贡献。但是近年来随着流行病学研究方法的拓展以及分子生物学技术的深入，双生子研究开始向纵向数据积累、多组学研究等方向不断进展。

一、遗传度估计

研究者在寻找基因之前通常会参考表型/性状的遗传度，高遗传度成功定位基因的可能性更大。遗传度的计算最早利用方差分析法和组内相关系数法。方差分析法利用 DZ 和 MZ 双生子组内表型方差之差与 DZ 双生子组内表型方差之比来计算遗传度；组内相关系数法则定义遗传度为 MZ 和 DZ 双生子组内表型相关系数之差的两倍。目前以基于最大似然法的结构方程模型拟合比较普遍，其基本过程是将影响一个表型的总的遗传效应分解为加性遗传（additive genetic effects）和显性遗传（non-additive genetic effects）效应，将环境效应分解为双生子共享环境的效应（common environmental effects）和他们各自经历的特殊环境效应（unique environmental effects），构建结构方程模型，通过比

较双生子表型实际协方差矩阵与模型预期的协方差矩阵来检验模型的拟合优度，进而利用遗传方差与总的表型方差的比值计算遗传度。虽然结构方程模型法计算过程相对方差分析和组内相关系数法更为复杂，但是其标准误相对较低、把握度更高，而且能够更充分地利用双生子的性别和年龄特征等信息，因此被越来越多的双生子研究者所青睐。

目前除了一些过去较少关注的新表型（例如利用双生子进行选举行为、愿意接受投资风险等的遗传学分析）之外，研究者对单个小样本进行的探索性遗传度研究已经较为少见，取而代之的是大样本的验证或者是基于系统综述或 Meta 分析之后的遗传度计算结果。这些结果相对小样本的遗传度，可信区间相对较小，结果更为精确。例如，有学者系统综述 17 个研究，双生子样本含量达 10 163 人，综合分析收缩压的遗传度为 0.54（0.48~0.60），舒张压遗传度为 0.49（0.42~0.56）。还有研究者在 8 个研究 35 155 对双生子的基础之上综合分析特发性皮炎（atopic dermatitis，AD）的遗传度约为 75%。目前还有一类跨国合作研究，他们正在试图联合各国的双生子原始数据，进行基于原始数据的汇总和数据

再挖掘。例如目前规模较大的双生子人体测量指标发展合作项目（the collaborative project of development of anthropometricalmeasures in twins, CODA Twins）联合 22 个国家收集 20 余万对双生子进行身高、体重等表型遗传和环境交互作用探索。但是这类研究由于涉及面广，收集表型数量有限，不利于更深入探索疾病的发生发展机制。

二、纵向研究

目前全球双生子登记系统中，绝大多数登记系统对双生子开展随访，进行纵向研究。在 2013 年进行的 72 个双生子登记系统综述中，只有 10 个登记系统为横断面研究，而其他 62 个登记系统都表示正在进行双生子的纵向研究。其中由美国进行的一项全国性青少年健康纵向研究中，3000 余对双生子或同胞对先后历经 4 次随访、跨越 15 年，应答率仍然可以达到 90% 以上，是双生子纵向研究中失访率较低的研究。双生子的纵向研究相比一般人群，主要体现在其能够研究遗传对于表型变异的贡献随年龄和时代变化的情况以及在控制遗传和早期环境作用之后的因果推断。

大量纵向研究对身高、体重、BMI 等表型遗传度的纵向变化进行探讨。本课题组一项正在进行的综合 10 项研究的系统综述发现，跨越整个生命历程，遗传对于 BMI 变异的贡献有两次升高。第一次是从儿童时期到青春期生长突增时期，遗传对于 BMI 变异的贡献随年龄而上升，之后略有降低。第二次是从中年到老年，BMI 的遗传度表现为再次逐渐升高。而芬兰双生子纵向研究休闲时间体力活动的遗传度也呈现随年龄变化而变化的特点，表现在从青少年到成年早期，遗传度从 43% ~ 52% 降至大约 30%；而从大约 30 ~ 35 岁，遗传度又从约 44% 降至 34%。有研究者联合 19 个研究，对 9916 对双生子分析遗传对于认知表型变异的贡献随年龄的变化情况，发现语言能力在 60 岁以后遗传的贡献逐渐下降，而一般记忆、工作记忆和空间能力等遗传贡献比较稳定或有小幅度增加。

三、多组学研究

随着高通量多组学分析等现代生物技术的快速发展，双生子模型已经从单纯疾病或性状的分析扩展到功能基因组学分子表型水平。过去在基因定位研究中研究者优先选择疾病表现不一致的 DZ 双生子，而 MZ 双生子被认为由于基因完全一致而无法利用。但是随着功能基因组学的发展，MZ 双生子拥有完全相同的 DNA 序列，但却可能表现出巨大的个体差别，使得其成为能够在控制 DNA 序列未发生变化的前提下研究基因功能变化的良好研究对象，因此 MZ 双生子目前在多组学分析尤其是表观遗传学等领域中更凸显其独特的作用。

（一）表观遗传学研究

表观遗传（epigenetic）现象一般定义为 DNA 序列未发生变化但基因功能却发生了可遗传改变的现象。DNA 甲基化（DNA methylation）是目前研究最多、技术手段较为成熟的表观遗传现象，它是 S-腺苷甲硫氨酸上的甲基在 DNA 甲基转移酶的催化下，共价结合到 DNA 分子中胞嘧啶环第 5 位碳原子上，形成 5-甲基胞嘧啶（5-mC）。DNA 甲基化在哺乳动物中常发生在 CpG 双核苷酸序列，主要发生在基因启动子、转座子和印迹控制区的 CpG 岛。DNA 甲基化的主要功能与转录沉默的蛋白质编码基因相关，通过调节基因表达信息，从而起到调控功能蛋白表达。如果启动子区域 CpG 岛发生甲基化或去甲基化，将表现为基因表达不同程度的激活或抑制。表观遗传机制的一个重要特点是他们可能具有可逆性，受营养-环境因素，以及基因-环境交互作用影响。

利用配对病例对照研究的思想，在双生子研究中有这样一种特殊的设计，即病例-双生子同胞对照设计（Case co-twin design）。研究者收集一方患有目标疾病、一方不患有目标疾病的双生子（即疾病或表型不一致的双生子对），回顾性追溯他们的环境暴露情况，由于双生子年龄相同、宫内环境和抚养环境类似，特别是 MZ 双生子遗传基础完全相同，因此利用这种设计进行的病例对照研究能够较好地控制遗传和年龄对于研究带来的混杂，从而将疾病归因于双生子某种环境因素的差异。在表观基因组关联研究（epigenome-wide association study, EWAS）中，利用 MZ 双生子进行的病例-双生子同胞对照设计尤其有意义，他们可以获得比普通的病例对照研究更高的把握度，因为这类研究的主要任务之一就是要发现能够导致表观遗传学改变的环境暴露因素。因此表型不一致的 MZ 双生子成为复杂性状表观遗传学研究非常理想的研究对象。

近年来已经陆续有使用双生子进行表观遗传学的研究，表 26-2 概括了近 5 年来利用 MZ 双生子进行的研究，其关心的性状、使用的样本量、实验方法、统计方法及主要发现。

表 26-2　近 5 年利用表型不一致 MZ 双生子进行的表观遗传学研究汇总

研究	发表年份	样本量（对）	范围	实验方法	统计方法	不一致性状	主要发现
Javierre 等	2010	5	全基因组	芯片	配对 t 检验	系统性红斑狼疮	双生子不一致与广泛分布的 DNA 甲基化差异有关
Baranzini 等	2010	3	全基因组	芯片	统计描述	多发性硬化	同胞之间 CpG 甲基化改变很罕见
Nguyen 等	2010	3	全基因组	芯片	SAM	孤独症	确认表观遗传对孤独症的贡献
Harder 等	2010	8	1 型多发性神经纤维瘤（NF-1）区域	亚硫酸氢盐处理测序 Bis-seq	配对 t 检验	NF1	正常 NF1 等位基因 DNA 甲基化与 NF1 表型修饰有关
Tierling 等	2011	1	候选区域	Bis-seq	描述	伯-韦综合征（BWS）	KvDMR1 在受累 BWS 双生子的所有细胞类型中统一表现为低甲基化
Souren 等	2011	8	候选区域	Bis-seq	配对 t 检验	BMI	九个区域的 DNA 甲基化变异对 BMI 差异没有贡献
Dempster 等	2011	22	全基因组	Infinium 芯片	配对 t 检验	躁郁症	进一步提供证据证明 DNA 甲基化在主要精神病中的病因作用
Gervin 等	2012	27	全基因组	Infinium 芯片	配对 t 检验	银屑癣	表观遗传学改变可能对于银屑癣有贡献
Runyon 等	2012	21	选择性位点	Bis-seq	配对 t 检验	哮喘	T 细胞子集功能差异可能受 DNA 甲基化调节
Souren 等	2013	17	全基因组	Infinium 芯片	秩和检验	出生体重	没有发现与出生体重显著相关的 DNA 甲基化位点
Wong 等	2014	50	全基因组	Infinium 芯片	配对 t 检验	孤独症	大量甲基化区域与孤独症关联
Yuan 等	2014	17	全基因组	MeDIP-seq	混合效应模型	2 型糖尿病	MALT1 基因启动子区域甲基化可能参与了 2 型糖尿病的形成

利用表型不一致的双生子，综合分析 DNA 甲基化和基因表达水平，对研究疾病相关的表观遗传学具有非常重要的价值。但是根据表 26-2，目前在本领域开展的研究所覆盖的疾病范围仍然十分有限，利用不一致的双生子进行 DNA 甲基化差异的探索在相当多的疾病中几乎尚未有研究者尝试，也未在大规模双生子研究中开展。此外，与传统遗传学研究相比，表观遗传学变异和基因不同，其不够稳定、动态变化的特点使得表观遗传学研究中所得的结论难以解释。这种变化可能是由于疾病的反向作用，也可能是由于能同时引起表观遗传学改变和疾病的其他因素所致。目前大多数双生子登记系统能够实现生物样本的纵向收集，通过多次收集疾病和表观遗传学数据，来判断其发生时间的先后顺序变化。

（二）其他组学研究

除表观遗传学领域之外，双生子研究在代谢组学、蛋白质组学、微生物组学等领域都有尝试。例如利用疾病表型不一致的 MZ 开展的代谢组学研究（表 26-3）涉及多种疾病表型，包括肥胖、精神分裂症、克罗恩肠道病等，可以研究独立于遗传的影响，疾病相关代谢物的改变。而利用双生子进行的蛋白质组学研究目前还比较少见，一项基于 154 名双生子的研究发现其分析的 69 种抗体中，遗传和共同环境能够解释这些抗体变异的 12%，而实验过程能够解释的变异为 63%。少量研究通过对小样本 MZ 和 DZ 双生子间微生物菌群水平进行比较,探索遗传对于微生物菌落的影响,有些研究认为与 DZ 双生子相比,MZ 双生子的肠道微生物更为相似,而另一些研究认为 MZ 和 DZ 双生子粪便中菌落水平相近。

表 26-3　疾病表型不一致 MZ 相关代谢组学研究举例

研究内容	样本量	结论
肥胖对脂代谢的影响和机制研究	14 对肥胖不一致 MZ 双生子	肥胖在其早期阶段通过促进动脉粥样硬化,炎症改变和胰岛素抵抗影响脂质代谢
肥胖对脂肪组织脂代谢的影响和机制研究	13 对肥胖不一致 MZ 双生子	肥胖者脂肪细胞膜脂质比例发生改变,保证其正常功能,这种改变有利于其发生炎症
克罗恩病肠道代谢组学与疾病状态研究	17 对 MZ 双生子(有疾病和非疾病)	找到新的克罗恩病代谢组学标记物
精神分裂症与脂类代谢关系研究	19 对精神分裂症不一致 MZ 双生子	患者甘油三酯升高且胰岛素抵抗更明显;患者溶血卵磷脂水平降低可能与认知能力减退的速度有关
女性精神分裂症与血浆代谢组学关系	21 对精神分裂症不一致 MZ 双生子	女性双生子发病与血浆中低密度脂蛋白和极低密度脂蛋白水平相关

第四节　我国双生子研究及展望

双生子研究所能解释的研究问题远远超过对于遗传度的估计。双生子研究也已经从传统意义上对于表型相似性的比较延伸至不同生物样本的分子学水平,为研究遗传性状的生物学机制提供了帮助。表型不一致的 MZ 双生子研究模型在探索表观遗传学差异以及与疾病相关的代谢产物方面具有非常有利的研究优势。

我国双生子研究在过去的 10 余年发展迅速,目前募集双生子超过 3.5 万对,数量已经跻身世界前 10 位。研究内容从心血管疾病等慢性复杂性疾病拓展至心理行为、眼病等多个领域,遗传度研究也从单一性状的遗传度计算到针对多种性状同时开展研究、并且利用分开抚养的双生子进行研究等。同时,研究者尝试利用疾病不一致的双生子生物学样本开展一定的基因组学、表观遗传学和代谢组学探索。但是也必须认识到我国开展双生子研究的机构相对较少,研究的广度即围绕的疾病和表型相对局限,纵向数据储备不足,研究深度也有待进一步提高。

今后,全世界的双生子登记系统中收集的纵向表型和生物学样本信息将会成为大规模遗传和分子流行病学研究的重要资料。双生子研究内容似乎已经涉及到了人类疾病状况的所有方面,随着大数据时代的到来,双生子发病和死亡监测信息不断完善,以及适合双生子特殊数据结构的统计分析方法的不断出现,双生子信息将得到更加充分的利用,这对于未来人类遗传流行病学研究以及解决由遗传和环境因素及其交互作用共同影响的慢性复杂性疾病问题,将继续发挥着其不同于一般人群的独特的价值。

(高文静　李立明 编,谭红专 审)

参 考 文 献

1. 李立明. 流行病学进展. 第 10 卷. 北京:北京医科大学出版社,2002.
2. 李立明,高文静,胡永华,等. 方兴未艾的双生子研究. 北京大学学报,2012,44(3):331-333.
3. 翟秀伟,胡大春. DNA 甲基化在高血压疾病中的研究. 国际检验医学杂志,2014,2014(16):2206-2207.
4. Hur Y M, Craig J M. Twin registries worldwide: an important resource for scientific research. Twin Research and Human Genetics,2013,16(1):1-12.
5. Wang B, Liao C, Zhou B, et al. Genetic contribution to the variance of blood pressure and heart rate: a systematic review and meta-regression of twin studies. Twin Research and Human Genetics,2015,18(2):158-170.
6. Silventoinen K, Jelenkovic A, Sund R, et al. The CODATwins Project: The Cohort Description of Collaborative Project of Development of Anthropometrical Measures in Twins to Study

Macro-Environmental Variation in Genetic and Environmental Effects on Anthropometric Traits. Twin Research & Human Genetics,2015,70（9）:48-50.

7. Silventoinen K,Jelenkovic A,Sund R,et al. The CODAtwins project:the cohort description of COllaborative project of Development of Anthropometrical measures in Twins to study macro-environmental variation in genetic and environmental effects on anthropometric traits. Twin Research and Human Genetics,2015,18（4）:348-360.

8. Harris K M,Halpern C T,Smolen A,et al. The National Longitudinal Study of Adolescent Health（Add Health）Twin Data. Twin Research & Human Genetics the Official Journal of the International Society for Twin Studies,2013,16（1）: 391-398.

9. Haworth C M,Carnell S,Meaburn E L,et al. Increasing heritability of BMI and stronger associations with the FTO gene over childhood. Obesity,2008,16（12）:2663-2668.

10. Bartels M. Genetic regulation of growth in height and weight from 3 to 12 years of age:a longitudinal study of Dutch twin children. Twin Res Hum Genet,2007,10（2）:354-363.

11. Ortega-Alonso A,Sipila S U,Kaprio J,et al. Genetic influences on change in BMI from middle to old age:a 29-year follow-up study of twin sisters. Behavior Genetics,2009,39（2）:154-164.

12. Goode E L,Cherny S S,Christian J C,et al. Heritability of longitudinal measures of body mass index and lipid and lipoprotein levels in aging twins. Twin Res Hum Genet,2007,10（5）:703-711.

13. Aaltonen S,Kujala U M,Kaprio J. Factors behind leisure-time physical activity behavior based on Finnish twin studies:the role of genetic and environmental influences and the role of motives. Biomed Res Int,2014,2014（2）: 164-165.

14. Reynolds C A,Finkel D. A meta-analysis of heritability of cognitive aging:minding the "missing heritability" gap. Neuropsychol Rev,2015,25（1）:97-112.

15. Tan Q,Christiansen L,Von B H,et al. Twin methodology in epigenetic studies. J Exp Biol,2015,218（1）:134-139.

16. Javierre B M,Fernandez A F,Richter J,et al. Changes in the pattern of DNA methylation associate with twin discordance in systemic lupus erythematosus. Genome Res,2010,20（2）:170-179.

17. Baranzini S E,Mudge J,Velkinburgh J C,et al. Genome,

epigenome and RNA sequences of monozygotic twins discordant for multiple sclerosis. Nature,2010,464（7293）: 1351-1356.

18. Nguyen A,Rauch T A,Pfeifer G P,et al. Global methylation profiling of lymphoblastoid cell lines reveals epigenetic contributions to autism spectrum disorders and a novel autism candidate gene,RORA,whose protein product is reduced in autistic brain. FASEB J,2010,24（8）:3036-3051.

19. Harder A,Titze S,Herbst L,et al. Monozygotic twins with neurofibromatosis type 1（NF1）display differences in methylation of NF1 gene promoter elements,5′ untranslated region, exon and intron 1. Twin Res Hum Genet,2010,13（6）: 582-594.

20. Tierling S,Souren N Y,Reither S,et al. DNA methylation studies on imprinted loci in a male monozygotic twin pair discordant for Beckwith-Wiedemann syndrome. Clin Genet, 2011,79（6）:546-553.

21. Souren N Y,Tierling S,Fryns J P,et al. DNA methylation variability at growth-related imprints does not contribute to overweight in monozygotic twins discordant for BMI. Obesity,2011,19（7）:1519-1522.

22. Gervin K,Vigeland M D,Mattingsdal M,et al. DNA methylation and gene expression changes in monozygotic twins discordant for psoriasis:identification of epigenetically dysregulated genes. PLoS Genet,2012,8（1）:71-76.

23. Runyon R S,Cachola L M,Rajeshuni N,et al. Asthma discordance in twins is linked to epigenetic modifications of T cells. PLoS One,2012,7（11）:48796-48796.

24. Souren N Y. Adult monozygotic twins discordant for intra-uterine growth have indistinguishable genome-wide DNA methylation profiles. Genome Biol,2013,14（5）:1-15.

25. Wong C C,Meaburn E L,Ronald A,et al. Methylomic analysis of monozygotic twins discordant for autism spectrum disorder and related behavioural traits. Mol Psychiatry, 2014,19（4）:495-503.

26. Van D J,Slagboom P E,Draisma H H,et al. The continuing value of twin studies in the omics era. Nat Rev Genet,2012, 13（9）:640-653.

27. Kirsi H,Pietiläinen,Róg T,Seppänenlaakso T,et al. Association of lipidome remodeling in the adipocyte membrane with acquired obesity in humans. PLoS Biol,2011,9（6）: 1000623-1000623.

第二十七章 药品安全监测研究进展

Research Progress in Drug Safety Surveillance

摘要

由于药品上市前研究的局限性,对上市后药品仍然需要进行不良反应监测和研究。目前常规的被动监测系统以医务人员的自发报告为主,发生不良事件的患者本身在自发报告中的作用需要加强。即便如此,自发报告仍然存在着随意性较强、漏报,以及缺乏用药人群基数而无法计算药品不良反应(adverse drug reaction,ADR)发生率等不足,极大地限制了被动监测在药品风险管理中的应用。随着医疗记录电子化的不断进步和数据库系统的完善,使基于大规模现有真实世界数据开展上市后药品安全主动监测成为可能。由此需要发展流行病学新的研究方法,而如何选择对照直接决定了主动监测的质量。本章旨在对药品使用者自发报告、上市后大数据药品安全主动监测及其研究设计中的对照选择等方面的研究进展予以介绍。

Abstract

Since pre-marketing clinical trials have several limitations, such as small sample size, narrow inclusion criteria, and short follow-up duration, post-marketing surveillance is necessary in particular as regards the long-term safety of a drug or device. The current post-marketing surveillance system is passive and uses databases of spontaneous reporting, mainly from physicians and healthcare workers but consumer reporting should also be strengthened. Furthermore, the passive system is susceptible to various limitations, including underreporting, lack of information on the users' population and patterns of drug use, and reporting bias. With the improvement of electronic medical records and other databases, it has become realistic to conduct active post-marketing studies based on real-world data. In the big data era, new methodologies should be developed and traditional epidemiological designs should also be evaluated to efficiently use new data sources. How to select a control group is key to the conduct of high quality research, based on active surveillance systems. This chapter aims to introduce the progress in consumer reporting, post-marketing active surveillance based on big data, and selection of control groups.

药品在诊断、治疗、预防疾病或调节生理功能过程中给人类带来了巨大的益处,但同时也可能带来危害,即药源性损害,包括用药错误、不合理用药,以及合格药品在正常用法用量下产生的 ADR 等。随着医药事业的快速发展,药品安全日趋成为威胁人类生命健康的重大公共卫生问题,完善上市后药品安全监测是预防和控制药源性损害的首要途径,也是现在国内外药物流行病学研究关注的重点。

目前,国内外上市后药品安全监测主要是以自发报告为主的被动监测。由于缺乏实践经验和证明其价值的研究证据,以及出于对可能增加信号检测噪声的担忧,自发报告最初多局限于医务人员,只有少数几个国家开展药品使用者的自发报告。2012年,欧盟对药物警戒法规进行了修订,要求各成员国将药品使用者纳入到自发报告中。此后,随着来自药品使用者的自发报告数量的累积,以及向药品使用者开放自发报告系统的国家数量的增加,药品使用者自发报告(consumer reporting)在被动监测中的作用逐渐得到肯定。

然而,基于自发报告的被动监测存在着诸多不足,如报告的随意性较强、漏报,以及缺乏用药人群基数而无法计算 ADR 发生率等,这些不足极大地限制了其在药品风险管理中的应用。虽然以流行病学专题调查为主的主动监测可以弥补上述被动监测的不足,但其花费通常较高,而且费时、费力和时效性较差。因此,能否寻找到快速、有效的主动监测方法成为当前上市后药品安全监测研究的热点。

医疗记录电子化的不断进步和数据库系统的完善,使基于大规模现有真实世界数据开展上市后药品安全主动监测成为可能。一方面,人工智能、机器学习、神经网络等多种数据挖掘技术,可以充分发挥大数据探寻关联的最大优势,为发现信号(signal detection)提供无限可能。另一方面,通过快速识别某一药品的大批服用者及未服用者(即对照),可以确认药品与不良事件之间的关联,即强化和确认信号(signal refinement),而这需要回归传统的流行病学设计。对比是流行病学研究方法的核心所在,对照的优劣直接决定了主动监测的质量。依赖于大数据获取对照尽管相对快速广泛,但在便捷性、可及性提高的同时,也面临着不同选择之间孰优孰劣、如何取舍的问题。这也是当前药物流行病学领域发展较为活跃的一个方向。

近年来,药物流行病学领域,尤其在上市后药品安全监测方面,取得了许多新的进展。限于篇幅,本章仅对其中的药品使用者自发报告、上市后大数据药品安全主动监测及其研究设计中的对照选择等方面的研究进展予以介绍。随着新版《规范药物流行病学研究指南(Guidelines for Good Pharmacoepidemiology Practice,GPP)》的出台,大数据背景下的药品安全监测将会得到进一步的完善。

第一节　药品使用者自发报告

一、药品使用者自发报告的定义

药品使用者自发报告,是指药品使用者在不经过医务人员的解释和说明下,主动就其自身经历的某一可疑的 ADR 向药物警戒部门等做出的报告。目前,各国间药品使用者开展自发报告的方式各不相同。在一些国家,如丹麦、荷兰等,药品使用者可以直接在自发报告系统中对 ADR 进行报告;然而在另一些国家,如澳大利亚等,药品使用者也可以在医务人员的帮助下进行报告。在后者的情况中,只有当医务人员仅仅是参与了报告的提交,而没有为报告提供额外的信息或对报告内容做改动时,才能被看作是来自药品使用者的自发报告。此外,当医务人员作为药品使用者时,其对自身遭受的 ADR 做出的报告是否属于药品使用者自发报告的范畴,国际上尚未达成一致。

二、药品使用者自发报告的价值

(一) 增加药品不良反应报告的数量

漏报率高是自发报告的一个主要问题。Hazell 等进行的一项系统综述研究总结了来自 12 个国家的有关漏报率的 37 项研究,结果表明自发报告漏报率的中位数为 94%,即使是某些特定的严重不良反应,漏报率的中位数也高达 85%。将药品使用者纳入到自发报告的来源中,可以增加自发报告的数量,降低漏报率,从而有利于及早发现 ADR。

荷兰药物警戒中心 Lareb(Netherlands Pharmacovigilance Centre Lareb)最早于 2003 年 4 月开始通过网络直接接收来自药品使用者的 ADR 报告,此后药品使用者自发报告的数量增长迅速,并自 2010 年起成为荷兰自发报告的主要来源。类似地,在美国 FDA 收到的自发报告中,来自药品使用者的自发报告的数量也在逐年增加,并自 2006 年起超过了来自医生和药师的自发报告数量的总和。事实上,药品使用者自发报告在加拿大(32.3%)、丹麦(19%)、英国(18%)、挪威(14%)等多个国家的自发报告系统中,都占有相当大的比例。

Blenkinsopp 等的研究表明,来自药品使用者的自发报告与来自医生的自发报告在报告质量上没有差异,能够为 ADR 的评估提供充分的信息。同时,与医务人员相比,药品使用者更有可能就严重的 ADR 做出报告。

(二) 与医务人员自发报告互为补充

尽管有研究表明,药品使用者和医务人员的自发报告在 ADR 涉及的系统器官分类(system organ class,SOC)上有相似之处,但两者的报告模式却不尽相同。药品使用者的自发报告更多地关注与使用者自身相关的信息,以及 ADR 所带来的影响,而医务人员的自发报告却能够提供更多的临床相关信息。两者互为补充,从而为药品安全信号检测提供更全面的信息。此外,与医务人员相比,药品使用者在报告 ADR 时,较少地受到药品与不良反应之间因果关系的可能性和可解释性的限制。因此,药品使用者更有可能去报告那些看似无关或不可能的 ADR。有关帕金森病治疗药物培高利特(pergolide)可能引起病理性嗜赌成瘾(pathological gambling addiction)的信号,最初就是由 Lareb 从一份药品使用者自发报告和另一份专科医生自发报告中检测出的。

（三）提供药品不良反应的一手信息

药品使用者自发报告未经过医务人员的处理，是ADR的一手信息，因而能够更好地展现出现实生活中药品使用者遭受ADR的经历。在英国，Avery等对449份来自黄卡机制（yellow card scheme）的药品使用者和医务人员的自发报告进行了定性研究。结果表明，尽管大多数的药品使用者自发报告（93%）和医务人员自发报告（78%）都对ADR的症状进行了描述，但相较于医务人员，药品使用者对症状的描述更加具体和广泛，同时还提供了更多的有关症状严重程度的信息。

（四）影响药品不良反应"耐受性"的界定

Avery等对黄卡的定性研究还表明，47%的药品使用者自发报告强调了ADR对其社会生活、情绪等方面的影响，而仅有12%的医务人员自发报告涉及了上述这些内容。药品使用者自发报告中有关ADR如何影响其生活质量的信息，可能会对以往的ADR"耐受性"的界定提出新的挑战。

ADR的严重程度是药品使用者开展自发报告的主要动力之一。对于ADR严重程度的界定，医务人员和药品使用者可能很不相同。一些医务人员公认的较轻的ADR，可能会因其给药品使用者的生活带来了严重困扰，而被药品使用者界定为是不可耐受的或严重的，如影响性生活的ADR。在荷兰，药品使用者比医务人员更多地报告"性欲减退"这一ADR。这或许是因为大多数的药品使用者不愿意与他人（包括医务人员）讨论性生活方面的问题。同时也提示，与医务人员相比，药品使用者认为该ADR更加的难以耐受或严重。

三、促进药品使用者自发报告的策略

（一）药品使用者自发报告的主要障碍

虽然药品使用者自发报告的数量正在增加，但比起可能遭受到ADR的药品使用者的庞大数量，自发报告仍然只涵盖了其中很小的一部分。多项研究表明，药品使用者对自发报告的意识普遍较低，即使是在较早开展药品使用者自发报告的荷兰、澳大利亚和英国，也仅有17%、10.4%和8.5%的药品使用者知道可以通过自发报告系统直接向药物警戒部门等报告ADR，在其他国家这一知晓率则更低。缺乏自发报告的意识和相应的医药知识已经成为药品使用者自发报告的主要障碍。

（二）促进策略

与医务人员不同，药品使用者具有数量庞大和人群构成多样化的特点。通过派发传单、在相关网站上刊登信息、电视广告等方式提高药品使用者自发报告的意识，往往费时费力且收效甚微。经验表明，通过与某些相关组织开展合作，利用相关组织中已有的一些条件和营销技巧，或许可以取得更为满意的效果。例如通过与由患者构成的组织合作，可以帮助药物警戒部门等在公众中找出使用药品的目标人群，开展更有针对性的促进活动。同时，患者组织中的成员通常更加关心自身的健康状况且具备相应的医药知识，从而也更有可能对ADR进行报告。瑞典医疗产品管理局（Medical Products Agency，MPA）就曾以患者组织主办的杂志为媒介，来促进药品使用者的自发报告。在荷兰，药物警戒部门还曾经与一个由2600多家药店构成的组织合作，发起了两项旨在提高药品使用者自发报告意识的运动。结果表明，通过在药店的橱窗张贴海报和给前来买药的顾客派发印有如何进行药品使用者自发报告信息的小卡片，使得非处方（over the counter，OTC）药品ADR报告数量增加了170%。

Robertson等在澳大利亚进行的一项横断面研究表明，在知晓药品使用者自发报告流程并遭受过ADR的217名受访者中，仅有46名受访者直接向药物警戒部门报告了ADR。该研究提示，仅仅提高药品使用者对自发报告的知晓率，对于促进药品使用者自发报告而言仍然不够。Anderson等的研究表明，英国的黄卡报告者通常将自发报告看作是通过描述自身的经历而使他人获益的机会，并希望通过自己的报告对药物警戒作出贡献。因此，在提高药品使用者自发报告意识的过程中，强调报告对他人可能带来的好处，以及向药品使用者展示报告中信息的利用过程及这些信息对于药物警戒的价值，对于促进药品使用者的自发报告有着重要的意义。

此外，媒体对一些特定ADR的关注，往往也能提高该药品使用者的自发报告的数量。Pandemrix甲型流感疫苗可能导致嗜睡症这一药品安全信号，最初在瑞典医生的自发报告中被检测出。然而在媒体的广泛关注下，短时间内涌现出的大量的药品使用者自发报告使这一信号得到了加强，并促使MPA开展相关调查最终确认了该ADR。

第二节 大数据时代的药品安全主动监测

一、大数据为主动监测带来了机遇

随着信息技术的发展,尤其是大数据信号挖掘技术的提高,以电子病历数据、医疗保险数据、区域医疗数据为代表的大规模现有真实世界数据为快速、有效地开展药品安全主动监测提供了新的思路。电子病历数据库具有海量的信息,自动记录了临床日常的诊疗过程,包括患者的症状、体征和实验室检查结果、诊断、处方及费用等,对临床日常实践具有良好的代表性。同时,还可以弥补自发报告无法获得分母以及流行病学专题调查花费高、时效性差等不足,因而可以及时发现和识别药品安全信号,尤其是罕见不良事件。但电子病历中的病程记录却制约了研究者对该类数据的使用,自然语言处理和自由文本挖掘技术的进步,将使非结构化数据越来越多地用于药品安全性研究中。医疗保险数据库实时记录患者信息,时效性较强,且包含患者基本疾病诊断、完整的用药记录和费用信息,尽管缺乏症状体征等记录,但有较高的结构化和标准化程度,有利于进行数据挖掘和分析。因此,医疗保险数据在国际上一直作为医疗大数据挖掘的重要数据来源。区域医疗数据则是通过建立统一集中的区域医疗数据中心,采用唯一身份识别等技术,集成、抽取、安全储存区域医疗信息,集中存储区域内机构的业务数据、诊疗数据、疾病监测等数据,从而满足多角度的数据挖掘和统计模型应用的需要。

上市后药品安全主动监测主要通过药品使用和不良事件的关联性分析,挖掘和检验药品安全信号。在此过程中,不仅需要收集药品暴露和可疑不良事件的信息,也要收集各种可能的混杂因素信息,包括社会人口学特征、合并症、合并用药等。电子病历数据,医疗保险数据和区域医疗数据更多的是日常工作记录,并不以科研为目的,其所含的变量、药品及诊断的分类编码也不尽相同,难以直接用于药品安全信号的检测。因此,如何最大限度地利用已有的数据库资源来回答真实世界中药品安全性问题是国

内外药物流行病学研究关注的重点。

二、国外利用大数据开展主动监测的经验

(一) 美国"哨点计划"与"小规模安全警戒计划"

国际上,目前已有多个国家启动了对上市后药品安全主动监测系统的建设。2007 年秋天,美国国会认识到药品安全主动监测的重要性,授权 FDA 于次年启动"哨点计划(The Sentinel Initiative)",旨在建立和实施一个全新的、长期持续的、与多种现存的医疗数据系统并存且相互联接的主动监测系统。通过使用从医疗信息持有人手中得到的电子数据,可以互联、及时、持续的监测 FDA 所有监管产品,评估药品潜在风险。"哨点计划"进行的前期启动了探索性的"小规模安全警戒计划(Mini-Sentinel Initiative)",用于验证"哨点计划"的可行性和可靠性。

数据伙伴联盟是"哨点计划"运行的重要基础。该联盟由美国 FDA 进行监管;美国哈佛大学作为协调中心全面组织联盟的日常运行、数据管理、项目管理以及最终的分析报告;联盟还包括多家数据合作伙伴和学术合作伙伴:数据合作伙伴一般指已经拥有一定规模临床医疗数据的数据中心、区域医疗信息中心或医疗保险数据库等,主要提供数据的访问使用权;而学术合作伙伴主要包括大学或研究所学术研究机构等,主要提供数据处理、分析中所需要的学术支持。在"小规模安全警戒计划"项目运行时,数据伙伴联盟已有 18 个数据合作伙伴,并于 2012 年获得了对超过 1 亿人口的健康医疗数据的访问权。

(二)"哨点计划"的特点
总体看来,"哨点计划"拥有以下特点:

1. 主动监测 通过分析日常记录的电子健康数据档案(如电子病历数据,医疗保险数据,区域医疗数据等)来完成安全性评价,不需要患者或临床医疗工作者额外提交数据报告,因而不会给临床医疗工作者额外增加工作量,同时在一定程度上弥补了现有自发报告的随意性强和漏报等问题。

2. 评估药品管理工作对实际医疗行为的影响 可评估药品管理工作对医药制品使用的影响,例如监管机构发布的合理用药相关通告和政策的实际效

果评估等。

3. 通用数据模型　在不同数据源内存储的医疗数据,因其使用目的的侧重点不同,数据结构也不尽相同。使用通用数据模型可以从多种来源的电子信息数据库中提取特定信息的结构和框架,通过建立标准化的变量表单,从海量数据中准确、快速、有效地提取研究或管理所需要的关键信息。同时,这种系统还有助于形成一套较为完整的标准分析方法体系,从而快速实施各种流行病学研究,最大限度利用已有数据资源回答实际问题。用标准化程序进行统计分析,也可以降低为多个异构数据设计多种对应分析程序的人力成本和时间成本。除了上市后药品安全性研究以外,通用数据模型可以适用于多种研究用途,如医疗质量评估、生物医学研究和公共卫生监测等。

4. 分布式网络　使用分布式数据存储和管理模式,即无需进行原始医疗数据的传输,数据合作伙伴只需在本地运行协调中心分发的通用数据模型转换程序和标准化的分析程序,并分享程序运行后的结果文件即可。在保证数据合作伙伴对自身数据的控制权、不影响其正常工作、保障数据归属的同时,也可以降低数据传输中可能产生的数据安全隐患。

5. 快速响应　具有可以在短时间(几周甚至几天)内及时响应和回答监管机构有关药品安全问题的能力,弥补现有流行病学专题调查时效性差的缺陷。例如"小规模安全警戒计划"运行时,曾开展过关于戒烟药与心血管病结局事件的研究,在监管机构提出研究问题后,仅用了1周的时间就形成了最终研究报告。

6. 公开透明　所有项目分析结果和报告都将通过公开的渠道(如美国FDA和"哨点计划"的官方网站)通告公众。

7. 隐私保护　严格遵循公共健康方面的法律法规,整合数据或患者个体数据仅在去除了可识别的标示信息(如姓名、身份证号码、居住地等)后方可被使用。

（三）其他国际经验与尝试

除"哨点计划"外,美国国内的公共和私营企业合作发起了"观测医疗结果的合作项目(Observational Medical Outcomes Partnership,OMOP)",进行医疗大数据用于上市后药品安全主动监测的实践探索。欧洲多个国家共同参与的"探索和理解药品不良反应(exploring and understanding adverse drug reaction,EU-ADR)项目",尝试通过多种来源的医疗数据实现ADR的早期检测。亚太地区的日本、韩国、新加坡和澳大利亚等国家也在积极地进行类似的尝试。

第三节　药品安全主动监测中对照的选择

一、对照选择的策略、对应的研究设计及比较

（一）大数据背景下对照选择的策略

大规模现有真实世界数据(如电子病历数据等),尽管容量大、种类多、产生和更新速度快,但在回答某一特定的药品安全问题时,仍常常面临对照个体选择上的困境。该困境或者是由于数据库中原本就未含有对照个体的记录(如待研究的是某类患者都使用的某一基础药品时),也可能是由于数据库中缺少部分关键信息(如生活习惯、社会经济地位、遗传因素等),导致个体间比较的结果存有严重的混杂偏倚。在某些情况下,由于存在指征偏倚、疾病严重程度等难控制、难测量的混杂因素,欲直接寻求可比的对照个体更是无计可施。此外,大数据可以降低的是信息收集成本,但随着可及数据量的增大,数据的购买或共享成本、整合和分析成本相应增加,加之对于数据隐私与伦理安全的要求越来越高,如何权衡成本效益并明确最优样本量也是值得研究者思考的问题。

面临上述困境,研究者开始将目光转向一组以自身作对照的研究设计方法,尝试将个体间比较转变为个体内比较,通过充分利用电子医疗数据库中用药时间、顺序等信息,来回答药品安全问题。此时不但无需再寻找可比的对照个体,对样本量和变量个数的需求也有所降低,同时还可自动控制遗传因素等不随时间改变的因素,以及部分难调整或难测量的混杂因素。

（二）不同研究设计中对照选择的基本原理

不同的对照选择策略对应不同的研究设计,可用于药品安全主动监测领域的研究设计的基本原理如图27-1所示,相应的对照选择信息见表27-1。简言之,纳入病例(特指发生待研究的不良事件),同时选择非病例作对照者为病例-对照研究。单纯只纳入病例者,可细分为自身对照病例系列(self-controlled case series,SCCS)、病例交叉研究(case-crossover study，CCO）、病例-时间-对照研究（case-time-control，CTC）、病例-病例-时间-对照研究（case-case-time-control，CCTC）4 种研究设计。纳入暴露者（特指使用待研究的药品），同时选择非暴露者作对照时为队列研究。单纯只纳入暴露者时，则为风险期设计（risk-interval design，RI）。

多种研究设计方法的存在，满足了不同特征电子医疗数据的使用需求。但同时，也为药品安全主动监测带来了新的困惑，即当数据同时满足多种对照选择策略时，多个不同的结果该如何解读、如何抉择？根据美国"小规模安全警戒计划"方法学组的总结，这种情况至少占到实际工作情境中的 1/3。

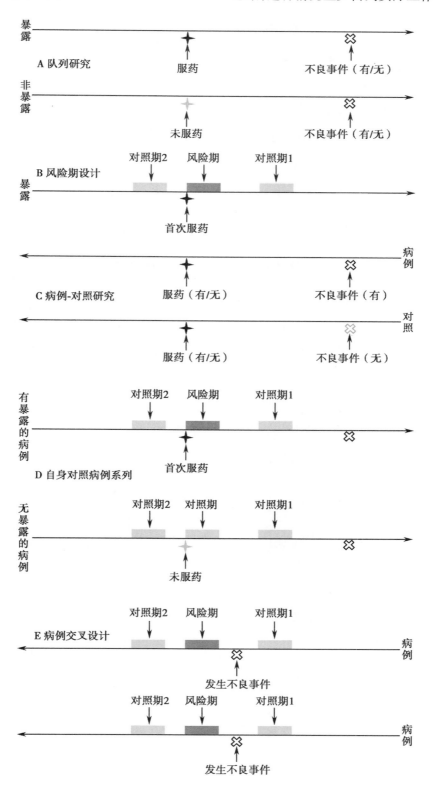

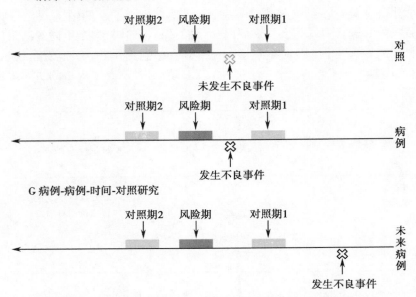

F 病例-时间-对照研究

G 病例-病例-时间-对照研究

图 27-1　可用于药品安全主动监测的各种对照选择的基本原理

表 27-1　可用于药品安全主动监测的各种对照选择的基本信息

对照选择	研究设计(提出时间)	基本思路	适用条件	统计分析
暴露 & 非暴露	队列研究(19 世纪) Cohort study	发生结局 / 未发生结局 暴露组: A / B 对照组: C / D Risk ratios, e. g. relative rate(RR): $$\frac{A/(A+B)}{C/(C+D)} = \frac{Incidence_{exposed}}{Incidence_{unexposed}}$$	不适用于罕见结局	Cox 回归
病例 & 对照	病例-对照研究(20 世纪) Case-control study, CCS	病例组 / 对照组 暴露: A / B 非暴露: C / D Odds ratios($OR_{Case-control}$): $$\frac{A/C}{B/D} = \frac{AD}{BC}$$	不适用于罕见暴露	Logistic 回归 (匹配时,采用条件 Logistic 回归)
仅病例	自身对照病例系列(1995 年) Self-controlled case series, SCCS	Risk ratios, e. g. relative rate $$(RR): \frac{Incidence_{risk\ period}}{Incidence_{control\ period}}$$	暴露:瞬时效应 结局:急性事件 结局不影响暴露	条件 Poisson 回归

续表

对照选择	研究设计（提出时间）	基本思路	适用条件	统计分析
	病例交叉研究（1991年） Case-crossover study, CCO	 **对照期**：暴露 / 非暴露 **风险期**：暴露 A, B；非暴露 C, D Odds ratios ($OR_{\text{Case-crossover}}$)： $$\frac{\text{A/C}}{\text{B/D}}=\frac{AD}{BC}$$	暴露：瞬时效应 结局：急性事件 混杂：无随时间变化的混杂	条件 Logistic 回归
	病例-时间-对照研究（1995年） Case-time-control, CTC	在 CCO 基础上，选择未发生所关注结局事件的个体作对照	暴露：瞬时或慢性效应 结局：急性事件	条件 Logistic 回归
	病例-病例-时间-对照研究（2011年） Case-case-time-control, CCTC	在 CCO 基础上，选择未来发生所关注结局事件的个体作对照	暴露：瞬时或慢性效应 结局：急性事件	条件 Logistic 回归
仅暴露	风险期设计（2001年） Risk-interval design, RI	Risk ratios, e. g. relative rate (RR)： $$\frac{I\,ncidence_{\text{risk period}}}{I\,ncidence_{\text{control period}}}$$	暴露：瞬时效应 结局：急性事件	条件 Poisson 回归

注：风险期内暴露为A、非暴露为C；对照期内暴露为B、非暴露为D。

（三）不同研究设计的比较

目前，不同研究设计（即对照选择）的比较与评价工作主要由欧美国家的方法学工作组引领，多围绕同一电子医疗数据库，选取一定数量的已知药品-不良事件对，比较不同研究设计的综合信号发现能力。例如，OMOP 工作组曾结合 53 对药品-不良事件对（其中 9 个阳性对），比较队列研究、CC、SCCS、CS 的信号发现效果，但并未发现哪种研究设计更为优越。随后，当药品-不良事件对增加至 399 对（其中 165 个阳性对），发现 SCCS 的信号发现能力可能较好。目前形成的基本共识是不同研究设计其信号发现能力的差异很大程度上取决于药品-不良事件对和电子医疗数据库的特征，而针对某一具体的药品-不良事件对，哪种方法的信号强化、验证能力更强、结果更为稳定，仍需进一步确认。

在众多药品类别中，针对疫苗上市后安全主动监测选择何种对照的研究相对成熟。由于非接种对照个体获取较难，SCCS 被高度重视。美国儿童流感疫苗安全监测白皮书已将其明确为首选方法。与此同时，始建于 1990 年的美国疫苗安全性数据库链接系统（Vaccine Safety Datalink，VSD）也越来越多的采用基于 SCCS 的研究设计。

二、对照选择的成果与转化

（一）对照选择与最小有效数据集

随着电子医疗数据在主动监测中应用不断增多，新的实际需求也不断提出，如建立符合成本-效益的最小有效数据集。最小有效数据集体现在所需的记录数与变量数，尤其当涉及购买数据库、链接其他数据库以获取更多信息或需要进一步调查核实部分信息时，所需信息的多少将直接影响着研究者的经济和时间成本。不同的对照选择及其对应的研究设计对数据记录、变量的需求大不相同。因此，确定对照选择就等同于明确了对数据集的要求。这也是进一步建立最小有效数据集的前提。

（二）对照选择与药品-不良事件情境组合

在实际监管工作中，药品-不良事件对组合繁多，面对的分析任务常常是批量化的、多进程的。这就要求能够针对各个药品安全问题快速明确可行、最优的研究设计，以便为及时反馈证据提供研究方案。最早有研究者尝试利用决策树分析，基于成本和不良事件率这两个指标制定了一套研究设计推荐流程，但此流程过于宽泛。2012 年，美国"哨点计划"工作组基于研究目的、暴露特征、结局特征、暴露与结局关联特征 4 组主要指标细化出 11 个条目，经专家讨论根据每个条目不同选项的组合，将药品安全问题归纳为 64 种情境（表 27-2）。其中个体内混杂主要是指指征偏倚（indicator bias），如降糖药的使用是糖尿病的标志，而糖尿病是心血管事件的危险因素，因此简单比较个体自身用药前后的心血管事件发生率容易得出降糖药增加心血管事件风险的错误结论。

基于此情境分类，工作组又于 2013 年开发出一款基于 Excel 宏程序的快速分析工具 PROMPTS（Prospective Routine Observational Monitoring Program Tools），并在之后以 SAS Macro 模块的形式嵌入到分布式数据的分析模板中，从而极大方便了美国 FDA 利用电子医疗数据主动监测上市后药品的潜在不良反应。以评价利伐沙班（rivaroxaban）与华法令（warfarin）增加缺血性卒中、颅内出血和消化道出血风险的研究为例，研究者只需结合自身专业知识，明确用药为瞬时暴露、其作用风险立即出现、作用风险窗持续较长、不良反应为突发事件、个体内混杂因素不可忽略后，PROMPTS 即可确定最优研究设计为队列研究，并自动开展后续分析。然而，目前该工具仍有待完善之处：其一，PROMPTS 仅考虑了队列研究和 SCCS 两种研究设计，并未纳入 RI、CCO 及其衍生类型等，因而不能有效处理结局事件影响暴露频率的情境，如华法令导致出血后，本身会降低华法令的暴露；其二，对两种研究设计均适用的情境，并未给出进一步的具体推荐。事实上，两种研究设计对于数据的需求差别很大，但目前相关研究证据的不足制约了对应环节的流程细化。

表 27-2　美国 Mini-sentinel 方法学组归纳的 64 类药品不良事件情境组合

暴露持续性	暴露与关注结局事件的关联特点				关注结局事件	
	暴露风险窗出现时间	暴露风险窗持续时间	混杂的大小			
			个体内	个体间	突发急性	潜伏慢性
瞬时（如，疫苗接种，首次使用某种药物，包括间断药物使用）	立即	短	可忽略	可忽略	自身对照（或队列）	队列（或自身对照）
				需要关注	自身对照（或队列）	自身对照或队列
			需要关注	可忽略	队列	队列
				需要关注	队列（或自身对照）	队列
		长	可忽略	可忽略	队列（或自身对照）	队列
				需要关注	自身对照或队列	自身对照或队列
			需要关注	可忽略	队列	队列
				需要关注	队列	队列
	延迟	短	可忽略	可忽略	队列（或自身对照）	队列
				需要关注	自身对照或队列	自身对照或队列
			需要关注	可忽略	队列	队列
				需要关注	队列	队列
		长	可忽略	可忽略	队列	队列
				需要关注	自身对照或队列	自身对照或队列
			需要关注	可忽略	队列	队列
				需要关注	队列	队列

续表

暴露持续性	暴露与关注结局事件的关联特点				关注结局事件	
	暴露风险窗出现时间	暴露风险窗持续时间	混杂的大小		突发急性	潜伏慢性
			个体内	个体间		
持续（如慢性药物使用，植入物的连续暴露等）	立即	短	可忽略	可忽略	队列（或自身对照）	队列
				需要关注	自身对照或队列	队列（或自身对照）
			需要关注	可忽略	队列	队列
				需要关注	队列	队列
		长	可忽略	可忽略	队列	队列
				需要关注	队列（或自身对照）	队列
			需要关注	可忽略	队列	队列
				需要关注	队列	队列
	延迟	短	可忽略	可忽略	队列（或自身对照）	队列
				需要关注	队列（或自身对照）	队列
			需要关注	可忽略	队列	队列
				需要关注	队列	队列
		长	可忽略	可忽略	队列	队列
				需要关注	队列	队列
			需要关注	可忽略	队列	队列
				需要关注	队列	队列

注：①某些特征属性的确定相对主观（如立即或延迟出现），不同的研究情形可以酌情设定；②格子中仅一种研究类型时，代表强烈推荐；格子中有两种研究类型时，括号外的为推荐，括号内的为酌情考虑，若无括号区分则两种方法相当，需权衡混杂与错分的影响

综上所述，被动监测应加强来自使用者的自发报告；主动监测应该充分挖掘大数据的无限潜能，但在流行病学方法学方面需要深入研究，以获得真实可信的结果。国际药物流行病学学会（International Society for Pharmacoepidemiology，ISPE）为帮助研究者解决药物流行病学研究的计划、实施与解释等问题，曾于1996年首次发布了《规范药物流行病学研究指南》，并在之后进行了多次修订。2015年ISPE再次组织专家对指南进行修订，并发布了指南的第4版。新版指南可以帮助研究者遵循良好的药物流行病学研究原则；通过鼓励严格的数据收集、分析和报告来促进规范的药物流行病学研究；提供药物流行病学研究实施和评价的框架；通过严谨的研究设计和实施计划来促进技术资源的合理利用；促进研究实施的透明化和伦理诚信。相信随着新版指南的普及推广，大数据时代的药物流行病学研究也会日趋规范。

（丁呈怡　杨羽　王胜锋　詹思延 编，
王蓓 审）

参 考 文 献

1. 蔡兵，刘青，周晓枫，等. 药品安全主动监测方法简介. 药物流行病学杂志，2013，22（8）：439-443.

2. Blenkinsopp A，Wilkie P，Wang M，et al. Patient reporting of suspected adverse drug reactions：a review of published literature and international experience. British Journal of Clinical Pharmacology，2007，63（2）：148-156.

3. Khoury MJ，Ioannidis JP. Medicine. Big data meets public health. Science，2014，346（6213）：1054-1055.

4. Härmark L，Van H F，Grundmark B. ADR Reporting by the General Public：Lessons Learnt from the Dutch and Swedish Systems. Drug Safety，2015，38（4）：337-347.

5. Rolfes L，Van H F，Wilkes S，et al. Adverse drug reaction reports of patients and healthcare professionals-differences in reported information. Pharmacoepidemiology & Drug Safety，2015，24（2）：152-158.

6. Avery A J，Anderson C，Bond C M，et al. Evaluation of patient reporting of adverse drug reactions to the UK 'Yellow Card Scheme'：literature review，descriptive and qualitative analy-

ses, and questionnaire surveys. Health Technol Assess, 2011, 15(20):1-234.

7. Hunsel F V, Welle C V D, Passier A, et al. Motives for reporting adverse drug reactions by patient-reporters in the Netherlands. European Journal of Clinical Pharmacology, 2010, 66 (11):1143-1150.

8. Langen J D, Hunsel F V, Passier A, et al. Adverse Drug Reaction Reporting by Patients in the Netherlands Three Years of Experience. Drug Safety, 2008, 31(6):515-524.

9. Robertson J, Newby D A. Low awareness of adverse drug reaction reporting systems: a consumer survey. Medical Journal of Australia, 2013, 199(10):684-686.

10. Ting K N, Stratton-Powell D M, Anderson C. Community pharmacists' views on adverse drug reactions reporting in Malaysia: a pilot study. International Journal of Clinical Pharmacy, 2010, 32(3):339-342.

11. Anderson C, Krska J, Murphy E, et al. The importance of direct patient reporting of suspected adverse drug reactions: a patient perspective. British Journal of Clinical Pharmacology, 2011, 72(5):806-822.

12. van Hunsel F, Passier A, van Grootheest K. Comparing patients' and healthcare professionals' ADR reports after media attention: the broadcast of a Dutch television programme about the benefits and risks of statins as an example. British Journal of Clinical Pharmacology, 2009, 67(5): 558-564.

13. Schneeweiss S, Avorn J. A review of uses of health care utilization databases for epidemiologic research on therapeutics. Journal of Clinical Epidemiology, 2005, 58(4):323-337.

14. Klompas M, Mcvetta J, Lazarus R, et al. Integrating clinical practice and public health surveillance using electronic medical record systems. American Journal of Preventive Medicine, 2012, 42(6):154-162.

15. Platt R, Wilson M, Chan K A, et al. The new Sentinel Network—improving the evidence of medical-product safety. New England Journal of Medicine, 2009, 361(7):645-647.

16. Forrow S, Campion D M, Herrinton L J, et al. The organizational structure and governing principles of the Food and Drug Administration's Mini-Sentinel pilot program. Pharmacoepidemiol Drug Saf, 2012, 21(1):12-17.

17. Platt R, Carnahan RM, Brown JS, et al. The U. S. Food and Drug Administration's Mini-Sentinel program: status and direction. Pharmacoepidemiol Drug Saf, 2012, 21(1):1-8.

18. Trifiro G, Fourrierreglat A, Sturkenboom M C, et al. The EU-ADR project: preliminary results and perspective. Studies in Health Technology & Informatics, 2009, 148(148):43-49.

19. Yoon D, Schuemie MJ, Kim JH, et al. A normalization method for combination of laboratory test results from different electronic healthcare databases in a distributed research network. Pharmacoepidemiol Drug Saf, 2016, 25(3):307-316.

20. Kimura T, Matsushita Y, Yang YH, et al. Pharmacovigilance systems and databases in Korea, Japan, and Taiwan. Pharmacoepidemiol Drug Saf, 2011, 20(12):1237-1245.

21. Wang SV, Gagne JJ, Glynn RJ, et al. Case-crossover studies of therapeutics: design approaches to addressing time-varying prognosis in elderly populations. Epidemiology, 2013, 24 (3):375-378.

22. Bosco J L, Silliman R A, Thwin S S, et al. A most stubborn bias: no adjustment method fully resolves confounding by indication in observational studies. Journal of Clinical Epidemiology, 2010, 63(1):64-74.

第二十八章 药物依赖性流行病学研究进展

Progress in Epidemiology of Drug Dependence

摘要

近30年来,随着药物滥用在全球范围内持续流行蔓延,毒品问题已波及全球200多个国家和地区。监测显示人群中药物滥用率以每年3%~5%的速率递增,毒品问题已成为当今世界面临的3大热点问题之一,因此了解并掌握药物滥用现状和最新药物依赖性研究进展,对禁毒工作和药物滥用防治的有效开展至关重要。本章内容通过查阅国内外大量文献、论著、学术报告、技术规范和会议纪要等资料,主要综述了近几年国际国内药物滥用流行现状,滥用物质性质新的认识和药物滥用流行病学研究领域范围变化,概要的介绍了物质滥用的基本流行病学研究方法进展,包括捕获-标记-再捕获法、德尔菲法、空间流行病学研究方法和污水检测为基础的流行病学(wastewater-based epidemiology)等快速调查评估方法,同时介绍了我国药物依赖性流行病学的主要研究成果。对遵循传统流行病学开展的研究未进行赘述。

Abstract

In the past 30 years, the epidemic of drug abuse has continued to spread worldwide, and the problem has been reported in more than 200 countries and regions. In particular, drug abuse monitoring shows that the rate of drug abuse is increasing by about 3% ~5% per year. The drug problem has become one of the major world challenges today. Therefore, collecting and disseminating the latest findings from drug dependence research is essential for effective control of the problem. This chapter reviewed a large amount of international literature, treatises, academic reports, technical specifications, and meeting minutes, and describes the current local and global situation of drug abuse in recent years. Additionally, the chapter summarizes new developments in epidemiological research methods in the area, such as the Capture-Mark-Recapture method, Delphi method, spatial epidemiology research method, and wastewater-based epidemiology. The research achievements in the epidemiology of drug dependence in China are also summarized.

第一节 概 述

一、背景情况

本文所称"药物",全称为"精神活性物质"(psychoactive substances),主要作用于中枢神经系统,从而影响认知、情绪、意识等心理过程的化学物质。根据联合国1961年《麻醉药品单一公约》和1971年《精神药品公约》的规定,其中有些是可供医疗使用的麻醉药品(如吗啡)或精神药品(如苯二氮䓬类镇静催眠药),有些是无医疗价值、成瘾性强的违禁毒品(如海洛因等),又因为具有不同程度的成瘾性,所以又称之为"成瘾性物质"。这些物质存在于自然界的许多植物中,如古柯树叶中的可卡因、咖啡豆中的咖啡因、大麻中的大麻素等,也可通过人工合成,如安非他明、"摇头丸"等。按照联合国禁毒公约规定分为3类:①麻醉药品(narcotic drugs),包括阿片类、可卡因和大麻类等;②精神药品(psychotropic substances),包括镇静催眠、苯丙胺类中枢兴奋剂和致幻剂;③其他:包括酒精、烟草和挥发性有机溶剂等。

近年来出现了一个新的概念是"新精神活性物质"(new psychoactive substances, NPS),顾名思义,是指新出现的具有药物滥用潜力的物质,这个"物质"包括单体化合物(pure form)或以制剂(preparation)方式出现,但尚未列入联合国国际公约("61公约"和"71公约")管制。这一定义是2013年联合国毒品和犯罪事务办公室年度报告,参照联合国于2012年3月16日通过的55/1号决议,正式在全球范围提出的。这里"新出现"并非指这些物质一定是新研制发现的化合物,其中有些是多年前、甚至40多年前合成的。但是由于其所具有药物滥用潜力,可能只是近年来发现其在人群中发生流行性滥用问题,并引起重视。主要包括以下7类:①合成大麻素,大麻受体激动剂,产生类似 Δ^9-四氢大麻酚(THC)的效果;②合成卡西酮类,国际公约管制物质卡西酮的类似物和衍生物,具有兴奋作用,如甲卡西酮(甲氧麻黄酮,mephedrone),俗称"喵喵"和亚甲基二氧吡咯戊酮(MDPV);③氯胺酮,俗称"K"粉,低剂量兴奋,高剂量致幻;④苯乙胺类,包含与苯丙胺和甲基苯丙胺相关的类似物质;⑤哌嗪类,具有中枢神经系统兴奋作用,常见的有 N-苄基哌嗪(BZP)和1-(3氯苯基)哌嗪(Mcpp);⑥植物类物质,具有精神活性作用的物质,主要包括 Khat 等;⑦其他物质,如:aminoindanes(兴奋剂),苯环己哌啶类物质(致幻剂)和色胺类(致幻剂)。

二、药物依赖性流行病学的概念及其研究内容

毒品、艾滋病和贫穷是当今世界面临的3大难题,其中毒品问题排在首位,毒品问题主要是麻醉药品和精神药品滥用和依赖而导致一系列社会和公共卫生问题。药物依赖性流行病学调查是降低毒品危害的3大支柱之一,规范严谨的流行病学研究对禁毒政策决策和毒品防治工作实践具有重要的指导意义。药物依赖性流行病学是流行病学方法重要分支,因其研究对象、目的和调查内容的"特殊性",因此有别于"药物流行病学"。目前没有统一定义,但依据流行病学研究思路可将药物依赖性流行病学定义为采用流行病学的基本原理和方法,研究药物滥用现象在人群中的现状、分布和造成流行的影响因素及后果,为药物滥用防治和禁毒提供科学数据的应用性学科。

(一) 药物依赖性流行病学研究范围

1. 药物滥用现状、特征和危害评估 药物滥用现况是指药物滥用流行水平和严重程度,通常用药物滥用现患率或单位时间(一般以年为单位)发病率表示;药物滥用特征主要指滥用者人口学特征。滥用基本特征如:吸食种类、用药途径、欣快程度等基本指标;滥用危害主要涉及因药物滥用导致的相关公共卫生和社会问题等。

2. 药物滥用病因学和流行因素调查 药物滥用病因学或流行因素调查是研究药物滥用在人群中流行分布的影响和决定因素,同一般疾病不同,在社会环境下药物滥用在某一个体的发生,以及在人群中流行蔓延的原因,往往是复杂和非特异的,是多因素作用的结果。某一群体的行为和对毒品认知态度的改变都可能对某一类毒品的流行产生影响,因此,探索药物滥用病因要从生物-心理-社会3方面综合研究,而且要从药物使用、滥用和依赖等不同阶段进行探索,据此提出具有针对性的药物滥用预防措施。

3. 药物滥用的控制和预防 药物滥用流行病学不仅是一般药物滥用情况及流行规律的发现或描述,更重要的是通过调查、监测和分析结果,对人群中流行情况和可能发展趋势提出科学研判,并以此提出有效、科学的药物预防和控制措施,评价以往工作措施、策略成效,为制定进一步有关法律和政策等提供依据,实现基础研究和实际需要应用有效结合,达到药物滥用防控的目的。

(二) 药物滥用性流行病学研究方法

1. 定量研究 包括描述性研究,如普查、抽样调查(随机和非随机)、生态学研究、监测;分析性研究,如病例对照研究、队列研究;实验流行病学,临床试验、现场试验、社区干预实验。

2. 定性研究 根据某特定研究背景和目的,对研究对象进行较深入的观察和调查,方法包括访谈法,如定式或结构性访谈、半定式或无定式访谈;观察法如参与式观察法、非参与式观察法;专家小组调查法;滚雪球调查法。

以上两大类药物流行病学研究,基本遵循传统流行病学原理和方法,这里不再赘述。下面推荐两种可应用于药物滥用领域的流行病学研究方法。

(1) 空间流行病学(spatial epidemiology):空间流行病学是指利用地理信息系统(GIS)和空间分析(spatial analysis)技术,描述与分析人群疾病、健康和卫生事件的空间分布特点及发展变化规律,探索影响特定人群健康状况的决定因素,并为防治疾病、促进健康以及卫生服务提供策略和措施。随着空间分

析和 GIS 这两项核心技术的进步,空间流行病学在病因研究中发挥越来越大的作用;同时,其对于卫生管理特别是公共卫生应急管理的决策辅助功能日益突出。近些年来,随着药物滥用监测体系和药物滥用流行病学研究等数据不断完善,国内外学者在药物滥用领域开展了很多基于空间流行病学原理和方法的研究,此类研究可进一步掌握药物滥用地区分布、流行规律和特点,确定高发地区以及高危人群,探索药物滥用流行原因和危险因素,为进一步禁毒防治工作提供依据。

（2）污水检测为基础的流行病学（wastewater-based epidemiology）:以污水为基础的流行病学研究是应用于疾病监测、控制等方面的一种重要的流行病学研究方法,跟传统流行病学相比,主要是研究直接对象发生了变化。近期,国内外很多学者将其应用于物质滥用领域,是物质滥用监测很好的补充策略,其主要优点是监测结果较为客观,且能够实时反映物质滥用区域流行变化情况。主要做法是通过监测不同区域污水中滥用物质相关化学成分,对检测结果进行分析,以此判定滥用物质的流行区域、流行强度及流行模式等。

3. 流行病学快速评估法　近年来,捕获-标记-再捕获法（Capture-Mark-Recapture,CMR）、Delphi 法等调查方法,在药物滥用现况评价实践中得以推广和应用。同传统流行病学比较,这些方法具有经济、快速、真实性高的特点,一般利用现有的相关数据,进行分析和评价,对药物滥用形势进行快速评价和预测,故称之为快速评估法。以下介绍两种重要的方法:

（1）捕获-标记-再捕获法:CMR 法起初用于生态学研究,如评估固定范围内动物的数量,因其具有方便、快捷、经济等特点,Wittes 于 1968 年引入流行病学研究领域。这里我们仅介绍经典的 CMR,又称为 Lincoln-petersen 模型,是对某种疾病或者某种特征的 2 个及以上独立的调查或监测数据进行比对分析,鉴别出各来源数据的重叠部分,进而估算出某一地区或时间具有这种疾病或特征的患病率情况。

计算方法如下:假如两次捕获的数量分别是 n_1 和 n_2,第一次捕获后对捕获对象进行完全标记并放回,经过一段混匀期后进行第二次捕获,两次捕获均有标记数量为 r,则目标人群的数量 N 为 $N = n_1 \times n_2 / r$,在一

定条件下,N 是近似地接近总体的,所以 MLE 提出了一个校正估计量,即 $Nc = (n_1 + 1) \times (n_2 + 1) / (r + 1) - 1$。

应用条件和注意事项:

1）研究期间人群应当是封闭的,人群越稳定,越接近估计总体;

2）两次捕获之间应当有一定时间间隔,以便被标记个体在待评估总体中能够均匀混合,以保证两次捕获重叠部分的比例具有代表性;

3）所有个体均有同等机会被不同的样本总体所捕获,如果不同样本总体个体捕获概率不一致,将难以保证两次捕获重叠部分的比例能够代表目标人群;

4）两样本应是独立的,一般来说两样本应该来自不同部门,以保证两次捕获互不干扰。

（2）Delphi 法:又称德尔菲法或专家意见法,是利用专家的理论素养和经验判断,预测或评估某事物规律或流行趋势的调查方法。专家的筛选和组成是德尔菲法成功与否的决定因素。

实施过程:①确定预测问题,选择专家组。所预测问题必须具有针对性和实际意义,专家组的选择必须突出全面性、代表性和权威性。②制定和分发第一轮问卷,问卷内容包括所研究的项目和专家预测未来可能出现的事件、事件发生概率和事件可能出现的日期这两部分。③整理回收后的第一轮问卷,结果包括中位数和两个中间四分位数的范围。④将第一轮问卷的统计总结附在第二轮问卷上寄给第一轮征询专家组,各个专家自己第一轮回答的问卷也一并附上作为第二轮答卷时参考。⑤回收第二轮问卷并整理结果。⑥将第二轮各位专家回答问卷的结果与意见进行整理,并将结果综合后进行第三轮问卷调查。⑦对第三轮问卷进行回收整理统计,如果大部分结果在中位数附近,则调查结束,否则需要做下轮调查,以获得较一致的预测。

注意事项:①经典研究所需时间较长,对于时间紧迫的课题,不宜用 Delphi 法。②容易受主观因素影响,这些因素可能来自研究者,也可能来自专家。③需要良好的沟通交流技巧,能够妥善处理协调研究过程的相关事宜。

鉴于传统的捕获-标记-再捕获法研究过程所需时间比较长,中国药物依赖性研究所对此方法进行了改良（详见后述）。

第二节　全球药物滥用流行形势

一、国际药物滥用流行现状

近 30 年来,药物滥用在全球范围内呈现持续流行蔓延趋势,毒品问题已波及全球 200 多个国家和地区,人群中药物滥用率以每年 3% ~5% 的速率递增。根据联合国国际毒品与犯罪办公室(United Nations Office on Drug and Crime, UNODC)发布的 2015 年世界毒品报告,截至 2013 年底,全球 15 ~64 岁人群中在过去 1 年中使用非法药物的人数达 2.46 亿(1.62 亿 ~3.29 亿),占成年人口数量的 5.2%(3.4% ~7.0%)。其中滥用大麻人数 1.82 亿,滥用苯丙胺类兴奋剂(amphetamine-type-stimulants, ATS)人数 3390 万(不包括摇头丸),滥用阿片类物质人数 3240 万(阿片类药物 1650 万),滥用摇头丸人数 1879 万,滥用可卡因人数 1704 万。全球 15 ~64 岁人群中问题吸毒者(即患有吸毒病症或严重吸毒成瘾)的人群达 2740 万(1570 万 ~3900 万),占成年人口数量的 0.59%,意味着每 10 个吸毒者中至少一个是"问题吸毒者"。

另据 UNODC 2001—2015 年公布的相关数据,近 10 余年来,全球毒品滥用率和滥用人数均呈总体上升趋势,2000—2003 年非法药物滥用率从 4.3% 升至 5.2%,随后 4 年保持基本稳定,介于 4.8% ~4.9% 之间,尽管 2008 年下降为 4.6%,但随后 5 年逐年上升达到 5.2%,并基本保持平稳态势。从全球滥用人数来看,从 2000 年的 1.85 亿逐步上升至 2013 年的 2.46 亿。从药物滥用种类来看,从 1989 年起,近 30 年来,大麻一直为全球滥用人数最多的药物,从使用人数增长速率来看,以"冰毒"为代表的苯丙胺类兴奋剂增长速度减缓,"摇头丸"出现下降之势,海洛因使用率近 10 余年来保持基本稳定水平,维持在 0.4%。从目前有限的监测数据来看,新精神活性物质增长速率明显,从 2009 年有国家向 UNDOC 报告,截至 2014 年 12 月全球共有 95 个国家和地区向 UNODC 预警咨询报告了总共 541 种新的精神活性物质。合成大麻素在 2014 年报告的新的精神活性物质中占大多数(39%);紧随其后的是苯乙胺(18%)和合成卡西酮(15%)。出现越来越多新的精神活性物质表明,合成药物市场变得更加多种多样,对国际禁毒和药物滥用预防形成了新的严峻挑战。

青少年是药物滥用高发人群,美国监测未来项目(Monitoring the Future, MTF)调查数据显示,在 2013 年,美国 8、10、12 三个年级过去一年非法药物使用率总体为 28.4%,比 2012 年上升了 1.3%,非法药物终生使用率为 35.8%,比 2012 年上升了 1.7%,从滥用种类来看大麻一直是各年级使用率最高的非法药物,其次是苯丙胺类兴奋剂。欧洲 2011 年酒精和其他药物的学校调查(European School Survey Project on Alcohol and Other Drugs, ESPAD)报告显示,18.0% 的学生曾经使用过非法药物,男女学生非法药物终生使用率分别是 21.0% 和 15.0%,其中大麻是使用最多的非法物质,其终生使用率分别是 19.0% 和 14.0%;其次是摇头丸和苯丙胺,其曾经使用率为 3.0%;可卡因和 LSD 等致幻剂的终生使用率低于 2%,海洛因和 GHB 报告使用率较低,小于 1%。随着人口的老龄化,老年人将成为另外一个药物滥用需关注人群,美国加利福利亚州和英格兰的东南部多项研究结果显示,老年人药物滥用者死亡率是青少年的 2 ~6 倍。据估计,美国 2020 年 50 岁以上药物滥用者数量将增至 500 万。

从全球来看,在接受治疗的每 5 名吸毒者中有一名妇女。有大量的证据表明,在与开始吸毒有关的社会和生物因素、持续吸毒及产生与吸毒有关的问题方面,男女之间存在着很大差异。男子吸食大麻、可卡因和苯丙胺类药物的概率可能是妇女的 3 倍,而妇女比男子更可能滥用处方类阿片和镇静催眠剂。由于滥用镇静催眠剂和处方类阿片导致定期或经常吸食这种药物女性的概率比吸食其他药物高,这是尤其令人关切的一个问题。

海洛因滥用在东南亚、北美、西中欧、南美和大洋洲等地区比较严重,其中美洲滥用较为严重。有迹象表明,在美国,吸食类阿片的部分人转向吸食海洛因,这一部分要归因于奥施康定(被滥用的主要处方类阿片之一)的配方有了变化,以及海洛因供应有了增长,而在美国某些地区其价格有了下降。亚洲仍然是世界上最大的阿片类滥用市场,估算占阿片剂全部吸食者的 2/3,在中国登记的海洛因吸食者总数一直在增长。

西欧和中欧及北美的可卡因年滥用率(占成年

人口的 0.4%)也在继续下降,这些区域与南美加在一起,拥有世界上最大的可卡因市场,其可卡因滥用率最高。

在西非和中部非洲、西欧和中欧及大洋洲还有北美,大麻吸食呈增长趋势,并且继续居高不下,可得到的北美最新数据表明,美国的大麻吸食率呈增长趋势。欧洲仍然是世界上最大的大麻市场,但是其吸食集中在少数国家。

全球合成药物市场继续以甲基苯丙胺为主。日益多样化的甲基苯丙胺市场正在东亚和东南亚不断扩大,在北美和欧洲部分地区吸食多晶甲基苯丙胺情况日益增多。

二、我国毒品滥用流行形势

中国药物滥用现状和流行模式主要呈现以下特点。

(一) 吸毒人数持续增加

《中国禁毒形势分析》显示,全国登记在册吸毒人员由 1992 年 14.6 万上升至 2015 年 234.5 万。全国现有吸毒人员(不含戒断 3 年未发现复吸人数、死亡人数和离境人数)中,滥用海洛因等阿片类毒品人员 98 万名,占 41.8%;滥用合成毒品人员 134 万名,占 57.1%,滥用其他毒品人员 2.5 万名,占 1.1%;男性 200.7 万名,女性 33.8 万名,分别占 85.6% 和 14.4%。1993、1996、2000 年在广州、文山、西安、安徽、兰州、重庆 6 个市、县进行的 3 次物质联用调查显示,成瘾性物质的终生使用率分别是 1.08%(男,1.9%;女,0.24%)、1.6%(男,2.58%;女 0.57%)、1.52%(男,2.25%;女,0.6%),年使用率分别是 0.91%、1.17%、1.17%。据 2014 年估计,我国目前药物滥用人数达到 1400 万。

近 10 余年来,我国的毒品形势发生了很大变化,呈现出滥用海洛因等阿片类毒品在一定区域内得到了一定程度的遏制,吸毒人员比例下降,而以"冰毒"为代表的苯丙胺类兴奋剂等合成毒品呈现快速增长的趋势,滥用合成毒品人员比例上升。国家禁毒报告统计显示:登记在册海洛因滥用人数所占比例由 2002 年的 87.6% 逐年下降至 2015 年的 41.8%,合成毒品滥用人数所占比例由 2005 年 5.7% 上升至 2015 年 57.1%。虽然滥用阿片类和合成毒品于 2014 年出现"剪刀交叉"现象,但我们应当清醒地认识到海洛因戒毒、康复和预防复吸的压力依然巨大。

(二) 新型毒品层出不穷

目前毒品流行呈现多元化特点,随着国家管制打击力度逐渐增加,接踵而至就是新型毒品的不断出现。2014 年国家药物滥用监测年度报告报告了滥用物质达到 69 种,除阿片类传统毒品及甲基苯丙胺("冰毒")、亚甲二氧基甲基苯丙胺("摇头丸")和以氯胺酮为主要成分的"K 粉"外,又出现了"麻谷""面面儿""忽悠悠""开心水"、GHB(γ-羟基丁酸)等新型毒品。目前国际上流行滥用的大多数 NPS 尚未对我国造成严重的现实威胁,但为打击、防控国际上 NPS 对我国的影响、渗透。2015 年 10 月,我国出台了《非药用类麻醉药品和精神药品列管办法》,一次性对 116 种"新精神活性物质"性质的毒品进行了管控。

(三) 禁毒体系面临挑战

随着国内外经济贸易的加速、运输手段便捷快速及互联网技术的发展,滥用毒品获得性大大增加,UNODC 2015 年报告显示,国际贩毒集团正在加大海运、物流和互联网的毒品贩运路线来扩展新的毒品贩运渠道,特别是互联网仍然是贩毒和合成毒品的前提化学品贸易的一种途径,而 NPS 以各种新的合法物质面目出现,既满足了滥用人群的吸食渴求,又增加了普通民众的可获得性。中国禁毒报告显示,在册登记新发药物滥用者人数逐年增加,由 1999 年的 8.5 万上升至 2015 年的 53.1 万。我国的吸毒者低龄化特征突出,中国禁毒报告和国家药物滥用监测中心数据均显示,35 岁以下青少年是合成毒品滥用者的主体,近一半的合成毒品滥用者在 25 岁之前开始尝试使用毒品,尤其是无业女性合成毒品滥用者开始吸毒的年龄更早。药物滥用种类的明确界限正在逐步减弱,在吸毒者中多药滥用是一种普遍现象。调查显示,多药滥用率达 50% 以上,交叉混合使用不同种类的毒品所产生协同效应的同时,也对身体带来更大危害。随着毒品的种类越来越多、用量也越来越大,毒品所带来的危害也更加严重。据估算,我国每年因毒品造成的直接损失高达数千亿元人民币。传统毒品海洛因甚至一些新型毒品滥用者逐渐沉迷于注射吸毒而导致 HIV、HCV 等疾病传播,一项 Meta 分析显示,我国注射吸毒人群中 HIV 和 HCV 的感染率为 12.55% 和 66.97%。而合成毒品通过增加不安全性行为大大增加该人群感染 HIV、HCV 等疾病的风险,我国的一项多中心调查显示,在 ATS 合成毒品滥用者中 HIV 和 HCV 的感染率为 4.5% 和 43.5%。尤其是女性感染相关疾病风险更大。另外,合成毒品可造成认知障碍、精神疾病、冲动、暴力行为。一项调查显示,我国合成毒品滥用者中有42%的人出现抑郁症状,从而大大增加了自杀等风险。由于大部分吸毒者处于青壮年期,吸毒造成的社会生产力减弱问题不容忽视。另外,毒品造成抢劫、盗窃、毒驾和卖淫等多种违法犯罪活动,严重影响了我国的经济发展和社会稳定和谐。戒毒治疗现状不容乐观,《全国戒毒药物维持治疗工作进展报告》显示,自从2004年我国开展美沙酮维持治疗工作以来,我国的海洛因滥用及其艾滋病等危害得到了一定程度的遏制,减少海洛因消耗约129吨,避免了约17 000名吸毒成瘾者感染艾滋病病毒,但因偷吸等原因,治疗人员数量在下降。

与2014年相比,2015年全国在治人数减少了1.67万,下降比例为9.0%。此外针对合成毒品成瘾,由于尚无有效的药物治疗,目前只是针对典型的精神病症状的对症治疗。另外,由于大部分合成毒品滥用者(尤其是青少年)不愿暴露自己的身份而不愿选择正规医院进行治疗,并且随着合成毒品滥用人数的增加及滥用时间的延长,合成毒品滥用导致的成瘾及精神病等疾病负担会大大增加,但目前专业的合成毒品诊疗机构及人员仍然缺乏,全国范围内合成毒品滥用者的管理和相关疾病的诊疗规范和体系建设亦处于摸索阶段,因此,合成毒品的防治堪称任重而道远。

第三节　我国药物滥用流行病学主要研究

一、重点地区药物滥用流行病学抽样调查

为掌握我国药物滥用流行水平,受国家禁毒委员会办公室、公安部禁毒局委托,北京大学中国药物依赖性研究所和中南大学湘雅二院精神卫生研究所,于2004—2007年在甘肃、贵州、湖南、辽宁、浙江等5省实施完成了药物滥用流行病学抽样调查。2004年国家禁毒委员会办公室组织流行病学、统计学、社会学及医疗卫生专家召开了专家论证会,研究可行性和调查方案,确定本次调查抽样原则,制定调查工作路线。此次调查严格应用多阶段系统整群抽样方法,根据各省禁毒办最新登记在册吸毒人数,及相关地区人数,计算人群中登记在册吸毒率,在此基础上抽取和确定调查地区,按照分布代表性原则,分阶段抽取了甘肃、贵州、湖南、辽宁、浙江5省。在上述5省中抽中30个县区,城镇社区34个,农村行政和(或)自然村85个。根据各省登记在册吸毒率计算样本量,共计调查71 849个城乡居民户,15～50周岁人口16万余人。调查内容包括:麻醉药品、精神药品及其他具有滥用潜力的非管制药品的种类,滥用时间、原因方式等,重点是违禁的阿片类毒品(海洛因)。本次被调查省、区、县均成立了调查协调小组和工作组,明确各自工作职责,调查前统一了调查方法调查程序。建立了调查质量督导制度,要求督导员对回收调查问卷及时复核,发现问题当日解决。所有数据采用双录入核查,对调查人群按2000年第5次人口普查资料进行标化。

本次5省共调查有效人数161 888人,调查样本人数符合要求,通过调查,掌握了甘肃等五省药物滥用现状和实际流行水平(包括,15～50岁人口一生药物滥用率和人群中吸毒死亡率),并对在我国开展社区药物滥用流行病学进行了探索。此次调查的主要发现:①上述地区15～50岁年龄段人群一生药物滥用率0.68%。②掌握了药物滥用现患率;根据流行性现患率的定义及国家禁毒委员会指定的戒毒回归社会后保持操守3年以上未吸毒作为既往吸毒人员,视为已戒毒康复的标准,已康复者不计入药物滥用现患率统计指标。根据调查统计了甘肃等5省平均药物滥用现患率。③调查出了药物滥用病死率(0.91%)和死亡率(29.65/10万)。④药物滥用者以青壮年男性、初中文化程度、无业和失业人员为主,药物滥用种类主要是海洛因鸦片类,占调查人数的92.8%。

根据以上结果,推算出了我国部分重点地区现阶段药物滥用(主要是海洛因)人群现状和水平。经流行病学、统计学、疾病预防控制、人口学等8位相关不同领域权威专家对此项调查审评认为,甘肃等5省的药物滥用流行病学调查,系严格按照流行病学方法开展的基于社区一般人群的抽样调查,调查结果反映我国阿片类物质滥用严重和比较严重地区基本流行情况,回答了国内和国外长期以来对我国药物滥用实际流行情况的一些猜测,同时探索了对于毒品等敏感问题开展大规模流行病学调查的方法学;为政府部门和决策者了解我国药物滥用流行情况以及为禁毒工作和药物滥用预防提供了重要科

学依据。

二、应用 Delphi 法对全国和部分地区海洛因及"新型毒品"滥用流行情况进行了快速评估

为进一步了解海洛因和"新型毒品"滥用情况和流行水平，探索药物滥用调查方法学，课题组应用 Delphi 法分别于 2005—2007 年，先后对北京市、广东省、西安市、重庆市（沙坪坝区）、上海市（杨浦区）、温州市（鹿城区）和乌鲁木齐市 7 地区；又于 2013—2014 年先后对东北（哈尔滨、沈阳）、华北（太原、唐山）、西北（乌鲁木齐、西安）、华东（青岛、温州）、华中（长沙、武汉）、华南（广州、深圳）和西南（成都、昆明）7 个地区 14 个城市的海洛因和"新型毒品"（包括冰毒、摇头丸和 K 粉）药物滥用流行情况进行了快速调查评估。

调查过程严格按照 Delphi 法原理和方法，进行了为期 3 轮的调查，和传统的 Delphi 法相比，对 Delphi 法进行了改良，将有关知情人纳入现场调查对象，同时在对 7 个地区 14 个城市调查时，结合捕获再捕获模型，对合成毒品滥用人群基数进行评估。两次调查结果均发现：①上述地区海洛因滥用现状和流行水平，以海洛因为代表的阿片类毒品的滥用呈现不同程度的遏制态势，实际吸食人数是登记在册的 2 倍左右；②"新型毒品"滥用现状和流行水平，合成毒品滥用在我国处于"快速流行阶段"，实际吸食人数是登记在册的 4 倍左右。两次药物滥用的快速评估结果一方面是对上述我国阿片类药物滥用流行病学抽样调查的佐证，并对我国新型毒品滥用流行现状提供了基础数据；同时，借鉴国际先进的快速评估方法对我国进行敏感问题调查提供了快速评估方法学的时间和探索。

三、"新型毒品"滥用调查

"新型毒品"的流行滥用是我国 2000 年后出现的一个新问题，对禁毒和药物滥用防治提出了新的挑战。课题组于 1999 年 7 月，在我国"新型毒品"刚刚出现之时，便对北京市禁毒部门抓获的 19 名"摇头丸"滥用者进行了定性定量调查，这是我国首次开展的对"新型毒品"滥用的科学调查。此后，为认识在我国"新型毒品"的滥用分布、特征及后果，课题组自 2001 年起组织在湖北、广东、上海、云南、浙江、陕西、广西、黑龙江、江苏、重庆和天津等 11 个省、自治区、直辖市进行了新型毒品滥用流行病学调查监测，共收集 3000 余份新型毒品滥用人员资料和调查问卷。调查结果显示：滥用最多的 3 种"新型毒品"为"摇头丸""K 粉"（含氯胺酮成分）和甲基苯丙胺（"冰毒"）；好奇心、他人引诱和受他人影响是初始使用"新型毒品"的主要原因，寻求快感、解除烦恼和提精神是持续使用"新型毒品"的主要原因，兴奋、欣快和过度使用是使用"新型毒品"主要症状；有 7% 的使用者出现过滥用暴力行为；34.7% 的人出现过滥用导致的性冲动；7.2% 的出现滥用导致的相关精神障碍；此项研究结果表明"新型毒品"的成瘾性很强，滥用除造成躯体健康损害外还导致不同程度的精神障碍，造成个体身心健康损害和社会危害多方面的严重后果。在上述调查的基础上，并根据近年来不同"新型毒品"滥用现状和特征，课题组对"新型毒品"调查问卷进行了修订，并在北京市分别调查了冰毒、摇头丸、K 粉等 3 类"新型毒品"滥用者。该调查初步掌握了当前流行滥用的冰毒、摇头丸、K 粉等 3 种不同"新型毒品"的滥用特征、滥用后出现的症状、体征、临床特征等。在当前药物滥用流行形势下，通过多地区大样本人群调查，为及时、科学的认识"新型毒品"的成瘾性性质及其危害性，并为防治"新型毒品"滥用提供了科学依据。

四、复吸情况及其影响因素调查

复吸是海洛因依赖的重要特征之一，为了解依赖戒毒后的复吸基本情况和复吸影响因素，为预防复吸提供科学支持，课题组于 1997 年在全国部分地区开展了海洛因成瘾者复吸及其影响因素研究。调查表明，我国海洛因成瘾者戒毒后 3 个月的复吸率是 80.2%，其中多数经历了一次以上的多次复吸，在此基础上探讨了影响复吸的社会、心理、躯体等因素。在此基础上，在国家 973 计划项目支持下，于 2005 年起课题组在北京等 5 地区开展了海洛因依赖戒毒后复吸及其影响因素的系统调查。这一调查分为两部分：①设计完成《阿片类药物滥用复吸情况调查问卷》，并进行了效度信度评价，结果表明调查问卷的信度和效度良好，为复吸的调查和评价提供了有效的工具；②在湖北等 5 地区对海洛因成瘾者复发情况进行调查，进一步探明复发的一般分布及影响因素。通过《阿片类药物滥用复吸情况调查问卷》的修订和吸毒人群复吸的流行病学调查，掌握和认识了复吸的一般情况，复吸影响因素和规律，据此提出了海洛因依赖戒毒后复发预防干预的措施和建议。

五、盐酸纳曲酮预防阿片成瘾者复吸的流行病学调查

盐酸纳曲酮是阿片受体拮抗剂,理论上可以阻断阿片类滥用导致的正强化效应,从而起到预防复发作用。为了解该药在临床/社区应用中的基本情况、疗效和影响临床应用的因素,为预防复发提供一个医学生物学干预手段,课题组在广东、北京、浙江3地对531例曾经服用过盐酸纳曲酮片的阿片类药物依赖者进行了回顾性调查。结果表明,纳曲酮是一个有效并适合在社区或家庭使用的预防海洛因成瘾戒毒后复习的药物,坚持合理使用会取得比较理想的预防复吸的效果,但阿片类药物依赖者对该药的可接受性和依从性较差;此外,价格较高、使用剂量偏小和缺乏对正确用药的指导和家庭督导是影响纳屈酮持续、有效使用的重要因素。根据此调查结果,提出了正确使用纳屈酮预防海洛因成瘾者戒毒后复吸的意见、建议。

六、多药滥用和多药依赖的流行病学调查评价

多药滥用及其导致的多药依赖是20世纪90年代以来,在吸毒人群中发生的一个普遍并愈演愈烈的问题,所滥用的药物既有违禁毒品,也有医疗使用的麻醉药品、精神药品甚至一些普通药品,由此为"麻精药品"的监管和正常医疗应用带来问题。课题组于20世纪90年代中期开始,受原卫生部药政局和国家食品药品监督管理局委托先后对在我国发生滥用的盐酸二氢埃托品、三唑仑、曲马多、盐酸丁丙诺啡、部分止咳药以及复方地芬诺酯等"麻精药品"开展了流行病学调查,并对这些药物的依赖性进行了评价,调查报告分别报送原国家卫生部和食品药品监督管理局,为认识掌握吸毒人群中多药滥用/使用的基本情况、性质、特点、造成的后果及为政府主管部门加强对此类药物的监管提供了科学依据。

七、吸毒及其导致的社会问题、公共卫生问题研究

为了解吸毒对我经济、社会及其公共卫生的影响,课题组于20世纪90年代末对我国药物滥用的基本情况进行了调查、评估。通过对有代表性的重点地区和吸毒人群的调查,依据对调查人群滥用毒品种类、平均消费数量、经济消耗支出等参数的分析,初步调查评估了毒品对我国经济社会的直接影响及其造成的危害。

针对吸毒者中HIV/AIDS的感染传播问题,课题组于20世纪90年代末开始,在四川云南新疆等吸毒艾滋病高发地区进行了吸毒行为及其与HIV感染传播相关关系及吸毒人群对HIV/AIDS的态度、知识、行为的定性、定量研究,初步掌握了现阶段我国吸毒人群中艾滋病感染和流行的因素和一般规律。研究表明,上述地区吸毒人群中注射方式吸毒、共用不洁注射器以及该人群中高危无保护性行为方式是感染传播HIV/AIDS重要因素,针对吸毒人群中普遍存在的HIV/AIDS感染传播高危行为和对HIV/AIDS传播、防控知识匮乏、存在错误认知等问题,提出了应对该人群进行及时有效预防干预,遏制HIV/AIDS在吸毒人群中蔓延的意见和建议。

八、全国癌症疼痛现状调查

为了解我国癌症疼痛现状,提高癌症患者生存质量,缓解、控制癌症患者疼痛提供科学依据,课题组受原卫生部委托,于1997年组织开展了全国范围内癌症患者疼痛及其影响因素流行病学调查。此调查对全国29个省区市癌症患者、肿瘤科医生和药品管理人员/技术人员进行了调查,调查内容包括癌症相关疼痛、疼痛类型、程度、镇痛药物的使用,镇痛效果、障碍使用镇痛药的原因。调查表明,有62%的患者存在不同程度的癌症相关疼痛,医务人员及患者对麻醉性镇痛药的使用存在"恐瘾"的认识误区,有效的药品供应、医生正确应用以及管理过严等是阻碍麻醉性镇痛药使用的因素。本调查依据调查结果提出了在病人、医生和社会商铺及、宣传癌痛及"成瘾"相关知识以及在药品加强科学管理的基础上,保证正当医疗使用和加强对癌症疼痛治疗培训工作的意见和建议。

九、青少年物质滥用调查

国内外研究显示,青少年是药物滥用高危人群,吸毒人群初次染毒时间一般在17~25岁,为了解青少年药物滥用情况和对毒品认识的态度、认知、预防药物滥用,课题组在20世纪90年代初开始在北京、湖北(武汉市)、云南(昆明市、玉溪市)、广西、贵州等地对中学生(个别地区包括大学生)进行药物滥用及对毒品态度、认识情况调查。对我国部分地区青少年滥用/使用违禁毒品和毒草、酒精的一般情况以及对毒品的态度、认知进行了调查,据此提出了加强禁毒意识和青少年药物滥用预防的意见和建议。

十、社区戒毒社区康复新模式研究

为贯彻落实《禁毒法》提出的戒毒康复措施，预防吸毒人员戒毒后回归社会后的复发，加强对吸/戒毒人员的社区管理，探索了戒毒社区康复新模式，课题组先后在甘肃、上海、北京开展了社区戒毒社区康复工作调研，初步调查、总结出我国东西部不同城乡地区的社区禁吸戒毒现状、基本经验、社区工作机制和管理模式。

社区戒毒（康复）是禁吸戒毒工作重要举措，是戒毒体系重要组成部分，经济学评价可以对不同干预措施或实施方案的优劣作出判断，有利于决策科学化，优化资源配置，提高有限资源的利用效率。为发展和完善戒毒体系，总结和评价社区戒毒（康复）工作模式效果，课题组利用经济学评价成本-效益分析方法对上海市社区戒毒（康复）工作效果和效益进行评估。本次研究采用分层整群随机抽样的方法，数据收集包括两部分，面上数据和流行病学现场调查数据，共收集调查问卷 773 份。结果显示：①2008—2010 年现有登记和新滋生海洛因滥用人数逐年下降；②成本-效益比值为 1∶5.3，即投入 1 元，可节约毒品问题导致的社会和个人经济支出 5.3 元。本次研究探索了成本-效益评估方法在药物滥用领域的应用和实践，同时验证了社区戒毒（康复）模式实施对禁吸戒毒工作的重要性和有效性。

（穆生财　刘志民 编，詹思延 审）

参 考 文 献

1. 李立明. 流行病学. 第 3 版. 北京：人民卫生出版社,2014.
2. 杜新忠. 实用戒毒医学. 第 2 版. 北京：人民卫生出版社,2013.
3. 谭红专. 现代流行病学. 第 2 版. 北京：北京医科大学出版社,2008.
4. 国家药物滥用监测中心, 国家食品药品监督管理总局. 2014 年中国药物滥用监测报告. 北京：国家药物滥用监测中心,国家食品药品监督管理总局,2014.
5. 刘志民. 药物滥用与药物依赖性流行病学调查. 中国科技成果,2010,11(23):27-30.
6. 鲍彦平. 我国的药物滥用形势与干预策略. 中国药物依赖性杂志,2015,24(2):85-88.
7. 唐全胜, 郝伟. 药物滥用流行病学现状与特征. 中国药物依赖性杂志,2014,23(4):259-263.
8. 连智, 刘志民, 刘锐克, 等. 我国部分地区氯胺酮滥用流行病学调查. 中国药物依赖性杂志,2005,14(4):280-283.
9. 王清亮, 刘志民. 上海市社区戒毒（康复）的效果及其成本-效益评价. 中国药物依赖性杂志,2013,22(1):69-73.
10. Hibell B, Guttormsson U, Ahlström S, et al. The 2011 ESPAD Report. Substance Use Among Students in 36 European Countries. 2012.
11. Coning E D. United Nations Office on Drugs and Crime. The International Journal of Marine and Coastal Law,2013,28(1):189-204.
12. Berchenko Y, Frost S D. Capture-recapture methods and respondent-driven sampling: their potential and limitations. Sexually Transmitted Infections,2011,87(4):267-268.
13. Zhou Y B, Wang Q X, Yang M X, et al. Geographical variations of risk factors associated with HCV infection in drug users in southwestern China. Epidemiology & Infection,2015,144(6):1-10.
14. Been F, Rossi L, Ort C, et al. Population normalization with ammonium in wastewater-based epidemiology: application to illicit drug monitoring. Environmental science & technology,2014,48(14):8162-8169.
15. Krizman I, Senta I, Ahel M, et al. Wastewater-based assessment of regional and temporal consumption patterns of illicit drugs and therapeutic opioids in Croatia. Science of the Total Environment,2016,566:454-462.

第二十九章 传染病预测模型研究进展

Research Progress in Prediction Modeling of Infectious Disease

摘要

传染病预测一直是理论流行病学研究关注的热点问题。传统的传染病预测主要是根据一定的假设,建立数学模型对传染病的发生、发展、流行趋势进行预测。但随着社交媒体的发展、普及和大数据时代的来临,越来越多的海量数据信息挖掘后与疾病关联进行疾病预测预报将成为新的研究热点。

而且随着世界各地交通的便捷实现,地域间越来越小的"有效距离"对传染病的传播方式和路径产生着重大影响。因此,在基于传统的"地理距离"、影响因素、传播条件的传染病预测模型发展的基础上,新的基于"有效距离"的预测模型方法也应运而生。可以预见,随着信息技术、数学理论、方法的不断发展,传染病预测方法也将不断更新和改进。学科融合和交叉的特点会越来越明显。

Abstract

The prediction of infectious diseases has always been topical in theoretical epidemiology research. Conventionally, the incidence, development and trend of an epidemic are predicted by using mathematical models based on causal and biological assumptions. With the fast development and wide use of social media, and availability of big data, it has become a new research hotspot to predict epidemics by using data mining techniques based on new factors, rather than biological and causal assumptions.

Moreover, with the availability of convenient and fast transportation around the world, the effective distance between different regions has shortened, greatly changing the route and speed of infectious disease transmission. As a result, new prediction models based on effective distance have emerged. These also take account of conventional factors such as geographic distance, epidemic characteristics and other factors of influence. We anticipate that further new methods for predicting infectious disease will continue to emerge and develop, following the advancements in information technology and in mathematical theories and methods. Interdisciplinary and multidisciplinary collaboration will therefore become a prominent feature in the field.

过去的几十年间,全球虽在传染病防治方面取得了很大成就,但随着传统传染病的复燃,新发传染病的不断出现,以及全球化的快速发展,传染性疾病仍然是影响公众健康、社会稳定的重要公共卫生问题。

自 2004 年起,传染病和突发公共卫生事件网络直报系统的运行,艾滋病以及各种疾病监测工作也逐步开展和完善。在传染病监测系统强大数据信息和平台支持下,我国于 2008 年开始了传染病预测预警系统的建立和运行。有关传染病预测预警的新方法和新理论不断出现。传染病预测不仅能够帮助了解传染病在人群中发生、发展和流行的规律;疾病控制和管理部门还可以依据预测数据,及早发现和采取相应的处理措施,使疾病防控工作更具有预见性和针对性;也是恰当决策的先决条件和基础。

目前主要的预测方法分为:定量方法和定性方法,其中以定量方法应用最为广泛。随着现代计算机技术、数学理论、遥感技术等的发展,为传染病预测方法的发展提供了很好的技术和理论上的支持,使得传染病理论模型方面的发展更加迅速。

一、定性预测法

定性预测是指根据经验和观察,主要依据逻辑关系和推理进行预测的方法。常用的定性传染病预测方法有:流行控制图、比数图法、Z-D 现象等方法。

(一)流行控制图

流行控制图是 1924 年美国学者 W. A. Shewhart 创立的,是一种简单、精确度和灵敏度较高的疾病预测方法。控制图由 3 条曲线构成,分别代表上警戒线、下警戒线、中位线,以此来推测传染病传播趋势和流行强度。此方法直观、简洁,适用于各种分布类型的数据资料,对具有季节性波动或周期性的数据预测效果较好。杨倬等研究者曾利用深圳市龙岗区1993—2002年菌痢发病资料绘制流行控制图,预测某时点是否存在菌痢流行危险。其他研究者也曾采用该方法进行过肾综合征出血热、甲型肝炎、细菌性痢疾、流行性脑脊髓膜炎、疟疾等疾病的预测。

（二）比数图法

1990年美国首次将比数图法应用于国家传染病监测系统。比数图法适用于发病数呈正态分布的传染病的预测。比数R的计算公式:

$$R=A/\bar{x}, \text{R的95\%的可信区间}:1\pm1.96s/\bar{x}。$$

A为分析当月某病的发病数;$\bar{x}$为该病近5年同月及其前后1个月(共15个月)的发病数的月平均发病数;s为标准差。

通过比数和可信区间来判断传染病是否有流行的可能。有研究者曾用比数图法,对病毒性肝炎发病数进行预测。邓志红等研究者在对甲肝预警模型进行优选过程中发现:比数图法是一种简单、敏感、有效的预警方法。

（三）Z-D现象

Z-D现象预测是用曾光、丁雁鹏的姓氏首字母命名。他们提出传染病流行中存在季节流行现象。其基本原理:当传染病的季节发病曲线波峰右移,即年度最佳截取点的月累计百分位数小于分界点时,下一年度该疾病发生率上升的可能性大,反之下降。安庆玉等研究者对大连市27年的流感、麻疹、猩红热、甲肝、细菌性痢疾、伤寒、乙型肝炎和21年的淋病资料进行分析,发现上述病种仅淋病存在Z-D现象。

二、定量预测方法

定量预测方法多采用数学模型预测方式。数学模型是通过数学语言描述影响疾病分布和流行的各种因素间的相互关系,通过对模型中参数和变量的设定,对疾病的传播规律进行描述和揭示,预测流行趋势的一种方法。这一大类的方法因具有较完整的数学逻辑,相对客观,在传染病预测中被广泛使用;并随着数学理论、计算机技术、空间技术等方面的发展不断完善。

（一）以微分方程为基础的建模方法

1911年,Rossp依据疟疾传播过程中的影响因素,应用确定性模型,建立了流行病学研究中第一个数学模型——疟疾模型。1926年和1932年,Kermack与McKendrick先后构建了以微分方程为基础的SIR仓室模型和SIS仓室模型,并提出了能够区分疾病是否流行的"阈理论",为传染病动力学的研究奠定了基础。这两种决定性模型在传染病模型预测方面一直处于主导地位,被广泛使用。微分方程属单一群体、宏观视角的建模方式。

1. SIR传播动力学模型　SIR传播模型的假设条件是:疾病研究区域内不考虑人口的变化如出生、死亡、流动等因素,假定人口保持常数N。研究区域内的个体被分为3种状态:易感者(susceptible),感染者(infective)和恢复者(recovered)。易感者通过与感染者接触而成为感染者;感染者通过免疫而逐渐恢复成为恢复者。

采用动力学方法建立微分方程。

$$\frac{dS_t}{dt}=-\beta \cdot S_t \cdot I_t$$

$$\frac{dI_t}{dt}=\beta \cdot S_t \cdot I_t-\gamma \cdot I_t$$

$$\frac{dR_t}{dt}=\gamma \cdot I_t$$

其中,S_t、I_t、R_t分别表示t时刻的易感人数、感染人数和恢复人数,β、γ分别表示单位时间内染病者的有效接触率和恢复率。

SIR模型常常用于描述感染后能产生免疫力的传播性疾病,如:流感、麻疹、水痘等。因模型中假定有效接触率传染力是不变的,有时模型拟合的数据与实际有些差距。

SIR模型相对简单,曾经在历史上发生过的大规模传染病流行中得到过验证。随着社会人群流动性的增加,仓室模型的使用受到了一定限制。很多研究人员也根据传染病特点和实际情况,从不同角度对SIR模型做了扩展和完善:进一步增加年龄结构、流动人口、时滞问题、非均匀传染等因素的作用。

2. SIS传播动力学模型　SIS传播模型假设和SIR模型一致,仍然假设研究人群总人口保持不变。人群被定义为两种状态:易感者(S)和感染者(I)。易感个体被感染,然后恢复健康;重新回到易感状态,这样的传播模型为SIS模型。常用于感染者对感染疾病不具有永久免疫力的情况,如脑炎、淋病等通过细菌传播的疾病,患者康复后不具有永久免疫力,可以再次被感染。

SIS模型动力学方程:

$$\frac{dI}{dt}=(\beta N-\gamma) I_t-\beta I_t^2$$

其中，I_t 为 t 时刻感染人群数；N 为研究人口数。

3. SEIR 模型　除了 SIS 和 SIR 模型外，还有一种 SEIR 模型，将传染病研究区域内的人群分为 4 种状态：易感者、潜伏者、感染者和移出者。

SEIR 模型方程：

$$\frac{ds_{(t)}}{dt} = -\beta \cdot \frac{s_{(t)} \cdot I_{(t)}}{N}$$

$$\frac{dE_{(t)}}{dt} = \beta \cdot \frac{s_{(t)} \cdot I_{(t)}}{N} - \sigma \cdot E_{(t)}$$

$$\frac{dI_{(t)}}{dt} = \sigma \cdot E_{(t)} - \gamma \cdot I_{(t)}$$

$$\frac{dR_{(t)}}{dt} = \gamma \cdot I_{(t)}$$

Grace M. Hwang 等采用该模型进行了航空对传染病传播影响的研究。IlariaDorigatti 利用意大利 2009—2011 年甲型 H1N1 流感哨点监测数据，采用 SEIR 模型描述其传播过程。Christian L. Althaus 利用 SEIR 模型对西非 2014 年的埃博拉病毒再生数进行估计，均取得了较好的预测效果。

（二）数理统计方法建模

1. 回归模型　回归预测法是在对大量前期数据进行收集、处理与分析的基础上，找出疾病发生与影响因素之间的数量关系，通过回归方程的方式进行预测的研究方法。依据回归分析中自变量的个数多少，可分为简单回归分析预测法和多元回归分析预测法。依据自变量和因变量之间的关系是否为线性关系，分为线性回归预测和非线性回归预测，后者又称为曲线拟合：包括二次指数模型、三次指数模型和生长模型等。

目前研究文献以多元线性回归和非线性回归预测法使用较多。曾有研究者运用回归模型对痢疾、乙肝、出血热等很多疾病的流行趋势进行过预测。曲江文等曾采用非条件 Logistic 回归分析了太阳黑子活动与流感大流行关系，发现太阳黑子极值年或前、后一年是流感大流行的重要危险因素。并分析了太阳黑子活动影响流感大流行发生的原因，为预测预警提供了新的依据。

当用回归模型进行预测时，研究者应当重视对回归预测模型的检验及预测误差的估计，只有通过检验并且误差较小的模型才能较好的进行实际预测。另外，具有季节性波动的数据不宜采用回归模型进行预测，因这种波动会导致预测精度降低。此外，Logistic 回归在医学研究中使用非常广泛，除具有良好的判别和预测功能外，主要用于危险因素的筛选。

2. 时间序列模型　时间序列分析是近年来发展迅速的传染病预测方法。依据序列间内在联系，利用事物发展具有一定惯性的原理，利用过去值、现在值来预测未来值的一类方法。该方法被广泛使用到多个研究领域如：气象预测、经济管理以及疾病的预测预警中。该类模型能克服回归模型预测法中预测对象影响因素难以获得或数据资料不全的难题，过程相对简便、经济、适用，短期预测精度较高。

时间序列分析将影响传染病的各种因素（如影响疾病发生、发展、转归的因素；个体因素；病毒等因素）综合统一到时间变量中。主要的时间序列预测方法有：指数平滑预测、自回归移动平均混合模型、移动平均预测等。应用最广泛的是自回归移动平均混合模型又称 ARIMA 模型。

ARIMA 模型是以过去的观测数值进行分析和预测，适用于时序规律不明显，或有明显季节性和周期性的疾病数据，可以解决时间序列的随机性、平稳性和季节性问题。该方法的基本思想是：将时间序列视为一组依赖于时间 t 的随机变量，这组随机变量所具有的自相关性或依存关系，表述了预测对象发展的延续性。采用适宜的数学模型来描述出这种自相关性，就可以依据时间序列的过去值、现在值，预测未来的值。该模型综合考虑了序列的趋势变化、周期变化及随机干扰，并借助模型参数进行了量化表达。

有研究者以 ARIMA 模型为基本方法，对乙型肝炎、流行性腮腺炎、疟疾、病毒性肝炎、麻疹、呼吸道传染病等疾病成功建立了模型，并对其发病趋势进行了良好预测。

黎健等研究者也曾利用上海 17 年的逐月痢疾发病率资料，采用 ARIMA 模型方法，应用非条件最小二乘法估计模型参数，建立预测上海痢疾发病率的模型。发现 ARIMA 模型短期预测精度较高，可以较好地拟合上海市痢疾发病率的时间变化趋势，并较好预测未来。

ARIMA 模型在样本量和概率分布方面没有严格要求，适用于流行因素较稳定的疾病的短期预测，预测精度相对较高。但使用该模型时应该注意：建模的基础数据一般要有 30 个以上观测值的时间序列，而且预测时间不宜太长，时间序列的惯性趋势发生改变时，要修正原来的模型，重新拟合以保证拟合效果。

3. 人工神经网络模型　人工神经网络模型是

在对人脑组织结构和运行的认知基础上发展起来的一种建模方法。目前在医学领域广泛使用的有：反向传播算法的多层前馈神经网络（又称 BP 网络）、单层反馈输入延迟性 Elman 神经网络、单层反馈性非线性 Hopfield 神经网络、随机型神经网络、自组织神经网络等。其中 BP 网络是目前应用最为广泛的神经网络。

BP 网络由信号的正向传播和误差的逆向传播两部分组成。由输入层、隐含层和输出层构成。信息从输入层经隐含层逐层处理，再传向输出层，每层神经元的状态仅影响下一层神经元的状态。

在传染病研究领域被广泛使用于疫情分析、传染病流行的预测、防治效果的评价等方面。国内外研究者应用人工神经网络模型对西尼罗病、HIV、疟疾、伤寒副伤寒、活动性肺结核等疾病的预测模型及相关影响因素进行了探讨，发现人工神经网络模型相较于其他模型能更好地处理非线性问题。模型的预测时效性强，预测精度较高。目前，该方法不断与新的算法如：遗传算法、支持向量机等算法相结合，产生了更加精确的算法，使得模型的预测准确性进一步提高。近来，有研究将 BP 神经网络应用于非洲埃博拉出血热流行趋势的预测，以西非三国（几内亚，利比里亚，塞拉利昂）2014 年 3 月至 12 月埃博拉出血热疫情资料建立预测模型，预测 2015 年 1 月西非三国埃博拉出血热疫情水平，预测准确度高达 94%。

人工神经网络是一种大规模并行分布式结构，具有较强的综合能力，可用于处理非线性问题。具有较好的学习能力、非线性拟合能力、处理模糊、不完全和不精确数据以及良好的容错性等优点。

4. 灰色系统理论　灰色系统理论（grey system theory）是 1982 年中国学者邓聚龙教授创立的，是一种研究少数据、贫信息不确定性问题的方法。目前该理论被广泛应用在疾病预测预报、卫生管理与决策中。

GM(1,1) 模型是灰色数列预测模型中最基本的预测模型，它将无规律的原始数据经灰色系统处理变成较有规律的时间序列数据，推断未来某个时间数值大小或异常值出现的状况。

国内外很多研究者曾采用此模型对肺结核、伤寒、感染性腹泻、麻疹等多种传染病流行预测。并且研究者针对灰色预测模型稳定性和预测精度等问题，采用数据变换等方法提高灰色模型的预测精度，取得了较好的预测效果。

与传统的数理统计模型相比，该模型具有对样本量和数据分布没有特殊要求，建模参数少、短期预测较为准确的特点。在充满偶然因素的传染病传播过程中采用灰色系统建模是一种较为不错的选择。

5. 复杂网络模型　自然界中大多数系统都可以尝试采用网络的形式加以描述。如：人际关系网络、Internet 网络、神经网络、社交网络、交通网络等。关于复杂网络到目前为止还没有一个严格、统一的定义。基于复杂网络自身的特点，以及计算机网络和数学理论的发展，越来越多的研究者利用复杂网络模型进行传染病传播行为的研究。复杂网络动力学研究是通过分析网络的传播行为来预测疾病的传播规律。一般将疾病感染的个体用网络中的节点表示，个体与个体间如果能够发生传染与被传染的关系，那么各节点间就存在连接，这样就建立了网络拓扑结构，利用相关模型对这种传播行为进行分析。网络传播模型研究的关键是对传播规律的确定和网络拓扑结构的选择。

复杂网络按照拓扑结构划分为：完全规则网络、随机网络、小世界网络和无标度网络。因为很多网络呈小世界和无标度特性，因此 WS 小世界网络模型和 BA 无标度网络模型的使用最为广泛。

小世界网络，是一类具有较短的平均路径长度和较高的聚类系数的网络。该网络模型对于采用预防策略进行局域控制，即通过免疫或控制被感染节点一定路径范围内的节点来控制疾病传播具有指导意义。无标度网络是指度分布符合幂律分布的复杂网络。具有非均匀性，少量节点的度相对较大，大多数节点的度相对较小的特征。

无标度网络的优先连接特性对于分析传染病动态传播过程具有较高参考价值，表明在网络中总有一些节点和其他节点连接紧密、高度关联，也就是度大的节点存在，这一点和传染病的传播情况非常相似。因此，研究者利用无标度网络的这一特点，根据传染病传播过程中人群连接度较高的节点更易传播疾病，找出节点度高的个体，对于度大的节点被感染者的快速识别和处置，对于控制疾病的流行具有重要意义。同时针对度大的节点加强防控工作对于传染病的预防和控制起到事半功倍的效果。

毛海舟等采用无标度网络模型对几内亚埃博拉病毒的传播情况进行分析，认为埃博拉病毒传播率表现在小规模范围内波动，趋于稳定状态。

复杂网络在传染病控制方面的应用仅限于人与人之间直接接触传播的疾病，对于其他类型的传病不太适用。

6. Markov 模型 Markov 链是描述一类随机动态系统的模型,系统在每个时点的状态是随机的,具有离散型的随机时间序列、无后效性特点,即在该过程中,在给定当前知识或信息的情况下,过去对于将来的预测是无关的。该模型在疾病预测中应用的基本原理:将所研究疾病的发病率划分为若干状态,然后把时间按照观察间隔分为几个时间段,计算各状态间的转移次数,确定概率转移矩阵,由矩阵中最大的转移概率进行预测。

国内外许多研究者应用 Markov 模型对传染病发病趋势进行预测,如:对丙肝、细菌性痢疾、伤寒副伤寒、SARS、疟疾、AIDS 等疾病均得出很好的预测效果。S. Lee 等通过建立 Markov 模型,预测 2015 年及 2030 年美国黑人和高加索人 HIV 感染人数以及因患 AIDS 死亡人数。为了提高预测效果,有些研究者进行了一些方法学上的改进,如引入聚类方法、加权方法克服原始 Markov 模型的缺陷,增加预测的准确性。

Markov 模型主要用于具有波动性改变的随机资料。应用 Markov 模型进行预测是要有足够长的时间序列资料,才能保障结果的准确性。合理划分发病状态也是很重要的一个方面,不同的划分方式会产生不同的结果。目前国内外对于发病状态的划分没有统一的标准,一般依据疾病特征以及研究者的专业知识和经验进行划分。

7. 元胞自动机 元胞自动机(celular automata,CA)是由 20 世纪 50 年代初计算机之父冯·诺依曼(J. von Neumann)首先提出,最初被用于模拟生命系统特有的自复制现象,是一种时间、空间、状态都离散的非线性动力系统模型,通过距离效应来处理动态问题。元胞自动机基本组成是元胞(cell)、元胞空间(lattice)、邻居(neighbors)及局部规则(localrules)4 部分。元胞自动机可以视为由一个元胞空间和定义于该空间的变换函数所组成。其增长和衰落均以空间扩散的方式进行的特点与传染病传播特征一致,一些学者用元胞自动机来模拟传染病流行。

余雷等采用元胞自动机模型对 SARS 的传播过程进行了模拟,并对影响传播的因素加以考察。发现该模型是可行和有效的,并发现缩短发病到就医的时间间隔、及时地采取隔离措施可以比较有效地遏制 SARS 这类传染病的发展。也有研究者采用该模型对甲型 H1N1、水痘、肺结核和艾滋病等疾病传播过程进行模拟,得到了与流行过程基本一致的结

果;并且发现在采取疾病控制措施后模型的模拟结果和实际结果也有较好的一致性。提示该模型用于传染病的预测是可行的,有效的。

该模型具有规则简单、时空离散、计算效率高等优点。有些研究者根据人群的免疫状态,在 SIR 和 SIS 模型的基础上建立元胞自动机模型;根据个体的差异性建立了异质元胞自动机模型来模拟传染病的流行,均取得了较好的预测效果。

8. 时空交互模型 传染病的传播,流行与发展速度除了受疾病本身的特征影响之外,还常常受环境、生态、气象条件、人口流动、生活习惯、社会关系等因素的影响。其中一些因素又常常和地理信息系统相关联。随着人们对传染病传播过程了解的加深,越来越多的研究者发现很多传染病的发生和发展受地理、环境、气候等因素影响很大,尤其是一些虫媒传染病。越来越多的研究者尝试将遥感和地理信息系统技术结合社会关系网络、人口数据、疾病数据、经济数据、气象数据等建立疾病传播的时空动态模型进行疾病预测以及预测疾病在实施防治措施下的传播状况。

地理信息系统(geographic information system,GIS)是以地理空间数据库为基础,集计算机科学、地理学、测绘学、空间科学等多学科交叉。利用 GIS 对空间数据的分析能力,结合疾病发生地的气候、植被类型、地质、地形等地理信息和病例数量、疾病频率等疾病数据,综合分析和解释疾病在时间和空间上的分布及其动态变化。实现对疾病的流行和传播进行预测和预警;并能随着数据的更新随时更新。地理信息空间统计分析技术主要应用到描述传染病空间分布模式、扩散模式以及采用空间自相关及空间回归等分析方式进行传染病预测等方面。

GIS 技术常常与遥感技术(RS)和全球定位系统(global positioning system,GPS)技术结合使用,简称"3S"技术。采用 RS 和 GPS 技术为 GIS 的实现提供更为方便、低价、清晰的地理信息数据。杨国静等利用 GIS 技术,应用气象和环境数据建立了疟疾发病风险的预测模型。根据疟原虫年生长发育累积天数(TGDD)、降雨量、相对湿度 3 个指标来预测疟疾发病概率。将全国 145 个气象站点的数据计算的 TGDD 值、相对湿度和降雨量按照地理坐标分别加载到数字化地图中,建立 GIS 复合模型用于预测。目前我国 GIS 在疾病监测方面的应用主要集中在对疟疾、血吸虫病、莱姆病和霍乱、登革热等疾病的研究,尤其以血吸虫病方面的监测和预警研究较多。

随着 GIS 和 RS 技术的不断发展,出现了景观流行病学与空间技术的结合;以及统计方法与空间技术的整合等一些新的方向和方法,也促进了空间流行病学的发展。

(三) 组合模型预测法

传染病预测受到很多因素如外界环境因素和内部个体因素的影响。而且传染病又常具有季节性、周期性和不规则变化以及非线性动态变化等特点,因此,使用单一模型进行疾病预测可能存在这样或那样的不足和缺陷。如以微分方程为基础的模型和数理统计模型更加侧重对疫情流行强度预测;模型中更侧重考虑时间因素的作用,对空间因素的作用考虑不足,而 GIS 技术恰好可以弥补其中的不足。而且,不同疾病预测模型具有不同的使用条件和范围,为了有效的利用各种模型的优势,1969 年 J. M. Bates 和 C. W. J. Granger 提出"组合预测"的思想,将多种模型适当组合起来进行疾病预测,以提高预测精度。比如采用两种或两种以上的方法进行疾病预测;定性和定量方法结合预测或者将不同定量预测方法联合使用。

陈银苹等利用河北省迁安市 2004 年 1 月—2012 年 12 月的乙肝月发病率资料,进行 ARIMA 建模拟合,采用 GM(1,1)模型对上述获得的带阈值的残差序列进行修正并构造出组合预测模型,利用该模型对该市 2013 年乙肝逐月发病率进行预测。发现 ARIMA-GM 组合模型能较好地拟合乙肝发病情况,预测精度高于 ARIMA 季节乘积模型。杨小兵等依据 2001—2006 年宜昌市痢疾月发病率资料,采用广义回归神经网络方法建立组合模型,对 2007 年痢疾月发病情况进行预测发现:组合模型拟合效果较为理想,是一种短期内预测精度较高的预测模型。Ruijing Gan 等也采用灰色系统模型和反向传播神经网络模型组合进行乙肝预测。还有研究者尝试将善于处理线性关系的 ARIMA 模型和善于处理非线性关系的神经网络模型进行组合,利用各自优势进行疾病预测,也发现组合模型的预测效果要优于单一模型的预测准确性。

三、传染病预测未来发展趋势

(一) 社交媒体数据的挖掘与分析

随着社交媒体的发展和普及,越来越多的人愿意在社交媒体上发表自己想法,记录与生活相关事件。社交媒体数据成为了一个重要的数据来源。近年来部分研究者试图考虑利用数据挖掘技术和理念对于一些时空数据、互联网数据等大数据进行处理,尝试对疾病预报和预警尤其是在传染性疾病领域。如英国罗切斯特大学利用 Twitter 数据来追踪纽约的流感,美国研究人员通过挖掘维基百科上浏览网页,来预测疾病传播情况。百度尝试提供的流感、肝炎、肺结核和性病 4 种疾病的预测服务。王艳东等人也曾经基于国内最热的社交媒体平台——新浪微博文本数据,针对不同主题,从新浪微博数据和空间属性出发,利用空间聚类分析找出突发事件的空间分布特征和异常区域。研究中将主题模型(latent dirichlet allocation,LDA)与支持向量机(support vetor machine,SVM)结合,进行突发事件的时空分析。这些均提示随着大数据时代的来临,利用互联网大数据信息,采用适当的数据挖掘技术对传染病疫情进行预测和预报可能成为未来的一个发展趋势。

(二) 复杂网络驱动下新的数学模型的建立

2013 年 Dirk Brockmann 博士和 Dirk Helbing 博士在 Science 发表了一篇文章,他们用"有效距离"取代传统的地理距离的理念,基于全球各地的联系分析疾病的流行动态,设计了一个数学模型,来分析和预测疾病暴发路径。模型中利用航空运输网络的运输强度来反映地区间的"有效距离"。此方法在 2009 年 H1N1 流感数据和 2003 年的 SARS 流行数据中进行了验证。因此以全球疾病传播为背景,进一步研发包括不依赖传播速度和相关宏观传染病参数的方法,将成为以后传染病预测的另一个方向。

(李杏莉 编,王素萍 审)

参 考 文 献

1. 邓志红,谭红专,胡世雄,等.甲型病毒性肝炎流行预警方法研究.中国预防医学杂志,2007,8(5):635-639.

2. 安庆玉,吴隽,姚伟.Z-D 现象在大连市法定传染病中的运用及其效果评价.中华疾病控制杂志,2012,16(11):998-1001.

3. 黄成钢,金如锋,邱宏,等.我国某地区痢疾发病率与气象因素的关系及其预测模型.现代预防医学,2009,36(7):1207-1210.

4. 杨德志.广义回归神经网络在乙肝发病数时间序列预测中的应用.计算机应用与软件,2013,30(4):217-219.

5. 张彦琦,唐贵立,王文昌,等.ARIMA 模型及其在肺结核预测中的应用.现代预防医学,2008,35(9):1608-1610.

6. 时照华,苏虹,秦凤云,等.ARIMA 模型在常见呼吸道传染病疫情预测中的应用.安徽医科大学学报,2013,48(7):783-786.

7. 吴家兵,叶临湘,尤尔科.ARIMA 模型在传染病发病率预测中的应用. 数理医药学杂志,2007,20(1):90-92.

8. 冯丹,韩晓娜,赵文娟,等. 中国内地法定报告传染病预测和监测的 ARIMA 模型. 中华疾病控制杂志,2007,11(2):140-143.

9. 易华云,刘爱忠,张琰. Markov 模型在卫生领域中应用简介. 循证医学,2008,8(3):172-176.

10. 彭志行,鲍昌俊,赵杨,等. 加权马尔可夫链在伤寒副伤寒发病情况预测分析中的应用. 中国卫生统计,2008,25(3):226-229.

11. 姜超,刘文东,胡建利,等. 丙肝疫情3种不同疾病预测预警方法比较. 中国公共卫生,2015,31(4):390-393.

12. 徐兴福,谭永达,鲁秀娟. 应用 Markov 模型预测细菌性痢疾发病率. 浙江预防医学,2007,19(3):23-23.

13. 范志成,张华勋,程猛,等. 基于加权马尔科夫链疟疾发病趋势的预测. 数理医药学杂志,2015,28(3):435-437.

14. Lee S,Ko J,Tan X,et al. Markov Chain Modelling Analysis of HIV/AIDS Progression:A Race-based Forecast in the United States. Indian Journal of Pharmaceutical Sciences, 2014,76(2):107-115.

15. Gan R,Chen X,Yu Y,et al. Application of a Hybrid Method Combining Grey Model and Back Propagation Artificial Neural Networks to Forecast Hepatitis B in China. Computational & Mathematical Methods in Medicine,2015,2015(1):1-7.

16. Brockmann D,Helbing D. The Hidden Geometry of Complex, Network-Driven Contagion Phenomena. Science,2013,342(6164):1337-1342.

第三十章 有向无环图应用于病因学研究中的混杂控制

Application of Directed Acyclic Graphs for Confounding Control in Etiological Studies

摘要

病因学研究中混杂因素往往会歪曲暴露与结局的真实因果关联,因此在非随机暴露中识别混杂因素是资料分析阶段控制混杂效应的关键。有向无环图是识别混杂因素的有效工具,它提供了识别混杂因素的简单直观的手段,将识别混杂因素转变成控制混杂的最小充分调整集。使用有向无环图对混杂的控制有以下几个方面的优势:一方面有向无环图可以选择调整更少的变量,增加分析的统计效率;另一方面有向无环图识别的最小充分调整集可以避开未被测量或有缺失值的变量;而且有向无环图是定性判断混杂因素,在混杂因素识别过程中不涉及统计学分析。

Abstract

Confounders tend to distort true causality between exposure and outcome in etiological studies. Therefore, identifying confounders is key in the control of confounding in the data-analysis stage of an observational study. Directed acyclic graphs (DAG) are an effective tool to identify confounders since they can make complex causality visible. DAGs change the problem from finding confounders to controlling for the minimal sufficient adjustment set of confounders. There are several advantages of using a DAG: first, it uses fewer variables and thus can increase statistical efficiency of analysis; second, it could help avoid variables that are not measured, or have missing values; and third, it is qualitative tool and does not involve statistical analysis.

第一节 概 述

在公共卫生等健康领域,研究者总是希望找出疾病发生的原因,以便采取针对性的干预措施来达到防治疾病和促进健康的目的,因此,病因研究是流行病学研究的最主要任务之一。流行病学的病因研究往往从描述性研究中提出病因假设,然后进行分析性研究检验病因假设,最后通过实验性研究进一步验证病因假设。论证强度最大的方法为 RCT,被视为金标准,但这在实际工作中往往很难实施。例如,将吸烟等有害因素施加于人体中是不符合伦理的,所以病因研究更多采用观察性研究方法。在观察性研究中,经常测量不到或不能随机分配某些协变量而导致混杂,从而歪曲暴露与结局的真实联系。因此,有必要识别这些混杂因素,并在资料分析时采用多元回归、分层分析等方法消除混杂偏倚的影响。

病因研究中如何判断混杂因素是调整混杂偏倚的关键。Mietten Cook 于 1981 年提出了混杂因素必须满足的两个条件:①它在暴露组中是一个危险因素;②在暴露组与非暴露组中的分布不同。随后,在 Geng Z,Jager KJ 等人的努力下,逐渐形成了目前流行病学中公认的判别混杂因素的标准,即同时满足以下 3 个条件:①它是所研究结局的危险因素;②它与所研究的暴露因素有关;③它不是研究因素与研究疾病因果链上的中间变量。

然而,有些变量似乎符合传统的混杂因素标准,但对其进行调整后不但不会减少混杂偏倚,反而会增加偏倚。例如,Weinberg 于 1993 年在估计吸烟对自发性流产风险的效应研究中,发现调整自发性流产史反而会引入混杂偏倚。因此,为了消除混杂,需要调整哪些变量成了问题的关键。对某一具体研究而言,当相关变量较多时,满足这个混杂因素标准的变量可能有好几个,此时是否有必要调整所有的混杂因素?另外,由于变量间的关系复杂,是否有些变量没有被识别出来,导致漏掉某些混杂因素?为克服传统统计推断是基于参数假设的这一不足,越来越多的专家学者致力于利用因果模型进行因果推断。目前运用广泛的因果模型主要有虚拟事实模型和因果图模型,有向无环图(directed acyclic graphs,DAGs)是由因果图模型发展而来,在非随机暴露中是识别混杂因素的宝贵工具。

第二节 基本原理及其相关术语

一、基本原理

有向无环图由节点和连接节点的箭头组成,所有的变量被箭头连接,成为有方向的路径,但没有形成一个封闭的环,这个图就是有向无环图。

20世纪30年代末至50年代,计量经济学家Frisch,Haavelmo,Simon等将有向无环图与因果关系联系起来,1999年Pearl将有向无环图引入到流行病学。随着有向无环图理论在流行病学病因研究中的广泛应用,越来越多的研究者认为识别混杂因素时,有向无环图优于单纯使用混杂因素的传统标准。有向无环图通过将研究的暴露、结局、潜在混杂因素等相关变量之间的因果关系标识在图上,形成一个因果网,从而方便研究者运用一系列直观的、操作简单的规则识别混杂,达到可视化效果。有向无环图被作为决定是否调整某变量集,以及找出足以控制混杂的最小充分调整集的有效工具。

有向无环图通过研究变量之间的因果假设构建了因果网,其假设是定性和非参数的,因此有向无环图识别混杂因素时不依赖于观察所得的统计学联系。当涉及多个混杂变量,特别是存在无法测量的变量时,有向无环图的优势更明显。

有向无环图可用在线Dagitty工具绘制,对一个完整的有向无环图而言,任何一对变量的所有共同原因,即使是未测量变量,都要包括在图中。有向无环图由计量经济学发展而来,作为一种工具应用于流行病学。下面主要介绍其在流行病学病因研究中控制混杂的应用,对其数学推理部分不作详述。

二、相关术语

箭头连接节点构成了有方向的路径,且这些路径没有形成封闭的循环,由这些节点以及连接节点的箭头组成的图形就叫有向无环图。其中节点表示变量,箭头表示变量间因果关系的方向(原因→结果),一个箭头代表一个变量对另一变量的直接因

效应。箭头从变量X发出指向Y,如果中间没有其他变量,X是Y的父代(parent),Y是X的子代(child)(X→Y);如果中间至少有一个其他变量M,X是Y的祖先(ancestor),Y是X的孙代(descendant)(X→M→Y)。箭头从变量X发出指向Z且中间无其他变量(X是Z的父代),同时另一箭头从变量Y发出也指向Z且中间无其他变量(Y是Z的父代),即Z是X、Y的共同(子代)效应,那么Z就称为经过X,Y,Z的路径上的一个冲撞点(X→Z←Y)。需要注意的是,某个变量在某条路径上是冲撞点,但在另一条路径上不一定是冲撞点,如图30-1:

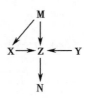

图30-1 冲撞点
注:路径X-Z-Y及X-M-Z-Y中,Z是冲撞点路径X-M-Z-N中,Z不是冲撞点

构建有向无环图的实质就是构建一个潜在的因果关系图,并且可以显示图中哪些变量之间存在统计学关联。如果X是Y的原因或Y是X的原因,即X与Y为父子关系,那么X和Y具有统计学关联;即使X、Y不相关,如果它们有一个共同的效应Z,那么在Z的某一层内,X和Y仍具有统计学关联(见下文冲撞分层偏倚)。

(一)开放路径(open path)

如果一条路径上没有冲撞点,那么这条路径就是开放路径。反之,如果一条路径上有一个及以上的冲撞点,则该路径被阻断。变量间的关联可以通过开放路径传递,也随着路径的阻断而消失,因此冲撞点是不能传递关联的。即如果暴露与结局变量处

于一条开放路径中,暴露与结局会产生关联,如果二者间的路径被阻断,则暴露与结局无关。

(二) 因果路径(causal path)

有向无环图中从暴露到结局的因果路径是指箭头从暴露出发,每一个箭头方向不变,最后指向结局的路径。如"吸烟→纤维化→肺癌"。对某特定研究而言,因果路径是代表暴露对结局因果效应的唯一路径。

未调整任何变量的有向无环图即原始有向无环图中的路径可分为因果路径和非因果路径,后者主要是指后门路径。

(三) 后门路径(backdoor path)

如果暴露 E 到结局 D 的某条路径有一个变量 P 箭头指向 E 和 D,那么该路径就是一条从暴露 E 到结局 D 的后门路径如图 30-2。

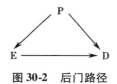

图 30-2 后门路径

如果后门路径中没有冲撞点,那么该后门路径就是一条开放路径,传递变量间的关联。

有向无环图中,暴露与结局产生联系是因为它们都在因果路径或者不含冲撞点的后门路径上。但是因果路径是代表暴露对结局因果效应的唯一路径,只有因果路径代表真正的因果关联,包含暴露与结局变量的开放的后门路径是非因果关联,会影响暴露与结局的真实因果关联,所以包含暴露与结局变量间开放的后门路径的存在即代表混杂的存在。作为识别混杂因素的工具,有向无环图的主要优点之一就是有效地识别出开放的后门路径。

(四) 后门准则(backdoor criterion)

后门准则是判断变量集 S 是否足以控制暴露 E 对结局 D 因果效应中混杂偏倚的标准,该准则包括以下两个条件:①变量集 S 中没有暴露 E 的后代;②变量集 S 阻断所有从暴露 E 到结局 D 的后门路径。

由于开放(不包含冲撞点)的后门路径的存在就代表混杂因素的存在,所以阻断开放的后门路径就能排除混杂偏倚的影响。调整满足后门路径准则的 S 集就阻断了所有开放的后门路径,有向无环图中仅剩下因果路径。

(五) 冲撞分层偏倚(collider-stratification bias)

假设两个变量 X 和 Y 相互独立但都影响第三

个变量 Z,如果调整 Z,即仅在 Z 的某一层分析数据,那么该层内 X 和 Y 就会产生一个虚假关联,此时产生的偏倚就称为冲撞分层偏倚。

在有向无环图中调整冲撞点 Z 就会产生一个新的后门路径,且该后门路径包括冲撞点的两个父代 X 和 Y,在这种情况下,调整 Z 就必须同时调整 X 或 Y,以确保阻断该新的后门路径。为了解释冲撞分层偏倚这个问题,Cole 等人(2010 年)设计了一个研究,假设 100 个人中有 10 个人患有流感,这 100 个人从装有 50 份鸡肉三明治和 50 份鸡蛋三明治的盒子中随机拿取一份食用。研究的问题是,鸡肉三明治组流感患者的期望数量是多少?以风险差为衡量标准,鸡肉三明治组和鸡蛋三明治组流感患病风险是否有差异?

由于两种三明治的类型是随机分配的,流感患者为 10 人,因此鸡肉三明治组内流感患者期望值应该是 5,患流感的风险为 5/50;鸡蛋三明治组内流感患者期望值也应该是 5,患流感的风险为 5/50;两组风险差为 0。三明治的类型与流感互相独立,没有联系,如表 30-1。

表 30-1 两种三明治组中流感风险比较

三明治类型	流感		风险	风险差
	有	无		
鸡肉	5	45	0.1	
				0
鸡蛋	5	45	0.1	

又假设吃了三明治后有 55 人发热,此次发热只有两种原因:流感以及鸡蛋三明治被污染。那么所有流感患者及鸡蛋三明治组均发热,发热者的情况如表 30-2:

表 30-2 发热者中两种三明治组中流感风险比较

三明治类型	流感		风险	风险差
	有	无		
鸡肉	5	0	1	
				0.9
鸡蛋	5	45	0.1	

在发热者中,两组流感的风险差为 0.9,对期望风险差(0)而言产生了偏倚。以发热分层,得到流感与三明治的类型有关的错误结论。本研究中"发热""流感"和"三明治"的关系如图 30-3。

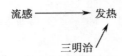

图 30-3　流感与三明治关系图

"发热"符合冲撞点的定义,本研究中如果对"发热"分层,仅在发热者中研究流感与三明治的关联,则会得到两者相关的虚假关联,造成冲撞分层偏倚。

综上所述,流行病学病因研究的目的是得到暴露对结局的真实因果效应,实质上就是在有向无环图中阻断开放的后门路径,防止含有冲撞点的路径被打开,使有向无环图上的暴露到结局只剩下因果路径,从而获得真实的因果效应。

第三节　具 体 应 用

一、有向无环图在混杂识别中的应用

Weinberg 于 1993 年在估计吸烟对自发性流产风险的效应研究中,自发性流产史满足传统混杂的定义:自发性流产史与吸烟有关,也是自发性流产的危险因素,且不是吸烟与自发性流产的中间环节。该研究假设暴露(吸烟)仅通过潜在异常 M(子宫内膜内源性雌激素释放水平低)而引发自发性流产,吸烟情况下出现 M 的风险为 0.385,不吸烟情况下出现 M 的风险为 0.15;出现 M,自发性流产的风险是 0.9,没有 M,自发性流产的风险是 0.1。每个暴露于吸烟孕妇的自发性流产风险是 $0.385 \times 0.9 + 0.615 \times 0.1 = 0.408$,每个非暴露孕妇的自发性流产风险为 $0.15 \times 0.9 + 0.85 \times 0.1 = 0.222$,所以真实结果为 $RR = 0.408/0.222 = 1.85$。如果对自发性流产史进行分层:曾经有一次自发性流产史的孕妇,暴露于吸烟的孕妇发生自发性流产的风险 $[(0.9)^2 \times 0.385 + (0.1)^2 \times 0.615]/0.408 = 0.779$,非暴露孕妇发生自发性流产的风险 $[(0.9)^2 \times 0.15 + (0.1)^2 \times 85]/0.22 = 0.509$,"曾有一次自发性流产史"层的相对危险度为 $0.779/0.509 = 1.32$。"活产"层内得出相对危险度也为 1.32。在有无自发性流产史两层存在同质性,与真实的 RR 值不同,对自发性流产史进行分层会降低吸烟对自发性流产风险的效应,即调整自发性流产史会引入偏倚。2012 年,Howards 等人用有向无环图解释该研究。该研究涉及的主要变量有暴露变量吸烟 E,结局变量自发性流产 D,自发性流产史 Q,潜在异常点 M,暴露通过影响 M 而影响自发流产。因此该研究的有向无环图如图 30-4:

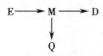

图 30-4　吸烟与自发性流产的关系图

上图可以看出暴露到结局之间除了因果路径并无其他开放路径,因此没有混杂因素存在,不能调整自发性流产史 Q。这与 Weinberg 的结论是一致的,因此混杂因素一般不能是暴露的子代或孙代。

(一) 判断混杂是否存在

将暴露因素、疾病和潜在混杂因素的关系显示在一个完整的有向无环图中,利用后门准则很容易识别出混杂,找到符合后门准则的 S 变量集就相当于找到了该研究的混杂因素。

Pearl 总结出通过两个步骤判断是否存在混杂:①删除所有从暴露发出的箭头;②查看是否有任何从暴露到疾病的开放路径。

这两个步骤实质上就是识别开放的后门路径,即暴露的效应去除后,观察暴露与疾病是否通过开放的后门路径产生关联。如果第②步结果为否,那么该研究就不存在混杂。反之,如果第②步中暴露到疾病还存在开放路径,那么就代表存在混杂,需进一步识别混杂因素。

(二) 判断调整某变量集是否足以控制混杂

在流行病学病因研究中,混杂因素通常可能不止一个。如果调控其中的某一个、几个或全部变量就足以控制所有混杂,那么这些需要控制的混杂变量组成的集合就称为控制混杂的充分调整集(sufficient adjustment sets)。理论上,控制充分调整集就控制了暴露与结局因果关联中的混杂效应。

Pearl 定义了充分调整集"S 集":①S 集的变量阻断了从 E 到 D 的每一条开放的后门路径,并且②S 集的变量阻断了因调整 S 集的变量而产生的 E 到 D 的每一条开放后门路径。

在有向无环图中,Pearl 根据以上两个标准制定了一个图形方法——充分性后门试验(the backdoor test for sufficiency)来判断一个变量集 S 是否为充分调整集。操作步骤如下:①删除从暴露 E 出发的所有箭头(除去暴露的所有效应);②如果 S 集内某变量有两个父代,那么用无向的虚线连接这一对父代;③进行前两步操作后,检查从 E 到 D 是否存在不经过 S 的开放路径。如果③的答案为否,那么理论上,调整 S 集可以消除所有混杂。

为了更方便地用有向无环图判断一个 S 集(包括一个以上变量)是否为充分调整集,以上内容可归纳为 Shrier 和 Platt 的六步法则:①S 集中的任意变量都不是暴露 E 的后代;②删除既不是暴露 E 或结局 D 的祖先或父代也不是 S 集的祖先或父代的变量;③删除所有从暴露 E 发出的箭头;④如果 S 集变量中有冲撞点,连接冲撞点的父代;⑤删除连线的所有箭头;⑥删除所有与 S 集的变量相连的连线。最后如果 E 与结局 D 无关,那么调控步骤①所选择的协变量 S 集就是充分调整集,可以控制所有混杂。

确定了该充分调整集 S 后,不能随意往 S 集中增加变量。调整充分集 S 可能会控制暴露对结局因果关系的所有混杂,但是控制更多的变量就有可能会引入混杂。

(三) 识别控制混杂的最小充分调整集(minimally sufficient adjustment sets)

确定充分调整集 S 后,虽然不能随意往 S 集中增加变量,但有可能删除 S 集的某些变量仍然足以控制所有混杂。如果 Q 集足够控制混杂且其没有子集足以控制混杂,Q 集就叫做控制混杂的最小充分调整集。最小充分调整集 Q 是充分调整集 S 的子集或本身,一个有向无环图中可能有若干个不同的最小充分调整集,每个最小充分调整集包含的变量个

数及其测量的难易程度可能不尽相同。

为了找到一个最小充分调整集,可以依次从充分集 S 中删除变量,直到没有新的能被删除的变量为止,即没有新的变量集能够满足后门试验或六步法则的要求。

在实际工作中,我们显然要选取包含变量少的且易于测量的 S 集,一方面可以减少工作量,另一方面可以增加统计分析效率。需要注意的是,理论上调整最小充分调整集能控制所有的混杂,但由于未测量或不能测量的变量也包括在有向无环图中,这些变量也有可能被选在最小充分调整集中,此时,研究的分析阶段仍然只能调控已经测量或能测量的变量,那么因果推断仍然会存在残余混杂。因此利用有向无环图识别的混杂因素集并不是总能使因果推断为无偏估计,而只是尽可能使因果推断接近最真实的因果效应。

二、在中介分析中的应用

流行病学病因研究中,资料分析方法的选择总是根据我们所研究的目的而异。暴露到结局的因果环节中有第三个变量时,假如我们的研究目的是得到暴露对结局的总效应,那么就不能调整这第三个变量;假如我们的目的是得到暴露对结局的直接效应(即不通过第三个变量介导的那部分效应),那么就可以调整该变量或进行中介分析。Pearl 将有向无环图应用于直接效应和间接效应分析,Albert 等人进一步将标准的两阶段中介效应分析扩展到多阶段中介效应分析。

第四节　研 究 实 例

实例一　儿童抗组胺药治疗与哮喘发病率的关系

1. 研究目的　了解公立学校一年级的儿童抗组胺药治疗对哮喘发病率的影响,利用有向无环图识别影响暴露与结局效应的混杂因素。

2. 研究内容　X 代表空气污染水平,Y 代表性别,Z 代表支气管反应,E 代表抗组胺药,D 代表哮喘。图 30-5 显示:空气污染水平和性别相互独立;空气污染通过对支气管反应或抗组胺药治疗的影响而影响哮喘发病;性别可直接影响哮喘发病或可首先通过影响支气管反应从而影响哮喘发病;在空气污染、支气管反应和性别之间并没有其他混杂因素。

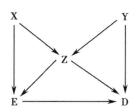

图 30-5　原始图:抗组胺药对哮喘发病的影响的有向无环图

其中 X 是 Z 的父代,Z 是 X 的子代;X 是 D 的祖先,D 是 X 的孙代;路径 E-X-Z-Y-D,E-X-Z-D 都是后门路径。Z 在 E-X-Z-Y-D 路径上是一个冲撞点,所

以后门路径 E-X-Z-Y-D 因为冲撞点 Z 而被阻断,不是开放路径;但 E-X-Z-D 中 X、Z 都不是冲撞点,所以后门路径 E-X-Z-D 是开放路径。如果调整 Z,则会使本来相互独立的 X、Y 产生关联,如图30-6。

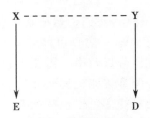

图30-6　调整变量 Z

此时,因为 X、Y 之间谁为因谁为果并不确定,所以 X、Y 之间的连线不能带箭头,并且这二者的关联是新产生的,按 Pearl 的充分性后门试验要求,用虚线表示。调整冲撞点 Z,后门路径 E-X-Y-D 被打开,使暴露结局效应估计出现了新的偏倚,即前文所述的对撞分层偏倚。因此,如果调整 Z,为了阻断由此产生的新开放后门路径,就必须再调整 X 或 Y,这符合 Pearl 规定的识别充分调整集的标准。

3. 研究结果　首先判断该研究是否存在混杂,删除所有从暴露 E 发出的单向箭头后,图30-5就简化成图30-7,明显还存在 E 到 D 的开放路径 E-Z-Y-D,E-X-Z-D 和 E-Z-D。

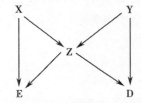

图30-7　删除从暴露 E 发出的箭头

所以该研究是存在混杂的,即图30-5存在混杂。需要进一步识别其中的混杂变量。

进一步利用六步法则来识别能够控制图30-5中混杂的充分调整集 S。

如果 S={X,Y,Z} 变量周围用方框围起来表示调整该变量,经过六步法则后,图30-5就简化成图30-8。图30-8中 E 与 D 无关,说明 S={X,Y,Z} 是一个充分调整集,即调整变量 X,Y,Z 足以控制混杂。

如果 S={Y,Z} 经过六步法则后,图30-5简化成图30-9。E 与 D 无关,说明 S={Y,Z} 是一个充分调整集。

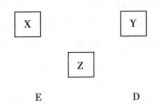

图30-8　将变量集{X,Y,Z}代入六步法则

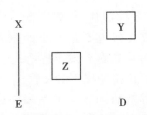

图30-9　将变量集{Y,Z}代入六步法则

如果 S={X,Z} 经过六步法则后,图30-5就简化成图30-10。E 与 D 无关,说明 S={X,Z} 是一个充分调整集。

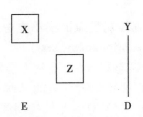

图30-10　将变量集{X,Z}代入六步法则

如果 S={Z} 经过六步法则后,图30-5就简化成图30-11。此时 E 与 D 通过路径 E-X-Y-D 相关,说明 S={Z} 不是一个充分调整集,调整变量 Z 不能控制图30-5的所有混杂。

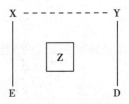

图30-11　将变量集{Z}代入六步法则

如果 S={X,Y} 经过六步法则后,图30-5就简化成图30-12,E 与 D 通过路径 E-Z-D 相关,说明 S={X,Y} 不是一个充分调整集,调整变量 X,Y 不能控制图30-5的所有混杂。

4. 研究结论　由图30-8、图30-9、图30-10可知,对同一研究而言,变量集 S={X,Y,Z}、S={Y,Z}、S={X,Z} 均是控制混杂的充分调整集,即调整

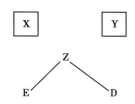

图 30-12　将变量集{X,Y}代入六步法则

以上三个变量集中的任意一个 S 集均足以控制该研究的混杂。在公立学校一年级的儿童抗组胺药治疗对哮喘发病率的因果关系研究中,如果原始有向无环图正确,那么空气污染水平、性别、支气管反应就是本研究的混杂因素。并且只要在统计分析时同时调整这三者或者同时调控支气管反应与性别或支气管反应与空气污染水平,就能得到真实的因果关系。本研究中最小混杂控制集有两个,分别为{支气管反应,性别}、{气管反应,空气污染水平}。实际工作中,性别显然比空气污染水平更易测量,因此我们可以选择调整支气管反应和性别这两个变量。

实例二　心电图检查结果与老年人伤残状况关联的现况研究

1. 研究目的　2013 年 Nadine Rohrig 等人在现况研究中观察心电图检查结果与老年人伤残状况的关联,并观察运用有向无环图识别的混杂因素是否比传统逐步回归法识别的混杂因素更有利于估计真实的因果关联。

2. 研究内容　研究对象为随机选取的德国西部 65 岁及以上老年人,最终样本为 1037 人。关联指标为 OR 值及其 95% CI。收集了研究对象的心电图检查结果,伤残情况,性别,年龄,脑血管疾病,收入,饮酒情况,糖尿病,胆固醇,社会经济水平,BMI,体力活动,心脏病,关节炎,肺部疾病,高血压等资料,并将心电图检查结果分为:未见异常,严重异常,较小异常 3 类。根据相关文献和专业知识绘制有向无环图,将其转换成中文并用在线 DAGitty 绘制出有向无环图,见图 30-13。暴露为心电图检查结果异常,结局为伤残,其他变量代表潜在的混杂因素。

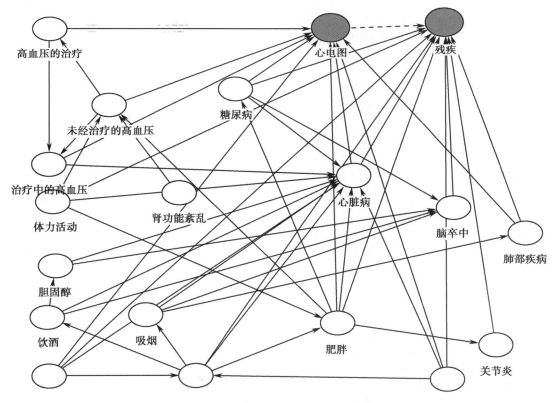

图 30-13　心电图与残疾的关联研究的有向无环图

利用该有向无环图识别出以下 3 个控制混杂的最小充分调整集:

最小充分调整集 1,共 12 个变量,分别为:年龄、性别、体力活动、饮酒、胆固醇、糖尿病、心脏病、肺部疾病、肥胖、教育、收入、吸烟。

最小充分调整集 2,共 10 个变量,分别为:年龄、性别、教育、收入、体力活动、肥胖、脑卒中、糖尿病、心脏病、肺部疾病。

最小充分调整集3,共9个变量,分别为:年龄、性别、体力活动、糖尿病、心脏病、未治疗的高血压、治疗后的高血压、肺部疾病、肥胖。

由于饮酒变量有174人饮酒情况不明,而未经治疗的血压资料未收集,因此本研究排除了第一个变量集和第三个变量集,选择调整第二个最小充分调整集,避免缺失值和未测量变量的影响。

3. 研究结果 研究将未调整任何变量(模型1)、调整符合传统混杂因素标准的性别和年龄两个变量(模型2)以及调整有向无环图识别的第二个控制混杂的最小充分集(模型3)的结果进行比较,以残疾组对未残疾组的OR值及其95% CI为指标,结果如表30-3。

表30-3 各种心电图异常结果的残疾组对未残疾组的 OR 值

心电图结果类型	模型1 OR(95% CI)	模型2 OR(95% CI)	模型3 OR(95% CI)
主要心电图异常	1.65(1.23 ~ 2.21)*	1.55(1.11 ~ 2.16)*	1.29(0.88 ~ 1.89)
电轴左偏	1.97(1.33 ~ 2.93)*	1.66(1.03 ~ 2.66)*	1.58(0.90 ~ 2.77)
心室传导阻滞	1.83(1.28 ~ 2.63)*	1.62(1.05 ~ 2.49)*	1.35(0.81 ~ 2.24)
完全左束支传导阻滞	1.41(0.63 ~ 3.16)		
完全右束支传导阻滞	2.05(1.17 ~ 3.61)*		
双束支阻滞	1.94(0.85 ~ 4.41)		
左前半块阻滞	2.03(1.35 ~ 3.06)*		
陈旧性心肌梗死的心电图征象;	1.31(0.79 ~ 2.16)	1.53(0.87 ~ 2.70)	1.04(0.51 ~ 2.16)
前壁心肌梗死	1.11(0.48 ~ 2.60)		
后壁心肌梗死	1.48(0.76 ~ 2.87)		
其他心肌梗死	1.38(0.49 ~ 3.92)		
左心室肥厚	0.71(0.37 ~ 1.35)	0.67(0.32 ~ 1.41)	0.67(0.29 ~ 1.59)
孤立波异常	1.06(0.38 ~ 3.00)	0.83(0.25 ~ 2.77)	0.60(0.13 ~ 2.70)
ST 抬高	0.97(0.26 ~ 3.68)		
ST 降低	1.62(0.36 ~ 7.34)		
一度房室传导阻滞	1.14(0.76 ~ 1.71)	1.10(0.67 ~ 1.75)	0.85(0.50 ~ 1.44)
房颤	3.70(2.08 ~ 6.60)*	2.34(1.18 ~ 4.64)*	1.38(0.59 ~ 3.23)
QT 间期延长	5.45(1.16 ~ 25.66)*	2.18(0.45 ~ 10.68)	1.77(0.26 ~ 12.19)
其他主要心电图异常	1.51(0.58 ~ 3.94)		
较小心电图异常	1.15(0.83 ~ 1.58)	1.16(0.81 ~ 1.65)	1.14(0.77 ~ 1.70)
室性异位搏动	1.21(0.49 ~ 3.00)		
室上性/心房异位搏动	1.35(0.69 ~ 2.65)		
其他较小心电图异常	1.23(0.88 ~ 1.72)	1.16(0.81 ~ 1.65)	1.14(0.77 ~ 1.70)

* $P < 0.05$

模型1不调整任何变量,心电图主要异常中电轴左偏、心室传导阻滞、房颤、QT间期延长与伤残状况存在关联,有统计学意义。模型2调控年龄和性别后,则只有电轴左偏、心室传导阻滞、房颤与伤残状况存在关联。而模型3调整有向无环图识别的最小充分集后,心电图异常与残疾无关。

由于174人饮酒情况不明,即饮酒变量中有174个缺失值,所以用逐步回归法选择自变量时排除了这174名个体,最后得出心电图检查的主要异常与残疾有统计学联系,而调整有向无环图识别的混杂因子后心电图主要异常与残疾没有统计学联系,结果见表30-4。

表 30-4　残疾与心电图检查异常的关系（有向无环图法与逐步回归法比较）

	逐步回归法	DAG 法
OR	1.523	1.293
P	<0.05	>0.05

逐步回归法是在排除了 174 名饮酒情况不明者的数据基础上进行的，排除者和未排除者并非随机选择，饮酒情况明确者与饮酒情况不明者两者的某些特征可能不同，两者的残疾率可能不同而导致有偏倚的结果。而有向无环图识别的混杂因素并不是根据现有收集到的数据得到的，而是根据一些先验专业知识，并且调整的变量中没有包含饮酒这个变量，不涉及缺失值的情况。

4. 研究结论　运用传统的逐步回归法得到的结论是二者有关，调整有向无环图识别出的混杂因子得到的结论是二者无关。调整有向无环图识别的混杂变量能够避开某些没有收集的或不完整的信息，从而调整有向无环图识别的混杂变量能够更充分地消除混杂偏倚。

第五节　优点及局限性

一、优点

1. 将复杂的因果关系可视化　有向无环图可以被看作是表达因果关系的工具，它将各变量间复杂的因果关系呈现在一个图形中，使得变量间的关系明了和具体化。有向无环图提供了识别混杂因素的简单直观的手段，把控制混杂转换成找出控制混杂的最小充分调整集进行调整。

2. 识别出消除所有混杂的混杂因素集　有向无环图有助于选择所有的混杂因素，消除因果效应估计的偏倚，充分有效地揭示尽可能真实的因果关系。一方面在有向无环图模型中可以选择调整更少的变量，从而使自由度更大，分析的统计效率增加。另一方面，如果一些关键的潜在混杂因素没有被测量或存在缺失值，有向无环图识别的最小充分调整集可能可以避开这些变量。

3. 定性识别混杂因素　有向无环图是定性判断混杂因素，在混杂因素识别过程中不涉及统计学分析。资料分析时与传统的流行病学分析方法如分层分析，回归模型等结合后能更真实地揭示因果关联。

二、局限性

使用因果关系图识别混杂因素的前提是根据先验专业知识，如通过征询专家意见，文献复习等方法，绘制正确的因果关系图。但由于因果关系的复杂性，有的病因假设可能是不确定的，很难绘制完全真实的有向无环图，有时可能会得到几个有向无环图，但无法判断哪个更正确。因此，必须将每一个可能的有向无环图都绘制出来，并识别每一个图的最小充分调整集，给予相应的解释，才能得出真实可靠的结论。

（刘爱忠　编，栾荣生　审）

参 考 文 献

1. Jager K J, Zoccali C, Macleod A, et al. Confounding: What it is and how to deal with it. Kidney International, 2008, 73(3): 256-260.

2. Suttorp M M, Siegerink B, Jager K J, et al. Graphical presentation of confounding in directed acyclic graphs. Nephrology Dialysis Transplantation, 2015, 30(9): 1418-1423.

3. Howards P P, Schisterman E F, Poole C, et al. "Toward a clearer definition of confounding" revisited with directed acyclic graphs. American Journal of Epidemiology, 2012, 176(6): 506-511.

4. Jonge H C D, Azad K, Seward N, et al. Determinants and consequences of short birth interval in rural Bangladesh: a cross-sectional study. BMC Pregnancy and Childbirth, 2014, 14(1): 427.

5. Vanderweele T J, Tan Z. Directed acyclic graphs with edge-specific bounds. Biometrika, 2012, 99(1): 115-126.

6. Pearl J. The foundations of causal inference. Sociological Methodology, 2010, 40(1): 75-149.

7. Foster E M. Causal inference and developmental psychology. Developmental Psychology, 2010, 46(6): 1454-1480.

8. Platt R W, Ian S. Reducing bias through directed acyclic graphs. Bmc Medical Research Methodology, 2008, 8(1): 70.

9. Vanderweele T J, Hernán M A, Robins J M. Causal directed acyclic graphs and the direction of unmeasured confounding bias. Epidemiology, 2008, 19(5): 720-728.

10. Cole S R, Platt R W, Schisterman E F, et al. Illustrating bias due to conditioning on a collider. International Journal of Ep-

idemiology,2010,39(2):417-420.

11. Williamson E J, Aitken Z, Lawrie J, et al. Introduction to causal diagrams for confounder selection. Respirology,2014, 19(3):303-311.

12. Röhrig N, Strobl R, Müller M, et al. Directed acyclic graphs helped to identify confounding in the association of disability and electrocardiographic findings: results from the KORA-Age study. Journal of Clinical Epidemiology,2014,67(2): 199-206.

13. Rumball-Smith J, Blakely T, Sarfati D, et al. The Mismea-surement of Quality by Readmission Rate: How Blunt Is too Blunt an Instrument? A Quantitative Bias Analysis. Medical Care,2013,51(5):418-424.

14. Luciani D, Stefanini F M. Automated interviews on clinical case reports to elicit directed acyclic graphs. Artificial Intelligence in Medicine,2012,55(1):1-11.

15. Vanderweele T J, Robins J M. Four types of effect modification: a classification based on directed acyclic graphs. Epidemiology,2007,18(5):561-568.

第三十一章 工具变量和孟德尔随机化在混杂因素控制中的应用

Application of Instrumental Variable and Mendelian Randomization in Control for Confounding

摘要

为减少非随机对照研究中由未测量或无法测量的混杂因素引起的偏倚，引入工具变量法。其基本思想是寻找满足一定条件的工具变量通过两阶段回归分析来消除未知混杂因素的影响，从而得到效应的无偏估计值。工具变量应满足 3 个假设：①独立于混杂因素；②与暴露（或处理）有关；③给定暴露（或处理）和混杂因素下，与结局变量独立。将工具变量引入流行病学和生物学领域，与孟德尔遗传定律结合，即孟德尔随机化法，可解决观察性研究中一些因果推断问题。孟德尔随机化法将遗传变异作为工具变量来估计因果关联，克服传统观察性研究中反向因果关联和混杂因素的问题。需要特别注意的是，工具变量法和孟德尔随机法的核心是工具变量的选择；另外，还应注意样本量不足时，会导致对关联的估计偏倚。

Abstract

In order to reduce potential bias caused by unmeasured or unidentified confounding factors in nonrandomized controlled studies, instrumental variable methods are introduced. The key point is to find a suitable instrumental variable under some assumptions, and then use two-stage regression analysis to eliminate the confounding effects and obtain an unbiased estimator of treatment effect. There are three assumptions that should be noted when using instrumental variable methods: ①the instrumental variable is independent of confounding factors; ② the instrumental variable is related to exposure(or intervention); and ③given the exposure (or intervention) and confounding factors, the instrumental variable is independent of the outcome. In the fields of epidemiology and biology research, combining the instrumental variable method with Mendel's law of inheritance, Mendelian randomization can be used to aid causal inference in observational studies. Using genetic variants as instrumental variables, Mendelian randomization enables estimation of causal relationships and overcomes the problems of reverse causality and confounding in traditional observational studies. The key issue in using instrument variable methods and Mendelian randomization is the choice of instrumental variables. A threshold of Cragg-Donald $F>10$ has commonly been recommended in judging the strength of instrumental variables. This rule does not however ensure the bias will be smaller. In addition, insufficient sample size can also lead to bias in applying this method. Besides, it's important to consider altogether their application conditions, advantages and defects in actual use of the method.

在流行病学研究中，如何控制潜在混杂因素对研究结果的影响是经常遇到且必须妥善处理的问题。一般在研究设计阶段可采用限制、匹配和随机化等方法、在数据分析阶段采用多因素分析等方法可以较好地控制其不良影响，但这些方法都有一定应用条件。例如多因素分析首先需要测量出潜在混杂变量的取值，限制和匹配是针对事先假定已知的混杂因素来设计，而作为证据强度最高的 RCT 由于实际操作中存在的困难，某些情况下难以实施随机化分配。真实世界研究或比较效果研究常常是非 RCT，如果测量了已知的混杂因素，可借助倾向性评分（propensity score）或多因素分析来调整协变量的影响，但当混杂因素没有被测量时上述方法也难以实施。针对于此，本章将介绍处理未知混杂因素或混杂因素未能测量时的工具变量（instrumental variable，IV）法来降低非随机对照研究中的组间偏差。将工具变量和孟德尔遗传定律结合，把基因看作工具变量达到估计表型和疾病因果关系的目的，可用来解决观察性研究中的一些因果推断的问题。

第一节 工具变量法

对于研究中可观测到的混杂变量，通过倾向性评分法能够使得所比较的组间趋于平衡，但对于研究中未测量或无法测量的混杂因素，倾向性评分法就无能为力了。为了减少未测量或无法测量的混杂因素引起的偏倚，工具变量分析被引入非随机对照试验中。

工具变量法可以追溯到 1920 年，它在计量经济学领域用得比较多，并逐渐在健康领域中出现。其基本思想是通过两阶段回归分析来消除未知混杂因素与干预措施之间的关系，从而得到无偏的效应估计值。

假设 X 和 Y 分别是暴露和感兴趣的结局，第三个变量 Z 称为工具变量，它与 X 有关，但与 Y 无关（除了通过 X 建立的关联外）（图 31-1）。然后，在一定的条件下，我们可以将 Z-Y 关联写为 Z-X 和 X-Y 关联的乘积：

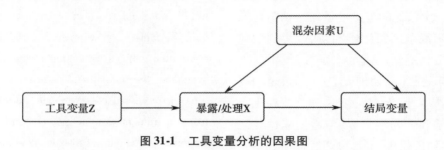

图 31-1 工具变量分析的因果图

$$ASSOC_{ZY} = ASSOC_{ZX} ASSOC_{XY}$$

通过解这个等式来获得 X-Y 关联。可用于：①观测到的 X-Y 关联因未观测到的协变量带来偏倚，但是 Z-X 和 Z-Y 关联并没有受到影响；②X-Y 关联不能直接观测到，因为不能观测到 X，而 Z 相当于是一个 X 的可观测的代理，它与 X 的关联是已知的或可估计的，并且与 X 的偏差独立于其他的变量或误差。

U 表示影响 X 和 Y 的所有的混杂变量，则工具变量 Z 需要满足以下假设：①Z 独立于 U；②Z 与 X 有关；③给定 X 和 U 下，Z 与 Y 独立。

注意：假设③意味着 Z 对 Y 没有直接的影响。

工具变量方法的步骤是：

第一阶段回归，利用寻找到的工具变量通过回归分析的方法将干预措施分解为与混杂因素相关和混杂因素不相关的两个部分。以暴露/处理 X 为因变量、工具变量 Z 为自变量进行最小二乘回归。$X = \alpha_0 + \alpha_1 Z + \varepsilon$ $\hat{X} = \hat{E}[X|Z]$ 为给定工具变量 Z 下，暴露 X 的期望值，即 X 中与混杂因素不相关的部分。

第二阶段回归，利用第一阶段回归中得到的与混杂因素不相关的干预措施估计值替换原有的干预措施来估计其效应值。即以结局变量 Y 为因变量、暴露/处理 X 的估计值为自变量进行最小二乘回归。

$$Y = \beta_0 + \delta \hat{E}[X|Z] + \gamma$$

如果 Z 是定量资料，则工具变量估计：

$$\hat{\delta} = \frac{(Z'Z)^{-1} Z'Y}{(Z'Z)^{-1} Z'X} = (Z'X)^{-1} Z'Y$$

如果 Z 是二分类资料，设 $Z=1$ 时，y 和 x 的均数分别是 $\bar{y}_1$ 和 $\bar{x}_1$，而 $Z=0$ 时，y 和 x 的均数分别是 $\bar{y}_0$ 和 $\bar{x}_0$，则工具变量估计称为 Wald 估计：

$$\hat{\delta} = \frac{\bar{Y}_1 - \bar{Y}_0}{\bar{X}_1 - \bar{X}_0}$$

也可以考虑将已知的混杂变量纳入，对工具变量估计进行调整：

第一阶段：$X = \alpha_0 + \alpha_1 C_1 + \cdots + \alpha_p C_p + \alpha_{p+1} Z + \varepsilon$

第二阶段：$Y = \beta_0 + \delta \hat{E}[X|C_1, \cdots, C_p, Z] + \beta_1 C_1 + \cdots + \beta_p C_p + \gamma$

工具变量分析的核心是工具变量的选择。工具变量应该与混杂无关，但这一点很难通过数据来验证，尤其是没有观测或无法观测的变量，对于观测到的混杂变量，可通过工具变量与其相关关系来推断。一个高质量的工具变量应当与处理高度相关，工具变量的方差和偏差依赖于这个关联的强度。下面用例子来说明工具变量的选择及如何利用工具变量来估计效应值。

例1　使用医师特定处方偏好为工具变量来估计短期药效

比较 COX-2 抑制剂与非甾体抗炎药 NSAIDs（nonsteroidal anti-inflammatory drugs）对胃肠道的减毒效果，效应指标是胃肠道并发症（GI complication）的发生率。该研究源于针对 65 岁以上老人的口服 NSAID 的队列研究。纳入分析的病人中，服用 COX-2 抑制剂的 32 273 人，服用 NSAIDs 的有 17 646 人。选用这个研究的原因是传统的 COX-2 抑制剂效应的研究结果会受到未观测的混杂的影响，比如阿司匹林的使用，BMI，体育运动，吸烟等级，酒精摄入，潜在的胃肠道症候等。有研究表明，与 NSAIDs 相比，医师处方 COX-2 抑制剂的偏好差别很大；RCT 结果表明，COX-2 的使用能够降低胃肠道毒性，从而提供了一个参考标准。

本研究将医师上一次 NSAID 处方作为工具变量。如果该医师最新的处方是 COX-2 抑制剂，则对于新病人，医师归为处方 COX-2 抑制剂者，否则，医师归为处方 NSAID 者。在此，为什么一个病人的处理分配可以与另外一个病人的结局相结合来估计处理的效应？因为处理的分配依赖于医生的偏好和病人的个体特征，NSAID 处方情况部分依赖于医生的偏好，医师的上一次处方可以看成对下一个病人的处理分配，这样医生对上一个病人的处方偏好（Z）就与新病人的特征（混杂变量 U）无关，满足假设一。医生的处方偏好（Z）会影响该病人的实际服用的药物（X），满足假设二。医生的处方偏好（Z）只会通过该病人实际服用的药物（X）来影响病人的结局，满足假设三。其中假设一可以通过工具变量与已观测的病人特征的相关性来判断，假设二可以通过工具变量与病人实际服用药物的相关性来判断。假设三通常从生物学角度讨论是否满足。

统计模型中，Z 表示工具变量，即病人医师的上一次处方，如果是 COX-2 抑制剂，则 $Z=1$，如果是 NSAID，则 $Z=0$；Y 表示疾病的结局（60，120，180 天时胃肠道并发症的发生率）。X 表示一个病人是否接受 COX-2 治疗，$X=1$ 表示接受，$X=0$ 表示病人接受 NASID。其他所有的混杂变量都放入 p 维向量 C 中。关心的指标是风险差（risk difference，RD），即 COX-2 使用引起的胃肠道并发症的风险减去由于 NASID 的使用引起的胃肠道并发症的风险。在风险差的基础上再乘以 100，表示接受治疗的 100 个病人其风险的改变。

首先考虑未经协变量调整的工具变量方法。

采用两阶段最小二乘建模。第一阶段，暴露 X 对工具变量 Z 作回归：

$$X = \alpha_0 + \alpha_1 Z + \varepsilon$$

$\hat{\alpha}_1 = \hat{E}[X|Z]$（$\hat{X} = \hat{E}[X|Z]$），即给定工具变量 Z 下，暴露 X 的期望值。$\hat{E}[X|Z] = \hat{p}_1 - \hat{p}_0$，$\hat{p}_1$ 表示 $Z=1$ 时，$X=1$ 的比例，$\hat{p}_0$ 表示 $Z=0$ 时，$X=1$ 的比例。第二阶段，拟合简单的线性回归模型：

$$Y = \beta_0 + \delta \hat{E}[X|Z] + \gamma$$

对于这个模型，最小二乘估计可以推出对于 RD 的估计：

$$\hat{\delta} = \frac{\hat{E}[Y|Z]}{\hat{E}[X|Z]} = \frac{\hat{E}[Y|Z=1] - \hat{E}[Y|Z=0]}{\hat{E}[X|Z=1] - \hat{E}[X|Z=0]}$$

其中，$\hat{E}[Y|Z=1]$ 是工具变量 $Z=1$ 时，结局 $Y=1$ 的比例，$\hat{E}[Y|Z=0]$ 表示 $Z=0$ 时，结局 $Y=1$ 的比例。

其次，考虑经协变量调整的工具变量方法。第一阶段，暴露 X 对工具变量 Z 作回归：

$$= \alpha_0 + \alpha_1 C_1 + \cdots + \alpha_p C_p + \alpha_{p+1} Z + \varepsilon$$

第二阶段，用第一阶段的预测值 $\hat{\alpha}_{p+1} = \hat{E}[X|C_1, \cdots, C_p, Z]$ 作为自变量，以及其他混杂变量，与结局 Y 建立线性回归模型：

$$Y = \beta_0 + \delta \hat{E}[X|C_1, \cdots, C_p, Z] + \beta_1 C_1 + \cdots + \beta_p C_p + \gamma$$

表 31-1 列出的是病人的特征与实际接受处理间的关联，关联指标采用的是概率差（×100）。可以看到，使用 COX-2 抑制剂的病人年龄更大一些，伴有其他病症的比例也高一些，且有更多与胃肠道毒性有关的其他危险因素。工具变量与病人其他特征的关联大大减弱，但是没有完全满足"具变量与混杂变量无关"这个假设。

表 31-1 病人的风险因素与实际处理，工具变量，以及只包含初级保健医生（PCP）的病人群体的工具变量的相关性[*]

特征	实际服用 COX-抑制剂（所有病人）[**]	工具变量（所有病人）[#]	工具变量（只含 PCPs）[##]
女性	8.2	0.5	1.3
在开始日期年龄≥75 岁	11.0	1.3	0.7
Charlson 合并症得分≥1	5.9	2.7	2.4
在前一年是否住院	5.0	1.4	0.8
在前一年是否住过疗养院	9.1	2.9	1.8
Warfarin 使用史	15.8	4.0	3.8
口服糖皮质激素使用史	2.8	0.9	1.0
骨关节炎史	14.0	3.4	2.9
风湿性关节炎史	13.1	5.1	5.2
消化性溃疡史	9.4	1.4	0.3
消化道出血史	9.3	1.0	−1.4
高血压史	3.0	1.3	1.6
充血性心力衰竭史	6.5	1.4	0.8
冠状动脉病史	2.9	1.1	1.2
胃保护药物使用史	8.5	0.4	0.2
前一年开药 5 种以上	9.2	2.8	2.3
前一年看病 5 次以上	7.6	2.2	2.2

[*]：关联的测量时通过概率差乘以 100 来表示。
[**]：用有风险因素时实际服用 COX-2 抑制剂的比例，减去没有该风险因素时实际服用 COX-2 抑制剂的比例。
[#]：用有风险因素时医生上一个药方是 COX-2 抑制剂的比例，减去没有该风险因素时医生上一个药方是 COX-2 抑制剂的比例。
[##]：PCP（primary care physician）指初级保健医生

根据假设，工具变量还需要与处理相关。本例，如果医生给上一个病人的处方是 COX-2 抑制剂，则给下一个病人开处方是 COX-2 抑制剂的可能性 77%；另外一方面，如果上一个处方是非选择性的 NSAID，则下一个处方是 COX-2 抑制剂的可能性是 55%，概率差是 22%。说明工具变量与处理的相关性较大。

表 31-2 服用 COX-2 抑制剂和非选择性 NSAIDs 的风险差的 4 种估计

	每 100 个病人的风险差（95% CI）			
	传统未调整	传统调整[*]	工具变量未调整	工具变量调整[*]
60 天				
所有病人	0.03（−0.20～2.18）	−0.04（−0.20～0.10）	−0.92（−1.74～−0.10）	−1.02（−1.88～−0.16）
PCP 治疗的病人	0.11（−0.05～0.28）	0.03（−0.14～0.20）	−0.75（−1.73～0.23）	−0.81（−1.88～−0.16）
OA 和 RA 病人[#]	0.10（−0.13～0.33）	0.07（−0.17～0.30）	−1.80（−3.31～−0.29）	−1.81（−3.34～−0.28）
120 天				
所有病人	0.09（−0.10～0.29）	−0.06（−0.26～0.14）	−1.15（−2.20～−0.09）	−1.31（−2.42～−0.20）
PCP 治疗的病人	0.03（−0.20～0.26）	−0.13（−0.37～0.11）	−0.93（−2.24～0.39）	−1.04（−2.41～0.34）
OA 和 RA 病人	0.14（−0.17～0.45）	0.03（−0.28～0.35）	−2.06（−3.99～−0.13）	−2.05（−4.00～−0.09）
180 天				

续表

	每100个病人的风险差（95%CI）			
	传统未调整	传统调整*	工具变量未调整	工具变量调整*
所有病人	0.19（−0.02~0.45）	−0.03（−0.26~0.19）	−0.94（−2.14~0.25）	−1.21（−2.46~0.04）
PCP治疗的病人	0.09（−0.17~0.35）	−0.15（−0.42~0.12）	−0.61（−2.12~0.89）	−0.82（−2.40~0.75）
OA和RA病人	0.24（−0.12~0.60）	0.07（−0.30~0.43）	−1.45（−3.65~0.75）	−1.52（−3.74~0.71）

*：调整的混杂变量有年龄，Charlson合并症得分，日历年，在前一年是否住院，前一年看病次数，Warfarin使用史，口服糖皮质激素使用史，胃保护药物使用史，充血性心力衰竭史，骨关节炎史，风湿性关节炎史，冠状动脉病史，高血压史，消化性溃疡史，消化道出血史。

#：在RCTVIGOR和CLASS中，只包含了风湿性关节炎和骨关节炎的群体，为了跟随机对照实验比较，估计了只包含这个群体对应的风险差以及置信区间

从结果来看，未调整的传统方法和调整的传统方法，风险差的估计都接近于0，然而未调整的和调整的工具变量方法的结果提示了COX-2抑制剂的保护作用。

表31-3是与VIGOR和CLASSRCT的结果比较，VIGOR和CLASS的研究总体都是考虑到风湿病和（或）骨关节炎，为了便于比较，工具变量估计也限制到这些人群来估计。可以看到工具变量估计与试验的结果相似。对于60天和120天，工具变量估计的绝对值更大，这意味着，队列研究的人群比起RCT，年龄更大，更脆弱，COX-2抑制剂可能表现出了更大的保护效应。180天效应的衰减，与在没有控制的日常护理中出现不依从和处理的交叉现象有关。

表31-3　调整的工具变量估计与随机试验的结果比较

	每100个病人的风险差		
	60天	120天	180天
工具变量估计（所有病人）	−1.02（−1.88~−0.16）	−1.31（−2.42~0.20）	−1.21（−2.46~0.04）
工具变量估计（OA和RA）	−1.81（−3.34~0.28）	−2.05（−4.00~0.09）	−1.52（−3.74~0.71）
VIGOR试验（RA）	−0.47（−0.83~0.12）	−0.65（−1.08~0.22）	−1.07（−1.57~0.57）
CLASS试验（OA和RA）	无报告	无报告	−0.96（−1.74~0.18）

在这个例子中我们注意到，调整的与未调整的工具变量估计结果非常接近，这也说明工具变量与观测到的混杂变量间相关较小。可以由此推测，工具变量与未观测的混杂变量也相关较小，但这不能通过数据来证实。另外一个可能的偏差是，假设③是否满足，即工具变量是否仅通过处理X来影响Y。在本例中医生的偏好，除了通过病人实际服用的药物来影响病人结局外，是否还有其他途径？比如，倾向于开COX-2抑制剂的医生，可能更倾向于开质子泵抑制剂来对胃肠道进行保护。这样COX-2的保护作用可能要归功于与质子泵抑制剂的联合作用。原则上，可以通过增加一个两药联合组去除这个偏差。

第二节　孟德尔随机化方法

尽管RCT是干预性研究中的金标准，但是当涉及疾病病因学，研究潜在因素的影响时，RCT可能不适合甚至不可能去实施。因此将工具变量引入到流行病学和生物学领域，与孟德尔独立分配定律和自由组合定律相结合，即孟德尔随机化法。

孟德尔随机化的概念最初是由Katan在1968年探讨低血清胆固醇水平（暴露）会直接增加癌症（结局）风险的假设中引出的。为了调查低血清胆固醇水平和癌症之间是否有因果关系，Katan提出使用载脂蛋白E基因（ApoE）的相关数据。已知该基因影响血清胆固醇水平，并且E2变异基因和终身低血清胆固醇水平有关联。Katan假设：如果低血清胆固醇是癌症的一个病因危险因素，那么携带ApoE2变异基因的个体患癌症的风险应该会增加。

孟德尔随机化基于的主要原理是：

（1）如果一个暴露和一种疾病有因果关联，那么

一个和暴露有关的基因通过暴露因素应该和结局有相似的关系。相反,如果基因和结局不相关,那么基因的产物(如暴露)和结局将没有明显的因果关系。

（2）孟德尔随机化研究中的暴露可以是基因的任何表型,但是通常情况下,大多研究血液中的蛋白质水平。

（3）无论基因是否是单核苷酸多态性,单倍体型,或有缺失,都满足孟德尔独立分配和自由组合定律,并且一个人的基因型是他/她的父母配子形成时随机分配的结果。

由上可知:基因独立于混杂因素,并且和暴露有关,对结局没有直接的影响,符合前述工具变量的假设条件,因此可以根据工具变量法来估计暴露/处理与结局的效应值。

孟德尔随机化的应用条件:

（1）选择同质人群,即应符合孟德尔群体遗传的 Hardy-Weinberg 平衡。

（2）阅读大量文献,对基因-疾病、基因-中间表型的关系有确切的了解和认识。

（3）纳入研究的基因型要在人群中有一定的变异率,从而保证足够的样本量。

（4）明确基因功能、基因-基因和基因-环境交互作用,尽量排除和控制基因多效性和连锁不平衡等对效应估计的影响。

孟德尔随机化法的研究框架、有向非循环图和与 RCT 的比较分别见图 31-2、图 31-3 和图 31-4。

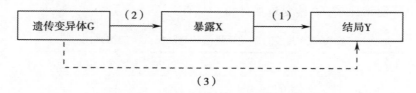

图 31-2　孟德尔随机化法的研究框架

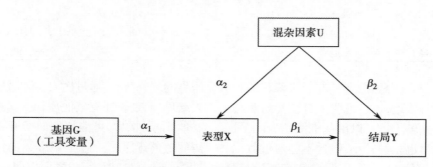

图 31-3　孟德尔随机化假设的有向非循环图

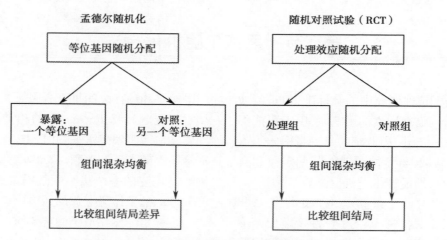

图 31-4　孟德尔随机化和随机对照试验的比较

使用两阶段最小二乘法（2SLS）来计算工具变量估计值。第一阶段回归中，以基因表型 X 为因变量、工具变量基因 G 为自变量进行最小二乘回归。

$$x_i = \alpha_0 + \sum_{k=1}^{K} \alpha_k g_{ik} + \varepsilon_{xi}, (g_{ik} = 0,1,2; k = 1, \cdots, K)$$

$g_{ik} = 0, 1, 2$ 代表第 i 个个体的第 k 个单核苷酸多态性不同等位基因的数目。

第二阶段回归，利用第一阶段回归中得到的基因表型的估计值作自变量，结局 y_i 作因变量进行最小二乘回归。

$$y_i = \beta_0 + \beta_{IV} \hat{x}_i + \varepsilon_{yi}$$

由两阶段最小二乘法得到的因果估计是 $\hat{\beta}_{IV}$。

现假设一个基因表型 X 与一个工具变量 G 和一个混杂因素 U 有线性关系，而且结局 Y 与 X 和 U 有线性关系，假设模型中没有其他的误差项，所有的可变性均来自于 U，表示如下：

$$X = \mu_X + \alpha_1 G + \alpha_2 U$$
$$Y = \mu_Y + \beta_1 X + \beta_2 U$$

$\alpha_1, \alpha_2, \beta_1, \beta_2$ 系数如图 31-3 所示。若要考虑已知的混杂因素，也可以将其放入模型中作为协变量，模型和前述工具变量法类似。

假设 G 是二分类变量，将研究总体分为两个基因亚型组 1，2。用 $\bar{x}_j$ 表示第 j 个亚组的表型平均值，同样的，$\bar{y}_j$ 表示第 j 个亚组的结局平均值，$\bar{u}_j$ 表示第 j 个亚组的混杂平均值，$j = 1, 2$。X 对 Y 的因果效应大小为 β_1。那么工具变量对因果效应的估计表达式如下：

$$\beta_{IV} = \frac{\bar{y}_2 - \bar{y}_1}{\bar{x}_2 - \bar{x}_1} = \beta_1 + \frac{\beta_2 \Delta}{\alpha_1 + \alpha_2 \Delta}$$

若 G 是一个工具变量，$\Delta = \bar{u}_2 - \bar{u}_1$ 的均值为 0。因此，随着样本量的增加，β_{IV} 逐渐趋于 β_1。如果 α_1 和 $\alpha_2 \Delta$ 相比较大，也就是说由工具变量解释的变异比混杂解释的变异大，那么 β_{IV} 接近于 β_1。然而，如果 α_1 和 $\alpha_2 \Delta$ 相比较小，那么无论 Δ 是正是负，偏倚 $\beta_{IV} - \beta_1$ 接近于 β_2/α_2，这就是表型和结局间的混杂关联。所以偏倚的大小主要依赖于 X 和 G 的关联强度。

Cragg-Donald F 统计量是对工具变量强度的一种测量。它的大小主要和基因对表型变异的解释比例

（R^2）、样本量 n 和工具变量的个数 k 有关，公式如下：

$$F = \left(\frac{n-k-1}{k}\right)\left(\frac{R^2}{1-R^2}\right)$$

由公式可知，可以通过增大样本量来增加 F 值，进而减小偏倚。同样地，如果工具变量对表型差异的解释比例不够大，那么排除这些工具变量将会增加 F 值。一般来说，在基因关联中应用节俭模型，即自由度较小的模型有助于增加 F 值，减小弱工具变量偏倚。可参考的经验法则为：$F > 10$，其仅仅提供一个参考阈值，并不能保证满足这个条件偏倚就一定很小。

例 2　使用载脂蛋白 E 基因型为工具变量来估计血浆胆固醇对癌症的影响

大量的观察性研究表明低血浆胆固醇水平和癌症风险的增加有关，然而这些观察到的关联可能是由反向因果关联或者混杂因素存在导致的。大多数涉及降低胆固醇药物的随机临床试验表明低血浆胆固醇药物对患癌风险没有影响，但是由于这些临床试验的试验周期是受到限制的，因此也有一定的局限性。所以，可以选用孟德尔随机化法来克服传统观察性研究中反向因果关联和混杂因素的问题，还有就是基因对疾病的长期作用不会受到测量误差和短期效应的干扰。该研究选用了一项关于服用普伐他汀降脂药的前瞻性研究的 2794 名安慰剂组（未服用普伐他汀类降脂药而服用了安慰剂，排除了降脂药对结局的影响）受试者为研究对象，平均年龄为 75.3 岁，分别来自英格兰，爱尔兰和荷兰 3 个国家。随访期为 1997—2002 年，平均随访期为 3.2 年。致命性的冠心病联合非致命性的心肌梗死，卒中或其他致命或非致命的疾病作为主要结局事件，另一个研究终点是短暂性脑缺血、残疾、认知功能和癌症发生率以及癌症死亡率。

载脂蛋白 E 的生物学作用是清除血浆中的脂蛋白，同一个总体中，它的氨基酸序列的差异会产生不同的血浆胆固醇水平。ApoE 基因通常有 3 个独立的等位基因亚型，分别是 E2，E3，和 E4，血浆胆固醇水平随之升高。因此，如果低胆固醇水平促进了肿瘤的生长，那么携带有 E2/E2 或 E2/E3 亚型的人患癌的风险应该更高。所以将研究对象按基因型分为 3 类：E2+（基因型为 E2/2 和 E2/3）共 332 人，E3/3（最常见的基因型）共 1768 人和 E4+

（基因型为 E3/4 和 E4/4）共 694 人。血浆胆固醇分为 3 个等级：<5.22mmol/L 为低血浆胆固醇水平（LDL）；5.22~6.02mmol/L 为中等胆固醇水平；>6.02mmol/L 为高胆固醇水平（HDL）。用线性回归模型估计 ApoE 基因型和血浆胆固醇水平的关系；用 Cox 比例风险模型估计癌症发病率和死亡率相对危险度的 95% CI。所有的分析中，均校正了潜在混杂因素：性别、年龄、吸烟、饮酒、高血压史、糖尿病和心肌梗死。

图 31-5 描述了 ApoE 基因型和血浆胆固醇水平的关联。和预期假设一样，ApoE2/E2 携带者的血浆胆固醇水平最低（$\overline{X}_1 = 5.26$mmol/L，$SE = 0.25$），ApoE3/E3 携带者的血浆胆固醇水平处于中等水平（$\overline{X}_2 = 5.66$mmol/L，$SE = 0.02$），ApoE4/E4 携带者的血浆胆固醇水平最高（$\overline{X}_1 = 5.97$mmol/L，$SE = 0.12$）。5 种基因型即 ApoE2/E2，ApoE2/E3，ApoE3/E3，ApoE3/E4，ApoE4/E4 携带者的血浆胆固醇水平有统计学差异（$P<0.01$）。

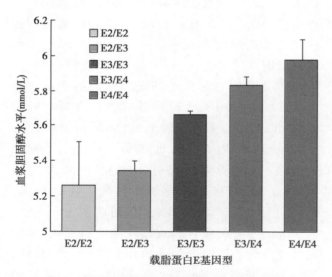

图 31-5 载脂蛋白 E 基因型和血浆胆固醇平均水平关联的标准误差条图

可将研究对象按血浆胆固醇水平分为低，中，高水平 3 组，比较这 3 组对象的不同特征。ApoE 基因型、心肌梗死史、性别、饮酒、目前吸烟情况，糖尿病史和高血压史在不同血浆胆固醇水平组有统计学差异（表 31-4；所有 $P<0.01$）。和预期假设相同，E2+、E3/3、E4+三种 ApoE 基因型的总胆固醇水平的随之升高，差异具有统计学意义（$P<0.01$）。同时，研究发现低密度脂蛋白胆固醇有同样的趋势：ApoE2 携带者的低密度脂蛋白胆固醇水平最低，ApoE4 携带者的低密度脂蛋白胆固醇水平最高，差别具有统计学意义（$P<0.01$）。高密度脂蛋白胆固醇的趋势截然相反：ApoE2+携带者的高密度脂蛋白胆固醇水平最高，ApoE4+携带者的高密度脂蛋白胆固醇水平最低，差别具有统计学意义（$P=0.01$）。而不同 ApoE 基因携带者的其他特征没有统计学差异（所有的 $P>0.07$）。

随访期中，有 199 名研究对象发展为癌症，91 名死于癌症。低总胆固醇水平组患癌风险是中等总胆固醇水平组患癌风险的 1.45 倍（$HR = 1.45$；95% CI：1.05，2.01；$P = 0.02$）；高总胆固醇水平组患癌风险的 1.90 倍（$HR = 1.90$；95% CI：1.34，2.70；$P<0.01$）。调整潜在的混杂因素后，低总胆固醇水平组的患癌风险仍比中等总胆固醇水平组（$HR = 1.35$；95% CI：0.97，1.89；$P = 0.08$）或高总胆固醇水平组患癌风险（$HR = 1.70$；95% CI：1.16，2.50；$P = 0.01$）高。低密度脂蛋白胆固醇也有类似的结果：低水平低密度脂蛋白胆固醇组的患癌风险比高水平低密度脂蛋白胆固醇组高。而且，患癌的研究对象确诊前后的胆固醇水平改变量比未患癌对象的胆固醇水平低，差异有统计学意义（均值改变量 = −0.23 mmol/L，SE = 0.05 VS 均值 = −0.13mmol/L，SE = 0.01；$P = 0.05$）；这个发现在校正性别，年龄和国家因素后仍有统计学意义（$P = 0.04$）。

另外，表 31-4 列出了 ApoE 基因型和癌症发病率的关联。E2+基因携带者的胆固醇水平最低，他们的癌症发病率和 E3/E3 携带者（$HR = 0.90$；95% CI：0.41，1.81；$P = 0.67$）或 E4+携带者（$HR = 0.91$；95% CI：0.53，1.54；$P = 0.72$）相比，差异没有统计学意义。癌症发病率和死亡率也有相似的关系（表 31-4）。低血浆胆固醇水平的研究对象癌症死亡风险比中等胆固醇水平（$HR = 2.10$；95% CI：1.27，3.50；$P<0.01$）和高胆固醇水平的癌症死亡风险高（$HR = 2.03$；95% CI：1.23，3.34；$P = 0.01$）。当校正该关联的潜在混杂因素后，结果并没有改变。在 ApoE 基因型和癌症死亡率的关联中，研究发现血浆胆固醇水平最低的 ApoE2 基因携带者的癌症死亡风险和 ApoE3/E3 基因携带者（$HR = 0.86$；95% CI：0.56，1.45；$P = 0.69$），ApoE4 基因携带者（$HR = 0.74$；95% CI：0.33，1.68；$P = 0.47$）的癌症死亡风险没有统计学差别。

表31-4 载脂蛋白E基因型，血浆胆固醇水平间的关联以及安慰剂治疗组研究对象的不同特征（n=2913）

	血浆胆固醇水平[a]					P值[b]	载脂蛋白E基因型						P值[b]
	低水平 (n=978)		中等水平 (n=967)		高水平 (n=968)		E2+ (n=332)		E3/E3 (n=1768)		E4+ (n=635)		
	Mean(SE)	No.(%)	Mean(SE)	No.(%)	Mean(SE)	No.(%)	Mean(SE)	No.(%)	Mean(SE)	No.(%)	Mean(SE)	No.(%)	
脂蛋白谱													
胆固醇水平(mmol/L)													
总胆固醇	4.72(0.01)		5.62(0.01)		6.67(0.02)		NA	5.34(0.05)		5.66(0.02)		5.87(0.04)		<0.01
低密度脂蛋白胆固醇	3.01(0.01)		3.75(0.01)		4.59(0.02)		NA	3.33(0.04)		3.80(0.02)		4.00(0.03)		<0.01
高密度脂蛋白胆固醇	1.19(0.01)		1.29(0.01)		1.35(0.01)		NA	1.31(0.02)		1.28(0.01)		1.24(0.01)		0.01
载脂蛋白E4基因携带者[c]		151(17)		229(25)		255(28)	<0.01		NA		NA		NA	NA
人口因素													
年龄(年)	75.2(0.10)		75.2(0.11)		75.5(0.11)		0.10	75.3(0.19)		75.4(0.08)		75.0(0.13)		0.07
教育(年)	15.1(0.07)		15.1(0.06)		15.1(0.06)		0.77	15.1(0.11)		15.1(0.05)		15.0(0.05)		0.78
体重指数[d]	26.9(0.14)		26.7(0.14)		26.9(0.14)	0.78		27.0(0.22)		26.9(0.10)		26.7(0.17)		0.57
饮酒(单位/周)[e]	5.5(0.29)		5.6(0.32)		4.1(0.24)	<0.01		5.3(0.47)		5.2(0.21)		4.4(0.30)		0.10
女性		300(31)		512(53)		693(72)	<0.01		163(49)		928(53)		325(51)	0.74
现时吸烟者		310(32)		266(28)		229(24)	<0.01		94(28)		484(27)		162(26)	0.30
疾病史													
血管疾病		431(44)		424(44)		404(42)	0.30		134(40)		784(44)		273(43)	0.64
高血压		559(57)		594(61)		640(66)	<0.01		197(59)		1101(62)		399(63)	0.35
糖尿病		149(15)		101(10)		70(7)	<0.01		45(14)		187(11)		62(10)	0.10
中风或暂时性脑出血		103(11)		109(11)		109(11)	0.61		34(10)		193(11)		77(12)	0.33
心肌梗塞		167(17)		136(14)		96(10)	<0.01		54(16)		231(13)		89(14)	0.54

[a] 血浆胆固醇水平分为低、中、高三个水平。
[b] 分类变量的P值是由线性相关性检验（linear-by-linear saaociation test）得到的；连续变量的P值是由线性回归得到的。
[c] 测量了2735名研究对象的载脂蛋白E基因型。
[d] 体重(kg)/身高(m)²。
[e] 根据每周的饮酒摄入量将前一个月的饮酒量按单位量化

表 31-5　载脂蛋白 E 基因型,血浆胆固醇水平和患癌风险间的关联

| | 血浆胆固醇水平[a] | | | | | | 载脂蛋白 E 基因型 | | | | | |
| | 低水平 vs. 中等水平[b] | | | 低水平 vs. 高水平[b] | | | E2+ vs. E3/E3[b] | | | E2+ vs. E4+[b] | | |
	HR	95% CI	P 值	HR	95% CI	P 值	HR	95% CI	P 值	HR	95% CI	P 值
未调整的模型												
癌症发病率	1.45	1.05~2.01	0.02	1.90	1.34~2.70	<0.01	0.90	0.41~1.81	0.67	0.91	0.53~1.54	0.72
癌症死亡率	2.10	1.27~3.50	<0.01	2.03	1.23~3.34	0.01	0.86	0.56~1.45	0.69	0.74	0.33~1.68	0.47
调整后的模型[c]												
癌症发病率	1.35	0.97~1.89	0.08	1.70	1.16~2.50	0.01	0.88	0.55~1.41	0.59	0.86	0.50~1.47	0.59
癌症死亡率	2.16	1.28~3.64	<0.01	1.93	1.12~3.34	0.02	0.85	0.40~1.79	0.67	0.70	0.30~1.60	0.39

[a] 血浆胆固醇水平分为低,中,高三个水平。
[b] 第二个是对照。
[c] 调整性别,年龄,吸烟,饮酒和高血压史,糖尿病,心肌梗死情况后的结果

该研究采用了孟德尔随机化法估计了血浆胆固醇水平和癌症风险间的关联,避免了混杂和反向因果关联的影响。如果胆固醇水平是导致癌症风险增加的一个原因,那么血浆胆固醇水平和患癌风险间的关联应该与 ApoE 基因型和患癌风险间的关联有相似的结果。研究发现胆固醇水平较低的对象患癌风险较高,即使是校正了潜在混杂因素后,该关联仍然存在。但是,当根据他们的 ApoE 基因型进行分组比较时发现,不同基因型组的胆固醇水平有统计学差异,而不同基因型组的患癌风险并没有统计学差异。事实证据也表明在癌症诊断前,癌症就可以降低血浆胆固醇水平,此症状就是临床前期癌症的影响。所以,这些发现表明低胆固醇水平不是患癌风险增加的原因。

第三节　方法的正确应用

一、工具变量法

在非随机对照研究中,倾向性评分主要是对能观测到的协变量进行调整,而工具变量可以减少未测量或无法测量的协变量引起的偏倚。但如果条件允许,RCT 仍然是所获取证据可靠性最高的研究方法,非随机对照研究在证据等级上与 RCT 有一定的距离,但如果非 RCT 遵从非随机对照设计报告规范(transparent reporting of evaluations with nonrandomized designs,TREND),其研究结果可以作为循证医学证据的一个补充。有专门的 Cochrane 方法学小组(非随机对照研究方法学小组)来提供何时以及如何纳入非随机对照试验的指南。在遗传数据分析中,Mendelian 随机化方法作为工具变量法的一个推广,能在观察性研究中使用遗传变异作为工具变量来估计因果关联。

当模型遗漏了混杂因素时,工具变量分析能够有效地减小偏倚,提高估计的准确性,但工具变量分析有着严格的适用条件。其中最重要的是必须寻找到一个理想的工具变量,当工具变量不满足条件时,研究就引入新的偏倚。

工具变量分析在实际应用中还有其他难点。首先,工具变量需要与遗漏的混杂因素不具有相关性,而遗漏的混杂因素未被测量,因而无法检验二者是否具有相关性。实际应用中,通常通过考察工具变量与已测量的混杂因素间的相关性来推测其与未知混杂因素间的相关性,而这一推论是否成立,是无法证明的。其次,工具变量的强度对估计结果的偏倚,置信区间宽度和覆盖率均有很大影响。当工具变量强度较弱时,估计结果的置信区间往往较宽,这一方面使估计结果缺乏实际应用价值,另一方面容易得到无统计学意义的结果,增加了假阴性错误的概率。第三,真实世界的非随机对照研究与模拟研究不同,是否遗漏了混杂因素是未知的,也无设定好的参数估计金标准,无法直接比较不同估计方法估计结果的优劣。

因而,在非随机对照研究中无法应用工具变量分析的结果完全取代传统方法的估计结果,而应当

将工具变量分析结果作为传统方法估计结果的有益补充,对传统方法的结果加以验证,从而提高研究结果的可信度。

二、孟德尔随机化法

孟德尔随机化法在研究的过程中有 3 个潜在的假设:

(1) 基因和暴露水平的关联是稳健的。

(2) 基因与对暴露水平和结局之间关联有混杂作用的因素没有关联。

(3) 当考虑到暴露水平和它的混杂因素时,假设基因和结局相互独立。这意味着基因和结局的相关仅仅通过暴露水平达到,而且没有其他路径对结局产生影响。基因型对疾病风险的影响仅通过特定基因的修饰作用达到。如果基因多态性通过其他路径改变了同一种疾病的发病风险,那么所估计的表型和疾病间的关联可能就存在严重的偏倚。

由于等位基因的分离和自由组合是随机的,既不受混杂因素的影响,也不受反向因果关联的限制,因此,如果某基因和表型间的因果关系是确定的,那么该基因和疾病间的关联将会为表型和疾病间的因果关系提供间接证据。

除了以上几个方面外,应用孟德尔随机化法时,还应注意以下几点:

(1) 孟德尔随机化是把基因当作工具变量来检验和估计表型和结局间的因果效应的方法。当表型和结局间观察到的关联有混杂时,使用工具变量法估计效应会有偏倚。偏倚的大小主要依赖于工具变量和表型之间关系强度的 F 统计量的大小。当预期的 F 统计量减小时,偏倚会增大,但是可以通过基因关联的精简模型和调整被测量的协变量的方法来减小偏倚。在特定研究中,当实际的 F 统计量比预期值大时,对观察到的关联的因果效应估计的偏倚更大,它的标准误更小。因果效应估计和标准误间的关系产生了第二种来源的偏倚。可以通过综合不同研究的基因效应的 Meta 分析来降低该种偏倚。当 $F=10$ 时,意味着工具变量估计量的偏倚占总观察偏倚的 10%,因此经验法则中认为 F 统计量应该至少为 10 以避免偏倚,但是这只是一个阈值,$F>10$ 并不意味着偏倚就一定会小。

(2) 样本量大小主要取决于未成年人遗传变异体的等位基因频率以及遗传变异体和结局间的期望效应大小,当样本量不足时,会导致对关联的估计偏倚。

(3) GWAS 的发展,也为孟德尔随机化法提供了新的工具,但是应用这些工具时应格外小心。随着人类对疾病的认识逐渐成熟,多个基因对疾病影响的情况较单个基因对疾病影响的情况更为常见,因此工具变量的选择和运用尤为重要。同时,联合多个基因作为工具变量的模型随之发展起来,模型的选择主要基于现有的流行病学证据和生物学证据。

(4) 在应用孟德尔随机化法时要谨慎对待弱工具变量的问题。尽管可以近似认为基因是独立于混杂因素的,但是不能通过有限样本的不同基因型亚组达到完全平衡混杂因素。如果选择的工具变量比较强,那么不同亚组间的表型差异主要是由基因工具变量引起的,而且结局的差异将主要是由表型不同引起的。但如果工具变量较弱,它所能解释的表型的差异会比较小,而不同亚组间的混杂因素对表型的变异可能比工具变量解释的更多,从而导致偏倚。此外,虽然基因工具变量数目的增加将提高模型的精度,但是它也可能增加偏倚,尤其是包含的工具变量存在弱工具变量时,会加重偏倚的影响,所以,工具变量数目的确定也要根据实际情况加以选择。

总而言之,当出现样本量小、人群分层(population stratification)、连系不平衡(linkage disequilibrium)、基因-环境交互作用、基因的代偿机制(canalization and developmental compensation)、基因型-疾病的联系不可靠或所选基因变异的人群发生率低时,将不满足上述的 3 条假设,从而产生偏性结果,这也是孟德尔随机化法的局限所在。

因此,在学习和应用孟德尔随机化法时,既要注意它的应用条件和优缺点,又要结合现有证据加以选择,从而找到合适的模型。

（王彤 编,陈峰 审）

参 考 文 献

1. Greenland S. An introduction to instrumental variables for epidemiologists. International Journal of Epidemiology,2000,29(4):722-729.

2. Brookhart M A,Wang P S,Solomon D H,et al. Evaluating short-term drug effects using a physician-specific prescribing preference as an instrumental variable. Epidemiology,2006,17(3):268-275.

3. Silverstein F E,Faich G,Goldstein J L,et al. Gastrointestinal toxicity with celecoxib vs nonsteroidal anti-inflammatory drugs for osteoarthritis and rheumatoid arthritis:the CLASS study:A

randomized controlled trial. Celecoxib Long-term Arthritis Safety Study. Jama,2000,284(10):1247-1255.

4. Bombardier C,Laine L,Reicin A,et al. Comparison of upper gastrointestinal toxicity of rofecoxib and naproxen in patients with rheumatoid arthritis. VIGOR Study Group. New England Journal of Medicine,2000,343(21):1520-1528.

5. Taylor A E,Davies N M,Ware J J,et al. Mendelian randomization in health research: using appropriate genetic variants and avoiding biased estimates. Economics & Human Biology, 2014,13(100):99-106.

6. Thomas D C, Conti D V. Commentary: The concept of 'Mendelian Randomization'. International Journal of Epidemiology,2004,33(1):21-25.

7. Verduijn M,Siegerink B,Jager K J,et al. Mendelian randomization:use of genetics to enable causal inference in observational studies. Nephrology Dialysis Transplantation,2010,25 (5):1394-1398.

8. Trompet S,Jukema J W,Katan M B,et al. Apolipoprotein E Genotype,Plasma Cholesterol,and Cancer:A Mendelian Randomization Study. American Journal of Epidemiology,2009, 170(11):1415-1421.

9. Pierce B L,Ahsan H,Vanderweele T J. Power and instrument strength requirements for Mendelian randomization studies using multiple genetic variants. International Journal of Epidemiology,2011,40(3):740-752.

10. Burgess S,Thompson S G. Avoiding bias from weak instruments in Mendelian randomization studies. International Journal of Epidemiology,2011,40(3):755-764.

第三十二章 空气污染与健康流行病学研究进展

Progress in Epidemiology of Air Pollution and Health: Study Methods and Implications

摘要

空气污染短期和长期暴露健康危害已得到大量流行病学研究证实。同时，空气污染流行病学研究方法也不断发展和完善，成为人群健康风险评估和制定环境空气质量管理措施重要方法学。欧美国家空气污染与健康队列通常采用经典流行病学研究设计，结合人群空气污染暴露评价和风险评估，识别环境空气中的健康危害物质来源、人群健康危险因素。基于全球队列研究成果，2013 年空气颗粒物被国际癌症研究署（IARC）定义为人类 I 类致癌物，2016 年世界卫生组织（WHO）启动新一轮全球保护人体健康空气质量指导值更新工作。近年来，伴随我国社会和经济的快速发展，空气污染问题日益突出，污染水平和来源也存在较为显著的时空差异性。本章重点介绍空气污染流行病病学研究方法、国内外研究最新进展以及未来我国开展相关研究的重要意义。

Abstract

Adverse health effects resulted from short-term and long-term exposure to air pollution have been confirmed by a large number of epidemiological studies globally. Meanwhile, air pollution epidemiology research has been under rapid development with significant improvement. Epidemiologic research methodology has also become an important tool in health risk assessment and air quality management. Combining with air pollution exposure and risk assessment, cohort studies on air pollution and health have been extensively conducted in the United States and Europe countries to identify the hazardous substances, health risk factors, and environmental sources. Based on the global research findings, the International Research Agency on Cancer (IARC) classified ambient particulate matter as a Group I human carcinogen in 2013, and the World Health Organization (WHO) initiated the update on Global Air Quality Guidelines in 2016. In recent years, with the rapid development of society and economy, air pollution is increasingly prominent, and there are significant spatiotemporal differences in the levels and sources of pollution. In this chapter, we introduce the methodological issues in epidemiological research of air pollution, and findings around the world and their implications for China.

第一节 雾霾的概念与空气污染

雾霾是城市群地区常见现象，是特定气候条件与人类活动相互作用的结果。雾霾是"雾"和"霾"的组合词。雾是一种无毒无害的自然现象，由大量微小水滴浮游空中而形成，常呈乳白色，并降低水平能见度。大量极细微干尘粒等均匀浮游在空中，产生空气普遍混浊现象称为霾或灰霾。雾霾形成是由大量微小水滴参与霾颗粒物的物理-化学变化产生，通过气溶胶的气粒转化、吸湿增长，气溶胶颗粒-雾滴相互转化、异相化学反应等物理-化学变化的过程。雾霾的成分也存在较大的时空变化。

在我国很多地区，与快速城市化伴生的是空气质量进一步恶化。高密度人口地区以细颗粒物 $PM_{2.5}$（空气动力学直径小于等于 2.5 μm 的颗粒物）、二氧化硫（SO_2）、氮氧化物（NO_x）等为代表的环境空气污染物排放量快速增加。排放量超过环境大气循环能力和承载度时，细颗粒物浓度将持续积聚，此时如果遇到静稳气象条件等影响，极易出现大范围雾霾。$PM_{2.5}$ 本身是一种混合污染物，主要由硫酸、硝酸、有机碳氢化合物等粒子组成,同时也包括重金属、多环芳烃等有毒有害成分。仅 2013 年 1 月,4 次大规模雾霾过程笼罩了我国 30 个省(自治区、直辖市)。有报告显示,中国 500 个大型城市中,只有不到 1% 城市达到世界卫生组织(WHO)推荐的空气质量标准;与此同时,世界上污染最严重的 10 个城市有 7 个在中国。近年我国城市频繁出现的地区性"光化学"和"霾"污染事件,也逐渐引发了我国政府、环保部门、科研机构和公众,对于细颗粒物污染问题的极大关注。目前国际上尚没有针对雾霾污染健康影响的系统评估,雾霾的健康危害主要来源于人类活动排放污染物,特别是细颗粒物 $PM_{2.5}$ 污染。卫星遥感监测数据显示我国华北、华东颗粒物浓度全球最高的地区。

空气污染物可以通过呼吸道吸入,消化道摄入以及皮肤渗透等方式进入人体。相对于呼吸道和消化道,皮肤接触面积非常小,并且由于皮肤表面角质层几乎对所有物质都有极强阻挡作用,通过皮肤接触并能进入人体的空气污染物浓度几乎可以忽略。空气污染物对人体产生暴露方式主要是呼吸道吸入,这种暴露方式对于可吸入颗粒物(空气动力学直径小于 10 微米和 2.5 微米的颗粒物,PM_{10} 和 $PM_{2.5}$)、二氧化氮(NO_2)、二氧化硫(SO_2)、一氧化碳(CO)、臭氧(O_3),以及挥发性有机污染物均成立。但对于挥发性较弱污染物,如重金属、半挥发性持久性有机污染物等,除呼吸暴露外,还可通过大气输送和沉降到饮水和食物中或通过食物链传递等方式,通过消化系统对人体产生暴露。

第二节 空气污染流行病学方法研究进展

一、空气污染暴露评价

从 20 世纪 70 年代开始,空气污染物的人体暴露评价已经成为流行病研究中建立空气污染物和人体健康效应关联的重要步骤。暴露评价是指针对一定数量和特征的暴露人群,测量或评估其暴露于污染物浓度水平、频率或持续时间的过程。暴露评价要素包括对于人体有毒有害物质的环境浓度、人群和个体暴露浓度、暴露剂量、生物(健康)效应指标进行系统定性和定量评估。空气污染物暴露评价主要是评估人体接触空气污染物的浓度水平、频率和持续时间等。暴露评价提供暴露人群、暴露浓度、暴露途径、不同环境对空气污染暴露的贡献以及污染物种类、强度等信息,是研究空气污染健康效应的基础。暴露评价通常在不同层次上针对三个变量,即浓度、暴露和剂量进行定量评价,三者之间既有区别又存在联系。

(一)暴露评价方法

并非所有的污染物都能够对人体健康产生不良影响。是否产生不良影响除了与污染物本身性质有关外,还与污染物的人体暴露水平有关。而后者由污染物迁移输送和转化、与人体接触、人体对其吸收和生物处置等过程决定。因此,从污染源排放到产生健康效应,有如下流程:

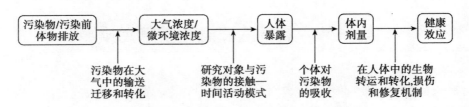

图 32-1 污染排放源到人体产生健康效应过程

从理论上讲,针对图中任何一个环节的定量评估方法都可用于暴露评价。在实际应用中,针对不同环节暴露评价主要方法有:①模式计算法:以污染物或者污染前体物排放为基础,利用数学模型获取空气或微环境中污染物浓度分布,实现研究人群暴露评价;②空气监测法:测量环境空气中污染物浓度,对监测点周围人群进行暴露评价;③微环境法:测量研究对象所在各微环境中污染物浓度,结合其在各微环境中滞留时间,进行暴露评价;④个体监测法:通过测量研究对象"呼吸带"附近污染物浓度,直接获取研究对象污染物暴露水平;⑤生物监测法:通过对污染物暴露相关生物标志物测量,获得污染物暴露内剂量。

采用个体监测法和生物监测法获取个体暴露或剂量信息可直接用于暴露评价,因此被认为是直接暴露评价方法。空气污染物暴露在体内检测到的部分毒物或其代谢物,称为生物标志物,反映机体内部直接暴露于外源性毒物的剂量。测定人体血液、尿液等样品中的生物标志物浓度,比外暴露测量更能直接反映机体对污染物的实际负荷水平。由于空气污染成分复杂,通常难以找到一种敏感性和特异性均较高的暴露生物标志。常见空气污染有效剂量标志物可以通过组织或体液特殊加合物进行测定(如DNA 加合物、血红蛋白加合物等),并用于评估空气污染中长期暴露致癌风险。

空气监测法、微环境法和基于源排放的模式计算法通常只能获得空气中污染物浓度水平,必须结合研究对象(通常为人群)的时间-活动模式、室内外渗透系数等信息,才能评价研究对象的暴露水平特征,故统称为情景评价法,属于间接暴露评价方法。在使用情景评价法时,需要结合研究对象问卷或日记等调查方法以获取时间-活动模式,或者利用全球定位系统获得研究对象所在位置信息,通过所在环境(或者微环境)污染水平综合评估,建立个体暴露水平。在环境流行病学调查中,针对具有显著暴露特征的污染物(如环境烟草烟雾、农药暴露等),问卷或日记调查法已经成为暴露评价的一种替代方法得到广泛应用。除此之外,近年发展起来的土地利用回归模型(Land Use Regression model,LUR)是基于当地的固定监测污染物浓度、土地利用信息、交通路网及流量、人群分布、气象、地理、绿化等大数据信息,实现对区域内污染物浓度分布的预测方法,用于研究人群暴露评估和预测。国外已有为数不少的流行病学队列研究运用 LUR 模型技术预测颗粒物(PM)和 NO_2 浓度,研究空气污染长期暴露与人群不良健康结局的关系。国外的研究经验显示,LUR 模型预测的污染物浓度大约能解释60% ~85%(即 R^2 为60% ~85%)区域空气污染物浓度变化情况,精确性高于传统统计学差值模型方法,如克里格插值法(Kriging)。目前,LUR 模型被认为是实现空气污染物长期暴露空间分布估算的最佳方法之一,但是我国目前缺少流行病学研究利用 LUR 模型估算空气污染暴露与人群健康结局的关系。此外,LUR 模型存在时间分辨率较低等不足之处,难以运用在急

性效应研究中;因而不能反映污染物浓度的局部或短时极端变化,比如交通干道附近空气污染浓度可能存在显著时间变化特征;纳入模型的部分变量可能会导致进一步混杂。卫星遥感技术在大气环境污染物监测中的应用也日益广泛,该项技术主要利用卫星测量大气散射、吸收和辐射的光谱特征值,通过对气溶胶光学厚度(AOD)反演识别空气组分及其浓度水平,实现空气污染物监测和人群暴露评估,具有监测范围广、速度快、成本低、有利于长期动态监测等优点。

(二) 暴露评价参数

空气污染物暴露评价主要包括两个参数:所接触污染物浓度及持续时间。在实际应用中,个体监测法在进行污染物个体暴露浓度测量时可以同时获取暴露持续时间。对于基于环境空气和微环境中污染物浓度测量情景评价方法,除了需要获得空气中污染物浓度数据(通常为在某一时间点和某一空间点污染物浓度),还需要获得暴露人群不同浓度污染物暴露持续时间等数据,即研究对象时间-活动模式等信息。对于生物监测法,通常所测量生物标志物浓度为累积暴露结果(体内剂量),可直接用于暴露评价。

1. 污染物浓度 污染物浓度分布可以用来评估在某一时间和地点与个体(或人群)所接触的污染物暴露水平。该浓度可以通过个体监测获取;也可以通过测量空气中污染物浓度、各种微环境中污染物浓度,或者根据污染物排放强度、在大气中的输送转化等过程通过模型模拟获得。为弥补室外固定站点监测法在人群暴露评估中的不足,微环境污染物浓度测量也是一种常用暴露测量方法。典型微环境包括指居室、办公室、机动车内、公共场所或者其他室内环境等;也可以依据时间特征对微环境进行进一步划分,如做饭时段厨房、非做饭时段厨房等。微环境法最大优点在于测量空间内污染物浓度为暴露发生时人体所接触污染物浓度,更加有利于精确地评估人体暴露。但是,过于精细划分微环境也会增加开展暴露评价工作量和成本。

模型模拟和预测技术也是获得暴露评估所需污染物浓度数据的重要方法。根据污染物性质,常用模型包括基于热力学原理和动力学原理模型。热力学原理模型(如污染物环境模型),适用于在各种环境介质如大气、水体和土壤之间进行分配且在环境

中有一定寿命的污染物,如半挥发性多环芳烃等污染物。动力学原理模型(如基于污染物大气输送、扩散和转化的空气质量模型),针对以呼吸暴露为主要暴露途径污染物(如气态污染物和颗粒物等),因此在空气污染物暴露评价中更为常见。两类模型均需要采用污染物源排放数据,结合污染物性质参数、气象或环境介质参数等,通过模型模拟出污染物浓度时空分布特征和浓度水平等,进一步结合研究对象时间-活动模式、室内外渗透系数等进行暴露评价。但是模型往往难以完成绝对真实模拟,因此在使用模型结果前应该通过观测结果对模型加以验证。

开发更为精细的空气质量模型,可以更精确量化污染物浓度时空分布,提高暴露评价准确性。选择具有合适时空分辨率及物理化学过程空气质量模型,可以将空间和时间上零星分布的污染物观测数据信息较为准确延伸到整体研究人群,或进一步扩展至更大时空范围。有鉴于此,美国国家环保署(USEPA)于2010年提出将区域及局地空气质量模型与人体暴露和健康研究结合的五年计划,包括三维化学传输模式CMAQ与局地扩散模式AERMOD相结合,模拟城市内污染物高分辨率浓度变异。

2. 暴露持续时间 从理论上说,研究中可以通过观察和记录获取研究对象与污染物接触时间,并与这一段时间内空气污染物浓度进行关联。但多数情况下,无法对每个研究个体的接触时间进行连续记录,因此研究中需要对估算和实际接触时间做出尽可能合理假设推算暴露浓度,因此暴露持续时间是暴露评价中不确定性重要来源。

对于情景评价方法,可以通过一定的方式提高污染物浓度时空分辨率,例如增加空气监测站点数量、使用微环境法替换空气监测法,或者使用时空分辨率更高的数学模型。单纯提高污染物浓度时空分辨率不一定能有效提高暴露评价精确度,提高研究对象与污染物接触时间时空分辨率并使之与污染物浓度分辨率相匹配,才能达到预期效果。

最常用获取暴露于污染物持续时间的方式是观察和行为活动记录,包括所处地点-时间数据记录。这种观察和记录是与污染源接触较为密切的一类数据,可以由研究人员或者研究对象进行记录,可以针对个体或者人群。最常用针对人群的方法是问卷调查,调查信息可以作为暴露评价数据采集的一部分,或者使用已有文献数据。

行为活动调查方式包括日记、问询、瞬时信息采集(如通过电话)、摄像或行为记录仪。日记法是最常用获取行为模式的方法,可以有效记录下一段时间里研究对象行为活动。通常日记研究时间尺度为一天或者一周。日记要求调查对象记录下他们在每一段时间里活动和所处空间点,进而用于描述个体行为、活动或者在一段时间里其他特征。问询则是一种常用的低成本调查方法,通过问询方式获得调查对象在某一特定活动上所花费时间。

3. 暴露参数影响因素 影响污染物浓度和暴露持续时间这两个暴露评价基本参数的因素可以分为三类:①影响空间上污染物浓度分布或与人体接触途径相关因素,包括污染源类型、污染物在大气中的输送扩散、与人体接触方式等;②影响污染物浓度时间变化或者影响人体对不同浓度污染物接触持续时间,如污染物浓度周期性变化、人体对污染物接触频率、持续时间等;③分析污染物暴露与人体健康效应的关联时,还需要考虑个体差异性相关因素,主要包括对剂量而非暴露的影响,例如对污染物摄取和吸收、代谢差异等。

4. 暴露评价 变异性暴露变异主要来源于上文所述暴露评价参数的影响因素,与研究对象(如所处空间位置、在某一时间活动行为等)和污染物(污染物排放速率、反应和输送过程等)因素有关,可以分为三类:

(1) 空间因素导致变异:空间变异可以发生在区域或者局地,通常区域尺度室外空气污染物受工业活动的影响较大,而局地尺度污染物浓度受个人活动影响。一般而言,离污染源距离越近,暴露程度越高。针对空间变异,研究人员常使用"微环境"概念,假设在某一时间点"微环境"(如居住单元或特定建筑物中某个房间)中污染物浓度均匀分布。

(2) 时间因素导致变异:指在长期或者短期内随着时间变化而产生的差异。长时间变异通常包括如季节变化、农药使用、取暖燃料使用、室外停留时间变异等;短时间变异包括如工作日和周末的时间内工业生产和个人活动差异,以及一天以内的活动差异等。

(3) 个体差异导致变异:主要包括两种类型:①研究对象个体特征差异,如年龄、性别、体重等;②个人行为差异,如所处的空间位置,活动模式等。而这些差异又与其他潜在个体差异因素有关,例如,个体体重差异是遗传因素、营养状况、生活方式和环境因素综合作用结果。

5. 暴露评价不确定性　暴露评价不确定性主要包括场景不确定性、参数不确定性和模型不确定性。其中，场景不确定性是指在需要全面地定义暴露和剂量时，由于信息遗失或不全面而导致不确定性，包括描述误差、综合误差、专业判断误差和不完全分析等。参数不确定性是指关于评价参数不确定性，主要包括测量误差、抽样误差、变异、替代数据使用等。模型不确定性则主要是因为理想化模型与实际测量中经常存在的偶然性干扰因素之间不一致导致不确定性。降低不确定性的方法主要包括：①采用更大样本量、减少偏倚的研究设计、更加直接的测量方法、更加适合的目标研究人群等；②使用更加合理模拟和分析工具，包括使用适合统计方法、加强敏感性分析，完善基于蒙特卡罗模拟概率分析和不确定性传递分析等。

二、空气污染健康效应评估方法

国内外大量研究已证实空气污染对人群存在不良长期和急性暴露健康效应。急性健康效应主要研究污染物暴露所导致的人群各类疾病住院率和日死亡率上升等，一般多采用时间序列研究和病例交叉研究；而长期健康效应主要研究污染物暴露所导致的各类疾病死亡人群平均寿命损失等，一般采用横断面研究和队列研究方法。国际上通常在环境流行病学研究基础上，采用危险度评价方法评估空气污染健康危害。

1. 污染物选择　空气污染是由多种污染物组成的复杂混合物，但各污染物之间也可能存在共同污染源，使部分同源污染物浓度之间可能存在显著相关性（共线性）。因此，目前流行病学研究尚难以把空气污染相关健康效应特异性地归因于某一种或某一类污染物，而简单把不同空气污染物的健康效应相加可能会引起"重复计算"，导致过高估算空气污染健康效应的问题。我国环境保护部门开展常规监测的主要环境空气污染物包括可吸入颗粒物 PM_{10} 和 $PM_{2.5}$、NO_2、SO_2、CO、和 O_3，目前我国环境流行病学研究较多围绕这六种污染物开展。已有研究提示 PM_{10} 和 $PM_{2.5}$ 与人群健康危害的流行病学关联最为密切，因此 PM_{10} 和 $PM_{2.5}$ 常作为指示性污染物用于估算空气污染健康效应和危险度。不同地区可

根据局地主要污染来源情况选择不同指示性污染物，例如以硫煤燃烧为主城市可选择 SO_2 作为指示性污染物。

2. 健康效应终点选择　大量的流行病学研究确证空气污染与多种健康效应终点之间存在密切的关联。空气污染作用于机体后的健康效应谱是一个连续的多阶段过程，可使机体不适、生化功能障碍、组织和器官发生生理功能病理改变，进而出现临床症状，甚至死亡。根据空气污染健康损害程度不同，健康效应可包括从亚临床症状、疾病发病到疾病死亡一系列终点变化，其中死亡是较为严重的健康效应终点。死亡率、发病率和患病率等流行病学指标比较容易获取，而且可以反映当地医疗服务水平、社会经济发展水平、生态环境等综合因素；亚临床症状是指随着空气污染浓度增加或接触时间延长产生症状和阳性体征变化。

由于我国人群定期健康监测数据还较为粗略，死因和疾病上报系统还不够完善，目前许多重大疾病的基线和定期随访统计数据不够完备。国际上较为通用的健康效应终点评估指标选择标准包括以下几项：①健康效应终点选择应依据已有研究证实发现空气污染浓度改变与之存在关联；对某些中文文献未见报道、已公认与空气污染相关健康效应，如空气污染长期暴露对人群死亡率的影响，可依据国外研究资料进行选择；②健康效应与空气污染的关系能够通过暴露-反应关系表达，如相对危险度、斜率等，而不仅仅为定性描述，且较多的研究已证实空气污染物与同一健康效应之间存在较为一致的暴露-反应关系；③部分亚临床症状，如免疫功能改变、病因不明确疾病、或者资料难以获得疾病等，不推荐纳入健康效应评估范围；④选择的健康效应终点，应为国际疾病编码（ICD-9 或 ICD-10）中的疾病，确保数据可获得性和结果可比较性。

3. 定量评估方法　空气污染物健康效应定量评估是在健康危险度评价方法基础上，结合国内外空气污染环境流行病学获得的暴露-反应关系，对人群暴露于空气污染后健康效应进行定量评价。暴露-反应关系是环境暴露水平与人体不良健康效应终点之间的定量函数关系，是空气污染健康效应评估中最为关键的信息。空气污染流行病学研究通常报道随着污染物浓度改变，人群中出现某种健康损害个体在群体中所占比例的相应变化；即空气污染

物浓度每增高一个单位,相应的健康结局(人群死亡率或患病率)增高的比例(%)。近年来,大量空气污染流行病学研究估算了暴露-反应关系,为人群空气污染相关健康效应评估提供了较为充分依据。

人群罹患疾病或者死亡属于小概率事件,通常遵从统计学中泊松分布,因此空气污染流行病学研究多采用基于泊松回归分析模型获取暴露-反应关系参数。在此模型下,可以得到健康效应值和空气污染物浓度间的关系式(式32-1)。考虑到空气污染与人群健康终点的联系从统计学角度多为"弱相关",即暴露-反应关系参数值一般较小;同时环境浓度 C 和参考浓度 C_0(污染物对健康产生影响的最低浓度)差值接近时,可以简化运算,如式32-2所示:

$$E = \exp[\beta(C-C_0)] \times E_0 \qquad (式32-1)$$

$$E = [\beta(C-C_0)] \times E_0 \qquad (式32-2)$$

式中:β 为暴露-反应关系系数;C 为污染物实际浓度;C_0 为污染物参考浓度;E 为污染物实际浓度下人群健康效应;E_0 为污染物参考浓度下的人群健康效应。在确定了 β,C,C_0,E 和 E_0 后,可以计算出归因于该污染物的健康效应,即为 E 与 E_0 差值。目前流行病学研究尚难以确定不产生健康效应的空气污染物最低浓度值。通常 C_0 可以有以下选择:零值、或本地区空气污染物浓度自然背景值、流行病学文献中观察到的最低作用浓度值(或最高无作用浓度值)。也可以参考政府或国际机构制订的指导值或标准值,如我国环境保护部发布的空气质量标准(GB3095-2012)、美国环境保护署 USEPA 发布的空气质量标值(National Ambient Air Quality Standards)、世界卫生组织 WHO 发布的保护人体健康全球空气质量指导值(Global Air Quality Guidelines)等。

三、空气污染环境流行病学研究方法

环境流行病学通过应用传统流行病学研究方法,结合环境污染与人群健康关系特点,研究环境因素与人群健康关系。与其他流行病学研究相比,环境流行病学在内容和方法上都有其自身特点。环境流行病学重点研究某个或某几个环境因素对人群健康产生的影响,因而首先要对该环境因素是否具有产生该疾病或健康效应可能性进行探讨。环境因素对人群健康影响不仅为疾病,而且可能是健康效应谱,即多种效应联合或先后作用。因此,环境流行病

学不仅研究环境因素导致疾病的分布规律,而且更经常地研究疾病前状态,包括生理和生化功能改变、疾病前期等各种健康状况。环境流行病学研究首要目标是促进环境质量改善,保护人群健康,注重发现、控制和消除疾病危险因素,因此研究成果是制订环境卫生标准和环境质量管理标准的根据,也是制订相关环境和公共卫生政策、法规和条例重要依据。

队列研究是确证空气污染健康危害因果关联最佳方法之一,也是制订环境空气质量标准和开展健康风险评估的核心依据之一。虽然我国在 20 世纪 80 年代开展过空气污染与癌症的流行病学研究,但由于当时环境空气质量监测和人群暴露评估方法极为有限,大多数研究仅能够对空气污染物与肺癌发病、死亡率进行较为粗略相关和回归分析,缺乏设计严格的队列研究,因此无法获得空气污染与肺癌发病和死亡关联的科学证据。

近三十年来,以时间序列和病例交叉研究为代表的"新型"生态学研究在我国得到了蓬勃开展。这类研究能够充分利用我国已经建立的大气环境监测体系和死因登记系统、医院门/急诊/住院登记系统、医疗保险就医登记信息系统等,在较长的时间尺度(不少于 1 年)和空间尺度上分析空气污染每日浓度变化与死亡率和发病率(门/急诊/住院人次)的暴露-反应关系。这类研究通过对同一人群反复观察暴露条件改变后人群健康事件发生率变化情况,能够控制在群体水平上不随时间明显变化的混杂因素,如某一人群年龄、性别、种族和社会经济特征等,以及吸烟率、饮酒率等混杂因素。进一步通过在模型中添加协变量,比较充分地控制具有时间变化特征的群体混杂因素,如时间趋势、星期几、节假日、天气、流感等。由于时间序列和病例交叉研究一般以日变化为研究单元,因而广泛适用于空气污染急性暴露对人群死亡率或发病率效应研究。

近十年来,随着个体暴露监测技术发展,Panel研究在我国也得以广泛开展。Panel 研究通过对同一组小样本受试者(一般为十几到几百人)进行暴露与健康重复测量,在个体水平分析空气污染暴露与一系列临床/亚临床/病理生理指标关联。例如,北京大学研究人员利用 2008 年夏季奥运会契机,通过对一组健康人群在奥运前中后连续跟踪监测,评估了奥运会期间空气质量干预措施对于个体暴露水平以及一系列健康指标的影响,提出了一系列基于Panel 设计的方法学发展和研究成果。

干预研究是指针对空气污染采取人为干预措施

而改变暴露状态,观察干预措施实施前后受试人群健康效应变化情况的研究,从而判断干预措施健康防护效果的一种前瞻性研究方法;又称实验流行病学、流行病学实验等。由于干预研究能够较好控制混杂因素的影响,能够更有针对性地研究某暴露因素改变后、特别是暴露水平降低后对健康的影响,因此干预研究也被认为是论证空气污染因果关联合理方法之一。例如,北京奥运会期间的空气质量改善措施与健康志愿者健康效应干预研究、北京地区慢性阻塞性肺部疾病患者(COPD)使用空气净化器与肺功能干预研究、上海地区空气净化器和口罩使用与大学生心肺功能干预项目,对于空气污染管理措施和个体干预措施效果评估进行了有益探索。

第三节　空气污染健康效应研究进展

20 世纪 70 年代起,由于空气污染公害事件广泛、持续暴发,欧美发达国家陆续开展空气污染流行病学研究。我国自 20 世纪 90 年代改革开放以来,随着国民经济迅速发展和城市化快速推进,以资源消耗为特征的经济增长方式导致多个地区空气质量显著下降。京津冀、长江三角洲和珠江三角洲等地区多个城市连续发生大范围雾霾天气,空气污染健康危害已经引起了政府和公众广泛关注。

国内外大量流行病学研究显示,空气污染主要对呼吸系统、心脑血管系统产生有害影响,并对生殖、发育、免疫、神经行为等具有不良影响。本节将按照空气污染慢性健康效应和急性健康效应分别进行阐述。空气污染慢性健康效应是指长期暴露(数月至数十年)于空气污染物后,相关疾病发生的病理生理过程,使得疾病从无到有,甚至出现死亡的现象。慢性健康效应的研究方法主要包括横断面研究和队列研究。空气污染急性健康效应是指短期暴露(短至几小时到数周)于空气污染物后,诱发或加速疾病的病理生理过程,从而导致疾病或症状提前发生、恶化,甚至死亡的现象。急性健康效应的研究方法主要包括时间序列研究、病例交叉研究和 Panel 研究。

已有大量研究表明,空气污染物短期或长期暴露均会对人体健康产生不良效应。空气污染急性健康效应主要是对人群总死亡率、呼吸系统疾病、心脑血管疾病死亡率和发病率等影响,而长期的健康效应主要包括对癌症、遗传毒性等的影响。已有空气污染与人体健康效应研究结果显示,颗粒物与人群健康效应各终点流行病学关系最为密切。由于颗粒物是一种混合物,分析和识别混合物中不同来源颗粒物组分毒性,确定对人体危害最大颗粒物组分或来源仍然需要大量研究支持。

一、空气污染长期暴露健康效应研究进展

近半个多世纪以来,欧美发达国家长期开展空气污染与人体健康关系研究,通常由于设计相对严谨、监测和分析技术全面,研究结果也具有较高可信度。迄今为止,欧美地区开展的空气污染队列研究主要包括哈佛大学六城市研究、美国癌症协会(ACS)研究、光化学烟雾危害(AHSMOG)研究、和运输业交通颗粒研究等,以及欧洲空气污染健康影响多队列联合研究(European Study of Cohorts for Air Pollution Effects,ESCAPE)等。自 1993 年,这些主要队列研究已经陆续发表了一系列重要成果,提出了空气污染长期暴露健康危害和风险,为 WHO 制订保护人体健康全球空气质量指导值提供了重要依据。

哈佛大学六城市研究:为探讨空气污染长期暴露与健康的关系,哈佛大学研究人员在美国东部选择了空气污染水平存在高、中、低浓度差异的 6 个城市,共募集了 8111 名 25 ~ 74 岁成年居民,自 1975 年开始追踪空气污染长期暴露对居民死亡影响,并通过国家死亡索引(National Death Index)获得居民死亡资料。1975—1989 年,该研究完成了 4 次问卷调查,并通过明信片获得重要补充信息。研究期间,空气中总悬浮颗粒物 TSP、SO_2、O_3、$PM_{2.5}$、PM_{10} 等污染物浓度水平通过美国社区的空气质量监测站点获得,用于评估社区居民空气污染物暴露水平。截至 2009 年,随访人群中共出现 4495 例死亡,其中 40.8% 死于心血管疾病,7.8% 死于肺癌,5.5% 死于 COPD。调整了基线体质指数(BMI)、吸烟、教育程度等可能混杂因素后,按性别和年龄分层分析发现,空气污染与死亡呈正相关关系。若分析仅限于进入队列时已患有慢性疾病(如高血压、COPD、糖尿病等)人群,结果也与全人群结果一致。在考虑吸烟与

PM$_{2.5}$暴露交互作用时,发现两者并不显著;分层分析中发现 PM$_{2.5}$暴露对吸烟者和曾经吸烟者的死亡具有较高的风险。

美国癌症协会(ACS)研究:作为 ACS 癌症预防研究Ⅱ(CPS-Ⅱ)一部分,ACS 研究人员利用 CPS-Ⅱ研究数据探讨了空气污染与肺癌死亡的关系,并已有多篇文献发表。CPS-Ⅱ是一项始于 1982 年的前瞻性队列研究,研究对象为 120 万 30 岁以上的成年人。该研究通过基线调查问卷获取了个体危险因素相关信息。早期分析包含了 7 年随访资料,随后发表系列文献分别涵盖了 16 年、18 年和 26 年随访资料。部分文献仅限于非吸烟者,使用 LUR 回归分析了洛杉矶和纽约资料。与哈佛大学六城市研究不同,ACS 研究采用了美国国家空气质量监测网络来评估污染暴露情况,研究人群限定居住在大都市、可获得污染暴露数据居民。研究中使用的 PM$_{2.5}$、SO$_2$、NO$_2$、CO 和 O$_3$ 等空气污染物浓度水平数据,分别来自大都市可吸入颗粒监测网(IPMN)、大气测量信息检索系统(AIRS)和国家大气测量数据库(NAD)等。

2002 年,利用已收集了 16 年(1982—1998 年)近 50 万人的随访数据,该研究发现调整了吸烟、被动吸烟、婚姻状况、BMI、饮酒状况、膳食因素等可能混杂因素影响后,按年龄、性别和种族进行分层分析发现,PM$_{2.5}$升高与全死因死亡率、心肺疾病死亡率和肺癌死亡率上升有关;硫酸盐颗粒和 SO$_2$ 也与死亡率上升有关。分层之后发现男性、高中以下学历者和非吸烟者的危险比(Hazard Ratio,HR)相对较高。随后分析中,随访时间延长了 2 年,校正了个体水平协变量和地区等生态协变量,同样发现空气污染与死亡风险升高有关。而在随访时间最长(26年)的分析中评估了 PM$_{2.5}$对非吸烟者肺癌死亡风险。在调整了上述混杂因素影响后,发现 PM$_{2.5}$每升高 10μg/m^3,肺癌死亡率增加 15% ~27%。与超重、肥胖及患有慢性肺部疾患者相比,体重正常者死于肺癌危险性最高。年龄、种族、性别、教育程度和居住地等因素对肺癌死亡没有显著影响。研究人员还分别分析了洛杉矶和纽约数据,校正了个体协变量的影响后,结果发现 PM$_{2.5}$引起全因死亡率、缺血性心脏病、心肺疾病以及肺癌死亡率不同程度增加,使用 LUR 模型也可得到类似结果。

光化学烟雾危害研究(Adventist Health Study on Smog,AHSMOG):包括居住在美国加利福尼亚州的 6340 名非拉美裔白人、非吸烟者,居住在研究地点 5 英里之内 10 年以上,1977 年参与调查时被调查者年龄在 25 ~75 岁之间。该研究通过固定站点监测获取并计算了 TSP、PM$_{10}$、SO$_2$、NO$_2$ 和 O$_3$ 月均浓度。流行病学分析时均使用每一种污染物均值和超标率,肺癌发病率资料则通过癌症登记和医疗记录获取。1982 年随访分析表明,每年 TSP 超过 200μg/m^{3}水平 1000 小时,癌症以及心肌梗死、气道阻塞性疾病、支气管炎症状和哮喘等疾病风险显著升高;每年总氧化物浓度超过 10ppm 水平 500 小时,癌症风险增加 2.25 倍。1998 年研究者对 1977—1992 年随访数据进一步分析时,统计共发生了 36 例肺癌病例,研究结果提示 PM$_{10}$ 和 SO$_2$ 长期暴露均会增加肺癌风险、O$_3$ 长期暴露会增加男性肺癌风险,提示不同性别之间污染暴露可能存在风险差异。

运输工业交通颗粒研究:该研究最初是为了研究交通柴油机尾气暴露对长途运输工人肺癌死亡率的影响。2010 年,研究人员使用广义相加模型和地理信息系统分析了空气污染物暴露对肺癌死亡的影响,其中 PM$_{2.5}$暴露水平通过监测站数据估算获得。模型中考虑了进入队列时年龄、工作年限、种族、居住地、健康工人效应、职业暴露等因素,发现 PM$_{2.5}$每升高一个四分位间距,罹患肺癌 HR 为 1.02;排除了不经常在家居住长途车司机后,罹患肺癌 HR 为 1.06。在对空气污染物与死亡率关联的研究中发现,使用单污染物模型,PM$_{10}$、SO$_2$ 和 NO$_2$ 每升高一个四分位间距,全死因死亡率会显著上升,SO$_2$ 对呼吸系统疾病、NO$_2$ 对心血管疾病和呼吸系统疾病死亡均可观察到阳性结果;但在多污染物模型中,只有 NO$_2$暴露对全死因死亡率升高仍具有统计学意义。

欧洲空气污染健康影响联合队列研究:为了观察空气污染长期健康效应,近年在欧洲开展了空气污染健康影响队列研究(European study of cohorts for air pollution effects,ESCAPE)。该项目涉及 9 个欧洲国家中 36 个欧洲地区,共进行了 17 项前瞻性队列研究。研究区域大多是大型城市及其周边地区。研究中进入队列人数为 312 944 人,共收集了 4 013 131 人年数据。在随访过程(平均随访时间 12.8 年)中,运用土地利用回归模型计算了 PM$_{10}$、PM$_{2.5}$、和 NO$_2$ 等空气污染物长期暴露量,同期收集了大量与健康相关危险因素。在调整了性别、年龄、吸烟情况以及社会经济水平等混杂因素,对每个队列分别运用 Cox 比例风险回归模型进行危险度分析,最后采用荟萃分析合并 17 个队列危险度评估空气污染长期暴露肺癌风险。

上述经典队列研究中,空气污染长期暴露的死亡相对风险汇总如表 32-1 所示。

表 32-1　部分经典队列研究中空气污染暴露的死亡相对风险

研究名称	文献来源	污染物	暴露增量	全死因死亡率（95% CI）	心肺系统疾病死亡率（95% CI）	肺癌死亡率（95% CI）
哈佛六城市研究	Lepeule, et al. 2012.	$PM_{2.5}$	$10\mu g/m^3$	1.14(1.07~1.22)	1.26(1.14~1.5)	1.37(1.07~1.75)
美国癌症协会研究	Pope, et al. 2002.	$PM_{2.5}$	$10\mu g/m^3$	1.06(1.02~1.11)	1.09(1.03~1.16)	1.14(1.04~1.23)
光化学烟雾危害研究	Beeson, et al. 1998	PM_{10}	$24\mu g/m^3$	-	-	5.21(1.94~13.99)*
		SO_2	3.7ppb	-	-	2.66(1.62~4.39)*
		NO_2	1.98ppb	-	-	1.45(0.67~3.14)*
运输工业交通颗粒研究	Hart, et al. 2011.	PM_{10}	$8\mu g/m^3$	1.1(1.05~1.15)	-	1.05(0.94~1.17)
		$PM_{2.5}$	$4\mu g/m^3$	1.04(1.01~1.07)	-	1.02(0.95~1.10)
		NO_2	8ppb	1.15(1.10~1.20)	-	1.07(0.96~1.2)
		SO_2	4ppb	1.11(1.05~1.17)	-	1.09(0.95~1.25)
欧洲空气污染健康影响联合队列研究	Beelen, et al. 2014.	PM_{10}	$10\mu g/m^3$	-	-	1.22(1.03~1.45)
		$PM_{2.5}$	$5\mu g/m^3$	-	-	1.18(0.96~1.46)

注:95% CI:95%置信区间
* 研究人群为男性

在欧美队列研究基础上,2013 年 IARC 组织全球 24 名环境卫生领域专家,首次对空气污染中颗粒物暴露的人类致癌性进行了全面评估。评估工作历时一年多,收集了全球一千多项空气污染相关研究,重点对其中两百多项在欧洲、北美和亚洲地区开展的大规模环境流行病学研究,特别是队列研究和病例对照研究进行了评估。系统评估发现,在校正了包括吸烟在内可能混杂因素影响后,多项队列研究提示肺癌风险增加与空气污染存在显著关联、或者主要结果为阳性。进一步基于人体和动物研究发现室外空气污染致癌性充分证据及致癌机制机理支持,2013 年 10 月, IARC 专家工作组成员一致同意将环境空气污染及其中的 PM 定义为 Ⅰ 类致癌物质。纳入相关的部分队列研究中肺癌风险与 $PM_{2.5}$ 暴露的关系如表 32-2 所示。

近期另一项纳入 18 项全球队列研究的 Meta 分析估算也发现, $PM_{2.5}$ 浓度每增加 $10\mu g/m^3$, meta-RR 值为 1.09(95% CI:1.04~1.14)。

表 32-2　世界部分队列研究中 $PM_{2.5}$ 浓度每增加 $10\mu g/m^3$ 肺癌相对风险

文献来源	相对危险度	95% CI
北美地区		
Hart, et al. 2011 USA	1.18	0.95~1.48
Hystad, et al. 2013 Canada	1.29	0.95~1.76
Jerrett, et al. 2013 USA	1.12	0.91~1.37
Krewsld, et al. 2013 USA	1.09	1.05~1.13
Lepeule, et al. 2013 USA	1.37	1.07~1.75
Lipeett, et al. 2013 USA	0.95	0.70~1.28
McDonell, et al. 2013 USA	1.39	0.79~2.46
欧洲地区		
Beelen, et al. 2008 NL	1.06	0.82~1.38
Caroy, et al. 2013 UK	1.11	0.86~1.43
Cesaroni, et al. 2013 Italy	1.05	1.01~1.10
Raaschou-Nelleen, et al. 2013 EU	1.39	0.91~2.13
其他地区		
Cao, et al. 2011 China	1.03	1.00~1.07
Katanoda, et al. 2011 Japan	1.24	1.12~1.37

注:95% CI:95%的置信区间

为进一步研究空气污染长期暴露健康危害,我国学者也开始注意力更多地集中于队列研究。但由于队列研究需要耗费大量人力、物力、财力,迄今为止国内队列研究数量都很有限,而且主要为回顾性队列研究。1991—2000 年在全国范围内开展高血压调查随访研究队列为研究空气污染长期效应提供了基础。由于农村地区缺乏足够环境监测站点,Cao 等纳入了该高血压队列中城市地区的研究对象共70 947 人,覆盖了我国 16 省 31 城市。根据研究对象在基线调查时记录的邮编,Cao 等从中国环境监测总站获取相应的空气 TSP、SO_2 和氮氧化物(NO_x)污染数据,应用 Cox 比例风险回归模型,在控制了研究对象年龄、性别、BMI、体力活动、文化程度、职业、吸烟饮酒史、是否高血压等潜在混杂因素后,研究发现长期暴露于空气 TSP 污染与心血管疾病死亡风险增加相关,而与呼吸系统疾病、肺癌死亡率间关联无统计学意义,该研究报道的效应值普遍低于欧美发达国家队列研究结果。

Zhang 等采用沈阳市 1998—2009 年空气污染资料,对 9941 名研究对象进行了为期 12 年回顾性队列研究。作为北方传统重工业城市,沈阳市曾经以严重空气污染而闻名,随着城市中机动车数量迅速增长,交通尾气进一步加重了沈阳空气污染。Zhang 等采用分布在沈阳市 5 个城区 5 个固定大气监测站点数据作为研究对象污染物暴露量,选择居住在距监测站点 1 公里内住户为研究对象。研究期间,沈阳市 PM_{10} 年均浓度为 $154\mu g/m^3$,截至观察终止时间,队列中有 138 人因心血管疾病死亡,其中 118 人因脑血管疾病死亡。该研究发现 PM_{10} 年均浓度每升高 $10\mu g/m^3$,心血管疾病死亡率升高 55%(95% CI:51% ~ 60%),脑血管疾病死亡率升高 49%(95% CI:45% ~ 53%)。Zhang 等选择了天津、沈阳、太原、日照等四城市的 39054 名研究对象进行回顾性队列研究,也发现了长期暴露于空气 PM_{10} 污染会增加心血管疾病死亡风险。研究对象选择是居住在距城市中固定大气监测站点 1 公里以内居民,获取监测站点 1998—2009 年污染物数据作为研究对象暴露量。由于日照市监测站点在 2000 年以前只有 TSP 监测数据,该研究依据 $PM_{10}/TSP \approx 0.5$ 估计该市 2000 年以前 PM_{10} 浓度。该研究显示长期暴露于 PM_{10} 与缺血性心脏病、心律失常、脑血管疾病死亡关联都有统计学意义,其中 PM_{10} 年均浓度每升高 $10\mu g/m^3$ 对缺血性心脏病死亡风险增加效应值最高,为 37%(95% CI:28% ~ 47%)。控制潜在混杂

因素后,高龄、男性和吸烟都是增加心血管疾病死亡风险的危险因素,而高收入是保护因素。

不同于污染物短期暴露的研究,队列研究不仅能体现污染物对疾病发病和死亡风险的长期影响,还能反映污染物在慢性疾病产生和发展中起的作用。上述基于队列随访获得的长期暴露健康危害评估,由于不同研究得到的结果差异较大,而其采用环境空气污染监测和暴露评估方法也较为有限,尚无法支持我国居民空气污染长期暴露健康危害及风险评估。

二、空气污染急性暴露健康效应研究进展

(一)国际空气污染急性暴露效应研究进展

国际上空气污染急性效应评估已有大量文献报道,且其设计相对严谨、监测和分析技术全面,研究结果也具有较高的可信度和可比性。以时间序列和病例交叉研究为代表的生态学研究,能够充分地利用大气环境监测体系和死亡登记系统、医院门、急诊和住院登记系统,在较长时间尺度(至少 1 年)和空间尺度分析空气污染每日浓度变化与死亡率和发病率的暴露-反应关系。优点是时间变化相关变量,如年龄改变、吸烟、社会经济因素等,不再作为研究空气污染健康影响效应的混杂因素,得到更为客观、可信结果。

Schwartz 等连续八年监测了美国东部 8 个城市 PM_{10}、$PM_{2.5}$ 和空气动力学直径介于 $2.5\mu m$ 和 $10\mu m$ 之间的颗粒物($PM_{2.5~10}$)、二次颗粒硫酸根(SO_4^{2-})浓度和将近 1 年气溶胶浓度,通过调整时间趋势和气候的影响,发现这些大城市日死亡率与 PM_{10}、$PM_{2.5}$ 和 SO_4^{2-} 存在显著性关联。其中 $PM_{2.5}$ 浓度两日滑动均值每增加 $10\mu g/m^3$,日总死亡率风险增加 1.5%(95% CI:1.1% ~ 1.9%),COPD 和缺血性心脏病(IHD)疾病死因风险更高。Klemm 等对该数据库重构后再分析,调整降低日死亡数后,同样发现 $PM_{2.5}$ 浓度两日滑动均值每增加 $10\mu g/m^3$,总的日死亡率风险增加 1.3%(95% CI:0.9% ~ 1.7%),分析均提示空气污染与死亡率增加存在显著关联。

Dai 等对美国 75 个城市 2000—2006 年期间约 450 万人全死因死亡数据,包括心血管疾病(CVD)、心肌梗死(MI),中风和呼吸道疾病所致死亡数据与环境监测空气污染水平进行分析,发现 $PM_{2.5}$ 浓度两日滑动均值增加使全死因死亡率,CVD、MI、中风和呼吸疾病死亡率风险增加。对城市间综合结果采用

多元 Meta 回归分析发现，$PM_{2.5}$ 浓度两日滑动均值每增加 $10\mu g/m^3$，全死因死亡率增加 1.8%（95% CI：0.93% ~ 1.44%），CVD 死亡率增加 1.03%（95% CI：0.65% ~ 1.41%），MI 死亡率增加 1.22%（95% CI：0.62% ~ 1.82%），中风死亡率增加 1.76%（95% CI：1.01% ~ 2.52%），呼吸系统疾病死亡率 1.71%（95% CI：1.06% ~ 2.35%）；不同季节效应不同，春季效应最为显著。颗粒物组分中硅（Si）、钙（Ca）、硫（S）与全死因死亡率存在较大的关联，硫与呼吸系统死亡关联性较大。结果提示死亡率增加与 $PM_{2.5}$ 组分存在相关，且存在季节性差异。

在研究粗颗粒物与日死亡率急性效应研究中，Meister 等选取瑞典斯德哥尔摩市 2000—2008 年日死亡率数据，以及每日 PM_{10}、$PM_{2.5}$，一氧化碳（CO）、臭氧（O_3）的浓度，运用时间序列方法和泊松回归模型检验死亡率与当天 $PM_{2.5\text{-}10}$ 和滞后天数浓度值关联，发现在单污染模型中，$PM_{2.5 \sim 10}$ 浓度每增加 $10\mu g/m^3$，日死亡率风险增加 1.68%（95% CI：0.2% ~ 3.15%）；在调整 $PM_{2.5}$ 污染物后，$PM_{2.5 \sim 10}$ 浓度每增加 $10\mu g/m^3$ 效应略有下降，但仍高于 $PM_{2.5}$ 效应估计。粗颗粒物暴露也存在急性效应，也是空气污染中主要的污染物之一。

在早期研究了大气颗粒物浓度与超额死亡关联后，研究人员开始进一步关注不同颗粒物组分及不同来源颗粒物的健康效应差异。对加拿大 8 城市 1986—1996 年颗粒物组分与死亡效应的研究显示，二次颗粒物中 SO_4^{2-}、铁（Fe）、镍（Ni）、锌（Zn）总效应较 $PM_{2.5}$ 独自效应更大，提示在评估污染物死亡效应时，颗粒物组分浓度可能是比颗粒物质量浓度更好的指示物。Liu 等分析了美国休斯敦 2000—2011 年期间 $PM_{2.5}$ 及其化学组分短期暴露与死亡率之间的关联，共获取 $PM_{2.5}$ 中 17 个组分，利用泊松回归模型评估 $PM_{2.5}$ 组分与死亡率的关系，发现二次颗粒浓度每增加一个四分位数间距，如铵盐（NH_4^+，$0.881\mu g/m^3$）、硝酸根（NO_3^-，$0.487\mu g/m^3$）和硫酸根（SO_4^{2-}，$2.245\mu g/m^3$），死亡率风险分别增加 0.69%（95% CI：0.26% ~ 1.12%）、0.38%（95% CI：0.11% ~ 0.66%）和 0.61%（95% CI：0.15% ~ 1.06%）。但 $PM_{2.5}$ 质量浓度和死亡率之间关联有所下降，表明 $PM_{2.5}$ 急性暴露与死亡率关联在不同 $PM_{2.5}$ 组分之间存在差异。

（二）我国空气污染急性暴露效应研究进展

我国 20 世纪开始开展空气污染对人群健康危害流行病学研究，尽管起步较晚，但已经积累一定数量空气污染流行病学文献，其中主要是急性健康效应研究文献。由于空气污染物来源、组分、粒径分布及时间暴露模式都存在时空差异，研究我国当前高暴露水平下的健康危害对于制定符合国情的空气质量管理措施和公共卫生政策具有重要作用。

我国第一项多城市时间序列研究（The Public Health and Air Pollution in Asia，PAPA），根据 ICD 编码分类每日死亡数据，结合国家空气污染与气象条件监测系统数据，发现短期暴露于空气污染物（PM_{10}、SO_2、NO_2）可显著升高居民呼吸系统死亡率。PM_{10}、SO_2、NO_2 两日平均暴露浓度每升高 $10\mu g/m^3$，总死亡率分别升高 0.37%（95% CI：0.21% ~ 0.54%）、0.98%（95% CI：0.74% ~ 1.23%）和 1.19%（95% CI：0.71% ~ 1.66%）；呼吸系统疾病死亡率分别升高 0.60%（95% CI：0.10% ~ 1.04%）、1.46%（95% CI：0.84% ~ 2.08%）和 1.83%（95% CI：0.62% ~ 2.64%）；心血管疾病死亡率分别升高 0.44%（95% CI：0.19% ~ 0.68%）、1.09%（95% CI：0.72% ~ 1.47%）和 1.32%（95% CI：0.79% ~ 1.86%）。

另外一项近年开展的 16 城市时间序列研究（China Air Pollution and Health Effects Study，CAPES）显示，PM_{10} 两日滑动均值每升高 $10\mu g/m^3$，居民总死亡率升高 0.35%（95% CI：0.18% ~ 0.52%）、心血管死亡率升高 0.44%（95% CI：0.23% ~ 0.64%）、呼吸系统疾病死亡率升高 0.56%（95% CI：0.31% ~ 0.81%）。且女性、老年人和低教育水平居民更易受 PM_{10} 暴露影响。空气污染物 SO_2 两日滑动均值每升高 $10\mu g/m^3$，总死亡率、心血管死亡率和呼吸系统疾病死亡率分别升高 0.75%（95% CI：0.47% ~ 1.02%）、0.83%（95% CI：0.47% ~ 1.19%）、1.25%（95% CI：0.78% ~ 1.73%）。空气污染物 NO_2 两日滑动均值每升高 $10\mu g/m^3$，总死亡率、心血管死亡率和呼吸系统疾病死亡率分别升高 1.63%（95% CI：1.09% ~ 2.17%）、1.80%（95% CI：1.00% ~ 2.59%）、2.52%（95% CI：1.44% ~ 3.59%）。

Huang 等对西安 2004—2008 年空气污染物与该城市死亡人数进行时序分析显示，在控制年龄、性别、时间、"星期几效应"等影响后进行分层分析，发现 PM_{10}、$PM_{2.5}$ 及其组分、NO_2 和 SO_2 急性暴露与超额死亡风险存在显著正相关。PM_{10}、NO_2 和 SO_2 两日平均暴露浓度每上升 $10\mu g/m^3$，所对应总死亡超额风险分别为 0.35%（95% CI：0.11% ~ 0.58%）、2.42%（95% CI：1.57% ~ 3.27%）和

0.60%（95% *CI*：0.16%～1.05%）。中老年人和男性更为易感；在采暖期和非采暖期，PM$_{2.5}$浓度及效应具有显著季节性差异。该研究还发现二次粒子（SO$_4^{2-}$、NO$_3^-$、NH$_4^+$）和燃烧产物［EC、S、Cl（氯）、Br（溴）］在采暖期对总死亡和心肺系统死亡具有更强效应。

以上介绍空气污染与人群健康效应相关研究具体结果如表 32-3 所示

表 32-3　我国部分空气污染对人群疾病死亡超额危险度（%）汇总

文献来源	污染物	暴露增量	全死因疾病 （95% *CI*）	心血管系统疾病 （95% *CI*）	呼吸系统疾病 （95% *CI*）
Wong, et al. 2008.	PM$_{10}$	10μg/m³	0.37（0.21～0.54）	0.44（0.19～0.68）	0.60（0.16～1.04）
	SO$_2$	10μg/m³	0.98（0.74～1.23）	1.09（0.72～1.47）	1.46（0.84～2.08）
	NO$_2$	10μg/m³	1.19（0.71～1.68）	1.32（0.79～1.86）	1.63（0.62～2.64）
Chen, et al. 2012（a,b,c）	PM$_{10}$	10μg/m³	0.35（0.18～0.52）	0.44（0.23～0.64）	0.56（0.31～0.81）
	SO$_2$	10μg/m³	0.75（0.47～1.02）	0.83（0.47～1.19）	1.25（0.78～1.73）
	NO$_2$	10μg/m³	1.63（1.09～2.17）	1.80（1.00～2.59）	2.52（1.44～3.59）
Huang, et al. 2012.	PM$_{2.5}$	10μg/m³	0.20（0.07～0.33）	0.27（0.08～0.46）	0.19（-0.20～0.59）
Hou, et al. 2011	PM$_{10}$	10μg/m³	0.35（0.11～0.58）	-	0.32（-0.42～1.06）
	NO$_2$	10μg/m³	2.42（1.57～3.27）	-	3.71（1.09～6.40）
	SO$_2$	10μg/m³	0.60（0.16～1.05）	-	1.02（-0.32～2.38）

注：95% *CI*：95% 的置信区间

Huang 等在 2013 年发表荟萃分析首次量化了 2002 年以后发表的我国有关空气污染短期暴露造成超额死亡时序研究结果。这项分析共纳入了 33 篇中英文文献，根据异质性检验结果采用固定效应模型或随机效应模型估算合并超额死亡率。虽然这项研究选择文献时排除了同一研究数据重复发表的文献，但同一城市同种污染物的不同时期文献均纳入分析。因此在合并结果中，北京、上海、西安、广州等大城市因相关研究较多而占有较大权重。课题组于 2014 年对 Meta 分析做了更新，进一步补充新发表 12 篇文献。结果显示：PM$_{10}$浓度升高 10μg/m³，呼吸系统疾病死亡率升高 0.80%（95% *CI*：0.50%～1.10%）；PM$_{2.5}$浓度升高 10μg/m³，呼吸系统疾病死亡率升高 0.62%（95% *CI*：0.51%～0.74%）（表 32-4）。

表 32-4　空气污染物每升高 10μg/m³ 时我国人群总死亡、呼吸系统疾病和心血管疾病超额死亡风险

类型	PM$_{10}$	PM$_{2.5}$	SO$_2$	NO$_2$	8 小时最大 O$_3$
全死因	0.41（0.31～0.52）	0.39（0.25～0.53）	0.72（0.49～0.96）	1.27（1.03～1.50）	0.40（0.25～0.55）
	30	10	14	18	12
呼吸系统	0.80（0.50～1.10）	0.62（0.51～0.74）*	1.18（0.80～1.56）	2.10（1.44～2.75）	0.61（0.37～0.85）*
	29	9	16	19	10
心脑血管系统	0.52（0.41～0.63）	0.64（0.37～0.91）	0.99（0.61～1.37）	1.39（1.09～1.69）	0.46（0.17～0.76）
	34	8	18	21	11

注：* 异质性检验 I² 大于 50%，采用固定效应模型
超额死亡风险下方为纳入分析的研究个数

不同于 Huang 等纳入排除标准，Lai 等对同一城市的研究结果只选择最新发表一篇文献纳入分析，同时加入了在中国台湾开展的研究，最终纳入了 48 篇 1989—2010 年发表的文章，得到与本课题组相似结果。Lai 等还对住院结局的文章进行了综述，发现单位浓度污染物浓度升高造成的超额死亡率高于超额住院率。Lu 等荟萃分析纳入了更多 $PM_{2.5}$ 短期暴露研究结果，分析显示 $PM_{2.5}$ 暴露风险高于同质量浓度 PM_{10} 暴露风险。

如上所示，与国际同类研究相比可发现，我国人群 $PM_{2.5}$ 与日死亡率暴露-反应关系数相对较低，这可能与高浓度下人群暴露-反应曲线往往趋向平坦有关。发达国家和地区 $PM_{2.5}$ 主要来源于机动车尾气排放，我国大多数城市 $PM_{2.5}$ 污染呈现煤烟和机动车尾气混合型，这就使得我国的 $PM_{2.5}$ 成分与发达国家存在较大差异。而毒理学和流行病学研究均显示，机动车来源颗粒物在各种来源颗粒物中对人体健康影响最大。大致上，机动车排放 $PM_{2.5}$ 是煤炭燃烧排放 $PM_{2.5}$ 毒性 2～3 倍，而自然（非燃烧）来源 $PM_{2.5}$ 毒性较低。欧美国家高龄老年人口较多，大气 $PM_{2.5}$ 污染易感人群比例也较我国为高。

近二十多年，我国学者对空气污染与呼吸系统和心脑血管疾病发病率之间关联开展研究，但由于人群发病率通常难以准确衡量，流行病学研究中常以医院门、急诊和住院人次来反映。Zhou 等在唐山市开展的一项空气污染对居民心血管疾病日门诊和日住院人数影响研究中发现，$PM_{2.5}$ 浓度与心血管疾病日门诊人数之间存在正相关（$\beta=0.437$，$P<0.014$），提示与日门诊人数存在统计学差异。Xu 等在广州市开展了空气污染物急性暴露与广州市每日心血管疾病急诊人次影响研究中发现，SO_2、NO_2 浓度每增加 $10\mu g/m^3$，心血管疾病急诊人次增加 1.17%（95% CI：0.41%～1.94%）和 1.28%（95% CI：0.5%～2.06%），提示空气污染物中气态污染物 NO_2 和 SO_2 对心血管疾病发生存在急性效应。

近几年，Panel 研究在我国开展得较为广泛，主要用于评估空气污染急性暴露对人体一个或多个系统健康结局的影响，为我国人群公共卫生防护提供了重要新思路。Huang 等以北京奥运会为契机，在奥运会前、中、后 5 个月持续追踪了 125 名健康年轻人进行了 6 次个体临床随访，测量系统性炎症、氧化应激和血栓形成等相关生物性标记物水平变化。结果显示，北京奥运期间空气污染物水平改善对健康年轻人呼吸道炎症和氧化应激水平、全身系统炎症、血栓形成和内皮功能生物标记物、心率和血压等多项指标短期改善存在显著关联。这一系列研究结果支持空气污染可能通过机体氧化应激水平和肺部炎症进一步促成血栓形成和血管功能异常等急性暴露效应的科学假说。Huang 等在奥运会同期，还开展了另外两项 Panel 研究，分别研究患心血管疾病老年人群心血管功能障碍和学龄儿童呼吸道炎症和氧化应激水平与空气污染急性暴露关联。结果显示，$PM_{2.5}$ 及气态污染物暴露与呼吸系统炎症、自主神经功能降低和血压升高具有显著关联；$PM_{2.5}$ 中的黑碳对于儿童急性呼吸道炎症和系统氧化应激影响更为显著；分层分析显示，全身高炎症水平和肥胖可能进一步加重污染物暴露的心血管功能急性损伤。

第四节　展　望

鉴于全球范围内、特别是发展中国家严峻空气污染形势，WHO 于 2005 年首次发布了保护人体健康全球空气质量指导值，目的在于为全球范围空气质量管理提供指导。2013 年，WHO 下属的 IARC 组织全球专家开展了空气污染暴露人类致癌风险评估工作。通过对空气污染致癌风险队列研究结果进行系统分析，结合颗粒物中有毒有害成分致癌机制，将空气污染中的 PM 定为 I 类致癌物。随着近年全球范围不断涌现空气污染健康危害科学证据，WHO 于 2016 年正式启动了新一轮更新工作，应对全球公共卫生促进和人群健康保护迫切需求。

近年由于交通尾气和工业燃烧排放大幅度增加，我国空气污染恶化范围日趋扩大，区域内和跨区域空气质量问题日益严重。与发达国家相比,我国空气污染程度明显较重,空气污染组成成分也具有较大的差异;我国居民对空气污染易感性由于年龄结构、遗传差异等原因与国外居民也存在差异。值得注意的是,目前已有国际空气污染癌症风险评估研究大多数是在$PM_{2.5}$年平均浓度为 $10 \sim 30 \mu g/m^3$ 地区开展,这些研究通常仅代表了全球空气污染水平较低区域的癌症风险。我国还十分缺乏高质量空气污染健康队列研究,在充分借鉴国际研究结果时,应该充分考虑我国人群空气污染暴露来源、水平及长期暴露健康危害特征。

当前我国主要城市空气污染物浓度水平经常大幅度超出国家和国际空气质量标准。我国急需通过开展系统和长期流行病学研究,确定空气污染来源、水平和成分,进而定量分析空气污染与人体健康确证性,为保护人体健康的国家空气质量标准持续评估和修订工作提供科学数据。

（吴荣山　黄薇 编,施小明 审）

参 考 文 献

1. Cao J,Yang C,Li J,et al. Association between long-term exposure to outdoor air pollution and mortality in China:A cohort study. Journal of Hazardous Materials,2011,186(2-3):1594-1600.

2. Chen R,Samoli E,Wong C M,et al. Associations between short-term exposure to nitrogen dioxide and mortality in 17 Chinese cities:the China Air Pollution and Health Effects Study(CAPES). Environment International,2012,45(14):32-38.

3. Chen R,Kan H,Chen B,et al. Association of particulate air pollution with daily mortality:the China Air Pollution and Health Effects Study. American Journal of Epidemiology,2012,175(11):1173-1181.

4. Chen R,Zhao A,Chen H,et al. Cardiopulmonary benefits of reducing indoor particles of outdoor origin:a randomized,double-blind crossover trial of air purifiers. Journal of the American College of Cardiology 2015,65(21):2279-2287.

5. Demarini D M. Genotoxicity biomarkers associated with exposure to traffic and near-road atmospheres:a review. Mutagenesis,2013,28(5):485-505.

6. Dai L,Zanobetti A,Koutrakis P,et al. Associations of Fine Particulate Matter Species with Mortality in the United States:A Multicity Time-Series Analysis. Environmental Health Perspectives,2014,122(8):837-842.

7. Hart J E,Garshick E,Dockery D W,et al. Long-Term Ambient Multipollutant Exposures and Mortality. American Journal of Respiratory & Critical Care Medicine,2011,183(1):73-78.

8. Huang W,Wang G,Lu S E,et al. Inflammatory and Oxidative Stress Responses of Healthy Young Adults to Changes in Air Quality during the Beijing Olympics. American Journal of Respiratory & Critical Care Medicine,2012,186(11):1150-1159.

9. Huang W,Cao J,Tao Y,et al. Seasonal variation of chemical species associated with short-term mortality effects of PM2.5 in Xián,a Central City in China. American Journal of Epidemiology,2012,175(6):556-566.

10. Lepeule J,Schwartz J. Chronic exposure to fine particles and mortality:an extended follow-up of the Harvard Six Cities study from 1974 to 2009. Environmental Health Perspectives,2012,120(7):965-970.

11. Lu F,Xu D,Cheng Y,et al. Systematic review and meta-analysis of the adverse health effects of ambient PM2.5,and PM10,pollution in the Chinese population. Environmental Research,2015,136:196-204.

12. Meister K,Johansson C,Forsberg B. Estimated Short-Term Effects of Coarse Particles on Daily Mortality in Stockholm,Sweden. Environmental Health Perspectives,2012,120(3):431-436.

13. Raaschounielsen O,Andersen Z J,Beelen R,et al. Air pollution and lung cancer incidence in 17 European cohorts:prospective analyses from the European Study of Cohorts for Air Pollution Effects(ESCAPE). Lancet Oncology,2013,14(9):813-822.

14. Rich D Q,Kipen H M,Wei H,et al. Association between changes in air pollution levels during the Beijing Olympics and biomarkers of inflammation and thrombosis in healthy young adults. Jama,2012,307(19):2068-2078.

15. Somers C M. Ambient air pollution exposure and damage to male gametes:human studies and in situ 'sentinel' animal experiments. Systems Biology in Reproductive Medicine,2011,57(1-2):63-71.

16. Shang Y,Sun Z,Cao J,et al. Systematic review of Chinese studies of short-term exposure to air pollution and daily mortality. Environment International,2013,54(4):100-111.

17. Shao D,Du YP,Liu S,et al. Cardiorespiratory responses of air filtration:A randomized crossover intervention trial in seniors living in Beijing:Beijing Indoor Air Purifier Study,BIAPSY. Science of the Total Environment,2017,603-604,541-549.

18. Shi J,Lin Z,Chen R,et al. Cardiovascular Benefits of Wearing Particulate-Filtering Respirators:A Randomized Cross-

over Trial. Environmental health perspectives 2016,125(2): 175-180.

19. WHO/IARC Working Group Members. IARC evaluation of the carcinogenicity of outdoor air pollution. Lancet Oncolo-gy,2014,14(13):1262-1263.

20. Zhou M,Liu Y,Wang L,et al. Particulate air pollution and mortality in a cohort of Chinese men. Environmental Pollu-tion,2014,186:1-6.